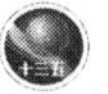

国家卫生健康委员会“十三五”规划教材
全国高等学历继续教育（专科）规划教材
供临床、预防、口腔、护理、检验、影像等专业用

妇产科学

第4版

主　审　苟文丽
主　编　王晨虹
副主编　崔世红　李佩玲

人民卫生出版社

图书在版编目(CIP)数据

妇产科学 / 王晨虹主编. —4 版. —北京：人民卫生出版社，2018

全国高等学历继续教育“十三五”(临床专科)规划教材

ISBN 978-7-117-26853-0

Ⅰ. ①妇… Ⅱ. ①王… Ⅲ. ①妇产科学－成人高等教育－教材 Ⅳ. ①R71

中国版本图书馆 CIP 数据核字(2018)第 129737 号

人卫智网	www.ipmph.com	医学教育、学术、考试、健康， 购书智慧智能综合服务平台
人卫官网	www.pmph.com	人卫官方资讯发布平台

妇 产 科 学

第 4 版

主　　编：王晨虹
出版发行：人民卫生出版社（中继线 010-59780011）
地　　址：北京市朝阳区潘家园南里 19 号
邮　　编：100021
E - mail：pmph @ pmph.com
购书热线：010-59787592　010-59787584　010-65264830
印　　刷：天津安泰印刷有限公司
经　　销：新华书店
开　　本：850 × 1168　1/16　　印张：32
字　　数：799 千字
版　　次：2000 年 7 月第 1 版　2018 年 8 月第 4 版
　　　　　2018 年 8 月第 4 版第 1 次印刷（总第20次印刷）
标准书号：ISBN 978-7-117-26853-0
定　　价：65.00 元
打击盗版举报电话：010-59787491　E-mail：WQ @ pmph.com
（凡属印装质量问题请与本社市场营销中心联系退换）

数字负责人　崔世红

编　　者（以姓氏笔画为序）

王晨虹 / 南方医科大学深圳医院
刘国成 / 广州医科大学附属广东省妇幼保健院
刘惠宁 / 中南大学湘雅医院
李　力 / 陆军军医大学大坪医院
李佩玲 / 哈尔滨医科大学附属第二医院
李春芳 / 西安交通大学第一附属医院
邵　勇 / 重庆医科大学附属第一医院
林仲秋 / 中山大学孙逸仙纪念医院
晋丽平 / 长治医学院附属和平医院
钱卫平 / 北京大学深圳医院
崔世红 / 郑州大学第三附属医院
颜友良 / 南方医科大学深圳医院

编写秘书　颜友良 / 南方医科大学深圳医院

数字秘书　任琛琛 / 郑州大学第三附属医院

第四轮修订说明

随着我国医疗卫生体制改革和医学教育改革的深入推进,我国高等学历继续教育迎来了前所未有的发展和机遇。为了全面贯彻党的十九大报告中提到的“健康中国战略”“人才强国战略”和中共中央、国务院发布的《“健康中国 2030”规划纲要》,深入实施《国家中长期教育改革和发展规划纲要(2010-2020 年)》《中共中央国务院关于深化医药卫生体制改革的意见》,贯彻教育部等六部门联合印发《关于医教协同深化临床医学人才培养改革的意见》等相关文件精神,推进高等学历继续教育的专业课程体系及教材体系的改革和创新,探索高等学历继续教育教材建设新模式,经全国高等学历继续教育规划教材评审委员会、人民卫生出版社共同决定,于 2017 年 3 月正式启动本套教材临床医学专业(专科)第四轮修订工作,确定修订原则和要求。

为了深入解读《国家教育事业发展“十三五”规划》中“大力发展继续教育”的精神,创新教学课程、教材编写方法,并贯彻教育部印发《高等学历继续教育专业设置管理办法》文件,经评审委员会讨论决定,将“成人学历教育”的名称更替为“高等学历继续教育”,并且就相关联盟的更新和定位、多渠道教学模式、融合教材的具体制作和实施等重要问题进行探讨并达成共识。

本次修订和编写的特点如下:

1. 坚持国家级规划教材顶层设计、全程规划、全程质控和“三基、五性、三特定”的编写原则。

2. 教材体现了高等学历继续教育的专业培养目标和专业特点。坚持了高等学历继续教育的非零起点性、学历需求性、职业需求性、模式多样性的特点,教材的编写贴近了高等学历继续教育的教学实际,适应了高等学历继续教育的社会需要,满足了高等学历继续教育的岗位胜任力需求,达到了教师好教、学生好学、实践好用的“三好”教材目标。

3. 本轮教材从内容和形式上进行了创新。内容上增加案例及解析,突出临床思维及技能的培养。形式上采用纸数一体的融合编写模式,在传统纸质版教材的基础上配数字化内容,以一书一码的形式展现，包括 PPT、同步练习、图片等。

4. 整体优化。注意不同教材内容的联系与衔接，避免遗漏、矛盾和不必要的重复。

本次修订全国高等学历继续教育“十三五”规划教材临床医学专业专科教材 25 种，于 2018 年出版。

第四轮教材目录

序号	教材品种	主编	副主编
1	人体解剖学（第 4 版）	张雨生　金昌洙	武　艳　姜　东　李　岩
2	生物化学（第 4 版）	徐跃飞	马红雨　徐文华
3	生理学（第 4 版）	肖中举　杜友爱	苏莉芬　王爱梅　李玉明
4	病原生物与免疫学（第 4 版）	陈　廷　李水仙	王　勇　万红娇　车昌燕
5	病理学（第 4 版）	阮永华　赵卫星	赵成海　姚小红
6	药理学（第 4 版）	闫素英　鲁开智　王传功	王巧云　秦红兵　许键炜
7	诊断学（第 4 版）	刘成玉	王　欣　林发全　沈建箴
8	医学影像学（第 3 版）	王振常　耿左军	张修石　孙万里　夏　宇
9	内科学（第 4 版）	杨立勇　高素君	于俊岩　赖国祥
10	外科学（第 4 版）	孔垂泽　蔡建辉	王昆华　许利剑　曲国蕃
11	妇产科学（第 4 版）	王晨虹	崔世红　李佩玲
12	儿科学（第 4 版）	方建培	韩　波
13	传染病学（第 3 版）	冯继红	李用国　赵天宇
14*	医用化学（第 3 版）	陈莲惠	徐　红　尚京川
15*	组织学与胚胎学（第 3 版）	郝立宏	龙双涟　王世鄂
16*	皮肤性病学（第 4 版）	邓丹琪	于春水
17*	预防医学（第 4 版）	肖　荣	龙鼎新　白亚娜　王建明　王学梅
18*	医学计算机应用（第 3 版）	胡志敏	时松和　肖　峰
19*	医学遗传学（第 4 版）	傅松滨	杨保胜　何永蜀
20*	循证医学（第 3 版）	杨克虎	许能锋　李晓枫
21*	医学文献检索（第 3 版）	赵玉虹	韩玲革
22*	卫生法学概论（第 4 版）	杨淑娟	卫学莉
23*	临床医学概要（第 2 版）	闻德亮	刘晓民　刘向玲
24*	全科医学概论（第 4 版）	王家骥	初　炜　何　颖
25*	急诊医学（第 4 版）	黄子通	刘　志　唐子人　李培武
26*	医学伦理学	王丽宇	刘俊荣　曹永福　兰礼吉

注：1. * 为临床医学专业专科、专科起点升本科共用教材

2. 本套书部分配有在线课程，激活教材增值服务，通过内附的人卫慕课平台课程链接或二维码免费观看学习

3.《医学伦理学》本轮未修订

第四届全国高等学历继续教育规划教材

评审委员会名单

顾　　问　郝　阳　秦怀金　闻德亮

主任委员　赵　杰　胡　炜

副主任委员（按姓氏笔画排序）

龙大宏　史文海　刘文艳　刘金国　刘振华　杨　晋
佟　赤　余小惠　张雨生　段东印　黄建强

委　　员（按姓氏笔画排序）

王昆华　王爱敏　叶　政　田晓峰　刘　理　刘成玉
江　华　李　刚　李　期　李小寒　杨立勇　杨立群
杨克虎　肖　荣　肖纯凌　沈翠珍　张志远　张美芬
张彩虹　陈亚龙　金昌洙　郑翠红　郝春艳　姜志胜
贺　静　夏立平　夏会林　顾　平　钱士匀　倪少凯
高　东　陶仪声　曹德英　崔香淑　蒋振喜　韩　琳
焦东平　曾庆生　虞建荣　管茶香　漆洪波　翟晓梅
潘庆忠　魏敏杰

秘 书 长　苏　红　左　巍

秘　　书　穆建萍　刘冰冰

前 言

为适应我国高等学历继续教育的发展，全面贯彻落实《国家中长期教育改革和发展规划纲要（2010-2020 年）》以及教育部、原卫生部于 2011 年召开的全国医学教育改革工作会议精神，进一步深化医学教育改革，全面提升高等学历继续教育教材质量，人民卫生出版社进行了新一轮的教材编写修订工作。根据国家中长期“十二五”教育规划纲要，高等学历继续教育是以满足成人的工作需要为中心内容的教育，其目标是培养社会需要的应用型人才，推动医药卫生事业发展。因此高等学历继续教育教材的编排，需要注重以下特点：非零起点性、学历需求性、职业需求性和模式多样性。

本教材在编写修订过程中，继续保持第 3 版的教材风格和连贯性，紧紧围绕培养目标，坚持“三基”（基本理论、基本知识、基本技能）、“五性”（思想性、科学性、启发性、先进性、适用性）和“三特定”（特定对象为高等学历继续教育医学专科生、特定要求为贯彻预防为主的卫生工作方针及加强预防战略、特定限制为教材总字数应与教学时数相适应）原则，针对专科继续教育特点，结合临床实践，在传承基础上改进与发展，根据最新指南、新知识、新技术和新进展进行了教材内容的修订。为了便于学生快速理解并掌握知识要点，每章均增设了学习目标、学习小结和复习参考题。此外，为了激发学生的学习兴趣，增强教材的实用性和可读性，除了理论与实践、相关链接模块，部分章节还增设了病例导入、问题与思考等专题。与前 3 版教材不同，第 4 版教材采用了纸数一体的融合教材编写模式，在传统纸质版教材的基础上配数字化内容，以一书一码的形式展现，包括 PPT、习题、图片等。力求做到编排合理、内容精选、深浅适宜、详略有度、文字通顺、便于教学。

本教材的编写修订工作共有十一所高等医学院校参加，全体编者均为临床和教学一线的妇产科专家。整个编写过程得到了全体编者及其所在单位的大力支持，在此表示诚挚的谢意！衷心感谢前 3 版教材的编者为本书的编写奠定了良好基础！同时感谢汪星、许燕滨、张娜娜在本书编写过程中做出的大量工作！我们还特别鸣谢苟文丽教授对本教材整个编写修订过程给予的悉心指导！

在《妇产科学》第 4 版教材编写的过程中，我们全体编写人员殚精竭虑，几经易稿，但最终呈现的内容难免有不妥之处，殷切希望使用本教材的师生和妇产科同道们给予宝贵的意见并提出指正，以便再次修订时改进。

王晨虹

2018 年 6 月

目 录

第一章 女性生殖系统解剖

1

学习目标

掌握 阴道、子宫及其韧带、输卵管、卵巢的解剖及与邻近器官的关系。

了解 女性骨盆的形态结构及骨盆底的解剖，盆腔血管、淋巴、神经分布。

女性生殖系统包括内、外生殖器官及其相关组织。内生殖器官位于骨盆内，骨盆结构及形态与分娩关系密切。

第一节　外生殖器

女性外生殖器（external genitalia）是指生殖器的外露部分，又称外阴（vulva），前起自阴阜，两侧为股内侧部分，后为会阴，该区域包括以下各组织（图1-1）。

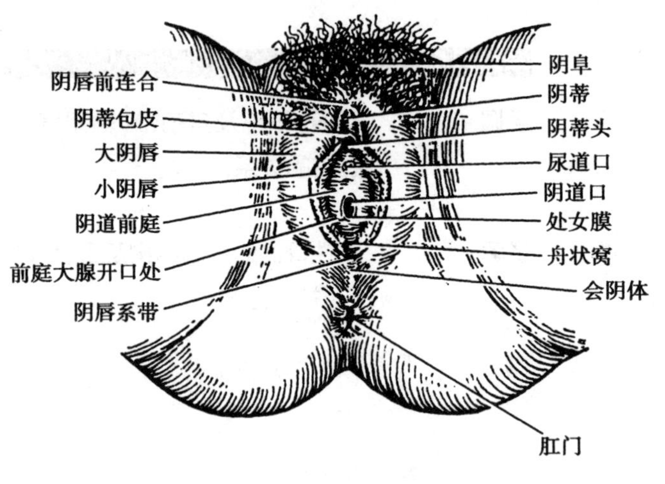

图1-1　女性外生殖器

（一）阴阜（mons pubis）

为耻骨联合前面隆起的脂肪垫，青春期局部开始生长呈倒三角形分布的阴毛，向下扩展达大阴唇外侧，因种族和个体差异导致阴毛的疏密和色泽不同。

（二）大阴唇（labium majus）

为两股内侧的一对纵行隆起的皮肤皱褶，起自阴阜，止于会阴。大阴唇外侧为皮肤，附着阴毛并有色素沉着，内含皮脂腺和汗腺；大阴唇内侧面湿润似黏膜。大阴唇皮下为疏松结缔组织和脂肪组织，其内含有丰富的血管、淋巴管及神经，外伤后易形成血肿。

（三）小阴唇（labium minus）

系位于大阴唇内侧的一对薄皮肤皱褶，表面湿润、色褐、无毛，富有神经末梢，极为敏感。两侧小阴唇前端融合，并分为前后两叶，前叶形成阴蒂包皮，后叶形成阴蒂系带，后端与大阴唇会合，在正中线形成阴唇系带。

（四）阴蒂（clitoris）

位于两侧小阴唇顶端下方，部分被阴蒂包皮围绕，与男性阴茎同源，由海绵体构成，在性兴奋时勃起。阴蒂分 3 部分：前为阴蒂头，暴露于外阴，富含神经末梢，极敏感；中部为阴蒂体；后端为两阴蒂脚，附着于两侧耻骨支上。

（五）阴道前庭（vaginal vestibule）

为两侧小阴唇之间的菱形区。阴道口与阴唇系带之间有一浅窝，称舟状窝，受分娩的影响，经产妇此窝消失。在此区域内有以下结构：

1. 尿道外口（external orifice of urethra） 位于阴蒂头后下方，略呈圆形，边缘合拢。尿道外口后壁近外口处有一对腺体开口，称尿道旁腺（paraurethral gland），其分泌物有润滑尿道口的作用，腺体开口小，是细菌容易潜伏的场所。

2. 前庭球（vestibular bulb） 又称球海绵体，位于前庭两侧，由具有勃起性的静脉丛构成。前方与阴蒂相接，后部邻近前庭大腺，表面为球海绵体肌覆盖。

3. 前庭大腺（major vestibular gland） 又称巴多林腺（Bartholin gland），位于大阴唇后部，被球海绵体肌覆盖，约黄豆大小，左右各一。腺管细长（1～2cm），向内侧开口于前庭后方小阴唇与处女膜之间的沟内。性兴奋时，分泌黏液，起润滑作用。若腺管开口闭塞，可形成前庭大腺囊肿或脓肿。

4. 阴道口（vaginal orifice）**及处女膜**（hymen） 阴道口位于尿道外口后下方，其周缘覆有一层较薄的黏膜皱襞，称处女膜，其内含血管和神经末梢。处女膜多在中央有一孔，为圆形或新月形，少数呈筛状或伞状。孔的大小变异很大，小至不能通过一指，甚至闭锁需手术切开，大至可容两指，甚至可处女膜缺如。

第二节　内生殖器

女性内生殖器（internal genitalia）位于真骨盆内，包括阴道、子宫、输卵管、卵巢，后两者合称子宫附件（uterine adnexa）（图 1-2）。

（一）阴道（vagina）

1. 位置及形态 阴道系性交器官，也是月经血排出及胎儿娩出的通道。阴道位于真骨盆下部中央，上宽下窄，前壁长 7～9cm，与膀胱、尿道相邻；后壁长 10～12cm，贴近直肠；上端包绕子宫颈阴道部，下端开口于阴道前庭后部。子宫颈与阴道间的圆周状隐窝，称为阴道穹窿（vaginal fornix），分前、后、左、右四部分，后穹窿最深，与盆腔最低的直肠子宫陷凹紧贴，临床上可经此穿刺或引流。

2. 组织结构 阴道壁由黏膜、平滑肌及大量纤维组织构成，黏膜层覆以鳞状上皮，无腺体，受性激素影响发生周期性变化。肌层分为两层，即内层的环形平滑肌和外层的纵形的平滑肌。黏膜皱褶、平滑肌及弹力纤维使阴道壁有较大伸展性，足月分娩时可容胎儿顺利通过。阴道壁有丰富的静脉丛，一旦受损，可致多量出血或形成血肿。

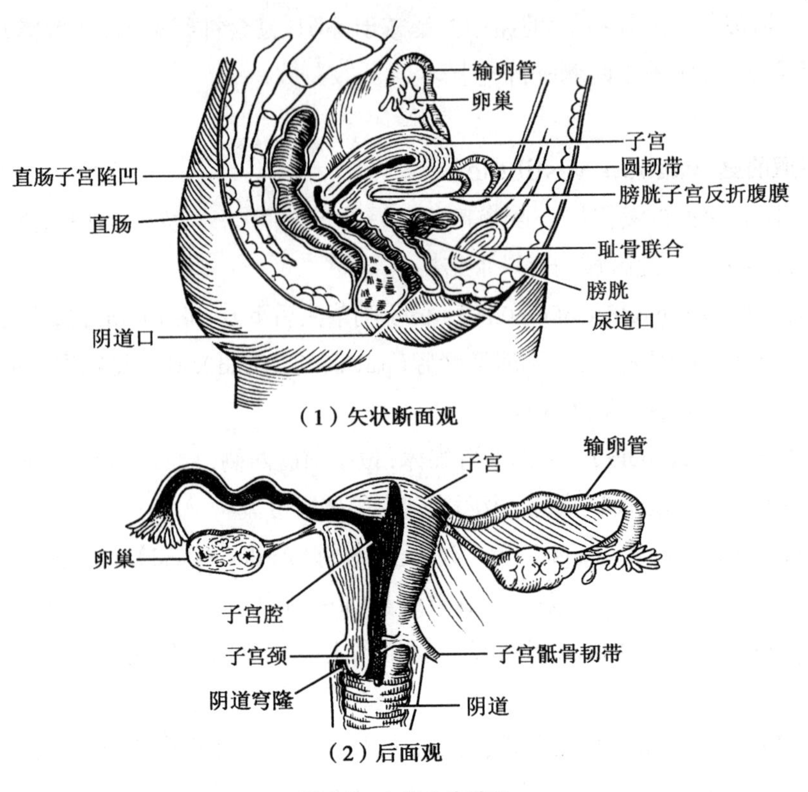

图 1-2 女性内生殖器

（二）子宫（uterus）

1. 位置及形态 子宫位于盆腔中央，当直立时，子宫底位于骨盆入口平面稍下，子宫颈外口位于坐骨棘水平稍上方，当膀胱空虚时，子宫体向前倾，子宫颈则向后，两者之间形成一钝角，子宫呈轻度前倾前屈位，依靠子宫韧带及骨盆底肌和筋膜的支托，子宫才得以维持正常的前倾前屈位，所以任何原因引起的盆底组织功能障碍或结构损伤均可导致子宫脱垂。

子宫呈倒置扁梨状。成年妇女子宫约重 50～70g，长 7～8cm，宽 4～5cm，厚 2～3cm。子宫为一有空腔的肌性器官，宫腔形态呈倒三角形，容量约 5ml。子宫上部较宽，称子宫体（corpus uteri），宫体顶端隆起部为宫底（fundus uteri），宫底两侧为子宫角（cornua uteri），与输卵管相通。子宫下部较窄，呈圆柱形，称子宫颈（cervix uteri）。子宫体和子宫颈的比例因年龄和卵巢功能而异，青春期为 1∶2，育龄期为 2∶1，绝经后期为 1∶1。子宫体与子宫颈之间最狭窄部分称子宫峡部（isthmus uteri），未孕时长约 1cm，妊娠末期逐渐被拉长至 7～10cm，形成子宫下段，在分娩时成为软产道的一部分。峡部上端因解剖上较狭窄称解剖学内口；峡部下端因黏膜组织由宫腔内膜转变为子宫颈黏膜，称组织学内口。子宫颈内腔呈梭形，称为子宫颈管（cervical canal），成年妇女长 2.5～3.0cm，其下端称为子宫颈外口，连接阴道。子宫颈以阴道附着部为界，分为子宫颈阴道上部及子宫颈阴道部。未产妇的子宫颈外口呈圆形；经产妇的子宫颈外口受分娩影响形成横裂，而分为前唇和后唇（图 1-3）。

2. 组织结构 子宫体和子宫颈的组织结构不同

（1）子宫体：子宫体壁分三层，外为浆膜层，中为肌层，内为子宫内膜层。

1）浆膜层：为覆盖宫体的盆腔腹膜，与肌层紧贴，但前方近峡部处两者结合较疏松，腹膜向前反折覆盖膀胱，形成膀胱子宫陷凹。子宫后壁腹膜沿子宫颈向下直达后穹窿再折向直肠，形成直肠子宫陷凹（rectouterine pouch），亦称道格拉斯陷凹（Douglas pouch）。

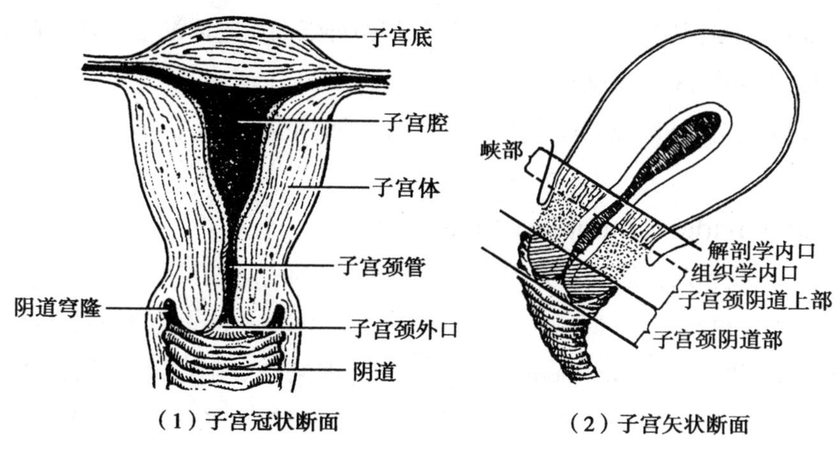

图 1-3　子宫各部位

2）肌层：由大量平滑肌及少量弹力纤维与胶原纤维组成。肌层按肌束走向可分为三层，外层纵行，内层环行，中层相互交织。血管行走于肌束间，子宫收缩时血管受压，故能有效制止子宫出血。

3）子宫内膜层：表面 2/3 因受卵巢激素影响而有周期性变化，为功能层。余下 1/3 即靠近子宫肌层的内膜，无周期性变化，为基底层。

（2）子宫颈：主要由结缔组织构成，含少量弹力纤维、血管及平滑肌。子宫颈管黏膜为单层高柱状上皮，黏膜腺体分泌碱性黏液，可形成子宫颈管内黏液栓，黏液栓成分及性状在性激素的影响下发生周期性变化。子宫颈阴道部由复层鳞状上皮覆盖。子宫颈外口柱状上皮与鳞状上皮交接处是子宫颈癌的好发部位。

3. **子宫韧带**　为维持子宫的正常位置，子宫共有 4 对韧带（图 1-4）。

（1）圆韧带（round ligament）：呈圆索状，由平滑肌和结缔组织构成，全长 10～12cm。起于子宫双角的前面，向前、下、外方延伸穿过腹股沟管，终止于大阴唇前端，其作用是使子宫保持前倾位置。

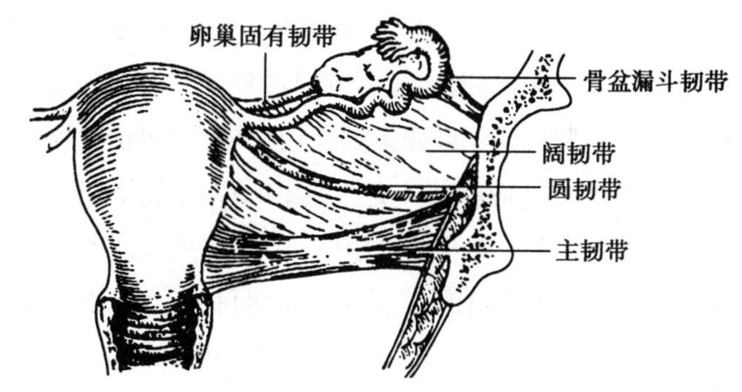

图 1-4　子宫各韧带（前面观）

（2）阔韧带（broad ligament）：系子宫侧缘浆膜层向两侧翼形延伸达骨盆壁而成，阔韧带由前后两叶腹膜及其间的结缔组织构成。阔韧带上缘游离，内 2/3 包绕输卵管形成输卵管系膜，外 1/3 包绕卵巢动静脉，形成骨盆漏斗韧带（infundibulopelvic ligament），或称卵巢悬韧带（suspensory ligament of ovary）。卵巢内侧与子宫角之间的阔韧带稍增厚，形成卵巢固有韧带或卵巢韧带。阔韧带两叶间有丰富血管、淋巴、神经及结缔组织，子宫动静脉和输尿管均从阔韧带基底部通过，其作用是限制子宫向两侧倾斜。

（3）主韧带（cardinal ligament）：又称子宫颈横韧带，在阔韧带下部，横行于子宫颈两侧与盆壁之间。韧带宽厚强韧，起固定子宫颈位置、防止子宫下垂的作用。

（4）宫骶韧带（uterosacral ligament）：起自子宫颈后方峡部下端水平，向后、向两侧绕直肠止于第 2、3 骶椎表面，韧带外覆腹膜，内含平滑肌、结缔组织和支配膀胱的神经，临床上行广泛性子宫切除术时应仔细辨认，防止因切断韧带和损伤神经而引起尿潴留。宫骶韧带将子宫颈向后向上牵引，维持子宫处于前倾位置。

以上4对韧带、盆底筋膜及肛提肌是防止子宫脱垂的重要力量。

（三）输卵管（oviduct，fallopian tube）

输卵管为卵子受精及输送受精卵到达宫腔的通道，为一对细长的肌性管道，位于阔韧带上缘内，内侧与子宫角连通，外端游离，并与卵巢接近，全长8～14cm。输卵管由近端到远端可分为4个部分：①间质部（interstitial portion）：是位于宫角肌壁内、与宫腔相通的部分，管腔最窄，长约1cm；②峡部（isthmic portion）：在间质部外侧，管腔也较窄，长2～3cm；③壶腹部（ampulla portion）：在峡部的外侧，管腔渐增大，长5～8cm，受精常发生于此；④伞部（fimbrial portion）：为输卵管的末端，开口于腹腔，长1～1.5cm，管口处有许多指状突起，有"拾卵"的作用。

输卵管壁由三层组成：外层为浆膜层，即阔韧带的上缘腹膜包绕而成；中层为平滑肌层，常有节律性的收缩，能引起输卵管由远端向近端的蠕动，有助于输卵管拾卵、运送受精卵及阻止经血逆流和宫腔内感染向腹腔内蔓延；内层为黏膜层，由单层高柱状上皮组成。上皮内有四种不同的细胞，纤毛细胞的纤毛向宫腔方向摆动，有助于输送卵子；无纤毛细胞又称分泌细胞，有分泌作用；楔状细胞可能是无纤毛细胞的前身，起固定作用；未分化细胞又称游走细胞，为上皮的储备细胞。

输卵管肌肉的收缩和黏膜上皮细胞的形态、分泌及纤毛的摆动在卵巢激素影响下发生周期性变化。

（四）卵巢（ovary）

卵巢是一对产生与排出卵细胞和分泌性激素的性器官，呈扁平椭圆形，位于输卵管的后下方。卵巢前缘以卵巢系膜与阔韧带后叶相连的部位，称为卵巢门，有血管与神经由此出入，后缘游离。卵巢内侧以卵巢固有韧带与子宫相连，外侧以骨盆漏斗

韧带连接于骨盆壁。成熟卵巢的体积约为4cm×3cm×1cm，重5～6g，呈灰白色。青春期前表面光滑，青春期开始排卵后，表面逐渐凹凸不平，绝经后卵巢萎缩，变小变硬。卵巢表面为生发上皮，无腹膜覆盖，上皮的深面有一层致密纤维组织，称为卵巢白膜，再往内为卵巢实质，实质的外2/3为皮质，其内充满不同发育阶段的卵泡和始基卵泡，内1/3为髓质，由疏松的结缔组织组成，内含丰富的血管、神经和淋巴管（图1-5）。

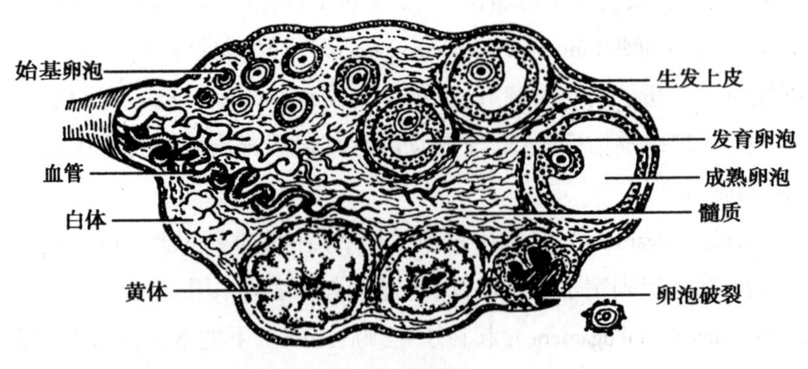

图1-5 卵巢的结构

相关链接

放疗和化疗可对卵巢产生不可逆转的影响，可减少原始卵泡数量，加速卵泡细胞的耗竭，进而导致卵巢衰竭。近期的研究包括卵巢移位术、胚胎冷冻、卵母细胞冷冻、卵巢组织冷冻及移植、卵巢保护性药物及生殖干细胞等方面，以求保留卵巢功能和患者的生育能力。

第三节　血管、淋巴与神经

（一）血管

女性生殖系统的血液供应主要来自卵巢动脉、子宫动脉、阴道动脉及阴部内动脉。各部位的静脉均与同名动脉伴行，但在数量上较动脉多，并在相应器官及其周围形成吻合的静脉丛，故盆腔感染易于蔓延。

1. **卵巢动脉**　由腹主动脉发出（左侧可来自左肾动脉），在腹膜后下行，跨过输尿管和髂总动脉下段，经骨盆漏斗韧带向内横行经卵巢系膜进入卵巢门。进入卵巢门前分出若干分支供应输卵管，其末梢在宫角附近与子宫动脉上行的卵巢支相吻合。

2. **子宫动脉**　系髂内动脉前干的较大分支，在腹膜后向内下方前行，经阔韧带基底部、宫旁组织至子宫峡部水平外约 2cm 处，跨过输尿管向内分成两支：升支较粗，沿子宫侧缘上行，于子宫角处分为宫底支、卵巢支及输卵管支；降支较细，分布于子宫颈及阴道上段，称子宫颈 - 阴道支（图 1-6）。

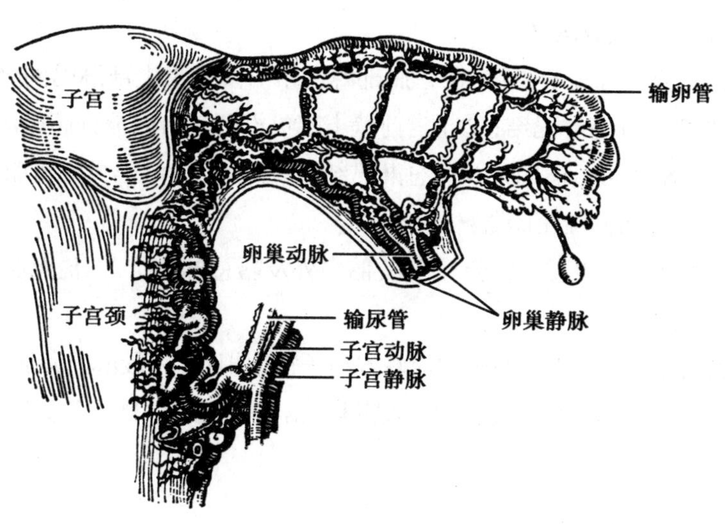

图 1-6　子宫动脉与卵巢动脉

3. **阴道动脉**　为髂内动脉前干的分支，有许多小分支分布于阴道中下段及膀胱顶、膀胱颈。阴道动脉与子宫动脉阴道支和阴部内动脉分支相吻合。

4. **阴部内动脉**　为髂内动脉前干的终末支，从坐骨大孔的梨状肌下孔穿出骨盆腔，绕过坐骨棘背面，再经坐骨小孔到达会阴部，并分出痔下动脉、会阴动脉、阴唇动脉和阴蒂动脉。

（二）淋巴

女性生殖器官有丰富的淋巴系统（图 1-7），淋巴结多随相应血管而行，其数目、大小和位置均可能有个体差异。

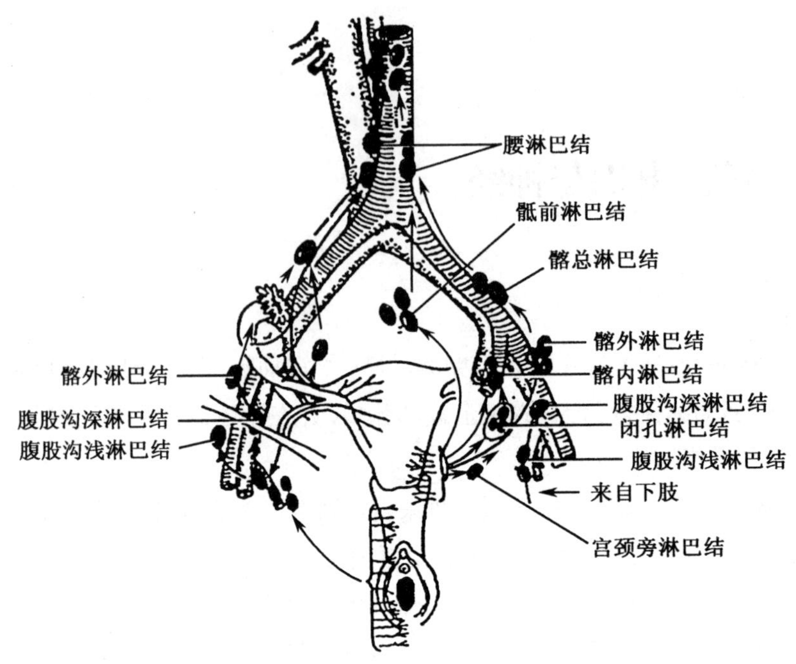

图 1-7　女性生殖器淋巴流向

1. **卵巢淋巴回流**　有三条通路：①经卵巢骨盆漏斗韧带入卵巢淋巴管，向上回流至腹主动脉旁淋巴结；②沿卵巢门淋巴管达髂内、髂外淋巴结，再经髂总淋巴结至腹主动脉旁淋巴结；③偶沿圆韧带入髂外及腹股沟淋巴结。

2. **子宫淋巴回流**　有五条通路：①宫底部淋巴常沿阔韧带上部淋巴网、经骨盆漏斗韧带至卵巢、向上至腹主动脉旁淋巴结；②子宫前壁上部可沿圆韧带回流到腹股沟淋巴结；③子宫下段淋巴回流至宫旁、闭孔、髂内外及髂总淋巴结；④子宫后壁淋巴可沿宫骶韧带回流至直肠淋巴结；⑤子宫前壁也可回流至膀胱淋巴结。

3. **子宫颈淋巴回流**　主要沿宫旁、闭孔、髂内外及髂总淋巴结，回流至腹主动脉旁淋巴结和（或）骶前淋巴结。

4. **阴道淋巴回流**　阴道上段淋巴回流基本与子宫颈相同，下段淋巴回流与外阴相同。

5. **外阴淋巴回流**　沿腹股沟浅、腹股沟深淋巴结，汇入闭孔、髂内等淋巴结。

（三）神经

女性内、外生殖器官由躯体神经和自主神经共同支配。

1. **外生殖器的神经支配**　主要为阴部神经支配，由第Ⅱ、Ⅲ、Ⅳ骶神经分支组成，与阴部内动脉一起，绕坐骨棘达坐骨结节，在坐骨结节内下方分成 3 支，即痔下神经、会阴神经和阴蒂背神经。

2. **内生殖器的神经支配**　由交感神经与副交感神经支配。而子宫肌有自主节律活动，故低位截瘫患者仍能自然分娩。

第四节　骨盆

女性骨盆（pelvis）连接躯干和下肢，是支持躯干和保护盆腔脏器的重要器官，同时又是构成产道的重要部分，其形态、大小对分娩有直接影响。

（一）骨盆的组成

骨盆由骶骨（os sacrum）、尾骨（os coccyx）及左、右两块髋骨（os coxae）组成，髋骨又由髂骨（os ilium）、耻骨（os pubis）及坐骨（os ischium）融合而成。组成骨盆的骨骼之间以耻骨联合、骶髂关节和骶尾关节的紧密联合构成盆形，且用多对韧带（其中最重要的韧带：骶结节韧带和骶棘韧带）加以固定。骶棘韧带为骶骨及坐骨棘间的韧带，其宽度即坐骨切迹宽度，为判定中骨盆是否狭窄的标志。

骨盆以耻骨联合上缘、髂耻缘及骶岬上缘为界，分为真骨盆和假骨盆两部分。真骨盆又称小骨盆，是胎儿娩出的必经通道，故又称骨产道。真骨盆有上下两口，两者之间为前浅后深骨盆腔，骨盆腔的形态大小基本稳定。坐骨棘位于真骨盆中部，肛诊或阴道诊可触及。两坐骨棘连线的长短是衡量中骨盆大小的重要径线，同时坐骨棘又是分娩过程中衡量胎先露部下降程度的重要标志。假骨盆又称大骨盆，虽然假骨盆与产道并无直接关系，但假骨盆某些径线的长短可间接反映真骨盆的大小。骨盆腔呈前浅后深的形态，分娩时胎儿沿骨盆轴娩出。妊娠期受性激素的影响，韧带松弛，各关节的活动性稍有增加，有利于胎儿通过。

（二）骨盆类型

依据骨盆形态，将骨盆分为4种类型（图1-8）。

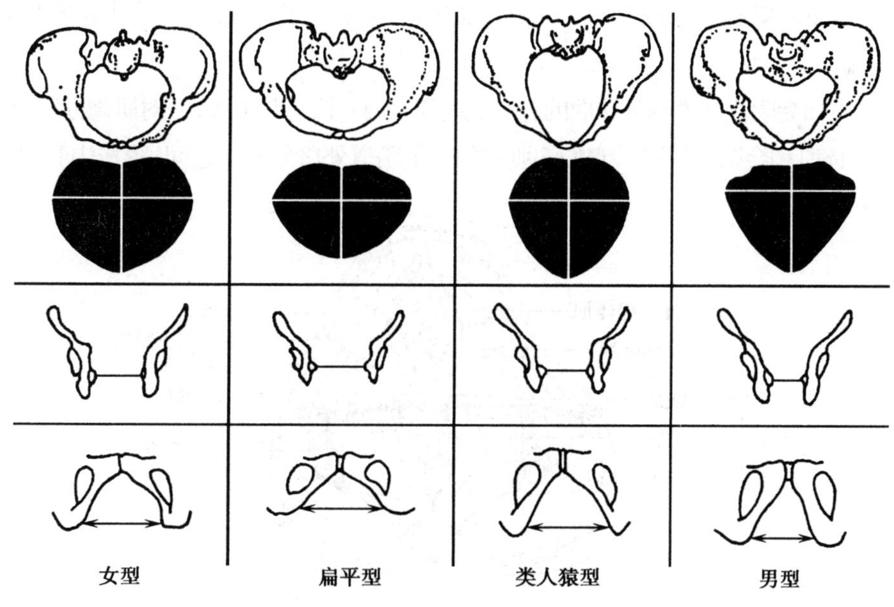

图1-8　骨盆的四种基本类型及其各部比较

1. **女型（gynecoid type）**　入口呈横椭圆形，横径大于前后径，前方圆，耻骨弓较宽，坐骨棘间径≥10cm，侧壁不内聚，坐骨棘不突出，最常见，为女性正常骨盆。我国妇女占52%～58.9%。

2. **扁平型（platypelloid type）**　入口呈扁椭圆形，前后径短而横径长，耻骨弓宽，骨盆浅，骶骨失去正常弯曲度，变直向后翘或深弧型，较常见，我国妇女占 23.2%～29%。

3. 类人猿型(anthropoid type) 入口呈长椭圆形，前后径大于横径，耻骨弓较小，侧壁稍内聚，坐骨棘较突出，坐骨切迹较宽。骶骨向后倾斜，故骨盆前部较窄，后部较宽。骨盆较其他类型深，我国妇女占 14.2%～18%。

4. 男型(android type) 入口近似三角形，耻骨弓较窄，两侧壁内聚，坐骨棘突出。坐骨切迹窄呈高弓状，骶骨较直而前倾，致出口后矢状径较短。男型骨盆呈漏斗状，往往造成难产，较少见，我国妇女仅占 1%～3.7%。

骨盆的形态、大小除种族差异外，还受遗传、营养与性激素的影响。上述四种基本类型只是理论上的归类，临床多见混合型骨盆。

第五节 骨盆底

骨盆底(pelvic floor)由肌肉及筋膜组成，前面是耻骨联合下缘，后面为尾骨尖，两侧为耻骨降支、坐骨升支及坐骨结节。骨盆底两侧坐骨结节前缘的连线将骨盆底分为前、后两部：前部为尿生殖三角，又称尿生殖区，有尿道和阴道通过；后部为肛门三角，又称肛区，有肛管通过。骨盆底有封闭骨盆出口，对盆腔脏器起支托及保持正常位置的功能。若盆底组织结构和功能缺陷，可导致盆腔脏器膨出、脱垂或引起分娩障碍，而分娩处理不当，亦可伤及盆底组织。

(一) 骨盆底组织

骨盆底由多层肌肉和筋膜构成，封闭骨盆出口，承托并保持盆腔脏器于正常位置。从外向内分三层：

1. 外层 由会阴浅筋膜及其深面的三对肌肉和肛门外括约肌组成，三对肌肉分别为球海绵体肌、坐骨海绵体肌和会阴浅横肌。它们的肌腱集合于阴道外口与肛门之间，形成中心腱(图 1-9)。

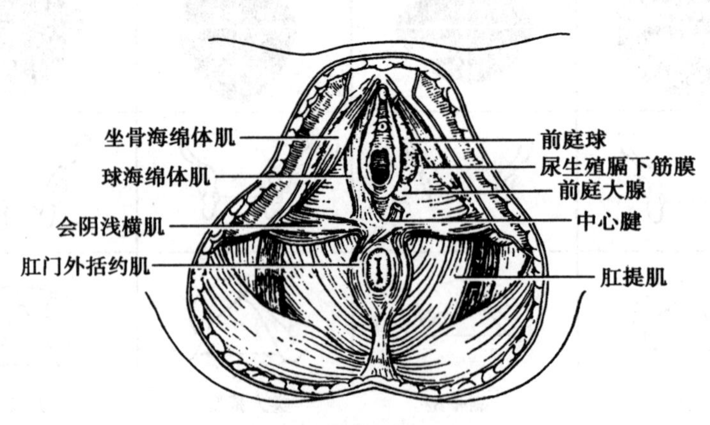

图 1-9 骨盆底浅层肌肉

2. 中层 即泌尿生殖膈，位于浅层肌肉的深部，覆盖在骨盆出口的前三角区，尿道及阴道由此贯通，泌尿生殖膈包括上下两层坚韧的筋膜和其间的会阴深横肌及尿道括约肌。

3. 内层 即盆膈(pelvic diaph-ragm)，是盆底最坚韧的一层，它由一对肛提肌及其内、外筋膜组成。有尿道、阴道及直肠在其中通过。肛提肌包括耻尾肌、髂尾肌及坐尾肌三部分，起源于骨盆侧壁，向下、向内合成漏斗形，在中线处左右肌纤维交汇以封闭盆底。在骨盆底肌肉中，肛提肌具有最重要的支持作用，除此之外，肛提肌因其肌纤维在阴道和直肠周围交织的特点，可以起到加强肛门和阴道括约肌的作用（图 1-10）。

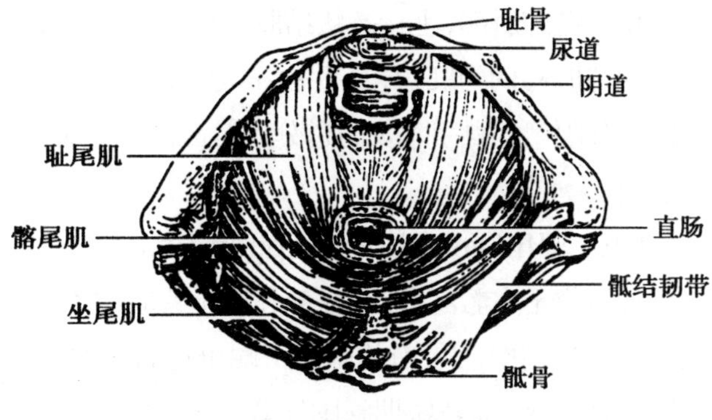

图 1-10　骨盆底深层肌肉

（二）会阴（perineum）

会阴是指阴道口与肛门间的软组织，厚 3～4cm，由外向内逐渐变窄呈楔形，包括皮肤、浅筋膜、肌肉及中心腱，是盆底的一部分。分娩时会阴组织变薄，容易撕裂，应注意保护。

第六节　邻近器官

女性生殖器官与尿道、膀胱、输尿管、直肠及阑尾相邻。盆腔内各脏器相互邻接，其血管、淋巴、神经又相互交织成网，紧密联系，因此当某一脏器发生病变或有位置改变就会影响周围器官。女性生殖系统与泌尿系统同源，故女性生殖器官发育异常时，要注意是否伴有泌尿系统的异常。

（一）尿道（urethra）

长约 4～5cm，直径约 0.6cm，起自膀胱三角区的尖端，止于阴道前庭的尿道外口，前为耻骨联合，后与阴道紧贴。尿道由内面的黏膜和外面的肌层构成，肌层又分为两层，内层为纵行平滑肌，起到控制尿道管腔舒缩的作用；外层为横纹肌，称为尿道括约肌，起到保证尿道长时间闭合的作用。由于女性尿道短而直，又与阴道相邻，故容易发生泌尿系感染。

（二）膀胱（urinary bladder）

为一薄壁空腔脏器，位于耻骨联合之后，子宫之前。前腹壁下部腹膜覆盖膀胱顶，向后达子宫前壁，两者之间形成膀胱子宫陷凹。膀胱底部与子宫颈、阴道前壁相邻，其间含少量疏松结缔组织。膀胱充盈与否会影响子宫及阴道位置，故妇科检查及手术前必须排空膀胱。子宫、阴道前壁脱垂时，膀胱及尿道可随之脱出。

（三）输尿管（ureter）

为一对肌性圆索状管道，贴附于后腹膜，起自肾盂，沿腰大肌向下跨过髂总动脉分叉处，继续向内下方走行达阔韧带底部，在子宫峡部水平、子宫颈外约 2cm 处于子宫动脉下方通过，然后经阴道侧穹窿上方斜向前内穿越膀胱子宫颈韧带即输尿管隧道进入膀胱。在行子宫、附件切除术时，要注意避免损伤输尿管。

（四）直肠（rectum）

位于盆腔后部，上接乙状结肠，下连肛管，前为子宫和阴道，后为骶骨，全长15～20cm。直肠下端与肛门间为肛管，长2～3cm，周围有肛门内、外括约肌及肛提肌，肛管与阴道末端间有会阴体分隔。妇科手术及阴道分娩时应注意避免损伤肛管、直肠。

（五）阑尾（vermiform appendix）

通常位于右髂窝内，其根部开口于盲肠游离端的后内侧壁，远端游离，长7～9cm，其位置、长短、粗细变化较大，有的阑尾下端可达右侧输卵管及卵巢部位，故妇女阑尾炎时可能累及右侧附件及子宫，而妊娠期阑尾位置可随妊娠月份增加而逐渐向外上方移位，应注意鉴别诊断。阑尾也是黏液性肿瘤最常见的原发部位，故卵巢黏液性癌手术时应常规切除阑尾。

理论与实践

输尿管在盆腔内的行程与女性内生殖器关系密切，故妇产科手术时应注意容易损伤输尿管的几个部位：①高位结扎骨盆漏斗韧带时，应打开后腹膜，注意输尿管跨过髂总动脉分叉处，观察其蠕动及走行，避开输尿管，单纯结扎骨盆漏斗韧带中的血管；②因输尿管在子宫颈外约2cm处于子宫动脉下方通过，钳夹子宫动静脉时，特别是在巨大子宫肌瘤、阔韧带肌瘤或子宫颈肌瘤时，一定要认清输尿管位置，推开或必要时游离一段输尿管后再钳夹子宫血管；③输尿管穿行于膀胱子宫颈韧带之间的行程段称为输尿管隧道，行根治性子宫切除术时需打开隧道游离输尿管，并切断膀胱子宫颈韧带，此处注意勿损伤或误扎输尿管。对于预计盆腔手术复杂、肿物较大或既往有盆腔手术或放疗史的患者，术前预置输尿管支架有助于术中识别输尿管。

（刘惠宁）

学习小结

女性生殖系统主要包括内、外生殖器。外生殖器包括阴阜、大阴唇、小阴唇、阴蒂和阴道前庭，阴道前庭区域有尿道外口、阴道口及处女膜等重要结构；内生殖器包括阴道、子宫、一对输卵管和卵巢。子宫是孕育胚胎、胎儿及产生月经的器官，卵巢是产生与排出卵细胞和分泌性激素的器官。女性生殖系统的血液供应主要来自卵巢动脉、子宫动脉、阴道动脉及阴部内动脉，各部位的静脉均与同名动脉伴行，淋巴结也多随相应的血管排列。女性骨盆具有支持躯干和保护盆腔脏器的作用，也是构成产道的重要部分，骨盆底组织封闭骨盆出口，承托并保持盆腔器官位于正常位置。女性盆腔内生殖器官与尿道、膀胱、输尿管、直肠及阑尾相邻，某一器官病变可累及邻近器官。

复习参考题

1. 阴道有哪些特点？
2. 何谓子宫峡部？其上下端的名称是什么？
3. 何谓直肠子宫陷凹？有何临床意义？
4. 试描述输尿管的行程。
5. 骨盆底有哪几层组织？

第二章 女性生殖系统生理

2

学习目标

掌握	卵泡的发育过程和性激素的生理作用，月经调节机制。
熟悉	生殖器官的周期性变化及其临床表现。
了解	妇女一生中各阶段的生理特点，月经的临床表现。

女性一生根据年龄和生理特征可分为七个阶段，它是一个渐进性的生理过程，其中生殖系统变化较为显著。女性生殖系统具有生殖和内分泌双重生理功能。

第一节　女性一生各阶段的生理特点

女性从胚胎形成到衰老的一生中，随着下丘脑 - 垂体 - 卵巢轴功能发育、成熟、衰退的变化，生殖系统也发生相应的生理改变，这个过程可分为七个时期，但各时期无截然年龄界线。

（一）胎儿期（fetal period）

胎儿期是指从卵子受精到出生。受精卵的性染色体 X 与 Y 决定着胎儿的性别，原始性腺在胚胎 6 周时开始分化，若胚胎细胞不含 Y 染色体即无 H-Y 抗原时，性腺分化缓慢，到胚胎的 8～10 周原始生殖腺分化为卵巢。因无雄激素，无副中肾管抑制因子，所以中肾管退化，两条副中肾管发育成为女性生殖道。

（二）新生儿期（neonatal period）

出生后 4 周内称新生儿期。女性胎儿在母体内受母体卵巢及胎盘产生的性激素影响，使子宫及乳房等都有一定程度的发育，新生儿出生后外阴较丰满，乳房略微隆起或少许泌乳。出生后，性激素水平迅速下降，因此在数日后可出现少量阴道出血，属生理现象，短期内可自然消失。

（三）儿童期（childhood）

从出生 4 周到 12 岁左右为儿童期。儿童早期（大约 8 岁前），下丘脑 - 垂体 - 卵巢轴的功能处于抑制状态，生殖器仍呈幼稚型，阴道狭长，上皮薄，无皱襞，阴道上皮缺乏糖原，阴道酸度低，因此抵抗力差，容易感染。子宫小，子宫颈占整个子宫全长的 2/3。卵巢长并且窄，卵泡可大量自主生长，但是仅发育到窦前期，随后将萎缩、退化。这个时期子宫、输卵管及卵巢均位于腹腔内。在儿童后期（大约 8 岁之后），下丘脑 GnRH 抑制状态解除，刺激卵泡发育，但是仍然达不到成熟阶段，这个时期子宫、输卵管及卵巢逐渐下降至骨盆腔内。有少量雌激素产生，乳房稍有发育，皮下脂肪向胸、髋、肩、外阴堆积。

（四）青春期（adolescence or puberty）

青春期是由儿童期向性成熟期过渡的时期，以月经来潮为标志。世界卫生组织（WHO）规定青春期为 10～19 岁，这个时期的生理特点有：

1. 第一性征发育　即生殖器官发育。在下丘脑和垂体促性腺激素影响下，卵巢发育，分泌性激素逐渐增加，生殖系统由幼稚型向成人型发展。阴阜隆起，阴唇肥大并有色素沉着，阴道长度及宽度增加，阴道黏膜增厚并有皱襞；子宫增大，尤其宫体明显增大，子宫体占子宫全长的 2/3；输卵管变粗，弯曲度变小，黏膜出现许多皱襞与纤毛；卵巢增大，皮质内有不同发育阶段的卵泡，使卵巢表面稍呈凸凹不平。这种变化均称为第一性征，此时虽已初具生育功能，但尚未完善。

2. **第二性征** 是指生殖器官以外的其他女性特征，如乳房丰满，音调变高，出现阴毛、腋毛，骨盆横径发育大于前后径，胸、肩、髋部皮下脂肪增多，呈女性体态。其中乳房发育是女性第二性征的最初特征。

3. **生长加速** 青春期少女体格加速生长，但月经初潮后增长速度减缓。

4. **月经来潮** 随着性激素水平周期性改变，子宫内膜开始周期性脱落，称为月经，第一次月经称为月经初潮，是青春期的重要标志，此时，卵巢功能尚不稳定，所以月经亦不规律，通常要经过一段时间，逐渐建立规律的周期性排卵，月经才会正常。

（五）性成熟期（sexual maturity period）

又称生育期，一般从18岁开始，持续约30年，是卵巢生殖与内分泌功能最旺盛时期。表现为周期性排卵，生殖器官各部及乳房在卵巢分泌的性激素的作用下发生周期性变化。

（六）绝经过渡期（menopausal transition period）

指从开始出现绝经趋势直至最后一次月经的时期。开始于40岁，历时短至1~2年，长至10余年。此期由于卵巢功能逐渐衰退，卵泡不能成熟及排卵，因而月经不规律，常为无排卵性月经。最终由于卵巢内卵泡自然耗竭或剩余的卵泡对垂体促性腺激素丧失反应，导致卵巢功能衰竭，月经永久性停止，称绝经（menopause）。中国妇女绝经年龄平均49.5岁左右。世界卫生组织（WHO）将卵巢功能开始衰退至绝经后一年内的时期称为围绝经期（perimenopausal period）。在围绝经期由于雌激素水平降低，可出现血管舒缩障碍和神经精神症状，如潮热、出汗、失眠、抑郁或烦躁等，称为绝经综合征。

（七）绝经后期（postmenopausal period）

指绝经后的时期。在早期阶段，卵巢内虽然卵泡耗竭，停止分泌雌激素，但其间质内仍能分泌少量雄激素，雄激素在外周组织内转化为雌酮，成为循环中的主要雌激素。妇女一般60岁以后机体逐渐老化，进入老年期（senility period）。此期卵巢功能已完全衰竭，生殖器官进一步萎缩老化，表现为雌激素水平低落，易发生老年性阴道炎，骨代谢失常引起骨质疏松，易发生骨折。

第二节 月经及月经期的临床表现

月经（menstruation）是指伴随卵巢周期性变化而出现的子宫内膜周期性脱落及出血。

（一）正常月经的临床表现

第一次月经来潮称为月经初潮（menarche），多数在13~14岁，但是可提前至11岁或推迟至15岁，如果15岁后还未月经来潮，应当引起重视。相邻两次月经第一日的间隔时间称为一个月经周期(menstrual cycle),正常月经有规律的周期性,一般为21～35日,平均28日。每次月经持续时间称为经期,一般为2～8日,正常月经量约为20～60ml,超过80ml称为月经过多。一般在月经第2～3天经量最多。随子宫内膜的修复,月经血渐减少至停止。

月经是生理现象,月经期一般无症状,有些妇女会出现精神不振、头痛等轻度神经系统不稳定症状;由于月经期中的盆腔充血以及前列腺素的影响,也可出现下腹及腰骶部坠胀感或子宫收缩痛。

(二)月经血的特征

经血为暗红色,除血液外,还有脱落的子宫内膜、子宫颈黏液及阴道上皮细胞。经血的主要特点为不凝固,因经血内含有前列腺素及来自子宫内膜大量的激活因子,能激活纤溶酶原为纤溶酶,导致血中凝固的纤维蛋白裂解,使经血液化,但出血过多时可出现血凝块。

第三节　卵巢的功能及周期性变化

(一)卵巢的主要功能

卵巢的主要功能为产生卵子并排卵的生殖功能及产生性激素的内分泌功能。

(二)卵巢的周期性变化

从青春期开始至绝经前,卵巢在形态和功能上发生周期性变化称卵巢周期(ovarian cycle)。

1. **卵泡的发育与成熟**　卵泡的发育始于胚胎时期,自胚胎形成后始基卵泡即进入不断的自主发育和退化闭锁的过程中,此过程不依赖于促性腺激素。胚胎16～20周时两侧卵巢共有600万～700万个始基卵泡,由于退化闭锁,始基卵泡数量逐渐减少,出生时卵巢大约有200万个卵泡,儿童期多数卵泡退化,近青春期只剩下约30万～50万个卵泡。进入青春期后,卵泡由自主发育推进至发育成熟的过程则依赖于促性腺激素的刺激。生育期每月发育一批(3～11个)卵泡,经过募集、选择,一般只有一个优势卵泡可达完全成熟,并排出卵子,其余的卵泡发育到一定程度后通过细胞凋亡而自行退化,称卵泡闭锁。女性一生中一般只有400～500个卵泡发育成熟并排卵。根据卵泡的形态、大小、生长速度和组织学特征,可将其生长过程分为以下几个阶段(图2-1)。

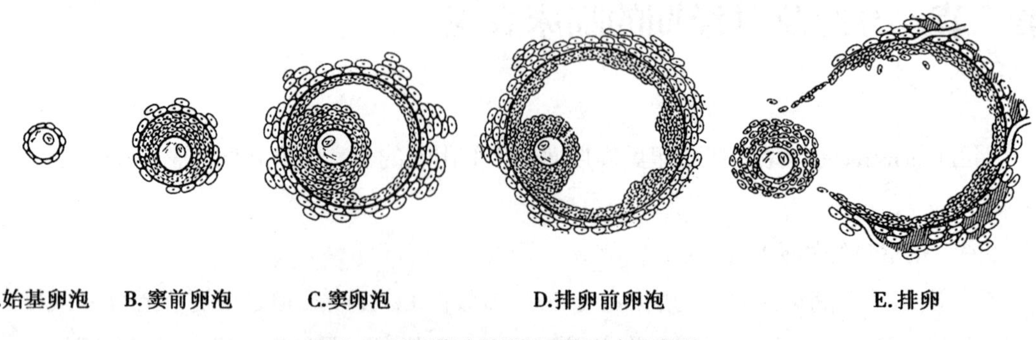

图2-1　不同发育阶段的卵泡形态示意图

（1）始基卵泡（primordial follicle）：是女性的基本生殖单位，由一个停留于减数分裂双线期的初级卵母细胞及环绕其周围成单层梭形的前颗粒细胞组成。

（2）窦前卵泡（preantral follicle）：始基卵泡的卵母细胞增大，其周围的梭形前颗粒细胞分化为单层立方状颗粒细胞，成为初级卵泡。与此同时，颗粒细胞合成与分泌黏多糖，在卵细胞周围形成透明带。颗粒细胞进一步增殖变为多层，卵泡增大，形成次级卵泡，包绕颗粒细胞外围的间质细胞形成卵泡内膜层和卵泡外膜层。此阶段，颗粒细胞内出现促卵泡激素（follicle-stimulating hormone，FSH）、雌激素和雄激素三种受体，具备了对上述三种激素的反应性。卵泡内膜细胞出现黄体生成素（luteinizing hormone，LH）受体，具备了合成甾体激素的能力。

（3）窦状卵泡（antral follicle）：在雌激素和FSH的协同作用下，颗粒细胞间卵泡液增加，形成卵泡腔，卵泡增大称窦状卵泡。在FSH的作用下有一群窦状卵泡进入生长发育，这种现象称为募集，约在月经周期第7日；在被募集的发育卵泡群中，FSH阈值最低的一个卵泡优先发育成为优势卵泡，其余的卵泡逐渐闭锁，这种现象称为选择。月经周期第11～13日，优势卵泡增至18mm左右，在FSH的作用下颗粒细胞出现LH受体及催乳素（prolactin，PRL）受体，并在LH及PRL协同作用下，雌激素的分泌量较窦前卵泡明显增加。

（4）排卵前卵泡（preovulatory follicle）：为卵泡发育的最后阶段，卵泡液急骤增加，卵泡腔增大，卵泡体积显著增大，直径可达18～23mm。卵泡向卵巢表面突出，其结构从外到内依次为：①卵泡外膜：为致密的卵巢间质组织，与卵巢间质无明显界限；②卵泡内膜：从卵巢皮质层间质细胞衍化而来，细胞呈多边形，较颗粒细胞大，此层含有丰富血管；③颗粒细胞：细胞呈立方形，细胞间无血管存在，营养来自外周的卵泡内膜；④卵泡腔：腔内充满大量清澈的卵泡液和雌激素；⑤卵丘：呈丘状突出于卵泡腔，卵细胞深藏其中；⑥放射冠：直接围绕卵泡层的一层颗粒细胞，呈放射状排列；⑦透明带：在放射冠与卵泡细胞间有一层很薄的透明膜，称透明带。

自月经第一日至卵泡发育成熟，称为卵泡期，一般需10～14日。

2. 排卵 卵细胞和它周围的卵丘颗粒细胞一起被排出的过程称排卵（ovulation）。排卵时随卵细胞同时排出的有透明带、放射冠及小部分卵丘内的颗粒细胞，排卵多发生在下次月经来潮前14日左右。排卵前，由于成熟卵泡分泌的雌激素高峰对下丘脑的正反馈作用，下丘脑大量释放促性腺激素释放激素（gonadotrophin-releasing hormone，GnRH），刺激垂体释放促性腺激素，出现LH/FSH排卵峰。LH峰使初级卵母细胞完成第一次减数分裂，排出第一极体，成熟为次级卵母细胞。在LH峰作用下排卵前卵泡黄素化，产生孕酮。LH/FSH排卵峰与孕酮协同作用，激活卵泡液内蛋白溶酶活性，溶解卵泡壁隆起尖端部分，形成排卵孔。排卵前卵泡液中前列腺素显著增加，排卵时达高峰。前列腺素可促进卵泡壁释放蛋白溶酶，也促使卵巢内平滑肌收缩，有助于排卵。卵子可以从两侧卵巢轮流排出，也可由一侧卵巢连续排出，排出后经过输卵管伞部拾卵，通过输卵管运送至子宫腔。

3. 黄体的形成与退化 排卵后卵泡液流出，卵泡壁塌陷，卵泡膜血管破裂，血液流入腔内，破口很快由纤维蛋白封闭形成血体。卵泡内残留的颗粒细胞和卵泡内膜细胞在黄体生成素作用下黄素化，形成颗粒黄体细胞和卵泡内膜黄体细胞，外围包绕卵泡外膜细胞，共同形成黄体。于排卵后7～8日（相当于月经周期的第22天左右），黄体发育达高峰称成熟黄体，直径1～2cm，外观黄色。黄体寿命为排卵日至月经来潮这段时期，称为黄体期，一般为14日。

若受孕，黄体则在胚胎滋养细胞分泌的人绒毛膜促性腺激素（human chorionic gonadotropin，hCG）作用下增大，并转变为妊娠黄体，至妊娠3个月末才退化，此后主要依靠胎盘分泌的甾体激素维持妊娠。

若未受孕，黄体可在排卵后 9～10 日开始自然退化，黄体功能限于 14 日，经 8～10 周才成为白色瘢痕称白体。雌激素与前列腺素是促使黄体退化的重要因素。黄体衰退后月经来潮，卵巢中又有新的卵泡发育，开始新的周期。

（三）卵巢性激素的合成及分泌

卵巢合成及分泌的激素包括雌激素（estrogen，E）、孕激素（progesterone，P）和少量雄激素（androgen，A），均为甾体激素。排卵前雌激素来自颗粒细胞和卵泡内膜细胞，排卵后，黄体分泌大量孕激素和雌激素，卵巢间质细胞能合成极少量雄激素。

1. **甾体激素的基本化学结构** 性激素的基本结构与胆固醇相似，均由 17 个碳原子形成 3 个 6- 碳环和一个 5- 碳环组成的环戊烷多氢菲核组成。性激素按碳原子数目可分为三组：孕激素含 21 个碳原子，如孕酮；雄激素含 19 个碳原子，如睾酮；雌激素含 18 个碳原子，如雌二醇、雌酮、雌三醇。

2. **甾体激素的生物合成过程** 卵巢组织具有直接摄取胆固醇合成性激素的酶系。由胆固醇合成的孕烯醇酮是合成所有甾体激素的前身物质。孕烯醇酮合成雄烯二酮有 Δ^4 和 Δ^5 两条途径。卵巢在排卵前以 Δ^5 途径合成雌激素，排卵后可通过 Δ^4 和 Δ^5 两种途径合成雌激素。孕酮的合成是通过 Δ^4 途径（图 2-2）。

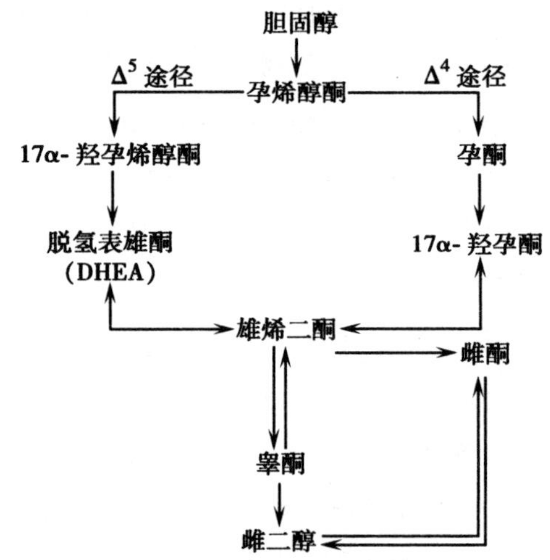

图 2-2 性激素的生物合成途径

雌激素的合成是由卵巢的卵泡膜细胞与颗粒细胞在 FSH 和 LH 的共同作用下完成。卵泡内膜细胞上有 LH 受体，LH 与 LH 受体结合后可使细胞内胆固醇形成雄烯二酮与睾酮，后两者可透过细胞膜进入颗粒细胞内成为雌激素的前身物质。颗粒细胞上有 FSH 受体，FSH 与 FSH 受体结合后可激活芳香化酶活性，将雄烯二酮和睾酮分别转化为雌酮与雌二醇，进入血循环和卵泡液中，此即为雌激素合成的两种细胞 - 两种促性腺激素学说（图 2-3）。

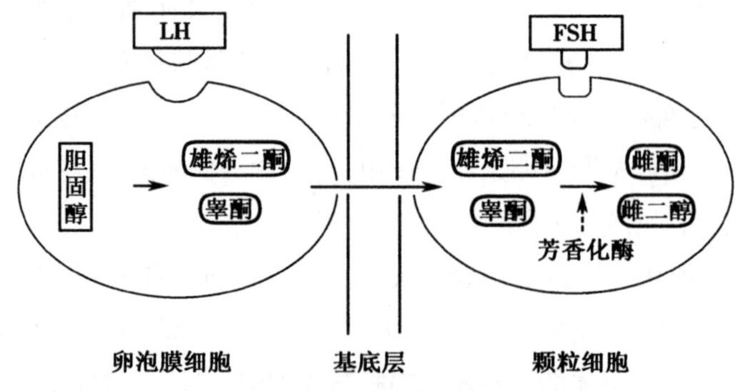

图 2-3 雌激素合成的两种细胞 - 两种促性腺激素学说示意图

3. **甾体激素的分解与代谢** 甾体激素的分解主要在肝脏内进行，雌二醇的代谢产物为雌酮及其硫酸盐、雌三醇等，降解产物与葡萄糖醛酸结合成水溶性物质，主要经肾脏排出；有一部分经胆汁排入肠内可再吸收入肝，即肝肠循环。孕激素主要代谢为孕二醇，睾酮代谢为雄酮、原胆烷醇酮，均主要以葡萄糖醛酸盐的形式经肾脏排出。

4. 卵巢性激素分泌的周期性变化

（1）雌激素：卵泡开始发育时，雌激素分泌量很少；至月经第7日卵泡分泌雌激素量迅速增加，于排卵前达高峰，排卵后稍减少；排卵后1～2日，黄体开始分泌雌激素使循环中雌激素又逐渐上升，在排卵后7～8日黄体成熟时，又形成一高峰。此后，黄体萎缩，雌激素水平急剧下降，在月经期达最低水平。月经周期中雌激素的后一高峰均值低于第一高峰。

（2）孕激素：卵泡期卵泡不分泌孕酮，排卵前成熟卵泡的颗粒细胞在LH排卵高峰的作用下黄体化，开始分泌少量孕酮，排卵后黄体分泌孕酮逐渐增加，至排卵后7～8日黄体成熟时，分泌量达高峰，以后逐渐下降，到月经来潮时降到卵泡期水平。

（3）雄激素：女性雄激素主要来自肾上腺，少量来源于卵巢，包括睾酮、雄烯二酮和脱氢表雄酮。排卵前雄激素水平升高，一方面可促进非优势卵泡闭锁，另一方面可提高性欲。

5. 卵巢性激素的生理作用

（1）雌激素的生理作用

1）子宫肌层：增加子宫的血运，促使子宫肌细胞增生肥大，肌层肥厚，还能提高子宫对缩宫素敏感性，使子宫收缩力加强。

2）子宫内膜：使子宫内膜腺体和间质呈典型增生改变，在月经期后它还参与修复过程。

3）子宫颈：使子宫颈上皮增生，黏液分泌量增加，变得稀薄透明，黏液丝拉长可达10cm以上，子宫颈管松弛扩张，有利于精子通过。

4）输卵管：促进输卵管肌层发育、上皮的分泌活动，加强输卵管肌壁节律性收缩的振幅，有利于受精卵的运行。

5）卵巢：协同FSH促使卵泡发育。

6）阴道上皮：促进阴道上皮的成熟和角化，黏膜变厚，并增加细胞内糖原的含量，在阴道乳酸杆菌作用下，糖原分解成乳酸，使阴道分泌物呈酸性，从而增加局部抵抗力。

7）外生殖器：使阴唇发育、丰满，色素加深。

8）下丘脑、垂体：通过对下丘脑和垂体的正负反馈调节，控制促性腺激素的分泌。

9）第二性征：促使乳腺管增生，并使乳头、乳晕区色素沉着，促进女性其他第二性征的发育。

10）参与机体代谢：增加胰岛素分泌，并能降低糖耐量；促进肝脏高密度脂蛋白合成，抑制低密度脂蛋白合成，降低循环中胆固醇水平；能增加蛋白质合成；与醛固酮在肾小管竞争受体，从而引起水、钠潴留；刺激成骨细胞，促使钙、磷在骨质中沉积维持正常骨质。

（2）孕激素的生理作用

1）子宫肌层：抑制子宫平滑肌的收缩，降低妊娠子宫对缩宫素的敏感性，有利于孕卵在宫腔内着床、胚胎及胎儿在宫腔内生长发育。

2）子宫内膜：使子宫内膜在增生的基础上出现分泌期改变，为受精卵着床及其后胚胎的发育做好准备。

3）子宫颈：使子宫颈口闭合，黏液分泌减少，性状变黏稠，形成黏液栓。

4）输卵管：抑制输卵管肌壁节律收缩的振幅。

5）阴道：使阴道细胞脱落加快，角化消失，上皮细胞呈卷边及折叠状。

6）下丘脑、垂体：孕激素在月经中期有增强雌激素对垂体LH排卵峰释放的作用；在黄体期对下丘脑、垂体有负反馈作用，抑制促性腺激素分泌。

7）乳房：在雌激素刺激乳腺管发育的基础上促使乳腺泡发育。

8）体温：孕激素可兴奋下丘脑体温调节中枢，在排卵后能使基础体温升高 0.3～0.5℃。这种基础体温的改变可用于监测排卵。

9）代谢作用：促使体内水和钠的排出。

（3）孕激素与雌激素的协同和拮抗作用

1）协同作用：雌激素促使女性生殖器官和乳房的发育，而孕激素则是在雌激素作用的基础上，进一步促使它们的发育，为妊娠做准备。

2）拮抗作用：雌激素促进子宫内膜增殖及修复，孕激素则限制子宫内膜增殖，并使增殖的子宫内膜转化为分泌期。其他拮抗作用表现在子宫收缩、输卵管蠕动、子宫颈黏液变化、阴道上皮细胞角化和脱落以及水钠潴留与排泄等方面。

（4）雄激素的生理作用

1）对女性生殖系统的影响：自青春期开始，雄激素分泌增加，促使阴蒂、阴唇和阴阜的发育，促进阴毛、腋毛的生长，维持女性性欲。但雄激素过多会对雌激素产生拮抗作用，可减缓子宫及其内膜的生长及增殖，抑制阴道上皮的增生和角化，严重时引起多毛症及女性男性化的表现。

2）对机体代谢的影响：雄激素促进蛋白的合成，促进肌肉生长，并刺激骨髓中红细胞增生。在性成熟期前，促使长骨骨基质生长和钙的保留。性成熟后，可导致骨骺的关闭，使生长停止。促进肾远曲小管对水、钠的重吸收并保留钙。雄激素还能使基础代谢率增加。

6. 甾体激素的作用机制　性激素都属于甾体激素，分子量较小，具有脂溶性，能直接通过靶细胞膜进入细胞内，与细胞质内的相应受体特异地结合，形成复合物，并发生构型改变；活化的激素受体复合物透过核膜进入细胞核内，又与核内的核受体结合形成新的复合物；这种新的复合物与靶基因上位点结合，启动基因转录，生成特异的 mRNA，在核糖体内翻译，形成新的蛋白质，发挥生物效应。

第四节　月经周期的调节

月经周期的调节主要是通过下丘脑、垂体和卵巢三者之间的相互作用，又称为下丘脑-垂体-卵巢轴（hypothalamus-pituitary-ovarian axis，HPO）（图 2-4）。此轴受高级神经中枢的调控。除此之外，抑制素-激活素-卵泡抑制素系统也参与月经周期的调节。

（一）下丘脑生殖调节功能

下丘脑的一些神经元既有神经细胞功能，又有合成和分泌激素的内分泌功能。

1. 下丘脑分泌激素　下丘脑主要分泌肽类调节激素，通过垂体门脉循环到腺垂体，对垂体激素分泌起促进作用，这种激素称释放激素，其中与性激素调节有关的激素是 GnRH。下丘脑弓状核和正中隆突是合成和分泌 GnRH 的部位，它能使垂体合成和释放黄体生成素，故称黄体生成激素释放激素（LHRH）。GnRH 具有极强的生物活性，分子中的 1～3 位及第 9 位氨基酸的稳定对保持其生物活性具有重要意义。它通过垂体门脉系统输送到腺垂体，与腺垂体促性

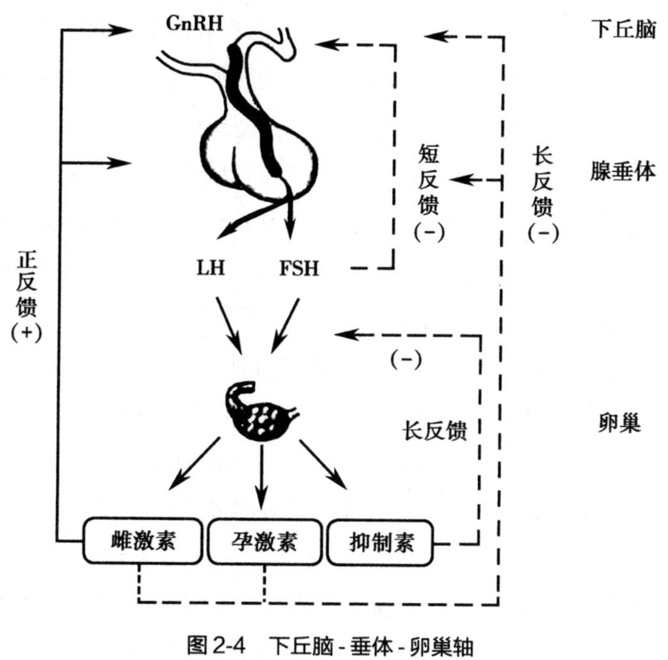

图 2-4 下丘脑 - 垂体 - 卵巢轴

腺激素细胞膜上的 GnRH 受体结合，促使其合成、贮存及释放黄体生成激素（LH）和促卵泡激素（FSH）。

GnRH 释放呈脉冲式分泌，脉冲的频率和幅度在周期中呈规律的变化，一般约 60～90 分钟释放一次，其频率与月经周期相关，正常月经和病理情况下均伴有相应的 GnRH 脉冲式分泌模式的变化。GnRH 的脉冲式释放可调节 LH/FSH 的比值，当脉冲释放减慢时，FSH 升高 LH 降低，导致 LH/FSH 比值下降，反之比值升高。GnRH 的分泌受来自血流的激素信号（特别是垂体促性腺激素和卵巢性激素）的反馈调节，也受神经递质的调节。激素的反馈调节按作用方式分为正反馈和负反馈，按调节路径分为长反馈、短反馈和超短反馈。卵巢分泌到血循环中的性激素对下丘脑的反馈作用称为长反馈，垂体激素对下丘脑 GnRH 分泌的负反馈为短反馈，GnRH 对其本身合成、分泌的抑制作用则为超短反馈。

2. 肽类激素的作用机制 肽类激素分子量较大，不易通过细胞膜而进入细胞质，故肽类激素的受体都位于细胞膜上。研究发现肽类激素与细胞膜受体结合形成复合物后，多个复合物在细胞膜上移动形成片状，然后内陷成微小囊泡，通过 Gs 蛋白的介导，使无活性的 Gs、α、β、γ- 二磷酸鸟苷复合物转变为有活性的 Gsα- 三磷酸鸟苷复合物，后者能激活腺苷酸环化酶（AC），使 ATP 转变为 cAMP 并激活蛋白激酶，从而促进激素的基因表达，并实现其生物效应。

（二）腺垂体生殖内分泌功能

腺垂体分泌的促性腺激素和催乳素与生殖调节直接有关。

1. 促性腺激素 包括促卵泡激素（FSH）和黄体生成激素（LH），由腺垂体促性腺激素细胞分泌，其分泌也呈脉冲式。FSH 和 LH 均属糖蛋白，其蛋白部分都由 α 及 β 亚基构成，FSH、LH 和 hCG、TSH（促甲状腺激素）的 α 亚基都很相似，所区别的是 β- 亚基，所以 β- 亚基是决定激素抗原特异性和生理功能的关键所在，但须与 α 亚基结合成完整分子才具活性。LH 和 hCG 两者的 β- 亚基在结构上有 89 个氨基酸排列顺序相同，因此两者在抗原性和生理功能方面有相似之处。FSH 受体主要位于颗粒细胞膜上，LH 主要与卵泡膜细胞的受体有高亲和力。

FSH 的主要生理作用为：刺激卵泡生长发育；激活颗粒细胞内的芳香化酶，促进其合成和分泌雌激素；促使卵巢内窦卵泡群的募集；调节优势卵泡的选择和非优势卵泡的闭锁退化；在卵泡晚期与雌激素协同，诱导颗粒细胞生成 LH 受体，为排卵及黄素化做准备。

LH 的主要生理作用为：排卵前 LH 作用于卵泡内膜细胞，使之产生雄烯二酮，为雌二醇合成提供底物；排卵前促使卵母细胞进一步成熟，当卵泡成熟后，LH 的突发性高峰使成熟卵泡破裂，排卵形成黄体，并维持黄体的继续发育和分泌孕激素及雌激素。排卵一般发生在 LH 峰后 24～36 小时，排卵后 LH 又急剧下降，孕激素对 LH 起负反馈作用。

2. 催乳素（prolactin，PRL） 是由腺垂体嗜酸性细胞所分泌的蛋白激素，能促进乳腺发育和乳汁分泌。其分泌主要受下丘脑释放的 PRL 抑制因子抑制性调节，促甲状腺激素释放激素（TRH）也可以刺激 PRL 的分泌，由于 PRL 抑制因子与 GnRH 对同一刺激或抑制作用常同时发生，因此，当 GnRH 的分泌受到抑制时，可出现促性腺激素水平下降，而 PRL 水平上升，表现为闭经泌乳综合征。临床上有一些甲状腺功能减退的妇女，由于其 TRH 升高，刺激 PRL 分泌，导致出现泌乳现象。妊娠期 PRL 水平升高，能使乳腺发育但不能泌乳，这是因为雌、孕激素水平较高抑制泌乳。产后雌激素水平下降，泌乳开始，吸吮乳头是刺激 PRL 继续分泌的重要因素。大剂量 PRL 可抑制雌激素、孕激素的合成。

（三）卵巢激素的反馈作用

卵巢性激素对下丘脑 GnRH 和垂体促性腺激素的合成和分泌具有反馈作用。小剂量雌激素对下丘脑产生负反馈，抑制 GnRH 的分泌，减少垂体的促性腺激素分泌。在卵泡期，随着卵泡发育，雌激素水平逐渐升高，负反馈作用加强，垂体释放 FSH 受到抑制，循环中 FSH 水平下降。在卵泡期晚期，随着卵泡的发育成熟，当雌激素的分泌达到阈值（≥200pg/ml）并维持 48 小时以上，雌激素即可发挥正反馈作用，刺激下丘脑 GnRH 和垂体 LH、FSH 大量释放，形成排卵前 LH、FSH 峰。排卵后，血液中雌激素和孕激素水平明显升高，两者协同发挥负反馈作用，FSH 和 LH 的合成和分泌又受到抑制。

（四）月经周期的内分泌调节机制

下丘脑、垂体和卵巢三者之间相互依存、相互制约，共同调节正常月经周期（图 2-5）；月经还受大脑皮质、外界环境和精神因素的影响，其中任何一种环节发生障碍，都会引起卵巢功能紊乱，导致月经失调。

1. 卵泡期 在前次月经周期卵巢黄体萎缩后，雌、孕激素水平降至最低，对下丘脑及垂体的抑制解除，下丘脑开始分泌 GnRH，使垂体 FSH 分泌增加，促使卵泡逐渐发育，在少量 LH 的协同作用下，卵泡分泌雌激素。在雌激素的作用下，子宫内膜发生增生期变化。随后雌激素逐渐增加，对下丘脑的负反馈作用增强，抑制下丘脑 GnRH 的分泌，使垂体 FSH 分泌减少。随着优势卵泡逐渐发育成熟，雌激素出现高峰（达到 200pg/ml），并持续 48 小时，对下丘脑产生正反馈作用，促使垂体释放大量 LH，出现 LH 高峰，FSH 同时出现一个较低的峰，大量 LH 与一定量 FSH 协同作用，使成熟卵泡排卵。

2. 黄体期 排卵后，在少量 LH 和 FSH 作用下，黄体形成并逐渐发育成熟，分泌的雌、孕激素逐渐增加并形成高峰，使增生期子宫内膜转变为分泌期。由于大量雌、孕激素协同的负反馈作用，使垂体分泌的 LH 和 FSH 减少，黄体开始萎缩，雌、孕激素分泌也减少。子宫内膜失去性激素

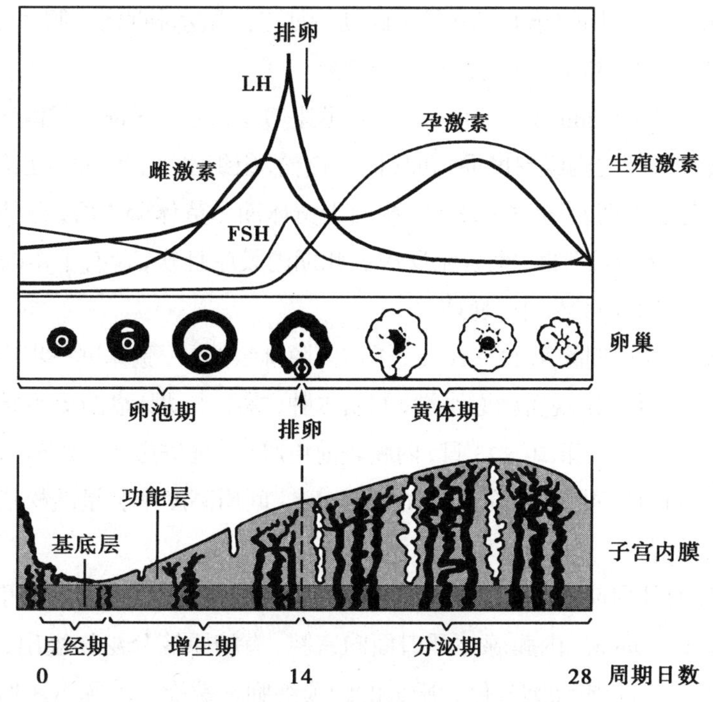

图 2-5 卵巢及子宫内膜周期性变化和激素水平关系示意图

的支持，发生坏死、脱落，从而月经来潮。雌、孕激素和抑制素 A 的减少解除了对下丘脑、垂体的负反馈作用，FSH 及 LH 分泌增加，卵泡开始发育，下一个月经周期又重新开始，如此周而复始。

大脑皮层、下丘脑、垂体和卵巢中任何一个环节出现异常，都会导致月经失调。

第五节　子宫内膜及生殖器其他部位的周期性变化

卵巢的周期性变化使子宫内膜及生殖器官其他部位也产生相应的周期性反应，尤以子宫内膜的周期性变化最为显著。

（一）子宫内膜的周期性变化

1. 子宫内膜的组织学变化　子宫内膜根据功能可分两层：①基底层：靠近子宫肌层，在月经周期中无明显变化，月经期此层不脱落，月经后由此层再生功能层，修复子宫内膜；②功能层：该层内膜能随性激素的改变而产生周期性变化，月经时脱落组成月经血中的一部分。该层又可分为 2 层，即致密层和海绵层。正常一个月经周期以 28 日为例，其组织形态的周期性改变可分为以下 3 期：

（1）增殖期：月经周期的第 5～14 日，相当于卵泡发育和成熟阶段。主要受雌激素的影响，内膜表面上皮、腺体、血管等均呈增殖性变化，内膜厚度从 0.5mm 增至 3～5mm。可分早、中及晚期：

1）增殖早期：月经周期的第 5～7 日，月经后的子宫内膜在雌激素作用下由基底层再生修复，内膜厚仅 1～2mm。继之增生，腺上皮呈立方形或低柱状，腺管窄而直；间质致密，间质细胞呈星状，间质内小动脉壁薄且直，通向内膜表面。

2）增殖中期：月经周期的第8～10日。此期特征是间质水肿明显，腺体数增多、增长、呈弯曲形；腺上皮增生活跃，细胞呈柱状，且有分裂象。

3）增殖晚期：月经周期的第11～14日，内膜迅速增厚，达3～5mm；腺体数增多，腺上皮呈高柱状，腺体长度增长超过内膜厚度而弯曲；间质疏松，组织水肿，小动脉延长呈螺旋状。

（2）分泌期：月经周期的第15～28日，相当于黄体期。黄体形成后，在孕激素作用下，子宫内膜继续增厚，腺体增长弯曲，呈分泌反应。此期内膜厚且软，含有丰富的营养物质，有利于受精卵着床。分泌期也分早、中、晚期：

1）分泌早期：月经周期的第15～19日，子宫内膜继续增厚，腺体进一步增大弯曲，腺腔扩大，腺上皮增大，细胞质内出现含糖原小泡，间质水肿，螺旋小动脉盘曲更明显。

2）分泌中期：月经周期第20～23日，内膜较前更厚，并呈锯齿状，腺体内的分泌上皮细胞顶端胞膜破裂，细胞内的糖原排入腺腔，称顶浆分泌。间质高度水肿呈疏松状态，螺旋小动脉继续增长，卷曲更明显。

3）分泌晚期：月经周期第24～28日，此期为月经来潮前，此时子宫内膜厚达10mm。子宫内膜呈海绵状，厚达10mm。内膜腺体开口面向宫腔，有糖原等分泌物溢出，间质更疏松、水肿。表面上皮细胞下的间质细胞分化为肥大的蜕膜细胞。螺旋小动脉迅速增长，超出内膜厚度，更加弯曲，血管管腔也扩张。

（3）月经期：月经周期的第1～4日，此时雌、孕激素水平下降，促进内膜中前列腺素的合成、活化。前列腺素能刺激子宫肌层收缩而引起内膜功能层的螺旋小动脉持续痉挛，内膜血流减少、缺血坏死。受损缺血的坏死组织面积逐渐扩大，组织变性坏死，血管壁通透性增加，使血管破裂，导致海绵层底部散在小血肿的形成，加之水解酶的分解作用，使内膜碎片从基底层成片脱落随血液一起排出即为月经，这是由孕酮和雌激素的撤退引起。内膜剥离后创面在雌激素影响下，基底层细胞又不断增生，覆盖整个创面，从而使创面修复、止血，新的一个周期又重新开始。

2. 子宫内膜的生物化学变化 排卵前在雌激素作用下间质细胞产生酸性黏多糖（acid mucopolysaccharide，AMPS），此物质在间质中浓缩聚合，成为内膜间质的基础物质，对增生期子宫内膜起支架作用。排卵后，孕激素抑制AMPS的生成和聚合，促进其降解，间质疏松，血管通透性增加，有利于孕卵的着床和发育。

子宫内膜溶酶体中还有各种水解酶，雌、孕激素能促进其合成，孕激素能稳定溶酶体膜。黄体萎缩后，雌、孕激素水平下降，溶酶体膜通透性增加，水解酶进入组织，对组织有破坏作用，造成内膜出血和剥脱。

（二）生殖器其他部位的周期性变化

1. 阴道黏膜的周期性变化 排卵前，阴道上皮在雌激素的作用下，底层细胞增生，逐渐演变为中层与表层细胞，使阴道上皮增厚；表层细胞出现角化，其程度在排卵期最明显。上皮细胞内富有糖原，被阴道乳杆菌分解成乳酸，使阴道保持一定酸度，可以防止致病菌的繁殖。排卵后在孕激素的作用下，主要为表层细胞脱落，临床上可根据阴道脱落细胞的变化了解雌激素水平和有无排卵。

2. 子宫颈黏液的周期性变化 排卵前，雌激素可刺激分泌细胞分泌黏液，随着雌激素水平不断提高，黏液分泌量逐渐增加，至排卵期，黏液变得非常稀薄、透明，拉丝度可达10cm以上。若将黏液作涂片检查，干燥后显微镜下可见羊齿植物叶状结晶，这种结晶在月经周期第6～7日开始出现，至排卵期最典型。排卵后，受孕激素影响，黏液分泌量逐渐减少，质也变黏稠而浑浊，拉丝度差，易断裂。涂片检查时，结晶逐步模糊，至月经周期第22日左右完全消失，而代之以排列成行的椭圆体，临床上可根据宫颈黏液检查了解卵巢功能。

3. 输卵管的周期性变化 在雌激素的作用下，排卵前输卵管黏膜上皮纤毛细胞生长，体积增大；非纤毛细胞分泌增强，雌激素还促进输卵管肌层节律性收缩，以上变化有助于卵子在输卵管内的运输并提供卵子在输卵管内的营养。排卵后孕激素抑制输卵管平滑肌收缩的振幅，并可抑制输卵管黏膜上皮纤毛细胞的生长，降低分泌细胞分泌黏液的功能。在雌、孕激素的协同作用下，受精卵才能通过输卵管正常到达子宫腔。

4. 乳房的周期性变化 雌激素促进乳腺管增生，孕激素促进乳腺小叶及腺泡增生。经前期在雌激素的作用下，可引起乳腺管的扩张、充血以及乳房间质水肿，从而导致有些妇女出现乳房肿胀和疼痛，这些症状在月经来潮后大多可以缓解消退。

理论与实践

卵巢的功能及其周期性变化是生殖内分泌的基础。女性一生中从青春期到绝经前，由于各种原因可以出现与生殖内分泌异常有关的疾病，如异常子宫出血、闭经、不孕、多囊卵巢综合征、高催乳素血症、绝经综合征等。临床诊断时需行卵巢功能的相关检查，常用方法有：基础体温测定，B型超声监测卵泡发育及排卵，阴道脱落细胞学检查，子宫颈黏液检查，子宫内膜活组织检查，女性激素如促卵泡激素、黄体生成素、雌二醇、催乳素、睾酮、孕酮测定等。还可以行垂体兴奋试验，来反映垂体及下丘脑的功能。根据检查结果，判定下丘脑-垂体-卵巢轴及子宫哪一部位有异常，针对病因进行治疗。

（刘惠宁）

学习小结

女性一生各阶段具有不同的生理特征，其生殖系统变化较为显著。从青春期开始到绝经前，卵巢在下丘脑-垂体-卵巢轴的控制下，每个月卵泡都发生周期性的发育、成熟、排卵、黄体形成及黄体萎缩，具有生殖功能。卵巢同时具有内分泌功能，能分泌雌、孕激素和少量雄激素，雌、孕激素在生理作用上既有协同又有拮抗。伴随着卵巢周期，生殖系统也发生周期性的变化，其中以子宫内膜变化最为突出，即出现相应周期性的增殖期、分泌期、月经期。月经周期主要受下丘脑-垂体-卵巢轴（HPO）的神经内分泌调控，也受大脑皮质、外界环境、精神因素等影响。

复习参考题

1. 女性第二性征有哪些特点?
2. 试述雌激素的生理作用。
3. 雌、孕激素在生理作用上有哪些协同作用和拮抗作用?
4. 试述下丘脑-垂体-卵巢轴对月经周期的调节机制。
5. 子宫内膜分几层？有何特点?

第三章 妊娠生理

3

学习目标

掌握	以下妊娠、胚胎、胎儿的概念。
熟悉	胎儿附属物的组成及其功能；妊娠期母体的变化，特别是生殖系统、乳房、心脏、血液系统的变化。
了解	不同孕龄胎儿的特点。

胚胎、胎儿在母体内生长发育的过程称为妊娠。成熟卵子受精是妊娠的开始，胎儿及其附属物自母体排出是妊娠的结束。

第一节 胚胎形成与胎儿发育

（一）胚胎的形成

1. 受精卵形成 精子和成熟的卵子相结合的过程称为受精（fertilization）。

（1）精子获能：射精后精子进入阴道，经宫颈管进入宫腔及输卵管腔，精子顶体表面的糖蛋白被生殖道分泌物中的α、β淀粉酶降解，顶体膜结构改变、膜稳定性降低，因此具有受精能力。此过程称为精子获能。

（2）受精过程：已获能的精子与卵子在输卵管壶腹部与峡部连接处相遇，精子发生顶体反应，释放水解酶，溶解卵子表面的放射冠和透明带，精子得以穿过透明带与卵子表面接触，此时卵细胞发生透明带反应，阻止其他精子进入。随后卵子完成第二次减数分裂形成卵原核。最后精原核与卵原核融合，精卵细胞各提供23条染色体，形成二倍体的受精卵，新生命诞生。受精发生在排卵后12小时内，整个受精过程约需24小时。

2. 受精卵着床 受精卵借助输卵管上皮纤毛摆动和输卵管蠕动逐渐向宫腔方向移动，同时受精卵进行有丝分裂，受精后72小时分裂为由16个细胞组成的桑葚胚，又称早期囊胚，受精后第5～6天分裂成晚期囊胚。在受精后第6～7天，晚期囊胚侵入并被子宫内膜覆盖，此过程称为着床。受精卵着床必须具备的条件有：①透明带消失；②囊胚滋养层分化出合体滋养层细胞；③囊胚与子宫内膜同步发育且功能协调；④必须有足够的孕激素以完成正常的蜕膜反应。

（二）胚胎、胎儿发育特征及胎儿生理特点

受精后8周的胎体称胚胎，是主要器官结构完成分化的时期，自第9周开始称胎儿，是各种组织及器官逐渐发育成熟的时期。

1. 胚胎及胎儿发育的特征 妊娠时间通常以孕妇的末次月经第一日算起。一般以4周为一孕龄（gestational age）单位，阐述胚胎及胎儿发育的特征。

4周末：可辨认胚盘与体蒂。

8周末：胚胎已初具人形，能分辨出眼、耳、鼻、口、手指及足趾，各器官正在分化发育。心脏已形成，B型超声可见心脏搏动。

12周末：胎儿身长约9cm，顶臀长6～7cm，体重约14g。外生殖器已发育。四肢可活动。

16周末：胎儿身长约16cm，顶臀长为12cm，体重约110g。从外生殖器可辨认胎儿性别。头皮已长出毛发，体毛出现。胎儿出现呼吸运动。皮肤薄，呈深红色，无皮下脂肪。部分孕妇自觉有胎动。

20周末：胎儿身长约25cm，顶臀长16cm，体重约320g。皮肤暗红，全身有毳毛及胎脂，开始有吞咽、排尿功能。经孕妇腹壁可听到胎心音。

24 周末：胎儿身长约 30cm，顶臀长为 21cm，体重约 630g。各脏器发育，皮下脂肪开始沉积，因量不多皮肤仍呈皱缩状，出现眉毛。

28 周末：胎儿身长约 35cm，顶臀长为 25cm，体重约 1000g。有呼吸运动，生后能啼哭，出生后易患呼吸窘迫综合征。四肢活动好。

32 周末：胎儿身长约 40cm，顶臀长 28cm，体重约 1700g。毳毛已脱落。睾丸下降。出生后加强护理可能存活。

36 周末：胎儿身长约 45cm，顶臀长为 32cm，体重约 2500g。皮下脂肪沉积较多，面部皱纹消失，指（趾）甲已达指（趾）端，睾丸位于阴囊。出生后能啼哭及吸吮。基本可以存活。

40 周末：胎儿身长约 50cm，顶臀长为 36cm，体重约 3400g，发育成熟，皮肤粉红色，皮下脂肪多，哭声响亮，吸吮力强。女胎外生殖器发育良好，男胎睾丸已下降至阴囊内。

2. 胎儿的生理特点

（1）循环系统

1）解剖学特点：1 条脐静脉，2 条脐动脉；动脉导管位于肺动脉和主动脉弓之间，生后闭锁；卵圆孔（左右心房之间）多在生后 6 个月完全闭锁。

2）胎儿血循环：①含氧量较高的血液自胎盘经脐静脉进入体内，分为三支：一支进入肝脏，一支与门静脉汇合进入肝脏，此两支的血液经肝静脉进入下腔静脉；另一支经静脉导管直接进入下腔静脉。可见下腔静脉血有来自脐静脉含氧量较高的血，也有来自胎儿身体下半部的含氧量较低的血。②卵圆孔的开口正对着下腔静脉，故下腔静脉入右心房的血液绝大部分经卵圆孔入左心房。而上腔静脉入右心房的血不通过卵圆孔，经右心室进入肺动脉。③由于肺循环阻力较高，肺动脉血大部分经动脉导管入主动脉，仅有 1/3 的血经肺静脉入左心房，汇同卵圆孔进入左房之血一起经左心室进入升主动脉，供应肝、心、头部及上肢。左心室小部分血液进入降主动脉，汇同动脉导管进入之血供经脐动脉进入胎盘，与母血进行气体交换。可见胎儿体内无纯动脉血，而是动静脉混合血（图 3-1）。

（2）血液系统

1）红细胞生成：受精后 3 周末红细胞主要来自卵黄囊。于孕 10 周肝脏是红细胞生成的主要器官，以后骨髓、脾脏逐渐有造血功能。于妊娠足月，90% 红细胞由骨髓产生。于孕 32 周红细胞生成素大量产生，故妊娠 32 周以后的早产儿及足月儿红细胞计数增多，约为 6.0×10^{12}/L。

2）血红蛋白生成：在妊娠前半期，血红蛋白均为胎儿型，至妊娠最后 4～6 周，成人血红蛋白增多，至临产时胎儿血红蛋白仅占 25%。足月儿血红蛋白为 180g/L。

3）白细胞生成：于孕 8 周时胎儿血循环中出现粒细胞。于孕 12 周，胸腺、脾脏产生淋巴细胞，成为机体内抗体的主要来源。妊娠足月儿白细胞为（15～20）$\times 10^9$/L。

（3）呼吸系统：母儿血液在胎盘进行气体交换，但胎儿出生前肺泡、肺循环及呼吸肌均已发育。孕 11 周可看到胎儿胸壁运动，孕 16 周胎儿呼吸能使羊水进出呼吸道。但当胎儿窘迫时，正常呼吸运动停止。

（4）消化系统：小肠早在孕 11 周已有蠕动，孕 16 周时胃肠功能基本建立，胎儿可吞咽羊水，吸收大量水分、氨基酸、葡萄糖及其他可溶性营养物质，但对脂肪的吸收能力较差。胎儿肝脏内缺乏许多酶，以致不能结合因红细胞破坏所产生的大量游离胆红素。

（5）泌尿系统：妊娠 11～14 周胎儿肾脏已有排尿功能，妊娠 14 周胎儿膀胱内已有尿液。通过排尿参与羊水的循环。

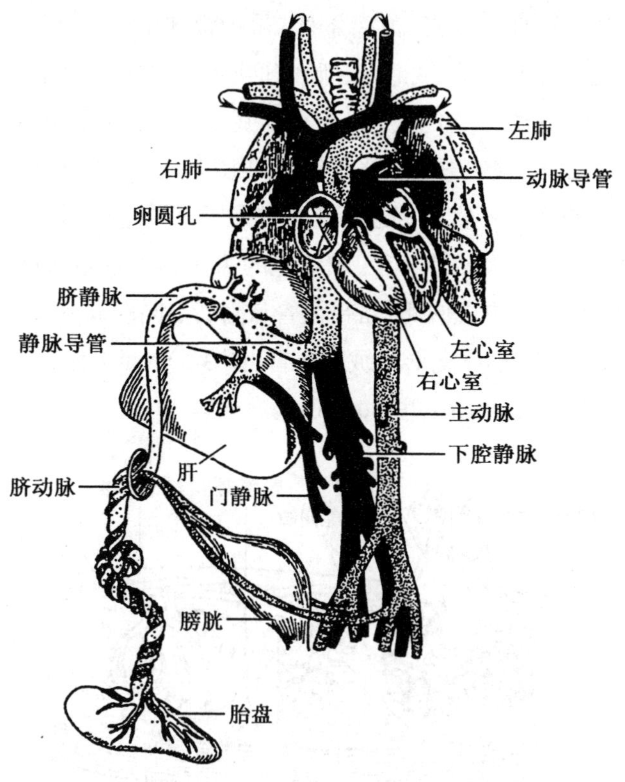

图 3-1 胎儿的血液循环

(6) 生殖系统

1) 男性胎儿睾丸约在妊娠第 9 周开始分化发育，之后睾丸间质细胞开始分泌睾酮，促使中肾管发育，支持细胞产生副中肾管抑制物质，抑制副中肾管发育。在外阴部 5α- 还原酶作用下睾酮衍化为二氢睾酮，使外阴部向男性分化。

2) 女性胎儿卵巢于孕 11～12 周开始分化，在胎儿期无内分泌功能；因缺乏副中肾管抑制物质，使副中肾管系统发育，形成阴道、子宫和输卵管。

第二节　胎儿附属物的形成及其功能

胎儿附属物包括：胎盘、胎膜、脐带和羊水。

(一) 胎盘

胎盘是由羊膜、叶状绒毛膜和底蜕膜组成。羊膜构成胎盘的胎儿面，在胎盘最内层，为半透明薄膜，有一定弹性。叶状绒毛膜构成胎盘的胎儿部分，占胎盘主要部分。底蜕膜构成胎盘的母体部分，占胎盘很小部分。

1. 胎盘的形成与结构　受孕后 13～21 天滋养细胞分裂繁殖，表面呈毛状突起，以后再分出小支形成绒毛。绒毛表面有两层细胞即细胞滋养细胞和合体滋养细胞，内层为细胞滋养细胞，是分裂生长的细胞；合体滋养细胞在外层直接接触母体组织和血液，是执行功能的细胞。

与底蜕膜接触的绒毛因局部血供丰富，发育繁盛，呈树根样生长，称叶状绒毛膜，以后成为胎盘的主要部分。约在受精后第3周，绒毛内胚胎血管形成，此时胎儿胎盘循环建立。绒毛之间的间隙称绒毛间隙。由于滋养细胞的侵蚀，子宫螺旋动脉和小静脉破裂，直接开口于绒毛间隙，使其内充满母血。一部分绒毛末端悬浮于绒毛间隙以从母血吸收营养、排出废物。绒毛内的胎儿血与绒毛间隙的母血并不直接相通。相邻的绒毛间隙之间形成不完全分隔的胎盘隔，胎盘隔将胎盘母体面分隔成表面凹凸不平、暗红色的20～30个胎盘小叶。胎盘的胎儿面被覆羊膜。脐带附着于胎儿面的中央或偏侧，脐带血管从附着点向四周分散，达胎盘边缘。胎盘血管伸入各小叶，然后又分出更小分支形成绒毛血管（图3-2）。足月胎盘呈圆形或椭圆形，直径16～20cm，中间厚边缘薄，厚1～3cm，重450～650g。

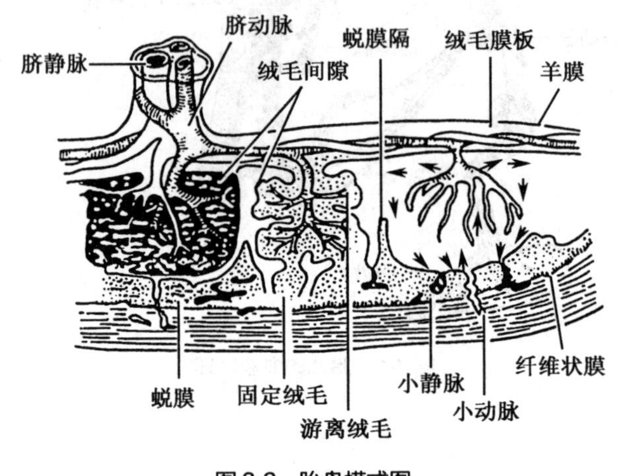

图3-2 胎盘模式图

2. 胎盘的功能 胎盘介于胎儿和母体之间，是维持胎儿在宫内营养、发育的重要器官，其主要功能如下。

（1）气体交换：母儿之间氧和二氧化碳是以单纯扩散形式进行。母体子宫动脉血 PO_2 > 绒毛间隙 PO_2 > 脐动脉血 PO_2，所以氧由母体通过绒毛间隙向胎儿扩散，而子宫动脉血 PCO_2 < 绒毛间隙 PCO_2 < 脐动脉血 PCO_2，且 CO_2 的扩散速度比 O_2 快20倍左右，故 CO_2 容易自胎儿通过绒毛间隙直接向母体迅速扩散。

（2）吸收营养排出废物：葡萄糖是胎儿热能的主要来源，以易化扩散方式通过胎盘。氨基酸浓度胎血高于母血，以主动运输方式通过胎盘。脂肪酸能较快地以简单扩散方式通过胎盘。电解质及维生素多数以主动运输方式通过胎盘。胎盘中含有多种酶，如氧化酶、还原酶、水解酶等，可将复杂化合物分解为简单物质，也能将简单物质合成后供给胎儿，如蛋白质及脂肪的分解及合成。胎儿代谢产物如尿素、尿酸、肌酐、肌酸等，经胎盘送入母血，由母体排出体外。

（3）防御功能：母体血液中的免疫抗体如IgG可通过胎盘进入胎儿体内，故新生儿在出生后短时期内有一定免疫力。但母体的抗A、抗B、抗Rh抗体亦可进入胎儿血中，造成胎儿溶血。一般细菌、弓形虫、衣原体、螺旋体需在胎盘部位先形成病灶，破坏绒毛结构后进入胎体。各种病毒及小分子的有害药物均可通过胎盘进入胎儿体内，引起胎儿畸形或死亡。

（4）合成功能：胎盘具有合成物质的能力，主要合成激素和酶。激素有蛋白激素和甾体激素两大类。蛋白激素有人绒毛膜促性腺激素、人胎盘生乳素等；甾体激素有雌激素、孕激素等。酶有缩宫素酶、耐热性碱性磷酸酶等。

1）人绒毛膜促性腺激素（human chorionic gonadotropin，hCG）：hCG在受精后10日左右即可

用放射免疫测定法在母体血清中测出，成为诊断早孕最敏感的方法之一。妊娠早期约每2天增长1倍，至妊娠8～10周血中浓度达到最高峰，约为50～100kU/L，持续10日迅速下降，妊娠中晚期血中浓度仅为高峰时的10%，持续到分娩，一般于产后2周内消失。hCG的主要功能有：①维持黄体寿命，使月经黄体转为妊娠黄体，增加甾体激素的分泌以维持妊娠；②hCGβ亚基有促卵泡成熟活性、促甲状腺活性及促睾丸间质细胞活性的功能，可促进男性性分化；③能抑制淋巴细胞的免疫性，能以激素屏障保护滋养层不受母体的免疫攻击；④促进雄激素芳香化转化成雌激素，同时能刺激孕酮的形成。

2）人胎盘生乳素（human placental lactogen，hPL）：妊娠5周开始可以从母血中测出，随妊娠进展其分泌量持续增加，34～36周达高峰，维持到分娩。产后迅速下降，产后7小时即测不出。当胎盘功能不足时，hPL水平迅速下降。hPL的主要功能有：①促进乳腺腺泡发育，刺激乳腺上皮细胞合成乳白蛋白、乳酪蛋白、乳珠蛋白，为产后泌乳做准备；②有促胰岛素生成作用，使母血胰岛素值增高；③通过脂解作用提高游离脂肪酸浓度，以游离脂肪酸作为能源，抑制母体对葡萄糖的摄取，使多余葡萄糖运送给胎儿，成为胎儿的主要能源。

3）雌激素：妊娠早期主要由卵巢黄体产生，于妊娠10周后主要由胎儿-胎盘单位合成。至妊娠末期雌三醇值为非孕妇的1000倍，雌二醇及雌酮为非孕妇的100倍。雌激素合成过程为母体内胆固醇在胎盘内转变为孕烯醇酮后，需由胎儿肾上腺胎儿带转化为硫酸脱氢表雄酮（DHAS），再经胎儿肝内16α-羟化酶作用，形成16α-羟基硫酸脱氢表雄酮，后经胎盘芳香化酶作用成为16α-羟基雄烯二酮，最后形成游离雌三醇（图3-3）。因此测定孕妇尿雌三醇值可评估胎儿胎盘单位功能。

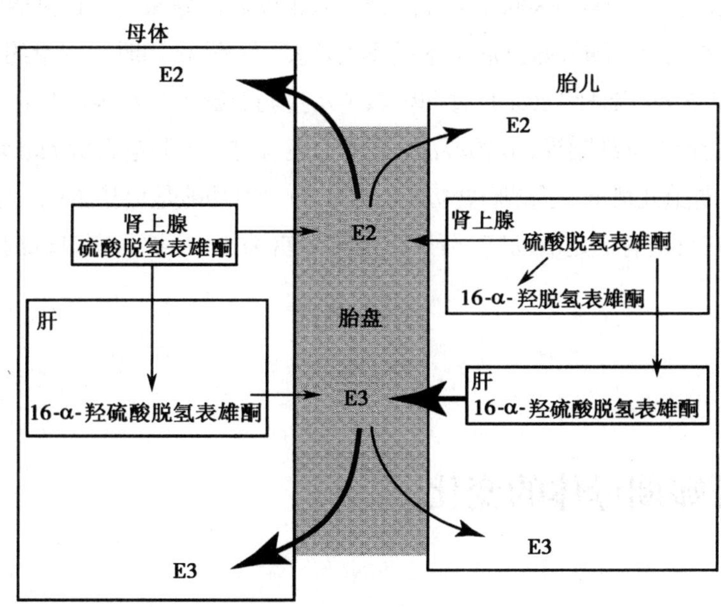

图3-3 胎儿-胎盘单位雌激素的合成

4）孕激素：妊娠早期由卵巢妊娠黄体产生，从妊娠8～10周起，孕激素产生主要来自胎盘，母血中孕酮值随妊娠进展逐渐增高，到妊娠足月时可达312～624nmol/L，维持到分娩。

5）缩宫素酶（oxytocinase）：随妊娠进展逐渐增多，至妊娠末期达高值，其生物学意义尚不十分明了，主要使缩宫素分子灭活，起到维持妊娠的作用。胎盘功能不良时，血中缩宫素酶呈低值。

6）耐热性碱性磷酸酶（heat stable alkaline phosphatase，HSAP）：于妊娠16～20周母血清中可测

出。随妊娠进展而增多，直至胎盘娩出后其值下降，产后3～6日内消失。动态测其数值可作为胎盘功能检查的一项指标。

7）胎盘还可合成多种细胞因子及生长因子，参与对胚胎及胎儿的营养及免疫保护。

（二）胎膜

胎膜（fetal membranes）是由绒毛膜（chorion）和羊膜（amnion）组成。胎膜外层为绒毛膜，在发育过程中由于缺乏营养供应而逐渐退化萎缩为平滑绒毛膜，至妊娠晚期与羊膜相贴，可与羊膜分开。胎膜内层为羊膜。胎膜含有多量花生四烯酸（前列腺素前身物质）的磷脂，且含有能催化磷脂生成游离花生四烯酸的溶酶体，故胎膜在分娩发动上有一定作用。

（三）脐带

脐带（umbilical cord）是连接胎儿和胎盘的管状结构，一端连于胎儿脐轮，另一端附着于胎盘胎儿面。脐带由两条脐动脉和一条脐静脉构成。血管周围为胶样胚胎结缔组织，称华通胶，可保护脐血管。脐带受压使血流受阻，可危及胎儿生命。妊娠足月的脐带长30～100cm，平均55cm，直径0.8～2.0cm。

（四）羊水

羊水（amniotic fluid）为羊膜腔内液体。羊水的来源：①妊娠早期羊水主要来自母体血清经胎膜的透析液；②妊娠中期以后，胎儿尿液成为羊水的主要来源；③妊娠晚期胎儿通过肺泡分泌参与羊水形成，每天有600～800ml从肺泡分泌入羊膜腔。妊娠后期通过胎儿吞咽、排尿及呼吸参与羊水量的调节。随妊娠进展羊水量逐渐增多，妊娠38周时羊水量约1000ml，此后羊水量逐渐减少，妊娠40周时约800ml，过期妊娠羊水量明显减少。妊娠足月的羊水中含有胎儿脱落的毳毛、胎脂和上皮细胞等，故稍混浊；羊水中还含有大量胎盘合成的激素。产前通过对羊水的监测可判断胎儿情况、了解胎盘功能。羊水的主要功能是保护胎儿正常发育及不受外力冲击，使胎儿在宫内有一定活动度，分娩时能传导宫腔压力，扩张宫口，破膜后能润滑产道利于胎儿娩出。

第三节　妊娠期母体的变化

妊娠期母体为了适应胎儿生长发育的需要在胎盘激素的参与和神经内分泌的影响下，全身各系统发生一系列变化，这些变化于产后2～6周内逐渐恢复。妊娠期各系统变化如下述。

（一）生殖系统的变化

1. 子宫　逐渐增大变软，宫腔容量由未孕时的约5ml增至足月妊娠时的5000ml，重量亦由70g增至1100g。子宫的增大主要是由于肌细胞的增生和肥大，肌浆内充满肌球蛋白和肌动蛋白，为临产子宫收缩提供物质基础。由于乙状结肠位于盆腔的左后方，故妊娠晚期子宫右旋，使子宫左侧显露，故剖宫产时易损伤左侧子宫动脉和输尿管。子宫血流量在妊娠早期为50ml/min，足月时可增至450～650ml/min，其中胎盘绒毛间隙的血流约为400～500ml/min。自妊娠12～14周起，子宫开始有不规则的无痛性收缩，称Braxton Hicks收缩，随着孕周的增加宫缩的频率和强度亦逐渐增加，但这种宫缩的宫腔压力5～25mmHg，持续时间<30秒，不致使宫颈扩张。

子宫峡部未孕时长约1cm，孕12周起逐步伸展拉长变薄，成为宫腔的一部分，临产后伸展至7～10cm，成为产道的一部分，称为子宫下段。孕期宫颈血管增多伴水肿，外观肥大呈紫蓝色。颈管腺体因受孕激素影响分泌增多，呈黏稠的黏液栓，可防止外来感染侵入宫腔。

2. 卵巢 妊娠期略增大，停止排卵。黄体功能于妊娠10周后由胎盘取代，黄体开始萎缩。

3. 阴道 妊娠时阴道黏膜充血水肿，黏膜下静脉显著扩张，通透性增高，外观呈紫蓝色，白带增多。分娩时若阴道壁撕裂累及静脉常引起大量出血。阴道上皮在大量雌激素影响下，细胞内糖原积聚，经乳酸杆菌分解成乳酸，使阴道pH降低，对防止感染起重要作用。

4. 外阴 大、小阴唇色素沉着，阴唇内血管增多，结缔组织变软，使伸展性增大，利于分娩。

（二）循环系统的变化

1. 心脏 妊娠期膈肌抬高，使心脏向上、向左、向前移位，更贴近胸壁。心尖搏动左移1～2cm，心浊音界稍扩大。心脏移位使大血管轻度扭曲，心尖区听诊常可听及柔和的吹风样杂音。心率平均增加10～15次/分。心搏出量增加对维持胎儿生长具有重要意义，妊娠10周逐渐增加，妊娠32～34周时达高峰，维持至足月。临产时，心搏量明显增加。

2. 血压 在妊娠早期及中期血压偏低，妊娠24～26周后血压轻度升高。妊娠期因外周血管扩张，血液稀释，舒张压可轻度下降，而收缩压则变化不大，因此脉压稍有增大。体位影响血压，坐位时血压高于仰卧位。

3. 静脉压 妊娠对上肢静脉压无影响，由于增大的子宫压迫下腔静脉，使下腔静脉压明显升高，容易出现下肢及外阴静脉曲张和痔。若长时间取仰卧位，下腔静脉回流障碍，回心血量减少、心排量减少，使血压下降，称为仰卧位低血压综合征。

（三）血液系统的变化

1. 血容量 妊娠6～8周起血容量渐增，至妊娠32～34周达高峰，增加40%～45%。平均增加1450ml。由于血浆增加较红细胞明显，故血液稀释。

2. 血液成分

（1）红细胞：因血液稀释，血红蛋白降为110g/L，红细胞降为3.6×10^{12}/L，血细胞比容降为0.31～0.34，出现生理性贫血。为适应红细胞增加和胎儿需要，孕妇容易缺铁，应适当补充铁剂。

（2）白细胞：从妊娠7～8周开始增加，至妊娠30周达高峰，为（5～12）$\times10^{9}$/L，分娩时甚至可达25×10^{9}/L，以中性粒细胞增多为主，淋巴细胞增加不多，这些改变在产后1～2周恢复正常。

（3）凝血因子：妊娠期除血小板及凝血因子Ⅺ、ⅩⅢ降低外，各种凝血因子Ⅱ、Ⅴ、Ⅶ、Ⅷ、Ⅸ、Ⅹ均有增加，纤维蛋白原由非孕期的3g/L上升为足月妊娠时的4～5g/L，孕妇血液处于高凝状态，利于产后胎盘剥离面的止血。于产后3～5天恢复正常。

（四）内分泌系统的变化

1. 垂体 妊娠期垂体前叶增生肥大，其体积较非孕期增加20%～40%，并出现“妊娠细胞”。

妊娠期由于胎盘分泌大量雌、孕激素，对下丘脑及垂体起负反馈作用，使FSH及LH分泌减少，故妊娠期无卵泡发育及排卵。垂体分泌的催乳素（PRL）从妊娠7周起逐渐增多，妊娠足月分娩前达高峰约150μg/L，为非孕妇女的10倍。PRL与胎盘生乳素（hPL）、雌激素、孕激素协同作用促进乳腺发育，为产后哺乳做准备。

2. 肾上腺 肾上腺皮质束状带分泌皮质醇增多，约为非孕期的3倍，但具活性作用的游离皮质醇仅占10%，故孕妇无肾上腺皮质功能亢进的表现。同样球状带分泌醛固酮增加，但大部分与蛋白结合，不致造成孕期过多的水钠潴留。肾上腺皮质网状带分泌睾酮增加，故孕妇阴毛腋毛增多。

3. 甲状腺 妊娠期甲状腺增生，呈中度增大，甲状腺素增多，但游离型甲状腺素并未增多，所以孕妇无甲亢表现。

（五）新陈代谢的变化

1. 基础代谢率（BMR） 从妊娠中期BMR开始升高，至妊娠晚期可增高15%～20%。

2. 碳水化合物、脂肪、蛋白质代谢 妊娠期间胰岛素分泌增多，故孕妇空腹血糖值较非孕妇略低；另一方面，由于妊娠期胰岛素抵抗及胎盘分泌的胰岛素酶的作用，孕妇对胰岛素的敏感性降低，餐后血糖升高较多。孕妇对蛋白质的代谢呈正氮平衡，以供胎儿生长发育和孕妇的机体需要。孕期肠道对脂肪的吸收能力增强，使血脂增高、脂肪积存，当机体能量消耗过多，动用脂肪时易发生酮尿症。

3. 水及矿物质代谢 孕期体内水分增加约7L，主要由胎儿、胎盘、羊水的水分和血容量的增加所致。因水钠潴留与排泄比例适当不致水肿。妊娠晚期因组织间液增加可引起水肿。胎儿生长发育还需要大量钙、磷、锌、铁等，孕期应适当补充，妊娠晚期应补充钙和维生素D。孕妇铁储备不足，亦需补铁。

4. 体重 妊娠13周起平均每周体重增加350g，至足月妊娠共可增加12.5kg。如每周体重增加超过500g，应注意隐性水肿的可能。

（六）乳房及皮肤的变化

1. 乳房的变化 妊娠期在大量催乳激素和雌、孕激素作用下，乳腺发育，乳房增大，乳头及乳晕色素沉着，乳头周围皮脂腺增生呈散在小结节称蒙氏结节。于妊娠后期挤压乳房，有少量稀薄黄色液体溢出，称为初乳。

2. 皮肤的变化 妊娠期由于雌孕激素增多和垂体促黑素细胞激素增加，外阴皮肤及乳晕、乳头色素沉着，面部可见蝶形褐色斑，称妊娠斑。腹壁弹力纤维断裂，形成不规则平行的紫色或淡红色斑纹，称妊娠纹。

（七）其他系统的变化

1. 呼吸系统 妊娠期横膈上升，肋骨向外扩展，胸廓横径增大，使肺泡换气和通气量增加，利于孕妇及胎儿的氧供。因上呼吸道黏膜增厚、轻度水肿、充血，使呼吸道抵抗力降低容易感染。

2. 消化系统 妊娠期胃肠平滑肌张力降低，胃酸及胃蛋白酶分泌减少，容易出现上腹饱胀感、便秘、痔疮等症状。

3. 泌尿系统 妊娠期肾小球滤过率和肾血流量增加，以加快代谢产物的排泄。但肾小管对葡萄糖的重吸收不能相应增加，故约 15% 孕妇餐后出现生理性糖尿。受孕激素影响，泌尿系统平滑肌张力降低、输尿管蠕动减弱，尿流缓慢，加之妊娠子宫右旋压迫右侧输尿管，可导致右侧轻度肾积水及肾盂肾炎发病率增加。

4. 骨骼、关节及韧带的变化 妊娠期骨盆韧带及椎骨间的关节、韧带松弛，部分孕妇自觉腰骶部及肢体疼痛不适；严重者可有耻骨联合分离，引起局部疼痛、活动受限。

（晋丽平）

学习小结

受精卵的形成是妊娠的开始。精子获能、顶体反应、透明带反应是受精的重要步骤。受精卵着床必须具备 4 个条件。了解不同阶段胎儿发育的特点有助于判断胎儿或新生儿的孕龄及进行孕期监护。胎儿附属物包括：胎盘、胎膜、脐带和羊水。胎盘是维持胎儿在宫内营养、发育的重要器官，具有气体交换、吸收营养排出废物、防御功能、合成功能四大功能。脐带由两条脐动脉和一条脐静脉构成。脐带受压使血流受阻，可危及胎儿生命。妊娠足月的脐带长 30～70cm。羊水可保护胎儿、保护母体。妊娠期母体的变化主要表现为子宫和乳房的变化；熟悉心脏的变化有助于理解心脏病孕妇的风险及防范；血液系统的变化主要是血容量增加、血液稀释，凝血因子增加、血液处于高凝状态。妊娠期间胰岛素分泌增多，但孕妇对胰岛素的敏感性降低。泌尿系统的变化导致生理性糖尿、右侧轻度肾积水及肾盂肾炎发病率增加。

复习参考题

1. 简述胎盘的构成及功能。
2. 简述妊娠期子宫的变化。
3. 简述受精卵着床过程及必备条件。

第四章 妊娠诊断

4

学习目标

掌握	早期妊娠的症状与体征、辅助检查。
熟悉	中晚期妊娠的临床表现和辅助检查。
了解	胎产式、胎先露、胎方位的概念并能作出判断。

从末次月经的第一天开始计算，妊娠期全过程为280天，即40周。临床上分为3个时期：13周末之前称为早期妊娠（first trimester），第14～27周末称为中期妊娠（second trimester），第28周及其后称为晚期妊娠（third trimester）。

第一节 早期妊娠的诊断

（一）病史与症状

1. 停经（cessation of menstruation） 有性生活史的育龄健康妇女，平时月经周期规则，一旦月经过期，应考虑到妊娠。停经10日以上，应高度怀疑妊娠。如停经2个月以上，则妊娠的可能性更大。停经是妊娠最早的症状，但不是妊娠的特有症状。

2. 早孕反应（morning sickness） 停经6周左右出现畏寒、头晕、流涎、乏力、嗜睡、食欲缺乏、喜食酸物、厌恶油腻、恶心、晨起呕吐等症状，称为早孕反应。多在停经12周左右自行消失。

3. 尿频（frequency of urination） 前倾增大的子宫在盆腔内压迫膀胱所致，当子宫增大超出盆腔后，尿频症状自然消失。

（二）体征

1. 乳房的变化 自觉乳房胀痛。检查乳房体积逐渐增大，有明显的静脉显露，乳头增大，乳头乳晕着色加深。乳晕周围皮脂腺增生出现深褐色结节，称为蒙氏结节（Montgomery's tubercles）。哺乳妇女妊娠后乳汁明显减少。

2. 生殖器官的变化 阴道黏膜和宫颈阴道部充血呈紫蓝色。停经6～8周时，双合诊检查子宫峡部极软，感觉宫颈与宫体之间似不相连，称为黑加征（Hegar sign）。子宫逐渐增大变软，呈球形。停经8周时，子宫为非孕时的2倍，停经12周时为非孕时的3倍，在耻骨联合上方可触及。

（三）辅助检查

1. 人绒毛膜促性腺激素（human chorionic gonadotropin，hCG）测定 hCG由合体滋养细胞合成的糖蛋白激素，受精后第6日受精卵滋养层形成时，开始分泌微量hCG。着床后能在母血中检测出hCG。于妊娠早期分泌量增长快，约2日增长一倍，至妊娠8～10周血清hCG浓度达高峰，为50～100KU/L，持续约10日迅速下降，至妊娠中晚期血清浓度仅为峰值的10%，持续至分娩。在受精后10日左右可用放射免疫法测出血中β-hCG增高，是诊断早孕的敏感方法。临床上多用早孕试纸法检测受检者尿液，结果阳性结合临床表现可以确诊为妊娠。妊娠试验阳性时应注意与滋养细胞疾病、异位妊娠相鉴别。

2. 超声检查

（1）B型超声检查：妊娠早期超声检查的主要目的是确定宫内妊娠，确定胚胎是否存活，估计孕龄，排除异位妊娠、滋养细胞疾病、盆腔肿块或子宫异常等；若为多胎，可根据胚囊的数目和形体判断绒毛膜性（图4-1）。对于月经周期规律的女性，一般停经35天时，宫腔内可见到圆形或椭圆形妊娠囊（gestational sac，GS）；妊娠6周时，可见到胚芽和原始心管搏动。停经14

周，测量胎儿头臀长度（crown-rump length，CRL）能较准确地估计孕周，矫正预产期。停经9～14周B型超声检查可以排除严重的胎儿畸形，如无脑儿。建议在头臀径长度为45～84mm，相当于11～13^{+6}孕周时，测量胎儿颈项透明层（nuchal translucency，NT）和胎儿鼻骨（nose bone）等，作为孕早期染色体疾病筛查的软指标。

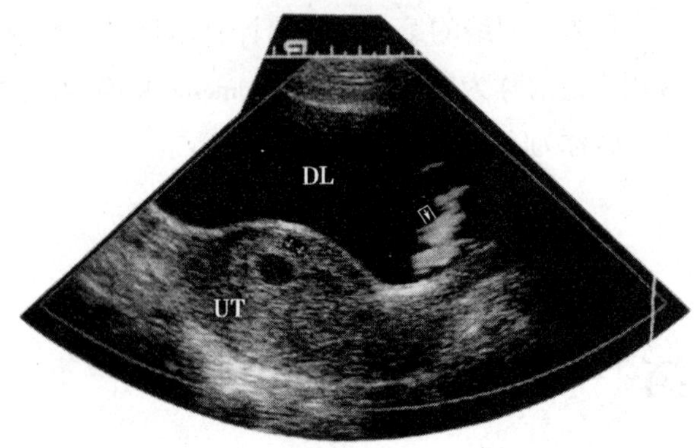

图4-1 早孕期B型超声图像

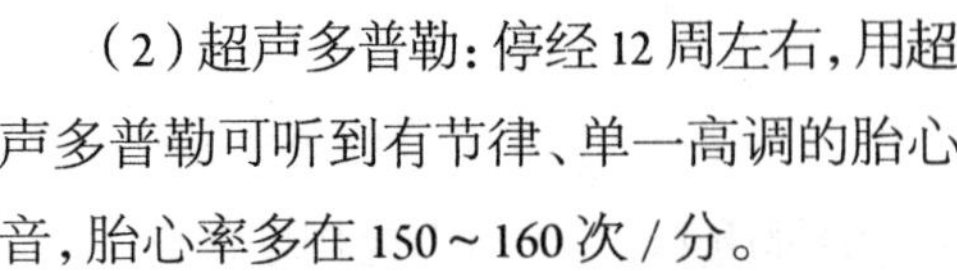

（2）超声多普勒：停经12周左右，用超声多普勒可听到有节律、单一高调的胎心音，胎心率多在150～160次/分。

3. **宫颈黏液检查** 宫颈黏液量少且黏稠，涂片干燥后光镜下见到排列成行的珠豆状椭圆体，这种结晶见于黄体期，也可见于妊娠期。若黄体期宫颈黏液稀薄，涂片干燥后光镜下出现羊齿植物叶状结晶，基本能排除早期妊娠。

4. **基础体温（basal body temperature，BBT）** 双相型体温的已婚妇女出现高温相18天持续不降，早孕可能性大。高温相持续超过3周，早期妊娠的可能性更大。

5. **黄体酮试验** 利用孕激素在体内突然撤退引起子宫出血的原理。对疑似妊娠的妇女，每日肌注黄体酮20mg，共3～5日，停药后2～7日出现阴道流血则排除妊娠，如停药超过7日无阴道流血，则妊娠的可能性很大。

第二节 中、晚期妊娠的诊断

（一）病史与症状

有早期妊娠的经过，感到腹部逐渐增大。初孕妇一般于妊娠20周自觉胎动，经产妇略早些。胎动随妊娠进展逐渐增强，至妊娠32～34周达高峰，妊娠38周后逐渐减少。每个孕妇对胎动的感觉不一样，一般情况下平均每小时的胎动为3～5次。

（二）体征与检查

1. **子宫增大** 通过腹部检查可触及增大的子宫，手测子宫底高度或尺测耻上子宫长度可以估计胎儿大小及孕周（表4-1）。子宫底高度因孕妇的脐耻间距离、胎儿发育情况、羊水量、单胎、多胎等有差异。子宫底增长速度依孕周而不同，妊娠20～24周时增长速度较快，平均每周增长1.6cm，至36～40周增长速度减慢，每周平均增长0.25cm。正常情况下，子宫高度在妊娠36周时最高，至妊娠足月时因胎先露入盆略有下降。

2. **胎动（fetal movement，FM）** 指胎儿的躯体活动，一般在妊娠18周后超声检查可发现，妊娠20周后孕妇可感觉到胎动。有时在腹部检查可以看到或触到胎动。

3. **胎体** 妊娠20周后，经腹壁能触到子宫内的胎体。妊娠24周后触诊能区分胎头、胎

表 4-1　不同妊娠周数的子宫底高度及子宫长度

妊娠周数	手测子宫底高度	尺测子宫长度（cm）
12 周末	耻骨联合上 2～3 横指	
16 周末	脐耻之间	
20 周末	脐下 1 横指	18（15.3～21.4）
24 周末	脐上 1 横指	24（22.0～25.1）
28 周末	脐上 3 横指	26（22.4～29.0）
32 周末	脐与剑突之间	29（25.3～32.0）
36 周末	剑突下 2 横指	32（29.8～34.5）
40 周末	脐与剑突之间或略高	33（30.0～35.3）

背、胎臀和胎儿肢体。胎头圆而硬，有浮球感；胎背宽而平坦；胎臀宽而软，形状不规则；胎儿肢体小且有不规则活动。随妊娠进展，通过四步触诊法能够判断胎儿在子宫内的位置。

4. **胎心音**　听到胎心音能够确诊为妊娠且为活胎。妊娠 18～20 周用一般听诊器经孕妇腹壁能听到胎心音。胎心音呈双音，似钟表“滴答”声，速度较快，正常时每分钟 110～160 次。胎心音应与子宫杂音、腹主动脉音、脐带杂音鉴别。

（三）辅助检查

超声检查可确定胎儿数目、胎产式、胎先露、胎方位、有无胎心搏动、胎盘位置及其与宫颈内口的关系、羊水量，通过测量胎头双顶径、股骨长、胎儿腹围等指标，了解胎儿生长发育情况，评估胎儿体重。妊娠 18～24 周，可应用超声进行胎儿系统的检查，筛查胎儿结构畸形。

彩色多普勒超声可以检测子宫动脉、脐动脉血流速度波形。妊娠中期子宫动脉血流波动指数（pulsatile index，PI）和阻力指数（resistance index，RI）可以评估子痫前期的风险，妊娠晚期的脐动脉 PI 和 RI 可以协助评估胎儿宫内状态。

第三节　胎产式、胎先露及胎方位

妊娠 28 周以前胎儿小，羊水相对较多，胎儿在子宫内活动范围较大，胎儿位置不固定。妊娠 32 周后，胎儿生长迅速，羊水相对减少，胎儿与子宫壁贴近，胎儿的姿势和位置相对固定，但亦有极少数在妊娠晚期发生改变。

（一）胎姿势（fetal attitude）

胎儿在子宫内的姿势称为胎姿势。正常胎姿势为胎头俯屈，颏部贴近胸壁，脊柱略前弯，四肢屈曲交叉于胸腹前，其体积及体表面积均明显缩小，整个胎体成为头端小、臀端大的椭圆形。

（二）胎产式（fetal lie）

胎体纵轴与母体纵轴的关系称为胎产式（图 4-2）。胎体纵轴与母体纵轴平行者，称为纵产式（longitudinal lie），占足月妊娠分娩总数的 99.75%；胎体纵轴与母体纵轴垂直者，称为横产式

（transverse lie），仅占足月妊娠分娩总数的 0.25%；胎体纵轴与母体纵轴交叉者，称为斜产式。斜产式属暂时的，在分娩过程中多转为纵产式，偶尔转成横产式。

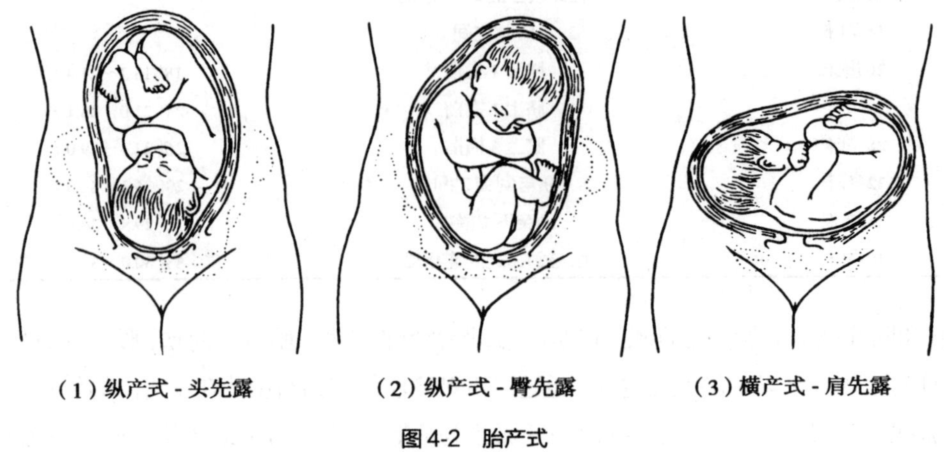

（1）纵产式 - 头先露　（2）纵产式 - 臀先露　（3）横产式 - 肩先露

图 4-2　胎产式

（三）胎先露（fetal presentation）

最先进入骨盆入口的胎儿部分称为胎先露。纵产式有头先露和臀先露，横产式为肩先露。根据胎头屈伸程度，头先露分为枕先露、前囟先露、额先露及面先露（图 4-3）。

臀先露分为混合臀先露、单臀先露、单足先露、双足先露（图 4-4）。横产式时最先进入骨盆的是胎儿肩部，为肩先露。偶见胎儿头先露或臀先露与胎手或胎足同时入盆，称为复合先露。

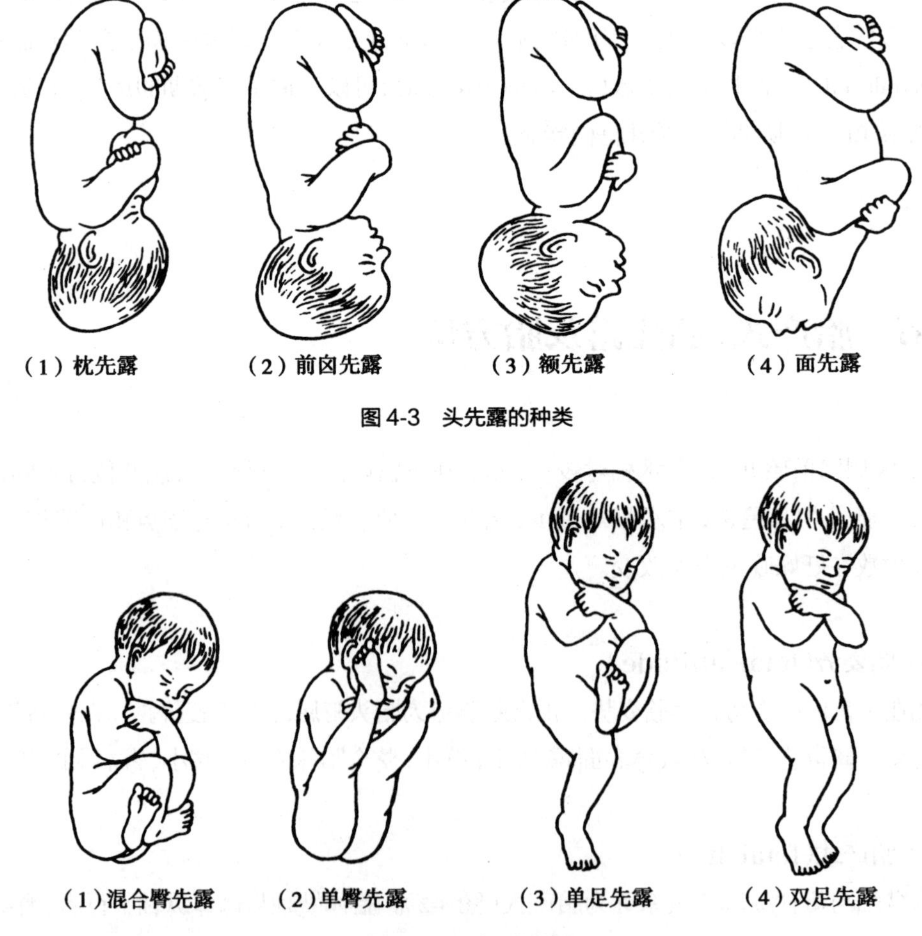

（1）枕先露　（2）前囟先露　（3）额先露　（4）面先露

图 4-3　头先露的种类

（1）混合臀先露　（2）单臀先露　（3）单足先露　（4）双足先露

图 4-4　臀先露的种类

（四）胎方位（fetal position）

胎儿先露部的指示点与母体骨盆的关系称为胎方位。枕先露以枕骨、面先露以颏骨、臀先露以骶骨、肩先露以肩胛骨为指示点。每个指示点与母体骨盆入口左、右、前、后、横而有不同胎位。头先露、臀先露各有6种胎方位，肩先露有4种胎方位。如枕先露时，胎头枕骨位于母体骨盆的左前方，应为枕左前位，余类推（表4-2）。

表4-2　胎产式、胎先露及胎方位的种类及关系

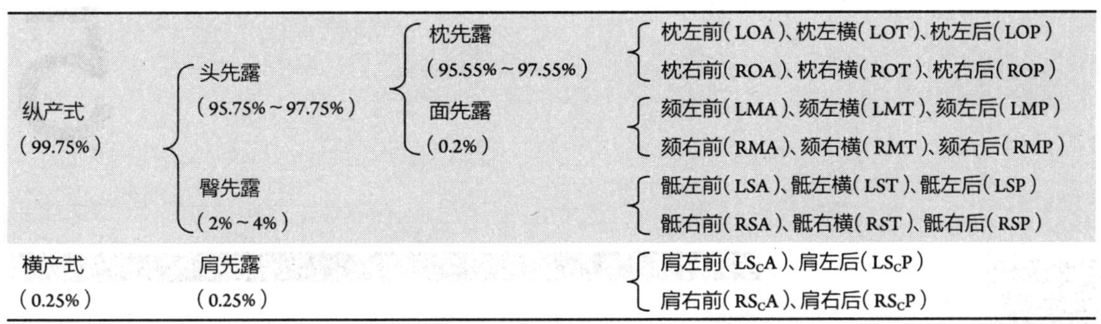

胎产式	胎先露		胎方位
纵产式（99.75%）	头先露（95.75%～97.75%）	枕先露（95.55%～97.55%）	枕左前（LOA）、枕左横（LOT）、枕左后（LOP）
			枕右前（ROA）、枕右横（ROT）、枕右后（ROP）
		面先露（0.2%）	颏左前（LMA）、颏左横（LMT）、颏左后（LMP）
			颏右前（RMA）、颏右横（RMT）、颏右后（RMP）
	臀先露（2%～4%）		骶左前（LSA）、骶左横（LST）、骶左后（LSP）
			骶右前（RSA）、骶右横（RST）、骶右后（RSP）
横产式（0.25%）	肩先露（0.25%）		肩左前（$LS_{C}A$）、肩左后（$LS_{C}P$）
			肩右前（$RS_{C}A$）、肩右后（$RS_{C}P$）

（李春芳）

学习小结

早期妊娠的诊断：

1. 病史和症状　停经、早孕反应、尿频。

2. 体征　阴道黏膜和宫颈阴道部充血呈紫蓝色。停经6～8周有黑加征。子宫增大变软。

3. 常用的辅助检查　①妊娠试验（早早孕试纸）阳性；②超声是诊断早期妊娠最可靠的检查方法，可估计孕龄，排除异位妊娠、滋养细胞疾病、盆腔肿块或子宫异常；若为多胎，可根据胚囊的数目和形体判断绒毛膜性；③宫颈黏液涂片可见椭圆体；④BBT的测定呈双相体温；⑤黄体酮试验。

中、晚期妊娠的诊断：

1. 在早期妊娠基础上腹部逐渐膨隆，胎动出现。

2. 有胎体感觉，可听到胎心音。

3. B型超声可确诊，并能排除胎儿的某些畸形、确定胎儿大小、胎盘、羊水等。

胎产式、胎先露、胎方位：

1. 胎产式包括纵产式和横产式；纵产式有头先露和臀先露，横产式为肩先露。

2. 枕先露以枕骨、面先露以颏骨、臀先露以骶骨、肩先露以肩胛骨为指示点。每个指示点与母体骨盆入口左、右、前、后、横的关系而有不同胎位。

复习参考题

1. 如何诊断早期妊娠？

2. 当胎儿骶骨在母体骨盆的右后方时，为哪种胎产式、胎先露及胎方位？

第五章 孕期监护

5

学习目标

掌握	围产期的概念。
熟悉	产科检查方法，胎儿电子监护的结果分析，美国食品和药物管理局的药物分级。
了解	一般产前检查的内容，胎儿宫内情况监护的方法，药物对胎儿的影响和孕期用药的原则。

孕期监护是贯彻以预防为主，及早发现高危妊娠、保障孕产妇、胎儿及新生儿健康的重要手段，包括对孕妇的监护（定期产前检查）和对胎儿的监护以及胎盘和胎儿成熟度的监测。

我国现阶段围产期（perinatal period）指从妊娠满 28 周（即胎儿体重≥1000g 或身长≥35cm）至产后 1 周。国外有将围产期从妊娠 20 或 24 周开始算起。围产期死亡率是衡量产科和新生儿科质量的重要指标，因此，孕期监护是围产期保健的关键。

第一节　产前检查

孕期监护主要通过定期的产前检查来完成。

一、产前检查的时间

初次产前检查应从确诊早孕时开始，建立孕产期保健手册，筛查孕期危险因素，发现高危孕妇。针对发展中国家无合并症的孕妇，WHO（2006 年）建议至少需要 4 次产前检查，分别为妊娠 <16 周、24～28 周、30～32 周、36～38 周。根据目前我国孕期保健的现状和产前检查项目的需要，推荐的产前检查孕周分别是：妊娠 6～13^{+6} 周，14～19^{+6} 周，20～23^{+6} 周，24～27^{+6} 周，28～31^{+6} 周，32～36^{+6} 周，37 周后每周 1 次，共 7～11 次（见表 5-1）。高危孕妇检查次数增多，具体情况因病情不同而个体差异大。

表 5-1　产前检查的次数和方案

检查次数	常规检查及保健	备查项目	健康教育
第 1 次检查（6～13^{+6} 周）	1. 建立妊娠期保健手册 2. 确定孕周、推算预产期 3. 评估妊娠期高危因素 4. 血压、体重指数、胎心率 5. 血常规、尿常规、血型、空腹血糖、肝肾功能、乙型肝炎病毒表面抗原、梅毒螺旋体和 HIV 筛查	1. 丙型肝炎病毒（HCV）筛查 2. 地中海贫血和甲状腺功能筛查 3. 宫颈细胞学检查 4. 宫颈分泌物检测淋球菌、沙眼衣原体和细菌性阴道病的检测 5. 妊娠早期 B 型超声检查，妊娠 11～13^{+6} 周 B 型超声测量 NT 厚度 6. 妊娠 10～12 周绒毛活检 7. 早孕期非整倍体母体血清学筛查（10～13^{+6} 周） 8. 血清铁蛋白、心电图	1. 营养和生活方式的指导 2. 避免接触有毒有害物质和宠物 3. 慎用药物和疫苗 4. 改变不良生活方式；避免高强度、高噪音环境和家庭暴力 5. 继续补充叶酸（0.4～0.8）mg/d 至 3 个月，有条件者可继续服用含叶酸的复合维生素
第 2 次检查（14～19^{+6} 周）	1. 分析首次产前检查的结果 2. 血压、体重、宫底高度、腹围、胎心率 3. 妊娠中期非整倍体母体血清学筛查（15～20 周）	羊膜腔穿刺检查胎儿染色体	1. 妊娠中期胎儿非整倍体筛查的意义 2. Hb <105g/L，补充元素铁（60～100）mg/d 3. 开始补充钙剂，600mg/d
第 3 次检查（20～23^{+6} 周）	1. 血压、体重、宫底高度、腹围、胎心率 2. 胎儿系统 B 型超声筛查（18～24 周） 3. 血常规、尿常规	宫颈评估（B 型超声测量宫颈长度，早产高危者）	1. 早产的认识和预防 2. 营养和生活方式指导 3. 胎儿系统 B 型超声筛查的意义

续表

检查次数	常规检查及保健	备查项目	健康教育
第4次检查（24～27^{+6}周）	1. 血压、体重、宫底高度、腹围、胎心率 2. 75g口服葡萄糖耐量试验（OGTT） 3. 血常规、尿常规	1. 抗D滴度复查（RH阴性者） 2. 宫颈阴道分泌物胎儿纤维连接蛋白（fFN）检测（早产高危者）	1. 早产的认识和预防 2. 营养和生活方式的指导 3. 妊娠期糖尿病筛查的意义
第5次检查（28～31^{+6}周）	1. 血压、体重、宫底高度、腹围、胎心率、胎位 2. 产科B型超声检查 3. 血常规、尿常规	B型超声检测宫颈长度或阴道分泌物fFN检测	1. 分娩方式指导 2. 开始注意胎动 3. 母乳喂养指导 4. 新生儿护理指导
第6次检查（32～36^{+6}周）	1. 血压、体重、宫底高度、腹围、胎心率、胎位 2. 血常规、尿常规	1. B族链球菌（GBS）筛查（35～37周） 2. 肝功能、血清胆汁酸检测（32～34周妊娠期肝内胆汁淤积症孕妇） 3. 无应激试验（NST）检查（34周开始） 4. 心电图复查（高危者）	1. 分娩前生活方式的指导 2. 分娩相关知识 3. 新生儿疾病筛查 4. 抑郁症的预防
第7～11次检查（37～41^{+6}周）	1. 血压、体重、宫底高度、腹围、胎心率、胎位、宫颈检查（Bishop评分） 2. 血常规、尿常规 3. NST检查（每周一次）	1. 产科B型超声检查 2. 评估分娩方式	1. 新生儿免疫接种 2. 产褥期指导 3. 胎儿宫内情况监测 4. 超过41周，住院并引产

二、产前检查的内容和方法

（一）病史

通过了解病史以评估是否存在高危因素。

1. 一般情况 询问年龄、职业等情况。年龄过小者易发生难产，35岁以上的初产妇易发生妊娠期高血压疾病、产力异常。职业中接触有毒、有害及放射性物质的孕妇，应监测血常规、肝功能等相应检查。

2. 本次妊娠情况 了解妊娠早期有无病毒感染、有毒有害物接触史及用药史；胎动开始时间；有无阴道流血、头晕、头痛、心悸、气短及下肢水肿等症状；孕期检查及检验结果有无异常等。

3. 月经史及既往孕产史 月经周期的长短影响了预产期的推算和胎儿生长发育的监测。月经周期延长、缩短或不规律者应及时根据B型超声检查结果核对孕周并推算预产期，如月经周期45天的孕妇，其预产期应推迟15天；了解有无流产、早产、死胎死产史，有无难产史及分娩方式，有无胎儿畸形或幼儿智力低下，有无产后出血等。

4. 既往史及家族史 了解孕妇家族中有无遗传病史，如家族中有无妊娠合并症、双胎妊娠及其他遗传性疾病，对有遗传性疾病家族史者，可以在妊娠早期行绒毛活检或妊娠中期行胎儿染色体核型分析；了解配偶健康状况及有无遗传性疾病等。

5. 推算预产期 根据末次月经日期（last menstrual period，LMP）推算预产期（expected date of confinement，EDC）。从末次月经第1日起，月份减3或加9，日数加7（农历转换为公历再推算预产期）即为预产期。末次月经记不清或哺乳期尚未转经而妊娠者，应根据早孕反应出现时间、胎动开始时间、宫底高度及B型超声测胎头双顶径、头臀长度加以推算。

（二）体格检查

1. 全身检查 注意孕妇的发育、营养、精神状态、步态及身高，身高 <145cm 者常伴有骨盆狭窄；测量体重，计算体重指数（body mass index BMI），BMI = 体重（kg）/[身高（m）]^2。妊娠晚期体重每周增加不应超过 500g，否则多有水肿或隐性水肿；测量血压，血压正常不超过 140/90mmHg；注意心脏有无病变，必要时在妊娠 20 周后行心脏超声检查，注意乳房发育情况，乳头大小及有无乳头凹陷；常规妇科检查了解生殖道发育及是否畸形；有无水肿，妊娠后期常伴有小腿及踝部水肿，休息后消退，不属异常。

2. 产科检查 包括腹部检查、骨盆测量、阴道检查、肛诊检查，以了解胎儿和产道的情况。

（1）腹部检查：孕妇排尿后取仰卧位，暴露腹部，双腿略屈曲，稍分开，腹肌放松，检查者位于孕妇右侧。

1）视诊：注意腹形及大小。尖腹或悬垂腹者，可能伴有骨盆狭窄；子宫横轴较纵轴长者，多为肩先露。腹部过大、宫底过高者应考虑有巨大儿、羊水过多、多胎妊娠的可能；腹部过小，可能为胎儿生长受限或孕周推算错误。

2）触诊：手测宫底高度，尺测耻上子宫长度及腹围值，子宫长度是从宫底到耻骨联合上缘的距离，腹围是平脐绕腹一周的数值；通过四步触诊法了解胎产式、胎先露、胎方位及胎先露部是否衔接。检查者面对孕妇头端作前 3 步手法检查，面对孕妇足端作第 4 步手法检查（图 5-1）。

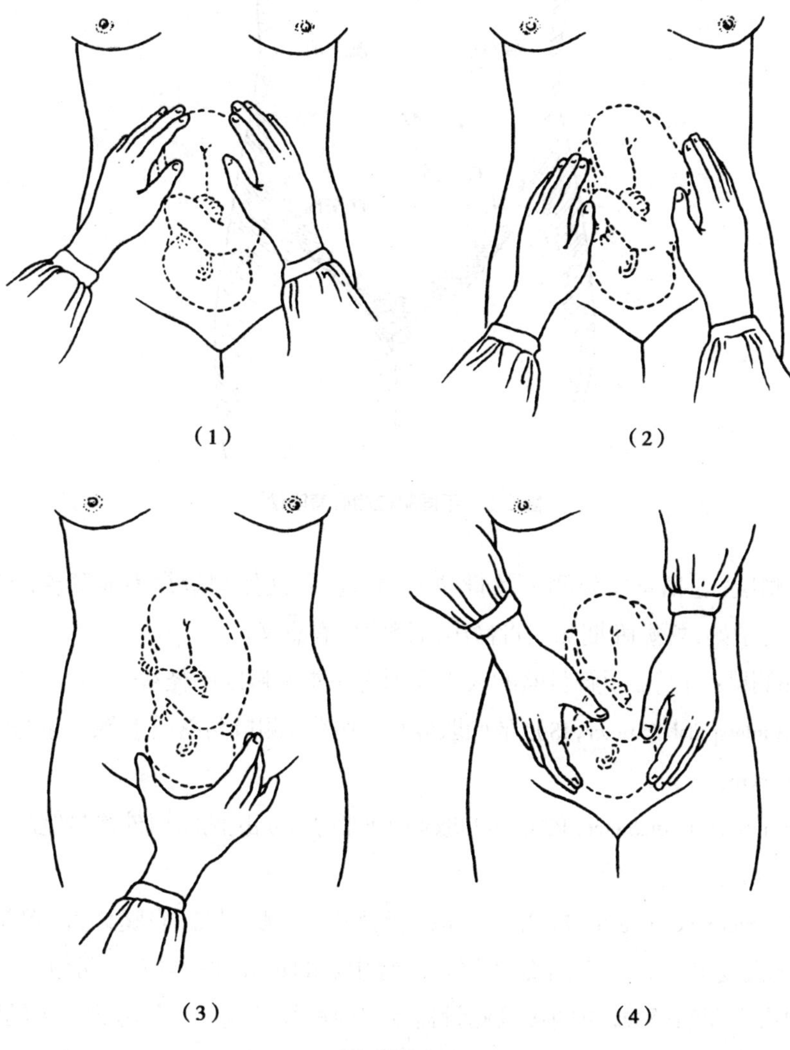

图 5-1 胎位检查的四步触诊法

第一步手法：检查者两手置于宫底部，测宫底高度，估计胎儿大小与妊娠周数是否相符。然后以两手指腹相对交替轻推，判断宫底部的胎儿部分，圆而硬且有浮球感为胎头，宽而软且形状略不规则为胎臀。

第二步手法：检查者两手分别置于腹部左右两侧，一手固定，另一手轻轻深按检查，两手交替，触到平坦饱满的部分为胎背，可变形的凹凸不平部分是胎儿肢体。

第三步手法：检查者右手拇指与其余4指分开，置于耻骨联合上方握住胎儿先露部，判断胎儿先露部是胎头或胎臀，左右推动以确定是否衔接。若胎先露部不能被推动，则已衔接，反之则尚未衔接。

第四步手法：检查者左右手分别置于胎先露部的两侧，沿骨盆入口向下深按，进一步确诊胎先露及胎先露部入盆的程度。

3）胎心音检查：胎心音在靠近胎背上方的孕妇腹壁上听得最清楚。枕先露时，胎心音在脐左（右）下方；臀先露时，胎心音在脐左（右）上方；肩先露时，胎心音在靠近脐部下方听得最清楚（图5-2）。听诊部位取决于先露部及其下降程度。

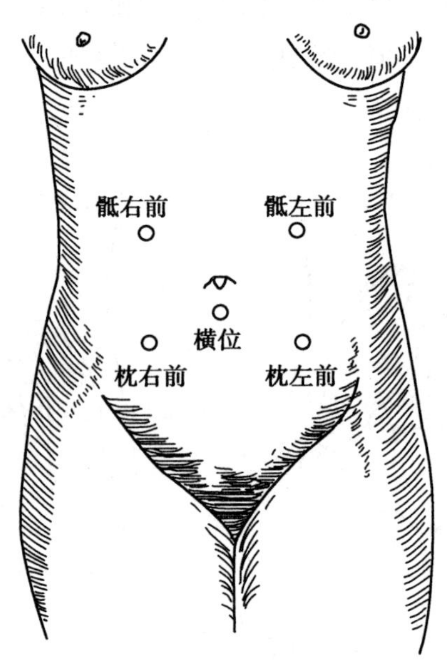

图5-2　不同胎位胎心音听诊

（2）骨盆测量：包括骨盆外测量及骨盆内测量。骨盆外测量并不能预测产时头盆不称。对于阴道分娩的孕妇，妊娠晚期测定骨盆出口径线更有意义。

1）骨盆外测量：可间接了解骨盆的大小及形态。常测量以下径线：

髂棘间径（interspinal diameter，IS）：孕妇取伸腿仰卧位，测量两髂前上棘外缘的距离（图5-3），正常值为23～26cm。

髂嵴间径（intercristal diameter，IC）：孕妇取伸腿仰卧位，测量两髂嵴外缘最宽的距离（图5-4），正常值为25～28cm。

骶耻外径（external conjugate，EC）：孕妇取左侧卧位，左腿屈曲，右腿伸直，测量第5腰椎棘突下（相当于米氏菱形窝的上角）至耻骨联合上缘中点的距离（图5-5），正常值为18～20cm。是骨盆外测量中最重要的径线，可间接推测骨盆入口前后径长度。该值减去1/2尺桡周径值，即相当于骨盆入口前后径值。

坐骨结节间径(intertuberous diameter，IT)：孕妇取仰卧位，双手抱双膝，两腿向腹部屈曲，测量两坐骨结节内侧缘的距离(图 5-6)，正常值为 8.5～9.5cm。也可用手拳测量，能容纳约成人一横拳即属于正常。IT < 8cm 时，应测出口后矢状径。

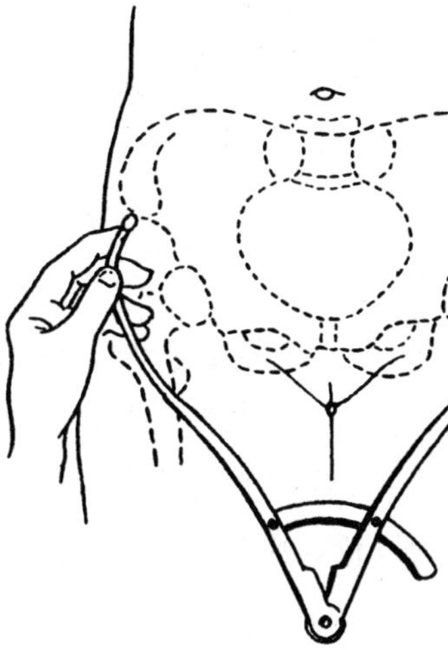

图 5-3　测量髂棘间径

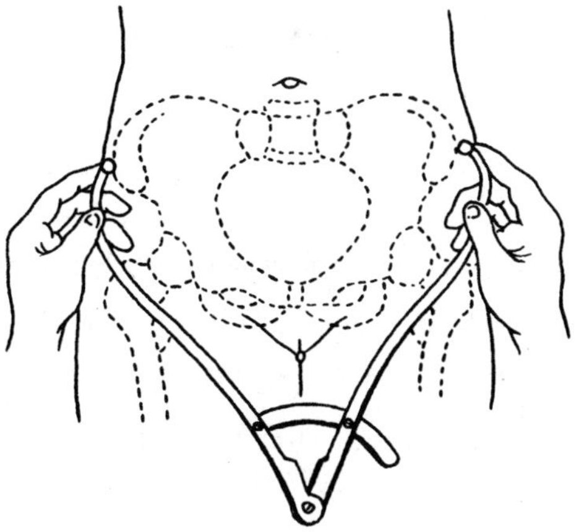

图 5-4　测量髂嵴间径

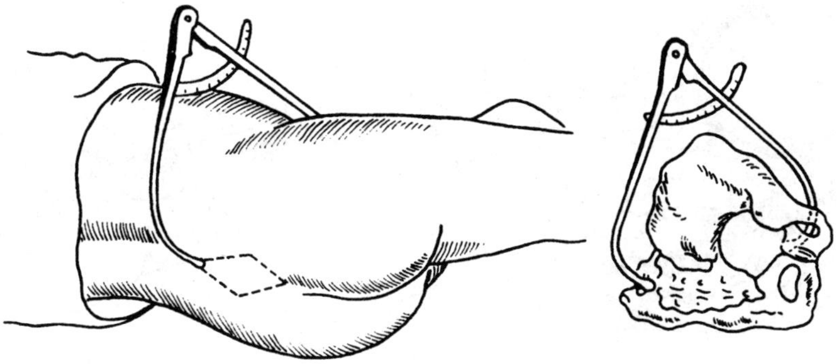

(1)

(2)

图 5-5　测量骶耻外径

出口后矢状径(posterior sagittal diameter of outlet)：为坐骨结节间径中点至骶骨尖端的长度。检查者将右手食指伸入孕妇肛门向骶骨方向，拇指置于孕妇体外骶尾部，两指共同找到骶骨尖端，用骨盆出口测量器测得。正常值为 8～9cm。出口后矢状径值与坐骨结节间径值之和 > 15cm 时，表明骨盆出口狭窄不明显。

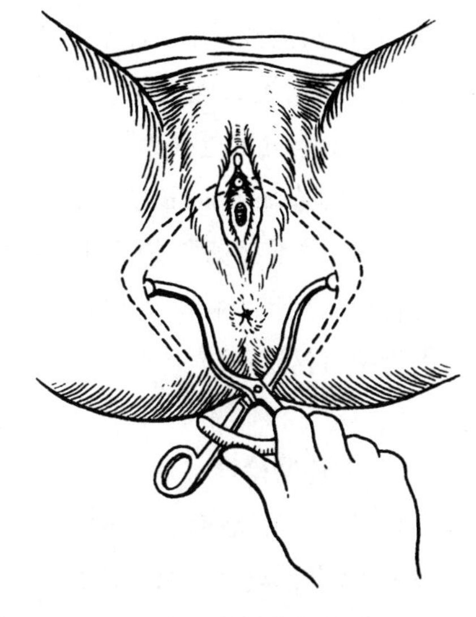

图 5-6　测量坐骨结节间径

耻骨弓角度(angle of pubic arch)：两手拇指指尖斜着对拢放置于耻骨联合下缘，左右两拇指平放在耻骨降支上面，两拇指间的角度为耻骨弓角度(图 5-7)，正常值为 90°，小于 80° 为不正常。可间接反映骨盆出口横径的宽度。

2)骨盆内测量：孕妇取仰卧截石位，妊娠 24～36 周阴道松软时测量。常测量以下径线：

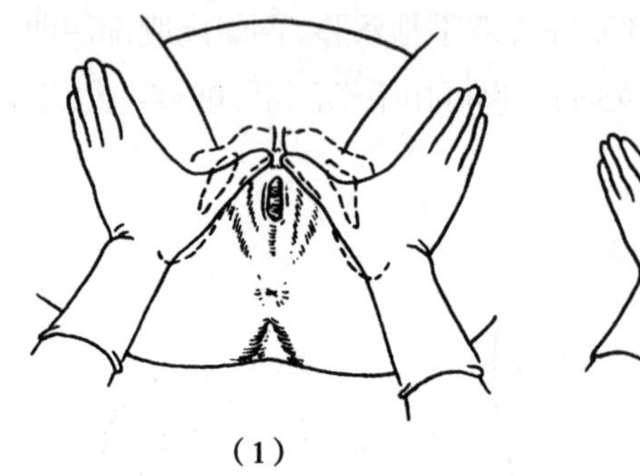

(1)

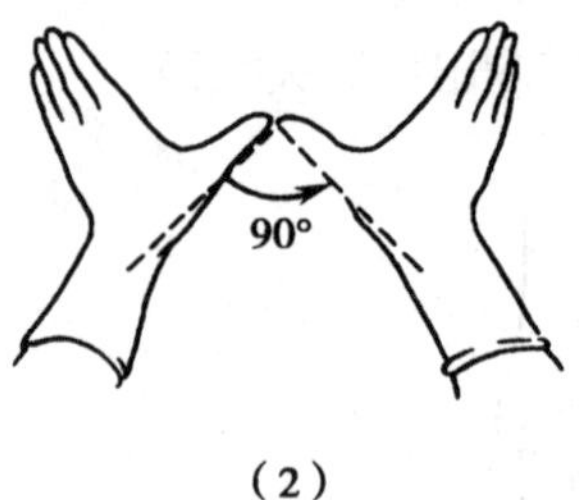

(2)

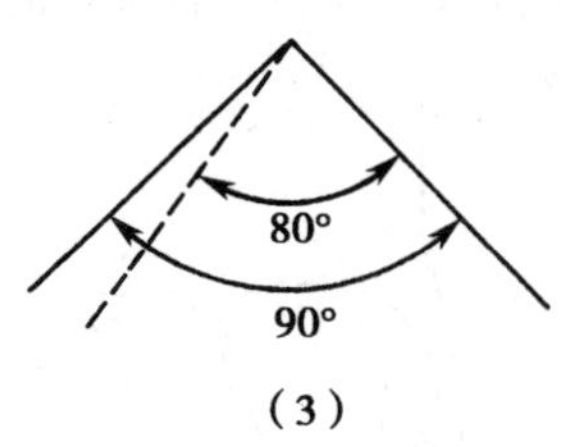

(3)

图 5-7　测量耻骨弓角度

对角径(diagonal conjugate, DC):耻骨联合下缘至骶岬上缘中点的距离。正常值为 12.5～13cm,此值减去 1.5～2.0cm 为骨盆入口前后径(真结合径:正常值 11cm)长度。检查者将一手食、中指伸入阴道,中指指尖触到骶岬上缘中点,食指上缘紧贴耻骨联合下缘,标记此接触点,测量中指尖到此接触点的距离即为对角径(图 5-8)。测量时若中指指尖触不到骶岬上缘,表示对角径值 > 12.5cm。

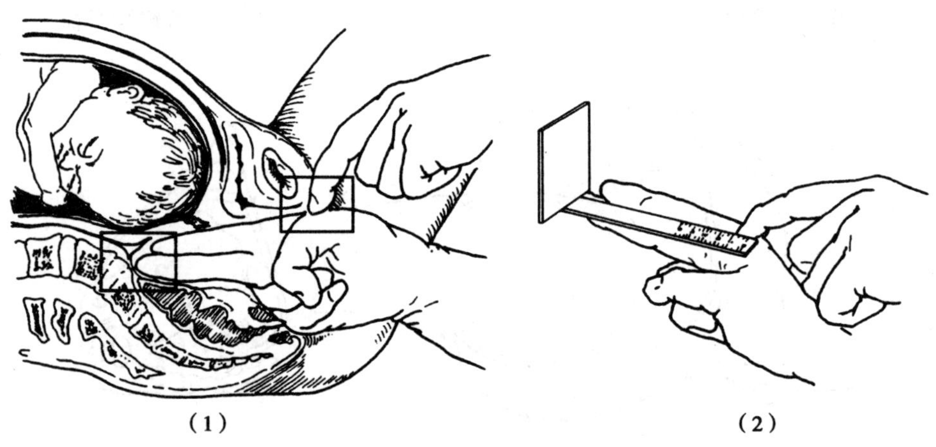

(1)　　(2)

图 5-8　测量对角径

坐骨棘间径(bi-ischial diameter):两坐骨棘间的距离,正常值为 10cm;是中骨盆最短的径线。将一手食、中指放入阴道内,触摸两侧坐骨棘,估计或测量其间距离(图 5-9),间接判断中骨盆情况。坐骨棘间径是中骨盆最短的径线,此径线过小会影响分娩过程中胎头的下降。

坐骨切迹(incisura ischiadica)宽度:为坐骨棘与骶骨下部间的距离,即骶棘韧带宽度,代表中骨盆后矢状径。以阴道内的食指在韧带上移动,可容纳 3 横指(5.5～6.0cm)为正常,否则为中骨盆狭窄。

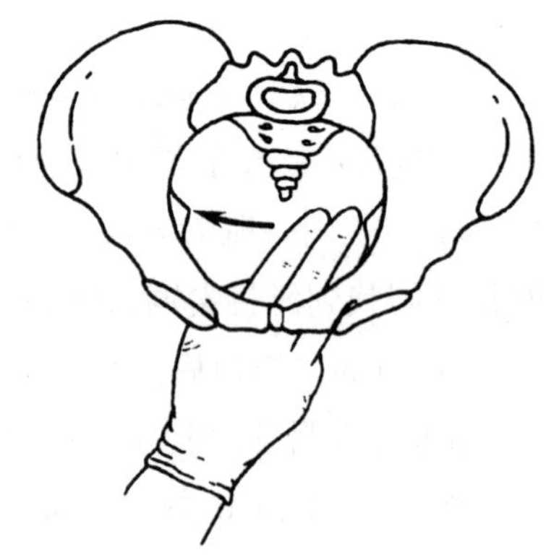

图 5-9　测量坐骨棘间径

(三)辅助检查

1. 首次产前检查　应做以下检查:血常规、血型、尿常规、肝肾功、空腹血糖、乙肝表面抗原及梅毒螺旋体检测、HIV 筛查、宫颈脱落细胞学检查及心电图。

2. 妊娠期糖尿病筛查　妊娠 24～28 周应行 75g 糖耐量试验(OGTT)。

3. **遗传学检查** 对高龄孕妇、有死胎死产史、胎儿畸形者和夫妇患遗传性疾病者，应行产前诊断。

4. **超声检查** 妊娠早、中、晚期检查重点不同。

第二节 胎儿安危的监测

胎儿安危的监测，包括确定是否为高危儿和胎儿宫内情况的监护。

（一）确定是否为高危儿

高危儿包括：1. 孕龄＜37周或≥42周；2. 出生体重＜2500g；3. 巨大儿；4. 出生后1min Apgar评分≤4分；5. 产时感染；6. 高危孕产妇的胎儿；7. 手术产儿；8. 新生儿的兄姐有新生儿期死亡；9. 多胎或双胎儿。

（二）胎儿宫内情况的监护

1. **胎动计数** 主要通过孕妇自测。若胎动≤3次/小时或≤10次/12小时，或减少50%者提示胎儿缺氧可能，应进一步对胎儿做全面评估，如无应激实验和（或）生物物理评分。

2. **超声检查** 妊娠11～13^{+6}周测定胎儿颈部透明层厚度（NT）及胎儿发育情况。妊娠中期：妊娠18～24周时全面筛查胎儿有无畸形。妊娠晚期一般在32周以后，进一步了解胎儿生长发育情况。

3. **胎儿心电图（fetal electrocardiogram，FECG）** 是通过母体或胎儿体表记录的胎儿心脏动作电位及其在心脏传导过程的图形。胎儿窘迫时T波振幅增加、双相ST段。

4. **超声血流动力学监测** 测定脐血管和子宫血管的血流主要通过收缩期最高血流速度（S）与舒张期最低血流速度（D）的比值（S/D值）、阻力指数（RI）及搏动指数（PI）等指标以评估胎儿胎盘循环，S/D值、RI及PI值随孕周增加下降，在舒张末期脐动脉无血流时提示胎儿将在1周内死亡。

5. **胎儿电子监护** 可连续观察并记录胎心率（FHR）的动态变化，了解胎心与胎动及宫缩之间的关系，评估胎儿宫内安危情况。监护可在妊娠32周开始，高危妊娠孕妇酌情提前。

（1）胎心率的监测

1）胎心率基线（BFHR）：为无胎动及宫缩的情况下10分钟以上的FHR平均值。正常FHR在110～160bpm，FHR＞160bpm或＜110bpm，历时10分钟，称为心动过速或心动过缓。胎心率的基线摆动包括胎心率的变异振幅及变异频率。变异振幅为胎心率波动范围，一般在6～25bpm之间。变异频率为1分钟内胎心率波动的次数，正常为≥6次（图5-10）。胎心率的基线摆动提示胎

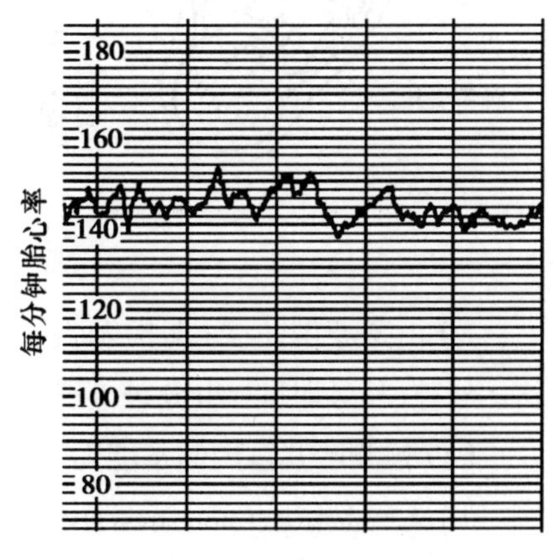

图5-10 胎心率基线与摆动

儿有一定储备能力，基线变平即变异消失提示胎儿储备能力丧失。

2）一过性胎心率变化：指胎心率受子宫收缩、胎动、触诊及声响等刺激发生的暂时性加快或减慢，随后又能恢复到基线水平。是判断胎儿安危的重要指标。

加速（acceleration）：是指宫缩时胎心率基线暂时增加 15bpm 以上，持续时间＞15 秒，是胎儿良好的表现，可能是胎儿躯干或脐静脉暂时受压引起的，散发的、短暂的胎心率加速是无害的。但脐静脉持续受压则发展为减速。

减速（deceleration）：是指随宫缩出现的短暂胎心率减慢。分 3 种：①早期减速（early deceleration，ED）：FHR 减速几乎与宫缩同时开始，FHR 最低点对应宫缩曲线的高峰，下降幅度＜50bpm，持续时间短，恢复快（图 5-11）。一般发生在第一产程后期，是宫缩时胎头受压引起的，不因孕妇体位及吸氧而改善。②变异减速（variable deceleration，VD）：FHR 减速与宫缩无恒定关系，下降迅速且下降幅度大（＞70bpm），持续时间长短不一，恢复迅速（图 5-12）。一般认为是宫缩时脐带受压兴奋迷走神经所致。③晚期减速（late deceleration，LD）：FHR 减速多在宫缩高峰后开始出现，时间差多在 30～60 秒，下降缓慢，下降幅度＜50bpm，持续时间长，恢复缓慢（图 5-13）。是胎盘功能不良、胎儿缺氧的表现。

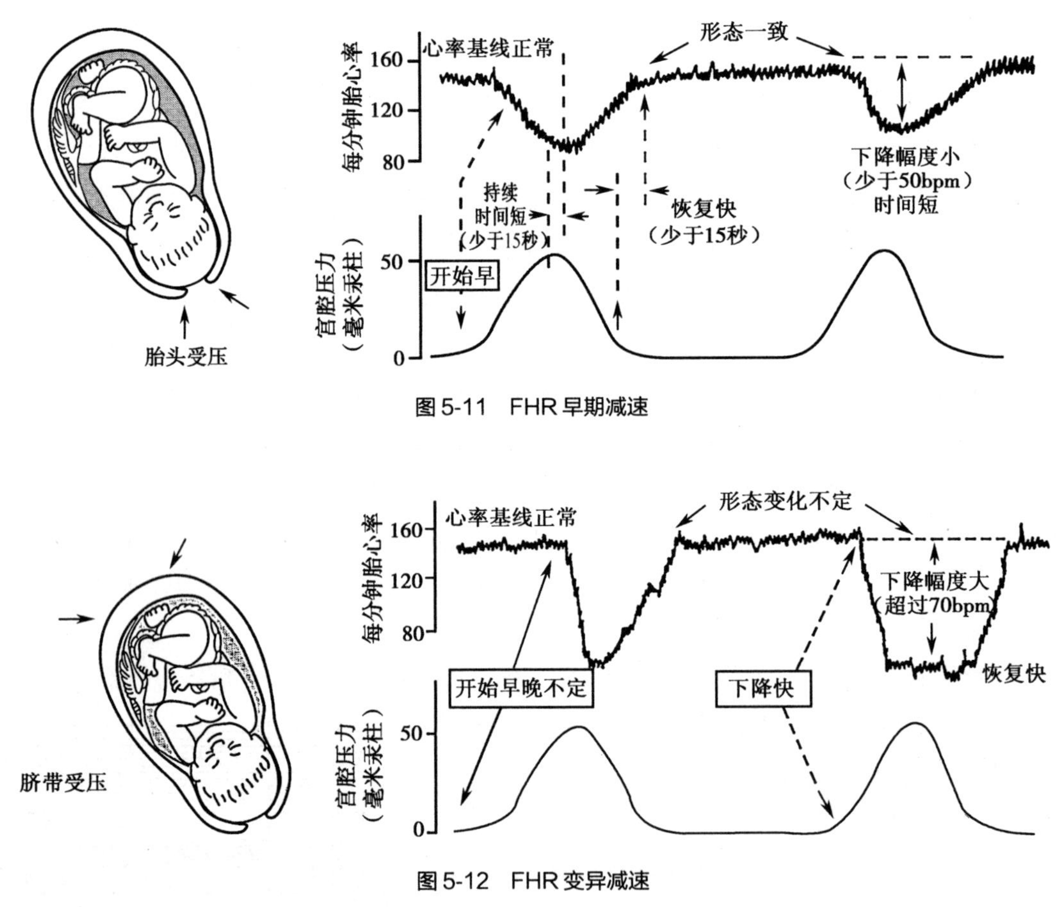

图 5-11　FHR 早期减速

图 5-12　FHR 变异减速

3）正弦波型曲线：即指无胎动反应的基础上，FHR 基线呈平滑正弦波摆动，其频率 3～5 次 / 分钟，持续时间≥20 分钟。提示胎儿缺氧（图 5-14）。

（2）预测胎儿宫内储备能力

1）无应激试验（non-stress test，NST）：是指无宫缩、无外界刺激下的胎心率监测。通过胎动时胎心率的变化了解胎儿的储备能力。NST 的评估及处理见表 5-2。

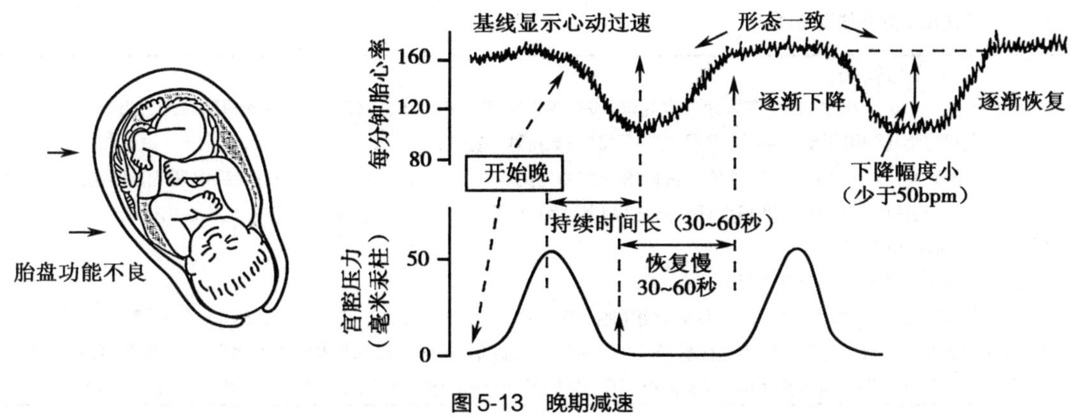

图 5-13　晚期减速

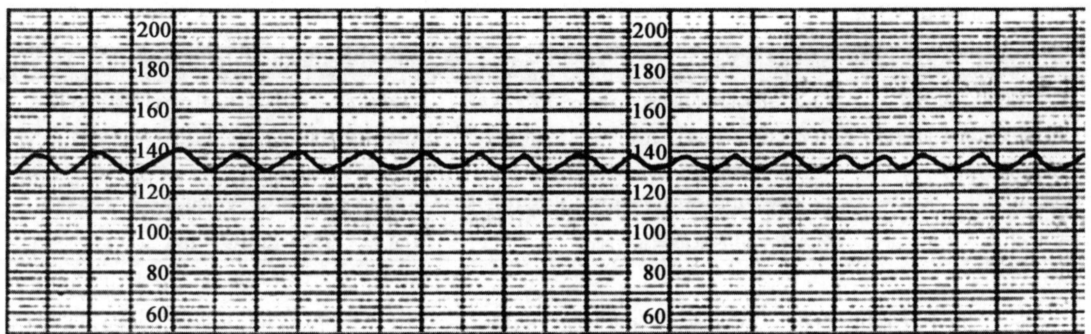

图 5-14　正弦波型曲线

表 5-2　NST 的评估及处理（参考 SOGC 指南，2007 年）

参数	反应型 NST	可疑型 NST	无反应型 NST
基线	110～160bpm	• 100～110bpm • ＞160bpm 且持续时间少于 30 分钟 • 基线上升	• 胎心过缓＜100bpm • 胎心过速＞160bpm 且持续时间超过 30 分钟 • 基线不确定
变异	• 6～25bpm（中等变异） • ≤5bpm（无变异或最小变异）且持续时间少于 40 分钟	≤5bpm（无变异或最小变异）40～80 分钟	• ≤5bpm 且持续时间超过 80 分钟 • ≥25bpm 且持续时间超过 10 分钟 • 正弦波型
减速	无减速或者偶发变异减速持续短于 30 秒	变异减速持续 30～60 秒	• 变异减速持续时间超过 60 秒 • 晚期减速
加速（足月胎儿）	20 分钟内加速≥2 次，每次超过 15bpm，持续 15 秒	20 分钟内加速＜2 次，每次超过 15bpm，持续 15 秒	20 分钟内加速＜1 次，超过 15bpm，持续 15 秒
早产胎儿（＜32 周）	40 分钟内加速≥2 次，每次超过 10bpm，持续 10 秒	40～80 分钟内加速≤2 次，每次超过 10bpm，持续 10 秒	80 分钟以上加速≤2 次，每次超过 10bpm，持续 10 秒
处理	观察或者进一步评估	需要进一步评估（复查 NST）	全面评估胎儿状况，生物物理评分，及时终止妊娠

2）缩宫素激惹试验（oxytocin challenge test，OCT）：又称宫缩应激试验（contraction stress test，CST），通过缩宫素诱导宫缩，观察 20 分钟内宫缩时胎心率的变化，通过胎盘一过性缺氧的负荷试验测定胎儿的储备能力。CST/OCT 的评估及处理（美国妇产科医师学会 2009 年）见表 5-3。

6. **胎儿生物物理评分（biophysical profile，BPP）**　1980 年 Manning 利用胎儿电子监护仪与 B 型超声联合监测胎儿宫内缺氧情况。监测指标包括：无应激试验、胎儿呼吸运动、胎动、胎儿肌张力及羊水量。每项 2 分，10～8 分为正常。8～6 分可能有急或慢性缺氧，6～4 分有急或慢性缺氧，4～2 分有急性缺氧伴慢性缺氧，0 分有急慢性缺氧。详见表 5-4。

表 5-3　CST/OCT 的评估及处理

Ⅰ类　满足下列条件： 胎心率基线 110～160 次 / 分、变异为中度变异、没有晚期减速及变异减速、存在或者缺乏早期减速、加速 提示观察时胎儿酸碱平衡正常，可常规监护，不需采取特殊措施
Ⅱ类　除了第Ⅰ类和第Ⅲ类胎心监护的其他情况均划为第Ⅱ类。尚不能说明存在胎儿酸碱平衡紊乱，但是应该综合考虑临床情况、持续胎儿监护、采取其他评估方法来判定胎儿有无缺氧，可能需要宫内复苏来改善胎儿状况
Ⅲ类　有两种情况： 1）胎心率基线无变异且存在下面之一： 复发性晚期减速、复发性变异减速、胎心过缓（胎心率基线＜110 次 / 分） 2）正弦波型：提示在观察时胎儿存在酸碱平衡失调即胎儿缺氧，应该立即采取相应措施纠正胎儿缺氧，包括改变孕妇体位、给孕妇吸氧、停止缩宫素使用、抑制宫缩、纠正孕妇低血压等措施，如果这些措施均不奏效，应该紧急终止妊娠

表 5-4　Manning 评分法

项目	2 分（正常）	0 分（异常）
无应激试验（20 分钟）	≥2 次胎动伴胎心加速≥15bpm 持续≥15 秒	＜2 次胎动，胎心加速＜15bpm，持续＜15 秒
胎儿呼吸运动（30 分钟）	≥1 次，持续≥30 秒	无或持续＜30 秒
胎动（30 分钟）	≥3 次躯干和肢体活动（连续出现计 1 次）	≤2 次躯干和肢体活动；无活动或肢体完全伸展
肌张力	≥1 次躯干和肢体伸展复屈，手指摊开合拢	无活动；肢体完全伸展；伸展缓慢，部分复屈
羊水量	最大羊水暗区垂直直径≥2cm	无或最大暗区垂直直径＜2cm

7. **产时电子胎心监护**　对于高危孕妇，是否进行持续电子胎心监护（EFM），应根据医疗机构情况及患者病情决定。产时 EFM 的评价方法，也是中华医学会围产医学分会目前推荐使用产时 EFM 的三级评价系统（见表 5-5）。Ⅰ类为正常 EFM 图形，对于胎儿正常血氧状态的预测价值极高，不需特殊干预；Ⅲ类为异常 EFM 图形，对于预测胎儿正在或即将出现窒息、神经系统

表 5-5　产时电子胎心监护三级评价系统及其意义

分类	描述	意义
Ⅰ类	同时包括以下各项： 基线：110～160 次 / 分 基线变异：正常 变异晚期减速或变异减速：无 早期减速：有或无 加速：有或无	正常的胎心监护图形，提示在监护期内胎儿酸碱平衡状态良好。后续的观察可按照产科情况常规处理，不需要特殊干预
Ⅱ类	除Ⅰ或Ⅲ类以外的图形，包括以下任一项： 1. 基线　胎儿心动过缓但不伴基线变异缺失、胎儿心动过速 2. 基线变异　变异缺失但不伴反复性减速；微小变异；显著变异 3. 加速　刺激胎儿后没有加速 4. 周期性或偶发性减速　反复性变异减速伴基线微小变异或正常变异延长减速；反复性晚期减速伴正常变异；变异减速有其他特征，如恢复基线缓慢，“尖峰”（overshoot）或“双肩峰”（shoulder）	可疑的胎心监护图形。既不能提示胎儿宫内有异常的酸碱平衡状况，也没有充分证据证明是Ⅰ类或Ⅲ类胎心监护图形。Ⅱ类胎心监护图形需要持续监护和再评估。评估时需充分考虑产程、孕周，必要时实施宫内复苏措施。如无胎心加速伴微小变异或变异缺失，应行宫内复苏；如宫内复苏后胎心监护图形仍无改善或发展为Ⅲ类监护图形，应立即分娩。
Ⅲ类	包括以下任何一项： 1. 基线变异缺失伴以下任一项　反复性晚期减速；反复性变异减速；胎儿心动过缓。 2. 正弦波型	异常的胎心监护图形，提示在监护期内胎儿出现异常的酸碱平衡状态，必须立即宫内复苏，同时终止妊娠

注：变异减速的前后出现一过性胎心率上升，称为代偿性加速，也称为变异加速。这是脐带受压、胎儿血液急剧变化时，进行代偿而发生的交感神经反应，亦称为“尖峰（overshoot）”或“双肩峰（shoulder）”波形。这种加速的机制与胎动引起加速的机制有区别，它是暂时性低血压的一种反射，而胎动引起的加速使交感神经直接受到刺激。若反复发生脐带循环障碍，胎儿缺氧逐渐加重，这些伴随减速的加速或增大或消失，皆为判断变异减速严重程度的指标

损伤、胎死宫内有很高的预测价值，因此一旦出现，需要立即分娩。上述两种情况之间的图形被定义为Ⅱ类，是可疑的 EFM 图形，需要后期进一步的评估、监测、必要的临床干预以及再评估，直至转为Ⅰ类 EFM 图形。在各种Ⅱ类 EFM 图形中，存在胎心加速（包括自发加速及声震刺激引起的加速）或正常变异，有助于预测胎儿正常酸碱平衡。

另外，由于 EFM 图形反映的是胎儿在监护时间内的酸碱平衡状态，需对其进行动态观察，以动态了解胎儿宫内情况。例如，当出现Ⅱ类 EFM 图形时，随着宫内复苏措施（表 5-6）的实施或产程的进展，Ⅱ类 EFM 图形可能转变为Ⅰ类或Ⅲ类 EFM 图形。临床工作中，EFM 图形的处理还应该结合患者个体情况、产妇和胎儿是否存在高危因素及产程进展等各方面情况进行综合分析。EFM 的优势在于它对预测胎儿正常酸碱平衡有极高的灵敏度，而其缺陷在于对胎儿酸中毒和神经系统损伤的预测缺乏特异性。

表 5-6　宫内复苏措施

目标	相关的胎心率模式	可行的干预措施
增加胎儿血氧饱和度和子宫胎盘血供	反复性晚期减速；延长减速、胎儿心动过缓；微小变异、变异缺失	改变体位；吸氧；静脉输液；减慢宫缩频率
抑制宫缩	胎儿心动过速	停用缩宫素或促宫颈成熟药物；使用宫缩抑制剂
减少脐带受压	反复性变异减速、延长减速、胎儿心动过缓	改变体位；如果脐带脱垂在抬高先露部的同时准备立即分娩

8. **胎儿头皮血样检查**　当怀疑有慢性胎儿窘迫时可通过适当地采集胎儿头皮毛细血管的血样测定 pH 来协助诊断。

9. **胎盘功能的检查**　可以间接了解胎儿在宫内的安危情况。

（1）雌三醇（E_3）测定：孕妇尿中 E_3 正常值为 >15mg/24h，10～15mg/24h 为警戒值，<10mg/24h 为危险值。也可用孕妇随意尿测雌激素 / 肌酐（E/C）比值估计胎盘功能，>15 为正常值，10～15 为警戒值，<10 为危险值。有条件者还可测血清游离雌三醇值，正常足月妊娠时临界值为 40nmol/L，低于此值提示胎盘功能低下。

（2）孕妇血清人胎盘生乳素（hPL）测定：应用放射免疫法，妊娠足月 hPL 值为 4～11mg/L，<4mg/L 或突然下降 50%，提示胎盘功能低下。

（3）胎动：胎儿缺氧、胎盘功能低下时胎动较前期有所减少。

（三）胎儿成熟度的监测

除计算胎龄、测量宫高、腹围情况推测胎儿是否成熟外，还可用以下方法：

1. **超声检查**　测胎儿双顶径 >8.5cm，根据胎盘分级了解胎儿成熟情况。

2. **通过羊膜腔穿刺抽羊水进行检测**

（1）卵磷脂 / 鞘磷脂比值（L/S）：>2，表示胎儿肺已成熟。

（2）泡沫试验或振荡试验：可快速测定羊水中表面活性物质。如两管均有完整的泡沫环提示胎肺已成熟。

（四）胎儿先天畸形及其遗传性疾病的宫内诊断

见第十二章“产前诊断”。

第三节　孕期用药

妊娠期是一个特殊的生理时期，药物可能通过胎盘屏障，对胚胎及胎儿造成不良影响，因此妊娠期间使用药物应慎重。药物对胎儿的影响一方面取决于药物（如药物的性质、剂量、用药持续时间、用药途径、胎儿对药物的亲和性等），另一方面的关键因素是接触药物的时间。

（一）妊娠期母体药物或化合物代谢的特点

1. **药物吸收**　妊娠期孕妇受雌激素的影响，胃酸分泌减少，孕酮浓度升高，使胃肠系统的张力及活动力减弱，胃排空时间延长，肠蠕动减慢、减弱使药物吸收减慢。另外由于早孕反应，孕妇恶心、呕吐，使药物吸收减少。如果需要药物快速发挥作用，应采用注射给药。

2. **药物分布**　妊娠期孕妇血容量逐渐增加，妊娠 32～34 周达高峰并持续到分娩，血浆增加多于红细胞增加，血液稀释。药物吸收进入增多的血浆、体液中，药物分布容积明显增加，故孕妇的血药浓度低于非妊娠妇女。

3. **生物转化**　妊娠期血浆容积增加，血浆蛋白浓度下降，形成生理性的血浆蛋白低下。同时妊娠期的一些内分泌激素增加，占据了很多蛋白结合部位，使药物的蛋白结合能力下降。妊娠期的这些特点使孕妇血浆中的结合型药物减少，游离型比例增加，孕妇的用药效力增加。

4. **药物代谢**　妊娠期肝微粒体酶活性下降，由肝降解的药物减少，同时孕妇体内雌激素水平的提高，使胆汁淤积，药物从胆囊排出减缓，药物从肝脏排出的速度减慢。

5. **药物排泄**　妊娠时的心搏出量增加，肾血流量增加，肾小球滤过率增加，从肾排出的药物也增多。尤其是那些主要从尿中排出的药物，排出增多，如硫酸镁、地高辛等。但妊娠晚期因子宫压迫下腔静脉，肾血流减少，肾排出药物时间延长，所以孕妇孕晚期应注意多取左侧卧位，以利静脉回流，促进药物清除。

6. **胎盘的屏障作用**　在药代动力学上，胎盘的作用主要是转运功能、受体表达以及生物转化作用。随着妊娠进展，这些功能也发生相应的变化，胎盘对药物的转运受药物本身理化性质影响，分子量高、脂溶性高、血浆蛋白结合率低、非极性的药物容易到达胎儿。胎盘有多种内源性、外源性受体表达，包括：β- 肾上腺素、糖皮质激素、表皮生长因子、叶酸、胰岛素、维 A 酸类等多种受体。受体的存在增加了胎盘转运量。胎盘的生物转化作用使某些药物的中间产物或终产物获得致畸活性，如苯妥英钠、利福平、抗组胺药、己烯雌酚等。

（二）妊娠药物危险性分级

美国食品和药物管理局（FDA）按药物对胎儿的不同的危害性制定了以下分级标准：

A 级：对照研究没有发现在妊娠的前 3 个月及其以后的用药对人类胎儿有害。即妊娠期间用药安全，无不良影响。

B 级：动物生殖研究未见对胎儿有危害，但缺乏人类妊娠期的对照研究，或动物生殖研究发现有不良影响但是在人类对照研究未得到证实。即妊娠期间用药对人类无危害证据。可在医师观察下使用。常用的抗生素均属此类，如所有的青霉素族及绝大多数的头孢菌素。林可霉素、克林霉素、红霉素、呋喃妥因也属 B 类药。人类长时间积累的大量临床资料证实，甲硝唑用于早期妊娠也不会增加胎儿致畸率，所以 FDA 将其置于 B 类。抗结核药物乙胺丁醇是 B

类药物。解热镇痛药中吲哚美辛、双氯芬酸、布洛芬均属B类。需注意，妊娠32周以后不应再服用吲哚美辛，可能使胎儿动脉导管狭窄或闭锁，甚至致胎儿死亡，造成不良后果。

C级：动物实验表明对胎儿有不良影响，但在人类妊娠期缺乏临床对照研究，或尚无动物及人类妊娠期使用药物的研究结果。本类药品只有当对胎儿潜在的益处大于对胎儿的危害时方可使用。此级药物较多，抗病毒药大多属于C类，如阿昔洛韦、治疗艾滋病的齐多夫定，治疗乙肝的拉米夫定。部分抗癫痫药和镇静剂如乙酰胺、巴比妥、戊巴比妥等，在自主神经系统药物中，拟胆碱药、抗胆碱药均属于C类。抗高血压药中甲基多巴、哌唑嗪及所有的常用的血管扩张药均属C类，利尿剂中呋塞米、甘露醇均属C类。在肾上腺皮质激素类药物中，倍他米松及地塞米松均属C类药。

D级：有明确的证据证明对人类胎儿有危害，只有在孕妇有生命威胁或患严重疾病、而其他药物又无效的情况下考虑使用。典型如四环素族，可能破坏胎儿齿釉质，至成人时牙齿发黄。氨基糖苷类在妊娠时尽可能不用，如链霉素等，可能损伤第Ⅷ对脑神经而使听力丧失。

X级：动物实验和人类临床观察研究均已证实药物会导致胎儿异常，妊娠期用药的危害超过治疗获益，是孕前或妊娠期间禁用药物。已知的制剂药物有：血管紧张素转化酶抑制剂（ACEI）类、乙醇、雄激素、白消安、卡马西平、氯联苯、环磷酰胺、丹那唑、己烯雌酚、视黄醇类、异维A酸、锂制剂、甲巯咪唑、甲氨蝶呤、青霉胺、苯妥英钠、放射碘、四环素等。

在妊娠前12周，不宜用C、D、X级药物。

（三）药物对不同妊娠时期的影响

药物对胎儿的影响与药物的性质、剂量、用药持续时间、用药途径、胎儿对药物的亲和性等有关，而最重要的是胎龄。药物对胚胎的影响在不同时期也不尽相同。

1. **妊娠前期** 比较安全，但半衰期长的药物，也可影响胚胎的正常生长。

2. **受精14日内** 此期的受精卵与母体组织尚未直接接触，还在输卵管腔或宫腔分泌液中，故着床前期用药对其影响不大。药物对胚胎的影响为“全”或“无”。如果药物损伤大量胚囊细胞，会导致胚胎的死亡；如果只有少量细胞受损，不会影响其他胚囊细胞最终分化发育成为正常个体。

3. **受精第15日至妊娠3个月左右** 是胚胎器官分化发育阶段，是致畸高度敏感期，极易受到各种致畸因素影响。药物毒性作用越早，发生畸形可能越严重。

4. **妊娠3个月至分娩** 胎儿各主要器官基本分化完成，并继续发育生长。该期药物致畸可能性大大下降。但有些药物仍可能影响到胎儿正常的发育。对于尚未分化完全的器官，如生殖系统，某些药物还可能对其产生影响，而神经系统因在整个妊娠期持续分化发育，故药物对神经系统的影响可以一直存在。

5. **分娩期用药** 孕妇最后一周用药应引起注意，胎儿成为新生儿时，体内的代谢系统不完善，尚不能迅速有效地处理和消除药物，药物可能在新生儿体内蓄积并产生药物过量的表现。如呋喃唑酮会抑制新生儿的造血功能，造成黄疸、溶血性贫血；甚至有的还会导致胎儿死亡。

（四）孕期用药的基本原则

孕期用药的原则应自可能妊娠的时期即开始遵守，包括：

1. **必须有明确指征，避免不必要用药** 妊娠期尽量避免不必要的用药，尤其是妊娠前3个月是胎儿器官发育的重要时期，用药需慎重。

2. 权衡利弊用药 为防止药物诱发胎儿畸形，在妊娠前3个月，不宜用C、D、X类药物。在妊娠3个月后使用C类药物也需权衡利弊，确认利大于弊时方能应用。一般情况下D类药物在孕期禁止使用。如果在抢救或特殊情况下使用了C、D、X类药，必须进行血药浓度监测，以减少药物不良反应。

3. 谨慎用药 尽量使用单药，避免联合用药；选用效果肯定的药物，避免使用尚未确定对胎儿有无不良影响的新药；必须用药者，使用最小的治疗剂量、最短的持续时间。

4. 应在医师或执业药师的指导下用药。

5. 妊娠期免疫接种 可免疫预防的疾病最好在孕前接种。使用活疫苗或减毒活疫苗后，应避免短期内妊娠。在妊娠期禁用活疫苗，除非孕妇暴露于该疾病的易感风险超过了免疫对母儿的危害。若病情所需，在妊娠早期应用对胚胎、胎儿有害的致畸药物，应先终止妊娠，随后再用药。

理论与实践

早孕期产前检查可分为健康教育及指导，如流产的认识与预防，营养与生活方式的指导，继续补充叶酸，避免接触有毒有害物质，慎用药物，改变不良生活习惯及生活方式，保持心理健康。常规保健内容：如建立孕期保健手册，仔细询问月经情况，确定孕周，推算孕产期，评估孕期高危因素。辅助检查内容：必查项目有血，尿常规，血型，肝肾功能，空腹血糖，传染病四项。超声检查：在妊娠11～13^{+6}周之前超声检查胎儿颈后透明层厚度（NT），备查项目有血清TSH筛查，结核菌素实验，宫颈细胞学检查，心电图等。妊娠14～19^{+6}周之前的产前检查内容：常规保健有分析首次产前检查的结果，询问阴道出血，饮食，运动情况。测血压，体重，宫高，腹围等。妊娠中期非整倍体母体血清学筛查，羊膜腔穿刺检查胎儿染色体。妊娠20～23^{+6}周之前的产前检查内容：胎儿系统超声检查，筛查胎儿的严重畸形，血、尿常规。可以检测宫颈长度。妊娠24～27^{+6}周之前的产前检查内容：GDM筛查，行75g OGTT，尿常规。抗D滴度复查（RH阴性者）宫颈阴道分泌物fFN检测（早产高危者）妊娠28～31^{+6}周之前的产前检查内容：血压、体重、宫底高度、腹围、胎心率、胎位，B型超声检测宫颈长度或阴道分泌物fFN检测。妊娠32～37周之前的产前检查内容：血压、体重、宫底高度、腹围、胎心率、胎位，血常规、尿常规。GBS筛查（35～37周）肝功能、血清胆汁酸检测（32～34周ICP孕妇）、NST检查（34周开始）心电图复查（高危者）。妊娠37～41^{+6}周之前的产前检查内容：血压、体重、宫底高度、腹围、胎心率、胎位、宫颈检查（Bishop评分）血常规、尿常规，NST检查（每周一次）。

与此同时，高危孕妇应通过NST、OCT、BBP或改良的BBP进行产前胎儿检测。当临床情况需要进行动态监测时，应定期复查直至分娩。对于低危孕妇，NST的监测一般从34周开始。异常的NST或改良的BBP通常应进行进一步评估OCT或完整的BPP。

（崔世红）

学习小结

孕期监护包括对孕妇的监护（定期产前检查）和对胎儿的监护以及胎盘和胎儿成熟度的监测。通过定期的产前检查，能够及早发现并治疗并发症。临床上主要通过胎动计数、超声检查、胎儿电子监护、胎盘功能测定等手段进行胎儿宫内情况的评估。对胎儿及其成熟度进行监护，结合孕妇及胎儿具体情况，可确定分娩方式。妊娠期是一个特殊的生理时期，药物可能通过胎盘屏障，对胚胎及胎儿造成不良影响，因此妊娠期间使用药物应慎重。

复习参考题

1. 孕妇产前检查的时间和内容。
2. 简述四步触诊法的操作要点。
3. 骨盆内外测量包括哪些内容。
4. 简述早期减速、变异减速、晚期减速、正弦波型曲线的图形特点及意义。
5. 如何预测胎儿宫内储备能力?
6. FDA 如何对药物进行分级?

第六章 正常分娩

6

学习目标

掌握	影响分娩的四大因素及各因素的作用，枕先露的分娩机制，临产的诊断，第一、二、三产程的临床表现及处理措施，新生儿 Apgar 评分法。
熟悉	产程分期及时限。
了解	接产步骤、要领及会阴切开术的指征。

妊娠满28周及以后的胎儿及其附属物从临产开始到全部从母体娩出的过程称分娩(delivery)。妊娠满28周至不满37周间分娩称早产(premature delivery);妊娠满37周至不满42周间分娩称足月产(term delivery);妊娠满42周及其以后分娩称过期产(postterm delivery)。

相关链接 目前国外有文献证明足月产定义在39周以后;此外,早产的下限各国不统一,与其新生儿治疗水平有关。很多发达国家与地区采用妊娠满20周,也有一些采用满24周。国内仍延续以前标准。

第一节　分娩动因

分娩发动的原因尚不清楚,目前认为是多因素综合作用的结果。

(一)妊娠期子宫的功能变化

妊娠早、中期子宫平滑肌处于静息状态,子宫缺乏足够的缩宫素受体,对缩宫素无反应;宫颈坚硬,宫颈解剖结构保持稳定,子宫可耐受胎儿及附属物的负荷。至临产前,子宫肌层缩宫素受体大量增加、细胞间隙连接增加、肌细胞内 Ca^{2+} 浓度增加使子宫应激性增强,对缩宫素的反应增强。宫颈软化成熟及子宫下段形成为分娩创造条件。至分娩阶段,缩宫素及其受体大量增加,使子宫平滑肌对缩宫素的敏感性增强,产程发动后子宫规律性收缩,宫颈扩张、胎儿娩出。

(二)子宫功能性改变的生理基础

1. 子宫肌细胞间隙连接增多　细胞间隙连接由肌细胞膜蛋白-结合素构成,是细胞间的一种跨膜通道。孕激素可减少结合素的合成、降低间隙连接的通透性,雌激素和前列腺素可促进间隙连接蛋白的合成。分娩发动前,间隙连接数量及体积持续增加,至整个分娩过程,产后急剧下降。间隙连接使肌细胞兴奋同步化,协调肌细胞的收缩活动,增加肌细胞对缩宫素的敏感性,增强子宫收缩力。肌细胞之间兴奋迅速传导,是子宫平滑肌发生协调收缩的必备条件。

2. 子宫肌细胞内 Ca^{2+} 浓度增加　细胞收缩需要肌动蛋白和磷酸化的肌浆球蛋白,以及能量的供应。肌浆球蛋白磷酸化需要肌浆球蛋白轻链激酶和 Ca^{2+} 激活。临产前母体合成大量的前列腺素,使细胞内 Ca^{2+} 浓度增加,激活肌浆球蛋白轻链激酶,加速了肌浆球蛋白磷酸化与肌动蛋白结合,形成调节单位使ATP酶活化,ATP转化为ADP,提供能量,使肌细胞收缩。

3. 母体的内分泌调节

(1)前列腺素(PG)的作用:妊娠子宫的蜕膜、羊膜、脐带、血管、胎盘、子宫肌肉及胎儿下丘脑-垂体-肾上腺系统都能合成和释放PG。临产前,蜕膜及羊膜合成、释放大量PG。子宫肌细胞含有丰富的PG受体,对PG敏感性增加。PG有诱发宫缩并促进宫颈成熟的作用,对分娩发动起重要作用。PG能促进肌细胞间隙连接蛋白合成,改变膜的通透性,使细胞内 Ca^{2+} 浓度增加,使肌细胞收缩。

（2）雌激素和孕激素的作用：人类妊娠处于高雌激素状态，至今无足够证据确认雌激素能发动分娩。孕酮是抑制子宫收缩的主要激素，既往认为孕酮撤退与分娩发动相关，近年观察发现分娩时产妇血中未发现孕酮水平降低。

（3）缩宫素的作用：临产前子宫肌层缩宫素受体急剧增加，子宫肌层对缩宫素敏感性增强，缩宫素通过其受体参与分娩的发动。缩宫素可增加子宫平滑肌细胞内 Ca^{2+} 浓度，调节子宫肌细胞膜电位，促进子宫收缩；与受体结合后，作用于蜕膜受体，刺激前列腺素合成与释放，使分娩发动。

（4）内皮素（ET）的作用：在妊娠末期羊膜、羊水、胎膜、蜕膜及子宫平滑肌含有大量 ET，能促进妊娠子宫和胎儿胎盘单位合成和释放 PG，提高肌细胞内 Ca^{2+} 浓度，诱发宫缩。

4. 子宫下段形成及宫颈成熟 妊娠后，在雌激素、缩宫素、前列腺素、松弛素及细胞因子的作用下，随着胎儿成熟、宫腔内压力增加及子宫的收缩，使子宫下段形成。PG 与雌激素使宫颈胶原酶和弹性蛋白酶活化，促进胶原纤维和酸性黏多糖降解，宫颈透明质酸量明显增加、硫酸表皮素量下降，使宫颈成熟扩张。宫腔闭锁功能消失，是分娩发动的必需条件。

5. 其他 以维持妊娠为目的的母体细胞免疫和体液免疫功能的改变，在分娩发动中起重要作用。随着妊娠的进展，母体免疫系统对胎儿抗原识别的能力加强，各种细胞因子可因母体免疫系统的激活而不利于妊娠的维持，参与分娩的发动。儿茶酚胺能抑制子宫收缩，而乙酰胆碱能促进子宫收缩，推测分娩的发动可能与神经介质释放有关。

第二节 决定分娩的因素

产力、产道、胎儿及精神心理因素是决定分娩的因素。只有各因素间相互适应协调，胎儿才可顺利经阴道自然娩出，为正常分娩。

（一）产力

将胎儿及其附属物从子宫内逼出的力量称为产力，包括子宫收缩力（简称宫缩）、腹肌及膈肌收缩力（简称腹压）和肛提肌收缩力。

1. 子宫收缩力 贯穿整个分娩过程，是临产后的主要力量，能使宫颈管消失、宫口扩张、胎先露部下降、胎儿和胎盘娩出。具有以下特点：

（1）节律性：宫缩的节律性是临产的标志。每次宫缩开始都是由弱至强（进行期），保持一定时间恒定强度（极期）（一般 30～40 秒），随后从强逐渐减弱（退行期），直至消失进入间歇期（间歇期一般 5～6 分钟），宫口开全时，间歇期 1～2 分钟，宫缩可持续达 60 秒，如此反复出现，直至分娩全过程结束（图 6-1）。在分娩的过程中，子宫收缩频率逐渐增加，强度逐渐加强，宫腔内压力逐渐加大。

（2）对称性和极性：正常宫缩的起搏点对称的起自两侧子宫角部，迅速向宫底中线集中，左右对称，再向子宫下段扩散，均匀协调地遍及整个子宫，此为宫缩的对称性。宫缩以宫底部最强最持久，向下逐渐减弱，宫底部收缩力的强度是子宫下段的两倍，此为宫缩的极性（图 6-2）。

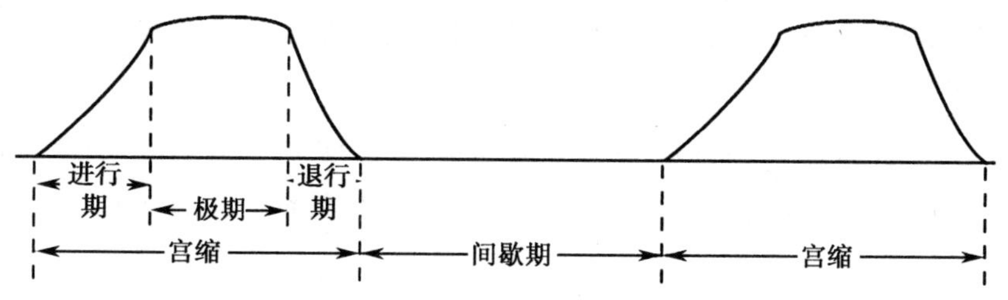

图6-1 临产后正常宫缩节律性示意图

（3）缩复作用：宫缩时子宫体部肌纤维短缩变宽，间歇期肌纤维松弛变长变窄，但不能恢复到原来长度，经反复收缩，肌纤维越来越短，这种现象称缩复（retraction）。缩复作用使宫腔容积逐渐缩小，迫使胎先露部下降、宫颈管消失及宫口扩张。

2. 腹肌及膈肌收缩力 简称腹压，是第二产程时娩出胎儿的重要辅助力量。宫口开全后，先露部下降至盆底，宫缩时，前羊水囊和胎先露部压迫骨盆底组织和直肠，反射性引起排便动作，产妇屏气向下用力，使腹压增高，配以宫缩运用最有效，在第二产程末期迫使胎儿娩出，第三产程迫使胎盘娩出减少产后出血的发生。

3. 肛提肌收缩力 有协助胎先露部在骨盆腔进行内旋转的作用；当胎头枕部位于耻骨弓下时，能协助胎头仰伸及娩出；当胎盘降至阴道时，能协助胎盘娩出。

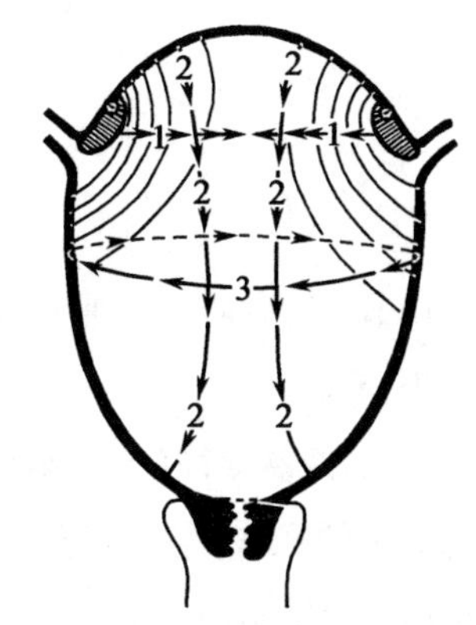

图6-2 子宫收缩力的对称性与极性

（二）**产道**

产道是胎儿娩出的通道，分为骨产道与软产道两部分。

1. 骨产道 指真骨盆，其大小、形态与分娩密切相关，骨盆腔可分3个平面。

（1）骨盆入口平面（pelvic inlet plane）：呈横椭圆形，其前方为耻骨联合上缘，两侧为髂耻缘，后方为骶岬上缘。有4条径线（图6-3）。

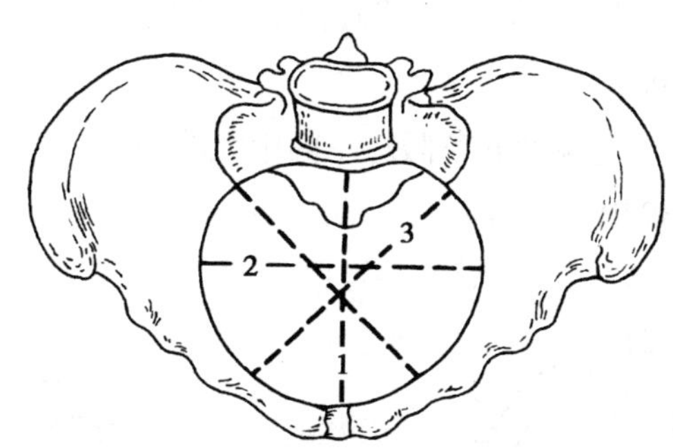

1. 前后径11cm
2. 横径13cm
3. 斜径12.75cm

图6-3 骨盆入口平面各径线

1）入口前后径（真结合径）：为耻骨联合上缘中点至骶岬上缘中点的距离，平均长为11cm，与分娩关系密切。

2）入口横径：两髂耻缘间的最大距离，平均长为13cm。

3）入口斜径：左右各一。左骶髂关节至右髂耻隆突间的距离为左斜径；右骶髂关节至左髂耻隆突间的距离为右斜径，平均长约为12.75cm。

（2）中骨盆平面（mid plane of pelvis）：呈前后径长而横径短的纵椭圆形，前方为耻骨联合下缘，两侧为坐骨棘，后方为骶骨下端。为骨盆最小平面。有两条径线（图6-4）。

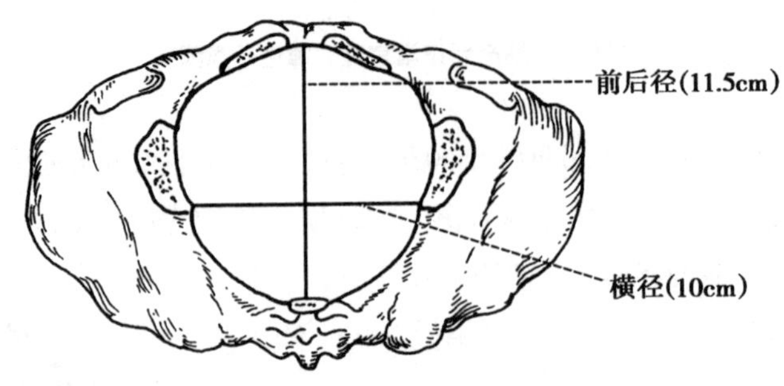

图6-4 中骨盆平面各径线

1）中骨盆前后径：耻骨联合下缘中点通过两侧坐骨棘连线中点至骶骨下端间的距离，平均长为11.5cm。

2）中骨盆横径（坐骨棘间径）：为两坐骨棘间的距离，平均长为10cm。是胎先露部通过中骨盆的重要径线，与分娩有重要关系，其长短与胎先露内旋转有关。

（3）骨盆出口平面（pelvic outlet plane）：由两个不同平面的三角形所组成，前三角平面顶端为耻骨联合下缘，两侧为耻骨降支；后三角平面顶端为骶尾关节，两侧为骶结节韧带，有4条径线（图6-5）。

1）出口前后径：耻骨联合下缘至骶尾关节间的距离，平均长为11.5cm。

2）出口横径（坐骨结节间径）：为两坐骨结节内缘间的距离。平均长为9cm。是胎先露部通过骨盆出口的径线，与分娩关系密切。

3）出口前矢状径：耻骨联合下缘中点至坐骨结节间径中点间的距离，平均长约为6cm。

4）出口后矢状径：骶尾关节至坐骨结节间径中点间的距离，平均长约为8.5cm。出口横径和后矢状径之和>15cm时，正常大小胎儿可以通过后三角区经阴道娩出。

（4）骨盆轴与骨盆倾斜度：

1）骨盆轴（pelvic axis）：是连接骨盆各假想平面中点的曲线。其上段向下向后，中段向下，下段向下向前，胎儿沿此轴娩出（图6-6）。

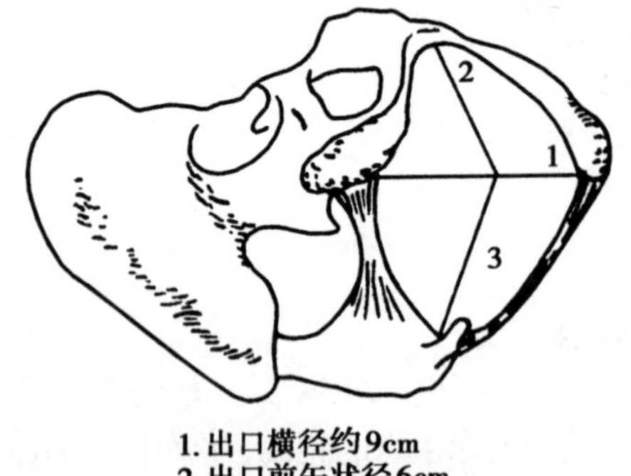

图6-5 骨盆出口各径线

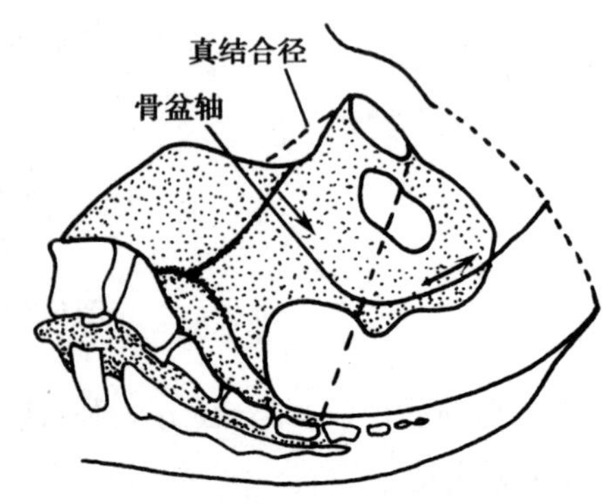

图6-6 骨盆轴

2）骨盆倾斜度（inclination of pelvis）：妇女直立时，骨盆入口平面与地平面所形成的角度，一般为60°，倾斜度过大会影响胎头衔接。产妇在分娩过程中采用不同的体位对骨盆的倾斜度会产生影响（图6-7）。

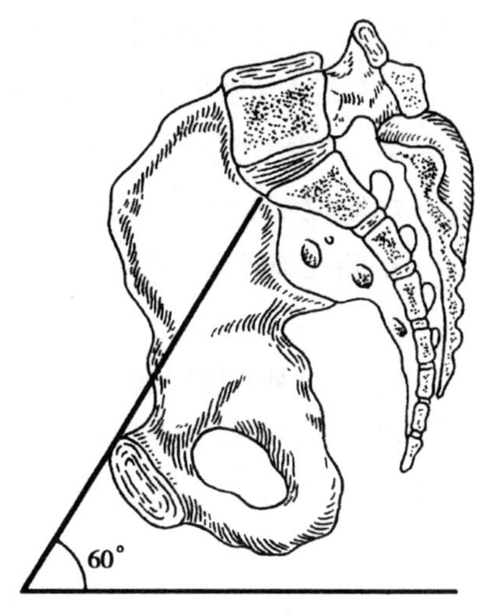

图6-7 骨盆倾斜度

2. 软产道 由子宫下段、宫颈、阴道及骨盆底软组织组成的弯曲管道。

（1）子宫下段的形成：子宫下段由子宫峡部伸展形成。于妊娠12周子宫峡部逐渐扩展成为宫腔的一部分，至妊娠末期逐渐被拉长形成子宫下段。临产后，子宫下段进一步拉长达7～10cm，成为软产道的一部分。子宫肌纤维的缩复作用使子宫上段肌壁越来越厚，下段肌壁越来越薄，在两者间的子宫内面形成一环状隆起，称生理缩复环（physiologic retraction ring）。正常情况下，此环不易于腹部见到。

（2）宫颈的变化：①宫颈管消失（effacement of cervix）：规律宫缩牵拉宫颈内口的子宫肌纤维及周围韧带，前羊水囊及胎先露部直接压迫宫颈，致使宫颈向上向外扩张，宫颈管变短消失；②宫口扩张（dilatation of cervix）：临产后，宫颈口逐渐开大，当宫口开大10cm时，妊娠足月胎头可以通过。初产妇宫颈管先消失，随后宫颈口扩张，经产妇则宫颈管消失与宫颈口扩张同时进行。

（3）阴道、骨盆底及会阴的变化：前羊水及胎先露部先将阴道上部撑开，破膜后胎先露部下降压迫盆底，使软产道下段呈向前弯的长筒形，阴道黏膜皱襞展平，阴道扩张。肛提肌向下及向两侧扩展，肌纤维拉长，会阴体变薄。

（三）胎儿

胎儿能否顺利通过产道，还取决于胎儿大小、胎位及有无畸形。

1. 胎儿大小 是决定能否顺利分娩的重要因素之一。

（1）胎头颅骨：由两块顶骨、额骨、颞骨及一块枕骨构成，颅骨间缝隙称颅缝，顶骨与额骨间为冠状缝，顶骨与枕骨间为人字缝，两顶骨间为矢状缝，颞骨与顶骨间为颞缝。两颅缝交界空隙较大处称囟门，位于胎头前方菱形称前囟（大囟门），位于胎头后方三角形称后囟（小囟门）（图6-8）。胎头是胎儿最大、可塑性最小、最难通过骨盆的部分。

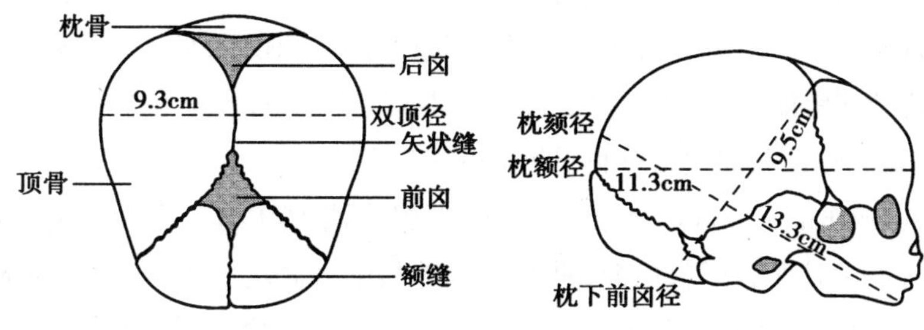

图6-8 胎儿颅骨、颅缝、囟门及径线

（2）胎头径线：①双顶径（biparietal diameter，BPD）：两顶骨隆突间的距离，是胎头最大横径。妊娠足月时平均约9.3cm，可根据此值判断胎儿大小；②枕额径：鼻根上方至枕骨隆突间的距离，妊娠足月时平均约11.3cm，胎头以此径衔接；③枕下前囟径：前囟中央至枕骨隆突下方的距离，妊娠足月时平均约9.5cm，胎头俯屈后以此径通过产道；④枕颏径：颏骨下方中央至后囟顶部间的距离，妊娠足月时平均约13.3cm。

2. **胎位** 胎位异常，如臀先露、复合先露、肩先露、额先露等均可致难产。

3. **胎儿畸形** 胎儿发育异常，如脑积水、连体儿等，可致胎儿不能通过产道，造成难产。

（四）精神心理因素

产妇的情绪变化会使机体产生一系列变化，导致子宫收缩乏力、宫口扩张缓慢、胎先露部下降受阻、产程延长、胎儿窘迫等，因此消除产妇焦虑和恐惧心理，有利于顺利分娩。

第三节 枕先露的分娩机制

分娩机制（mechanism of labor）是指胎先露在通过产道时，为适应骨盆各个平面的不同形态被动地进行一系列适应性转动，以其最小径线通过产道的全过程。包括衔接、下降、俯屈、内旋转、仰伸、复位及外旋转等动作。各动作是连续的，下降贯穿分娩的全过程。现以枕左前位为例说明分娩机制（图6-9）。

1. **衔接（engagement）** 胎儿双顶径进入骨盆入口平面，胎头颅骨的最低点接近或达到坐骨棘水平，称为衔接。胎头呈半俯屈状态进入骨盆入口，以枕额径衔接，由于枕额径大于骨盆入口前后径，胎头矢状缝落在骨盆入口右斜径上，胎头枕骨在骨盆左前方。经产妇多在分娩开始后胎头衔接，部分初产妇在预产期前1～2周内胎头衔接，若初产妇临产后仍未衔接，应警惕有无头盆不称。

2. **下降（descent）** 胎头沿骨盆轴前进的动作称为下降。下降与其他动作同时进行，贯穿整个分娩过程。子宫收缩力是造成下降的主要动力，羊水压、腹压以及宫底直接压在胎儿臀部，通过胎轴使胎头下降；子宫收缩时，宫腔变长，胎身随之伸直，胎身的变长也能促使胎头下降。胎头的下降动作呈间歇性，当子宫收缩时胎头下降，间歇时胎头又稍退回。初产妇因宫口扩张缓慢，软组织阻力较大，所以胎头下降缓慢，经产妇则较快。临床上将胎头下降程度作为判断产程进展的重要标志，尤其在活跃晚期和第二产程。

3. **俯屈（flexion）** 当胎头继续下降至骨盆底遇到肛提肌阻力，处于半俯屈状态的胎头进一步俯屈，胎儿的颏部更加接近胸部，使胎头衔接时的枕额径（11.3cm）俯屈后改变为最小的枕下前囟径（9.5cm），以适应产道形态，有利于胎头进一步下降。

4. **内旋转（internal rotation）** 当胎头下降到骨盆底遇到阻力时，胎头为适应骨盆纵轴枕部向前向中线旋转45°达耻骨联合后面，使其矢状缝与中骨盆及骨盆出口前后径相一致为内旋转。内旋转从中骨盆开始至骨盆出口平面完成，以适应中骨盆与骨盆出口前后径比横径大的特点，胎头一般在第一产程末完成内旋转动作。

5. **仰伸（extention）** 胎头经过内旋转后，俯屈的胎头即达到阴道外口，宫缩、腹压和膈肌收缩迫使胎头下降，而肛提肌收缩和盆底阻力又将胎头向前推进，使胎头沿骨盆轴下段向下向前的方向转向上，胎头枕骨下部达耻骨联合下缘时，以耻骨弓为支点，使胎头逐渐仰伸。胎头的顶、额、鼻、口、颏相继娩出。当胎头仰伸时，胎儿双肩径进入骨盆入口左斜径上。

6. **复位（restitution）及外旋转（external rotation）** 胎头娩出时，胎儿双肩径沿骨盆入口左斜径下降，胎头娩出后，为使胎头与胎肩恢复正常解剖关系，胎头枕部向左旋转 45°，称复位。胎肩在盆腔内继续下降，前（右）肩向前向中线旋转 45°时，胎儿双肩径转成与骨盆前后径相一致的方向，为保持胎头与胎肩垂直关系，胎头枕部需在外继续向左旋转 45°，称外旋转。

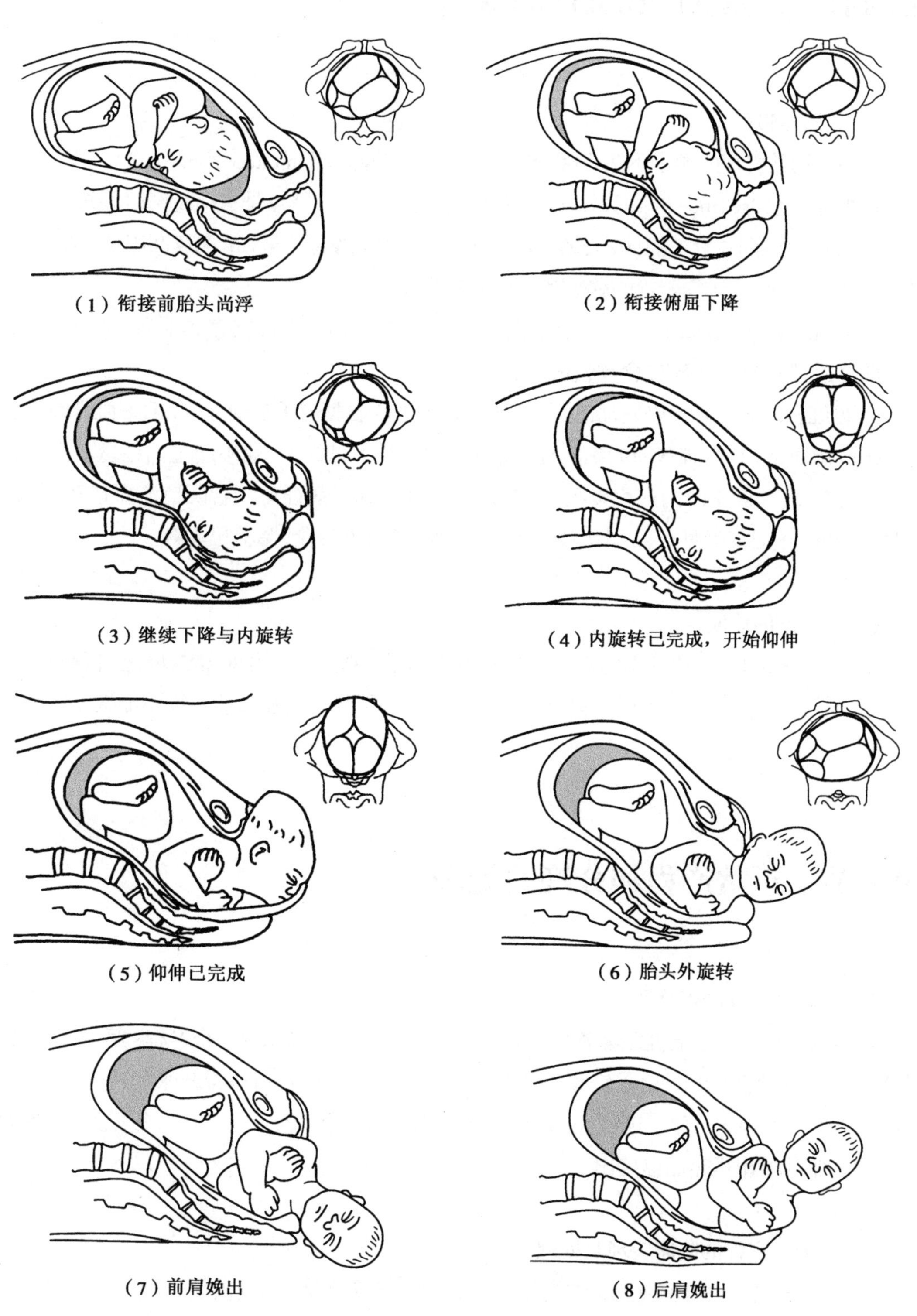

图 6-9 枕左前位分娩机制示意图

7. 胎肩及胎儿娩出 胎头完成外旋转后，胎儿前(右)肩在耻骨弓下先娩出，继而后(左)肩从会阴前缘娩出，胎体和下肢随之取侧位娩出。

必须指出，分娩机制各动作虽分别介绍，但却是连续进行的，下降动作始终贯穿于分娩始终。

第四节 先兆临产和临产的诊断

(一)先兆临产

分娩发动前出现的预示不久将临产的症状称为先兆临产(threatened labor)。

1. 假临产(false labor) 在分娩发动前常出现假临产。其特点是宫缩持续时间短且不恒定(>30秒)，间歇时间长且不规律，宫缩强度不大，主要为下腹部不适，常在夜间出现、清晨消失，可被镇静药物抑制，无宫颈管的缩短和宫口的扩张。

2. 胎儿下降感(lightening) 由于胎先露部下降进入骨盆入口，使宫底下降，孕妇自觉上腹部较前舒适，呼吸较前轻快，食欲较前增加。

3. 见红(show) 在分娩发动前，子宫颈内口附近的胎膜与子宫壁分离，毛细血管破裂经阴道流出少量血液，与宫颈管内的黏液栓相混合排出，称为见红，一般不超过月经量。大多数产妇在见红后24~48小时内产程发动，是分娩即将开始的可靠征象。若阴道流血量较多，超过平时月经量，不应视为见红，应考虑妊娠晚期出血，如前置胎盘、胎盘早剥等。

(二)临产的诊断

临产(in labor)开始的标志为规律且逐渐增强的子宫收缩，持续30秒或以上，间歇5~6分钟，同时伴随进行性宫颈管消失、宫口扩张和胎先露部下降。用强镇静药物不能抑制宫缩。

第五节 正常产程和分娩的处理

(一)总产程及产程分期

从规律宫缩开始至胎儿胎盘娩出为止称为分娩总产程。临床分三个产程：第一产程(宫颈扩张期)：从规律宫缩开始至子宫颈口开全(10cm)。潜伏期以宫口缓慢开张为特征，活跃期以宫口开大6cm为标志。第二产程(胎儿娩出期)：为宫口开全后至胎儿娩出。第三产程(胎盘娩出期)：为胎儿娩出后至胎盘娩出。

(二)第一产程的临床表现及处理

1. 临床表现 主要表现为宫缩规律、宫口扩张、胎头下降、胎膜破裂。

(1)宫缩规律：第一产程开始，子宫收缩力弱，宫缩持续时间约30秒，间歇期较长约5~6

分钟，随着产程进展，宫缩持续时间可达 50～60 秒，间歇期则缩至 2～3 分钟，强度不断增加，当宫口开全时，宫缩间歇仅 1 分钟或稍长，持续时间可达 1 分钟或更长。

（2）宫口扩张：此期间宫颈管变软、变短、消失、宫口逐渐开大。宫口扩张可分二期：潜伏期和活跃期。

（3）胎头衔接、下降：一般初产妇临产前胎头已入盆，经产妇临产后胎头衔接。随着产程进展先露部逐渐下降，胎头能否顺利下降是决定能否阴道分娩的重要观察项目。通过阴道检查或肛查，能够明确胎头颅骨最低点的位置，并能协助判断胎方位。

（4）胎膜破裂：宫口开全后，宫口边缘消失，随着宫缩的加强，前羊水囊内的压力增加，胎膜多在宫口近开全时破裂，羊水流出，称为胎膜破裂（rupture of membranes），简称破膜。

2. 观察产程及处理

（1）观察子宫收缩：可用手感及仪器监测观察子宫收缩。手感是一种最简单的方法。助产者将手掌放于产妇的腹壁上，宫缩时可感到宫体部隆起变硬、间歇期松弛变软。仪器监测分为外监测和内监测，外监测最常用，可显示子宫收缩的开始、高峰、结束及相对强度。

（2）监测胎心：潜伏期在宫缩间歇时每隔 1～2 小时听胎心一次，活跃期每 15～30 分钟听胎心一次，每次听诊 1 分钟。应注意观察胎心率变异及其与宫缩、胎动的关系。现多应用胎儿监护仪连续监测胎心率。

（3）观察宫口扩张和胎先露部下降情况：通过阴道检查或肛门检查了解宫口扩张及胎头下降情况。现多采用产程图记录产程进展。

1）宫口扩张：根据宫口扩张情况将第一产程分为潜伏期和活跃期（图 6-10）。潜伏期是指从开始出现规律宫缩至宫口扩张 6cm。活跃期是指宫口扩张 6cm 以上至宫口开全。产程标准及处理如下（见表 6-1）。

2）胎头下降：胎头下降的程度以胎儿颅骨的最低点与骨盆坐骨棘平面的关系为标志。胎头颅骨最低点平坐骨棘时，以“0”表述；在坐骨棘平面上 1cm 时，以“−1”表示；在坐骨棘平面下 1cm 时，以“+1”表示，余依此类推（图 6-11）。

表 6-1　产程标准及处理

类别	诊断标准及处理
第一产程	
潜伏期	潜伏期延长（初产妇 > 20 小时，经产妇 > 14 小时）不作为剖宫产指征。 破膜后且至少给予缩宫素静脉滴注 12～18 小时，方可诊断引产失败。 在除外头盆不称及可疑胎儿窘迫的前提下，缓慢但仍然有进展（包括宫口扩张及先露下降的评估）的第一产程不作为剖宫产指征。
活跃期	以宫口扩张 6cm 作为活跃期的标志。 活跃期停滞的诊断标准：当破膜且宫口扩张≥6cm 后，如宫缩正常，而宫口停止扩张≥4 小时可诊断活跃期停滞；如宫缩欠佳，宫口停止扩张≥6 小时可诊断活跃期停滞。活跃期停滞可作为剖宫产的指征。
第二产程	第二产程延长的诊断标准： ①对于初产妇，如行硬脊膜外阻滞，第二产程超过 4h，产程无进展（包括胎头下降、旋转）可诊断第二产程延长；如无硬脊膜外阻滞，第二产程超过 3 小时，产程无进展可诊断。②对于经产妇，如行硬脊膜外阻滞，第二产程超过 3 小时，产程无进展（包括胎头下降、旋转）可诊断第二产程延长；如无硬脊膜外阻滞，第二产程超过 2 小时，产程无进展则可以诊断。 由经验丰富的医师和助产士进行的阴道助产是安全的，鼓励对阴道助产技术进行培训。 当胎头下降异常时，在考虑阴道助产或剖宫产之前，应对胎方位进行评估，必要时进行手转胎头到合适的胎方位。

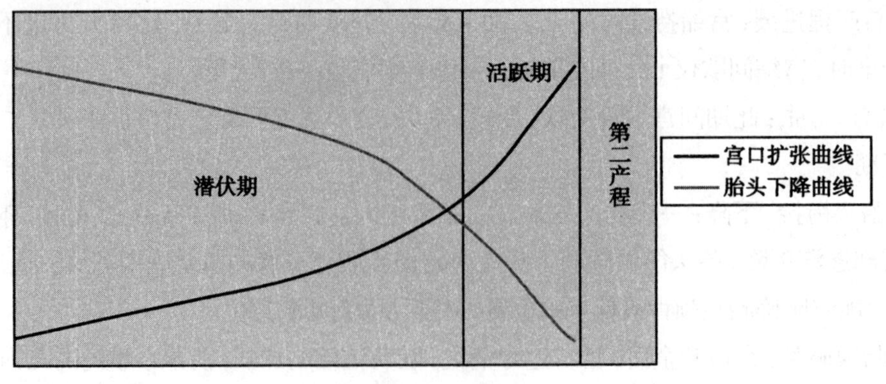

图6-10　产程图

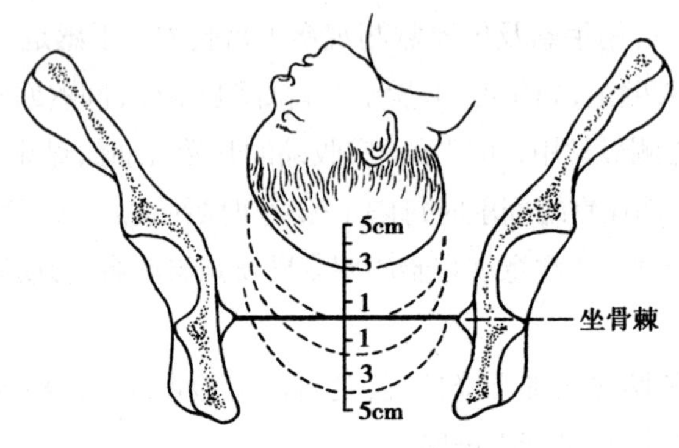

图6-11　胎头高低的判定

（4）胎膜破裂：胎膜破裂时应立即听胎心，观察羊水性状、颜色和流出量，记录破膜时间。应注意有无脐带脱垂。

（5）阴道检查及肛门检查：阴道检查应在严密消毒后进行，通过直接触摸，了解宫颈消退和宫颈口扩张情况进行 Bishop 评分；了解胎儿先露部是头或臀（足）及先露高低，有无脐带先露，并根据前后囟和矢状缝的位置关系确定胎方位。进行骨盆内测量了解骨盆产道情况。肛门检查应在宫缩时进行，了解骨盆腔情况、宫口扩张程度及胎头下降程度，目前较少采用。

（6）其他：注意观察产妇生命体征，鼓励其摄入高热量易消化的食物及水分，2～4 小时排尿一次。

（三）第二产程的临床表现及处理

1. 临床表现　宫口开全后，胎头下降压迫盆底组织，产妇有排便感，不自主地向下用力屏气，会阴体膨隆、变薄，肛门括约肌松弛。胎头于宫缩时露出阴道口，在宫缩间歇期胎头又回缩至阴道内，称为胎头拨露（head visible on vulval gapping）。随着露出部分不断增大，胎头双顶径越过骨盆出口后，宫缩间歇期胎头不再回缩，称为胎头着冠（crowning of head），此时会阴极度扩张。产程继续进展，胎头娩出，继而胎头复位和外转旋，随后前肩和后肩相继娩出、胎体娩出，后羊水随之流出。

2. 观察产程及处理

（1）监测胎心：每 5～10 分钟听一次胎心，有条件者可应用胎儿监护仪连续监测胎心率。注意胎心率变异及其与宫缩的关系。

（2）指导产妇屏气：让产妇双足蹬在产床上，两手握产床把手，宫缩时深吸气屏住，如排便样向下屏气以增加腹压，宫缩间歇期呼气并全身肌肉放松。

（3）接产

1）接产准备：初产妇宫口开全、经产妇宫口扩张 4cm 且宫缩规律有力时，应作好接生准备工作。产妇两腿屈曲分开露出外阴部，擦洗、消毒外阴部，顺序是大阴唇、小阴唇、阴阜、大腿内上 1/3、会阴及肛门周围，铺消毒巾。

2）接产要领：保护会阴并协助胎头俯屈，使胎头以最小径线（枕下前囟径）在宫缩间歇期缓慢通过阴道口，胎肩娩出时也要注意保护好会阴。

3）接产步骤：接生者站在产妇右侧，当胎头拨露使会阴后联合紧张时，开始保护会阴。在会阴部铺盖消毒巾，接生者右肘支在产床上，右手拇指与其余四指分开，利用手掌鱼际肌顶住会阴部，每当宫缩时向上内方向托压，同时左手应轻轻下压胎头枕部，协助胎头俯屈和缓慢下降。宫缩间歇期保护会阴的右手稍放松，以免压迫过久引起会阴水肿。当胎头枕部在耻骨下露出时，左手按分娩机制协助胎头仰伸。此时若宫缩强，应嘱产妇哈气，在宫缩间歇期稍向下屏气，使胎头缓慢娩出。胎头娩出后，右手仍然注意保护会阴，左手自鼻根部向下颏挤压，挤出口鼻内的黏液和羊水。然后协助胎头复位及外旋转。以左手将胎儿颈部向下轻压，使前肩自耻骨弓下先娩出，再托胎颈向上，使后肩从会阴前缘缓慢娩出。双肩娩出后，保护会阴的右手可放松，双手协助胎体及下肢相继以侧位娩出（图 6-12）。胎头娩出时若有脐带绕颈一周且较松时，可用手将脐带顺胎肩推下或从胎头滑下；若脐带绕颈过紧或 2 周以上时，可先用两把血管钳将其一段夹住，从中间剪断脐带。

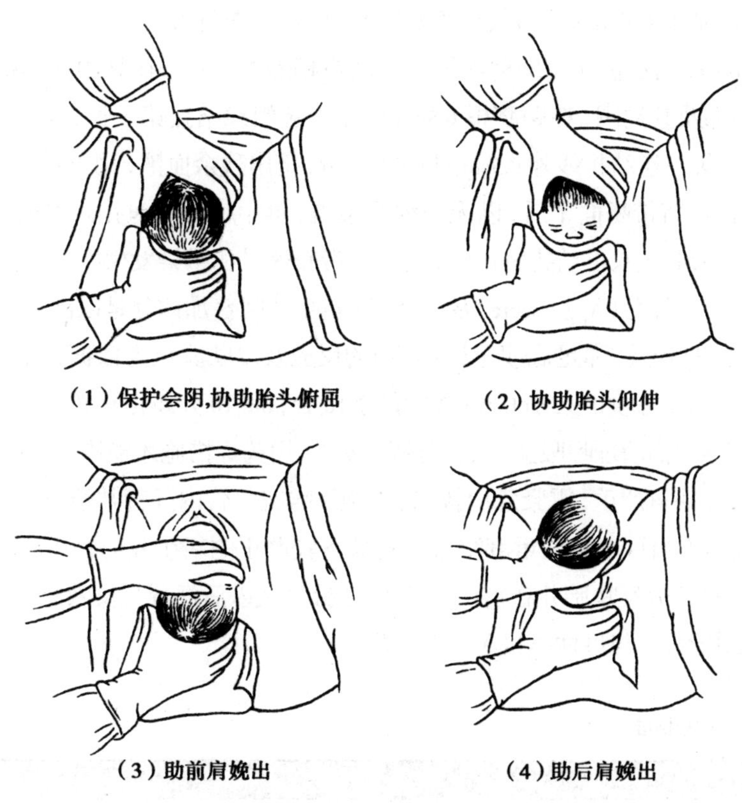

图 6-12　接产步骤

（4）会阴切开指征：会阴过紧、会阴水肿、会阴体高、胎儿过大，胎儿娩出过快、阴道助产等，均易造成会阴撕裂，应行会阴左-后切开或正中切开。

1）会阴左侧后侧切开术：阴部神经阻滞麻醉及局部浸润麻醉生效后，术者于宫缩时以左手示、中两指伸入阴道内，撑起左侧阴道壁，右手用钝头直剪自会阴后联合中线向左侧 45° 剪开会阴，长 4～5cm。切开后用纱布压迫止血。胎盘娩出后立即缝合。

2）会阴正中切开术：局部浸润麻醉后，术者于宫缩时沿会阴后联合正中垂直剪开 2cm。此法优点为剪开组织少、出血少、术后组织肿胀及疼痛轻微，切开愈合快，缺点为切开有自然延长至肛门括约肌的危险，胎儿大、接产技术不娴熟者不宜使用。

（四）第三产程的临床表现及处理

1. 临床表现 胎儿娩出后，子宫容积突然明显缩小，胎盘不能相应缩小而与子宫壁发生错位而剥离，剥离面出血形成胎盘后血肿。子宫继续收缩，剥离面积继续扩大，直至胎盘完全剥离而排出。胎盘剥离征象有：①子宫体变硬呈球形，胎盘剥离后降至子宫下段，下段扩张，子宫体呈狭长形被推向上，宫底升高达脐上；②剥离的胎盘降至子宫下段，阴道口外露的一段脐带自行延长；③阴道少量流血；④接生者用手掌尺侧在产妇耻骨联合上方轻压子宫下段，宫体上升而外露的脐带不再回缩。胎盘剥离及排出的方式有两种：①胎儿面娩出式：多见，胎盘从中央开始剥离，而后向周围剥离，其特点是胎盘先排出，后有少量阴道流血；②母体面娩出式：少见，从胎盘边缘开始剥离，血液沿剥离面流出，其特点是先有较多的阴道流血，胎盘后排出。

2. 处理

（1）新生儿处理

1）清理呼吸道：擦去口鼻黏液后，用吸痰管轻轻吸除咽部及鼻腔的黏液和羊水，当确定呼吸道通畅时，可轻弹新生儿足底，待其大声啼哭时，即可处理脐带。

2）处理脐带：在两把止血钳间剪断脐带。两钳相隔 2～3cm，在其中间剪断脐带。用 75% 乙醇消毒脐带根部及其周围，在距脐根 0.5cm 处用无菌粗线结扎第一道，再在结扎线外 0.5cm 处结扎第二道，在第二道结扎线外 0.5cm 处剪断脐带，挤出残余血液，用 5% 聚维酮碘或 75% 乙醇消毒脐带断面，待脐带断面干后，以无菌纱布覆盖，再用脐带布包扎。目前常用气门芯、脐带夹、血管钳等方法取代双重结扎脐带法，均有脐带脱落早和感染发生率低的效果。

3）新生儿阿普加评分（Apgar score）及其意义：新生儿阿普加评分是以出生后一分钟时的心率、呼吸、肌张力、对刺激（弹足底或导管插鼻）的反应及皮肤颜色为依据，判断新生儿有无窒息及窒息的严重程度，每项 0～2 分（表 6-2），满分 10 分，8～10 分属正常新生儿，4～7 分为轻度窒息，又称青紫窒息，需清理呼吸道、人工呼吸、吸氧、用药等措施才能恢复。0～3 分为重度窒息，又称苍白窒息，缺氧严重，需紧急抢救，行直视下喉镜气管内插管并给氧。

轻度窒息处理不当可发展为重度窒息。对缺氧较严重的新生儿应在出生后 5 分钟、10 分钟再次评分，1 分钟评分反映胎儿在宫内的情况，5 分钟及以后评分是反映胎儿复苏效果，与预后相关。新生儿出生后，与母体早接触、早开奶。

表 6-2 新生儿阿普加评分标准

体征	0分	1分	2分
每分钟心率	无	<100 次	≥100 次
呼吸	无	浅慢不规则	规则、啼哭
肌张力	瘫软	四肢稍屈曲	活动活跃
对刺激的反应	无反应	皱眉	哭声响亮
皮肤颜色	青紫、苍白	躯干红、四肢青紫	全身红润

（2）协助娩出胎盘：确认胎盘完全剥离后，于宫缩时以左手握住宫底，拇指置于子宫前壁，其余4指放于子宫后壁，按压宫底，同时右手轻拉脐带，协助娩出胎盘。当胎盘娩至阴道口时，以双手捧住胎盘，向一个方向旋转并缓慢向外牵拉，协助胎盘完整剥离并排出（图6-13）。在此过程中，若发现胎膜部分断裂，可用血管钳夹住断裂上端的胎膜再继续向原方向旋转，直至胎膜完全排出。

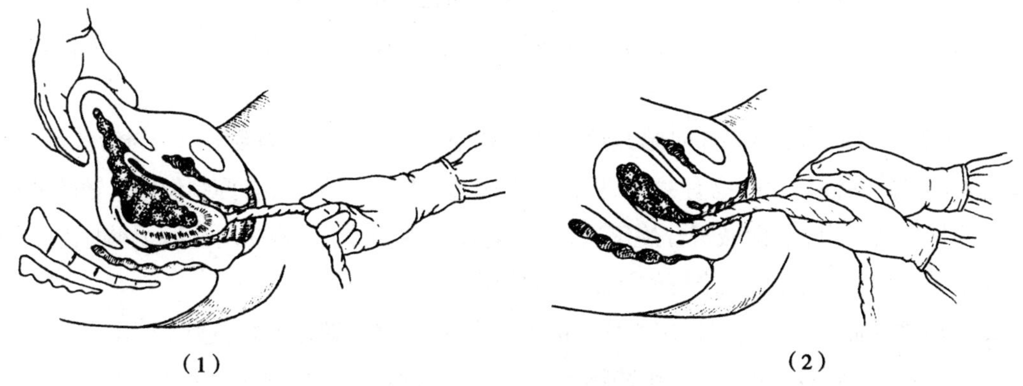

图6-13　协助胎盘、胎膜娩出

（3）检查胎盘胎膜是否完全：检查胎盘、胎膜是否完整、是否有副胎盘。发现副胎盘、部分胎盘或大块胎膜残留时，应在无菌操作下，取出残留组织。

（4）检查软产道：仔细检查软产道有无裂伤、有无血肿，并及时处理。

（5）预防产后出血：对有产后出血史或易发生宫缩乏力的产妇可在胎儿前肩娩出后立即肌内注射缩宫素10U或缩宫素10U加于0.9%氯化钠注射液20ml内静脉快速注入，可促使胎盘迅速剥离减少出血。胎儿娩出后出血多者，应注意是否有软产道裂伤。胎盘未全剥离而出血多时，应行手取胎盘术。胎盘娩出后出血多时，除立即给予缩宫素外，还应注意是否有胎盘胎膜残留，必要时应用卡前列素氨丁三醇250U，肌注。

（6）观察产后的一般情况：产后应在分娩室观察2小时，注意子宫收缩、子宫底高度、膀胱充盈情况、阴道流血量、会阴及阴道有无血肿、测量血压及脉搏。

第六节　分娩镇痛

分娩疼痛来自子宫收缩、子宫肌缺血缺氧、宫颈扩张、骨盆底组织受压、阴道扩张、会阴拉长，产妇对分娩的应激和恐惧心理可提高对疼痛的敏感性，其主要感觉神经传导至胸11～骶4脊神经后，经脊髓上传至大脑痛觉中枢，因此阴道分娩镇痛需将神经阻滞范围控制在胸11～骶4之间。

分娩镇痛分为非药物性和药物性两大类，必须具备三个基本原则：①对产程无影响或加速产程；②安全，对产妇及胎儿不良作用小；③药物起效快，作用可靠，给药方法简便。

（一）非药物镇痛

产痛很大程度是由于精神紧张引起的，因此产前要强调分娩是一个自然的生理过程，给予心理疗法，产妇才能主动配合。分娩过程可由丈夫及家属陪伴，以增强产妇信心，达到减轻疼痛的目的。

（二）药物镇痛

1. 全身性镇痛

（1）吸入性镇痛：通过吸入亚麻醉浓度的麻醉药达到止痛、保持产妇清醒的目的，防止麻醉药吸入过量可致保护性反射消失，故应作好相应的抢救准备。目前国内应用吸入性镇痛者较少。

（2）非吸入性镇痛：镇痛药对胎儿呼吸系统和中枢神经系统的抑制作用，与给药剂量、时间及有无药物的活性代谢产物有关，以哌替啶为首选，其对胎儿呼吸有抑制作用。镇静药可减轻产妇的焦虑和恐惧，从而减轻分娩疼痛，常用药物为地西泮，该药在用药后2小时内分娩者对胎儿呼吸有抑制作用，故在产程的活跃期应慎用。

2. 区域性镇痛　是目前最常用的分娩镇痛方法，以硬膜外镇痛最好，适用于第一、二产程。

（1）连续硬膜外麻醉镇痛：常用药物为布比卡因、芬太尼。此方法镇痛效果持续稳定，对母体及胎儿的不良影响小，比较安全。常见并发症有血压下降、全脊髓麻醉、头痛、药物入静脉等。产前出血、产妇血压低、穿刺部位感染、脊柱畸形或患神经系统疾病、胎儿宫内窘迫者禁用。

（2）腰麻-硬膜外联合阻滞麻醉镇痛：该方法镇痛起效快，用药剂量少。

（3）微导管连续蛛网膜下腔麻醉镇痛：用28G导管将布比卡因、芬太尼注入蛛网膜下腔，操作简单，但麻醉平面不易控制，副作用较多，故很少使用。

（4）局部麻醉：会阴部神经阻滞麻醉，主要用于第二产程需做会阴切开时。

（三）分娩镇痛的适应证

1. 无剖宫产适应证。
2. 无硬膜外禁忌证。
3. 产妇自愿。

（四）分娩镇痛的禁忌证

1. 产妇拒绝。
2. 凝血功能障碍，接受抗凝治疗期间。
3. 局部皮肤感染和全身感染未控制。
4. 产妇难治性低血压及低血容量，显性或隐性大出血。
5. 原发性或继发性宫缩乏力和产程进展缓慢。
6. 对所使用的药物过敏。
7. 已经过度镇静。
8. 伴严重的基础疾病，包括神经系统严重病变引起的颅内压增高，严重主动脉瓣狭窄和肺动脉高压，上呼吸道水肿等。

（崔世红）

学习小结

分娩是指妊娠满28周及以后的胎儿及其附属物从临产开始到全部从母体娩出的过程。产力、产道、胎儿及精神心理因素是决定分娩的四大因素。孕妇出现规律且逐渐增强的子宫收缩，持续30秒或以上，间歇5~6分钟，同时伴随进行性宫颈管消失、宫口扩张和胎先露部下降，即为临产开始的标志。临产后胎儿通过分娩机制即胎先露为适应骨盆各个平面的不同形态被动地进行一系列适应性转动、以其最小径线通过产道娩出，包括衔接、下降、俯屈、内旋转、仰伸、复位及外旋转、胎肩及胎儿娩出等动作。各动作是连续的，下降贯穿分娩的全过程，临床上以枕左前位最常见。

从规律宫缩开始至胎儿胎盘娩出为止为分娩总产程。临床分三个产程：第一产程（宫颈扩张期），第二产程（胎儿娩出期）和第三产程（胎盘娩出期）。孕妇临产后需密切观察产程进展、及时处理异常产程。第一产程主要观察：子宫收缩、监测胎心、观察宫口扩张和胎先露部下降情况、胎膜破裂后观察羊水性状。第二产程主要观察：每5~10分钟听一次胎心，也可连续监测胎心率，同时注意胎心率变异及其与宫缩的关系。第三产程主要观察：新生儿Apgar评分、胎盘剥离、阴道出血、子宫收缩情况、检查胎盘胎膜是否完整、检查软产道、预防产后出血。

复习参考题

1. 分娩发动的机制是什么?
2. 决定分娩的因素有哪些?
3. 枕先露的分娩机制是什么?
4. 试述先兆临产及临产的临床表现。
5. 各个产程的特点是什么?
6. 接产的要点有哪些?
7. 胎盘剥离的征象有哪些?

第七章 正常产褥

7

学习目标

掌握	产褥期、子宫复旧的概念；恶露的类型。
熟悉	产褥期的临床表现及处理。
了解	产褥期母体各个系统的变化。

第一节　产褥期母体变化

从胎盘娩出至产妇全身各器官除乳腺外恢复至正常未孕状态所需的一段时期，称为产褥期（puerperium），通常为6周。

一、生殖系统的变化

（一）子宫

产褥期母体变化以生殖系统最为显著，其中又以子宫的变化最大。胎盘娩出后的子宫逐渐恢复到未孕状态的过程称子宫复旧（involution of uterus），一般为6周。

1. **子宫体的变化**　子宫复旧不是肌细胞数目减少，而是肌浆中的蛋白质被分解排出，使细胞质减少致肌细胞缩小。随着子宫体肌纤维的不断缩复，子宫体积及重量均发生变化。胎儿及其附属物娩出后，子宫大小一般为17cm×12cm×8cm，重量约1000g，产后1周子宫如孕12周大小，重量降至500g，产后10～14日子宫降入盆腔，重量降至300g，产后6周恢复至孕前大小（约50～70g）。

2. **子宫内膜及胎盘附着部位的变化**　胎盘和胎膜娩出后，胎盘附着面积缩小，形成周边不整的粗糙面，产后2～3日，残留的部分蜕膜变性脱落随恶露排出。基底层逐渐再生形成新的功能层。胎盘附着部位子宫内膜的修复需6周，而其他部位的内膜产后3周即可恢复正常。

3. **子宫颈的变化**　分娩后宫颈外口松软呈环状，产后2～3日宫口可容2指，产后1周宫颈内口关闭，宫颈管复原，产后4周宫颈恢复至非孕时形态。初产妇宫颈外口因分娩时3点及9点处撕裂，愈合后由产前的圆形（未产型）变成产后的“一”字形横裂（已产型）。

（二）阴道和外阴

分娩后，阴道扩大、阴道壁松弛、肌张力减弱，阴道黏膜皱襞消失。阴道壁肌张力于产褥期逐渐恢复但不能完全恢复到正常非孕状态。阴道分娩后外阴轻度水肿，产后数日内逐渐消退。处女膜因裂伤，产后形成数个隆起的处女膜痕。分娩时会阴的轻度裂伤或侧切伤口因其血液循环丰富，均能在产后3～4日内愈合。

（三）盆底组织

分娩可造成盆底组织（肌肉及筋膜）过度扩张，弹性减弱，盆底肌纤维部分撕裂，一般产褥期可逐渐恢复。但如果产褥期保健欠佳、过早参加过重体力劳动或分娩次数过多，间隔时间过短，盆底组织较难完全恢复正常，可导致阴道壁膨出及子宫脱垂。

二、乳房的变化

产后乳房的主要变化是泌乳。分娩后，胎盘生乳素、雌激素及孕激素水平急剧下降，抑制了催乳素抑制因子的释放，从而使垂体分泌的催乳素增加，促进乳汁的合成与分泌。在哺乳过程中，婴儿对乳头的吸吮刺激，经下丘脑-垂体神经内分泌网络，抑制下丘脑分泌的催乳素抑制因子，反射性刺激垂体合成与释放催乳素、缩宫素，促进乳汁的合成、分泌和排出。吸吮是保持乳腺不断泌乳的关键环节。乳汁分泌量与产妇足够睡眠、充足营养、愉悦心情和健康状况密切相关。产后7天内分泌的乳汁为初乳（colostrum），因含β-胡萝卜素呈淡黄色，含蛋白质及矿物质较成熟乳多，还含有丰富的抗体，尤其是分泌型IgA（sIgA），这些抗体有助于新生儿抵抗疾病的侵袭。脂肪和乳糖含量较成熟乳少，极易消化。在接下来4周内乳汁逐步转变为成熟乳，蛋白质含量逐渐减少，而脂肪和乳糖含量逐渐增多。乳汁中含有婴儿需要的各种营养物质及多种免疫物质，对新生儿的生长发育有重要作用，是新生儿的最佳食物。因多数药物可经母血渗入乳汁中，故产妇于哺乳期间用药须考虑该药物对新生儿有无不良影响。

三、循环系统的变化

产后72小时内，由于子宫-胎盘循环停止，子宫收缩，大量血液从子宫进入母体循环，同时，由于去除了妊娠子宫的压迫，下腔静脉的回流血量增加，同时妊娠期间潴留的组织间液进入母体循环，使产妇的血容量增加15%～25%，心脏搏出量增加35%，尤其是产后24小时内，心脏负担明显加重，心脏功能不良的产妇易发生心力衰竭。妊娠期血容量变化，通常于产后2～3周恢复正常。

四、血液系统的变化

产褥早期，白细胞增加，可达$15\times10^9/L \sim 30\times10^9/L$，中性粒细胞的比例增加，淋巴细胞的比例下降，一般1～2周恢复正常。血小板亦逐渐上升，于产后2日恢复正常。产后出血、血液稀释等因素使血红蛋白仍偏低，产后1周开始回升，2周恢复至孕期水平。红细胞沉降率在孕产期升高，至产后3～4周恢复正常。产褥早期血液仍处于高凝状态，纤维蛋白原、凝血酶原、凝血活酶等均处于较高水平，于产后2～4周降至正常，这些改变有利于胎盘剥离面迅速形成血栓，预防产后出血。

五、泌尿系统的变化

子宫复旧及体内组织潴留的水分在产褥早期主要经肾脏排出，因此产后1周内产妇的尿量增加。妊娠期发生的肾盂及输尿管扩张，产后需2～8周恢复正常。由于分娩过程中胎先露的压迫，膀胱黏膜充血水肿，使膀胱的充盈感和肌张力减弱，同时，分娩后会阴伤口的疼痛使产妇不愿用力排尿，容易发生一过性尿潴留或排尿不畅。

六、消化系统的变化

妊娠期胃肠张力及蠕动力减弱，胃酸分泌减少，常常食欲减退。同时，由于产后卧床时间较多，活动少，肠蠕动减弱，腹直肌及盆底肌肉松弛等因素影响排便，容易发生腹胀和便秘。消化功能的恢复需1～2周。

七、内分泌系统的变化

分娩后，产妇血中雌、孕激素1周内恢复正常，胎盘生乳素产后6小时不能测出，血hCG于产后2周内消失。吸吮刺激垂体催乳素和缩宫素的合成与释放。甲状腺功能在产后1周恢复正常，肾上腺皮质功能于产后4日恢复。卵巢功能恢复时间不一，不哺乳的产妇平均在产后6～10周月经复潮，约产后10周恢复排卵。哺乳产妇平均产后4～6个月月经复潮，恢复排卵，亦有产妇在哺乳期月经一直不来潮。但哺乳产妇首次月经来潮前多有排卵，故月经虽未复潮，却仍有受孕可能，若已恢复性生活，应采取避孕措施。

八、免疫系统的变化

在产褥期，机体的免疫功能逐渐恢复，产妇由维持妊娠的免疫状态，转为增强机体免疫力和通过哺乳将免疫因子传给新生儿的状态，NK细胞和LAK细胞活性增加，有利于防止产后感染。

九、腹壁的变化

产褥期下腹正中线色素逐渐消退，紫红色妊娠纹逐渐变成银白色妊娠纹。因妊娠期间腹壁肌纤维增生和弹性纤维断裂，腹直肌呈不同程度分离，产后腹壁明显松弛，约需6～8周逐渐恢复。

第二节　产褥期临床表现及处理

产妇在产褥期的临床表现属于生理性变化，若处理不当可转变为病理情况。

一、产褥期临床表现

（一）生命体征

产褥期体温大多在正常范围内。如果产程较长或产妇进食饮水较少、过度疲劳，常在产后24小时内体温略有升高，但一般不超过38℃。产后3～4天由于乳汁淤积和乳房过度充盈，体温可能略有升高，称为泌乳热（breast fever），一般持续4～16小时，随着乳房排空，症状改善，体温很快恢复正常，不属于病态，但需排除其他原因尤其是感染引起的发热。产后脉搏缓慢而规律，每分钟60～70次；呼吸深慢，每分钟14～16次。血压平稳在正常范围。

（二）子宫复旧和宫缩痛

分娩后子宫迅速收缩变圆变硬，宫底降至脐下一横指。由于子宫收缩使子宫壁血管闭锁，子宫肌细胞缺血变小，子宫体积与重量逐渐缩小，产后1日宫底平脐，以后每日下降1～2cm，产后10～14日降入盆腔，产后6～8周恢复到非孕大小。产后由于子宫阵发性收缩引起下腹疼痛，称为产后宫缩痛（after-pains），多发生在哺乳时，经产妇多见，于产后1～2日出现，持续2～3日自然消失，不需特殊用药。

（三）褥汗

产后皮肤汗腺排泄功能旺盛，排出大量汗液，夜间及初醒时明显，大约1周内逐渐好转，能排出妊娠期体内潴留的水分。

（四）恶露

在子宫复旧的过程中，坏死的蜕膜、血液和宫腔渗出液经阴道排出，称为恶露（lochia）。正常恶露有血腥味，但无臭味，持续4～6周，总量为250～500ml，个体差异较大。根据恶露的性状，可分为：

（1）血性恶露（lochia rubra）：色鲜红，含有大量血液及少量的胎膜和坏死的蜕膜组织。一般持续3～4天逐渐变成浆液性恶露。

（2）浆液性恶露（lochia serosa）：色淡红，含少量血液和较多坏死的蜕膜组织、宫颈和阴道黏液以及细菌等。一般持续7～10天逐渐变为白色恶露。

（3）白色恶露（lochia alba）：分娩两周后，新生的子宫内膜逐渐覆盖子宫内壁，出血停止。恶露白色稀薄，主要由大量白细胞、坏死的蜕膜、表皮细胞和细菌等组成，一般持续2～3周。

（五）会阴

由于分娩裂伤、肿胀而疼痛，1～2日后消失，会阴缝合切口于产后3～5日愈合。因分娩裂伤，处女膜残缺不全形成处女膜痕。

（六）体重

分娩后因胎儿、胎盘、羊水排出，褥汗、大量排尿、子宫复旧等因素，体重可减轻11～14kg。

二、产褥期处理

（一）产后2小时内的处理

产后2小时是产后严重并发症的高发时期，应在产房内对产妇严密观察。在产褥早期仍有产后出血的可能，需密切观察生命体征变化、子宫收缩情况、阴道流血量以及排尿情况。对妊娠期高血压疾病和（或）合并心功能不全产妇应注意预防心力衰竭的发生。还应协助产妇首次哺乳。

（二）观察子宫复旧及恶露

每天同一时间测量宫底高度，了解子宫复旧情况。注意观察恶露的量、颜色、气味等物理状态，如果恶露量多、持续时间长、有异味，应注意有产后子宫复旧不良或感染的可能，必要时给予促宫缩剂和抗生素。

（三）会阴处理

保持外阴干燥、清洁，用 0.05% 聚维酮碘液擦洗外阴，每日 2～3 次。会阴部有水肿者，可用 50% 硫酸镁液湿热敷，产后 24 小时后可用红外线照射外阴。会阴部有缝线者，应每日检查切口有无红肿、出血、硬结及异常分泌物等，产后 3～5 日可拆线。若伤口感染，应提前拆线、充分引流或行扩创处理，定时换药，并可 1∶5000 高锰酸钾液冲洗或坐浴 2～3 次 / 日。

（四）乳房处理

推荐母乳喂养，母婴同室，尽早做好哺乳准备，新生儿早接触、早吸吮、早开奶，于产后半小时内开始哺乳为佳。母乳喂养应遵循“按需哺乳”的原则。部分产妇因病需退奶时方法有：①停止哺乳，不排空乳房，少进汤汁；②生麦芽 60～90g，煎水服，每日一剂，连服 3～5 日；③芒硝 250g 分装于两纱布袋内，敷于两乳房并包扎，湿硬时更换。乳头皲裂轻者可哺乳后挤少许乳汁涂抹在乳头和乳晕上，或涂抗生素软膏或 10% 复方安息香酸酊，皲裂严重者应停止哺乳，可挤出或用吸乳器将乳汁吸出后喂给新生儿。乳头内陷的产妇可多做乳房“十字操”予以纠正。并需积极防治乳腺炎。

（五）产褥中暑

产褥期因高温、高湿和通风不良的环境使体内余热不能及时散发，引起中枢性体温调节功能障碍的急性热病，称为产褥中暑（puerperal heat stroke），表现为高热、水电解质紊乱、循环衰竭和神经系统功能损害等。

本病起病急骤，处理不当能遗留严重后遗症，甚至死亡。常见原因是旧风俗习惯怕产妇“受风”而关门窗，包头盖被，使产妇处在高温、高湿状态，影响其出汗散热，导致体温调节中枢功能衰竭而出现中暑表现。临床诊断根据病情程度分为：①中暑先兆：表现为口渴、多汗、心悸、恶心、胸闷、四肢无力。此时体温正常或低热；②轻度中暑：中暑先兆未能及时处理，产妇体温逐渐升高达 38.5℃以上，随后出现面色潮红、胸闷、脉搏增快、呼吸急促、口渴、痱子满布全身；③重度中暑：产妇体温继续升高达 41～42℃，呈稽留热型，可出现面色苍白、呼吸急促、谵妄、抽搐、昏迷。如果处理不及时可在数小时内因呼吸、循环衰竭而死亡，幸存者也常遗留中枢神经系统不可逆的后遗症。治疗原则是立即改变高温、高湿和不通风环境，迅速降温，及时纠正水、电解质紊乱及酸中毒，积极防治休克。识别产褥中暑先兆症状对于及时正确地处理十分重要，而迅速降低体温是抢救成功的关键。预防上应做好卫生宣教，居室保持清洁、通风，产妇衣着应宽大透气。

（六）饮食与营养

鼓励产妇进食进水，建议少量多餐，提倡合理膳食。一般产后 1～2 小时，可进清淡的半流食，以补充分娩时消耗的能量和丢失的水分。剖宫产术后 8 小时产妇可进流食，次日半流食，排便后普通饮食。产妇的饮食要保证足量的蛋白质、脂肪、糖类、维生素、钙、铁、锌等营养物质，同时应富含纤维素，每日摄入的总热量不低于 12 250kJ（3000kcal）。

（七）排尿与排便

产后 5 天内尿量明显增多，应鼓励产妇尽早自解小便，解除对排尿疼痛的顾虑。产后 4 小时内鼓励产妇排尿，排尿困难者可用温水冲洗尿道口周围诱导排尿，或针刺关元、气海、三阴交等穴位，肌注甲硫酸新斯的明1mg兴奋膀胱逼尿肌促其排尿，也可理疗、心理疏导，必要时留置导尿。鼓励产后早期下床活动，以促进消化功能和体力的恢复，多吃水果、蔬菜等含纤维素丰富的食物，避免便秘。

（八）计划生育指导

产褥期内不宜性生活，产后42日可有排卵，若已恢复性生活，应采取避孕措施。产后哺乳者最好用工具避孕，不宜用口服避孕药，因其可影响乳汁的分泌；不哺乳者，工具避孕和口服避孕药物均可。

相关链接

母乳喂养

母乳喂养是婴儿最理想的食品，对母婴健康均有益。世界卫生组织已将保护、促进和支持母乳喂养作为卫生工作的重要环节。

1. 对婴儿有益　①提供营养、提高免疫功能：母乳中含有促进大脑发育的牛磺酸、预防疾病的溶菌酶、促进组织发育的核苷酸、增强视力的DHA、丰富的免疫蛋白和免疫细胞等，能明显降低婴儿腹泻、呼吸道和皮肤感染率，降低婴儿的过敏体质；②利于吸收：因母乳钙、磷比例适合，生物利用率高，且其质与量随婴儿生长和需要发生相应改变，最利于婴儿吸收，而奶粉常因多余物质难于吸收反而增加婴儿的肾负荷及消化道负担；③利于牙齿发育：吸吮时的肌肉运动有助于面部正常发育，且可预防因奶瓶喂养引起的龋齿；④促进母婴情感联系：母乳喂养时，婴儿与母亲皮肤频繁接触，对刺激婴儿脑部及心智发育有重要作用。

2. 对母亲有益　①有助于防止产后出血：吸吮刺激催乳素产生的同时也促进缩宫素的产生，使子宫收缩，减少产后出血；②有助于产后恢复：哺乳者的月经复潮及排卵较不哺乳者延迟，有利于延长生育间隔，而母体内的蛋白质、铁和其他营养物质因闭经而得以储存，并有效地消耗怀孕时累积的脂肪，有利于产后恢复，避免产后肥胖；③降低母亲患乳腺癌、卵巢癌的危险性。

（王晨虹）

学习小结

分娩结束至产后6周这一段时期为产褥期。

母体变化主要有：

（1）生殖系统：子宫复旧一般需6周；胎盘附着部位子宫内膜的修复需6周，而其他部位的内膜产后3周恢复；产后1周宫颈内口关闭，4周恢复至非孕形态；会阴伤口在产后3～4日内愈合。

（2）乳房：产后7天内的乳汁为初乳，接下来4周内乳汁逐步转变为成熟乳。

（3）循环系统：产后24～72小时内，心脏负担明显加重，心脏功能不良的产妇易发生心力衰竭。一般产后2～3周，血液循环恢复到孕前水平。

（4）血液系统：白细胞数量、中性粒细胞的比例增加，血红蛋白偏低，1～2周恢复正常。高凝状态于产后2～4周渐降至正常。

（5）泌尿系统：分娩后1周内产妇的尿量增加。

（6）消化系统：恢复需1～2周。

（7）内分泌系统：血中雌孕激素1周恢复正常，胎盘生乳素产后6小时不能测出，肾上腺功能产后6周恢复，卵巢功能恢复时间不一。

产褥期的临床表现及相关处理：

（1）生命体征：产后泌乳热一般持续4～16小时。

（2）子宫复旧和宫缩痛：注意分娩后2小时的监护。

（3）褥汗：约1周内逐渐好转。

（4）恶露：分为血性恶露、浆液性恶露、白色恶露，若发生子宫复旧不全或合并感染，必要时给予促宫缩剂和抗生素。

（5）会阴：每天外用消毒，伤口在产后3～5日拆线。

（6）体重：可减轻11～14kg。

（7）乳房：早接触早吸吮早开奶。

（8）谨防产褥中暑。

（9）提倡合理膳食。

（10）产后4小时内鼓励产妇排尿。

（11）产后哺乳妇女一般在哺乳阶段闭经，但可有排卵，应注意避孕，最好工具避孕。

复习参考题

1. 产褥期母体生殖系统的变化。
2. 正常恶露的分型及大概持续时间？
3. 简述产褥期的处理。

第八章 病理妊娠

8

第一节 流产

学习目标	
掌握	流产的临床表现、诊断、鉴别诊断、临床类型及处理原则。
熟悉	流产的概念。
了解	流产的病因。

妊娠不足28周、胎儿体重不足1000g而终止者，称为流产(abortion)。发生在12周前者，称为早期流产(early abortion)；妊娠12周至不足28周终止者，称为晚期流产(late abortion)。流产又分为自然流产(spontaneous abortion)和人工流产(artificial abortion)。自然流产发生率约为15%～40%，其中早期流产占80%以上。在早期流产中，约2/3为隐性流产，即发生在月经期前的流产，也称生化妊娠。发生2次或2次以上流产的患者约占生育期妇女的5%，而3次或3次以上者约占1%。本节主要阐述自然流产。

(一)病因

包括胚胎因素、母体因素、免疫功能异常和环境因素。

1. 胚胎因素 染色体异常是早期流产最常见的原因，也是复发性流产最常见的原因，在偶发性早期自然流产中约有半数以上的胚胎存在染色体异常，但随着流产次数的增加，胚胎染色体异常的可能性则随之降低。流产发生越早，其胚胎染色体异常的发生率越高。染色体异常包括数目异常和结构异常。数目异常以三体居首位，其次为X单体，三倍体及四倍体少见。结构异常主要是染色体易位、倒置、嵌合体等，染色体微缺失和微重复也有报道。除遗传因素外，感染、药物、物理、化学等因素也可引起胚胎染色体异常。少数至妊娠足月可能分娩畸形儿，或有代谢及功能缺陷。

2. 母体因素

(1)全身性疾病：孕妇患全身性疾病，如严重肝肾功能障碍、高血压、严重贫血等，导致胎盘功能异常，引起流产；孕妇严重感染、高热疾病等，刺激子宫强烈收缩导致流产；某些细菌、病毒透过胎盘屏障进入胎儿血循环，导致胎儿死亡而流产。细菌性阴道病是晚期流产的高危因素。孕妇的年龄及肥胖也是导致自然流产的高危因素。

(2)夫妇染色体异常：有2%～5%的复发性流产夫妇中至少一方存在染色体结构异常，包括染色体易位、嵌合体、缺失或倒位等，其中以染色体平衡易位和罗氏易位最为常见。

(3)生殖器官异常：子宫畸形所致宫腔形状异常，如双子宫、子宫纵隔、单角子宫等，或者子宫黏膜下肌瘤、多发巨大肌壁间肌瘤等，均可能导致流产，多为晚期流产。宫颈疾病过度治疗，如不规范锥形切除或物理治疗，导致宫颈损伤或宫颈内口松弛是引起晚期流产的重要原因。

(4)内分泌异常：黄体功能不足、甲状腺功能减退、高催乳素血症、严重糖尿病血糖未能控制等，均可导致流产。

（5）母体血栓前状态：临床上的血栓前状态包括先天性和获得性两种类型。先天性血栓前状态是由于与凝血和纤溶有关的基因突变所造成，如：Ⅴ因子和Ⅱ因子（凝血素）基因突变、蛋白S缺乏等。获得性血栓前状态主要包括抗磷脂综合征（antiphospholipid syndrome，APS）、获得性高半胱氨酸血症以及其他各种引起血液高凝状态的疾病。目前，血栓前状态引起自然流产的具体机制尚未完全明确，一般认为，妊娠期高凝状态使子宫胎盘部位血流状态改变，易形成局部微血栓甚至引起胎盘梗死，使胎盘组织的血液供应下降，胚胎或胎儿缺血缺氧，最终导致胚胎或胎儿的发育不良而流产。

（6）强烈应激与不良习惯：妊娠期严重的躯体或心理的不良刺激，均可导致流产。孕妇过量吸烟、酗酒，过量饮咖啡、海洛因等毒品，均有导致流产的报道。

3. **免疫功能异常** 胚胎及胎儿属于同种异体移植物。母体对胚胎及胎儿的免疫耐受是胎儿在母体内得以生存的基础。若孕妇于妊娠期间对胎儿免疫耐受降低可致流产，如父方的人白细胞抗原（human leukocyte antigen，HLA）、胎儿抗原、母胎血型抗原不合、母体抗磷脂抗体过多、抗精子抗体存在、封闭抗体不足等，均是引发流产的危险因素。已知调节性T细胞（regulatory T cells，Tr）与效应性T细胞（effective T cells，Te）的平衡是维系免疫反应的关键所在。复发性流产约50%与免疫功能紊乱有关。包括：①组织非特异性自身抗体产生：如抗磷脂抗体、抗核抗体、抗DNA抗体等；②组织特异性自身抗体产生：如抗精子抗体、抗甲状腺抗体等；③固有免疫紊乱：包括自然杀伤（NK）细胞数量及活性升高、巨噬细胞功能异常、树突状细胞功能异常、补体系统异常等；④获得性免疫紊乱：包括封闭抗体缺乏、T、B淋巴细胞异常、辅助性T淋巴细胞（Th）1/Th2型细胞因子异常等。

4. **环境因素** 过多接触放射线和砷、铅、甲醛、苯、氯丁二烯、氧化乙烯等化学物质，均可能引起流产。

（二）病理

孕8周前的早期流产，胚胎多先死亡，随后发生底蜕膜出血并与胚胎绒毛分离、出血，已分离的胚胎组织似宫内异物，引起子宫收缩。妊娠物多能完全排出。因此时胎盘绒毛发育不成熟，与子宫蜕膜联系尚不牢固，胚胎绒毛易与底蜕膜分离，出血不多。早期流产时胚胎发育异常，一类是全胚发育异常，即生长结构障碍；另一类是特殊发育缺陷，以神经管畸形、肢体发育缺陷等最常见。孕8～12周时，胎盘绒毛发育茂盛，与底蜕膜联系较牢固，流产的妊娠物往往不易完整排出，部分妊娠物滞留在宫腔内，影响子宫收缩，导致出血量较多。孕12周以后的晚期流产，胎盘已完全形成，流产时先出现腹痛，然后排出胎儿、胎盘。胎儿在宫腔内死亡过久，被血块包围，形成血样胎块而引起出血不止。也可因血红蛋白长久被吸收而形成肉样胎块，或胎儿钙化后形成石胎。其他还可见压缩胎儿、纸样胎儿、浸软胎儿、脐带异常等病理表现。

（三）临床表现

主要临床表现为停经后阴道流血和腹痛。流血量与腹痛程度与流产的临床类型有关。

1. **孕12周前的早期流产** 开始时绒毛与蜕膜剥离，血窦开放，出现阴道流血，剥离的胚胎和血液刺激子宫收缩，排出胚胎或胎儿，产生阵发性下腹部疼痛。胚胎或胎儿及其附属物完全排出后，子宫收缩，血窦闭合，出血停止。

2. **孕12周后的晚期流产** 晚期流产的临床过程，与早产和足月产相似，胎儿娩出后胎盘娩出，出血不多。

早期流产表现为先出现阴道流血，而后出现腹痛。晚期流产表现为先出现腹痛（阵发性子宫收缩），而后出现阴道流血。

（四）临床类型

按自然流产发展的不同阶段，分为以下临床类型。

1. **先兆流产**（threatened abortion） 是流产的最初阶段，出现少量阴道流血，常为暗红色或血性白带，无妊娠物排出，随后出现轻微下腹痛或腰背痛，症状可历时几天或 1～2 周。妇科检查宫颈口未开，胎膜未破，子宫大小与停经周数相符。B 型超声提示胚胎存活。经休息及治疗后，症状消失，可继续妊娠；若阴道流血量增多或下腹痛加剧，可发展为难免流产。

2. **难免流产**（inevitable abortion） 指流产不可避免。在先兆流产基础上，阴道流血量增多，阵发性下腹痛加剧，或出现阴道流液（胎膜破裂）。妇科检查宫颈口已扩张，有时可见胚胎组织或胎囊堵塞于宫颈口内，子宫大小与停经周数基本相符或略小。

3. **不全流产**（incomplete abortion） 难免流产继续发展，部分妊娠物排出宫腔，且部分残留于宫腔内或嵌顿于宫颈口处，或胎儿排出后胎盘滞留宫腔或嵌顿于宫颈口，影响子宫收缩，导致大量出血，甚至发生休克。妇科检查见宫颈口已扩张，宫颈口有妊娠物堵塞及持续性血液流出，子宫小于停经周数。

4. **完全流产**（complete abortion） 指妊娠物已全部排出，阴道流血逐渐停止，腹痛逐渐消失。妇科检查宫颈口已关闭，子宫接近正常大小。

自然流产的临床过程简示见表 8-1：

表 8-1 自然流产的转归

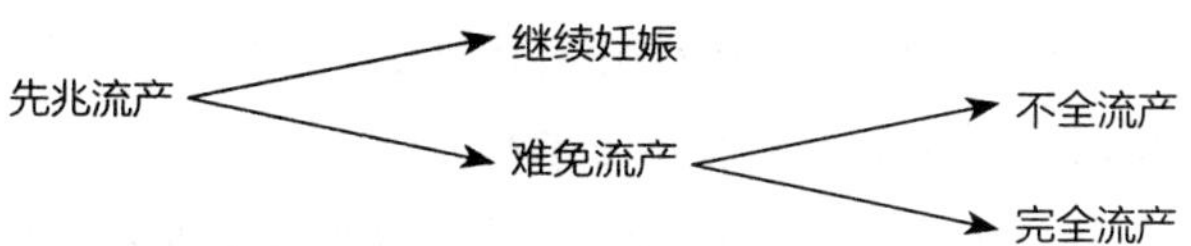

此外，还有三种特殊类型的流产：

5. **稽留流产**（missed abortion） 指胚胎停止发育或胎儿已死亡滞留宫腔内未能自然排出者。早孕反应消失，有先兆流产症状或无任何症状，子宫不再增大反而缩小。妇科检查宫颈口未开，子宫较停经周数小，质地不软，未闻及胎心。

6. **复发性流产**（recurrent spontaneous abortion，RSA） 对其定义有不同的标准，美国生殖医学学会的标准是 2 次或 2 次以上妊娠失败；英国皇家妇产科医师协会（Royal College of Obstetricians and Gynecologists，RCOG）则定义为与同一性伴侣连续发生 3 次或 3 次以上妊娠失败，并于妊娠 24 周前的胎儿丢失；而我国通常将 3 次或 3 次以上妊娠失败并在妊娠 28 周之前发生的胎儿丢失称为复发性流产，但连续发生 2 次流产即应重视并予评估，因其再次出现流产的风险与 3 次者相近。RSA 的病因十分复杂，主要包括遗传因素、解剖因素、内分泌因素、感染因素、免疫功能异常、血栓前状态、孕妇的全身性疾病及环境因素等。妊娠不同时期的 RSA，其病因有所不同，妊娠 12 周以前的早期流产多由遗传因素、内分泌异常、生殖免疫功能紊乱及血栓前状态等所致；妊娠 12 周至 28 周之间的晚期流产且出现胚胎停止发育者，多见于血栓前状态、感染、妊娠附属物异常、严重的先天性异常；晚期流产，多数是由于子宫解剖结构异常所致。

7. **流产合并感染**（septic abortion） 流产过程中，若阴道流血时间长，有组织残留于宫腔内或非法堕胎，有可能引起宫腔感染，严重感染可扩展至盆腔、腹腔甚至全身，并发盆腔炎、腹膜炎、败血症及感染性休克。

（五）诊断

诊断自然流产一般并不困难，根据病史及临床表现多能确诊，仅少数需行辅助检查。确诊自然流产后，还需确定其临床类型，决定相应的处理方法。

1. **病史** 应询问患者有无停经史和反复流产史，有无早孕反应、阴道流血，应询问阴道流血量及持续时间，有无阴道排液及妊娠物排出。询问有无腹痛，腹痛部位、性质、程度。了解有无发热、阴道分泌物性状及有无臭味可协助诊断流产合并感染。

2. **体格检查** 除血压、脉搏及体温外，应行妇科检查。

3. **辅助检查**

（1）B型超声检查：对确定流产类型和鉴别诊断有重要价值。2013年美国超声放射医师学会提出妊娠失败的诊断标准，经阴道超声检查：头臀长度≥7mm且无心跳；孕囊平均直径≥25mm且无胚胎；检查出无卵黄囊的孕囊2周后未见有心跳的胚胎；检查出有卵黄囊的孕囊11天后未见有心跳的胚胎。以下情况疑似但不能确诊妊娠失败：头臀长度<7mm且无心跳；孕囊平均直径为16~24mm且无胚胎；检查出无卵黄囊的孕囊7~13天内未见有心跳的胚胎；检查出有卵黄囊的孕囊7~10天后未见有心跳的胚胎；末次月经≥6周后未见胚胎；空羊膜（可看到羊膜与卵黄囊毗邻但无胚胎）；卵黄囊直径>7mm；孕囊较胚胎小，即囊平均直径和头臀长度差距<5mm。若发现上述1种或多种情况，应进一步进行评估。

（2）hCG测定：尿早孕诊断试纸条法，可定性诊断。连续动态测定血β-hCG的水平，可了解流产的预后。正常妊娠6~8周时，其值每日应以66%的速度增长，若48小时增长速度<66%，提示妊娠预后不良。单用hCG测定易导致误诊，因为存活的宫内妊娠、宫内妊娠失败和异位妊娠这三种情况下某些时间点的hCG水平有所重叠。

（3）孕激素测定：连续动态测定血孕酮水平，可能对判断先兆流产的预后有益。孕激素水平明显低下者也提示妊娠结局不良。但近年研究发现血清中孕酮水平的血清水平波动很大，瞬时的孕酮值并不完全反映血中的孕酮总量，尽管妊娠成功组的孕酮水平略高于流产组，但是对于个体来说，孕酮水平并不能准确预测妊娠结局。

（六）鉴别诊断

首先，应鉴别流产的类型，鉴别要点见表8-2。早期自然流产应与异位妊娠、葡萄胎、功能失调性子宫出血及子宫肌瘤等相鉴别。

表8-2 各型流产的鉴别诊断

类型	病史			妇科检查	
	出血量	下腹痛	组织排出	宫颈口	子宫大小
先兆流产	少	无或轻	无	闭	与妊娠周数相符
难免流产	中→多	加剧	无	扩张	相符或略小
不全流产	少→多	减轻	部分排出	扩张或有物堵塞或闭	小于妊娠周数
完全流产	少→无	无	全部排出	闭	正常或略大

（七）处理

应根据自然流产的不同类型进行相应处理。

1. **先兆流产** 休息，禁止性生活，避免精神过度紧张和不良刺激。黄体功能不全者给予黄体酮 10～20mg，每日或隔日肌注 1 次。甲状腺功能低下者给予小剂量甲状腺素片口服。经过 2 周治疗，如果阴道流血停止，B 型超声提示胚胎存活，可继续妊娠。如果临床症状加重，B 型超声提示胚胎发育不良，β-hCG 持续不升或下降表明流产不可避免，应终止妊娠。

2. **难免流产** 一旦确诊，应尽早使胚胎及胎盘组织完全排出。早期流产应及时行刮宫术，对妊娠物应仔细检查，并送病理检查。晚期流产时，子宫较大，出血较多，可用缩宫素 10～20U 加于 5% 葡萄糖注射液 500ml 中静脉滴注，促进子宫收缩。当胎儿及胎盘排出后检查是否完全，必要时刮宫以清除宫腔内残留的妊娠物。应给予抗生素预防感染。

3. **不全流产** 一经确诊，应尽快行刮宫术或钳刮术，清除宫腔内残留组织。阴道大量出血伴休克者，应同时输血输液，并给予抗生素预防感染。

4. **完全流产** 流产症状消失，B 型超声检查证实宫腔内无残留物，若无感染征象，不需特殊处理。

5. **稽留流产** 胎盘组织机化，与子宫壁紧密粘连，致使刮宫困难。胚胎稽留宫内时间过长可发生凝血功能障碍。术前查血常规、血小板计数及凝血功能，并做好输血准备。凝血功能正常时，先口服炔雌醇 1mg，每日 2 次，连用 5 日，或苯甲酸雌二醇 2mg 肌内注射，每日 2 次，连用 3 日，可提高子宫肌对缩宫素的敏感性。子宫＜12 孕周行刮宫术，一次不能刮净，于 5～7 日后再次刮宫。子宫＞12 孕周时，米非司酮加米索前列醇，或静脉滴注缩宫素，促使胎儿、胎盘排出。若出现凝血功能障碍，应尽早使用肝素、纤维蛋白原及输新鲜血、新鲜冰冻血浆等，待凝血功能好转后，再行刮宫。

6. **复发性流产** 针对流产的病因进行相应处理。子宫颈功能不全的 RSA 患者，在孕 13～14 周行预防性子宫颈环扎术；双角子宫或鞍状子宫的 RSA 患者，可行子宫矫形术；子宫纵隔明显者可采用宫腔镜切除纵隔；单角子宫患者无有效的手术纠正措施，应加强孕期监护，及时发现并发症并予以处理。对于血栓前状态应用低分子肝素单独或联合阿司匹林用药。低分子肝素一般用法是 5000U 皮下注射，每天 1～2 次。染色体异常夫妇，应于孕前进行遗传咨询，确定是否可以妊娠。夫妇一方或双方有染色体结构异常，必须在孕中期行产前诊断。内分泌异常者，如甲状腺功能亢进（甲亢）、临床甲状腺功能减退症（甲减）及亚临床甲状腺功能减退症（亚甲减）、糖尿病等，应该在孕前及孕期积极监测及治疗。对于免疫功能紊乱者，根据免疫功能紊乱的类型进行有针对性的治疗。黄体功能不全者，应补充黄体酮制剂等。

7. **流产合并感染** 控制感染的同时尽快清除宫内残留物。若阴道流血不多，先选用广谱抗生素 2～3 日，待感染控制后再行刮宫。若阴道流血量多，静脉滴注抗生素及输血的同时，清除宫腔内残留组织，使出血减少。术后应继续用广谱抗生素。若已合并感染性休克者，应积极进行抗休克治疗，病情稳定后再行彻底刮宫。若感染严重或盆腔脓肿形成，应行手术引流，必要时切除子宫。

案例分析 8-1

女性，26 岁，停经 52 天，阴道少量流血 3 天，突然阴道流血增多，有血凝块，伴有阵发性腹痛 1 小时，急诊入院。面色苍白，脉搏 120 次 / 分，血压 80/60mmHg。妇科检查，阴道内可见多量血，宫颈口有组织堵塞，并有活动性出血。尿妊娠试验阳性。诊断：不全流产；失血性休克。急诊查血常规、凝血功能、配血，补液抗休克治疗同时行清宫术。术中钳夹出胚胎组织及血凝块，出血逐渐停止。术后血压回升至110/60mmHg，心率82次/分，观察一天，出院。

解析：

1. 根据患者的病史 ①有停经史；②阴道少量流血3天；③尿妊娠试验阳性，此为先兆流产阶段；④再次阴道流血伴有阵发性腹痛。说明先兆流产发展为难免或不全流产。

2. 体征 ①血压下降，心率增快；②阴道内多量血，宫颈口有组织并有活动性出血。依据症状及体征，考虑为不全流产伴失血性休克。应迅速抗休克同时清除宫腔内容物。

（李春芳）

学习小结

妊娠不足28周、胎儿体重不足1000g而终止者，称为流产。自然流产的病因主要包括三大因素：①胚胎因素：是早期流产的主要原因；②母体因素：全身疾病、内分泌异常（甲状腺功能低下或亢进，黄体功能不全）、免疫功能异常、生殖器官异常；③环境因素：早期流产时先出血，后宫缩痛再排出组织；晚期流产时先腹痛，类似足月分娩。流产的临床类型分为：①先兆流产：少量阴道流血、宫颈口未开、子宫大小与孕周相符；②难免流产：阴道流血增多，腹痛加重，宫颈口已扩张；③不全流产：大量出血，甚至发生休克，宫颈口已扩张，宫颈口有妊娠物堵塞及持续性血液流出，子宫小于停经周数；④完全流产：阴道流血停止，腹痛逐渐消失。还有三种特殊类型流产：⑤稽留流产：胚胎死亡没有自然排出宫腔，死亡时间过久可引起凝血功能异常；⑥复发性流产：反复自然流产在3次以上；⑦流产合并感染：阴道流血同时伴有发热或白细胞升高。流产的诊断依据停经后出血、腹痛等病史结合血hCG、超声检查等。停经后阴道流血相关疾病：生育年龄的妇女，既往月经规律，出现停经首先考虑妊娠，停经后出血应考虑妊娠相关疾病，如流产、异位妊娠、滋养细胞疾病等。如果伴有持续性腹痛可能为异位妊娠破裂或流产，阵发性腹痛为宫内妊娠流产，外出血多时可能为不全流产或滋养细胞疾病。外出血与休克不符合时多为异位妊娠破裂。最可靠的鉴别诊断方法是B型超声检查。当超声发现宫腔内可见孕囊一般可排除异位妊娠和葡萄胎。当孕囊没有出现时难以鉴别，需要动态监测血hCG的变化和动态超声检查。如超声检查发现宫腔空虚，而附件区可见包块甚至有心管搏动时，要考虑异位妊娠。另外，当宫颈癌、宫颈息肉合并妊娠时也可表现为停经后阴道出血，通过详细询问孕前有无接触性出血的病史、妇科检查及宫颈细胞学、组织学检查可诊断。流产的处理：先兆流产保胎治疗；难免流产及时清除宫腔内容物；不全流产时抗休克同时清宫；完全流产观察情况；稽留流产应注意凝血功能并清宫；复发性流产找原因；感染性流产抗感染后清宫。

复习参考题

1. 流产的临床类型。
2. 稽留流产的诊断和处理原则。
3. 复发性流产的处理。

第二节　早产

学习目标

掌握	早产的概念、临床表现、诊断及处理。
熟悉	早产高危因素及预防。
了解	早产的分类及预测。

早产（preterm birth）是指妊娠满28周至不足37周或新生儿出生体质量≥1 000g。娩出的新生儿称为早产儿（preterm neonates），各器官发育尚不够健全，出生孕周越小，体重越轻，其预后越差。早产的定义上限全球统一，即妊娠<37周分娩；而下限设置各国不同与其新生儿治疗水平有关。很多发达国家与地区采用妊娠满20周，也有一些采用满24周。美国的资料表明，约5%的妊娠在孕20～28周前自然终止，12%的早产发生在孕28～31周，13%在孕32～33周，70%在孕34～36周。

（一）分类

根据原因不同，早产分为自发性早产（spontaneous preterm labor）和治疗性早产（preterm birth for medical and obstetrical indications）。前者包括早产和未足月胎膜早破后早产；后者是因妊娠合并症或并发症，为母儿安全需要提前终止妊娠者。本节主要阐述自发性早产。

（二）高危因素

1. 自发性早产　最常见的类型，约占45%。高危因素包括：晚期流产及（或）早产史、未足月胎膜早破（preterm premature rupture of the membranes，PPROM）史、子宫颈手术史、子宫畸形（如中隔子宫、单角子宫、双角子宫等）、孕妇≤17岁或>35岁、体质量指数<19kg/m²，或孕前体质量<50kg，营养状况差、妊娠间隔短于18个月或大于5年、宫内感染、细菌性阴道病、牙周病、不良生活习惯（吸烟、酗酒）、贫困和低教育人群、孕期高强度劳动、子宫过度膨胀及胎盘因素（如羊水过多、多胎妊娠、前置胎盘、胎盘早剥、胎盘功能减退等），辅助生育技术受孕，孕中期阴道超声检查发现子宫颈长度<25mm的孕妇易发生早产。

2. 治疗性早产　由于母体或胎儿的健康原因不宜继续妊娠，在未足37周采取引产或剖宫产终止妊娠，即为治疗性早产。常见的原因有：妊娠合并症和并发症，如心脏病、糖尿病、肾脏疾病、子痫前期、胎盘早剥、前置胎盘等；胎儿结构畸形和（或）染色体异常、羊水过多或过少、严重胎儿生长受限（FGR）、胎儿窘迫等。

（三）临床表现及诊断

自发性早产的主要临床表现是子宫收缩，最初为不规则宫缩，常伴有少许阴道流血或血性分泌物，以后可发展为规则宫缩，宫颈管先逐渐消退，然后扩张，其过程与足月临产相似。早产临产（preterm labor）指妊娠满 28～37 周，出现规律宫缩（4 次 /20 分钟或 8 次 /60 分钟），同时宫颈管进行性缩短（宫颈缩短≥80%），伴有宫口扩张。若有不规律或规律宫缩，但宫颈尚未扩张，而经阴道超声测量宫颈长度（cervical length，CL）≤20mm 则诊断为先兆早产（threatened preterm labor）。诊断早产应与妊娠晚期出现的生理性子宫收缩相区别。生理性子宫收缩一般不规则、无痛感，且不伴有宫颈管缩短和宫口扩张等改变。

（四）预测

1. 早产预测的意义 用于确定患者是否需要预防性应用特殊类型的孕酮或者宫颈环扎术。①对有自发性早产高危因素的孕妇在 24 周以后定期预测，有助于评估早产的风险，及时处理；②对 20 周以后宫缩异常频繁的孕妇，通过预测可以判断是否需要使用宫缩抑制剂，避免过度用药。

2. 预测早产的方法

（1）阴道超声：妊娠 24 周前阴道超声测量宫颈长度（CL）<25mm。标准化测量 CL 的方法：①排空膀胱后经阴道超声检查；②探头置于阴道前穹窿，避免过度用力；③标准矢状面，将图像放大到全屏 >75%，测量宫颈内口至外口的直线距离，连续测量 3 次后取其最短值。目前不推荐对早产低风险人群常规筛查 CL。

（2）胎儿纤维连接蛋白：阴道后穹窿棉拭子检测胎儿纤维连接蛋白（fetal fibronectine，fFN）预测早产的发生，妊娠 20 周后，宫颈、阴道分泌物中 fFN>50ng/ml，提示胎膜与蜕膜分离，有早产可能。近年来研究发现此方法阳性预测值低，且基于此进行的干预研究未能明显改善围产儿结局，故目前不推荐使用该方法预测早产或作为预防早产用药的依据。

（五）预防

积极预防早产是降低围产儿死亡率的重要措施之一。

1. 一般预防 避免低龄（<17 岁）或高龄（>35 岁）妊娠；提倡合理的妊娠间隔（>6 个月）；避免多胎妊娠；提倡平衡营养摄入，避免体质量过低妊娠；戒烟、酒；控制好原发病如高血压、糖尿病、甲状腺功能亢进、红斑狼疮等；停止服用可能致畸的药物；尽早发现胎儿结构或染色体异常。对计划妊娠妇女注意其早产的高危因素，对有高危因素者进行针对性处理。

2. 特殊类型孕酮的应用 目前研究证明，能预防早产的特殊类型孕酮有：微粒化孕酮胶囊、阴道孕酮凝胶、17α- 羟已酸孕酮酯。3 种药物各自的适应证略有不同：①对有晚期流产或早产史的无早产症状者，不论宫颈长短，均可推荐使用 17α- 羟已酸孕酮酯；②对有前次早产史，此次孕 24 周前宫颈缩短，CL<25mm 可经阴道给予微粒化孕酮胶囊 200mg/d 或孕酮凝胶 90mg/d，至妊娠 34 周，能减少孕 33 周前早产及围产儿病死率；③对无早产史，但孕 24 周前阴道超声发现宫颈缩短，CL<20mm，推荐使用微粒化孕酮胶囊 200mg/d 阴道给药，或阴道孕酮凝

胶 90mg/d，至妊娠 36 周。

3. **宫颈环扎术** 适应证：①宫颈功能不全，既往有宫颈功能不全妊娠丢失病史，此次妊娠 12～14 周行宫颈环扎术对预防早产有效；②对有前次早产或晚期流产史，此次为单胎妊娠，妊娠 24 周前 CL＜25mm，无早产临产症状，也无绒毛膜羊膜炎、持续阴道流血、胎膜早破、胎儿窘迫、胎儿严重畸形或死胎等宫颈环扎术禁忌证，推荐使用宫颈环扎术。近年有学者报道，用子宫托可代替环扎术处理孕中期以后宫颈缩短的宫颈功能不全患者，降低早产率的效果相似。

各种预防措施主要针对单胎妊娠，对多胎妊娠还没有充足的循证医学依据。

（六）治疗

治疗原则：若胎膜完整，在母胎情况允许的情况下尽量保胎至 34 周。

1. **一般治疗** 卧床休息，左侧卧位可减少自发性宫缩频率，增加子宫血流量，促进胎盘进行氧、营养和代谢物质的交换。

2. **抑制宫缩治疗**

（1）目的：防止即刻早产，为完成促胎肺成熟治疗以及转运孕妇到有早产儿抢救条件的医院分娩赢得时间。

（2）适应证：宫缩抑制剂只应用于延长孕周对母儿有益者，故死胎、严重胎儿畸形、重度子痫前期、子痫、绒毛膜羊膜炎等不使用宫缩抑制剂。因 90% 有先兆早产症状的孕妇不会在 7 日内分娩，其中 75% 的孕妇会足月分娩，因此，在有监测条件的医疗机构，对有规律宫缩的孕妇可根据宫颈长度确定是否应用宫缩抑制剂：阴道超声测量 CL＜20mm，用宫缩抑制剂，否则可根据动态监测 CL 变化的结果用药。

（3）宫缩抑制剂种类

1）β- 肾上腺素能受体兴奋剂：用于抑制宫缩的 β_2- 肾上腺素能受体兴奋剂主要是利托君，其能与子宫平滑肌细胞膜上的 β_2- 肾上腺素能受体结合，使细胞内环磷酸腺苷（c-AMP）水平升高，抑制肌球蛋白轻链激酶活化，从而抑制平滑肌收缩。用法：利托君起始剂量 50～100μg/min 静脉滴注，每 10 分钟增加 50μg，至宫缩停止，最大剂量 350μg/min，共 48 小时。用药过程中宜左侧卧位，减少低血压危险，同时密切注意孕妇主诉及心率、血压、宫缩变化，并限制静脉输液量，以防肺水肿。如患者心率＞120 次 / 分，应减滴速；如心率＞140 次 / 分，应停药；出现胸痛，应立即停药并行心电监护。长期用药者应监测血糖。用药禁忌证有心脏病、心律不齐、糖尿病控制不满意、甲状腺功能亢进者。

2）钙通道阻断剂：是一类能选择性减少慢通道 Ca^{2+} 内流、干扰细胞内 Ca^{2+} 浓度、抑制子宫收缩的药物。常用药物为硝苯地平 10mg 口服，每 6～8 小时一次，应密切注意孕妇心率及血压变化。

3）前列腺素合成酶抑制剂：能抑制前列腺素合成酶，减少前列腺素合成或抑制前列腺素释放，从而抑制宫缩。因其可通过胎盘，大剂量长期使用能使胎儿动脉导管提前关闭，导致肺动脉高压；且有使肾血管收缩，抑制胎尿形成，使肾功能受损，羊水减少的严重副作用，故此类药物仅在孕 34 周前短期（一周内）选用。常用药物为吲哚美辛，初始剂量 50mg，每 8 小时口服一次，24 小时后改为 25mg，每 6 小时一次。用药过程中需密切监测羊水量及胎儿动脉导管血流。

4）硫酸镁（magnesium sulfate）：镁离子直接作用于子宫平滑肌细胞，拮抗钙离子对子宫收缩活性，能抑制子宫收缩。常用方法为：25% 硫酸镁 16ml 加于 5% 葡萄糖液 100ml 中，在 30～60 分钟内静脉滴注完毕，然后维持硫酸镁 1～2g/h 滴速，至宫缩 <6 次 / 小时，每日总量不超过 30g。应用硫酸镁时间≤48 小时。用药过程中密切注意呼吸、膝反射及尿量。如呼吸 <16 次 / 分、尿量 <25ml/h、膝反射消失，应立即停药，并给予钙剂拮抗。因抑制宫缩所需的血镁浓度与中毒浓度接近，肾功能不良、肌无力、心肌病患者慎用或不用。ACOG 推荐妊娠 32 周前早产者常规应用硫酸镁作为胎儿中枢神经系统保护剂治疗。

5）缩宫素受体拮抗剂：一种选择性缩宫素受体拮抗剂，通过竞争性结合子宫平滑肌及蜕膜的缩宫素受体，削弱缩宫素对子宫平滑肌的兴奋作用。常用药物阿托西班，用法：起始剂量为 6.75mg 静脉滴注 1 分钟，继之 18mg/h 维持 3 小时，接着 6mg/h 持续 45 小时。副作用轻微，无明确禁忌，但价格较昂贵。

3. 促胎肺成熟治疗　对妊娠 34 周前的早产，应用肾上腺糖皮质激素后 24 小时至 7 日内，能促胎儿肺成熟，明显降低新生儿呼吸窘迫综合征发病率，同时可减少新生儿脑室周围白质软化和坏死性小肠炎发生。中华医学会妇产科学分会产科学组制定的早产指南，建议对孕 34～34^{+6} 周的 PPROM 孕妇，依据其个体情况和当地的医疗水平来决定是否给予促胎肺成熟的处理，但如果孕妇合并妊娠期糖尿病，建议进行促胎肺成熟处理。给予孕妇地塞米松 6mg，肌内注射（国内常用剂量为 5mg），每 12 小时 1 次，共 4 次，或倍他米松 12mg，肌内注射，每天 1 次，共 2 次。给予首剂后，24～48 小时内起效并能持续发挥作用至少 7 日。即使估计不能完成 1 个疗程的孕妇也建议使用，能有一定的作用，但不宜缩短使用间隔时间。孕 32 周前使用了单疗程糖皮质激素治疗，孕妇尚未分娩，在应用 1 个疗程 2 周后，孕周仍不足 32^{+6} 周，估计短期内终止妊娠者可再次应用 1 个疗程，但总疗程不能超过 2 次。对于糖尿病合并妊娠或妊娠期糖尿病孕妇处理上无特殊，但要注意监测血糖水平，防治血糖过高而引起酮症。紧急时，可经静脉或羊膜腔内注入地塞米松 10mg，后者可同时检测羊水胎儿肺成熟度。

4. 控制感染　感染是早产的重要原因之一，建议对未足月胎膜早破、先兆早产和早产临产患者做阴道分泌物细菌学检查，尤其是 B 族链球菌的培养。有条件时，可做羊水感染指标的相关检查。阳性者应根据药敏试验选用对胎儿安全的抗生素。如没有生殖道感染的证据，自发性早产者常规使用抗生素并没有益处。但对未足月胎膜早破者，则必须预防性使用抗生素，ACOG 推荐的有循证医学证据的有效抗生素，主要为氨苄西林联合红霉素静脉滴注 48 小时，其后改为口服阿莫西林联合肠溶红霉素连续 5 日。具体用量：氨苄西林 2g＋红霉素 250mg，每 6 小时 1 次，静脉点滴，连续 2 日，阿莫西林 250mg 联合肠溶红霉素 333mg，每 8 小时 1 次，口服，连续 5 日。青霉素过敏的孕妇，可单独口服红霉素 10 日。应避免使用氨苄西林＋克拉维酸钾类抗生素，因其有增加新生儿发生坏死性小肠结肠炎的风险。

5. 终止早产治疗指征　下列情况，需终止早产治疗：①宫缩进行性增强，经过治疗无法控制者；② PPROM 孕妇保守治疗中出现感染、胎儿窘迫、胎盘早剥、羊水持续过少时，应考虑终止妊娠；③衡量母胎利弊，继续妊娠对母胎的危害大于胎肺成熟对胎儿的益处；④孕周已达 34 周，如无母胎并发症，应该停用抗早产药，顺其自然，不必干预，只需密切监测胎儿情况即可。

6. 产时处理与分娩方式　早产儿尤其是 <32 孕周的极早产儿需要良好的新生儿救治条件，故对有条件者可转到有早产儿救治能力的医院分娩；产程中加强胎心监护有助于识别胎儿窘迫，尽早处理；分娩镇痛以硬脊膜外阻滞麻醉镇痛相对安全；不提倡常规会阴侧切，也不支持没有指征的产钳应用；对臀位特别是足先露者应根据当地早产儿治疗护理条件权衡剖宫产利

弊，因地制宜选择分娩方式。早产儿出生后适当延长 30～120 秒后断脐带，可减少新生儿输血的需要，大约可减少 50% 的新生儿脑室内出血。

（李春芳）

学习小结

早产是指妊娠满 28 周至不足 37 周间分娩者。早产按原因可分为自发性早产和治疗性早产。先兆早产临床表现为有规则或不规则宫缩，宫颈管的进行性缩短。早产临产临床表现：①出现规则宫缩（20 分钟≥4 次，或 60 分钟≥8 次），伴有宫颈的进行性改变；②宫颈扩张 1cm 以上；③宫颈管消退≥80%。早产的预测：妊娠 24 周前阴道超声测量宫颈长度（CL）< 25mm，提示早产风险增大。早产的处理：①卧床休息；②促胎肺成熟治疗；③抑制宫缩治疗：β- 肾上腺素能受体激动剂（常用利托君）、硫酸镁、阿托西班；④控制感染：阴道分泌物检查有感染者针对性使用抗生素；对未足月胎膜早破者，必须预防性使用抗生素；⑤终止早产治疗指征；⑥分娩期处理：预防新生儿窒息与颅内出血，必要时可以考虑剖宫产。

复习参考题

1. 自发性早产的诊断与预测？
2. 早产的处理原则及方法？

第三节　过期妊娠

学习目标

掌握	过期妊娠的诊断及处理原则。
熟悉	过期妊娠的概念及对母儿的影响。
了解	过期流产的病因及病理。

平时月经周期规则，妊娠达到或超过 42 周（≥294 日）尚未分娩者，称为过期妊娠（postterm pregnancy）。其发生率占妊娠总数 3%～15%。过期妊娠时胎儿窘迫综合征、胎粪吸入综合征、过熟综合征、新生儿窒息、围产儿死亡、巨大儿以及难产等不良结局发生率增高，并随妊娠期延长而增加。

（一）病因

过期妊娠可能与下列因素有关：

1. 雌、孕激素比例失调 内源性前列腺素和雌二醇分泌不足而孕酮水平增高，孕激素优势，抑制前列腺素和缩宫素的作用，延迟分娩发动，导致过期妊娠。

2. 头盆不称 部分过期妊娠胎儿较大，导致头盆不称和胎位异常，使胎先露部不能紧贴子宫下段及宫颈内口，反射性子宫收缩减少，容易发生过期妊娠。

3. 胎儿畸形 如无脑儿，由于无下丘脑，垂体-肾上腺轴发育不良或缺如，促肾上腺皮质激素产生不足，胎儿肾上腺皮质萎缩，使雌激素的前身物质16α-羟基硫酸脱氢表雄酮不足，从而雌激素分泌减少；或小而不规则的胎儿不能紧贴子宫下段及宫颈内口诱发宫缩，导致过期妊娠。

4. 遗传因素 某家族、某个体常反复发生过期妊娠，提示过期妊娠可能与遗传因素有关。胎盘硫酸酯酶缺乏症（placental sulfatase deficiency）是一种罕见的伴性隐性遗传病，可导致过期妊娠，其发生机制是胎儿肾上腺与肝脏产生的16α-羟基硫酸脱氢表雄酮，因胎盘缺乏硫酸酯酶，不能脱去硫酸根转变为雌二醇及雌三醇，从而使血雌二醇及雌三醇明显减少，降低子宫对缩宫素的敏感性，使分娩难以启动。

（二）病理

1. 胎盘 过期妊娠的胎盘病理有两种类型。一种是胎盘功能正常，除重量略有增加外，胎盘外观和镜检均与妊娠足月胎盘相似。另一种是胎盘功能减退，肉眼观察胎盘母体面呈片状或多灶性梗死及钙化，胎儿面及胎膜常被胎粪污染，呈黄绿色。镜下见胎盘绒毛内血管床减少，绒毛间腔变窄，间质纤维化增加，合体细胞小结增多，其中部分断裂、脱落，绒毛表面有纤维蛋白沉积，出现钙化灶，绒毛上皮与血管基膜增厚。另外有绒毛间血栓、胎盘梗死、绒毛周围纤维素或胎盘后血肿增加等胎盘老化现象。电镜下见合体细胞表面微绒毛及细胞内吞饮小泡明显减少，内质网空泡变。这些变化均明显降低胎盘合成、代谢、运输及交换等功能。

2. 羊水 正常妊娠38周后，羊水量随妊娠推延逐渐减少，妊娠42周后羊水减少迅速，约30%减至300ml以下；羊水粪染率明显增高，是足月妊娠的2～3倍，若同时伴有羊水过少，羊水粪染率达71%。

3. 胎儿 过期妊娠胎儿生长模式与胎盘功能有关，可分以下3种：

（1）正常生长及巨大儿：胎盘功能正常者，能维持胎儿继续生长，约25%成为巨大儿，其中5.4%胎儿出生体重>4500g。

（2）胎儿过熟综合征（postmaturity syndrome）：过熟儿表现出过熟综合征的特征性外貌，与胎盘功能减退、胎盘血流灌注不足、胎儿缺氧及营养缺乏等有关。典型表现为：皮肤干燥、松弛、起皱、脱皮，脱皮尤以手心和脚心明显；身体瘦长、胎脂消失、皮下脂肪减少，表现为消耗状；头发浓密，指（趾）甲长；新生儿睁眼、异常警觉和焦虑，容貌似“小老人”。因为羊水减少和胎粪排出，胎儿皮肤黄染，羊膜和脐带呈黄绿色。

（3）胎儿生长受限：小样儿可与过期妊娠共存，后者更增加胎儿的危险性，约1/3过期妊娠死产儿为生长受限小样儿。

（三）对母儿影响

1. 对围产儿影响 除上述胎儿过熟综合征外，胎儿窘迫、胎粪吸入综合征、新生儿窒息及巨大儿等围产儿发病率及死亡率均明显增高。

2. 对母体影响 产程延长和难产率增高，使手术产率及母体产伤明显增加。

（四）诊断

准确核实孕周，确定胎盘功能是关键。

1. 核实孕周

（1）病史：①以末次月经第一日计算：平时月经规则、周期为 28～30 日的孕妇停经≥42 周尚未分娩，可诊断为过期妊娠，若月经周期超过 30 日，应酌情顺延；②根据排卵日推算：月经不规则、哺乳期受孕或末次月经记不清的孕妇，可根据基础体温提示的排卵期推算预产期，若排卵后≥280 日仍未分娩者可诊断为过期妊娠；③根据性交日期推算预产期；④根据辅助生育技术（如人工授精、体外受精 - 胚胎移植术）的日期推算预产期。

（2）临床表现：早孕反应开始出现时间、胎动开始出现时间以及早孕期妇科检查发现的子宫大小，均有助于推算孕周。

（3）辅助检查：

1）根据 B 型超声检查确定孕周：多数学者认为最准确的孕周估计在早孕期，此时期生物学变异相对较少。①头臀长度（crown-rump length，CRL）：妊娠 7～12 周，测量头臀径（CRL）是估计孕周最准确的方法，孕龄（周）= CRL（cm）+ 6.5。当 CRL＞84mm 时，不建议继续用此方法确定孕周，而双顶径此时仍可用于孕周的确定。②妊娠囊（gestational sac，GS）：多数学者采用妊娠囊平均内径估计孕龄大小，所测得的妊娠囊平均内径（mm）加上 30 即为妊娠天数，适用于妊娠 7 周内，即：孕龄（d）= 妊娠囊平均内径（mm）+ 30。经腹超声测定的孕囊直径用于确定孕周更为精确。经腹超声与经阴道超声测得的 CRL 均可应于孕周的确定。

2）根据妊娠初期血、尿 hCG 增高的时间推算孕周。

2. 判断胎盘功能

（1）胎动计数：妊娠超过 40 周的孕妇，通过计数胎动进行自我监测尤为重要。胎动计数＞30 次 /12 小时为正常，＜10 次 /12 小时或逐日下降超过 50%，应视为胎盘功能减退，提示胎儿宫内缺氧。

（2）胎儿电子监护仪检测：无应激试验（NST）每周 2 次，胎动减少时应增加检测次数。NST 无反应型需进一步做缩宫素激惹试验（OCT），若多次反复出现胎心晚期减速，提示胎盘功能减退，胎儿明显缺氧。因 NST 存在较高假阳性率，需结合 B 型超声检查，估计胎儿安危。

（3）BPP：1980 年 Manning 利用胎儿电子监护仪和 B 型超声联合监测胎儿宫内缺氧和胎儿酸中毒情况。综合监测比任何单独监测更准确。监测内容包括 NST、胎动、胎儿呼吸运动、肌张力、羊水量。Manning 评分法满分为 10 分，10～8 分，无急慢性缺氧，8～6 分可能有急或慢性缺氧，6～4 分有急或慢性缺氧，4～2 分有急性缺氧伴慢性缺氧，0 分有急慢性缺氧。近年提出应用改良 BPP 监测胎儿宫内安危（NST + 羊水量测定），最大羊水暗区垂直直径＜3cm 提示胎盘功能减退，＜2cm 提示胎儿宫内明显缺氧。另外，脐血流仪检查胎儿脐动脉血流 S/D 比值，协助判断胎盘功能与胎儿安危。

（4）尿雌激素与肌酐（E/C）比值：单次尿 E/C 比值＜10 提示胎盘功能减退。

（5）羊膜镜检查：观察羊水颜色，若已破膜，可直接观察到流出的羊水有无粪染。

（五）处理

应根据胎盘功能、胎儿大小、宫颈成熟度综合分析，选择恰当的分娩方式。

1. 终止妊娠指征 已确诊过期妊娠，终止妊娠的指征有：①宫颈条件成熟；②胎儿体重

≥4000g 或胎儿生长受限；③ 12 小时内胎动 <10 次或 NST 为无反应型，OCT 阳性或可疑；④尿 E/C 比值持续低值；⑤羊水过少和（或）羊水粪染。终止妊娠的方法应酌情而定。

2. 引产 宫颈条件成熟、Bishop 评分 >7 分者，缩宫素静脉滴注或人工破膜引产；胎头已衔接者，通常采用人工破膜，破膜时羊水多而清者，可静脉滴注缩宫素，在严密监视下经阴道分娩。宫颈条件未成熟者先行促宫颈成熟，应用前列腺素制剂如可控释地诺前列酮栓，或机械性方法如低位水囊等促宫颈成熟。进入产程后，应鼓励产妇左侧卧位、吸氧。产程中最好连续监测胎心，注意羊水性状，必要时取胎儿头皮血测 pH，及早发现胎儿窘迫，并及时处理。过期妊娠时，常伴有胎儿窘迫、羊水粪染，分娩时应做相应准备。胎儿娩出后立即在直接喉镜指引下行气管插管吸出气管内容物，以减少胎粪吸入综合征的发生。过期儿病率和死亡率均增高，应及时发现和处理新生儿窒息、脱水、低血容量及代谢性酸中毒等并发症。

3. 剖宫产 过期妊娠时，胎盘功能减退，胎儿储备能力下降，可适当放宽剖宫产指征。

（李春芳）

学习小结

过期妊娠是指平时月经周期规则，妊娠达到或超过 42 周尚未分娩者。过期妊娠常引起胎儿窘迫、胎粪吸入、过熟综合征、新生儿窒息、围产儿死亡、难产、巨大儿等，母体难产率增加，围产儿病率增加。诊断过期妊娠时准确核实孕周，确定胎盘功能是关键。核实孕周可以根据末次月经、排卵日期、性交日期、胚胎植入日期、早孕反应、胎动出现时间等，B 型超声检查对于核对孕周有重要意义。通过胎动计数、胎儿电子监护、B 型超声检查、生物物理评分等判断胎儿安危状况，根据胎儿、母体情况给予促宫颈成熟、引产术、剖宫产术等相关处理。

复习参考题

1. 过期妊娠的危害性?
2. 如何诊断过期妊娠?

第四节 异位妊娠

学习目标

掌握	异位妊娠的定义与分类，输卵管妊娠的病因、病理和临床表现及诊断，输卵管妊娠的鉴别诊断和治疗。
了解	其他部位异位妊娠的定义和诊断。

受精卵在子宫体腔以外着床称为异位妊娠（ectopic pregnancy），习称宫外孕（extrauterine pregnancy）。异位妊娠是妇产科常见的急腹症，发病率约 2%，是孕产妇死亡原因之一。异位妊娠依据受精卵在子宫体腔外种植部位不同而分为：输卵管妊娠、卵巢妊娠、腹腔妊娠、阔韧带妊娠、宫颈妊娠（图 8-1）。而以输卵管妊娠最常见。占异位妊娠 95% 左右，典型临床表现为停经后腹疼与阴道流血。其中壶腹部妊娠最多见，约占 78%，其次为峡部、伞部，间质部妊娠较少见。近年来，由于对异位妊娠的更早诊断和处理，使患者的存活率和生育保留能力明显提高。

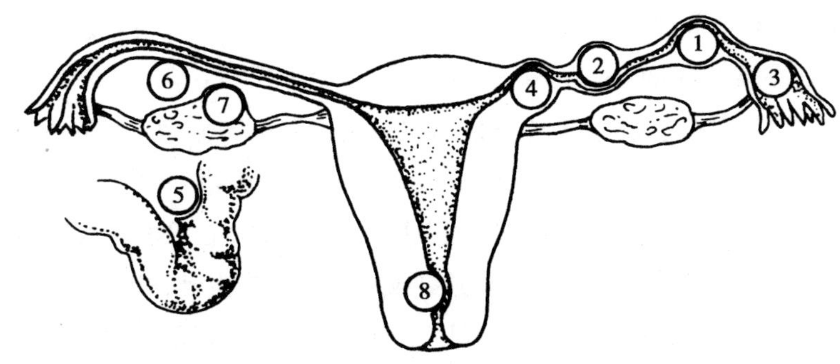

图 8-1　异位妊娠的发生部位

①输卵管壶腹部妊娠　②输卵管峡部妊娠　③输卵管伞部妊娠　④输卵管间质部妊娠
⑤腹腔妊娠　⑥阔韧带妊娠　⑦卵巢妊娠　⑧宫颈妊娠

（一）输卵管妊娠的病因

1. 输卵管炎症　是输卵管妊娠的主要病因。包括输卵管黏膜炎和输卵管周围炎。输卵管黏膜炎可使黏膜皱褶粘连，管腔变窄，或使纤毛功能受损，从而造成受精卵在输卵管内运行受阻而于该处着床；输卵管周围炎病变主要在输卵管浆膜层或浆肌层，阑尾炎、盆腔结核、腹膜炎及子宫内膜异位症、流产和分娩后感染可致输卵管周围粘连、输卵管扭曲、管腔狭窄、蠕动减弱，影响受精卵运行。结节性输卵管峡部炎是一种特殊类型的输卵管炎，多由结核分枝杆菌感染生殖道引起，该病变的输卵管黏膜上皮呈憩室样向肌壁内伸展，肌壁发生结节性增生，使输卵管近端肌层肥厚，影响其蠕动功能，导致受精卵运行受阻，容易发生输卵管妊娠。

2. 输卵管妊娠史或手术史　曾有输卵管妊娠史，不管是经过保守治疗后自然吸收，还是接受输卵管保守性手术，再次妊娠复发的概率达 10%。有过输卵管绝育史及手术史者，输卵管妊娠的发生率为 10%～20%。曾因不孕接受输卵管粘连分离术、输卵管成型术者再次妊娠时输卵管妊娠的可能性亦增加。

3. 输卵管发育不良或功能异常　输卵管过长、肌层发育差、黏膜纤毛缺乏、双输卵管、输卵管憩室或有输卵管副伞等因素，均可造成输卵管妊娠。

4. 其他　盆腔肿瘤的牵拉和压迫使输卵管变得细长、纡曲或管腔狭窄或部分堵塞；口服紧急避孕药失败或由于施行辅助生殖技术后输卵管妊娠的发生率增加。内分泌异常、精神紧张也可导致输卵管蠕动异常或痉挛而发生输卵管妊娠。

（二）病理

1. 输卵管的特点　输卵管管腔狭小，管壁较薄且缺乏黏膜下组织，其肌层远不如子宫肌壁厚与坚韧，妊娠时不能形成完好的蜕膜，不利于胚胎的生长发育。常发生以下结局：

（1）输卵管妊娠流产（tubal abortion）：多见于妊娠 8～12 周输卵管壶腹部妊娠。受精卵种植在输卵管黏膜皱襞内，由于蜕膜形成不完整，发育中的胚泡常向管腔突出，最终突破包膜而出血，胚泡与管壁分离，若整个胚泡剥离落入管腔，刺激输卵管逆蠕动经伞端排出到腹腔，形成输卵管妊娠完全流产，出血一般不多（图 8-2）。假如胚泡剥离不完整，妊娠产物部分排出到腹腔，部分尚附着于输卵管壁，形成输卵管妊娠不全流产，滋养细胞继续侵蚀输卵管壁，导致反复出血。出血量和持续时间与残存在输卵管壁上绒毛多少有关。如果伞端堵塞血液不能流入盆腔，积聚在输卵管内，形成输卵管血肿或输卵管周围血肿。如果血液不断流出并积聚在直肠子宫陷窝，造成盆腔积血和血肿，在血液量多时甚至流入腹腔。

（2）输卵管妊娠破裂（rupture of tubal pregnancy）：多见于妊娠 6 周左右输卵管峡部妊娠。受精卵着床于输卵管黏膜皱襞间，胚泡生长发育时绒毛向管壁方向侵蚀肌层及浆膜，最终穿破浆膜，形成输卵管妊娠破裂（图 8-3），输卵管肌层血管丰富，短期内可发生大量出血，使患者休克，出血量远较输卵管妊娠流产多，腹痛剧烈，也可反复出血，在盆腔与腹腔内形成积血和血肿，孕囊可自破裂口排入盆腔。输卵管妊娠破裂绝大多数为自发性，也可发生于性交或盆腔双合诊后。输卵管间质部妊娠常与宫角妊娠混用。但严格地讲，间质部妊娠更靠近输卵管黏膜，而宫角妊娠则位于宫腔的侧上方。虽不多见，但由于间质部管腔周围肌层较厚，血运丰富，因此破裂常发生于孕 12～16 周。一旦破裂，症状极严重，往往在短时间内出现休克。

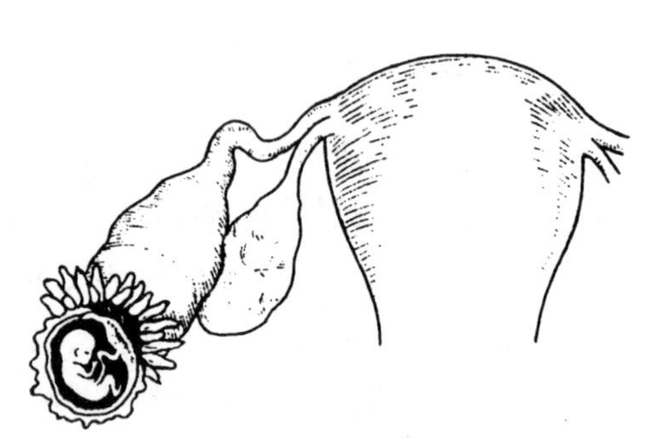

图 8-2　输卵管妊娠流产

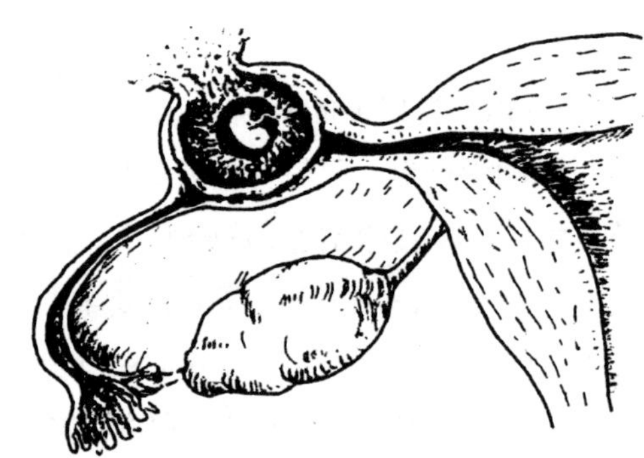

图 8-3　输卵管妊娠破裂

（3）陈旧性宫外孕：输卵管妊娠流产或破裂，若长期反复内出血形成的盆腔血肿未消散，血肿机化变硬并与周围组织粘连，临床上称为陈旧性宫外孕。机化性包块可存在多年，甚至会钙化形成石胎。

（4）继发性腹腔妊娠：无论输卵管妊娠流产或破裂，胚胎从输卵管排入腹腔内或阔韧带内，多数死亡，有时亦有存活者。若存活胚胎的绒毛组织附着于原位或排至腹腔后重新种植而获得营养，可继续生长发育，形成继发性腹腔妊娠。

2. 子宫的变化　输卵管妊娠与正常妊娠相同，合体滋养细胞产生 hCG 维持黄体生长，使甾体激素分泌增加，致使月经停止来潮，同时子宫增大变软，子宫内膜出现蜕膜反应。

若胚胎受损或死亡，滋养细胞活力消失，蜕膜自宫壁剥离而发生阴道流血。有时蜕膜可完整剥离，随阴道流血排出三角形蜕膜管型；有时呈碎片排出。排出的组织见不到绒毛，组织学检查无滋养细胞，此时血 hCG 下降。子宫内膜形态学改变呈多样性，若胚胎死亡已久，内膜可呈增生期改变；若胚胎死亡后部分深入肌层的绒毛仍存活，黄体退化迟缓，内膜仍可呈分泌反应。

（三）临床表现

输卵管妊娠的临床表现与受精卵着床部位、有无流产或破裂以及出血量多少和时间长短等有关。在输卵管妊娠早期，若尚未发生流产或破裂，常无特殊的临床表现，其过程与早孕或先兆流产相似。

1. **症状** 典型症状为停经后腹痛与阴道流血。

（1）停经：除输卵管间质部妊娠停经时间较长外，多有6～8周停经史。有20%～30%患者无停经史，患者容易将异位妊娠的不规则阴道流血误认为月经，或由于月经过期仅数日而不认为是停经。

（2）腹痛：是输卵管妊娠患者的主要症状，约占95%。在输卵管妊娠发生流产或破裂之前，由于胚胎在输卵管内逐渐增大，常表现为一侧下腹部隐痛或者酸胀感。当发生输卵管妊娠流产或破裂时，突感一侧下腹部撕裂样疼痛，并常伴有恶心、呕吐。若血液局限于病变区，主要表现为下腹部疼痛，当血液积聚于直肠子宫陷凹时，可出现肛门坠胀感。随着血液由下腹部流向全腹时，疼痛可由下腹部向全腹部扩散，血液刺激膈肌，可引起肩胛部放射性疼痛及胸部疼痛。

（3）阴道流血：占60%～80%。胚胎死亡后，常有不规则阴道流血，色暗红或深褐，量少则呈点滴状，一般不超过月经量，少数患者阴道流血量较多，类似月经。阴道流血可伴有蜕膜管型或蜕膜碎片排出，这是由子宫蜕膜剥离所致。阴道流血一般常在病灶去除后方能停止。

（4）晕厥与休克：由于腹腔内出血及剧烈腹痛，病情较轻者出现晕厥，严重者出现失血性休克。出血量越多越快，症状出现越迅速越严重，但与阴道流血量不成正比。

（5）腹部包块：输卵管妊娠流产或破裂时所形成的血肿时间较久的患者，由于血液凝固并与周围组织或器官（如子宫、输卵管、卵巢、肠管或大网膜等）发生粘连形成包块，包块较大或位置较高者，通过腹部检查可扪及。

2. **体征**

（1）一般情况：当腹腔出血不多时，血压可代偿性轻度升高；当腹腔出血较多时，可出现面色苍白、心率增快等休克表现。

（2）腹部检查：下腹有明显压痛及反跳痛，尤以患侧为著，但腹肌紧张轻微。出血较多时，叩诊有移动性浊音。有些患者下腹部可触及包块，若反复出血并积聚，包块可不断增大变硬。

（3）盆腔检查：阴道内常有来自宫腔的少许血液。输卵管妊娠未发生流产或破裂者，除子宫略大较软之外，仔细检查可触及胀大的输卵管及轻度压痛。输卵管妊娠流产或破裂者，阴道后穹窿饱满，有触痛。将宫颈轻轻上抬或向左右摆动时可引起剧烈疼痛，称为宫颈举痛或摇摆痛，此为输卵管妊娠的主要体征之一，是因加重了对腹膜的刺激所致。内出血多时，检查子宫有漂浮感。子宫一侧或其后方可触及肿块，其大小、形状、质地常有变化，边界多不清楚，触痛明显。病变持续较长时，肿块机化并变硬，边界亦渐清楚。输卵管间质部妊娠时，子宫大小与停经月份基本符合，但子宫不对称，一侧角部突出，破裂所致的征象与子宫破裂极相似。

（四）诊断

输卵管妊娠流产或破裂后，临床表现明显，诊断较容易。输卵管妊娠未发生流产或破裂时，临床表现不明显，诊断通常较难，需采用辅助检查方能确诊。

1. **hCG测定** 尿或血hCG测定对早期诊断异位妊娠有至关重要。异位妊娠时，患者体内hCG水平较宫内妊娠低。

2. B型超声检查 B型超声检查对异位妊娠诊断必不可少，还有助于明确异位妊娠部位和大小。阴道超声检查较腹部超声检查准确性高。异位妊娠的声像特点：宫腔内未探及妊娠囊，若宫旁探及异常低回声区，且见胚芽及原始心管搏动，可确诊异位妊娠；若宫旁探及混合回声区，子宫直肠窝有游离暗区，虽未见胚芽及胎心搏动，也应高度怀疑异位妊娠。由于子宫内有时可见到假妊娠囊（蜕膜管型与血液形成），有时被误诊为宫内妊娠。将血hCG测定与超声检查相配合，对异位妊娠的诊断帮助很大。当血hCG>2000IU/L、阴道超声未见宫内妊娠囊时，异位妊娠诊断基本成立。

3. 阴道后穹窿穿刺 是一种简单可靠的诊断方法，适用于疑有腹腔内出血的患者。腹腔内出血最易积聚于直肠子宫陷凹处，即使血量不多，也能经阴道后穹窿穿刺抽出血液。抽出暗红色不凝血液时，说明有血腹症存在。陈旧性宫外孕时，可抽出小块或不凝固的陈旧血液。若穿刺针头误入静脉，则血液较红，将标本放置10分钟左右即可凝结。当无内出血、内出血量很少时、血肿位置较高或直肠子宫陷凹有粘连时，可能抽不出血液，因而阴道后穹窿穿刺阴性不能排除输卵管妊娠的可能。

4. 腹腔镜检查 目前腹腔镜检查视为异位妊娠诊断的金标准，而且可以在确诊的同时行镜下微创手术治疗。适用于原因不明的急腹症鉴别及输卵管妊娠尚未破裂或流产的早期。有大量腹腔内出血或伴有休克者，禁做腹腔镜检查。

5. 诊断性刮宫 目前很少依靠诊断性刮宫协助诊断，诊刮仅适用于阴道流血较多的患者，目的在于排除同时合并宫内妊娠流产，如可见到绒毛，可诊断为宫内妊娠，如刮宫后hCG水平明显下降，可排除异位妊娠，该水平基本无变化可以诊断异位妊娠。

（五）鉴别诊断

输卵管妊娠应与流产、急性输卵管炎、急性阑尾炎、黄体破裂及卵巢囊肿蒂扭转鉴别，见表8-3。

表8-3 异位妊娠的鉴别诊断

	输卵管妊娠	流产	急性输卵管炎	急性阑尾炎	黄体破裂	卵巢囊肿蒂扭转
停经	多有	有	无	无	多无	无
腹痛	突然撕裂样剧痛，自下腹一侧开始向全腹扩散	下腹中央阵发性坠痛	两下腹持续性疼痛	持续性疼痛，从上腹开始，经脐周转至右下腹	下腹一侧突发性疼痛	下腹一侧突发性疼痛
阴道流血	量少，暗红色，可有蜕膜管型排出	开始量少，后增多，鲜红色，有小血块或绒毛排出	无	无	无或有如月经量	无
休克	程度与外出血不成正比	程度与外出血成正比	无	无	无或有轻度休克	无
盆腔检查	宫颈举痛，直肠子宫陷凹有肿块	宫口稍开，子宫增大变软	举宫颈时两侧下腹疼痛	无肿块触及，直肠指检右侧高位压痛	无肿块触及，一侧附件压痛	宫颈举痛，卵巢肿块边缘清晰，蒂部触痛明显
后穹窿穿刺	可抽出不凝血液	阴性	可抽出渗出液或脓液	阴性	可抽出血液	阴性
β-hCG	多为阳性	多为阳性	阴性	阴性	阴性	阴性
B型超声	一侧附件低回声区，其内有妊娠囊	宫内可见妊娠囊	两侧附件低回声区	子宫附件区无异常回声	一侧附件低回声区	一侧附件低回声区，边缘清晰，有条索状蒂

（六）治疗

异位妊娠包括药物治疗和手术治疗。

1. **药物治疗** 主要适用于早期输卵管妊娠、要求保存生育能力的年轻患者。

（1）化学药物治疗：符合下列条件患者可采用：①无药物治疗的禁忌证；②输卵管妊娠未发生破裂或流产；③妊娠囊直径≤4cm；④血 hCG＜2000U/L；⑤无明显内出血。主要禁忌证为：生命体征不稳定，异位妊娠破裂，妊娠囊直径≥4cm 或≥3.5cm 伴胎心搏动。妊娠可采用全身或局部用药。常用药为甲氨蝶呤（MTX）。治疗方案：全身用药 MTX 0.4mg/（kg·d），肌注，5 日为一疗程；若单次剂量肌注常用 50mg/m^2 体表面积计算，在治疗第 4 日和第 7 日测血清 hCG，若治疗后 4～7 日血 hCG 下降＜15%，应重复剂量治疗，然后每周重复测血清 hCG，直至血 hCG 降至 5U/L，一般需 3～4 周。应用 MTX 治疗期间，应超声和 hCG 进行严密监护，并注意患者的病情变化及药物毒副反应。若用药后 14 日血 hCG 下降并连续 3 次阴性，腹痛缓解或消失，阴道流血减少或停止者为显效。若病情并无改善，甚至发生急性腹痛或输卵管破裂症状，则应立即进行手术治疗。局部用药可采用在超声引导下穿刺或在腹腔镜下将甲氨蝶呤直接注入输卵管的妊娠囊内。

（2）中药治疗：中医学认为本病属血瘀少腹、不通则痛的实证。以活血化淤、消症为治则，但应严格掌握指征。在化学药物治疗的同时也可采用中药治疗。

2. **手术治疗** 分为保守手术和根治手术。保守手术为保留患侧输卵管，根治手术为切除患侧输卵管。手术治疗适用于：①生命体征不稳定或有腹腔内出血征象者；②诊断不明确者；③异位妊娠有进展者（如血 hCG＞3000IU/L 或持续升高、有胎心搏动、附件区大包块等）；④随诊不可靠者；⑤药物治疗禁忌证或无效者。

（1）保守手术：适用于有生育要求的年轻妇女，特别是对侧输卵管已切除或有明显病变者。根据受精卵着床部位及输卵管病变情况选择手术方式，若为伞部妊娠可行挤压将妊娠产物挤出；壶腹部妊娠行输卵管切开术，取出胚胎后再缝合；峡部妊娠行病变节段切除及断端吻合。手术若采用显微外科技术可提高以后的妊娠率。输卵管妊娠行保守手术后，残余滋养细胞有可能继续生长，再次发生并出血，引起腹痛等，称为持续性异位妊娠。应及时给予甲氨蝶呤治疗，必要时需再进行手术。

（2）根治手术：适用于无生育要求的输卵管妊娠内出血并发休克的急症患者。

（3）腹腔镜手术：是近年治疗异位妊娠的主要方法。只要生命体征稳定，腹腔镜下可以施行输卵管妊娠的各种保守手术和根治手术。研究表明，同开腹手术相比，腹腔镜术后输卵管通畅性、宫内妊娠率及再次异位妊娠率均没有明显的差别。

（七）其他部位的异位妊娠

1. **剖宫产瘢痕部位妊娠（cesarean scar pregnancy，CSP）** 是指有剖宫产史孕妇，胚胎着床于子宫下段剖宫产切口瘢痕处，是一种特殊部位的异位妊娠。因子宫峡部肌层较薄弱，加之瘢痕缺乏收缩能力，CSP 在流产或刮宫时可发生致命的大出血。CSP 的临床表现：有子宫下段剖宫产史；此次停经后伴不规则阴道出血。经阴道超声是诊断 CSP 的主要手段。一旦确诊或高度怀疑应立即住院治疗，治疗方案个体化。

2. **子宫残角妊娠（pregnancy in rudimentary horn）** 是指受精卵于子宫残角内着床并生长发育，多发生于初产妇。其表现为除正常子宫外，还可见一较小子宫，宫腔内有时可见内膜线。

残角子宫肌壁多发育不良，不能承受胎儿生长发育，多数于妊娠14～20周发生肌层完全破裂或不完全破裂，并引起严重内出血，症状与输卵管间质部妊娠破裂相似。确诊后应及早手术。

3. 卵巢妊娠(ovarian pregnancy) 指受精卵在卵巢着床和发育，发病率为1∶7000～1∶50 000。卵巢妊娠的诊断标准为：双侧输卵管正常，胚泡位于卵巢组织内，卵巢及胚泡以卵巢固有韧带与子宫相连，胚泡壁上有卵巢组织。卵巢妊娠的临床表现与输卵管妊娠极为相似，因此术前往往诊断为输卵管妊娠或误诊为卵巢黄体破裂。术中经仔细探查方能明确诊断，因此对于切除组织必须常规进行病理检查。

4. 腹腔妊娠(abdominal pregnancy) 指妊娠位于输卵管、卵巢及阔韧带以外的腹腔内，发病率约为1∶15 000，母体死亡率约为5%，胎儿存活率仅有1‰。

5. 宫颈妊娠(cervical pregnancy) 受精卵着床和发育在宫颈管内者称为宫颈妊娠，极罕见。发病率为1∶18 000，近年辅助生殖技术的大量应用，宫颈妊娠的发病率有所增高。主要症状为无痛性阴道流血或血性分泌物，流血量一般是由少到多，也可为间歇性阴道大量流血。检查发现宫颈显著膨大呈桶状，变软变蓝，宫颈外口扩张边缘很薄，内口紧闭，子宫体大小正常或稍大。超声检查显示宫腔空虚，妊娠产物位于膨大的宫颈管内。彩色多普勒超声可明确胎盘种植范围。治疗包括手术、药物、子宫动脉栓塞及必要时的子宫切除术。

（颜友良）

学习小结

异位妊娠习称宫外孕，病因常见于：①输卵管炎症：是输卵管妊娠主要病因，包括输卵管黏膜炎和周围炎；②输卵管妊娠史或手术史；③输卵管发育不良或功能异常；④其他原因。输卵管妊娠的病理变化主要是：①输卵管妊娠流产；多见于妊娠8～12周输卵管壶腹部妊娠；②输卵管妊娠破裂：于妊娠6周左右输卵管峡部妊娠，期内可发生大量出血，使患者休克甚至死亡；③陈旧性宫外孕；④继发性腹腔妊娠；⑤持续性异位妊娠；保守性手术后血β-hCG不降反而上升；异位妊娠症状与体征未好转，甚至出现破裂大出血。异位妊娠的临床表现：典型症状主要为停经后阴道不规则流血，可伴腹痛，严重时有晕厥、休克等。体征表现为：出血多时血压下降；腹部检查下腹有明显压痛、反跳痛，尤以患侧为甚；盆腔检查阴道后穹窿饱满、触痛；宫颈举痛(+)，诊断依靠病史、超声检查、血β-hCG、腹腔镜检查及子宫内膜活检。异位妊娠主要与急性输卵管炎、急性阑尾炎、黄体破裂、流产、卵巢囊肿蒂扭转等相鉴别。治疗包括：①药物疗法：包括化学药物治疗(适用于早期输卵管妊娠，要求保存生育能力的年轻患者)及中药治疗，米非司酮等；②手术治疗：分为保守手术和根治手术。

复习参考题

1. 异位妊娠的常见病因有哪些？
2. 异位妊娠的诊断、临床特点及鉴别诊断。
3. 异位妊娠的治疗原则是什么？

第五节　妊娠剧吐

学习目标	
掌握	妊娠剧吐的临床表现及治疗原则。
熟悉	妊娠剧吐的危害性。
了解	妊娠剧吐的病因。

妊娠剧吐指妊娠早期孕妇出现严重持续的恶心、呕吐引起脱水、酮症、酸中毒，甚至危及生命，需要住院治疗者称为妊娠剧吐（hyperemesis gravidarum），发生率0.35%～0.47%。有恶心呕吐的孕妇中通常只有0.3%～1.0%发展为妊娠剧吐。妊娠早期约50%的孕妇会出现恶心呕吐，25%仅有恶心而无呕吐，25%无症状。这些症状多始于妊娠4周，妊娠9周时最为严重；60%的孕妇妊娠12周后症状自行缓解，91%的孕妇妊娠20周后缓解，约10%的孕妇在整个妊娠期持续恶心呕吐。妊娠剧吐是妊娠呕吐最严重的阶段，往往因医患对早孕期用药安全性的顾虑而延误就诊或治疗不足导致孕妇严重并发症甚至危及母亲生命，被迫终止妊娠。

（一）病因

至今病因尚不明确。鉴于早孕反应出现与消失的时间与孕妇血hCG值上升与下降的时间相一致，加之葡萄胎、多胎妊娠孕妇血hCG值明显升高，剧烈呕吐发生率也高，说明妊娠剧吐可能与hCG水平升高有关，但临床表现的程度与血hCG水平有时并不一定成正比。临床观察发现精神过度紧张、焦急、忧虑及生活环境和经济状况较差的孕妇易发生妊娠剧吐，提示此病可能与精神、社会因素有关。妊娠剧吐可能与感染幽门螺旋杆菌有关。

（二）临床表现

多见于年轻初孕妇。典型表现为妊娠6周左右出现恶心、呕吐并随妊娠进展逐渐加重，至孕8周左右发展为持续性呕吐，不能进食，严重呕吐引起失水及电解质紊乱，动用体内脂肪，其中间产物丙酮聚积，引起代谢性酸中毒。极为严重者出现嗜睡、意识模糊、谵妄甚至昏迷、死亡。体质量下降，下降幅度甚至超过发病前的5%，出现明显消瘦、极度疲乏、口唇干裂、皮肤干燥、眼球凹陷及尿量减少等症状，严重时出现血压下降，引起肾前性急性肾衰竭。有些孕妇会出现短暂的肝功能异常。

（三）并发症

1. Wernicke综合征　妊娠剧吐引起严重的维生素B_1缺乏，可导致Wernicke综合征。约10%的妊娠剧吐患者并发该病。临床表现眼球震颤、视力障碍、共济失调、急性期言语增多，以后逐渐精神迟钝、嗜睡，个别发生木僵或昏迷。若不及时治疗，死亡率达50%。

2. 甲状腺功能亢进　60%～70%的妊娠剧吐孕妇可出现短暂的甲状腺功能亢进（甲亢），表现为促甲状腺激素（TSH）水平下降或游离T_4水平升高，由于妊娠后β-hCG水平升高，而β-hCG的β亚单位结构与TSH化学结构相似，刺激甲状腺分泌甲状腺激素，继而反馈性抑制TSH水平。常为暂时性，多数并不严重，没有甲亢的临床表现（如甲状腺肿大）或甲状腺抗体，应在妊娠20周复查甲状腺功能，甲状腺激素水平通常会恢复正常。一般无需使用抗甲状腺药物。

（四）诊断及鉴别诊断

1. 病史及临床表现 妊娠剧吐为排除性诊断，应仔细询问病史，排除可能引起呕吐的其他疾病。几乎所有的妊娠剧吐均发生于孕9周以前，每日呕吐≥3次，尿酮体阳性，体重较妊娠前减轻≥5%。

2. 辅助检查

（1）尿液检查：饥饿状态下机体动员脂肪组织供给能量，使脂肪代谢的中间产物酮体聚积，尿酮体检测阳性；同时测定尿量、尿比重，注意有无蛋白尿及管型尿；中段尿细菌培养以排除泌尿系统感染。

（2）血常规：因血液浓缩致血红蛋白水平升高，可达150g/L以上，红细胞比容达45%以上。

（3）生化指标：血清钾、钠、氯水平降低，呈代谢性低氯性碱中毒，67%的妊娠剧吐孕妇肝酶水平升高，但通常不超过正常上限值的4倍或300U/L；血清胆红素水平升高，但不超过4mg/dl（1mg/dl＝17.1μmol/L）；血浆淀粉酶和脂肪酶水平升高可达正常值5倍；若肾功能不全则出现尿素氮、肌酐水平升高。

（4）动脉血气分析：二氧化碳结合力下降至22mmol/L以下。

（5）眼底检查：妊娠剧吐严重者可出现视神经炎及视网膜出血。

妊娠剧吐主要应与葡萄胎及可能引起呕吐的疾病鉴别，如胃肠道感染、胆囊炎、胆道蛔虫、胰腺炎、尿路感染、病毒性肝炎或孕前疾病。应询问是否伴有上腹部疼痛及呕血或其他病变（如胃溃疡）引起的症状。

（五）治疗

持续性呕吐合并酮症的妊娠剧吐孕妇需要住院治疗，给予静脉补液、补充多种维生素、纠正脱水及电解质紊乱、合理使用止吐药物、防治并发症。

1. 一般处理及心理支持治疗 应尽量避免接触容易诱发呕吐的气味、食品或添加剂。避免早晨空腹，鼓励少量多餐，两餐之间饮水、进食清淡干燥及高蛋白的食物。对精神情绪不稳定的孕妇，给予心理治疗，解除其思想顾虑。告知妊娠剧吐经积极治疗2～3天后，病情多迅速好转，仅少数孕妇出院后症状复发，需再次入院治疗。

2. 纠正脱水及电解质紊乱

（1）每天静脉滴注葡萄糖液、葡萄糖盐水、生理盐水及平衡液共3000ml左右，其中加入维生素B_6 100mg、维生素B_1 100mg、维生素C 2～3g，连续输液至少3天（视呕吐缓解程度和进食情况而定），维持每天尿量≥1000ml。可输注极化液（葡萄糖4～5g＋胰岛素1u＋10%氯化钾1.0～1.5g）补充能量，但应注意先补充维生素B_1后再输注葡萄糖，以防止发生Wernicke脑病。常规治疗无效不能维持正常体质量者可考虑鼻胃管肠内营养。

（2）一般补钾3～4g/d，严重低钾血症时可补钾至6～8g/d。注意观察尿量，原则上每500ml尿量补钾1g较为安全，同时监测血清钾水平和心电图，酌情调整剂量。根据血二氧化碳水平适当补充碳酸氢钠或乳酸钠溶液纠正代谢性酸中毒，常用量为125～250毫升/次。

3. 止吐治疗 止吐剂一线用药为维生素B_6或维生素B_6-多西拉敏复合制剂。口服维生素

B_6片 10～25mg，每日 3 次。若无明显改善加用苯海拉明 50～100mg，每 4 小时 1 次，口服或直肠内给药（每日不超过 400mg）。

4. 终止妊娠指征 ①体温持续高于 38℃；②卧床休息时心率＞120 次 / 分；③持续黄疸或蛋白尿；④出现多发性神经炎及神经性体征；⑤有颅内或眼底出血经治疗无好转者；⑥出现 Wernicke 脑病。

（六）预后和预防

大多数妊娠剧吐经过积极正确的治疗，病情会很快得以改善并随着妊娠进展而自然消退，总体母儿预后良好。妊娠剧吐的治疗始于预防，推荐孕前 3 个月服用复合维生素方案，可能降低妊娠剧吐的发生率及其严重程度。

（李春芳）

学习小结

妊娠剧吐病因不明，可能与 hCG 水平升高有关。其临床表现为早孕期逐渐加重的频繁呕吐、不能进食，严重时可引起失水及电解质紊乱、酸中毒等。如果剧吐严重，可导致 Wernicke 综合征和甲状腺功能亢进。其诊断为排除性诊断，根据病史、症状及体征，至少应包括每日呕吐≥3 次，尿酮体阳性，体重较妊娠前减轻≥5%。并与可能引起呕吐的疾病鉴别，如胃肠道感染、胆囊炎、胆道蛔虫、胰腺炎、尿路感染、病毒性肝炎或孕前疾病。常用的化验：尿液检查、血液检查及必要时的眼底及神经系统检查。治疗包括：心理治疗；纠正水电解质紊乱及酸碱平衡；止吐、给予维生素 B_6、维生素 C 等综合治疗。当出现持续黄疸、持续蛋白尿、体温持续 38℃以上、心动过速、Wernicke 综合征时，终止妊娠。

复习参考题

1. 妊娠剧吐终止妊娠的指征？
2. 妊娠剧吐的临床表现？

第六节　妊娠期高血压疾病

学习目标

掌握	妊娠期高血压疾病的概念、分类、诊断及处理。
熟悉	子痫前期的基本病理生理变化。
了解	妊娠期高血压疾病的病因及高危因素。

妊娠期高血压疾病（hypertensive disorders in pregnancy，HDP）是妊娠与血压升高并存的一组疾病，包括妊娠期高血压、子痫前期、子痫、慢性高血压并发子痫前期、慢性高血压合并妊娠等（表 8-4）。该疾病严重威胁母婴健康，是导致孕产妇和围产儿死亡的重要原因。其中妊娠期高血压、子痫前期、子痫为妊娠期特发性疾病。

表 8-4 妊娠期高血压疾病的分类及临床表现

分类	临床表现
妊娠期高血压（gestational hypertension）	妊娠 20 周后首次出现高血压，收缩压≥140mmHg 和（或）舒张压≥90mmHg，于产后 12 周内恢复正常；尿蛋白检测阴性。收缩压≥160mmHg 和（或）舒张压≥110mmHg 为重度妊娠期高血压。
子痫前期（preeclampsia） 轻度	妊娠 20 周后出现收缩压≥140mmHg 和（或）舒张压≥90mmHg，且伴有下列任一项：尿蛋白≥0.3g/24h，或尿蛋白 / 肌酐比值≥0.3，或随机尿蛋白≥（+）；无蛋白尿但伴有以下任何一种器官或系统受累：心、肺、肝、肾等重要器官，或血液系统、消化系统、神经系统的异常改变，胎盘 - 胎儿受到累及等。
重度	血压和（或）尿蛋白水平持续升高，发生母体器官功能受损或胎盘 - 胎儿并发症。子痫前期孕妇出现下述任一表现可诊断为重度子痫前期：①血压持续升高：收缩压≥160mmHg 和（或）舒张压≥110mmHg；②持续性头痛、视觉障碍或其他中枢神经系统异常表现；③持续性上腹部疼痛及肝包膜下血肿或肝破裂表现；④肝酶异常：血丙氨酸转氨酶（ALT）或天冬氨酸转氨酶（AST）水平升高；⑤肾功能受损：尿蛋白＞2.0g/24h；少尿（24h 尿量＜400ml、或每小时尿量＜17ml）、或血肌酐＞106μmol/L；⑥低蛋白血症伴腹腔积液、胸腔积液或心包积液；⑦血液系统异常：血小板计数呈持续性下降并低于 100×10^9/L；微血管内溶血；⑧心功能衰竭；⑨肺水肿；⑩胎儿生长受限或羊水过少、胎死宫内、胎盘早剥等。
子痫（eclampsia）	子痫前期基础上发生不能用其他原因解释的抽搐。
慢性高血压合并妊娠	既往存在的高血压或在妊娠 20 周前发现收缩压≥140mmHg 和（或）舒张压≥90mmHg，妊娠期无明显加重；或妊娠 20 周后首次诊断高血压并持续到产后 12 周以后。
慢性高血压并发子痫前期（chronic hypertension with superimposed preeclampsia）	慢性高血压孕妇，孕 20 周前无蛋白尿，孕 20 周后出现尿蛋白≥0.3g/24h 或随机尿蛋白≥（+）；或孕 20 周前有蛋白尿，孕 20 周后尿蛋白定量明显增加；或出现血压进一步升高等上述重度子痫前期的任何一项表现。

（一）高危因素

初产妇、孕妇年龄过小或大于 40 岁、多胎妊娠、子痫前期既往史及家族史、慢性高血压、慢性肾炎、抗磷脂抗体综合征、糖尿病、肥胖（初次产检时体重指数≥35kg/m^2）、营养不良、低社会经济状况，均与妊娠期高血压疾病发病密切相关。

（二）病因

病因尚未明确，目前学说主要有：

1. **胎盘浅着床** 正常妊娠时，血管内皮型滋养细胞浸润至子宫螺旋动脉，使之发生广泛性血管内皮重铸，内皮细胞被滋养细胞取代，血管内径增宽。而子痫前期时，滋养细胞浸润过浅，只有蜕膜层血管内皮重铸，子宫肌层血管不发生这种改变，管腔内径只有正常妊娠的 1/2，即为“胎盘浅着床”，引起胎盘血流量灌注减少，引发子痫前期一系列的临床症状。

2. **免疫机制** 妊娠期高血压疾病是一种同种异体移植排斥反应。妊娠成功有赖于胎儿 - 母体间的免疫平衡，一旦平衡失调可引发子痫前期和子痫。

3. **血管内皮细胞受损** 炎性介质如肿瘤坏死因子、白细胞介素 -6、极低密度脂蛋白等，可能促成氧化应激，导致类脂过氧化物持续生成，产生大量毒性因子，引起血管内皮损伤。

4. **遗传因素** 子痫前期-子痫有家族遗传倾向，有该病家族史的孕妇发病率几乎是普通孕妇发病率的3倍。提示该病的发生与遗传因素有关，但具体遗传方式尚不明确。

5. **营养缺乏** 已发现低白蛋白血症、钙、镁、锌、硒等缺乏与子痫前期发生发展有关。

6. **胰岛素抵抗** 近年研究发现该病患者存在胰岛素抵抗，高胰岛素血症可导致NO合成下降及脂质代谢紊乱，影响前列腺素E_2的合成，增加外周血管的阻力，升高血压。

（三）病理生理变化及对母儿的影响

1. **基本病理生理变化** 子痫前期-子痫的基本病理生理变化是全身小血管痉挛。小血管的痉挛使外周阻力增加、血压升高；同时痉挛导致血管内皮细胞损伤，血管通透性增加，体液及蛋白质外渗，引起蛋白尿、水肿和血液浓缩。脑、心、肝及肾等重要脏器严重缺血和凝血系统变化，导致心、肾衰竭、弥散性血管内凝血（DIC），胎盘功能减退，胎盘早剥等，危及母儿生命。

2. **重要脏器的病理生理变化**

（1）脑：脑部小血管短时间痉挛致脑组织缺血缺氧，可出现头晕、头痛；痉挛加重或持续时间较长时毛细血管通透性增加，脑水肿，可出现呕吐、剧烈头痛或抽搐；进一步加重引起脑出血，出现急性发作性头痛、呕吐、抽搐、昏迷甚至死亡。

（2）肾脏：肾血管痉挛造成肾血流量和肾小球滤过率均下降。肾小球扩张、血管内皮细胞肿胀加之血管通透性增加，导致尿量减少和蛋白尿，蛋白尿的多少标志着肾功能损害的严重程度；进一步发展出现低蛋白血症，血浆肌酐、尿素氮、尿酸浓度升高、少尿等，出现肾衰竭。

（3）肝脏：肝脏轻度肿大，血浆中各种转氨酶和碱性磷酸酶升高，以及轻度黄疸。病情严重时可出现门静脉周围坏死，肝包膜下血肿，亦可发生肝破裂。临床表现为持续性上腹部疼痛，部分患者可出现HELLP综合征（溶血、肝酶升高、血小板减少）。

（4）心血管：由于广泛性血管痉挛、毛细血管外渗等，有效循环血容量减少、血液浓缩和血黏度增加。周围血管痉挛使心肌收缩力和射血阻力增加，心排出量明显减少，心血管系统处于低排高阻状态，使得心脏负担加重。冠状动脉痉挛、心肌缺血缺氧，出现间质水肿、心肌点状出血或坏死，导致肺水肿、心力衰竭。

（5）血液：血液浓缩，血容量不足，红细胞比容升高；广泛的血管内皮细胞损伤，启动外源性或内源性的凝血机制，使得凝血因子缺乏或变异所致的高凝血状态。严重者可出现微血管病性溶血，并伴有红细胞破坏的表现。

（6）子宫胎盘血流灌注：血管痉挛导致胎盘灌流下降。异常滋养层细胞侵入使螺旋动脉平均直径较正常孕妇明显缩小，加之内皮损害及胎盘血管急性动脉粥样硬化，胎盘功能减退，胎儿生长受限，胎儿窘迫。若胎盘床血管破裂可致胎盘早剥，严重时母儿死亡。

（四）分类及临床表现

妊娠期高血压疾病为多因素发病，可存在各种母体基础病理状况，也受妊娠期环境因素的影响。妊娠期间病情缓急不同，可呈现进展性变化并可迅速恶化。

重度子痫前期可发生子痫，但子痫也可发生于轻度子痫前期或血压升高不显著、无蛋白尿或水肿病例。子痫可发生于产前、产时及产后48小时。以产前子痫较多。

（五）诊断

根据病史、临床表现、辅助检查即可做出诊断。

1. 病史 患者妊娠前有无高血压、肾病、糖尿病及自身免疫性疾病等病史或表现，有无妊娠期高血压疾病史及家族史；此次妊娠后高血压、蛋白尿等症状出现的时间和严重程度。

2. 高血压 同一手臂至少2次测量，收缩压≥140mmHg和(或)舒张压≥90mmHg定义为高血压。若血压较基础血压升高30/15mmHg，但低于140/90mmHg时，不作为诊断依据，但须严密观察。对首次发现的血压升高者，应间隔4小时或以上复测血压。测前被测者至少安静休息5分钟。

3. 尿蛋白 是指24小时尿液中蛋白含量≥300mg或相隔6小时的两次随机尿液蛋白浓度为300mg/L(定性+)。尿蛋白在24小时内有明显波动，应留取24小时尿作定量检查。避免阴道分泌物或羊水污染尿液。泌尿系感染、严重贫血、心力衰竭和难产时，均可导致蛋白尿。

4. 水肿 不是本病的特有表现。

5. 辅助检查

(1)血液检查：包括全血细胞计数、血红蛋白含量、血细胞比容、血黏度、凝血功能，根据病情轻重可反复检查。

(2)肝肾功能测定：肝细胞功能受损可致ALT、AST升高，患者可出现白蛋白缺乏为主的低蛋白血症，白/球蛋白比值倒置。肾功能受损时，血清肌酐、尿素氮、尿酸升高，肌酐升高与病情严重程度相平行。尿酸在慢性高血压患者中升高不明显，因此可用于本病与慢性高血压的鉴别诊断。重度子痫前期与子痫应测定电解质与二氧化碳结合力，以早期发现酸中毒并纠正。

(3)尿液检查：应测尿比重、尿常规，当尿比重≥1.020时说明尿液浓缩，重度子痫前期患者应每日一次尿蛋白检查。

(4)眼底检查：视网膜小动脉的痉挛程度提示全身小血管痉挛之程度，可反映本病的严重程度。通常眼底检查可见视网膜小动脉痉挛、视网膜水肿、絮状渗出或出血，严重时可发生视网膜剥离。患者可出现视力模糊或失明。

(5)其他：视病情发展和诊治需要，应酌情增加肝、胆、胰、脾、肾等脏器超声检查；动脉血气分析；心脏彩超及心功能测定；超声检查胎儿发育、脐动脉、子宫动脉等血流指数；必要时头颅CT或MRI检查。

（六）鉴别诊断

子痫前期应与慢性肾炎合并妊娠相鉴别，子痫应与癫痫、脑炎、脑肿瘤、脑血管畸形破裂出血、糖尿病高渗性昏迷、低血糖昏迷相鉴别。

（七）治疗

妊娠期高血压疾病的治疗目的是预防重度子痫前期和子痫的发生，降低母儿围产期病率和死亡率，改善围产结局。治疗基本原则是休息、镇静、预防抽搐、有指征地降压和利尿、密切监测母儿情况，适时终止妊娠。应根据病情的轻重缓急和分类进行个体化治疗。

1. 妊娠期高血压 严密监护、择期分娩。可在家休息，但血压较高或(和)伴有自觉症状时，应住院治疗，必要时按子痫前期处理原则治疗。

(1)休息：保证充足的睡眠，取左侧卧位，休息不少于10小时。左侧卧位可减轻子宫对腹主动脉、下腔静脉的压迫，使回心血量增加，改善子宫胎盘的血供。有研究发现左侧卧位24小时可使舒张压降低10mmHg。

（2）镇静：对于精神紧张、焦虑或睡眠欠佳者可给予镇静剂。如地西泮2.5～5mg，每日3次；或5mg，每日1次，睡前口服。

（3）密切监护母儿状态：应询问孕妇是否出现头痛、视力改变、上腹不适等症状。嘱患者每日测体重及血压，每2日复查尿蛋白。定期监测血液、胎儿发育状况和胎盘功能。血压继续增高，按轻度子痫前期治疗。

（4）间断吸氧：可增加血氧含量，改善全身主要脏器和胎盘的氧供。

（5）饮食：应包括充足的蛋白质、热量，不限盐和液体，但对于全身水肿者应适当限制盐的摄入。

2. 子痫前期 应住院治疗，防止子痫及并发症发生。治疗原则为休息、镇静、解痉，有指征的降压、利尿，密切监测母胎状态、适时终止妊娠。

（1）休息：同妊娠期高血压。

（2）镇静：适当镇静可消除患者的焦虑和精神紧张，达到降低血压，缓解症状及预防子痫发作的作用。

1）地西泮（diazepam）：具有较强的镇静、抗惊厥、肌肉松弛作用，对胎儿及新生儿的影响较小。用法：2.5～5mg口服，每日3次；或10mg肌肉注射或静脉缓慢推入（>2分钟），可用于控制子痫发作和再次抽搐，必要时间隔15分钟后重复给药。1小时内用药超过30mg可能发生呼吸抑制，24小时总量不超过100mg。

2）苯巴比妥：镇静时口服剂量为30mg，每日3次。控制子痫时肌肉注射0.1g。

3）冬眠药物：冬眠药物可广泛抑制神经系统，有助于解痉降压，控制子痫抽搐。冬眠合剂由哌替啶100mg、氯丙嗪50mg、异丙嗪50mg组成，通常以1/3或1/2量肌内注射，或以半量加入5%葡萄糖250ml静脉滴注。由于氯丙嗪可使血压急骤下降，导致肾及子宫胎盘血供减少，导致胎儿缺氧，且对母儿肝脏有一定的损害作用，现仅应用于硫酸镁治疗效果不佳者。

4）其他镇静药物：苯巴比妥钠、异戊巴比妥钠、吗啡等，具有较好的抗惊厥、抗抽搐作用，可用于子痫发作时控制抽搐及产后预防或控制子痫发作。由于该药可致胎儿呼吸抑制，分娩6小时前宜慎重。

（3）解痉：首选药物为硫酸镁（magnesium sulfate）。

1）作用机制：①镁离子抑制运动神经末梢释放乙酰胆碱，阻断神经肌肉接头间的信息传导，使骨骼肌松弛；②镁离子刺激血管内皮细胞合成前列环素，抑制内皮素合成，降低机体对血管紧张素Ⅱ的反应，从而缓解血管痉挛状态；③镁离子通过阻断谷氨酸通道阻止钙离子内流，解除血管痉挛、减少血管内皮损伤；④镁离子可提高孕妇和胎儿血红蛋白的亲和力，改善氧代谢。

2）用药指征：①控制子痫抽搐及防止再抽搐；②预防重度子痫前期发展成为子痫；③子痫前期临产前用药预防抽搐。

3）用药方案：静脉给药结合肌内注射。①控制子痫：静脉用药：负荷剂量硫酸镁2.5～5g，溶于10%葡萄糖20ml静推（15～20分钟），或者5%葡萄糖100ml快速静滴，继而1～2g/h静滴维持。或者夜间睡眠前停用静脉给药，改为肌肉注射，用法：25%硫酸镁20ml+2%利多卡因2ml深部臀肌注射。24小时硫酸镁总量25～30g，疗程24～48小时。②预防子痫发作（适用于子痫前期和子痫发作后）：负荷和维持剂量同控制子痫处理。用药时间长短依病情而定，一般每日静滴 6～12 小时，24 小时总量不超过 25g。用药期间每日评估病情变化，决定是否继续用药。

4）毒性反应：正常孕妇血清镁离子浓度为 0.75～1mmol/L，血清镁离子有效治疗浓度为 1.8～3.0mmol/L，超过 3.5mmol/L 即可出现中毒症状。首先表现为膝反射减弱或消失，继之出现全身肌张力减退、呼吸困难、复视、语言不清，严重者可出现呼吸肌麻痹，甚至呼吸、心跳停止，危及生命。

5）注意事项：用药前及用药过程中应注意以下事项：定时检查膝腱反射是否减弱或消失；呼吸不少于 16 次 / 分；尿量每小时不少于 17ml 或每 24 小时不少于 400ml；硫酸镁治疗时需备钙剂，一旦出现中毒反应，停用硫酸镁并静脉缓慢推注（5～10 分钟）10% 葡萄糖酸钙 10ml。如患者同时合并肾功能不全、心肌病变、重症肌无力等，则硫酸镁应慎用或减量使用；有条件时监测血镁浓度；产后 24～48 小时停药。

（4）降压：降压的目的是为了延长孕周或改变围产期结局。收缩压≥160mmHg 和（或）舒张压≥110mmHg 的重度高血压孕妇；原发性高血压、妊娠前已用降压药者，须应用降压药物。而收缩压≥140mmHg 和（或）舒张压≥90mmHg 的非重度高血压孕妇酌情使用。降压药物选择的原则：对胎儿无毒副作用，不影响心搏出量、肾血浆流量及子宫胎盘灌注量，不致血压急剧下降或下降过低。目标血压：无并发脏器功能损伤，收缩压应控制在 130～155mmHg，舒张压应控制在 80～105mmHg；并发脏器功能损伤，则收缩压应控制在 130～139mmHg，舒张压应控制在 80～89mmHg。降压过程力求下降平稳，不可波动过大，且血压不可低于 130/80mmHg，以保证子宫胎盘血流灌注。

1）拉贝洛尔（labetalol）：为 α、β 肾上腺素能受体阻断剂，降低血压但不影响肾及胎盘血流量，并可对抗血小板凝集，促进胎儿肺成熟。该药显效快，不引起血压过低或反射性心动过速。用法：50～150mg 口服，3～4 次 / 日。静脉滴注：初始剂量 20mg，10 分钟后如未有效降压则剂量加倍，最大单次剂量 80mg，直至血压控制平稳，每天最大总剂量 220mg。

2）尼卡地平（nicardipine）：二氢吡啶类钙离子通道阻滞剂。用法：初始剂量 20～40mg，每日 3 次口服。静脉滴注 1mg/h 起，根据血压变化每 10 分钟调整剂量。

3）硝苯地平（nifedipine）：为钙离子通道阻滞剂。用法：10mg，每日 3 次口服，24 小时总量不超过 60mg。由于其降压作用迅速，一般不主张舌下含化，紧急时可舌下含服 10mg。

4）尼莫地平（nimodipine）：二氢吡啶类钙离子通道阻滞剂。可选择性扩张脑血管。用法：20～60mg 口服，2～3 次 / 日；静脉滴注：20～40mg 加入 5% 葡萄糖溶液 250ml，每日总量不超过 360mg。

5）酚妥拉明（phentolamine）：α 肾上腺素能受体阻滞剂。用法：10～20mg 溶入 5% 葡萄糖 100～200ml，以 10μg/min 静脉滴注。

6）甲基多巴（methyldopa）：可兴奋血管运动中枢的 α 受体，抑制外周交感神经而降低血压，妊娠期使用效果较好。用法：250mg 口服，每日 3 次。

7）硝酸甘油（nitroglycerin）：可同时扩张动脉和静脉，主要用于合并心力衰竭和急性冠脉综合征时高血压急症的降压治疗。起始剂量 5～10μg/min 静脉滴注，每 5～10 分钟增加滴速至维持剂量 20～50μg/min。

8）硝普钠（sodium nitroprusside）：强有力的速效血管扩张剂，扩张周围血管使血压下降。由于药物能迅速通过胎盘进入胎儿体内，并保持较高浓度，其代谢产物（氰化物）对胎儿有毒性作用，孕期仅适用于其他降压药物应用无效的高血压危象的孕妇。产前应用不超过4小时。分娩期或产后血压过高，应用其他降压药效果不佳时，方考虑使用。用法为50mg加入5%葡萄糖溶液500ml，以0.5～0.8μg/(kg•min)静脉缓滴。用药期间，应严密监测血压及心率。

9）肾素血管紧张素类药物（ACEI）及血管紧张素Ⅱ受体拮抗剂（ARB）：可导致胎儿生长受限、胎儿畸形、新生儿呼吸窘迫综合征、新生儿早发性高血压，妊娠期应禁用。

（5）扩容疗法：除非有严重的液体丢失（如呕吐、腹泻、分娩失血），一般不推荐扩容治疗。对于严重低蛋白血症者和贫血者，酌情补充白蛋白、血浆或全血。

（6）利尿：子痫前期患者不主张常规应用利尿剂，仅当患者出现全身性水肿、肺水肿、脑水肿、肾功能不全、急性心力衰竭时，可酌情使用呋塞米等快速利尿剂，并根据血细胞比容等指标调整剂量。甘露醇主要用于脑水肿。严重低蛋白血症有腹腔积液者应补充白蛋白后再应用利尿剂效果较好。

（7）适时终止妊娠：终止妊娠是治疗妊娠期高血压疾病的有效措施。

1）终止妊娠时机：①妊娠期高血压、病情未达重度的子痫前期孕妇可期待至孕37周以后。②重度子痫前期孕妇：妊娠不足26周孕妇经治疗病情危重者建议终止妊娠。孕26周至不满28周患者根据母胎情况及当地母儿诊治能力决定是否可以行期待治疗。孕28周～34周，如病情不稳定，经积极治疗病情仍加重，应终止妊娠；如病情稳定，可以考虑期待治疗，并建议转至具备早产儿救治能力的医疗机构。孕34周及以上的孕妇，可考虑终止妊娠。③子痫：控制病情后即可考虑终止妊娠。

2）终止妊娠指征：①重度子痫前期发生母儿严重并发症者，需要稳定母体状况后尽早在24小时内或48小时内终止妊娠，不考虑是否完成促胎肺成熟。严重并发症包括重度高血压不可控制、高血压脑病和脑血管意外、子痫、心功能衰竭、肺水肿、完全性和部分性HELLP综合征、DIC、胎盘早剥和胎死宫内。当存在母体器官系统受累时，评定母体器官系统累及程度和发生严重并发症的紧迫性以及胎儿安危情况综合考虑终止妊娠时机：如血小板计数 $<100\times10^9$/L、肝酶水平轻度升高、肌酐水平轻度升高、羊水过少、脐血流反向、胎儿生长受限等，可同时在稳定病情和严密监护之下尽量争取给予促胎肺成熟后终止妊娠；对已经发生胎死宫内者，可在稳定病情后终止妊娠。②蛋白尿及其程度不单一作为终止妊娠的指征，但是综合性评估的重要因素之一，需注意母儿整体状况的评估：如评估母体低蛋白血症、伴发腹腔积液和（或）胸腔积液的严重程度及心肺功能，评估伴发存在的母体基础疾病如系统性红斑狼疮、肾脏疾病等病况，与存在的肾功能受损和其他器官受累情况综合分析，确定终止妊娠时机。

3）终止妊娠的方式：①引产：适用于病情控制后，宫颈条件成熟者。先行人工破膜，羊水清亮者，可给予缩宫素静脉滴注引产。第一产程应密切观察产程进展状况，保持产妇安静和充分休息。第二产程应以会阴后-侧切开术、胎头吸引或低位产钳助产缩短产程。第三产程应预防产后出血。产程中应加强母儿安危状况及血压监测，一旦出现头痛、眼花、恶心、呕吐等症状，病情加重，立即以剖宫产结束分娩。分娩期间应将血压控制在≤160/110mmHg。②剖宫产：适用于有产科指征者，宫颈条件不成熟，不能在短时间内经阴道分娩，引产失败，胎盘功能明显减退，或已有胎儿窘迫征象者。

3. 子痫　是妊娠期高血压疾病最严重的阶段，是妊娠期高血压疾病所致母儿死亡的最主要原因，应积极处理。立即左侧卧位减少误吸，开放呼吸道，建立静脉通道。

（1）处理原则：控制抽搐，纠正缺氧和酸中毒，控制血压，抽搐控制后终止妊娠。

1）控制抽搐：硫酸镁是治疗子痫及预防复发的首选药物。当患者存在硫酸镁应用禁忌或硫酸镁治疗无效时，可考虑应用地西泮、苯妥英钠或冬眠合剂控制抽搐。子痫患者产后需继续应用硫酸镁24～48小时，至少住院密切观察4天。①25%硫酸镁20ml加于25%葡萄糖液20ml静脉推注（>5分钟），继之用以2～3g/h静脉滴注，维持血药浓度，同时应用有效镇静药物，控制抽搐；②20%甘露醇250ml快速静脉滴注降低颅压。

2）控制血压：脑血管意外是子痫患者死亡的最常见原因。当收缩压持续≥160mmHg，舒张压≥110mmHg时要积极降压以预防心脑血管并发症。

3）纠正缺氧和酸中毒：面罩和气囊吸氧，根据二氧化碳结合力及尿素氮值，给予适量4%碳酸氢钠纠正酸中毒。

4）终止妊娠：抽搐控制后2小时可考虑终止妊娠。对于早发型子痫前期治疗效果较好者，可适当延长孕周，但须严密监护孕妇和胎儿。

（2）护理：保持环境安静，避免声光刺激；吸氧，防止口舌咬伤；防止窒息；防止坠地受伤；密切观察体温、脉搏、呼吸、血压、神志、尿量（应保留导尿管监测）等。

（3）密切观察病情变化：及早发现心力衰竭、脑出血、肺水肿、HELLP综合征、肾衰竭、DIC等并发症，并积极处理。

4. 产后处理（产后6周内） 产后子痫多发生于产后24小时直至10日内，故产后不应放松子痫的预防。重度子痫前期患者产后24～48小时仍应继续使用硫酸镁预防产后子痫。子痫前期患者产后3～6天仍可能反复出现高血压、尿蛋白等症状甚至加重，所以仍应每天监测血压及尿蛋白，若血压≥160/110mmHg应继续给予降压治疗。

（八）预测及预防

1. 预测方法 目前尚无独立可靠的预测子痫前期的方法。子宫动脉多普勒超声检查联合生化标志物检测，可能对早发型子痫前期的预测有一定价值。

（1）超声：单独使用子宫动脉多普勒超声对早发型子痫前期的预测价值较低，因该技术存在较大的变异率，预测准确度较低。

（2）预测子痫前期的生化指标：抗血管生成因子如可溶性fms样酪氨酸激酶-1（sFlt-1）、可溶性内皮素，以及促血管生成因子如胎盘生长因子（PLGF）和血管内皮生长因子（VEGF）可作为预测子痫前期的潜在生化标志物。早孕期循环中的胎盘蛋白-13与其他预测标志物联合检测可能会提高对子痫前期的预测能力；检测尿酸、循环血管生成因子以及sFlt-1与PLGF的比值等可能在预测妊娠期高血压疾病或子痫前期患者的不良预后中有价值。

2. 预防

（1）抗凝药物治疗：对于有早发子痫前期且早于34孕周早产史，或有多次子痫前期病史的妇女，推荐在早孕晚期开始每日给予低剂量阿司匹林（60～80mg）。

（2）补充维生素C和维生素E：不推荐使用维生素C、E预防子痫前期。

（3）补充钙剂：对于基础钙摄入量不足的孕妇可以通过补充钙剂（1.5～2g）来预防子痫前期。不建议限制孕期食盐的摄入量来预防子痫前期，不建议卧床休息或限制其他体力活动来预防子痫前期及其并发症。

（4）其他营养干预措施：不建议限制孕期食盐的摄入量来预防子痫前期，不建议卧床休息或限制其他体力活动来预防子痫前期及其并发症。

相关链接

HELLP 综合征

（一）概述

HELLP 综合征以溶血、肝酶水平升高及低血小板计数为特点，可以是妊娠期高血压疾病的严重并发症，也可以发生在无血压升高、血压升高不明显或者没有蛋白尿的情况下，可以发生在子痫前期临床症状出现之前。多数发生在产前。典型症状为全身不适、右上腹疼痛、体质量骤增、脉压增大。少数孕妇可有恶心、呕吐等消化系统表现，但高血压、蛋白尿表现不典型。确诊主要依靠实验室检查。

（二）诊断标准

1. 血管内溶血　外周血涂片见破碎红细胞、球形红细胞；胆红素≥20.5μmol/L（即 1.2mg/dl）；血红蛋白轻度下降；乳酸脱氢酶（LDH）水平升高。LDH 升高是诊断 HELLP 综合征微血管内溶血的敏感指标，常在血清间接胆红素升高和血红蛋白降低前出现。

2. 肝酶水平升高　ALT≥40U/L 或 AST≥70U/L。

3. 血小板计数减少　血小板计数 $<100\times10^9$/L。

（三）治疗

HELLP 综合征必须住院治疗。治疗重度子痫前期的基础上，其他治疗措施包括：

1. 有指征地输注血小板和使用肾上腺皮质激素　血小板计数：①$>50\times10^9$/L 且不存在过度失血或血小板功能异常时，不建议预防性输注血小板或剖宫产术前输注血小板；②$<50\times10^9$/L 可考虑肾上腺皮质激素治疗；③$<50\times10^9$/L 且血小板计数迅速下降或者存在凝血功能障碍时应考虑备血，包括血小板；④$<20\times10^9$/L 时终止妊娠前建议输注血小板。

2. 适时终止妊娠　①时机：绝大多数 HELLP 综合征孕妇应在积极治疗后终止妊娠。若胎儿不成熟且母胎病情稳定，方可在三级医疗机构进行期待治疗。②分娩方式：HELLP 综合征孕妇可酌情放宽剖宫产指征。③麻醉：血小板计数 $>75\times10^9$/L，如无凝血功能障碍和进行性血小板计数下降，可选区域麻醉。

案例分析 8-2

张某，23 岁，妊娠 24 周，水肿 1 月，发现血压升高 1 周，视力模糊 2 天。入院查体：Bp：170/120mmHg，P：110 次 / 分，全身水肿，宫底脐下 1 横指，胎心 140 次 / 分，移动性浊音阳性。迅速收入院，并进行血液检测及辅助检查。尿蛋白 +++，24 小时定量 6g，眼底检查动脉：静脉 = 1∶2，转氨酶轻度升高，白蛋白 26g/L，尿素氮 10.1mmol/L，每日尿量 800ml。超声检查胎儿相当于妊娠 20 周。迅速给予镇静、解痉及降压、利尿及补充白蛋白，经与家属沟通，行利凡诺羊膜腔内引产。注射后 24 小时出现宫缩，8 小时后阴道分娩。术后继续应用硫酸镁 24 小时，产后血压稳定于 150/100mmHg，产后尿量增加，病情平稳，于产后7天出院，门诊随诊，产后42天血压120/90mmHg，仍继续服用降压药物。

解析：妊娠20周后，出现高血压、蛋白尿、水肿，考虑子痫前期。视力模糊，加之血压超过160/110mmHg，24小时尿蛋白6g，应诊断为重度子痫前期，且发生在妊娠34周前，属于早发型重度子痫前期。白蛋白26g/L，说明有低蛋白血症，可加重水肿。

此类患者首先是镇静、解痉，并给予降压，由于存在脏器受损，血压应降至130～139/80～89mmHg。过快过低的降压容易导致胎盘早剥。由于发生孕周较早，胎儿难以存活，且有脏器损害，与家属充分沟通后行腔内引产。引产过程中由于宫缩的刺激，防止子痫的发生，给予硫酸镁静滴。同时预防产后出血。产后7天出院并随访。

（李春芳）

学习小结

妊娠期高血压疾病包括妊娠期高血压、子痫前期（轻度和重度）、子痫、慢性高血压并发子痫前期、慢性高血压合并妊娠。前三种类型是妊娠诱发的高血压、蛋白尿或（和）水肿，后两种是慢性高血压基础上发生的妊娠。两者的发病机制略有不同，我们主要学习前三种。

子痫前期-子痫的高危因素有初产妇、孕妇年龄过小或大于40岁、多胎妊娠、子痫前期病史及家族史、慢性高血压、慢性肾炎、抗磷脂抗体综合征、糖尿病、肥胖、营养不良、低社会经济状况，均与妊娠期高血压疾病发病密切相关。其病理生理变化为全身小血管痉挛，内皮损伤以及局部缺血。全身各系统各脏器灌流减少，对母儿造成危害，甚至导致母儿死亡。临床表现为高血压、蛋白尿、伴或不伴水肿，有时有自觉症状。诊断主要依靠体征、症状、尿检查、辅助检查。

妊娠期高血压疾病的处理原则：休息、镇静、解痉，有指征的降压、扩容、利尿，密切监测母胎情况，适时终止妊娠。应根据病情轻重分类，进行个体化治疗。①解痉：首选药物为硫酸镁，使用前及使用过程的注意事项；②降压：降压药物选择的原则；目标血压；药物选择：拉贝洛尔、硝苯地平、尼莫地平、尼卡地平、酚妥拉明、甲基多巴、硝酸甘油等；③扩容：有指征的扩容；④利尿：有指征的利尿；⑤适时终止妊娠：终止妊娠的指征；终止妊娠的方式；子痫的处理。

复习参考题

1. 子痫前期-子痫的病理生理变化？
2. 使用硫酸镁解痉治疗时的注意事项及毒性反应？
3. 妊娠期高血压疾病降压治疗的目标血压？
4. 子痫前期终止妊娠的指征与时机？

第七节 妊娠期肝内胆汁淤积症

学习目标	
掌握	妊娠期肝内胆汁淤积症的诊断，分度诊断及处理原则。
熟悉	妊娠期肝内胆汁淤积症对母儿的影响。
了解	妊娠期肝内胆汁淤积症的定义。

妊娠期肝内胆汁淤积症（intrahepatic cholestasis of pregnancy，ICP）是妊娠中、晚期特有的并发症，临床上以皮肤瘙痒和黄疸为特征，主要危害胎儿。本病具有特发性、地域性、遗传性和复发性。

（一）病因

目前尚不清楚，可能与以下因素有关。

1. **女性激素** 妊娠期胎盘合成雌激素大幅增加，使得胆酸代谢障碍；雌激素可使肝细胞膜中胆固醇与磷脂比例上升，流动性降低，影响对胆酸的通透性，使胆汁流出受阻；雌激素作用于肝细胞表面的雌激素受体，改变肝细胞蛋白质合成，导致胆汁回流增加。

2. **遗传与环境因素** 流行病学研究发现，ICP 发病率冬季高于夏季；世界各地 ICP 发病率明显不同，智利和瑞典发病率较高，我国以四川、重庆和长江流域发病率较高。在母亲或姐妹中有 ICP 病史的妇女中 ICP 发生率明显升高。可见遗传与环境因素在 ICP 发病中起一定作用。

总之，ICP 可能是多因素引起，其中遗传因素决定患者的易感性，而非遗传性因素决定 ICP 的严重程度。

具有 ICP 高危因素的人群其发病率明显升高，包括：

（1）有慢性肝胆基础疾病，如丙型肝炎、非乙醇性肝硬化、胆结石或胆囊炎、非乙醇性胰腺炎，有口服避孕药诱导的肝内胆汁淤积症病史者。

（2）有 ICP 家族史者。

（3）前次妊娠有 ICP 病史，再次妊娠其 ICP 复发率在 40%～70%。

（4）双胎妊娠孕妇 ICP 发病率较单胎妊娠显著升高，而 ICP 发病与多胎妊娠的关系仍需进一步研究并积累资料。

（5）人工授精妊娠的孕妇，ICP 发病危险度相对增加。

（二）对母儿的影响

1. **对孕妇的影响** ICP 孕妇可能合并糖、脂代谢紊乱。

2. **对胎婴儿的影响** 由于胆汁酸毒性作用使围产儿发病率和死亡率明显升高。可发生早产、胎儿窘迫，尤其在妊娠晚期可能发生难以预测的胎儿突然死亡。尚有新生儿颅内出血、新生儿神经系统后遗症，以及新生儿死亡等的相关报道。

（三）临床表现

1. 瘙痒 大多数患者首发症状为孕中晚期发生无皮肤损伤的瘙痒，约80%患者在30周后出现，有的甚至更早。瘙痒程度不一，常呈持续性，白昼轻，夜间加剧。瘙痒一般先从手掌和脚掌开始，然后逐渐向肢体近端延伸甚至可发展到面部，但极少侵及黏膜，这种瘙痒症状常出现在实验室检查异常结果之前，平均约3周，亦有达数月者，瘙痒大多在分娩后24～48小时缓解，少数在1周或1周以上缓解。

2. 黄疸 10%～15%患者出现轻度黄疸，部分病例黄疸与瘙痒同时发生，也可发生于瘙痒后2～4周内，多数仅出现轻度黄疸，于分娩后1～2周内消退。ICP孕妇有无黄疸与胎儿预后关系密切，有黄疸者发生早产、胎儿窘迫、新生儿窒息及围产儿死亡率均显著增加。

3. 皮肤抓痕 孕妇腹部或者四肢皮肤可见抓痕。

4. 其他症状 大多数孕妇一般情况好，没有恶心、呕吐、食欲缺乏、腹痛、腹泻等非特异性症状，极少数孕妇出现体质量下降及维生素K相关凝血因子缺乏，而后者可能增加产后出血的风险。

（四）诊断

根据典型临床症状和实验室检查结果，ICP诊断并不困难，但需排除其他导致肝功能异常或瘙痒的疾病。

1. 临床表现 妊娠中、晚期出现皮肤瘙痒、黄疸等不适。

2. 实验室检查

（1）血清总胆汁酸（total bile acid，TBA）测定：是诊断ICP的最主要实验室指标，也是监测病情及治疗效果的重要指标。无诱因的皮肤瘙痒及血清TBA＞10μmol/L可诊断为ICP，血清TBA≥40μmol/L提示病情较重。

（2）肝功能测定：大多数ICP患者的门冬氨酸转氨酶（AST）、丙氨酸转氨酶（ALT）轻至中度升高，为正常水平的2～10倍，ALT较AST更敏感。血清α-谷胱甘肽转移酶（GST）水平上升是反映肝细胞损害快速而特异的指标。血清γ-谷氨酰转肽酶（GGT）的浓度正常或轻度升高。部分患者血清直接胆红素升高，总胆红素轻中度升高，但很少超过85.5μmol/L。ICP孕妇血清直接胆红素升高也提示病情较重。

3. 超声检查 通常显示肝实质回声正常，胆管无扩张。虽然ICP肝脏无特征性改变，但建议常规查肝胆B型超声以排除孕妇有无肝胆系统基础疾病。

4. 病理检查 ICP诊断极少需要进行肝脏活检。ICP患者肝组织活检可见肝细胞无明显炎症或变性表现，仅肝小叶中央区胆汁轻度淤积，毛细胆管胆汁淤积及胆栓形成。电镜切片见毛细胆管扩张合并微绒毛水肿或消失。

5. ICP严重程度判断 尚不统一，目前基于孕妇血清总胆汁酸水平的ICP分度诊断及处理有助于降低剖宫产率和围生儿死亡率。

（1）轻度ICP：血清总胆汁酸≥10～40μmol/L；临床症状以皮肤瘙痒为主，无明显其他症状。

（2）重度ICP：血清总胆汁酸≥40μmol/L，伴有其他情况，如多胎妊娠、妊娠期高血压疾病、曾因ICP致围生儿死亡者。

（五）鉴别诊断

诊断ICP需排除其他能引起瘙痒、黄疸和肝功能异常的疾病。ICP患者无发热、急性上腹痛等肝炎表现，其症状和实验室检查异常在分娩后很快消失。若患者出现剧烈呕吐、精神症状或高血压，应考虑妊娠期急性脂肪肝和子痫前期；血压正常无蛋白尿即减少了子痫前期性肝病的可能；转氨酶水平轻、中度升高应考虑妊娠合并肝炎，尤其是妊娠合并慢性型肝炎，如无症状慢性丙肝孕妇ICP发病率是正常孕妇的20倍。

（六）治疗

治疗目的是缓解瘙痒症状，降低血胆汁酸水平，改善肝功能；延长孕周，改善妊娠结局。

1. 孕妇监测

（1）主要筛查项目是总胆汁酸和肝功能。不论病情程度，每1～2周复查1次直至分娩。对程度特别严重者可适度缩短检测间隔。

（2）进行胎动、胎儿电子监护，推荐孕32周起，每周1次，重度者每周2次。

（3）胎儿脐动脉血流收缩期与舒张末期最大速度比值（S/D比值）对预测围产儿预后可能有一定意义，检测频率同NST。

2. 一般处理 适当卧床休息，取左侧卧位以增加胎盘血流量，给予吸氧、高渗葡萄糖、维生素类及能量，既保护肝脏又可提高胎儿对缺氧的耐受性。定期复查肝功能、血清胆汁酸水平。妊娠<39周、轻度ICP，且无规律宫缩者可于门诊治疗，口服降胆酸药物，7～10天为1个疗程。

3. 药物治疗 能使孕妇临床症状减轻，胆汁淤积的生化指标和围产儿预后改善。常用药物有：

（1）熊去氧胆酸（Ursodeoxycholic acid，UDCA）：推荐作为ICP治疗的一线用药，用于妊娠中晚期有症状的患者。服用后抑制肠道对疏水性胆酸重吸收，降低胆酸，改善胎儿环境从而延长胎龄。剂量为15mg/（kg·d），分3～4次口服，瘙痒症状和生化指标均可有明显改善。常规剂量疗效不佳，而又未出现明显副反应时，可加大剂量为每日1.5～2.0g。

（2）S-腺苷蛋氨酸（S-adenosylmethionine，SAMe）：ICP临床二线用药或联合治疗药物。该药可通过甲基化对雌激素代谢物起灭活作用，刺激膜磷脂生成，调节Na^+/K^+-ATP酶的活性，增加膜通透性，缓解雌激素升高所引起的胆汁淤积，改善ICP的症状，延缓病情进一步的发展。用量为静脉滴注每日1g，疗程12～14天；或口服500mg，每日2次。

4. 辅助治疗

（1）护肝治疗：在降胆酸治疗的基础上使用护肝药物，葡萄糖、维生素C、肌苷等保肝药物可改善肝功能。

（2）改善瘙痒症状：炉甘石液、薄荷类、抗组胺药物、苯二氮䓬类药物对瘙痒有缓解作用，以薄荷类药物较为安全。

（3）维生素K的应用：支持产前使用维生素K减少出血风险，肝酶水平升高者可加用护肝药物。维生素K_1，每日5～10mg，口服或肌内注射，连用3天。

（4）中药：如茵陈、川芎等降黄药物治疗ICP有一定效果。

5. 产科处理 加强胎儿监护，把握终止妊娠时机，对降低围产儿死亡率具有重要意义。

（1）产前监护：从孕34周开始每周行NST试验，必要时行胎儿生物物理评分，以便及早发现胎儿窘迫。NST基线胎心率变异消失可作为预测ICP胎儿缺氧的指标。

（2）适时终止妊娠：①轻度ICP：孕38～39周左右终止妊娠，可以阴道分娩；②重度ICP：

孕34～37周剖宫产终止妊娠，根据治疗反应、有无胎儿窘迫、双胎或合并其他母体并发症等因素综合考虑。

（邵　勇）

学习小结

妊娠期肝内胆汁淤积症是妊娠中晚期出现以皮肤瘙痒和血中胆汁酸增高为主要特点妊娠期特有的并发症。ICP可能与女性激素、遗传和环境因素等多因素有关。ICP可发生糖、脂代谢紊乱；围产儿发病率和死亡率明显升高。临床表现为瘙痒、黄疸、四肢皮肤抓痕等。诊断依据：孕中晚期出现皮肤瘙痒、黄疸等；血清总胆汁酸升高；肝功能异常（转氨酶升高，直接胆红素明显升高）。ICP的治疗主要在于：缓解瘙痒症状，改善肝功能，降低血胆汁酸水平，注意胎儿宫内状况的监护，及时发现胎儿窘迫并采取相应措施，以改善妊娠结局。常用药物：熊去氧胆酸、S-腺苷蛋氨酸等。加强胎儿监护，适时终止妊娠，对降低围产儿死亡率具有重要意义。

复习参考题

1. ICP对母亲和胎儿的影响有哪些？
2. ICP的临床表现及诊断？
3. 治疗ICP常用的药物有哪些？
4. ICP终止妊娠的时机和方式？

第八节　妊娠期急性脂肪肝

学习目标

掌握	妊娠期急性脂肪肝的诊断标准及处理原则。
熟悉	妊娠期急性脂肪肝对母儿的影响。
了解	妊娠期急性脂肪肝的定义。

妊娠期急性脂肪肝（acute fatty liver of pregnancy，AFLP）是妊娠期肝脏严重的急性脂肪变性所致。多见于妊娠晚期，以凝血功能障碍、肝功能衰竭及明显肝脏脂肪浸润为特征。该病发生率约1/7000～1/16 000。起病急，病情重，有较高的母儿死亡率，是严重的产科并发症。

（一）发病机制

AFLP的发病机制尚不十分清楚，但在初产妇、双胎及多胎妊娠时AFLP发病风险增加。胎儿性别为男性时，AFLP的发生风险增高3倍。此外，病毒感染、药物（如四环素）、遗传因素、营养不良等均有可能通过损害线粒体脂肪酸氧化使AFLP发生风险增高。

1. **胎儿线粒体脂肪酸氧化异常** 它是AFLP发病的主要学说。该学说认为，AFLP是胎源性疾病，属于线粒体细胞病的一种。其特点为呕吐、低血糖、乳酸性酸中毒、氮质血症以及器官内小泡性脂肪沉积。异常的线粒体β-氧化是其发病原因。长链3-羟酰基辅酶A脱氢酶（LCHAD）是催化线粒体脂肪酸β-氧化的限速酶。胎儿LCHAD发生突变可导致LCHAD功能缺陷，引起胎儿脂肪酸积聚并进入母体循环，使母体肝细胞脂肪沉积和肝功能受损。在婴儿期，LCHAD缺陷可导致非酮症低血糖、肝性脑病、心肌病、周围神经系统疾病以及猝死等。

2. **妊娠期激素水平增高与AFLP发病有关** 妊娠妇女体内雌激素、肾上腺皮质激素、生长激素等均明显升高，可使脂肪酸代谢障碍，致使游离脂肪酸堆积于肝、脑、肾、胰腺等脏器，并对其造成损害。此外，研究还显示过量雌孕激素可使小鼠肝细胞内线粒体中链脂肪酸β-氧化及三羧酸循环减少。

（二）病理生理

AFLP的基本病理生理变化是大量的脂质聚集在以肝脏为主的多个脏器内（包括肾脏、胰腺、脑组织和骨髓等），引起多脏器功能损害。

1. **肝脏** AFLP患者肝脏内脂肪含量可高达13%～19%。肝脏内过量的脂肪酸堆集导致产生大量的氨，引起肝性脑病；抑制肝糖原合成和糖异生，导致继发性低血糖；最终发生肝功能衰竭。

2. **肾脏** AFLP患者的肾小管上皮会沉积大量的游离脂肪酸，引起肾小管的重吸收障碍，导致水钠潴留，进而出现高血压、蛋白尿、全身水肿等类似子痫前期的表现，随病情进展最终发生急性肾衰竭。

3. **胰腺** 过多堆集的游离脂肪酸对胰腺有毒害作用，部分患者出现胰腺炎症状。

（三）临床表现

1. **发病时间** 平均起病孕周35～36周。但也有妊娠22周发病的报道。

2. **前驱症状** 几乎所有患者起病前1～2周出现倦怠、全身不适，临床易忽视。

3. **消化道症状** 恶心、呕吐（70%）、上腹不适（50%～80%）、厌食，部分患者（15%～50%）出现黄疸，呈进行性加深。通常无皮肤瘙痒。

4. **类似子痫前期的症状** 约半数患者出现血压升高、蛋白尿、水肿。如处理不及时，病情继续进展，出现低血糖、凝血功能障碍、上消化道出血、急性胰腺炎、尿少、无尿和肾衰竭、腹腔积液、败血症、意识障碍、精神症状及肝性脑病，常于短期内死亡。容易发生胎儿窘迫、死胎、新生儿死亡等。

（四）辅助检查

1. **实验室检查**

（1）血常规：白细胞显著升高、血小板减少。

（2）肝、肾功能：转氨酶轻到中度升高（多数不超过500U/L）；血清碱性磷酸酶、直接胆红素明显增高，可出现胆酶分离现象；低蛋白血症；尿酸、肌酐、尿素氮水平增高；低血糖；严重者出现乳酸性酸中毒。

（3）血脂异常：低胆固醇血症，甘油三酯降低。

（4）凝血因子减少：低纤维蛋白原血症、凝血酶原时间延长、抗凝血酶Ⅲ减少。

（5）基因检测：胎儿或新生儿行 LCHAD 突变检测可有阳性发现。

2. 影像学检查

（1）超声检查：超声图像显示弥漫性肝实质回声增强，呈现“亮肝”。

（2）CT 检查：显示病变肝脏密度降低，肝脏 CT 值低于 40HU 提示明显脂肪变性。

（3）MRI：是检测细胞质内少量脂肪的敏感方法。

影像学检查具有一定假阴性率，故阴性结果不能排除 AFLP 的诊断。影像学检查的最主要意义在于排除其他肝脏疾病，如肝脏缺血、梗死、破裂和 Budd-Chiari 综合征。

3. 肝穿刺活检 AFLP 特征性的镜下改变是肝细胞小泡样脂肪变性，可表现为微小的胞质空泡或弥漫性细胞质气球样变。约 50% 的病例可见到肝细胞炎症改变，但均不明显，无大片肝细胞坏死，肝小叶完整。上述变化可在分娩后数天到数周内完全消失，AFLP 不会进展为肝硬化。

（五）诊断

诊断依据：发病于妊娠晚期，无其他原因解释的肝功能异常，终止妊娠后可完全恢复。AFLP 的诊断需排除病毒性肝炎、药物性肝损伤、妊娠期肝内胆汁淤积症、HELLP 综合征、胆道疾病等。

病理诊断：肝穿刺活检是诊断 AFLP 的标准。但其为侵入性操作，仅适用于临床诊断困难，产后肝功能不能恢复，及在疾病早期、未出现 DIC 时需要明确诊断以作为终止妊娠指征的患者。

（六）鉴别诊断

1. 病毒性肝炎 血清肝炎病毒标志物呈阳性，转氨酶升高更加明显，常超过 1000U/L，而尿酸水平通常正常，不会出现子痫前期症状。

2. 子痫前期 单纯子痫前期患者通常无黄疸及低血糖，如不合并胎盘早剥，极少发展成严重的凝血功能障碍，少见氮质血症。

3. 妊娠期肝内胆汁淤积症 孕妇一般情况好，无消化道症状，可有轻度黄疸，常伴有皮肤瘙痒，以血清总胆汁酸水平升高为主，无凝血功能障碍、低血糖及肾功能损害表现，无神经系统症状。

（七）治疗

治疗原则：一旦确诊，迅速终止妊娠。加强支持治疗，维持内环境稳定。

1. 终止妊娠

（1）分娩前稳定母儿状态：纠正低血糖、电解质紊乱和凝血功能异常，控制高血压，监测生命体征，控制静脉液体和血制品的量；评估母体病情的变化，监测胎儿情况。

（2）终止妊娠方式：阴道试产适用于已临产、病情稳定，没有胎儿窘迫，产程中需严密监护母儿状态。如估计不能短时间内经阴道分娩，应剖宫产终止妊娠。术前应纠正凝血功能障碍并采取预防产后出血的措施。

（3）手术麻醉方式：目前对 AFLP 剖宫产术中麻醉方式的选择尚无确定结论，但考虑到凝血功能异常时行椎管内阻滞麻醉有导致脊髓或硬膜外血肿形成的风险，一般倾向于选择全身麻醉。

2. 对症支持处理

（1）疾病早期给予低脂低蛋白、高碳水化合物饮食，保证能量供给；病情严重的患者无法进食时给予肠内、肠外营养。

（2）纠正凝血功能障碍主要依靠补充凝血因子及血小板。

（3）监测血糖水平，静脉输注葡萄糖防止低血糖。

（4）对于出现子痫前期症状者，可解痉、降压治疗。

（5）重症患者在围生期转入 ICU 监护。

（6）产后出血的处理：止血、继续纠正凝血功能障碍、补充血容量。

（7）肾功能不全的患者控制液体入量，警惕肺水肿的发生，纠正酸中毒、维持电解质平衡、纠正氮质血症，必要时血液透析。

（8）预防继发性感染，围手术期给予广谱而肝肾毒性低的抗生素。

3. 新生儿的监测 AFLP 产妇的新生儿存在线粒体内脂肪酸 β- 氧化相关酶缺陷的可能，故应从出生后即给予密切监护，警惕低血糖、肝衰竭等发生。明确 LCHAD 缺陷者，推荐低长链脂肪酸饮食。

（八）母儿预后

目前认为 AFLP 是一种胎源性疾病，在妊娠终止前病情不会缓解。过去，该病孕产妇死亡率很高，随着早期诊断及治疗水平的提高，近年来 AFLP 产妇的死亡率已经降低到 10% 以下。产后完全恢复需要数周，一般不留后遗症。AFLP 围生儿死亡率高达 50%，目前，及时终止妊娠改善了围生儿预后，死亡率已降至 20% 左右。但由于线粒体内脂肪酸 β- 氧化相关酶缺陷的可能性，这些新生儿应从出生后即给予密切监护。

（邵 勇）

学习小结

AFLP 是严重的产科并发症，多见于妊娠晚期，以凝血功能障碍、肝功能衰竭及明显肝脏脂肪浸润为特征。有较高的母儿死亡率。及时终止妊娠，对症支持是该病最主要的治疗。

复习参考题

1. AFLP 对母亲和胎儿的影响？
2. AFLP 的临床表现及诊断？
3. AFLP 的处理原则？

第九节　母儿血型不合

学习目标

掌握	母儿血型不合的诊断、处理及预防。
熟悉	母儿血型不合的发病机制及临床表现。
了解	母儿血型不合的概念。

若胎儿血型与母体不同，当胎儿红细胞进入母体血液循环后，诱导母体的免疫系统产生针对胎儿红细胞抗原的抗体，抗体通过胎盘进入胎儿血液循环系统，与胎儿红细胞结合，使胎儿红细胞被破坏，导致胎儿或新生儿溶血性疾病（haemolytic of the fetus and newborn，HDF）。引起母儿血型不合溶血性疾病的血型以ABO血型和Rh血型最为常见。

（一）病因及发病机制

1. ABO血型不合　ABO血型不合是我国新生儿溶血病的主要原因，占96%左右。ABO血型不合导致溶血往往在第一胎即可发生。因为O型血孕妇在妊娠前就有机会接触ABO血型的抗原。ABO血型抗原主要来源于：①肠道寄生菌中有血型抗原；②某些免疫疫苗含有ABO血型的抗原；③自然界中的植物或动物有ABO血型抗原存在。因此，在第一胎出现ABO血型不合时，就有可能产生IgG抗体，发生胎儿或新生儿溶血。

2. Rh血型不合　Rh血型抗原共有6种，即C和c、D和d、E和e。由于D抗原最早被发现，抗原性最强，故临床上凡是D抗原阳性者称为Rh阳性，无D抗原者称为Rh阴性。Rh血型存在人群和种族差异，我国汉族为0.34%，而有些少数民族在5%以上（如塔塔尔族、乌孜别克族）。Rh血型抗原的抗原性决定了溶血病的严重程度，以D抗原的抗原性最强，其次为E抗原，再次为C、c和e抗原，d抗原的抗原性最弱。由于机体初次被抗原致敏的时间较长，产生的抗体以IgM为主；且自然界中极少存在Rh抗原，因此Rh血型溶血病很少发生在第一胎。在少量胎母输血的情况下，RhD阳性胎儿的RhD阴性母亲将产生抗D抗体，这种免疫反应被称为"致敏"，过程历时5～16周，不会危害母体和胎儿，然而再次妊娠时，即使仅有少量的RhD阳性胎儿红细胞进入母体循环，血液中的记忆B淋巴细胞遇到已识别的抗原就会产生大量IgG抗体，导致胎儿溶血。因此Rh血型溶血病很少发生在第一胎，仅有约1%的Rh溶血发生在第一胎。接近90%的同种免疫发生在分娩时的母胎输血，而10%是由于产前自发母胎输血，绝大多数发生在孕晚期。导致发生同种免疫的Rh阳性血量非常少，母胎输血仅需不到0.1ml即可发生。其他引起RhD阴性母亲致敏的因素有人工流产、自然流产、先兆流产、异位妊娠等，或其他破坏绒毛膜蜕膜间隙的临床操作，如绒毛膜穿刺、羊膜腔穿刺和脐静脉穿刺等，均可引起Rh（D）同种免疫的发生。孕晚期外倒转术无论成功与否，均可引起母胎输血，亦可引起Rh（D）同种免疫的发生。

（二）临床表现

1. ABO血型不合　ABO血型不合溶血病的症状较轻。如妊娠期发现胎儿宫内溶血，B型超声检查可见胎盘增厚、胎儿水肿、胎儿胸腹水及胎儿大脑中动脉血流速度异常等。虽然ABO血型不合的发生率高，但真正发生胎儿或新生儿溶血的病例不多，即使发生溶血，症状亦较轻，表现为轻、中度的贫血和黄疸，极少发生核黄疸和水肿。

2. Rh血型不合 Rh血型不合溶血病往往发病早、病情重、病程长，发生胎儿贫血、水肿、心衰等，新生儿晚期贫血、溶血性黄疸和核黄疸等，严重者甚至发生死胎或新生儿死亡。主要原因有：①由于母体产生大量抗胎儿红细胞的IgG抗体，进入胎儿体内，破坏大量胎儿红细胞，导致胎儿严重贫血，进而发生心衰、全身水肿、胸腔积液、腹水等；②新生儿期，由于溶血产生的大量胆红素不能及时从肝脏排除，新生儿黄疸加重；黄疸出现时间早，程度深；由于胆红素以未结合胆红素为主，可发生核黄疸。

（三）诊断

母儿血型不合溶血病在妊娠期往往无明显的临床表现，少数患者可表现为羊水过多。确诊需要新生儿期的检查。

1. 妊娠期诊断

（1）病史：曾分娩过黄疸或水肿新生儿史，有流产、早产、死胎史；曾接受过输血。

（2）夫妇血型检查：有不良分娩史者再次妊娠前需进行血型检查。无高危因素的孕妇在初次产科检查时进行血型检查；若孕妇为O型或Rh阴性，配偶需要进行血型检查。

（3）血型抗体测定：ABO血型不合时，如果免疫抗A或抗B抗体滴度达到1∶64，可疑胎儿溶血；如果抗体滴度达到1∶512高度怀疑胎儿溶血。但孕妇抗A或抗B滴度的高低与胎儿溶血程度不一定成正比，需要结合其他检测方法综合判断。Rh血型不合时，抗D抗体滴度自1∶2开始即有意义。抗D滴度达到1∶16，胎儿溶血情况加重，抗体滴度与胎儿溶血程度成正比。血型抗体一般在孕前和初诊时各检测一次，后每隔2～4周复测。

（4）羊水ΔOD450（光密度）测定：正常羊水呈无色透明，或混有少许乳白色胎脂；当胎儿溶血后羊水胆红素升高，且与溶血程度相关，羊水呈黄色。应用分光光度计，通过观察羊水在光密度为450mm（ΔOD450）的值计算，确定胎儿溶血程度，决定处理方案。

（5）B型超声：通过检测胎儿、胎盘、羊水情况，可对胎儿溶血严重程度做出判断。胎儿水肿、胎儿腹腔积液、羊水过多，往往提示胎儿严重溶血。一般2～4周检测一次，必要时每周一次。

目前，超声监测胎儿大脑中动脉收缩期峰值流速（middle cerebral artery peak systolic velocity，MCA-PSV）有取代羊水穿刺的趋势，胎儿贫血时血液分流以保障大脑用氧，心输出量增加和血液黏稠度降低导致血流速度加快。MCV高于相应孕周的中值1.5倍以上预测中重度贫血，灵敏度达100%，假阳性率为12%，这项操作通常需要有丰富经验的医生来完成。

2015年美国母胎医学学会指南提出了规范测量MCA-PSV的步骤：①胎儿休息一段时间之后，需要取蝶骨水平过胎儿头部横切面；②彩色多普勒显示Willis环；③选择邻近探头侧的MCA区域进行测量；④需要显示MCA的整体长度；⑤放大MCA-PSV，使MCA占据屏幕图像大小的50%；⑥MCA-PSV测量段需要紧邻颈内动脉发出大脑中动脉处；⑦理想状态下，血流方向和超声束方向应尽可能平行于动脉的整体长度；⑧显示MCA流速波形，并测量PSV的最高点。一般建议在胎儿安静状态下测量，至少重复测量3次，并取最高流速作为临床参考。

（6）电子胎心监护：妊娠32周起进行无应激试验（non-stress test，NST），如果出现正弦波，说明胎儿贫血缺氧。

（7）脐带血管穿刺：有一定风险。一般在进行脐血管换血或输血的同时，取样检测胎儿血型、Rh因子、血红蛋白、胆红素，监测溶血程度及治疗效果，指导进一步治疗。

（8）母血中胎儿游离细胞DNA检测被应用于确定胎儿血型，准确率达99%～100%。

2. 胎儿贫血诊断 不同孕周胎儿血红蛋白正常值和贫血的定义亦不同。正常血红蛋白为≥本孕周血红蛋白的0.84MoM，其中≥0.65～<0.84MoM为轻度贫血，≥0.55～<0.65MoM为中度，<0.55MoM为重度。筛查胎儿贫血的最理想方式是测量胎儿的MCA-PSV。如测得MCA-PSV≥1.5MoM，则建议行脐静脉穿刺明确诊断。由于脐静脉穿刺后有可能需要胎儿宫内输血，建议考虑为胎儿贫血且可能需宫内输血的孕妇转诊至有诊疗经验的胎儿医学中心（MoM为中位数倍数，详见第十二章第二节）。

3. 新生儿溶血诊断 溶血症的胎儿生后表现皮肤苍白，迅速出现黄疸，发展迅速，多数在24～48小时内达高峰。易发生窒息，心率快，呼吸急促，继之口周青紫，心力衰竭。全身皮肤水肿，肝脾肿大，腹水。通过检测脐带血确定血型、Rh因子、胆红素、直接Coombs试验，检测新生儿外周血的血红蛋白、血细胞比容、网织红细胞及有核细胞计数了解溶血和贫血程度。

（四）治疗

母儿血型不合治疗包括妊娠期及新生儿期治疗。妊娠期治疗主要包括抑制母胎之间的免疫反应，防止或延缓胎儿溶血。适时终止妊娠防止胎儿宫内死亡，缓解新生儿溶血症，减少核黄疸的发生；新生儿期的处理包括及时阻止溶血的继续进展，防治核黄疸，纠正贫血。

1. 一般治疗 为提高胎儿的抵抗力，于妊娠早、中、晚期各进行10日的综合治疗。包括25%葡萄糖液40ml和维生素C 500mg每日静脉注射各1次，维生素E 100mg每日1次；同时可补充铁剂、叶酸、其他维生素等。口服苯巴比妥10～30mg，每日3次，以加强肝细胞葡萄糖醛酸转换酶的活性，提高胆红素的结合能力，减少新生儿核黄疸的发生。必要时，可以应用肾上腺糖皮质激素抑制孕妇的免疫反应，减少抗体的产生。

2. 中医、中药治疗 茵陈蒿汤（茵陈30g、制大黄6g、黄芩15g、甘草3g）结合辨证加减，自抗体效价升高时应用，每日一剂煎服，直至分娩。

3. 孕妇血浆置换 在Rh血型不合孕妇，在妊娠中期（24～26周），抗体滴度高，但胎儿水肿尚未出现时，可进行血浆置换术。300ml血浆可降低一个级别的抗体滴度，每周需要10～15L血浆。此法较为安全，但需要的血量较多，花费大。

4. 宫内输血 ①宫内输血的指征：虽然胎儿贫血诊断以胎儿血红蛋白浓度为标准，但目前国际上胎儿宫内输血的指征均为血细胞比容<0.30；②输血的途径：首选血管内输血。应根据胎盘位置、胎儿孕周决定。超声引导下脐静脉输血是应用最为广泛的途径。理想状态下，选择脐带插入胎盘处作为穿刺部位。但有时因后壁胎盘胎儿遮挡，可造成操作困难。如果采用游离段输血，推荐在操作前使用胎儿肌松药物，以免发生由胎动导致的穿刺针移位或血管撕裂等严重并发症。如果脐静脉穿刺困难，可选择行肝内静脉作为输血途径。如孕周过小（<20孕周），血管内输血困难，可尝试应用腹腔内输血。

5. 终止妊娠时机与方式 随着妊娠进展，抗体产生越多，对胎儿危害越大。根据孕妇分娩史、血型不合类型、抗体滴度、胎儿溶血的严重程度、胎龄、胎盘功能等综合分析。轻度原则上不超过预产期，无其他剖宫产指征者可严密监护下阴道分娩；重度者一般经保守治疗维持妊娠达32～33周，可剖宫产终止妊娠，分娩前测定羊水中L/S比值，了解胎肺成熟度，同时给予地塞米松促胎肺成熟。胎儿娩出后尽快钳夹脐带，留7～10cm，用1∶5000呋喃西林包裹保湿，待换血时使用。同时检查新生儿状况，测量胎盘大小和重量，必要时送病理检查。

（五）预防

1. 母胎Rh阴性血型不合的预防

（1）在可能致敏事件（potentially sensitizing event，PSE）发生72小时内尽早注射抗-D免疫球蛋白；如果因故错过该时限，10日内注射可能仍具有一定保护作用。PSE是指RhD^-孕产妇妊娠期间和分娩时因病理妊娠、侵袭性检查、宫内治疗性干预及分娩（包括经阴道分娩和剖腹产）等因素可能引起胎儿红细胞进入孕产妇血液循环，如果胎儿RhD血型为阳性，引起孕产妇产生免疫性抗-D的所有事件。

妊娠期的PSE（具体事件）：妊娠羊膜穿刺术、绒毛活检和脐带穿刺术；产前出血/妊娠期子宫（无痛性阴道）出血；胎头倒转术；腹部创伤（尖锐伤/钝器伤，开放伤/闭合伤）；异位妊娠；葡萄胎吸引术；宫内死亡和死胎；宫内治疗性干预（宫内输血、宫内手术、嵌入分流术，激光治疗）；分娩（正常分娩、器械助产或剖腹产，术中回收红细胞回输）。

（2）推荐所有未致敏的RhD^-孕妇均常规产前抗-D预防（routine antenatal anti-D prophylaxis，RAADP）注射，采用28周的单剂量或28、34周的双剂量方案均可。单次大剂量方案是在28～30周注射1500IU，双剂量方案是在28周和34周分别注射≥500IU。建议首次RAADP注射前留取孕妇28周血液标本做血型鉴定和抗体筛查。孕龄28周后进入妊娠晚期，此时再次做血型鉴定和抗体筛查，并与既往试验结果相对照，既避免RhD^-孕妇因漏检或误检错过RAADP，又避免RhD^+孕妇接受不必要的预防注射。如果检出抗-D，应进一步确定抗体性质，若性质不明，预防注射照常进行，并每2周做抗体监测。

2. 母胎Rh阴性血型不合的孕期监测与处理　建议首次产检时即行孕妇血型监测，如为Rh阴性，建议行胎儿父亲血型检测，如为Rh阴性则孕期无需特殊处理，如为Rh阳性，告知胎儿在孕期有发生血型不合导致胎儿贫血、心力衰竭、水肿，甚至死胎、新生儿死亡等严重后果的可能性。建议所有Rh阴性孕妇首次就诊时，均应行间接Coombs试验，筛查有无抗D抗体。如果抗体超过临界值者，则孕妇已经致敏，再次致敏者抗体滴度不足以评估病情程度及胎儿溶血风险，故孕期不建议检查抗体滴度，16孕周以后建议超声监测胎儿MCA-PSV。对于抗体阴性者，孕期只需定期监测抗体水平，如滴度超过临界值，建议监测胎儿MCA-PSV。MCA-PSV超过1.5MoM者，建议同时请不同的医师进行测量，如测量值相一致，建议行脐静脉穿刺术，同时做好宫内输血的准备，并做好输血后孕期胎儿的监测。

（李春芳）

学习小结

若胎儿血型与母体不同，当胎儿红细胞进入母体血液循环后，诱导母体的免疫系统产生针对胎儿红细胞抗原的抗体，抗体通过胎盘进入胎儿血液循环系统，与胎儿红细胞结合，使胎儿红细胞被破坏，导致胎儿或新生儿溶血性疾病。引起母儿血型不合溶血性疾病的血型以ABO血型和Rh血型最为常见。Rh血型不合易导致胎儿及新生儿溶血，后果较为严重。ABO血型不合导致溶血往往在第一胎即可发生。Rh血型溶血病很少发生在第一胎。妊娠期诊断依据病史、抗体测定、胎儿电子监护、超声检查及脐带血穿刺。其中超声监测胎儿大脑中动脉收缩期峰值流速（middle cerebral artery peak systolic velocity，MCA-PSV）有预测价值。治疗主要有中药、血浆置换、宫内输血及适时终止妊娠。Rh母儿血型不合预防非常重要。在可能致敏事件发生72小时内尽早注射抗-D免疫球蛋白，推荐所有未致敏的RhD^-孕妇均常规产前抗-D预防注射，采用28周的单剂量或28、34周的双剂量方案均可。单次大剂量方案是在28～30周注射1500IU，双剂量方案是在28周和34周分别注射≥500IU。

复习参考题

1. 母儿血型不合的诊断?
2. 胎儿贫血的诊断?
3. 胎儿宫内输血的指征?
4. 母胎Rh阴性血型不合的预防措施?

第十节　胎盘与胎膜异常

一、前置胎盘

学习目标

掌握	前置胎盘的临床表现，诊断及处理原则。
熟悉	前置胎盘的概念及分类。
了解	前置胎盘的病因。

妊娠28周后，胎盘附着于子宫下段，下缘达到或覆盖宫颈内口，位置低于胎先露部，称为前置胎盘（placenta previa）。前置胎盘是妊娠晚期严重并发症之一，也是妊娠晚期阴道流血最常见的原因。

（一）病因

可能与下述因素有关：

1. 子宫内膜病变或损伤　多次流产及刮宫、产褥感染、剖宫产、子宫手术史、盆腔炎等引起子宫内膜损伤，是导致前置胎盘的常见因素。

2. 胎盘异常　胎盘面积过大、副胎盘等延伸至子宫下段；膜状胎盘大而薄扩展到子宫下段造成前置胎盘。

3. **受精卵滋养层发育迟缓** 受精卵到达子宫腔后，滋养层尚未发育到可以着床的阶段，继续向下移，着床于子宫下段而发育成前置胎盘。辅助生殖技术、促排卵药物改变了体内性激素水平，使子宫内膜与胚胎发育不同步更加明显等，导致前置胎盘的发生。

（二）分类

根据胎盘下缘与宫颈内口的关系，分为4类（图8-4）。

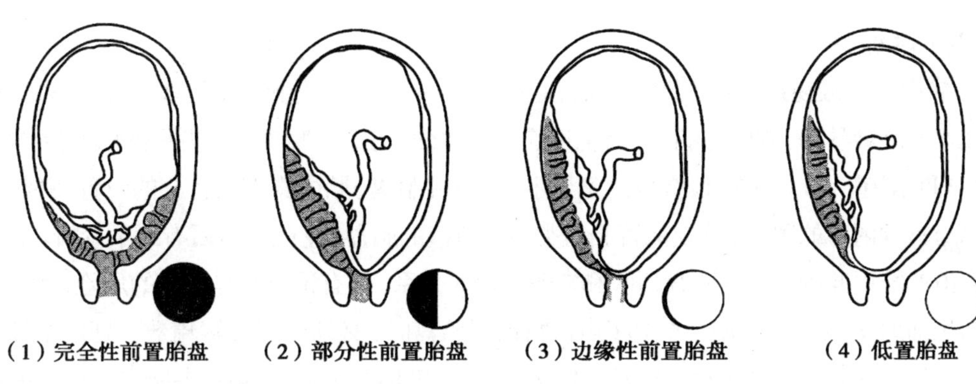

图8-4 前置胎盘的类型

1. **完全性前置胎盘**（complete placenta previa） 或称中央性前置胎盘（central placenta previa），胎盘组织完全覆盖宫颈内口。

2. **部分性前置胎盘**（partial placenta previa） 胎盘组织部分覆盖宫颈内口。

3. **边缘性前置胎盘**（marginal placenta previa） 胎盘下缘附着于子宫下段，下缘达到宫颈内口，但未超越宫颈内口。

4. **低置胎盘**（low lying placenta） 胎盘下缘附着于子宫下段，胎盘边缘极为接近但未达到宫颈内口，边缘距离宫颈内口＜20mm。

胎盘下缘与宫颈内口的关系可因宫颈管消失、宫口扩张而改变。如临产前为完全性前置胎盘，临产后因宫口扩张而成为部分性前置胎盘。前置胎盘类型可因诊断时期不同而各异。目前临床上均依据处理前最后一次检查结果决定分类。

另外，妊娠中期超声检查发现胎盘接近或覆盖子宫颈内口时，称为胎盘前置状态。而有剖宫产史，此次为前置胎盘，且胎盘附着于子宫瘢痕处，则发生胎盘植入的危险增加，产时出血多，处理不恰当可危及生命，此种情况称为“凶险性前置胎盘（pernicious placenta previa）”。

（三）临床表现

1. **症状** 典型症状为妊娠晚期或临产时，发生无诱因、无痛性反复阴道流血。由于妊娠晚期子宫下段逐渐伸展，宫颈管缩短；临产后宫缩使宫颈管消失成为软产道一部分，宫颈外口扩张，附着于子宫下段及宫颈内口的胎盘不能相应伸展而从其附着处剥离，血窦破裂出血。前置胎盘出血前无明显诱因，初次出血量一般不多，剥离处血液凝固后，出血停止；也有初次即发生致命性大出血而导致休克。由于子宫下段不断伸展，前置胎盘出血常反复发生，出血量也越来越多。阴道流血发生迟早、反复发生次数、出血量多少与前置胎盘类型有关。完全性前置胎盘初次出血时间多在妊娠28周左右，出血量多；边缘性前置胎盘出血多发生在妊娠晚期或临产后，出血量较少；部分性前置胎盘的初次出血时间、出血量及反复出血次数，介于两者之间。

2. **体征** 患者一般情况与出血量有关，大量出血呈现面色苍白、脉搏增快微弱、血压下降等休克表现。腹部检查：子宫张力不高，无压痛，大小与妊娠周数相符。由于子宫下段有胎盘占据，影响胎先露部入盆，故胎先露高浮，常并发胎位异常。反复出血或一次出血量过多可使胎儿宫内缺氧，严重者胎死宫内。当前置胎盘附着于子宫前壁时，可在耻骨联合上方闻及胎盘血管杂音。临产时检查见宫缩为阵发性，间歇期子宫完全松弛。

（四）诊断

1. **病史** 妊娠晚期无痛性阴道流血，且既往有多次刮宫、分娩史，子宫手术史，以及辅助生殖技术或高龄孕妇、双胎等病史，有上述症状及体征，对前置胎盘的类型可做出初步判断。

2. **辅助检查** B型超声检查可清楚显示子宫壁、胎盘、胎先露部及宫颈的位置，并根据胎盘下缘与宫颈内口的关系，确定前置胎盘类型。前壁的胎盘，膀胱充盈后有助于诊断。阴道B型超声虽然能更准确地确定胎盘边缘和宫颈内口的关系，但有诱致胎盘出血的风险，尤其在已有阴道出血时更应谨慎使用。B型超声诊断前置胎盘时，必须注意妊娠周数。妊娠中期胎盘占据子宫壁一半面积，因此胎盘贴近或覆盖宫颈内口机会较多；妊娠晚期胎盘占据宫壁面积减少到1/3或1/4，子宫下段形成及伸展增加宫颈内口与胎盘边缘间的距离，大部分胎盘可随宫体上移而成为正常位置胎盘。所以许多学者认为，妊娠中期B型超声检查发现胎盘前置者，不宜诊断为前置胎盘，而应称为“胎盘前置状态”。

磁共振（MRI）检查对于胎盘位于子宫后壁及合并羊水较少的前置胎盘的诊断优于超声，而且有助于了解胎盘植入的情况。

3. **产后检查胎盘和胎膜** 产前出血者若经阴道分娩，应仔细检查胎盘胎儿面边缘有无血管断裂，有无副胎盘。若前置部位的胎盘母体面有陈旧性紫黑色血块附着，或胎膜破口距胎盘边缘距离＜2cm，则为部分性前置胎盘、边缘性前置胎盘或低置胎盘的佐证。

（五）鉴别诊断

前置胎盘应与Ⅰ型胎盘早剥、脐带帆状附着、前置血管破裂、胎盘边缘血窦破裂、宫颈病变等产前出血相鉴别。结合病史，通过辅助检查及分娩后检查胎盘，一般不难鉴别。

（六）对母儿影响

1. **产时、产后出血** 附着于前壁的胎盘行剖宫产时，当子宫切口无法避开胎盘，则出血明显增多。胎儿娩出后，子宫下段肌组织菲薄，收缩力较差，附着于此处的胎盘不易完全剥离，且开放的血窦不易关闭，故常发生产后出血，量多且难于控制。

2. **植入性胎盘** 子宫下段蜕膜发育不良，胎盘绒毛穿透底蜕膜，侵入子宫肌层，形成植入性胎盘，使胎盘剥离不全而发生产后出血。

3. **产褥感染** 前置胎盘剥离面接近宫颈外口，细菌易经阴道上行侵入胎盘剥离面，加之多数产妇因反复失血而致贫血、体质虚弱，容易发生产褥期感染。

4. **围产儿预后不良** 产妇出血量多可致胎儿窘迫，甚至缺氧死亡；为挽救孕妇或胎儿生命而提前终止妊娠，早产率增加，新生儿病率和死亡率高。

（七）处理

原则是抑制宫缩、止血、纠正贫血和预防感染。根据阴道流血量、有无休克、妊娠周数、产次、胎位、胎儿是否存活、是否临产及前置胎盘类型等综合做出决定。

1. 期待疗法 适用于胎儿存活、妊娠＜34 周、胎儿体重＜2000g、阴道流血量不多、一般情况良好的孕妇。

（1）一般处理：取侧卧位，卧床休息，血止后方可轻微活动；禁性生活、阴道检查及肛查；密切观察阴道流血量；一般不采用阴道 B 型超声检查。胎儿电子监护仪监护胎儿宫内情况，包括胎心率、胎动等；为提高胎儿血氧供应，每日间断吸氧，每次 20 分钟；采用口服或静脉用药、输血等纠正孕妇贫血。

（2）药物治疗：必要时给予地西泮等镇静剂；在安全的前提下尽可能延长孕周，抑制宫缩，以提高围产儿存活率；出血时间久，应用广谱抗生素预防感染；估计孕妇近日需终止妊娠者，若胎龄＜34 周，给予地塞米松促胎肺成熟。

妊娠 35 周以后，子宫生理性收缩频率增加，前置胎盘出血率随之上升，可适时终止妊娠。资料表明，孕 36 周以后择期终止妊娠，围产儿结局明显好于 36 周以上自然临产者。

（3）纠正贫血：补充铁剂，维持正常血容量，血红蛋白低于 70g/L 时，应输血，目标是维持血红蛋白含量在 110g/L 以上，血细胞比容在 30% 以上，增加母体储备，改善胎儿宫内缺氧情况。

（4）止血：在期待治疗过程中，常伴发早产。对于有早产风险的患者可酌情给予宫缩抑制剂，防止因宫缩引起的进一步出血，赢得促胎肺成熟的时间。常用药物有硫酸镁、β 受体激动剂、钙通道阻滞剂、非甾体类抗炎药、宫缩抑制剂等。在使用宫缩抑制剂的过程中，仍有阴道大出血的风险，应做好随时剖宫产手术的准备。

如患者阴道流血多，怀疑凶险性前置胎盘，而当地无医疗条件处理，先建立静脉通道，输血输液，在消毒条件下用无菌纱布进行阴道填塞、腹部加压包扎以暂时压迫止血，迅速转送到上级医院治疗。

2. 终止妊娠

（1）终止妊娠指征：①孕妇反复发生多量出血甚至休克者，无论胎儿成熟与否，为了母亲安全应终止妊娠；②胎龄达孕 36 周以上，胎儿成熟度检查提示胎儿肺成熟者；③胎龄在妊娠 34～36 周，出现胎儿窘迫征象，或胎儿电子监护发现胎心异常者，若同时胎肺未成熟则经促胎肺成熟处理；④胎儿已死亡或出现难以存活的畸形，如无脑儿。

（2）剖宫产指征：①完全性前置胎盘，持续大量阴道流血；②部分性和边缘性前置胎盘出血量较多，先露高浮，胎龄达孕 36 周以上，短时间内不能结束分娩，有胎心、胎位异常。术前积极纠正贫血、预防感染等，备血，做好处理产后出血和抢救新生儿的准备。

（3）阴道分娩：适用于边缘性前置胎盘或低置胎盘、枕先露、阴道流血不多、无头盆不称和胎位异常，估计在短时间内能结束分娩者。可在备血、输液条件下人工破膜，破膜后，胎头下降压迫胎盘前置部分而止血，并可促进子宫收缩加快产程。若破膜后胎先露部下降不理想，仍有出血或分娩进展不顺利，应立即改行剖宫产术。

（八）预防

采取积极有效的避孕措施，减少子宫内膜损伤和子宫内膜炎的发生；避免多产、多次刮宫或引产，降低剖宫产率，预防感染；计划妊娠妇女应戒烟、戒毒，避免被动吸烟；加强孕期管理，按时产前检查及正确的孕期指导，做到对前置胎盘的早期诊断，正确处理。

案例分析 8-3

患者，25岁，主诉"停经30^{+1}周，阴道出血7小时"入院。既往月经规律，妊娠过程顺利，7小时前无明原因出现阴道出血，不伴有腹痛，量与月经量相当，来院后超声检查示：胎盘位于子宫后壁并覆盖宫颈内口，胎儿存活，未见明显畸形，臀位，羊水适量，胎儿大小相当于29周。孕产史：2年前孕70天自然流产一次，1年前因前置胎盘在妊娠7月时引产一次。入院后观察出血渐少，生命体征平稳，胎心音正常。

解析：①此患者属于妊娠晚期无痛性、无诱因的阴道出血，首先应考虑前置胎盘，给予超声检查，报告为中央性前置胎盘（胎盘完全覆盖宫颈内口，且患者出血较早）；胎位异常（臀位），根据这几点肯定前置胎盘的诊断；②此患者有自然流产和前置胎盘的病史，一定要警惕有无胎盘植入的可能，可行彩超或MRI检查；③目前胎儿存活，且出血已经停止，可期待治疗。因出血可以诱导子宫收缩，告知家属后给予抑制宫缩等治疗。

相关链接

凶险性前置胎盘

凶险性前置胎盘是指有剖宫产史的前壁前置胎盘，胎盘附着于子宫瘢痕处，容易发生胎盘植入导致产时产后大量出血，危及产妇生命。诊治要点：瘢痕子宫合并前置胎盘时，应高度重视，彩超初步判定有无胎盘植入，估计胎儿成熟后，充分术前准备，择期手术；术前充分沟通；选择硬膜外麻醉，必要时改全麻；建立深静脉通道；腹部切口为纵切口；开腹后观察胎盘位置，有无子宫表面血管怒张，判定有无胎盘植入；尽量避开胎盘附着部，可以采用子宫体部切口，娩出胎儿；胎盘植入面积大，出血量多时，当即行子宫切除术。

由于胎盘附着子宫下段处肌壁菲薄，无力收缩，易植入，易出血。所以剖宫产时子宫切口的选择原则上应避开胎盘。如胎盘附着于子宫后壁，选择子宫下段横切口；附着于侧壁，选择偏向对侧的子宫下段横切口；附着于前壁，根据胎盘边缘所在，选择子宫体部或"L型"切口娩出胎儿。如有怒张的血管等，考虑胎盘植入，应做好抢救失血性休克的准备，并根据植入面积和出血量决定是否行子宫切除术。

（邵　勇）

学习小结

前置胎盘是妊娠晚期可危及母儿生命的严重并发症之一。其病因主要包括子宫内膜病变或损伤（多次刮宫、子宫内膜炎等）、胎盘异常（胎盘面积过大等）、受精卵滋养层发育迟缓。根据胎盘下缘与宫颈内口的关系，分为完全性前置胎盘、部分性前置胎盘、边缘性前置胎盘和低置胎盘，前置胎盘类型可因诊断时期不同而各异。应当依据处理前最后一次检查结果决定分类。前置胎盘的临床表现为妊娠晚期无诱因、无痛性反复阴道流血，而阴道流血发生迟早、反复发生次数、出血量多少与前置胎盘类型有关。腹部检查：子宫张力不高，无压痛，大小与妊娠周数相符。胎先露高浮，常并发胎位异常。胎心音多存在。诊断依据病史、辅助检查、产后检查胎盘和胎膜。其中B型超声检查可清楚显示子宫壁、胎盘、胎先露部及宫颈的位置，并根据胎盘下缘与宫颈内口的关系，确定前置胎盘类型。前置胎盘应与Ⅰ型胎盘早剥、脐带帆状附着、前置血管破裂、胎盘边缘血窦破裂、宫颈病变等鉴别。处理原则是抑制宫缩、止血、纠正贫血和预防感染。根据阴道流血量、有无休克、妊娠周数、产次、胎位、胎儿是否存活、是否临产及前置胎盘类型等综合做出决定。

复习参考题

1. 前置胎盘期待治疗的条件是什么？
2. 前置胎盘患者在什么情况下应剖宫产？
3. 简述前置胎盘的类型与临床表现的关系。
4. 前置胎盘应与哪些疾病进行鉴别？
5. 什么是凶险性前置胎盘？

二、胎盘植入

学习目标

掌握	胎盘植入的分类。
熟悉	胎盘植入的发生与哪些因素有关。
了解	胎盘植入的概念。

胎盘植入是指，胎盘绒毛不同程度的侵入子宫肌层。妊娠时，原发性蜕膜发育不全或创伤性内膜缺陷，致使底蜕膜完全性或部分性缺失，胎盘与子宫壁异常附着，绒毛植入有缺陷的蜕膜基底层甚至子宫肌层。可引起产时产后出血等严重并发症。其发生与下列因素有关：①子宫内膜损伤如多产、多次人工流产、宫腔感染等；②胎盘附着部位异常如附着于子宫下段、子宫颈部及子宫角部；③子宫手术史如剖宫产术、子宫肌瘤剔除术、子宫整形术等。孕囊若种植于手术瘢痕部位，发生胎盘植入的风险极大，是导致“凶险性”产后出血的主要原因；④子宫病变如子宫肌瘤、子宫腺肌病、子宫畸形等。

根据胎盘植入的面积分为部分性或完全性，根据胎盘植入的深度分为粘连性胎盘、植入性胎盘和穿透性胎盘。

1. **粘连性胎盘**（placenta accrete） 系胎盘绒毛附着于子宫肌层表面。临床可见胎盘完全性粘连或部分性粘连，常与前置胎盘并存。胎盘完全粘连一般不出血；若部分粘连，则部分胎盘剥离，血窦开放，同时胎盘滞留影响子宫收缩，可引起产后出血。处理一般为人工剥离胎盘。

2. **植入性胎盘**（placenta increta） 系胎盘绒毛植入到子宫肌层内。前置胎盘合并胎盘植入的发生率为1%～5%，并随着剖宫产次数增加而明显增高。胎盘植入若临床诊断困难，需病理诊断，即显微镜下见到子宫肌层中含有绒毛组织。疑似胎盘植入者，胎儿娩出后切忌用力牵拉脐带，以免导致子宫内翻。胎盘植入易引起难以控制的产后出血，必要时需切除子宫。

3. **穿透性胎盘**（placenta percreta） 系胎盘绒毛植入肌层并穿透肌壁到达或超过子宫浆膜面。穿透性胎盘可侵袭膀胱等其他盆腔组织，造成损伤。

学习小结

妊娠时，原发性蜕膜发育不全或创伤性内膜缺陷，致使底蜕膜完全性或部分性缺失，胎盘与子宫壁异常附着，绒毛植入有缺陷的蜕膜基底层甚至子宫肌层，称为胎盘植入。可引起产时、产后出血等严重并发症。其发生与多种因素有关。根据胎盘植入的面积分为部分性或完全性，根据胎盘植入的深度分为粘连性胎盘、植入性胎盘和穿透性胎盘。

复习参考题

1. 胎盘植入的概念是什么？
2. 胎盘植入的发生与哪些因素有关？
3. 胎盘植入的分类？

三、胎盘早剥

学习目标

掌握	胎盘早剥的临床表现及处理原则。
熟悉	胎盘早剥的类型及病理变化。
了解	胎盘早剥的病因及发病机制。

妊娠20周后或分娩期，正常位置的胎盘在胎儿娩出前，部分或全部从子宫壁剥离称胎盘早剥（placental abruption）。它是妊娠晚期严重并发症之一。由于起病急、发展快，处理不当可危及母儿生命。国外报道发病率1%～2%，国内报道0.46%～2.1%。

（一）病因

尚不清楚，可能与下述情况有关：

1. **孕妇血管病变** 多发生于子痫前期、子痫、慢性高血压及慢性肾脏疾病的孕妇。因为其底蜕膜螺旋小动脉痉挛或硬化，引起远端毛细血管变性坏死甚至破裂出血，形成血肿，导致胎盘剥离。

2. **机械性因素** 腹部外伤、外转胎位术、脐带过短或绕颈（体）、胎先露下降时牵拉脐带发生胎盘早剥。

3. 宫腔内压力骤减 如双胎妊娠分娩时第一胎儿娩出过快；羊水过多人工破膜后羊水流出过快，而使子宫骤然收缩，胎盘与子宫壁错位剥离。

4. 子宫静脉压突然升高 孕妇长时间仰卧位或坐位时，使子宫静脉压升高，导致蜕膜静脉床破裂而胎盘早剥。

（二）病理

主要病理变化是底蜕膜出血并形成血肿，使胎盘从附着处分离。按病理类型可分为显性、隐性及混合性剥离3种（图8-5）。如剥离面小，出血很快停止，临床多无症状。如继续出血，形成胎盘后血肿，胎盘剥离面随之扩大，血液冲开胎盘边缘沿胎膜与宫壁之间经宫颈管向外流出，称为显性剥离（revealed abruption）。如胎盘边缘仍附着于子宫壁或胎先露固定骨盆入口，血液积聚于胎盘与子宫壁之间，称隐性剥离（concealed abruption）。当出血达到一定程度时，血液终会冲开胎盘边缘及胎膜而外流，称为混合性出血（mixed bleeding）。偶有出血穿破胎膜溢入羊水中成为血性羊水。

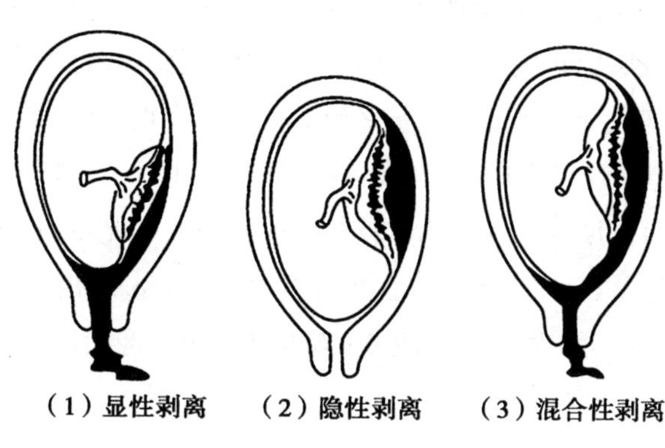

图8-5 胎盘早剥的类型

胎盘早剥发生内出血时，血液积聚于胎盘与子宫壁之间，随着胎盘后血肿压力的增加，血液浸入子宫肌层，引起肌纤维分离、断裂甚至变性，当血液渗透至子宫浆膜层时，子宫表面呈现紫蓝色瘀斑，称子宫胎盘卒中（uteroplacental apoplexy），又称为库弗莱尔子宫（Couvelaire uterus）。卒中后子宫收缩力减弱，易产后大出血。

（三）临床表现及分度

根据病情严重程度，将胎盘早剥分为3度。

Ⅰ度：多发生于分娩期，胎盘剥离面小。主要症状：常无腹痛或伴有轻微腹痛，贫血体征不明显。腹部检查：子宫软，胎盘剥离处局部轻压痛，子宫大小与孕周相符，胎位、胎心音清楚。产后检查胎盘母体面有陈旧血凝块才得以诊断。

Ⅱ度：胎盘剥离面为胎盘面积1/3左右。主要症状：突发持续性腹痛、腰酸或腰背痛，疼痛程度与胎盘后积血量成正比。无或少量阴道出血，贫血程度与阴道出血量不符。腹部检查：子宫大于孕周、宫底可不断升高，胎盘附着处压痛明显（胎盘附着子宫后壁则不明显）；宫缩有间歇，胎位可扪及，胎儿存活。

Ⅲ度：胎盘剥离面积超过胎盘的1/2，无凝血功能障碍为Ⅲa，有凝血功能障碍属Ⅲb。主要症状：突发持续腹痛，患者可有恶心、呕吐、面色苍白、四肢湿冷、脉搏细数、血压下降等休克症状。休克程度与阴道出血量不符。腹部检查：子宫呈板样硬、压痛，胎位扪不清，胎心音多消失。

（四）辅助检查

1. **B型超声检查** 胎盘与宫壁之间液性低回声区；胎盘异常增厚或边缘裂开。若胎盘后血肿较大时，能见到胎盘胎儿面凸向羊膜腔。重型胎盘早剥时常伴胎心、胎动消失。当胎盘边缘已与子宫壁分离时，未形成胎盘后血肿，则见不到上述图像。有时胎盘附着于子宫后壁，受B型超声探头深度影响也有假阴性结果，故B型超声诊断胎盘早剥有一定的局限性。

2. **实验室检查** 主要了解贫血程度与凝血功能。①血常规了解患者贫血程度；②凝血功能检查：血纤维蛋白原＜250mg/L为异常，＜150mg/L考虑凝血功能障碍；③病情较严重的胎盘早剥患者应检查肾功能与二氧化碳结合力。

（五）诊断与鉴别诊断

根据病史、症状、体征和实验室检查诊断。Ⅰ度胎盘早剥临床表现不典型，应与前置胎盘相鉴别，B型超声可帮助诊断。Ⅱ度及Ⅲ度胎盘早剥临床表现较典型，应与先兆子宫破裂鉴别，子宫破裂时宫缩强烈，下腹疼痛拒按，腹部可见子宫病理缩复环，伴血尿。

临床上常见一些不典型胎盘早剥，易被忽略，而导致胎儿窘迫、胎死宫内、产后出血等风险，所以我们需对此类型胎盘早剥提高警惕。故需注意以下几点：①高危因素：合并妊娠期高血压疾病者，先兆早产而长期卧床保胎者，羊水过多突然大量流水者，使用催产素者，腹部创伤或同房后阴道出血者；②破水时颜色为血性或淡血性者；③先兆早产按常规抑制宫缩治疗无效者；④无其他异常并发症突发的胎心改变；⑤B型超声显像胎盘较以前明显增厚者。

（六）并发症

1. **弥散性血管内凝血（DIC）** 子宫出血不凝或凝血块软，皮肤、黏膜出血，伴有死胎时更易发生，病死率较高。

2. **产后出血** 子宫胎盘卒中和DIC时更易发生。大量出血导致休克、多脏器功能衰竭、垂体及肾上腺皮质坏死。

3. **急性肾衰竭** 大量出血使肾灌注严重受损，导致肾皮质或肾小管缺血坏死。

4. **羊水栓塞** 胎盘早剥时，羊水可经剥离面开放的子宫血管进入母血循环，羊水中有形成分形成栓子，栓塞肺血管导致羊水栓塞。

5. **胎儿宫内死亡** 如胎盘早剥面积大，出血多，胎儿可因缺血缺氧而死亡。

（七）治疗

1. **纠正休克** 开放静脉通道、迅速补充血容量、改善血循环。最好输新鲜血，既可补充血容量，又能补充凝血因子，应使血细胞比容提到0.30以上，尿量＞30ml/h。

2. **及时终止妊娠** 胎儿娩出前，胎盘剥离会继续加重。一旦确诊Ⅱ度或Ⅲ度胎盘早剥，应及时终止妊娠。根据病情、胎儿状况、产程进展等决定分娩方式。

（1）阴道分娩：Ⅰ度患者一般情况良好，宫口已扩张，估计短时间内能经阴道分娩者，可人工破膜使羊水流出而缩小子宫腔容积，用腹带裹紧腹部压迫胎盘，使其不再继续剥离。注意观察心率、血压、宫底高度、阴道流血量、胎儿状况，病情加重或胎儿窘迫时应剖宫产。

（2）剖宫产：适用于①Ⅱ度：不能在短时间内经阴道分娩者；②Ⅰ度：出现胎儿窘迫者；③Ⅲ度：病情恶化，胎儿已死，不能立即分娩者；④破膜后产程无进展者。剖宫产时注意促进子宫收缩，若出现难以控制的大出血，必要时行子宫次全切除术。

3. 并发症的处理

（1）凝血功能障碍：在迅速终止妊娠、阻断促凝物质继续进入母血循环的基础上，纠正凝血功能障碍。

1）补充凝血因子：及时、足量输入新鲜血及血小板，可同时输注纤维蛋白原。每升新鲜冰冻血浆含纤维蛋白原3g，补充4g可使纤维蛋白原提高1g/L。

2）肝素：DIC高凝阶段及早应用，禁止在有显著出血倾向或纤溶亢进阶段应用。

3）抗纤溶药物：应在肝素化和补充凝血因子的基础上应用。常用药物有氨基己酸、氨甲环酸、氨甲苯酸等。

（2）肾衰竭：患者尿量<30ml/h，提示血容量不足，应补充血容量；若血容量已补足而尿量<17ml/h，予呋塞米20~40mg，静脉推注，必要时可重复用药，通常1~2日尿量可恢复正常。若尿量不增且尿素氮、肌酐、血钾进行性升高、二氧化碳结合力下降，提示肾衰竭。若出现尿毒症时，及时行透析治疗。

（3）产后出血：胎儿娩出后及时促进宫缩、按摩子宫等处理。若仍有不能控制的子宫出血，或不凝血，应补充凝血因子，必要时切除子宫。

（八）预防

积极防治妊娠期高血压疾病，避免腹部外伤、性生活，避免长时间仰卧位。对高危患者不主张外倒转术，人工破膜应在宫缩间歇期进行。

案例分析8-4

某孕妇，女，30岁，因“停经35^{+1}周，下腹痛伴阴道流血3小时”入院。曾因“阴道流血查因”住院，诊断“先兆早产”。近半个月出现双下肢水肿，今日下午1点半左右无诱因出现阴道流血，量多，伴轻度下腹痛，遂来急诊。查体：T 36.5℃，P 80次/分，R 20次/分，BP 160/90mmHg，心肺听诊未闻及异常，腹膨隆，可见一纵行手术瘢痕，宫高32cm，腹围97cm，未扪及宫缩，胎心140次/分。阴道口可见多量血污。双下肢水肿++。B型超声检查提示：胎盘旁不均质回声团，性质待定，胎盘早剥？入院诊断：①孕4产1宫内孕35^{+1}周LOA单活胎未临产；②产前出血：胎盘早剥？③重度子痫前期；④瘢痕子宫。处理：立即剖宫产术。术中见：羊水淡血性，娩出一男活婴，Apgar评分10分，宫腔内见暗红色血凝块约100g，检查胎盘母体面有陈旧血凝块压迹，术中出血约200ml。术后诊断：①孕4产2宫内孕35^{+1}周LOA男单活婴剖宫产；②胎盘早剥；③重度子痫前期；④瘢痕子宫；⑤早产；⑥盆腔粘连。

解析：①胎盘早剥易发生于妊娠期高血压疾病患者；②临床表现多有腹痛，伴或不伴阴道出血；③Ⅰ度胎盘早剥子宫可无明显压痛或张力增高，而Ⅲ度胎盘早剥常子宫硬如板状；④B型超声常有胎盘异常声像提示；⑤根据病史、临床表现、体征高度怀疑胎盘早剥时需积极处理，以减少母儿并发症的发生。

学习小结

胎盘早剥为妊娠 20 周后或分娩期发生的晚期妊娠严重并发症。胎盘早剥主要病理变化是底蜕膜出血并形成血肿，使正常位置的胎盘在胎儿娩出前自子宫壁剥离，可严重危及母儿生命。其病因多见于孕妇血管病变（常见妊娠期高血压疾病）、机械性因素、宫腔内压力骤减、子宫静脉压突然升高。根据病情严重程度，将胎盘早剥分为 3 度：①Ⅰ度：胎盘剥离面积多 < 1/3，常无腹痛或伴有轻微腹痛，子宫大小与孕周相符；②Ⅱ度：胎盘剥离面积 1/3 左右，突发持续性腹痛，无或少量阴道出血，子宫大于孕周，胎盘附着处压痛明显，宫缩有间歇；③Ⅲ度：胎盘剥离面积超过胎盘的 1/2，突发持续腹痛，血压下降等休克症状，子宫呈板样硬、胎心音多消失。无凝血功能障碍为Ⅲa，有凝血功能障碍属Ⅲb。B 型超声检查可协助胎盘早剥的诊断。胎盘早剥的防治原则：纠正休克；及时终止妊娠（确诊Ⅱ度或Ⅲ度胎盘早剥，应及时终止妊娠，根据病情、胎儿状况、产程进展等决定分娩方式）；并发症的处理。

复习参考题

1. 胎盘早剥与前置胎盘如何鉴别？
2. 胎盘早剥的临床分度？
3. 胎盘早剥的处理原则？

四、异常形状胎盘

学习目标

熟悉　　异常形状胎盘的类型。

正常胎盘为盘状，呈圆形或卵圆形。胎盘形态异常的原因尚未充分了解，可能与受精卵和子宫环境两方面因素有关。如囊胚在子宫内膜种植过深或过浅，使平滑绒毛膜未及时萎缩，或真蜕膜与包蜕膜过早融合，使平滑绒毛膜有较丰富的血供而未萎缩，形成膜状胎盘、环状胎盘；胎盘在发育阶段，由于蜕膜发育不良，囊胚附着处血供不足，导致胎盘迁徙，形成副胎盘、多叶胎盘、帆状胎盘等。胎盘形态异常的种类很多，其中有些并无特殊临床意义。现将部分有一定临床意义的异常形状胎盘介绍如下：

1. **多叶胎盘（placenta multilobate）** 系一个胎盘分成两叶、三叶或更多，但有一共同的部分互相连在一起。孕卵着床后，底蜕膜血管供应障碍，呈局灶状分布，仅血管丰富的底蜕膜处才有叶状绒毛膜发育，形成多叶状胎盘。这类胎盘在剥离、娩出时易造成胎盘残留。引起产后出血及感染。

2. **副胎盘（placenta succenturiate）和假叶胎盘（placenta spuria）** 副胎盘是指一个或多个胎盘叶，与主胎盘分开有一定的距离（至少 2cm），借胎膜、血管与主胎盘相连。如果其间无血管相连，称为假叶胎盘。副胎盘具有重要的临床意义：①连接主、副胎盘的血管可在胎先露部前方横越宫颈内口，形成前置血管，在妊娠期或分娩期发生破裂或断裂，引起产前或产时出血，导致胎儿窘迫或死亡；②偶可见副胎盘附着于子宫下段，临床表现似前置胎盘，检查发现正常位置也有胎盘；③主胎盘娩出后，副胎盘可残留于宫腔内，导致产后出血及感染。假叶胎盘由于无血管与主胎盘相连，更易造成胎盘残留。胎盘娩出后应详细检查，注意胎膜上有无大块绒毛膜缺损区，胎盘、胎膜边缘有无断裂的血管。

3. **轮廓胎盘(placenta circumvallate)和有缘胎盘(placenta circummarginata)** 轮廓胎盘和有缘胎盘均系绒毛膜外胎盘，即胎儿面的绒毛板小于母体面的基底板。若胎儿面中央凹陷，周围环绕白色、不透明的厚膜环(由双层返折的绒毛膜及羊膜组成，其间含有变性的蜕膜与纤维素)，称为轮廓胎盘或轮状胎盘，可分为完全性和部分性；若此环紧靠胎盘边缘，则称为有缘胎盘。环内胎儿面的大血管自脐血管分支向四周延伸至环的边缘终止，改在胎膜下胎盘的深部走行。形成原因可能是由于孕卵的植入能力较弱，发育早期绒毛膜板形成过小，边缘的绒毛组织斜向外侧生长，累及周围的蜕膜而形成。轮廓胎盘和有缘胎盘的临床意义：①产前出血：由于胎盘边缘血窦壁薄弱，易破裂出血，多发生在孕晚期，表现为多次无痛性少量阴道流血，与前置胎盘不同的是其出血量不随孕期延伸而增加；②晚期流产及早产：多由其边缘血窦破裂、胎盘功能不全所致；③产后出血：常因第三产程胎盘剥离不全、胎膜残留或宫缩乏力等引起。因此无痛性阴道流血的孕妇，在排除前置胎盘后，应考虑轮廓胎盘的可能，处理以保胎及预防早产为主。产时注意胎儿窘迫，产后仔细检查胎盘，警惕胎盘、胎膜残留，避免产后出血及感染。

学习小结

正常胎盘为盘状，呈圆形或卵圆形。胎盘形态异常的原因尚未充分了解，可能与受精卵和子宫环境两方面因素有关。如囊胚在子宫内膜种植过深或过浅，使平滑绒毛膜未及时萎缩，或真蜕膜与包蜕膜过早融合，使平滑绒毛膜有较丰富的血供而未萎缩，形成膜状胎盘、环状胎盘；胎盘在发育阶段，由于蜕膜发育不良，囊胚附着处血供不足，导致胎盘迁徙，形成副胎盘、多叶胎盘、帆状胎盘等。胎盘形态异常的种类很多，其中有些并无特殊临床意义。

复习参考题

临床常见的有一定特殊意义的异常形状胎盘有哪些?

五、前置血管

学习目标

掌握	前置血管的处理原则。
熟悉	前置血管的临床表现和诊断。
了解	前置血管的概念。

前置血管（vasa previa）是产前出血的少见原因。表现为无痛性阴道出血，需要与前置胎盘鉴别。前置血管位于胎儿先露部的前方，其危险在于产时胎儿先露部下降，可直接压迫血管，导致胎儿窘迫，甚至在胎膜自然破裂或人工破裂时损伤胎膜上的前置血管而发生出血，这种出血纯粹属于胎儿的失血，对母体无害，可是对胎儿的危险极大，胎儿死亡率极高。

（一）概述

1. 定义 前置血管是指胎盘血管走行于子宫下段或宫颈内口处的胎膜表面，位于胎先露的前方。

2. 病因 低置胎盘、帆状胎盘、副胎盘、双叶胎盘、多叶胎盘、多胎妊娠等常合并前置血管。

3. 并发症 主要并发症为胎儿失血，胎儿窘迫，胎儿死亡。

（二）诊断

1. 临床表现 前置血管产前可无任何临床表现，产前诊断前置血管困难。若前置血管发生破裂出血，易误诊为前置胎盘或胎盘早剥出血，延误抢救治疗。产时诊断前置血管的要点是：阴道检查扪及索状、搏动的血管；胎膜破裂时伴阴道流血，色鲜红，量偏多，同时出现胎心率变化，孕妇的生命体征平稳。

2. 辅助检查 超声检查是诊断前置血管的主要手段，同时也用于排除前置胎盘或胎盘早剥等其他可以导致产前出血的疾病。应用经阴道超声多普勒检查发现脐带进入胎盘的位置较低，有助于诊断。对产前超声难以显示脐带胎盘插入处的，高度警惕血管前置的可能性。超声检查过程中应仔细检查宫颈内口部位，并行经会阴或经阴道超声检查以排除前置血管的可能。产前超声诊断血管前置应遵循以下原则：①若中孕期常规超声检查发现低置胎盘时，需检查脐带的插入部位（证据等级Ⅱ-2B）；②产前检查发现有帆状胎盘、双叶胎盘、副胎盘等前置血管高危因素存在时，需行经阴道超声，仔细检查宫颈内口（证据等级Ⅱ-2B）；③发现可疑前置血管时，需经阴道超声彩色多普勒检查，以鉴别诊断此可疑血管是母体血管还是胎儿血管。即使采用经阴道超声彩色多普勒检查，前置血管也有漏诊可能，产前无症状的前置血管患者仅有78%的诊断率（证据等级Ⅱ-2B）。需要注意的是，中孕期检查有血管前置的，要在孕晚期复查。因为随着妊娠进展，15%病例在孕晚期前置血管会消失。

3. 实验室检查 Kleihauer-Bekte试验和血红蛋白电泳可以精确区分胎儿及母体红细胞，能精确检测到0.01%的胎儿血红蛋白。缺点是耗时长，因此在临床上并不常用。

（三）处理

产前已明确诊断前置血管的患者，英国指南建议在晚孕期（30～32周）提前入院，在具备母儿抢救条件的医疗机构进行待产（Ⅱ-2B）。目前尚无指南对前置血管终止妊娠的时期给出建议，由于早产的可能性大，基本的原则是晚孕期（28～32周）促胎肺成熟（Ⅱ-2B），提前备血并联系NICU及相关科室抢救人员。国内指南建议前置血管孕妇在妊娠34～35周行择期剖宫产终止妊娠。待产期间不作阴道检查及肛查。

若产时阴道指诊扪及索状、搏动的血管，要采用超声或羊膜镜进一步确认，切勿草率破膜。若产时出现阴道出血，特别是发生在胎膜破裂后并伴有胎儿窘迫的出血，首要处理是立刻剖宫产终止妊娠，而不是诊断胎盘血管前置（证据等级D），因为此时的出血来自胎儿，少量出血即可导致围产儿死亡。新生儿出生后立即由儿科专家进行复苏抢救，包括立即输血治疗。

胎儿若已死亡，则选择阴道分娩。方法及处理原则同引产。

学习小结

前置血管罕见，围产儿死亡率高，产前诊断较困难。产前诊断主要依靠B型超声，超声多普勒检查发现脐带插入的位置较低，有助于诊断。对产前超声难以显示脐带胎盘插入处的，高度警惕血管前置的可能性；产时诊断主要依靠临床表现。若产前发现前置血管，且胎儿近足月，促胎肺成熟后及时终止妊娠。处理主要以抢救胎儿为首要目的。若产时发现前置血管，且胎儿存活，立即剖宫产终止妊娠。若胎儿死亡，选择阴道引产。

复习参考题

1. 什么是前置血管？
2. 前置血管有哪些并发症？
3. 前置血管的临床表现？
4. 前置血管的处理原则？

六、胎膜早破

学习目标

掌握	胎膜早破的诊断及处理原则。
熟悉	胎膜早破对母儿的影响。
了解	胎膜早破的概念及病因。

临产前发生胎膜破裂，称为胎膜早破（premature rupture of membrane，PROM）。未足月胎膜早破（preterm premature rupture of membranes，PPROM）是指胎膜早破发生在妊娠20周以后，未满37周；妊娠满37周后的胎膜早破，为足月胎膜早破。胎膜早破可引起早产、胎盘早剥、羊水过少、脐带脱垂、胎儿窘迫和新生儿呼吸窘迫综合征，孕产妇、胎儿感染率和围生儿病率及死亡率显著升高。

（一）病因

胎膜的强度和完整性取决于细胞外膜蛋白，包括胶原、纤连蛋白和层粘连蛋白。导致胎膜早破的因素很多，常是多因素相互作用的结果。

1. 生殖道感染 病原微生物上行性感染，可引起胎膜炎症，细菌可以产生蛋白酶、胶质酶和弹性蛋白酶，这些酶可以直接降解胎膜的基质和胶质，使胎膜局部抗张能力下降而破裂。下生殖道的微生物群还能够产生磷脂酶，可刺激前列腺素生成，诱发子宫收缩。

2. **羊膜腔压力增高** 双胎妊娠、羊水过多、巨大儿宫内压力增加，覆盖于宫颈内口处的胎膜自然成为薄弱环节而容易发生破裂。

3. **胎膜受力不均** 头盆不称、胎位异常使胎先露部不能衔接，前羊膜囊所受压力不均，导致胎膜破裂。因手术创伤或先天性宫颈组织结构薄弱，宫颈内口松弛前羊膜囊楔入，受压不均；宫颈过短（<25mm）或宫颈功能不全，宫颈锥形切除，缺乏宫颈黏液保护，易受病原微生物感染，导致胎膜早破。

4. **营养因素缺乏** 维生素C、锌及铜缺乏，可使胎膜抗张能力下降，易引起胎膜早破。

5. **其他** 细胞因子IL-6、IL-8、TNF-α升高，可激活溶酶体酶，破坏羊膜组织导致胎膜早破；羊膜穿刺、人工剥膜、妊娠晚期性生活频繁等均有可能导致胎膜早破。

（二）临床表现

多数患者突感有大量液体从阴道流出，有时可混有胎脂及胎粪，无腹痛。肛诊上推胎先露部，见阴道流液增加。阴道窥器检查见阴道后穹窿有羊水积聚或有羊水自宫口流出，即可确诊胎膜早破。伴羊膜腔感染时，阴道流液有臭味，并有发热、母体或胎儿心率增快、子宫压痛、白细胞计数增多、C-反应蛋白、降钙素原（procalcitonin，PCT）升高。隐匿性羊膜腔感染时，虽无明显发热，但常出现母胎心率增快。胎膜破裂羊水流出后，常很快出现宫缩及宫口扩张。

（三）诊断

1. **临床表现** 孕妇感觉阴道内有水样液体流出，有时仅感觉外阴较平时湿润。

2. **检查** 孕妇取平卧位，两腿屈膝分开，可见液体自阴道流出。诊断胎膜早破的直接证据为：窥阴器暴露阴道，可见水样液体自宫颈流出或后穹窿积液中见到胎脂样物质。

3. **辅助检查**

（1）阴道液pH测定：正常阴道分泌物pH为4.5～5.5，羊水pH为7.0～7.5。若阴道液pH≥6.5，提示胎膜早破，准确率90%。血液、尿液、宫颈黏液、精液及细菌污染可出现假阳性。

（2）阴道液涂片检查：取阴道后穹窿积液置于载玻片上，干燥后镜检可见羊齿植物叶状结晶。

（3）超声检查：羊水量减少可协助诊断。

（4）fFN测定：fFN是胎膜分泌的细胞外基质蛋白。当宫颈及阴道分泌物内fFN含量>0.05mg/L时，胎膜抗张能力下降，易发生胎膜早破。

（5）胰岛素样生长因子结合蛋白-1（IGFBP-1）检测：应用试纸检测人羊水中IGFBP-1，特异性强，不受血液、精液、尿液和宫颈黏液的影响，主要应用于难确诊且无规律宫缩的可疑PROM孕妇。但是在有规律宫缩且胎膜完整者中有高达19%～30%的假阳性率。

（6）羊膜腔感染检测：①羊水细菌培养；②羊水涂片革兰氏染色检查细菌；③羊水白细胞IL-6测定：IL-6≥7.9ng/ml，提示羊膜腔感染；④血C-反应蛋白>8mg/L，提示羊膜腔感染。

4. **绒毛膜羊膜炎的诊断** 绒毛膜羊膜炎是PPROM发生后的主要并发症。临床绒毛膜羊膜炎诊断依据包括：母体心动过速≥100次/分、胎儿心动过速≥160次/分、母体发热≥38℃、子宫激惹、羊水恶臭、母体白细胞计数≥15×10^9/L、中性粒细胞≥90%。出现上述任何一项表现应考虑有临床绒毛膜羊膜炎，应尽快终止妊娠。

（四）对母儿影响

1. 对母体影响 胎膜破裂后，阴道内的病原微生物易上行感染，感染程度与破膜时间有关，超过24小时，感染率增加5～10倍。若突然破膜，有时可引起胎盘早剥。羊膜腔感染易发生产后出血。

2. 对胎儿影响 围产儿死亡率为2.5%～11%。常诱发早产，早产儿易发生呼吸窘迫综合征。并发绒毛膜羊膜炎时，易引起新生儿吸入性肺炎，严重者发生败血症、颅内感染等危及新生儿生命。

（五）治疗

处理原则：妊娠<24周的孕妇应当终止妊娠。妊娠28～34周的孕妇若胎肺不成熟，无感染征象、无胎儿窘迫可以期待治疗；若胎肺成熟或有明显感染征象时，应立即终止妊娠。

对所有胎膜早破患者，应首先确定胎龄、胎先露和胎儿健康状况。检查是否存在宫内感染、胎盘早剥和胎儿损害。如果没有检验结果，或是治疗指征尚未出现，则应进行阴道分泌物B族链球菌（GBS）的培养。

1. 足月胎膜早破的处理 如果检查宫颈已成熟，可以进行观察，一般在破膜后12小时内自然临产。若12小时内未临产，可予以药物引产。一般用缩宫素静滴的方法。与缩宫素相比，采用前列腺素诱导宫缩，或者应用促子宫颈成熟的机械方法（例如Foley球囊），其引产效果相同，但绒毛膜羊膜炎的发生率较高。

2. 未足月胎膜早破的处理

（1）期待疗法：适用于妊娠28～34周、胎膜早破不伴感染、羊水池深度≥3cm者。在妊娠34周或以后胎膜早破的孕妇，建议积极终止妊娠。如果期待治疗时间超过妊娠34周，应仔细平衡考虑益处和风险并与患者沟通，期待治疗不应超过妊娠37周。绒毛膜羊膜炎和羊水过少是未足月胎膜早破新生儿不良结局的危险因素。孕24～27^{+6}周符合保胎条件同时孕妇及家人要求保胎者，因保胎过程长，要充分告知期待治疗过程中的风险；但如果已经羊水过少，羊水最大深度<20mm宜考虑终止妊娠。

1）一般处理：绝对卧床，保持外阴清洁，避免不必要的肛门及阴道检查，密切观察产妇体温、心率、宫缩、阴道流液性状和血白细胞计数。

2）预防感染：破膜超过12小时，应给予抗生素预防感染，能降低胎儿及新生儿肺炎、败血症及颅内出血的发生率，也能减少绒毛膜羊膜炎及产后子宫内膜炎的发生。建议首先静脉应用抗生素2～3天，然后改口服抗生素维持。建议7天的疗程，静脉注射氨苄西林和红霉素，随后口服阿莫西林和红霉素。阿莫西林-克拉维酸与新生儿坏死性小肠结肠炎发生率增加有关，故不推荐使用。

3）胎儿神经保护：妊娠32周前未足月胎膜早破的患者若有即将早产的风险，都应考虑给予硫酸镁保护胎儿神经系统，可降低存活婴儿脑瘫的风险。

4）抑制宫缩：在未足月胎膜早破的管理中使用宫缩抑制剂是有争议的，没有足够的数据支持或反对在未足月胎膜早破的患者中预防性使用宫缩抑制剂。使用宫缩抑制剂治疗可延长期待治疗时间，降低48小时内分娩的风险，但也可能增加妊娠34周前绒毛膜羊膜炎风险。胎膜早破一旦产程发动，治疗性使用宫缩抑制剂并没有显示能延长期待治疗时间或改善新生儿结局。

5）促胎肺成熟：对未足月胎膜早破后使用皮质类固醇激素，可以降低新生儿呼吸窘迫综合征、脑室内出血、坏死性小肠结肠炎和新生儿死亡率。建议在妊娠34周以前的孕妇中使用单一疗程的皮质类固醇激素，即地塞米松6mg肌肉注射，q12h，共4次。在妊娠34周和36/37周之间的晚期早产患者，给予皮质类固醇激素可显著降低新生儿呼吸道疾病的发病率。不管胎膜状态如何，这种治疗都是有益的，单一疗程的产前皮质类固醇激素应被视为所有早产的常规疗法。目前的资料表明，无论是何孕周，产前使用皮质类固醇激素不会增加母亲或新生儿的感染风险。

6）纠正羊水过少：羊水池深度≤2cm，＜34孕周，可行经腹羊膜腔输液灌注，有助于胎肺发育；避免产程中脐带受压。

（2）终止妊娠

1）经阴道分娩：妊娠34周后，胎肺成熟，宫颈成熟，无禁忌证可引产。

2）剖宫产：胎头高浮，胎位异常，宫颈不成熟，胎肺成熟，明显羊膜腔感染，伴有胎儿窘迫，抗感染同时行剖宫产术终止妊娠，作好新生儿复苏准备。

（六）预防

1. **尽早治疗下生殖道感染** 妊娠期应及时治疗滴虫性阴道炎、细菌性阴道病、宫颈沙眼衣原体感染、淋病奈氏菌感染等。

2. **加强围产期卫生宣教与指导** 妊娠后期禁止性生活，避免突然腹压增加。

3. **注意营养平衡** 补充足量的维生素、钙、锌及铜等营养素。

4. **治疗宫颈内口松弛** 宫颈内口松弛者，妊娠14～18周行宫颈环扎术。

案例分析 8-5

某患者，33岁，停经32^{+5}周，阴道流水4小时入院。既往月经规律，本次妊娠经过顺利。4小时前突然感到有液体自阴道流出，随之来医院。T 36.6℃，R 20次/分，P 80次/分，BP正常。宫底29cm，腹围91cm，胎心音148次/分，胎头位于耻骨联合上方。胎心监护有反应型，超声羊水指数6.0cm。窥器检查见后穹窿有液体积聚，pH＝7.2。急查血常规：WBC 4.5×10^9/L，N 70%。给予期待治疗。动态观察C反应蛋白、血象、体温变化等。地塞米松促胎肺成熟。

解析：①病史：停经32^{+5}周，4小时前突然感到有液体自阴道流出；②检查：超声羊水指数6.0cm，窥器检查见后穹窿有液体积聚，pH＝7.2，根据病史和检查结果可以诊断未足月胎膜早破；③WBC 4.5×10^9/L，N 70%，体温正常。根据现有的检查结果可以期待治疗。根据孕周应促胎肺成熟。此患者12小时后应给予广谱抗生素预防感染，并动态监测。

（邵　勇）

学习小结

胎膜早破是指临产前发生胎膜破裂。病因常见于生殖道感染、羊膜腔压力增高、胎膜受力不均、营养因素缺乏等。多数患者突感有大量液体从阴道流出，有时可混有胎脂，无腹痛等其他产兆。检查可见液体自阴道流出，阴道液 pH≥6.5；阴道后穹窿积液干燥后镜检可见羊齿植物叶状结晶；超声可提示羊水量减少。胎膜早破对母体造成感染；围产儿死亡率为 2.5%～11%；常诱发早产，早产儿易发生呼吸窘迫综合征；并发绒毛膜羊膜炎时，易引起新生儿肺炎，严重者发生败血症、颅内感染等危及新生儿生命。处理上应根据孕周决定期待治疗还是终止妊娠；根据有无感染征象决定终止妊娠及方式。

复习参考题

1. 胎膜早破的病因包括哪些？
2. 如何诊断胎膜早破？
3. 胎膜早破对母儿的危害？
4. 未足月胎膜早破期待治疗的方法有哪些？

第十一节　羊水量异常

学习目标

掌握	羊水过多与羊水过少的诊断及处理原则。
熟悉	羊水过多与羊水过少的常见病因。
了解	羊水过多与羊水过少的概念。

正常妊娠时羊水的产生与吸收处于动态平衡中。若羊水产生和吸收失衡，将导致羊水量异常。

一、羊水过多

妊娠期间羊水量超过 2000ml，称为羊水过多（polyhydramnios）。羊水过多的发生率约为 0.5%～1%。羊水量在数日内急剧增多，称为急性羊水过多；羊水量在数周内缓慢增多，称为慢性羊水过多。

（一）病因

约 1/3 羊水过多的原因不明，称为特发性羊水过多。2/3 羊水过多可能与胎儿畸形及妊娠合并症、并发症有关。

1. 胎儿疾病 包括胎儿结构畸形、胎儿肿瘤、神经肌肉发育不良，以及代谢性疾病、染色体或遗传基因异常等。明显的羊水过多常伴有胎儿畸形。神经系统和消化道畸形是最常见的胎儿结构畸形。神经系统畸形主要是无脑儿、脊柱裂等神经管缺陷及全前脑等。因脑脊膜暴露，脉络膜组织增殖，渗出液增加；抗利尿激素缺乏，导致尿量增多；中枢吞咽功能异常，胎儿无吞咽反射，导致羊水产生增加和吸收减少。消化道畸形主要是食管及十二指肠闭锁。胎儿不能吞咽羊水，导致羊水积聚而发生羊水过多。导致羊水过多的原因还有胎儿腹壁缺陷、膈疝、心脏畸形、先天性胸腹腔囊腺瘤、胎儿脊柱畸胎瘤等畸形，以及新生儿先天性醛固酮增多症（Batter 综合征）等代谢性疾病。18- 三体综合征、21- 三体综合征、13- 三体综合征胎儿出现吞咽羊水障碍，也可引起羊水过多。

2. 多胎妊娠 双胎妊娠羊水过多的发生率约为 10%，是单胎妊娠的 10 倍，以单绒毛膜双胎居多，还可能并发双胎输血综合征。两个胎儿间的血液循环相互沟通，受血胎儿的循环血量多，尿量增加，导致羊水过多。

3. 胎盘脐带病变 胎盘绒毛血管瘤直径 > 1cm 时，15% ~ 30% 合并羊水过多。巨大胎盘、脐带帆状附着也能导致羊水过多。

4. 妊娠合并症 妊娠期糖尿病的孕妇，羊水过多的发病率约 13% ~ 36%。母体高血糖致胎儿血糖增高，产生高渗性利尿，并使胎盘胎膜渗出增加，导致羊水过多。母儿 Rh 血型不合，胎儿免疫性水肿、胎盘绒毛水肿影响液体交换，以及妊娠期高血压疾病、重度贫血，也可导致羊水过多。

（二）诊断

1. 临床表现

（1）急性羊水过多：较少见，多发生在妊娠 20 ~ 24 周。羊水急速增多，子宫于数日内明显增大，产生一系列压迫症状。孕妇自觉腹部胀痛，行动不便，表情痛苦，因横膈抬高，出现呼吸困难，甚至发绀，不能平卧。检查见腹壁皮肤紧绷发亮，严重者皮肤变薄，皮下静脉清晰可见。巨大的子宫压迫下腔静脉，影响静脉回流，出现下肢及外阴部水肿或是静脉曲张。子宫明显大于妊娠月份，胎位不清，胎心遥远或听不清。

（2）慢性羊水过多：较多见，多发生在妊娠晚期。数周内羊水缓慢增多，症状较缓和，孕妇多能适应，仅感腹部增大较快，临床上无明显不适或仅出现轻微压迫症状，如胸闷、气急，但能忍受。产检时宫高及腹围增加过快，测量子宫底高度及腹围大于同期孕周，腹壁皮肤发亮、变薄。触诊时感觉子宫张力大，有液体震颤感，胎位不清，胎心遥远。

2. 辅助检查

（1）B 型超声检查：是重要的辅助检查方法，不仅能测量羊水量，还可以了解胎儿情况，如无脑儿、脊柱裂、胎儿水肿及双胎等。B 型超声诊断羊水过多的标准有两个：①羊水最大暗区垂直深度（amniotic fluid volume，AFV）：AFV≥8cm 诊断为羊水过多，其中 8 ~ 11cm 为轻度羊水过多，12 ~ 15cm 为中度羊水过多，> 15cm 为重度羊水过多；②羊水指数（amniotic fluid index，AFI）：以脐横线与腹白线作为标志线，将腹部划分为 4 个象限，4 个象限的羊水最大暗区垂直深度之和，即为羊水指数。AFI≥25cm 诊断为羊水过多，其中 25 ~ 35cm 为轻度羊水过多，36 ~ 45cm 为中度羊水过多，> 45cm 为重度羊水过多。部分学者认为以 AFI 大于该孕周的 3 个标准差或大于第 97.5 百分位较为恰当。

（2）胎儿疾病检查：需排除胎儿染色体异常时，可做羊水细胞培养，或采集胎儿脐带血细胞培养。作染色体核型分析或荧光定量 PCR 法快速诊断，了解染色体数目、结构有无异常，排除三体型染色体异常。同时可行羊水生化检查，若为胎儿神经管畸形（无脑儿、脊柱裂）、上消化道闭锁等，羊水中的甲胎蛋白可明显升高，平均值超过同期正常妊娠平均值 3 个标准差以上，有助于诊断。胎儿的血型物质随胎儿尿液和肺泡液进入羊水，可通过测定羊水中胎儿血型，预测胎儿有无溶血性疾病。还可运用 PCR 技术检测胎儿是否感染细小病毒 B19、梅毒、弓形虫、单纯疱疹病毒、风疹、巨细胞病毒等。

（3）其他检查：母体糖耐量试验，Rh 血型不合者检查母体抗体滴定度。

（三）对母儿的影响

1. 对母体的影响 羊水过多时子宫张力增高，孕妇易并发妊娠期高血压疾病。胎膜早破、早产发生率增加。突然破膜宫腔内压力骤然降低，易发生胎盘早剥。子宫肌纤维伸展过度可致产后子宫收缩乏力，产后出血发生率明显增多。

2. 对胎儿的影响 胎位异常、胎儿窘迫、早产增多。破膜时羊水流出过快可导致脐带脱垂。围产儿的病死率是正常妊娠的 7 倍。羊水过多的程度越重，围产儿的病死率越高。

（四）处理

取决于胎儿有无畸形、孕周大小及孕妇自觉症状的严重程度。

1. 合并胎儿畸形 应及时终止妊娠。方法有：①人工破膜引产：宫颈评分 >7 分者，破膜后多能自然临产，若 12 小时后仍未临产，可静脉滴注缩宫素诱发宫缩。破膜时需注意：行高位破膜，用穿刺针刺破胎膜 1～2 个小孔，使羊水缓慢流出，避免宫腔内压力骤然下降，以免发生胎盘早剥、血压骤降与休克；羊水流出过程中密切观察孕妇血压、心率变化。②经羊膜腔穿刺放出适量羊水后，可采用注入依沙吖啶等方法引产。

2. 合并正常胎儿 应寻找病因，积极治疗糖尿病、妊娠期高血压疾病等母体疾病。母儿血型不合者，必要时可以行宫内输血治疗。

（1）对孕周 <37 周、胎肺不成熟者，应尽量延长妊娠期。自觉症状轻者，注意休息，取左侧卧位以改善子宫胎盘循环，必要时给予镇静剂。每周复查 B 型超声以便了解羊水指数及胎儿生长情况。自觉症状严重者，可经腹羊膜腔穿刺放出适量羊水，缓解压迫症状，并可通过放出的羊水做卵磷脂 / 鞘磷脂（L/S）比值、羊水泡沫试验等确定胎肺成熟度。在 B 型超声监测下，避开胎盘部位以 15～18 号腰椎穿刺针，放羊水速度不宜过快，每小时约 500ml，一次放羊水量不超过 1500ml；注意严格消毒预防感染，密切观察孕妇血压、心率、呼吸变化，监测胎心，酌情给予镇静剂，预防早产。必要时 3～4 周后再次放羊水，以降低宫腔内压力。

羊水量反复增长，自觉症状严重者，妊娠≥34 周，胎肺已成熟，可终止妊娠；如胎肺未成熟，可在羊膜腔内注入地塞米松 10mg 促胎肺成熟，24～48 小时后再考虑引产。

（2）前列腺素合成酶抑制剂（如吲哚美辛）有抗利尿作用。妊娠晚期羊水主要由胎儿尿液形成，抑制胎儿排尿能使羊水量减少。用药期间每周做 1 次 B 型超声监测羊水量。需要注意的是，吲哚美辛可使胎儿动脉导管闭合，不宜长时间应用，孕周 >34 周者也不宜使用。

3. 分娩期应警惕脐带脱垂和胎盘早剥的发生 若破膜后子宫收缩乏力，可静脉滴注低浓度缩宫素加强宫缩，密切观察产程。胎儿娩出后及时应用缩宫素，预防产后出血发生。

案例分析 8-6

某患者，29 岁，停经 28 周，腹胀 1 周多而来门诊检查，一般情况可，测血压正常，腹部膨隆，张力高，B 型超声检查提示胎儿小于妊娠月份，胎儿脑积水，羊水指数 28cm，入院考虑行引产术。检查各项指标正常后，行羊膜腔内引产术，注入药物前先放羊水适量，然后注入依沙吖啶 100mg，术后 24 小时发动宫缩，临产后 9 小时宫口开全，为避免产道损伤，穿颅缩小颅骨径线，娩出一死婴，胎盘自娩，胎膜不完整，行宫腔探查后观察无出血，返回病房。分娩后 48 小时出院。

解析：羊水过多常合并胎儿畸形。主要表现腹胀加剧，孕妇不能平卧，出现此情况首先考虑羊水异常，应超声检查排除胎儿畸形。此患者胎儿为脑积水，确诊后应立即终止妊娠。

二、羊水过少

妊娠晚期羊水量少于 300ml 者，称为羊水过少（oligohydramnios）。羊水过少的发生率为 0.4%～4%。羊水过少严重影响围产儿预后，羊水量少于 50ml，围产儿病死率高达 88%，应高度重视。

（一）病因

常见原因有：

1. 胎儿畸形 以胎儿泌尿系统畸形为主，如 Meckel-Gruber 综合征、Prune-Belly 综合征、胎儿肾缺如（Potter 综合征）、肾小管发育不全、输尿管或尿道梗阻、膀胱外翻等引起少尿或无尿，导致羊水过少。染色体异常、脐膨出、膈疝、法洛四联症、水囊状淋巴管瘤（cystic hygroma）、小头畸形、甲状腺功能减低等也可引起羊水过少。

2. 胎盘功能减退 过期妊娠、胎儿生长受限和胎盘退行性变均能导致胎盘功能减退。胎儿慢性缺氧引起胎儿血液重新分配，为保障胎儿脑和心脏血供，肾血流量降低，胎儿尿生成减少，导致羊水过少。

3. 羊膜病变 某些原因不明的羊水过少与羊膜通透性改变，以及炎症、宫内感染有关。胎膜破裂，羊水外漏速度超过羊水生成速度，可导致羊水过少。

4. 母体因素 妊娠期高血压疾病可致胎盘血流减少。孕妇脱水、血容量不足时，孕妇血浆渗透压增高，使胎儿血浆渗透压相应增高，尿液形成减少。孕妇服用某些药物，如前列腺素合成酶抑制剂、血管紧张素转化酶抑制剂等有抗利尿作用，使用时间过长，可发生羊水过少。

（二）临床表现及诊断

1. 临床表现 羊水过少的临床症状多不典型。孕妇于胎动时感腹痛，胎盘功能减退时常有胎动减少。检查见宫高腹围较同期孕周小，合并胎儿生长受限更明显，有子宫紧裹胎儿感。子宫敏感，轻微刺激易引发宫缩。临产后阵痛明显，且宫缩多不协调。阴道检查时，发现前羊膜囊不明显，胎膜紧贴胎儿先露部，人工破膜时羊水流出量极少。

2. **辅助检查**

（1）B型超声检查：是最重要的辅助检查方法。妊娠晚期羊水最大暗区垂直深度（AFV）≤2cm为羊水过少，≤1cm为严重羊水过少。羊水指数（AFI）≤5cm诊断为羊水过少，≤8cm为羊水偏少。B型超声检查还能及时发现胎儿生长受限，以及胎儿肾缺如、肾发育不全、输尿管或尿道梗阻等畸形。

（2）羊水量直接测量：破膜时以容器置于外阴收集羊水，或剖宫产时用吸引器收集羊水。本方法缺点是不能早期诊断。

（3）电子胎心监护：羊水过少者的胎盘储备功能减低，无应激试验（NST）可呈无反应型。分娩时主要威胁是胎儿窘迫，子宫收缩致脐带受压加重，出现胎心变异减速和晚期减速。

（4）胎儿染色体检查：需排除胎儿染色体异常时，可做羊水细胞培养，或采集胎儿脐带血细胞培养。作染色体核型分析，荧光定量PCR法快速诊断。

（三）对母儿的影响

1. **对孕妇的影响** 手术分娩率和引产率均增加。

2. **对胎儿的影响** 羊水过少时，围产儿发病率和病死率明显增高。轻度羊水过少时，围产儿病死率增高13倍；重度羊水过少时，围产儿病死率增高47倍，死亡原因主要是胎儿缺氧和胎儿畸形。羊水过少如发生在妊娠早期，胎膜与胎体粘连造成胎儿畸形，甚至肢体短缺；如发生在妊娠中、晚期，子宫外压力直接作用于胎儿，容易引起胎儿肌肉骨骼畸形，如斜颈、曲背、手足畸形等；先天性无肾所致的羊水过少可引起Potter综合征（肺发育不全、长内眦赘皮襞、扁平鼻、耳大位置低、铲形手及弓形腿等），预后极差，多数患儿出生后即死亡。

（四）处理

根据胎儿有无畸形和孕周大小选择治疗方案。

1. **羊水过少合并胎儿畸形** 一经确诊胎儿畸形，应尽早终止妊娠。可选用B型超声引导下经腹羊膜腔穿刺注入依沙吖啶引产。

2. **羊水过少合并正常胎儿** 寻找与去除病因。增加补液量，改善胎盘功能，抗感染。嘱孕妇自行计数胎动，进行胎儿生物物理评分，B型超声动态监测羊水量及脐动脉收缩期最高血流速度与舒张期最低血流速度（S/D）的比值，电子胎心监护，严密监测胎儿宫内情况。

（1）增加羊水量期待治疗：对妊娠未足月，胎肺不成熟者，可行增加羊水量期待治疗，延长妊娠期。有学者采用羊膜腔灌注液体法，以降低胎心变异减速发生率、羊水粪染率及剖宫产率。羊膜腔灌注并不能治疗羊水过少本身，且存在一定风险，不推荐作为常规治疗方法。

（2）终止妊娠：对妊娠已足月、胎儿可以宫外存活者，应及时终止妊娠。合并胎盘功能不良、胎儿窘迫，或破膜时羊水少且严重胎粪污染者，估计短时间不能结束分娩的，应采用剖宫产术终止妊娠，以降低围产儿死亡率。若胎儿贮备功能尚好，无明显宫内缺氧，人工破膜羊水清亮者，也可以阴道试产。若选择阴道试产，需密切观察产程进展，连续监测胎心变化，若有产程或胎心异常也可转为剖宫产。

（邵　勇）

学习小结

羊水量异常包括羊水过多和羊水过少。妊娠期间羊水量超过 2000ml，称为羊水过多；妊娠晚期羊水量少于 300ml 者，称为羊水过少。羊水量异常的病因常见于：①胎儿疾病：包括胎儿畸形、胎儿肿瘤、神经肌肉发育不良、代谢性疾病、染色体或遗传基因异常等；②多胎妊娠导致羊水过多；③胎盘脐带病变；④妊娠合并症：如糖尿病常合并羊水过多，而妊娠期高血压疾病等多合并羊水过少。羊水过多时可出现压迫症状，宫高及腹围增加过快，腹壁皮肤发亮、变薄。胎位不清，胎心遥远。羊水过少时无明显症状，宫高小于妊娠月份。辅助检查包括：B 型超声测量羊水量并排除胎儿畸形；胎儿疾病检查；羊水过少时应加强胎心电子监护。羊水量异常的处理取决于胎儿有无畸形、孕周大小及孕妇自觉症状的严重程度；合并胎儿畸形及时终止妊娠；寻找母体病因。

复习参考题

1. 羊水量异常的常见病因有哪些？
2. 羊水过多的临床表现及处理？
3. 羊水过少合并胎儿正常时的治疗方法有哪些？

第十二节　脐带异常

学习目标

熟悉	不同的脐带异常对胎儿的影响。
了解	脐带异常有哪些类型。

一、脐带先露与脐带脱垂

请参考第十四章第四节“脐带先露与脐带脱垂”。

二、脐带长度异常

脐带正常长度为 30～100cm，平均长度 55cm。脐带短于 30cm 称为脐带过短（excessive short cords）。妊娠期间脐带过短常无临床征象，临产后由于胎先露部下降，脐带被牵拉过紧，使胎儿血液循环受阻，胎儿缺氧，严重者可导致胎盘早剥。脐带过短还可使胎先露下降受阻，引起产程延长，尤其是第二产程。若临产后胎心率异常，疑有脐带过短，经吸氧、改变体位，胎心率仍无改善者，应尽快行剖宫产术结束分娩。

脐带长度超过 100cm 者，称为脐带过长（excessive long cords）。过长的脐带易造成脐带缠绕、打结、扭转等，导致胎儿宫内缺氧、生长受限等；分娩时影响产程，易发生脐带脱垂，导致死胎、死产等。

三、脐带缠绕

脐带围绕胎儿颈部、四肢或躯干者称为脐带缠绕（cord entanglement）。约90%为脐带绕颈，又以绕颈1周者居多，占分娩总数的20%左右。其发生原因和脐带过长、胎儿过小、羊水过多及胎动过频等有关。对胎儿的影响与脐带缠绕松紧、缠绕周数及脐带长短有关。

临床特点：①胎先露部下降受阻：脐带缠绕使脐带相对变短，影响胎先露部入盆，可使产程延长或停滞；②胎儿窘迫：当缠绕周数过多、过紧使脐带受到牵拉，或宫缩时脐带受压，致使胎儿血液循环受阻，胎儿缺氧；③胎心率变异：胎心监护可见频繁的变异减速；④脐带血流异常：彩色超声多普勒检查可在胎儿颈部周围显示环形脐带血流信号；⑤胎儿皮肤压迹：超声检查可见脐带缠绕处的皮肤有明显的压迹，脐带缠绕1周者为U形压迹，其上方有短条样的脐血管横断面回声，其中可见小短光条。脐带缠绕2周者，皮肤压迹为w形，其上方有等号样的脐血管横断面回声。脐缠绕3周或3周以上，皮肤压迹为锯齿状，其上为一条衰减带状回声。当出现上述情况时，应高度警惕脐带缠绕，尤其当胎心监护出现异常，经吸氧、改变体位不能缓解时，应及时终止妊娠。若临产前超声已诊断脐带缠绕，在分娩过程中应加强监护，一旦出现胎儿窘迫，及时处理。

四、脐带打结

脐带打结分为假结（false knot）和真结（true knot）两种。脐带假结是指因脐血管较脐带长，血管卷曲似结，或脐静脉较脐动脉长，形成纡曲似结。假结一般不影响胎儿血液循环，对胎儿危害不大。脐带真结是由于脐带缠绕胎体，随后胎儿又穿过脐带套环而成真结。脐带真结较少见，未拉紧则无症状，拉紧后胎儿血液循环受阻，可引起胎儿宫内生长受限，过紧可致胎死宫内。多数在分娩后确诊。

五、脐带扭转

胎儿活动可使脐带顺其纵轴扭转呈螺旋状，生理性扭转可达6～11周。若脐带过度扭转呈绳索样，使胎儿血液循环缓慢，可导致胎儿宫内缺氧。严重者脐带近胎儿脐轮部变细坏死，引起血管闭塞或血栓形成，胎儿因血液循环中断而死亡。

六、脐带附着异常

脐带附着在胎盘边缘者，称为球拍状胎盘（battledore placenta），一般不影响母体和胎儿，多在产后检查胎盘时发现；脐带附着在胎膜上，脐带血管如船帆的缆绳通过羊膜与绒毛膜之间进入胎盘，称为脐带帆状附着（cord velamentous insertion）。胎膜上的血管跨过宫颈内口位于胎先露部前方，称为前置血管（vasa previa），阴道检查可触及有搏动的血管。脐血管裸露于宫腔内，如受到胎先露部压迫，易发生血液供应阻断，导致胎儿窘迫或死亡。胎膜破裂时，若前置血管发生破裂，胎儿血液外流，出血量达200～300ml，可导致胎儿死亡。临床表现为胎膜破裂时发生无痛性阴道流血，伴胎心率异常或消失。取流出的血液涂片检查，查到有核红细胞或幼红细胞并有胎儿血红蛋白，即可确诊。脐带帆状附着常伴有单脐动脉。

七、单脐动脉

正常脐带有两条脐动脉，一条脐静脉。如果只有一条脐动脉，称为单脐动脉（single umbilical artery）。若单脐动脉不伴胎儿其他结构异常，则胎儿预后良好。但单脐动脉的胎儿发生非整倍体及其他先天畸形的风险增高，如心血管畸形、中枢神经系统缺陷或泌尿生殖系统发育畸形等，产前诊断需警惕。

（邵　勇）

学习小结

脐带异常包括脐带过短、过长、缠绕、打结、扭转、脐带附着异常等。脐带过短易引起胎儿窘迫，甚至造成胎盘早剥；过长的脐带易造成脐带缠绕、打结及脱垂等。脐带真结及脐带过度扭转可影响胎儿血供致胎死宫内。超声检查可协助诊断脐带缠绕，同时应注意脐带和胎盘附着的关系，脐带帆状附着应警惕前置血管。脐带帆状附着常伴有单脐动脉，单脐动脉的胎儿常伴有先天畸形。

复习参考题

1. 脐带异常有哪些类型？
2. 不同的脐带异常对胎儿有何影响？

第九章　胎儿异常及多胎妊娠

9

第一节 巨大儿

学习目标

掌握	巨大儿的诊断标准。
熟悉	巨大儿对母儿的影响及处理原则。
了解	巨大儿的高危因素。

巨大儿（macrosomia）的诊断目前尚无统一国际标准。欧美国家定义为胎儿体重达到或超过4500g，我国定义为胎儿体重达到或超过4000g者，称为巨大儿。随着新生儿出生体质量增加，异常分娩、肩难产及产伤等发生率随之增加。

（一）高危因素

高危因素有：①孕妇肥胖或妊娠期体重过度增加；②孕前患有糖尿病或妊娠期糖尿病未控制；③巨大儿分娩史；④过期妊娠；⑤经产妇；⑥父母身材高大；⑦种族、民族因素。

（二）对母儿的影响

1. **对母体的影响** ①手术产率增加：巨大儿易发生头盆不称、宫缩乏力及产程延长等并发症，其双肩径大于双顶径时肩难产发生率增加，使剖宫产、阴道助产手术产率增加；②产后出血及感染风险增加：手术助产、宫缩乏力及产程延长以及巨大儿使子宫过度扩张、胎盘面积大等因素均增加了产后继发性宫缩乏力出血及软产道裂伤出血与感染可能。

2. **对胎儿的影响** 胎儿娩出困难尤其发生肩难产时，增加新生儿颅内出血、锁骨骨折、臂丛神经损伤及麻痹等产伤机会，以及新生儿窒息及死产危险。

（三）诊断

巨大儿的预测比较困难，超声评估胎儿体质量的准确性并不比腹部触诊评估胎儿体质量的准确性高。

1. **病史及临床表现** 孕妇多有分娩巨大儿的高危因素，妊娠后期常有呼吸困难、两肋部胀痛等症状。

2. **腹部检查** 腹部明显膨隆，宫高＞35cm，胎体较大，胎头高浮，胎心音清晰但位置较高。

3. **B型超声检查** 胎儿双顶径≥10cm、腹围≥35cm等提示可能为巨大儿，需进一步测量肩径及胸径。若肩径及胸径大于头径者，需警惕肩难产的发生。

（四）处理

1. **妊娠期** 对所有孕妇尤其有巨大儿分娩史或糖尿病家族史者，应监测血糖，发现孕妇有糖尿病时应积极治疗。加强孕期保健及体重管理，避免超重。加强孕期监护，准确判定胎龄与孕龄，避免过期妊娠。

2. 分娩期 分娩方式的选择取决于头盆相称的程度。若估计胎儿体重≥4000g且合并糖尿病者，建议剖宫产终止妊娠；若未合并糖尿病者，可阴道试产，但需放宽剖宫产指征。巨大儿不仅头径偏大，而且颅骨骨化往往良好，其经产道变形能力亦差。故临产后如发现头盆不称，或试产中发现胎头下降受阻、胎方位异常等，均应考虑剖宫产术。若无头盆不称，第二产程亦应做好头位阴道助产及可能发生肩难产的助产准备。肩难产助产的主要技术包括：耻骨上加压法与屈髋法联合应用助娩胎肩；行旋肩法或先牵出后臂娩出后肩法助娩胎肩等；在紧急情况下通过切断一侧或双侧胎儿锁骨以缩小双肩径，解决肩难产。产后应积极预防产后出血及产褥感染。

3. 新生儿处理 应做好新生儿复苏准备。仔细全面查体，注意有无臂丛神经损伤等产伤发生。预防低血糖，及早开奶。必要时补充钙剂，防治低钙血症发生。

（晋丽平）

学习小结

巨大儿是指胎儿出生体重达到或超过4000g或4500g。对母儿的影响主要有：难产、产后出血；新生儿颅内出血、锁骨骨折、臂丛神经损伤。若估计胎儿体重≥4000g且合并糖尿病者，建议剖宫产终止妊娠；未合并糖尿病者，可阴道试产，但需放宽剖宫产指征。应预防肩难产、产后出血以及新生儿低血糖的发生。

复习参考题

1. 简述巨大儿的母儿影响。

2. 肩难产的助产技术有哪些？

第二节 胎儿生长受限

学习目标

掌握	胎儿生长受限的诊断标准。
熟悉	胎儿生长受限的筛查及监测方法。
了解	胎儿生长受限的高危因素。

胎儿出生体重或估测胎儿体重（estimated fetal weight，EFW）小于相应胎龄标准体重的第10百分位即称为小于胎龄儿（small for gestational age，SGA），小于第3百分位属于严重SGA。当SGA存在生长停滞或生长速度减慢，常合并羊水过少、多普勒血流异常、胎动减少时即可诊断为

胎儿生长受限（fetal growth restriction，FGR）。SGA 可以是健康状态或 FGR。胎儿出生体重小于 2500g 称为低出生体重儿。

（一）高危因素

胎儿生长受限的病因多而复杂，约 40% 病因尚不明确。主要危险因素有：

1. **孕妇因素** 高龄、妊娠合并慢性疾病（如高血压、糖尿病、肾病、甲状腺功能亢进症、自身免疫性疾病、发绀型心脏病和抗磷脂综合征等）、营养不良或低体重、药物暴露与滥用（如苯妥英钠、丙戊酸、华法林、烟草、酒精、可卡因、毒品等）。

2. **胎儿危险因素** 多胎妊娠、宫内感染（弓形虫、风疹病毒、巨细胞病毒、单纯疱疹病毒、梅毒及艾滋病等）、先天畸形与染色体异常。

3. **胎盘脐带因素** 胎盘的各种病变导致胎盘血流量减少、胎儿血供不足，脐带过长过细、脐带扭转、打结等。

（二）分类

1. **内因性均称型 FGR** 属原发性胎儿生长受限，一般发生在胎儿发育的早期。特点：头围、体重及身长等发育相称，但各测量值均小于同孕龄正常儿。其病因包括基因或染色体异常、病毒感染、接触放射性物质及其他有毒物质。胎儿无缺氧表现。胎儿出生缺陷发生率高，围产儿死亡率高，预后不良。新生儿常出现脑神经发育障碍，伴小儿智力障碍。

2. **外因性不均称型 FGR** 属继发性胎儿生长受限，胚胎早期发育正常，至妊娠晚期才受到有害因素影响，如妊娠期高血压疾病等所致的慢性胎盘功能不全。特点：发育不匀称，头围及身长与孕龄相符，体重偏低。胎儿常有宫内慢性缺氧及代谢障碍，新生儿易出现脑功能受损及低血糖。

3. **外因性均称型 FGR** 为上述两型的混合型。其病因有母儿双方因素，多因缺乏重要生长因素，如叶酸、氨基酸、微量元素或有害药物影响所致，在整个妊娠期间均产生影响。新生儿身长、体重、头围均小于该孕龄正常值，外表有营养不良表现。胎儿少有宫内缺氧，但存在代谢不良。新生儿的生长与智力发育常常受到影响。

（三）FGR 的筛查及诊断

1. **宫底高度** 在确保孕周准确的前提下，如果在妊娠 26 周后发现宫底高度低于相应孕周平均值 3cm 以上，或与之前相比无增加，则应警惕 FGR 可能，须进行超声评估。

2. **超声及多普勒血流监测** 超声检查评估胎儿体重或胎儿腹围小于相应孕龄标准值的第 10 百分位数，是目前较为认可的诊断 FGR 的指标。采用上述两个指标评估胎儿大小，应至少间隔 3 周复查 1 次，以降低诊断的假阳性率。若超声评估诊断为 FGR，则须进一步超声检查，包括胎儿系统超声、胎盘形态、子宫动脉和脐动脉多普勒血流、羊水量等，有助于明确潜在病因。若妊娠晚期脐动脉收缩期血流速度 / 舒张末期血流速度（S/D）> 3、脐动脉舒张期血流缺失或倒置，应警惕 FGR 及胎儿受损或胎死宫内等不良结局的可能。

3. **其他** 对于严重的 SGA，建议行巨细胞病毒、弓形虫血清学筛查；在高危人群中，建议筛查梅毒和疟疾；对于孕 23 周前发生的严重 SGA 伴有结构异常，建议行胎儿染色体核型分析。

（四）处理

1. 产前监测 FGR一经确诊，应立即开始严密监测；对于FGR高危孕妇，应从妊娠26～28周开始动态监测。目前较为理想的FGR监测方案是联合评估，即综合多普勒超声、羊水量、生物物理评分、胎儿电子监护和胎儿生长情况。

脐动脉血流是最基本的监测指标：如果脐动脉血流正常，每2周复查1次；脐动脉血流异常但无须立即终止妊娠者，同时舒张末期血流存在，每周监测2次，若舒张末期血流消失或反流，应住院监测，每天1次。如条件允许，可进一步检查大脑中动脉（MCA）血流，静脉导管（DV）血流以及脐静脉的多普勒血流征象。并依据病情酌情增加监测频率。

2. 产前治疗 目前尚无针对胎儿生长受限的良好治疗，如静脉营养补充、扩充血容量、低分子肝素、拟β药物、钙通道阻滞剂或西地那非等均未显示对生长受限胎儿的生长具有明显改善作用。

对于既往有FGR和子痫前期病史的孕妇，建议从孕12～16周开始应用低剂量阿司匹林直至36周，可以降低再次发生FGR、子痫前期的风险。

3. 产科处理

（1）继续妊娠：如果胎儿状况良好，胎盘功能正常，妊娠未足月、孕妇无合并症及并发症者，则可以在密切监护下妊娠至足月，但不应超过预产期。

（2）终止妊娠：FGR终止妊娠时机，必须综合考虑FGR的病因、监测指标异常情况、孕周和当地新生儿重症监护的技术水平。

FGR终止妊娠的指征：①治疗后FGR无改善，胎儿停止生长3周以上；②胎盘老化，伴有羊水过少等胎盘功能低下表现；③NST、胎儿生物物理评分及多普勒血流测定等提示胎儿缺氧；④妊娠合并症、并发症病情加重，继续妊娠将危害母婴健康或生命者，妊娠34周左右可考虑终止妊娠，若孕周未达34周，应促胎肺成熟后再终止妊娠。

（3）分娩方式选择：应适当放宽剖宫产指征。

1）阴道产：胎儿情况良好，胎盘功能正常，胎儿成熟，Bishop宫颈成熟度评分≥7分，羊水量及胎位正常，无其他禁忌者，可经阴道分娩；若胎儿难以存活，无剖宫产指征时予以引产。

2）剖宫产：胎儿病情危重，产道条件欠佳，阴道分娩对胎儿不利，应行剖宫产结束分娩。

相关链接

FGR的胎儿多普勒血流监测：脐动脉多普勒是FGR最重要的监测方法，监测指标包括最大峰值血流速度/舒张末期血流速度、阻力指数和搏动指数。正常妊娠时，脐动脉舒张末期压力随孕周逐渐增加，但在FGR胎儿中，上述指标均会不同程度地升高。目前证据认为，对于高危妊娠而言，脐动脉多普勒超声监测可降低围产儿病死率，但对于低危、正常发育的胎儿，不能降低围产儿病死率。因此，不推荐正常妊娠孕妇常规行脐动脉血流监测。大脑中动脉（MCA）舒张期血流速度增加，反映了FGR中的“大脑保护效应”，是FGR胎儿宫内缺氧的征兆。静脉导管（DV）是连接腹腔内脐静脉和下腔静脉的一支小静脉，直接反映胎儿右心房的压力。大部分FGR胎儿中，静脉导管多普勒的恶化发生在生物物理评分恶化之前。若FGR胎儿静脉导管多普勒在心房收缩时血流消失或反向，1周内胎死宫内的风险显著增加，预测1周后胎死宫内的敏感性和特异性分别高达100%和80%，围产结局更差。

（晋丽平）

学习小结

胎儿出生体重或估测胎儿体重（EFW）小于相应胎龄标准体重的第10百分位即称为小于胎龄儿（SGA），胎儿生长受限（FGR）是指未达到应有生长潜力的SGA。FGR的监测应综合多普勒超声、羊水量、生物物理评分、胎儿电子监护和胎儿生长情况进行联合评估。要综合考虑FGR的病因、监测指标异常情况、孕周和当地新生儿重症监护的技术水平以决定是否终止妊娠。

复习参考题

1. 胎儿生长受限的诊断标准是什么？
2. 简述胎儿生长受限的筛查。

第三节　胎儿窘迫

学习目标

掌握	胎儿窘迫的临床表现。
熟悉	胎儿窘迫的处理。
了解	胎儿窘迫的概念、原因、分类。

胎儿窘迫（fetal distress）是胎儿在子宫内因缺氧和酸中毒危及其健康和生命的状态。严重者可遗留神经系统后遗症或发生胎死宫内。急性胎儿窘迫多数发生在分娩期；慢性胎儿窘迫常发生在妊娠晚期，在临产后往往表现为急性胎儿窘迫。

（一）病因

1. 母体血液含氧量不足及子宫胎盘循环障碍　可引起胎盘血氧含量降低及胎盘灌注不足。常见的因素有：①妊娠合并各种严重的心、肺疾病，或伴有心、肺功能不全；②重度妊娠期贫血；③急性失血及休克，如前置胎盘大出血、胎盘早剥等；④孕妇应用麻醉药及镇静剂过量，抑制呼吸；⑤缩宫素使用不当，引起过强宫缩；⑥产程延长；⑦孕妇精神过度紧张，交感神经兴奋，血管收缩，胎盘供血不足；⑧长时间仰卧位低血压。

2. 子宫胎盘血管异常　患妊娠期高血压疾病、妊娠合并慢性高血压、慢性肾炎、糖尿病时，子宫胎盘血管痉挛、硬化、狭窄，使绒毛间隙灌注不足。

3. **胎盘气体交换障碍** 如过期妊娠时绒毛变性、钙化、梗死，胎盘有效气体交换面积减少。

4. **脐带异常** 如脐带绕颈、真结、扭转、脱垂、脐带过短，使脐带血管受压、血运受阻，导致胎儿窘迫。

5. **胎儿因素** 胎儿严重的心血管畸形、各种原因的溶血均可导致胎儿窘迫。

（二）临床表现

1. **胎动异常** 缺氧初期为胎动频繁，后期减弱及次数减少，进而消失。当每小时胎动<3次，或12小时胎动<10次，提示可能存在胎儿窘迫。胎动消失12小时为胎动警报信号，提示有胎儿死亡的可能。

2. **羊水胎粪污染** 妊娠晚期出现的单纯羊水胎粪污染是胎儿胃肠道发育成熟的表现，属"生理性排便"所致。但羊水胎粪污染伴有其他监测指标异常时，应考虑胎儿窘迫。

3. **胎儿电子监护异常** 出现以下任意一种情况，均提示胎儿缺氧：①胎心率基线变异减少或消失，并伴有心动过缓或反复出现的晚期减速或变异减速；②正弦波图形。

4. **胎儿生物物理评分低下** 10～8分无急慢性缺氧，8～6分可能有急或慢性缺氧，6～4分有急或慢性缺氧，4分以下有急性伴慢性缺氧。

5. **脐动脉多普勒超声血流异常** 出现脐动脉舒张末期血流减少、脐血流搏动指数升高提示有胎盘灌注不足，若出现舒张末期血流缺失或反向血流，提示随时有胎死宫内的危险。

6. **酸中毒** 取胎儿头皮血进行血气分析，如果pH<7.2（正常值7.25～7.35），PO_2<10mmHg（正常值15～30mmHg），PCO_2>60mmHg（正常值35～55mmHg），可诊断为酸中毒。但胎儿头皮血pH值测定是一项有创性检查，且只能显示当时胎儿酸碱状态，不能预测以后变化，目前已较少应用。胎儿脉冲血氧测定法是利用脉冲血氧测定仪进行无创性动脉血氧饱和度测定，低于30%提示可能有酸中毒。

（三）处理

1. **急性胎儿窘迫** 应采取果断措施，改善胎儿缺氧状态。

（1）一般处理：改变孕妇体位；吸氧；必要时纠正脱水、酸中毒及电解质紊乱。

（2）病因治疗：针对病因治疗，若为缩宫素使用不当引发的不协调子宫收缩过强，应立即停用缩宫素，也可用硫酸镁抑制宫缩。如果羊水过少引起脐带受压，可行B型超声引导下羊膜腔穿刺，以5～10ml/min的速度输入37℃生理盐水或乳酸钠林格注射液250ml。

（3）尽快终止妊娠

1）剖宫产：胎心监护出现Ⅲ类图形，估计不能短时间阴道分娩，应立即行剖宫产术。

2）阴道分娩：宫口开全，胎头双顶径达坐骨棘平面以下，应尽快阴道助产分娩。

2. **慢性胎儿窘迫** 应针对病因，视孕周、胎儿成熟度及胎儿窘迫程度决定处理方式。

（1）一般处理：左侧卧位。低流量吸氧每日2～3次，每次30分钟。积极治疗妊娠合并症及并发症。

（2）期待疗法：孕周小，胎儿娩出后存活可能性小，尽量在胎儿安全的前提下保守治疗以期延长胎龄，同时用地塞米松促胎肺成熟，等待胎儿肺成熟后终止妊娠。但须注意随时有胎死宫内可能，应与家属沟通。

（3）终止妊娠：如果妊娠近足月或足月，应以剖宫产终止妊娠为宜。无论采取何种分娩方式，均应做好新生儿抢救的必要准备。

案例分析 9-1

某产妇，28 岁，G_2P_1，妊娠 40 周，因阴道流液半小时入院。检查：羊水清，头先露，未衔接，无宫缩，听胎心 135 次 / 分，NST 正常。阴查：胎膜已破，宫口容受 1cm。按胎膜早破常规处理，取臀高位，密切观察，2 小时后出现宫缩：30 秒 /5～10 分钟。再半小时后 CST 显示频发晚期减速。立即阴道检查，宫口仍扩张 2cm，胎头 S-2，宫颈口外有一索条状软组织、可搏动，立即还纳、检查者手保持不动、堵住宫口、轻轻上推胎头，紧急局麻剖宫产，娩出一男婴，体重 3700g，Apgar 评分 7′10′10′。术后诊断：① G_2P_2 宫内妊娠 40 周 LOA；②胎膜早破；③脐带脱垂；④胎儿窘迫。

解析：①该病例诊断胎儿窘迫的依据：CST 显示频发晚期减速；②发生原因：脐带脱垂；③处理：因不规律宫缩，宫口扩张 2cm，胎头 S-2，不能短时间内分娩，故立即剖宫产；④经验：脐带脱垂是急性胎儿窘迫的主要原因之一。胎膜早破、先露未衔接，随时有可能脐带脱垂，应警惕。

（晋丽平）

学习小结

胎儿窘迫是胎儿在子宫内因缺氧和酸中毒危及其健康和生命的状态。主要表现为：胎动异常（初期为胎动频繁，后期减弱及消失）、胎儿电子监护异常、胎儿生物物理评分低下、脐动脉多普勒超声血流异常，单纯羊水胎粪污染不是胎儿窘迫的证据。出现急性胎儿窘迫应采取果断措施，改善胎儿缺氧状态，尽快终止妊娠；慢性胎儿窘迫应积极处理妊娠合并症或并发症，视孕周、胎儿成熟度及胎儿窘迫程度决定处理方式。

复习参考题

简述胎儿窘迫的临床表现及监测。

第四节 胎儿先天畸形

学习目标

熟悉	常见胎儿畸形的产科处理。
了解	常见的胎儿畸形的特点。

胎儿畸形是指胎儿在子宫内发生的结构或染色体异常。它是出生缺陷的一种，也是造成围产儿死亡的主要原因。在妊娠 18～24 周之间进行胎儿系统超声筛查能检查出一些常见的胎儿畸形。而及时检查出严重胎儿畸形并进行引产是提高出生人口质量的重要手段之一。我国的新生儿出生缺陷率约为 5.6%。胎儿畸形的种类繁多，致病因素多种多样，最常见的胎儿畸形包括：21- 三体综合征、先天性心脏病、神经管缺陷、唇腭裂、多指 / 趾、脑积水等。

一、无脑儿

无脑儿（anencephalus）是前神经孔闭合失败所致，是先天性胎儿畸形中最常见的一种，几乎一半的神经管缺陷胎儿为无脑儿。孕 14 周后 B 型超声可诊断。无脑儿一经确诊应尽早引产。阴道分娩困难时可行毁胎术结束妊娠。

二、脊柱裂

脊柱裂（spinabifida）为部分脊椎管未完全闭合的状态。多发生在胸腰段。也是神经管缺陷中最常见的一种。脊柱裂有 3 种：①隐性脊柱裂；②脊髓脊膜膨出；③脊髓裂。隐性脊柱裂在产前 B 型超声检查中常难发现。较大的脊柱裂产前 B 型超声较易发现，妊娠 18～20 周是发现的最佳时机。严重的脊柱裂在有生机儿之前诊断者应终止妊娠。

三、脑积水

脑积水（hydrocephalus）是指大脑导水管不通导致脑脊液回流受阻，大量蓄积于脑室系统内，使脑室系统扩张和压力升高，颅腔体积增大、颅缝变宽、囟门增大，常压迫正常脑组织。脑积水常伴有脊柱裂、足内翻等畸形。严重的脑积水可致梗阻性难产，对母亲有严重危害。在妊娠 17～22 周 B 型超声检查有助于诊断，必要时行胎儿磁共振检查以补充和明确诊断。严重的脑积水在有生机儿之前诊断者应建议引产。

四、先天性心脏病

是常见的一种胎儿畸形，发生率约为 8‰，其中严重先心病的发生率约为 4‰，主要包括：法洛四联症，大血管错位，室间隔缺损，房间隔缺，单心房单心室等。超声检查是孕期筛查先心病的重要手段。严重复杂的先心病如单心房单心室有生机儿之前诊断者应建议终止妊娠；一般先心病在宫内或出生后进行治疗。

五、消化道闭锁

主要包括食管闭锁、胃幽门梗阻、十二指肠闭锁、空回肠闭锁、肛门闭锁。多数可在新生儿期行手术治疗。

六、脐疝和腹壁裂

是指胎儿腹壁缺陷导致的腹部脏器经前腹突出，突出物中如含有肝脏一般预后较差。可行产时胎儿外科或新生儿手术矫正。

七、肺囊腺瘤

胎儿肺囊性腺瘤（congenital cystic adenomatoid malformation，CCAM）是由于胎儿末端支气管过度生长，在肺内形成有明显界限的病变，常累及肺叶一部分或整个肺叶，可累及单侧或两侧肺。当肿块明显压迫心脏及胸内血管时，可引起胎儿胸腹腔积液及全身水肿。CCAM 较少合并其他系统畸形及染色体异常。发生率大约为 1/3500～1/2500。随着孕期超声检查的普及和应用，使得该病中孕期的检出率逐渐增加。该疾病的预后有较大差异，较严重者可导致胎儿水肿，肺发育不良，以致围生期死亡；部分预后较好者，瘤体可于宫内逐渐缩小乃至消失，亦可生后逐渐消失。胎儿水肿的存在与否是评价 CCAM 胎儿预后最重要的指标。对于 CCAM 伴发胎儿水肿，可行宫内治疗。对于没有呼吸症状的新生儿，产后 CT 检查有助于明确病变及确定随访或择期手术。

八、21-三体综合征

21-三体综合征（trisomy 21 syndrome）又名唐氏综合征（Down syndrome）或先天愚型，是最常见的染色体畸变疾病，细胞遗传学特征是第 21 号常染色体呈三体征。本病发病率随孕妇年龄增高而增加。临床主要特征为智能障碍、特殊面容和体格发育落后，并可伴有多发畸形。唐氏综合征的筛查是产前筛查的重点，方法是孕早期（11～13^{+6} 周）胎儿颈项透明层厚度（NT）测定联合血清学筛查，孕中期（16～18 周）血清学筛查及外周血无创性产前筛查；对筛查结果为高风险孕妇，建议其进行羊水胎儿染色体核型分析。21-三体综合征在有生机儿之前诊断者应建议引产。

（晋丽平）

学习小结

我国最常见的胎儿畸形包括：21-三体综合征、先天性心脏病、神经管缺陷、唇腭裂、多指/趾、脑积水等。胎儿畸形的产科处理需结合发现的孕周、畸形的预后及严重程度，以及孕妇和家属的意愿综合决定。

第五节 死胎

学习目标	
掌握	死胎的概念，死胎的处理原则。
熟悉	死胎的病因。

妊娠 20 周后或娩出体重大于或等于 350 克的胎儿在子宫内或分娩过程中死亡，称为死胎（stillbirth）。国内习惯将未临产的胎死宫内称为死胎，将临产后的胎儿死亡称为死产，而国际上将出生前的胎儿死亡统称为死胎。

（一）病因

1. **胎盘及脐带因素** 如前置胎盘、胎盘早剥、脐带帆状附着、血管前置、急性绒毛膜羊膜炎、脐带过短、脐带根部过细、脐带打结、脐带扭转、脐带脱垂、脐带绕颈缠体等，胎盘大量出血或脐带异常，导致胎儿宫内缺氧。

2. **胎儿因素** 如胎儿严重畸形、胎儿生长受限、胎儿宫内感染、严重遗传性疾病、母儿血型不合等。

3. **孕妇因素** 严重的妊娠合并症、并发症，如妊娠期高血压疾病、抗磷脂抗体综合征、过期妊娠、糖尿病、慢性肾炎、心血管疾病、全身和腹腔感染、各种原因引起的休克等。子宫局部因素有子宫张力过大或收缩力过强、子宫肌瘤、子宫畸形、子宫破裂等，致局部缺血而影响胎盘、胎儿。

（二）临床表现

孕妇自觉胎动停止，子宫停止增长，检查时听不到胎心，子宫大小与停经周数不符，B 型超声检查胎心和胎动消失。胎儿死亡过久见颅板塌陷，颅骨重叠，呈袋状变形。

（三）处理

1. **引产** 死胎在宫腔内停留过久（4 周以上），可导致 DIC，造成分娩时的严重出血。死胎一经确诊，应尽早引产。处理前应查血常规及凝血功能，并做好输血准备。必要时给予肝素治疗并补充凝血因子，纠正凝血功能后引产。

引产方法的选择：①无引产禁忌证者可采用前列腺素制剂、缩宫素、水囊或依沙吖啶引产；②对曾有子宫下段横切口剖宫产者，可选择宫颈管内应用 Foley 导管等机械方法促宫颈成熟后缩宫素引产；③对子痫、子宫破裂和重度胎盘早剥等危重病例短时间不能经阴道分娩者则需剖宫取胎术；④对所有死胎病例，原则上宜尽量避免剖宫取胎。

死胎引产后应进行胎儿尸检，胎盘、脐带、胎膜检查，染色体核型分析。分娩前行羊膜穿刺术是胎儿染色体核型分析的金标准，有利于提高组织细胞培养率。

2. **对再次妊娠分娩的建议** ①再次妊娠前应进行妊娠前检查，评估既往死胎病因和再次妊娠死胎风险；戒烟、戒酒并停止接触或暴露于有毒有害物质；肥胖者减肥。②再次妊娠后规范产检，密切监测，及时发现胎儿异常。

（晋丽平）

学习小结

国内习惯将未临产的胎死宫内称为死胎，将临产后的胎儿死亡称为死产，而国际上将出生前的胎儿死亡统称为死胎。病因包括：胎盘及脐带因素、胎儿因素、孕妇因素。死胎在宫腔内停留4周以上可导致DIC，注意纠正凝血功能后引产。要根据原发病病情、孕产次、是否瘢痕子宫选择具体的引产方法。引产后应进行胎儿尸检、胎盘和脐带检查及染色体核型分析，寻找死胎发生的原因。

复习参考题

1. 死胎的概念？

2. 死胎死亡时间过久应注意的问题？

第六节　多胎妊娠

学习目标

掌握	双胎妊娠的诊断方法，双胎妊娠的常见并发症。
熟悉	双胎妊娠的处理原则。
了解	双胎妊娠的分类。

一次妊娠宫腔内有两个或两个以上胎儿时，称为多胎妊娠（multiple pregnancy），以双胎妊娠（twin pregnancy）多见。随着辅助生殖技术的发展及高龄孕妇的增多，双胎妊娠的发生率逐年上升。双胎妊娠已成为导致流产、早产、出生缺陷及围产儿病死率增加的重要原因。

（一）分类

1. 双卵双胎（dizygotic twin）　由两个卵子分别受精形成双胎为双卵双胎，约占双胎妊娠的70%，与应用促排卵药、多胚胎宫内移植及遗传因素有关。绒毛膜和羊膜形成两个独立的胎盘和羊膜腔，有时两个胎盘紧靠一起无法分开，但两者间血液循环互不相通。胎盘胎儿面有两个羊膜腔，中间隔有两层羊膜、两层绒毛膜。双卵双胎儿之性别及血型可以相同或不相同，但指纹、外貌、精神类型等多种表型不同（图9-1）。

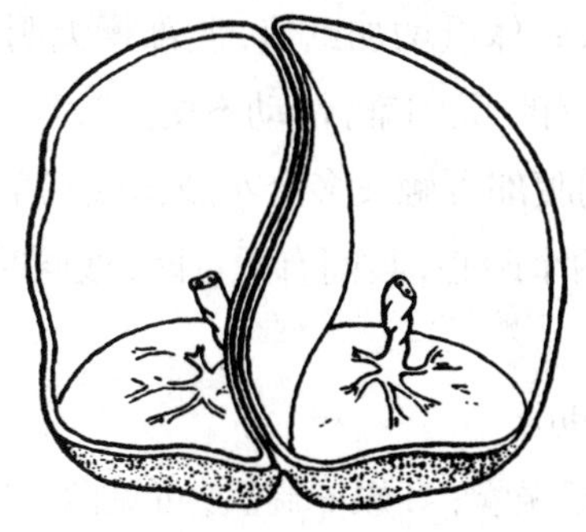

两个胎盘分开，两层绒毛膜，两层羊膜

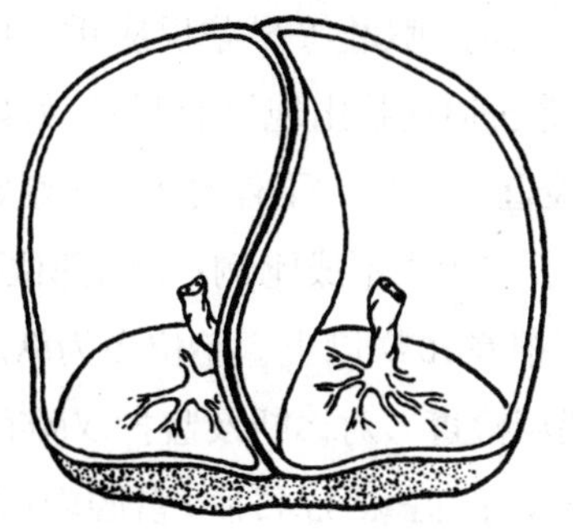

两个胎盘融合，两层绒毛膜已融合，两层羊膜

图 9-1 双卵双胎的胎盘及胎膜示意图

同期复孕(superfecundation)是两个卵子在短时间内不同时间受精而形成的双卵双胎，检测HLA型别可识别精子的来源。

2. **单卵双胎**(monozygotic twin) 由一个受精卵分裂而形成的双胎妊娠为单卵双胎，约占双胎妊娠的30%。形成原因不明，不受种族、遗传、年龄、胎次、医源性的影响。单卵双胎儿性别和血型相同，容貌极相似。由于受精卵在早期发育阶段发生分裂的时间不同，形成下述4种类型(图9-2)。

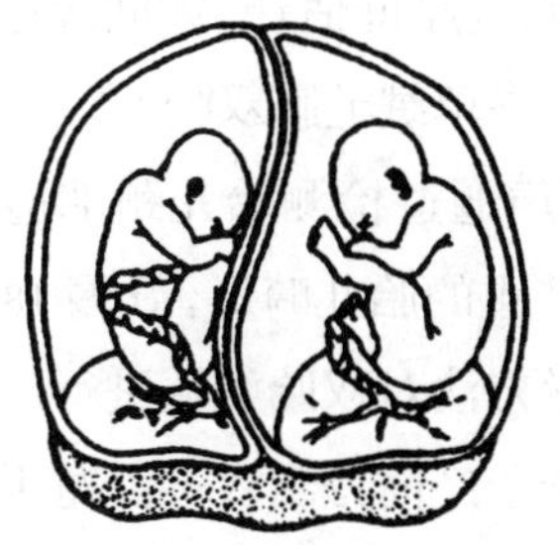

（1）发生在桑椹期前

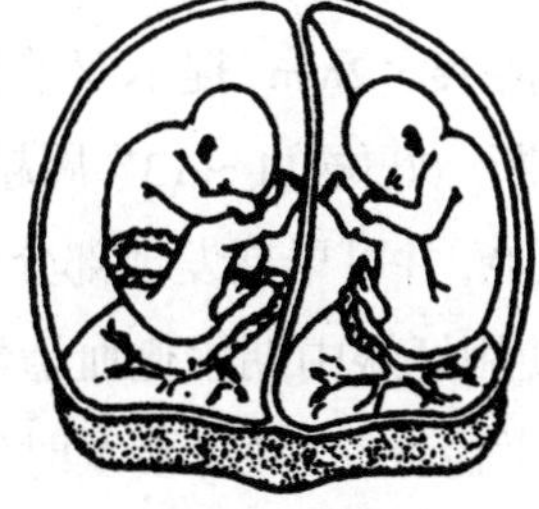

（2）发生在囊胚期

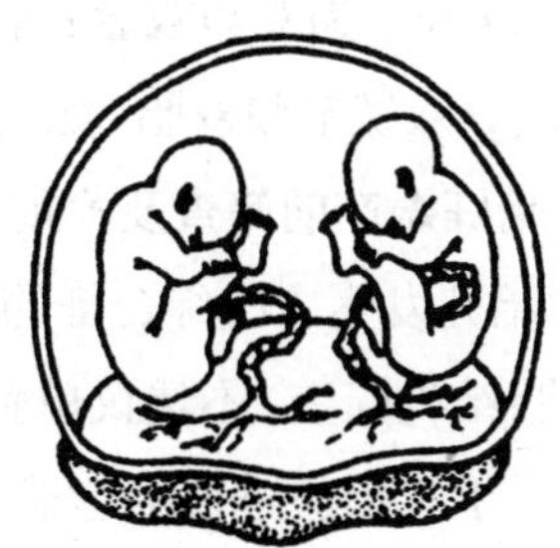

（3）发生在羊膜囊已形成

图 9-2 受精卵在不同阶段形成单卵双胎的胎膜类型

(1)双羊膜囊双绒毛膜单卵双胎：分裂发生在桑葚期(早期胚泡)，相当于受精后3日内，形成两个独立的受精卵、两个羊膜囊。两个羊膜囊之间隔有两层绒毛膜、两层羊膜，胎盘为两个或一个。此种类型约占单卵双胎的30%左右。

(2)双羊膜囊单绒毛膜单卵双胎：分裂发生在受精后第4～8日，胚胎发育处于胚泡期。胎盘为一个，两个羊膜囊之间仅隔有两层羊膜。此种类型约占单卵双胎的68%。

(3)单羊膜囊单绒毛膜单卵双胎：受精卵在受精后第9～13日分裂，此时羊膜囊已形成，两个胎儿共存于一个羊膜腔内，共有一个胎盘。此类型约占单卵双胎的1%～2%。

(4)联体双胎：受精卵在受精第13日后分裂，此时原始胚盘已形成，机体不能完全分裂成两个，形成不同形式的联体儿，极罕见。如两个胎儿共有一个胸腔或共有一个头部等。寄生胎(fetus in fetus)也是联体双胎的一种形式，发育差的内细胞团，被包入正常发育的胚胎体内，常位于胎儿的上腹部腹膜后，胎体发育不完全，联体双胎发生率为单卵双胎的1/1500。

(二)诊断

1. **病史及临床表现** 双卵双胎孕妇多有家族史，孕前曾用过促排卵药或接受体外受精多个胚胎移植。恶心、呕吐等早孕反应重。中期妊娠后体重增加迅速，腹部增大明显，下肢水肿、静脉曲张等压迫症状出现早而明显，妊娠晚期常有呼吸困难，活动不便。

2. **产科检查** 子宫大于停经月份，妊娠中晚期腹部可触及多个小肢体或三个以上胎极；胎头较小，与子宫大小不成比例；不同部位可听到两个胎心，其间有无音区，或同时听诊，1分钟两个胎心率相差10次以上。胎位多为纵产式。

3. **B型超声检查** 对诊断及监护双胎有较大帮助。

（1）常规检查：妊娠35日后，宫腔内可见两个妊娠囊；妊娠6周后，可见两个原始心管搏动。可筛查胎儿结构畸形，如联体双胎、开放性神经管畸形等。B型超声还可帮助确定两个胎儿的胎位。

（2）判断绒毛膜性：由于单绒毛膜性双胎特有的双胎并发症较多，因此在妊娠早期进行绒毛膜性判断非常重要。①在妊娠6至9周之间，可通过宫腔内孕囊数目进行绒毛膜性判断，如宫腔内有两个孕囊，为双绒毛膜双胎；如仅见一个孕囊，则单绒毛膜性双胎可能性较大。②妊娠10周至14周之间，可以通过判断胎膜与胎盘插入点呈"双胎峰"或者"T"字征来判断双胎的绒毛膜性。前者为双绒毛膜性双胎，后者为单绒毛膜性双胎。如果判断绒毛膜性有困难时，需要及时转诊至区域性产前诊断中心或胎儿医学中心。③妊娠早期之后，绒毛膜性的检测难度增加，此时可以通过胎儿性别、两个羊膜囊间隔厚度、胎盘是否独立做综合判断。若胎儿性别不一致，可以确诊为双卵双胎；如性别一致，可根据羊膜囊间隔厚度估计，如间隔厚度＞2mm提示双羊膜囊双绒毛膜双胎，如间隔厚度＜2mm，提示双羊膜囊单绒毛膜双胎。

4. **双胎妊娠产前筛查及产前诊断** 妊娠11～13^{+6}周超声通过检测胎儿颈部透明层厚度（NT）评估胎儿发生唐氏综合征的风险，并可早期发现部分严重的胎儿畸形，妊娠18～24周进行超声双胎结构筛查，不建议单独使用妊娠中期生化血清学方法对双胎妊娠进行唐氏综合征的筛查。对于有指征进行细胞遗传学检查的孕妇，要及时给予产前诊断咨询。对于双绒毛膜双胎，应对两个胎儿进行取样。对于单绒毛膜双胎，通常只需对其中任一胎儿取样；但如出现一胎结构异常或双胎大小发育严重不一致，则应对两个胎儿分别取样。

（三）并发症

1. 孕妇的并发症

（1）妊娠期高血压疾病：比单胎妊娠多3～4倍，且发病早、程度重，容易出现心肺并发症及子痫。

（2）妊娠期肝内胆汁淤积症：发生率是单胎的2倍，胆酸常高出正常值10倍以上，易引起早产、胎儿窘迫、死胎、死产，围产儿死亡率增高。

（3）贫血：是单胎的2.4倍，与铁及叶酸缺乏有关。

（4）羊水过多：发生率约12%，单卵双胎常在妊娠中期发生急性羊水过多，与双胎输血综合征及胎儿畸形有关。

（5）胎膜早破：发生率约达14%，可能与宫腔内压力增高有关。

（6）宫缩乏力：子宫肌纤维伸展过度，常发生原发性宫缩乏力，致产程延长。

（7）胎盘早剥：是双胎妊娠产前出血的主要原因，可能与妊娠期高血压疾病发生率增加有关。第一胎儿娩出后，宫腔容积骤然缩小，是胎盘早剥另一常见原因。

（8）产后出血：经阴道分娩的双胎妊娠平均产后出血量≥500ml，与子宫过度膨胀致产后宫缩乏力及胎盘附着面积增大有关。

（9）流产：高于单胎2～3倍，与胚胎畸形、胎盘发育异常、胎盘血液循环障碍、宫腔内容积相对狭窄可能有关。

2. 围产儿的并发症

（1）早产：约50%双胎妊娠并发早产，其风险约为单胎妊娠的7～10倍，多因胎膜早破或宫腔内压力过高及严重母儿并发症所致。

（2）脐带异常：单羊膜囊双胎易发生脐带互相缠绕、扭转，可致胎儿死亡。脐带脱垂也是双胎常见并发症，多发生在双胎胎位异常或胎先露未衔接出现胎膜早破时，以及第一胎儿娩出后、第二胎儿娩出前，是胎儿急性缺氧死亡的主要原因。

（3）胎头交锁及胎头碰撞：前者多发生在第一胎儿为臀先露、第二胎儿为头先露者，分娩时第一胎儿头部尚未娩出，而第二胎儿头部已入盆，两个胎头颈部交锁，造成难产；后者两个胎儿均为头先露，同时入盆，引起胎头碰撞难产。

（4）胎儿畸形：双绒毛膜双胎和单绒毛膜双胎妊娠胎儿畸形的发生率分别为单胎妊娠的2倍和3倍。有些畸形为单卵双胎所特有，如联体双胎、无心畸形等。

3. 单绒毛膜双胎特有并发症

（1）双胎输血综合征（twin to twin transfusion syndrome，TTTS）：是双羊膜囊单绒毛膜单卵双胎的严重并发症。通过胎盘间的动-静脉吻合支，血液从动脉向静脉单向分流，使一个胎儿成为供血儿，另一个胎儿成为受血儿，造成供血儿贫血、血容量减少，致使生长受限、肾灌注不足、羊水过少，甚至因营养不良而死亡；受血儿血容量增多、动脉压增高、各器官体积增大、胎儿体重增加，可发生充血性心力衰竭、胎儿水肿、羊水过多。TTTS的诊断标准是：单绒毛膜性双胎超声检查中，一胎出现羊水过多（孕20周前羊水最大深度>8cm，孕20周后羊水最大深度>10cm），同时另一胎儿出现羊水过少（最大深度<2cm），其分期目前最常用的是Quintero分期（见表9-1）。

表9-1 TTTS的Quintero分期

Ⅰ期	受血儿羊水过多（孕20周前羊水最大深度>8cm，孕20周后羊水最大深度>10cm），同时供血儿羊水最大深度<2cm
Ⅱ期	超声检查观察60分钟，供血儿的膀胱仍不显示
Ⅲ期	任一胎儿出现多普勒血流异常，如脐动脉舒张期血流缺失或倒置，静脉导管血流，大脑中动脉血流异常或脐静脉出现搏动
Ⅳ期	任一胎儿出现水肿
Ⅴ期	一胎儿或两胎儿发生宫内死亡

（2）选择性胎儿生长受限（selective IUGR）：亦为单绒毛膜性双胎特有的严重并发症。目前诊断主要是根据FGR胎儿体重估测位于该孕周第10百分位以下，两胎儿体重相差25%以上，但诊断仍存在争议。sIUGR的分型主要依据彩超对小胎儿脐动脉舒张期血流频谱的评估，分为3型：Ⅰ型：小胎儿脐动脉舒张末期血流频谱正常；Ⅱ型：小胎儿脐动脉舒张末期血流持续性的缺失或倒置；Ⅲ型：小胎儿脐动脉舒张末期血流间歇性的缺失或倒置。sIUGR的预后与分型有关，Ⅰ型sIUGR临床预后最好，小胎儿虽有生长受限，但病情出现恶化（如脐血流缺失或倒置）的情况较少见；Ⅱ型sIUGR的小胎儿存在严重的胎盘灌注不良，多数胎儿会在孕28～32周间出现病情恶化；Ⅲ型sIUGR在多数情况下，小胎儿可期待到孕32～34周，但由于较大直径

的动脉与动脉吻合，大胎儿向小胎儿体内输血的发生往往较为大量而突然，因此，具有不可预测性。

（3）一胎无心畸形：亦称动脉反向灌注序列（twin reversed arterial perfusion sequence，TRAPS），为少见畸形，发生率为单绒毛膜妊娠的1%。妊娠胎儿的1∶35 000。双胎之一心脏缺如，残留或无功能。最显著的特征是结构正常的泵血胎通过一根胎盘表面动脉 - 动脉吻合向寄生的无心胎供血。如不治疗，正常胎儿可发生心力衰竭而死亡。

（4）单绒毛膜单羊膜囊双胎：此为极高危的双胎妊娠，由于两胎儿共用一个羊膜腔，两胎儿之间无胎膜分隔，因脐带缠绕和打结而发生宫内意外可能性较大。

（四）处理

1. 妊娠期处理及监护

（1）补充足够营养：进食含高热量、高蛋白质、高维生素以及必需脂肪酸的食物，注意补充铁、叶酸及钙剂，预防贫血及妊娠期高血压疾病。

（2）防治早产：是双胎妊娠产前监护的重点。双胎妊娠孕妇应增加每日卧床休息时间，减少活动量。若先兆临产发生在34周以前，应给予宫缩抑制剂。一旦出现宫缩或阴道流水，应住院治疗。对可疑早产孕妇，可检测宫颈及阴道分泌物中的胎儿纤维连接蛋白，如阴性表明不需干预治疗；如阳性应考虑预防性使用宫缩抑制剂，并动态观察宫颈变化。

（3）及时治疗妊娠期并发症：妊娠期应注意血压及尿蛋白变化，发现妊娠期高血压疾病及时治疗。应注意孕妇的瘙痒症状，动态观察血胆酸及肝功能变化，发现妊娠期肝内胆汁淤积症应及早治疗。

（4）监护胎儿生长发育情况：发现胎儿畸形，尤其是联体双胎，应及早终止妊娠。双胎妊娠应按照高危妊娠进行管理。对双绒毛膜性双胎，定期（每4周一次）B型超声监测胎儿生长情况。建议妊娠晚期酌情增加对胎儿的超声评估次数，便于进一步发现双胎生长发育可能存在的差异，并准确评估胎儿宫内健康状况。对单绒毛膜性双胎，建议16周以后应每2周B型超声监测胎儿生长发育，由有经验的超声医师进行检查，评估内容包括双胎的生长发育、羊水分布和胎儿脐动脉血流等，并酌情检测胎儿大脑中动脉血流和静脉导管血流，以期早期排除是否出现特殊并发症等，必要时转诊至有经验的胎儿医学中心。

2. 终止妊娠指征

（1）合并急性羊水过多，有压迫症状，孕妇腹部过度膨胀，出现呼吸困难等严重不适。

（2）胎儿畸形。

（3）孕妇患严重并发症不能继续妊娠，如子痫前期或子痫。

（4）预产期已到尚未临产，胎盘功能减退者。

3. 双胎妊娠最佳分娩孕周

（1）建议对无并发症及合并症的双绒毛膜双胎可期待至孕38周时再考虑分娩。

（2）无并发症及合并症的单绒毛膜双羊膜囊双胎可以在严密监测下至妊娠37周分娩。

（3）建议单绒毛膜单羊膜囊双胎的分娩孕周为32～34周，也可根据母胎情况适当延迟分娩孕周。

（4）复杂性双胎，如TTTS、sIUGR等需要结合每个孕妇及胎儿的具体情况制订个体化的分娩方案。

4. 分娩期处理 多数双胎能经阴道分娩。双胎妊娠的阴道分娩应在二级或三级医院实施，并且由有丰富经验的产科医师及助产士共同观察产程。分娩时需新生儿科医师在场处理新生儿。产时应有能够同时监测双胎胎心的电子监护仪，严密观察胎心率的变化。另外，产妇应具备床旁超声设备，临产后用超声检查对每个胎儿的胎产式和先露做进一步的评估。分娩过程中需做好急诊剖宫产及处理严重产后出血的准备工作。产程中应注意：①保证产妇足够的摄入量及睡眠，使产妇有良好的体力经历分娩；②严密观察胎心变化；③注意宫缩及产程进展，如宫缩仍乏力，可在严密监护下，给予低浓度缩宫素静脉滴注；④第二产程必要时行会阴侧-后切开，减轻胎头受压。第一胎儿娩出后，胎盘侧脐带必须立即夹紧，以防第二胎儿失血。助手应在腹部固定第二胎儿为纵产式，并密切观察胎心、宫缩，及时行阴道检查，以了解胎位、排除脐带脱垂、及早发现胎盘早剥。如无异常，可等待自然分娩，若等待15分钟仍无宫缩，可行人工破膜并静脉滴注低浓度缩宫素，促进子宫收缩。对有脐带脱垂、胎盘早剥者，立即产钳助产或臀牵引，迅速娩出胎儿。若胎头高浮，应行转胎术及臀牵术，若第二胎为肩先露，先行外转胎位术，不成功改用联合转胎为术娩出胎儿。必要时第二胎采用剖宫产术终止妊娠。

双胎妊娠有下列情况之一者，应考虑剖宫产：①第一胎儿为臀先露、肩先露；②宫缩乏力致产程延长，经治疗效果不佳；③胎儿窘迫，短时间内不能经阴道结束分娩；④联体双胎孕周>26周；⑤严重妊娠并发症需尽快终止妊娠，如重度子痫前期、胎盘早剥等。

无论阴道分娩还是剖宫产，均应积极防治产后出血：①临产时应备血；②胎儿娩出前需建立静脉通路；③第二胎儿娩出后应立即使用宫缩剂，并使其作用维持到产后2小时以上。

5. 单绒毛膜双胎及其特有并发症的处理 双胎的胎儿预后取决于绒毛膜性，而不是合子性（卵性）。对于Quintero分期Ⅱ期及Ⅱ期以上的孕16～26周的TTTS，应首选胎儿镜激光凝固胎盘表面可见的血管吻合支，使胎儿存活率提高。对于较晚发现的双胎输血综合征合并羊水过多，可采取快速羊水减量术。sIUGRⅠ型多具有较好的妊娠结局，可在严密监护下期待治疗，脐血流没有恶化者可期待妊娠至35周，Ⅲ型sIUGR大多数胎儿的健康情况在孕32～34周之前仍然保持稳定；对于Ⅱ型sIUGR，应该充分告知孕妇及家属其胎儿的预后，在充分咨询的基础上根据病情的严重程度、家属的意愿以及医院是否具备宫内干预的条件，制订个体化的治疗方案。治疗的选择包括期待治疗及宫内治疗。对于Ⅱ型sIUGR或者单绒毛膜双胎一胎合并畸形或TRAPS，可采用选择性减胎术（射频消融术或脐带电凝术），减去FGR胎儿或畸形胎儿。若无并发症，单绒毛膜性双胎的分娩孕周一般为35～37周，通常不超过37周，严重的sIUGR和TTTS在严密监护下可期待至32～34周分娩，单绒毛膜单羊膜囊双胎的分娩孕周亦为32～34周。

案例分析9-2

患者，女，33岁，以“停经5月余，发现一胎脐动脉舒张期血流信号消失5天”为主诉入院。此患者因多年不孕而行辅助生育技术受孕，定期于当地医院围产期保健，孕早期检查为单卵双胎。6天前当地医院查彩超示：一胎儿未探及舒张期血流。至上级医院复查四维彩超检查示：宫内双活胎，单绒双羊可能性大，F_1胎儿发育如孕24周2天，F_2胎儿发育如孕21周3天，两胎儿体重相差≥26%，检查过程中F_2胎儿脐动脉舒张期血流信号持续性消失，考虑选择性胎儿生长受限Ⅱ期可能性大。在上级医院行射频消融减胎术，目前随访另一胎儿存活，正常围保。

解析：①病史，辅助生育技术的引用是导致双胎妊娠的主要原因；②早期超声检查确诊为单卵双胎；③选择性胎儿生长受限是单绒毛膜双胎的并发症之一；④双胎妊娠-选择性胎儿生长受限Ⅱ型是射频消融减胎术的手术适应证，可减去小胎儿，使大胎儿存活率提高。

（崔世红）

学习小结

双胎妊娠有单卵双胎和双卵双胎两种类型。单卵双胎又分为双羊膜囊双绒毛膜单卵双胎、双羊膜囊单绒毛膜单卵双胎、单羊膜囊单绒毛膜单卵双胎。其诊断依靠双胎家族史、B型超声检查、产科检查等。双胎妊娠孕妇在孕期发生贫血、妊娠期高血压疾病、早产、胎儿生长受限等的风险增大。需要结合超声等检查手段加强对双胎孕妇的孕期管理；明确终止妊娠的指征；产程中应注意监测，及时发现脐带脱垂、第二胎胎位异常、胎盘早剥、产后出血等母儿并发症。针对单绒膜双胎特有并发症进行相应干预治疗。

复习参考题

1. 双胎的类型及其特点?
2. 如何判断双胎绒毛膜性?
3. 双胎常见的母体并发症有哪些?
4. 双胎输血综合征的定义及其分期?
5. 选择性胎儿生长受限的定义及其分型?

第十章 妊娠期合并症

10

第一节　心脏病

学习目标	
掌握	妊娠合并心脏病的诊断及风险分级。
熟悉	心脏病对妊娠的影响。
了解	妊娠、分娩及产褥期对心脏负荷的影响。

妊娠合并心脏病包括心脏病合并妊娠，常见为先天性心脏病、瓣膜性心脏病和心肌病等结构异常性心脏病以及非结构异常性的心律失常等；也包括妊娠期间新发生的心脏病，如妊娠期高血压疾病性心脏病和围产期心肌病等。妊娠合并心脏病的发生率为0.5%～3.0%，其中，先天性心脏病占35%～50%，位居第一。妊娠合并心脏是导致孕产妇死亡的前3位死因之一。

孕期保健工作中对所有确诊或疑似先天性或获得性心脏病的妇女，尽可能在孕前进行风险咨询和评估；对孕后新发心脏病症状或体征的患者，应行心脏相关的辅助检查；心脏病高危患者应接受多学科诊治和监测；对心脏病患者孕期应加强母儿监护，识别严重的心脏并发症及时会诊和转诊；对合并有遗传关联明显的先天性心脏病或心肌病的患者，有条件时应提供遗传咨询，并关注胎儿心脏的发育状况；对心脏病患者要根据心脏病种类和心功能分级选择合适的终止妊娠的时机和方法；围分娩期要重点保护心功能并预防感染。

（一）妊娠合并心脏病的分类

妊娠合并心脏病分为结构异常性心脏病和功能异常性心脏病两类，妊娠期高血压疾病性心脏病和围产期心肌病属妊娠期特有的心脏病。

1. 结构异常性心脏病　妊娠合并结构异常性心脏病包括先天性心脏病、瓣膜性心脏病、心肌病、心包病和心脏肿瘤等。先天性心脏病指出生时即存在心脏和大血管结构异常的心脏病，包括无分流型（主动脉或肺动脉口狭窄、Marfan综合征、Ebstein综合征等）、左向右分流型（房间隔缺损、室间隔缺损、动脉导管未闭等）和右向左分流型（法洛四联症、艾森曼格综合征等）。轻者无任何症状，重者有低氧或者心功能下降导致的母儿临床表现。瓣膜性心脏病指各种原因导致的心脏瓣膜形态异常和功能障碍，包括二尖瓣、三尖瓣、主动脉瓣和肺动脉瓣病变，累及多个瓣膜者称为联合瓣膜病。心肌病指由心室的结构改变和整个心肌壁功能受损所导致的心脏功能进行性障碍的一组病变，包括各种原因导致的心肌病，依据病变的主要特征分为扩张型心肌病和肥厚型心肌病。

2. 功能异常性心脏病　妊娠合并功能异常性心脏病主要包括各种无心血管结构异常的心律失常，包括快速型和缓慢型心律失常。快速型心律失常是临床上常见的心脏病，包括室上性心律失常（如房性和结性期前收缩、室上性心动过速、房扑和房颤），室性心律失常（如室性期前收缩、阵发性室性心动过速）。缓慢型心律失常包括窦性缓慢型心律失常、房室交界性心率、心室自主心律、传导阻滞（包括窦房传导阻滞、心房内传导阻滞、房室传导阻滞）等以心率减慢为特征的疾病，临床常见的有窦性心动过缓、病态窦房结综合征、房室传导阻滞。功能异常性心脏病以心电和传导异常、起搏点异常为主要病理生理基础。借助临床表现、心电图或24小时动态心电图检查、超声心动图排除结构异常等进行诊断。

3. 妊娠期特有的心脏病 孕前无心脏病病史，在妊娠基础上新发生的心脏病，主要有妊娠期高血压疾病性心脏病和围产期心肌病。妊娠期高血压疾病性心脏病是在妊娠期高血压疾病基础上出现乏力、心悸、胸闷，严重者出现气促、呼吸困难、咳粉红色泡沫痰、双肺大量湿性啰音等以左心衰为主的心衰表现和体征，心电图可以发现心率加快或出现各种心律失常，部分患者心脏超声检查可以有心脏扩大和射血分数下降，严重者生化检测心肌酶学和B型脑钠肽（BNP）异常升高。妊娠期高血压疾病性心脏病是妊娠期高血压疾病发展至严重阶段的并发症。围产期心肌病：是指既往无心脏病病史，于妊娠晚期至产后6个月之间首次发生的、以累及心肌为主的扩张型心肌病，以心功能下降、心脏扩大为主要特征，常伴有心律失常和附壁血栓形成。通过发病时间、病变特征及辅助检查确立诊断。

（二）妊娠合并心脏病的诊断

1. 病史

（1）孕前已确诊心脏病：妊娠后保持原有的心脏病诊断，应注意补充心功能分级和心脏并发症等次要诊断。关注孕前的活动能力，有无心悸、气短、劳力性呼吸困难、晕厥、活动受限、高血红蛋白血症等病史。部分患者孕前有心脏手术史，如心脏矫治术、瓣膜置换术、射频消融术、起搏器置入术等，要详细询问手术时间、手术方式、手术前后心功能的改变及用药情况。

（2）孕前无心脏病病史：包括因为无症状和体征而未被发现的心脏病，多为漏诊的先天性心脏病（房、室间隔缺损）和各种心律失常以及孕期新发生的心脏病，如妊娠期高血压疾病性心脏病或围产期心肌病。

（3）家族心脏病病史：关注家族性心脏病病史和猝死史。

2. 症状和体征

（1）症状：病情轻者可无症状，重者有易疲劳、食欲缺乏、体质量不增、活动后乏力、心悸、胸闷、呼吸困难、咳嗽、胸痛、咯血、水肿等表现。

（2）体征：不同种类的妊娠合并心脏病患者有其不同的临床表现，如发绀型先天性心脏病患者口唇发绀、杵状指（趾）；有血液异常分流的先天性心脏病者有明显的收缩期杂音；风湿性心脏病者可有心脏扩大；瓣膜狭窄或关闭不全者有舒张期或收缩期杂音；心律失常者可有各种异常心律（率）；金属瓣换瓣者有换瓣音；肺动脉压明显升高时右心扩大，肺动脉瓣区搏动增强和心音亢进；妊娠期高血压疾病性心脏病者有明显的血压升高；围产期心肌病者以心脏扩大和异常心律为主；部分先天性心脏病修补手术后可以没有任何阳性体征；心衰时心率加快、第三心音、两肺呼吸音减弱、可闻及干湿性啰音、肝-颈静脉回流征阳性、肝脏肿大、下肢水肿等。

3. 辅助检查 根据疾病的具体情况和检测条件酌情选择下列检查。

（1）心电图和24小时动态心电图：①心电图：常规12导联心电图能帮助诊断心率（律）异常、心肌缺血、心肌梗死及梗死的部位、心脏扩大和心肌肥厚，有助于判断心脏起搏状况和药物或电解质对心脏的影响；②24小时动态心电图：可连续记录24小时静息和活动状态下心电活动的全过程，协助阵发性或间歇性心律失常和隐匿性心肌缺血的诊断，并能提供心律失常的持续时间和频次、心律失常与临床症状关系的客观资料。

（2）超声心动图：是获得心脏和大血管结构改变、血流速度和类型等信息的无创性、能较为准确地定量评价心脏和大血管结构改变的程度、心脏收缩和舒张功能。新近发展的三维重建超声心动图、经食管超声心动图、负荷超声心动图和血管内超声分别为更全面地显示心脏和大血管的立体结构。

（3）影像学检查：根据病情可以选择性进行心、肺影像学检查，包括 X 线、CT 和 MRI 检查。①胸部 X 线：可显示心脏的扩大、心胸比例变化、大血管口径的变化及肺部改变。②多层胸部 CT：对于复杂心脏病有一定意义，但在妊娠合并心脏病的诊断中 CT 应用较少。孕妇单次胸部 X 线检查时胎儿接受的 X 线为 0.02～0.07mrad；孕妇头胸部 CT 检查时胎儿受到的照射剂量 < 1rad，距离致畸剂量（高于 5～10rad）差距较大；但因 X 线是影响胚胎发育的不良因素，在妊娠早期禁用，妊娠中期应慎用，病情严重必须摄片时应以铅裙保护腹部。③非增强的 MRI：用于复杂心脏病和主动脉疾病，非增强的 MRI 检查对胚胎无致畸的不良影响。

（4）血生化检测：①心肌酶学和肌钙蛋白：心肌酶学包括肌酸激酶（CK）、肌酸激酶同工酶 MB（creatine kinase isoenzyme MB，CK-MB），CK、CK-MB 和心肌肌钙蛋白（cardiac troponin，CTn）水平升高是心肌损伤的标志。②脑钠肽：包括脑钠肽（即 BNP）、BNP 前体（pro-BNP）、氨基酸末端 -BNP 前体（NT-pro-BNP）。心衰患者无论有无症状，血浆 BNP、pro-BNP、NT-pro-BNP 水平均明显升高，并且随心衰的严重程度而呈一定比例的增高。临床上以治疗后 BNP、pro-BNP、NT-pro-BNP 比治疗前基线水平的下降幅度≥30% 作为判断治疗效果的标准，BNP、pro-BNP、NT-pro-BNP 的检测可作为有效的心衰筛查和判断预后的指标，可以检测其中任意 1 项。③其他：血常规、血气分析、电解质、肝肾功能、凝血功能、D- 二聚体等，根据病情酌情选择。

（5）心导管及心血管造影：心导管及心血管造影检查是先天性心脏病，特别是复杂心脏畸形诊断的“金标准”。因超声心动图、MRI 等无创检查技术的发展，其目前仅适用于无创检查不能明确诊断的先天性心脏病、测量肺动脉高压程度。需要在 X 线直视下操作，妊娠期必须应用时需要操作熟练的技术人员、铅裙保护腹部下进行，并尽量缩短操作时间和减少母儿接受射线的剂量。

（三）妊娠风险评估

1. 心脏病患者妊娠风险的分级及管理要求 我国制定了不同级别医院承担不同严重程度妊娠合并心脏病诊治的分层管理制度，以使心脏病孕妇分层管理更加规范、有序、安全、有效（见表 10-1）。

表 10-1 心脏病妇女妊娠风险分级及分层管理

妊娠风险分级	疾病种类	就诊医院级别
Ⅰ级（孕妇死亡率未增加，母儿并发症未增加或轻度增加）	无合并症的轻度肺动脉狭窄和二尖瓣脱垂； 小的动脉导管未闭（内径≤3mm） 已手术修补的不伴有肺动脉高压的房间隔缺损、室间隔缺损、动脉导管未闭和肺静脉畸形引流 不伴有心脏结构异常的单源、偶发的室上性或室性早搏	二、三级妇产科专科医院或者二级及以上综合性医院
Ⅱ级（孕妇死亡率轻度增加或者母儿并发症中度增加）	未手术的不伴有肺动脉高压的房间隔缺损、室间隔缺损、动脉导管未闭 法洛四联症修补术后且无残余的心脏结构异常 不伴有心脏结构异常的大多数心律失常	二、三级妇产科专科医院或者二级及以上综合性医院

续表

妊娠风险分级	疾病种类	就诊医院级别
Ⅲ级（孕妇死亡率中度增加或者母儿并发症重度增加）	轻度二尖瓣狭窄（瓣口面积＞1.5cm²） Marfan 综合征（无主动脉扩张），二叶式主动脉瓣疾病，主动脉疾病（主动脉直径＜45mm），主动脉缩窄矫治术后 非梗阻性肥厚型心肌病 各种原因导致的轻度肺动脉高压（＜50mmHg） 轻度左心功能障碍或者左心射血分数 40%～49%	三级妇产科专科医院或者三级综合性医院
Ⅳ级（孕妇死亡率明显增加或者母儿并发症重度增加；需要专家咨询；如果继续妊娠，需告知风险；需要产科和心脏科专家在孕期、分娩期和产褥期严密监护母儿情况）	机械瓣膜置换术后 中度二尖瓣狭窄（瓣口面积 1.0～1.5cm²）和主动脉瓣狭窄（跨瓣压差≥50mmHg） 右心室体循环患者或 Fontan 循环术后复杂先天性心脏病和未手术的紫绀型心脏病（氧饱和度 85%～90%） Marfan 综合征（主动脉直径 40～45mm）；主动脉疾病（主动脉直径 45～50mm） 严重心律失常（房颤、完全性房室传导阻滞、恶性室性早搏、频发的阵发性室性心动过速等） 急性心肌梗死，急性冠状动脉综合征梗阻性肥厚型心肌病 心脏肿瘤，心脏血栓 各种原因导致的中度肺动脉高压（50～80mmHg） 左心功能不全（左心射血分数 30%～39%）	有良好心脏专科的三级甲等综合性医院或者综合实力强的心脏监护中心
Ⅴ级（极高的孕妇死亡率和严重的母儿并发症，属妊娠禁忌证；如果妊娠，须讨论终止问题；如果继续妊娠，需充分告知风险；需由产科和心脏科专家在孕期、分娩期和产褥期严密监护母儿情况）	严重的左室流出道梗阻 重度二尖瓣狭窄（瓣口面积＜1.0cm²）或有症状的主动脉瓣狭窄 复杂先天性心脏病和未手术的紫绀型心脏病（氧饱和度＜85%） Marfan 综合征（主动脉直径＞45mm），主动脉疾病（主动脉直径＞50mm），先天性的严重主动脉缩窄 有围产期心肌病病史并伴左心功能不全 感染性心内膜炎 任何原因引起的重度肺动脉高压（≥80mmHg） 严重的左心功能不全（左心射血分数＜30%）；纽约心脏病协会心功能分级Ⅲ～Ⅳ级	有良好心脏专科的三级甲等综合性医院或者综合实力强的心脏监护中心

注：1mmHg＝0.133kPa

2. 心功能评估　Ⅰ级：一般体力活动不受限制；Ⅱ级：一般体力活动略受限制；Ⅲ级：一般体力活动显著受限；Ⅳ级：作任何轻微活动时均感不适，休息时仍有心慌、气急等心衰表现（见表 10-2）。

表 10-2　纽约心脏病协会（NYHA）心功能分级

心功能分级	心脏状态	临床表现
Ⅰ	心脏功能具有完全代偿能力	几乎与正常人没有区别，完全能正常地工作、学习及生活，甚至能胜任较重的劳动或体育活动
Ⅱ	心脏代偿能力已开始减退	在较重活动（如快走步、上楼或提重物）时，即会出现气急、水肿或心绞痛，但休息后即可缓解。属轻度心力衰竭
Ⅲ	心脏代偿能力已减退	轻度活动，如上厕所、打扫室内卫生、洗澡等时也会引起气急等症状，属中度心力衰竭
Ⅳ	心脏代偿能力已严重减退	休息时仍有气急等症状。在床上不能平卧，生活不能自理，而且常伴有水肿、营养不良等症状。属重度心力衰竭，不仅完全丧失了劳动力，而且还有生命危险

3. 心脏病妇女的孕前和孕期综合评估

（1）孕前的综合评估：提倡心脏病患者孕前经产科医师和心脏科医师联合咨询和评估，最好在孕前进行心脏病手术或药物治疗，治疗后再重新评估是否可以妊娠。对严重心脏病患者要明确告知不宜妊娠，对可以妊娠的心脏病患者也要充分告知妊娠风险。

（2）孕早期的综合评估：应告知妊娠风险和可能会发生的严重并发症，指导去对应级别的医院规范进行孕期保健，定期监测心功能。心脏病妊娠风险分级Ⅳ～Ⅴ级者，要求其终止妊娠。

（3）孕中、晚期的综合评估：对于这类患者是否继续妊娠，应根据妊娠风险分级、心功能状态、医院的医疗技术水平和条件、患者及家属的意愿和对疾病风险的了解及承受程度等综合判断和分层管理。妊娠期新发生或者新诊断的心脏病患者，均应行心脏相关的辅助检查以明确妊娠风险分级，按心脏病严重程度进行分层管理。

（四）妊娠期主要的严重心脏并发症

下列是可危及母亲生命的主要心脏并发症。

1. 急性和慢性心衰

（1）急性心衰：以急性肺水肿为主要表现的急性左心衰多见，常为突然发病，患者极度呼吸困难，被迫端坐呼吸，伴有窒息感、烦躁不安、大汗淋漓、面色青灰、口唇发绀、呼吸频速、咳嗽并咳出白色或粉红色泡沫痰。体检除原有的心脏病体征外，心尖区可有舒张期奔马律，肺动脉瓣区第二心音亢进，两肺底部可及散在的湿性啰音，重症者两肺满布湿性啰音并伴有哮鸣音，常出现交替脉。开始发病时血压可正常或升高，但病情加重时，血压下降、脉搏细弱，最后出现神志模糊，甚至昏迷、休克、窒息而死亡。应重视早期心衰的表现：①轻微活动后即出现胸闷、心悸、气短；②休息时，心率超过 110 次／分，呼吸超过 20 次／分；③夜间常因胸闷而坐起呼吸；④肺底出现少量持续性湿性啰音，咳嗽后不消失。

（2）慢性心衰：①慢性左心衰：主要表现为呼吸困难，轻者仅于较重的体力劳动时发生呼吸困难，休息后好转；随病情的进展，乏力和呼吸困难逐渐加重轻度体力活动即感呼吸困难，严重者休息时也感呼吸困难，甚至端坐呼吸。②慢性右心衰：腹部胀满、食欲缺乏、恶心、呕吐，颈静脉怒张，肝－颈静脉回流征阳性。水肿是右心衰的典型表现，体质量明显增加，下肢、腰背部及骶部等低垂部位呈凹陷性水肿，重症者可波及全身，少数患者可有心包积液、胸腔积液或腹腔积液。一旦发生急性心衰，需要多学科合作抢救，根据孕周、疾病的严重程度及母儿情况综合考虑终止妊娠的时机和方法。慢性心衰有疾病逐渐加重的过程，应严密关注疾病的发展、保护心功能、促胎肺成熟、把握好终止妊娠的时机。

2. 肺动脉高压及肺动脉高压危象 肺动脉高压的诊断标准是在海平面状态下、静息时，右心导管检查肺动脉平均压（mPAP）≥25mmHg（1mmHg＝0.133kPa）。临床上常用超声心动图估测肺动脉压力。肺动脉高压的分类：①动脉性肺动脉高压；②左心疾病所致肺动脉高压；③缺氧和（或）肺部疾病引起的肺动脉高压；④慢性血栓栓塞性肺动脉高压；⑤多种机制和（或）不明机制引起的肺动脉高压。

妊娠后可加重原有的心脏病和肺动脉高压，可发生右心衰，孕妇死亡率为 17%～56%，艾森曼格综合征孕妇的死亡率高达 36%。肺动脉高压患者要严格掌握妊娠指征。肺动脉高压危象是在肺动脉高压的基础上发生肺血管痉挛性收缩、肺循环阻力升高、右心排出受阻，导致突发性肺动脉高压和低心排出量的临床危象状态。主要表现为患者烦躁不安、个别患者有濒死感，心率增快、心排出量显著降低、血压下降、血氧饱和度下降，死亡率极高。肺动脉高压危象常在感染、劳累、情绪激动、妊娠等因素的诱发下发生，产科更多见于分娩期和产后的最初72小时内。一旦诊断为肺动脉高压危象，需要立即抢救。

3. 恶性心律失常 是指心律失常发作时导致患者的血流动力学改变，出现血压下降甚至休克，心、脑、肾等重要器官供血不足，是孕妇猝死和心源性休克的主要原因。

4. 感染性心内膜炎 是指由细菌、真菌和其他微生物（如病毒、立克次体、衣原体、螺旋体等）直接感染而产生的心瓣膜或心壁内膜炎症。主要表现①发热：90%以上的患者都会出现发热；②心脏体征：85%的患者可闻及心脏杂音；③栓塞：25%的患者有栓塞表现，肺栓塞可有胸痛、咳嗽、咯血、气急和低氧表现；脑动脉栓塞则有头痛、呕吐、偏瘫、失语、抽搐甚至昏迷；内脏栓塞可致脾大、腹痛、血尿、便血和肝肾功能异常等；④血培养：血培养阳性是确诊感染性心内膜炎的重要依据，凡原因未明的发热、体温升高持续在1周以上，且原有心脏病者，均应反复多次进行血培养，以提高阳性率；⑤超声心动图。感染性心内膜炎的治疗：根据血培养和药物敏感试验选用有效的抗生素，坚持足量（疗程6周以上）、联合和应用敏感药物为原则。

（五）妊娠合并心脏病的产科处理

1. 可以妊娠的心脏病患者的处理

（1）孕前准备和指导：①告知妊娠风险：尽管有些患者妊娠风险分级属Ⅰ～Ⅲ级范围，但仍然存在妊娠风险，可能在妊娠期和分娩期加重心脏病或者出现严重的心脏并发症，甚至危及生命，要充分告知妊娠风险并于妊娠期动态进行妊娠风险评估；②对于有可能行矫治手术的心脏病患者，应建议在孕前行心脏手术治疗，术后再次由心脏科、产科医师共同行妊娠风险评估，患者在充分了解病情及妊娠风险的情况下再妊娠；③补充叶酸：0.4～0.8mg/d，或者含叶酸的复合维生素；④纠正贫血；⑤遗传咨询：先天性心脏病或心肌病的妇女，有条件时应提供遗传咨询。

（2）孕期母亲保健：①产前检查的频率：妊娠风险分级Ⅰ～Ⅱ级且心功能Ⅰ级的患者，产前检查频率同正常妊娠，进行常规产前检查。妊娠风险分级增加者，缩短产前检查的间隔时间，增加产前检查次数。②产前检查内容：产前检查内容除常规的产科项目外，还应注重心功能的评估，询问自觉症状，是否有胸闷、气促、乏力、咳嗽等，有无水肿，加强心率（律）和心肺的听诊。酌情定期复查血红蛋白、心肌酶学、CTn、BNP（或pro-BNP）、心电图（或动态心电图）、心脏超声、血气分析、电解质等，复查频率根据疾病性质而定。产科医师和心脏内科或心脏外科医师共同评估心脏病的严重程度及心功能进行联合管理。各级医院按表10-1的"就诊医院级别"要求分层进行心脏病患者的诊治，并及时和规范转诊。③终止妊娠的时机：心脏病妊娠风险分级Ⅰ～Ⅱ级且心功能Ⅰ级者可以妊娠至足月。心脏病妊娠风险分级Ⅲ级且心功能Ⅰ级者可以妊娠至34～35周终止妊娠，如果有良好的监护条件，可妊娠至37周再终止妊娠；心脏病妊娠风险分级Ⅳ级但仍然选择继续妊娠者，即使心功能Ⅰ级，也建议在妊娠32～34周终止妊娠；部分患者经过临床多学科评估可能需要在孕32周前终止妊娠，如果有很好的综合监测实力，可以适当延长孕周；出现严重心脏并发症或心功能下降则及时终止妊娠。心脏病妊娠风险分级Ⅴ级者属妊娠禁忌证，一旦诊断需要尽快终止妊娠。

（3）胎儿监测：①胎儿心脏病的筛查：先天性心脏病患者的后代发生先天性心脏病的风险为5%～8%，发现胎儿严重复杂心脏畸形可以尽早终止妊娠。有条件者孕12～13^{+6}周超声测量胎儿颈部透明层厚度(NT),NT在正常范围的胎儿先天性心脏病的发生率1/1000。先天性心脏病患者,有条件者孕中期进行胎儿心脏超声检查,孕20~24周是胎儿心脏超声的最佳时机。胎儿明确有先天性心脏病,并且继续妊娠者,建议行胎儿染色体检查。②胎儿并发症的监测:常见的胎儿并发症有流产、早产、胎儿生长受限、低出生体质量、胎儿颅内出血、新生儿窒息和新生儿死亡等。胎心监护:孕28周后增加胎儿脐血流、羊水量和无应激试验(NST)等检查。药物影响:妊娠期口服抗凝药的心脏病孕妇其胎儿颅内出血和胎盘早剥的风险增加,应加强超声监测;应用抗心律失常药物者应关注胎儿心率和心律。

2. 不宜继续妊娠的心脏病患者的处理

(1)孕早期的管理:心脏病妊娠风险分级Ⅳ~Ⅴ级者属妊娠高风险,孕早期建议行人工流产终止妊娠,实施麻醉镇痛高危流产更好。结构异常性心脏病者需抗生素预防感染。

(2)孕中期的管理:心脏病妊娠风险分级Ⅳ级者,应充分告知病情,根据医疗条件、患者及家属意愿等综合考虑是否终止妊娠;心脏病妊娠风险分级Ⅴ级者,或者心脏病加重,出现严重心脏并发症和心功能下降者应及时终止妊娠。终止妊娠的方法根据心脏病严重程度和心功能而定,重度肺动脉高压、严重瓣膜狭窄、严重心脏泵功能减退、心功能≥Ⅲ级者剖宫取胎术较为安全。

3. 围分娩期的处理

(1)经阴道分娩:心脏病妊娠风险分级Ⅰ~Ⅱ级且心功能Ⅰ级者通常可耐受经阴道分娩。分娩过程中需要心电监护,严密监测患者的自觉症状、心肺情况。有条件者可以使用分娩镇痛,以减轻疼痛对于血流动力学的影响;尽量缩短第二产程,必要时可使用产钳或胎头吸引助娩。结构异常性心脏病者围分娩期预防性使用抗生素。

(2)剖宫产术终止妊娠:心脏病妊娠风险分级≥Ⅲ级且心功能≥Ⅱ级者,或者有产科剖宫产手术指征者,行剖宫产术终止妊娠。

(3)围手术期的注意事项:①手术时机:剖宫产术以择期手术为宜,应尽量避免急诊手术。②术前准备:孕34周前终止妊娠者促胎肺成熟;结构异常性心脏病者剖宫产术终止妊娠前预防性应用抗生素1~2天;严重和复杂心脏病者酌情完善血常规、凝血功能、血气分析、电解质、BNP(或pro-BNP)、心电图和心脏超声等检查。③术中监护和处理:严重和复杂心脏病者心电监护、中心静脉压(CVP)和氧饱和度(SpO_2或SaO_2)监测、动脉血气监测、尿量监测。胎儿娩出后可以腹部沙袋加压,防止腹压骤降而导致的回心血量减少。可以使用缩宫素或其他宫缩剂预防产后出血。④术后监护和处理:严重和复杂心脏病者酌情进行心电监护、CVP和氧饱和度(SpO_2或SaO_2)监测、动脉血气监测、尿量监测。限制每天的液体入量和静脉输液速度。每天入量一般宜在1000~2000ml之间,保持每天出入量负平衡约500ml/d。产后3天后,病情稳定逐渐过渡到出入量平衡。结构异常性心脏病者术后继续使用抗生素预防感染5~10天。

(4)抗凝问题:①孕期:对于机械瓣膜置换术后、伴房颤或严重泵功能减退的心脏病患者以及有血栓-栓塞高危因素的患者妊娠期需要使用抗凝治疗。建议孕13周内,原来使用华法林者减少华法林剂量或停用华法林,选择以低分子肝素为主;孕中、晚期建议华法林剂量5mg/d。②分娩前:妊娠晚期口服抗凝药(如华法林)者,终止妊娠前3~5天应停用口服抗凝药,更改为低分子肝素或普通肝素,调整INR至1.0左右时剖宫产手术比较安全。使用低分子肝素者,分娩前停药12~24小时以上,使用普通肝素者,分娩前停药4~6小时以上,使用阿司匹林者分娩前停药4~7天以上。若孕妇病情危急,紧急分娩时未停用普通肝素或低分子肝素抗凝治疗者，如果有出血倾向，可以谨慎使用鱼精蛋白拮抗；如果口服华法林，可以使用维生素 K_1 拮抗；阿司匹林导致的出血风险相对较低。③分娩后：分娩后24小时后若子宫收缩好、阴道流血不多，可恢复抗凝治疗。原应用华法林者，因其起效缓慢，在术后最初数天应同时使用低分子肝素并监测INR，华法林起效后停用低分子肝素。需要预防血栓者，分娩后24小时后使用低分子肝素。

（5）麻醉：①分娩镇痛：早期实施分娩镇痛是有利的。椎管内麻醉可以提供有效的镇痛，减轻疼痛、焦虑引起的交感神经兴奋，扩张容量血管，减轻心脏前后负荷。②硬膜外阻滞是目前妊娠合并心脏病患者剖宫产手术的主要麻醉方法之一。③全身麻醉：适合有凝血功能障碍、使用抗凝或抗血小板药物、穿刺部位感染等椎管内麻醉禁忌证者、严重胎儿窘迫需紧急手术者、有严重并发症如心衰、肺水肿未有效控制者、特殊病例如艾森曼格综合征等复杂心脏病、重度肺动脉高压、术中需抢救保证气道安全等情况。④局部浸润麻醉：适用于紧急手术和基层医院条件有限等情况。⑤腹横肌平面阻滞：不用考虑抗凝剂、低血压和感染等问题。

（6）妊娠合并心脏病的产后指导：①哺乳：心脏病妊娠风险分级Ⅰ～Ⅱ级且心功能Ⅰ级者建议哺乳。②避孕：工具避孕（避孕套）和宫内节育器是安全、有效的避孕措施。已生育的严重心脏病者不宜再妊娠，建议输卵管绝育术。③心脏病随访：原发心脏病患者心脏科随访治疗。

（刘国成）

学习小结

妊娠合并心脏病的诊断方法：包括心电图、超声心动图、胸部X线片。诊断依据：①病史：妊娠前有心悸、气急或心力衰竭史；有劳力性呼吸困难，经常性夜间端坐呼吸、咯血、经常性胸闷、胸痛等症状。②体征：有发绀、杵状指、持续性颈静脉怒张，心脏听诊有舒张期杂音或粗糙的Ⅲ级以上全收缩期杂音。③辅助检查：心电图有严重的心律失常，ST段及T波异常改变；X线检查心脏显著扩大；超声心动图检查显示心腔扩大、心肌肥厚、瓣膜运动异常。④血生化检测：心肌酶学和肌钙蛋白。⑤早期心力衰竭：症状为胸闷、心悸、气短，心率超过110次/分，呼吸频率超过20次/分；夜间常因胸闷而坐起呼吸；肺底部出现少量持续性湿啰音。心力衰竭的治疗原则：与非孕期基本相同，用药需注意药物毒性反应，妊娠期心衰患者，原则上是待心衰控制后再行产科处理，放宽剖宫产指征，如严重心衰经内科各种措施未能奏效，可边控制心衰边急行剖宫产。

复习参考题

1. 妊娠期心脏病对母胎分别有什么影响？
2. 如何诊断早期心力衰竭？
3. 如何判断心脏病患者对妊娠的耐受力？

第二节 病毒性肝炎

学习目标

掌握	妊娠期病毒性肝炎的诊断与鉴别诊断。
熟悉	病毒性肝炎在妊娠期、分娩期及产褥期的处理。
了解	妊娠对病毒性肝炎的影响及病毒性肝炎对妊娠的影响。

（一）概论

病毒性肝炎是严重危害人类健康的传染病，主要包括甲型（HAV）、乙型（HBV）、丙型（HCV）、丁型（HDV）及戊型（HEV）5 种肝炎病毒，近年又发现庚型肝炎病毒和输血传播病毒。妊娠的任何时期都有被肝炎病毒感染的可能，以乙型肝炎病毒感染最常见。重症肝炎仍是我国孕产妇死亡的重要原因之一。

（二）妊娠对病毒性肝炎的影响

多数学者认为，妊娠本身并不增加肝炎病毒的易感性。但由于孕妇新陈代谢明显增加，营养物质消耗大，糖原储备降低；妊娠早期食欲减退，体内营养物质相对不足，蛋白质缺乏，使肝脏抗病能力下降；妊娠期肾上腺皮质、卵巢、胎盘产生大量雌激素等需要经肝脏灭活；胎儿代谢产物需要经母体解毒；尤其妊娠晚期的一些并发症及分娩、手术、出血、麻醉等，使肝脏受损及肝脏负担较非孕期明显加重。因此孕妇易患各型肝炎，也易使原有肝损害进一步加重。孕妇患肝炎后，最易转变为慢性，如丙型肝炎，也易发展成重症肝炎。

（三）病毒性肝炎对妊娠的影响

1. 对母体的影响 妊娠早期患急性肝炎可使妊娠反应加重；中晚期则使妊娠期高血压疾病发病率增高，可能与肝炎时对醛固酮的灭活能力下降有关；由于凝血因子合成功能减退，产后出血发生率增加，若为重症肝炎常并发 DIC，孕产妇死亡率明显升高。

2. 对胎儿及新生儿的影响 容易发生流产、早产、死胎和死产，新生儿死亡率明显升高。妊娠期患病毒性肝炎，胎儿可通过垂直传播而感染，尤以乙型肝炎母婴传播率较高。婴儿 T 淋巴细胞功能尚未完全发育，对 HBsAg 有免疫耐受，容易成为慢性携带状态。围产期感染的婴儿，有相当一部分将转为慢性病毒携带状态，以后容易发展为肝硬化或原发性肝癌。

3. 母婴传播 肝炎病毒的母婴传播情况因病毒的类型不同而异。甲肝病毒不能通过胎盘传给胎儿，所以妊娠期患甲肝不必行人工流产或引产，但分娩时因接触母体血液或受粪便污染可使新生儿感染。丙型肝炎母婴传播少见，只有当母体血清中检测到较高滴度的 HCV-RNA 时才可能发生。丁型肝炎母婴传播少见，戊型肝炎传播已有病例报道。乙肝病毒母婴传播是引起乙肝流行和形成表面抗原携带者的主要原因。母婴传播途径有三：①宫内传播：近年研究证明，宫内感染率为 9.1%～36.7%，传播机制尚不清楚，可能由于母血渗漏造成。②产时传播：

是 HBV 母婴传播的主要途径。胎儿通过产道时吞咽含 HBsAg 的母血、羊水、阴道分泌物，或在分娩过程中子宫收缩使胎盘绒毛破裂，少量母血渗漏入胎儿循环，导致新生儿感染。目前没有足够证据证明剖宫产可降低母婴传播风险。③产后传播：主要通过产后的乳汁及母亲的分泌物感染。近年研究多认为，新生儿经主、被动免疫后，母乳喂养是安全的，但 HBsAg 与 HBeAg 同时阳性的母亲进行母乳喂养是否安全，目前尚缺乏充分证据。

（四）诊断

妊娠期病毒性肝炎的诊断与非妊娠期相同，但在妊娠期，尤其是在妊娠晚期诊断较困难。因为正常妊娠时肝组织学和肝功能可发生生理性改变，如肝脏可有轻度肿大，部分孕妇可出现肝掌，少数孕妇血清胆红素、丙氨酸转氨酶轻度升高；碱性磷酸酶、胆固醇可有不同程度升高；而血浆总蛋白、白蛋白值有所下降。因此，应根据流行病学，结合临床症状、体征及实验室检查结果进行综合判断。

1. 病史及临床表现 有与肝炎患者密切接触史，或有输血、注射血制品史等；有消化道症状如食欲减退、恶心、呕吐、腹胀、肝区痛及腹泻等，不能用妊娠反应或其他原因解释；全身症状有发热、乏力。检查可有黏膜、皮肤、巩膜黄染、肝大且有触痛、叩击痛。

2. 实验室检查 血清丙氨酸转氨酶升高，特别是数值很高（大于正常 10 倍以上）、持续时间较长时，如能除外其他原因，对病毒性肝炎有诊断价值，与临床症状呈平行关系。血清胆红素升高在 17μmol/L（1mg/dl）以上、尿胆红素阳性、凝血酶原时间的延长、血氨升高等均有助于诊断。凝血酶原时间百分活度（PTA）对判断疾病进展及预后有较大价值。PTA＜40% 是诊断重型肝炎的重要指标之一（正常值为 80%～100%）。

3. 血清学及病原学检测及临床意义 感染甲型肝炎者，在潜伏期后期和急性早期用免疫电镜检测粪便中 HAV 颗粒。也可以检测血清中抗 HAV 抗体。抗 HAV-IgM 急性期患者发病第 1 周即可阳性，1～2 个月后阳性率下降，于 3～6 个月后消失，对早期诊断十分重要，特异性高。人体感染乙型肝炎病毒后，血液中可出现一系列有关的血清学标志物。HBsAg 阳性是 HBV 感染的标志，其滴度随病情恢复而下降。HBeAg 阳性和滴度反映 HBV 的复制及传染性的强弱。如持续阳性提示转为慢性，在慢性 HBV 感染时 HBeAg 阳性常表示肝细胞内有病毒活动性复制。HBV-DNA 阳性表示体内存在 HBV 病毒在复制。

总之，凡妊娠期出现黄疸和无其他原因解释的消化道症状，血清丙氨酸转氨酶升高、胆红素升高、尿胆红素阳性时，如能排除其他原因引起的黄疸即可作出诊断，病原学检查可确诊并做出病原学分型。

4. 妊娠合并重症肝炎的诊断要点 ①出现严重的消化道症状，表现为食欲极度减退、频繁呕吐、腹胀、出现腹水；②黄疸迅速加深，起病急，起病一周时间内血清胆红素≥171μmol/L（10mg/dl），或每日上升＞17μmol/L；③肝脏进行性缩小，出现肝臭气味，肝功能明显异常，酶胆分离，白／球蛋白比倒置；④迅速出现精神、神经症状如嗜睡、烦躁不安、神志不清、昏迷等肝性脑病表现；⑤凝血功能障碍，全身有出血倾向，PTA＜40%；⑥肝肾综合征。

（五）鉴别诊断

1. 妊娠期肝内胆汁淤积症 发生在妊娠中、晚期，以皮肤瘙痒和黄疸为特征。血清胆酸升高是妊娠期肝内胆汁淤积症的特异性实验室证据。在瘙痒症状出现或转氨酶升高前几周血清胆酸就已升高。肝功能检查门冬氨酸转氨酶、丙氨酸转氨酶轻至中度升高，为正常水平的2～10倍。血清胆红素升高，以直接胆红素为主。瘙痒、黄疸等症状和实验室检查异常在分娩后很快消失。

2. 妊娠急性脂肪肝 多发生于妊娠晚期，起病急，病情重，病情急骤发展，症状极似急性重型肝炎。起病时常有上腹部疼痛，恶心呕吐等消化道症状，进一步发展为急性肝功能衰竭，表现为凝血功能障碍、出血倾向、低血糖、黄疸、肝性脑病等。肝功能检查转氨酶升高，直接胆红素和间接胆红素均升高，但尿胆红素常阴性，可出现急性肾衰竭。B超可见到典型的脂肪肝声像图。

3. 妊娠期高血压疾病引起的肝损害 在高血压、蛋白尿和肾功能受损的基础上合并肝损害，常发生于重度子痫前期。HELLP综合征是在妊娠期高血压疾病的基础上同时伴有溶血、肝酶升高、血小板减少。除高血压、蛋白尿等外，表现乏力、上腹疼痛不适，黄疸、视力模糊，有时并发子痫，有出血倾向和血管内溶血特征。

（六）处理

妊娠期病毒性肝炎的处理同一般病毒性肝炎，但应兼顾母婴安全。

1. 重症肝炎处理要点

（1）预防及治疗肝性脑病：限制蛋白摄入量，每日<0.5g/kg；增加糖类，保持大便通畅，减少氨及毒素的吸收。口服新霉素或甲硝唑抑制大肠杆菌、减少游离氨及其他毒素的形成。为了减少肝细胞坏死及促使肝细胞再生，可用胰高血糖素1～2mg加胰岛素6～12U溶于10%葡萄糖液500ml内滴注，2～3周为一疗程。人血白蛋白10～20g，每周1～2次；新鲜血浆200～400ml，每周2～4次。出现肝性脑病或有前驱症状时，给予醋谷胺，每日600mg溶于5%葡萄糖溶液500ml中静脉滴注或精氨酸15～20g静脉滴注以降低血氨，改善脑功能。六合氨基酸注射液250ml，加等量的10%葡萄糖稀释后静滴，每日1～2次，能调整血清氨基酸比值，使肝性脑病患者清醒。

（2）治疗DIC：一旦出现，应首先补充新鲜血、凝血酶原复合物、纤维蛋白原、抗凝血酶Ⅲ和维生素K_1。肝素应在凝血功能监测下使用，剂量宜小不宜大，产前4小时至产后12小时内均不宜用肝素。

2. 产科处理

（1）妊娠期：主要采用护肝、对症、支持疗法。常用护肝药物有腺苷蛋氨酸、还原型谷胱甘肽注射液、复方甘草甜素、丹参注射液、门冬氨酸钾镁等。必要时补充白蛋白、新鲜冰冻血浆、冷沉淀等血制品。治疗期间严密监测肝功能、凝血功能等指标。患者经治疗后若病情好转，可继续妊娠。治疗效果不好、肝功能及凝血功能指标继续恶化的孕妇，应考虑终止妊娠。

（2）分娩期：分娩方式以产科指征为主，分娩前数日肌注维生素K_1 20～40mg/d，准备好新鲜血。防止滞产，尽量缩短第二产程，防止产道损伤和胎盘残留，防止子宫收缩乏力引起产后出血。对于病情较严重者或血清胆汁酸明显升高的患者可考虑剖宫产。重症肝炎积极控制24小时后迅速终止妊娠。由于过度的体力消耗可加重肝脏的负担，应以剖宫产结束分娩，手术尽可能减少出血及缩短手术时间。因妊娠合并重型肝炎常发生产时产后出血，是患者病情加重与死亡的主要原因之一。所以在必要时可剖宫产同时行子宫次全切除术。

（3）产褥期：控制感染是防止肝炎病情恶化的关键，应使用对肝脏损害小的广谱抗生素。产褥期注意休息及营养，随访肝功能，不宜哺乳者应用生麦芽或外敷芒硝回乳，禁用对肝脏损害的药物如雌激素。

（七）预防

预防方法因病毒类型而异，但总的原则是切断传播途径，综合预防。

1. 建立规章制度，预防住院患者的传染。粪便、分泌物、便盆和其他与肠道接触过的用具必须进行特殊处理。

2. 加强围产期保健，重视孕期监护，加强营养，摄取高蛋白、高糖类和高维生素食物，将肝功和肝炎病毒血清标志物检测列为常规检测项目，并定期复查。特别提醒医务人员对病毒性肝炎患者进行接产和手术时应戴双层手套。由于医务人员与肝炎患者的特殊接触，建议给每一个医务人员进行被动和主动免疫。

3. 对于有甲肝密切接触史的孕妇接触后7日内可肌注丙种球蛋白2～3ml。新生儿出生时和出生后1周各注射1次丙种球蛋白预防感染。甲肝急性期禁止哺乳。

4. 患乙肝的妇女应至少在肝炎痊愈后半年、最好2年后妊娠。HBV感染孕妇妊娠晚期注射乙型肝炎免疫球蛋白（HBIG）能否有效预防宫内感染，目前尚有争议。对HBsAg及HBeAg阳性的孕妇分娩时应注意隔离，避免产程延长、胎儿窘迫、羊水吸入、软产道裂伤。预防新生儿感染可以通过出生前筛查，我国新生儿出生后常规进行免疫接种。对HBsAg阳性母亲的新生儿，应在出生后24小时内尽早注射乙型肝炎免疫球蛋白（HBIG），最好在出生后12小时内，剂量应≥100U，同时在不同部位接种10μg重组酵母或20μg中国仓鼠卵母细胞（CHO）乙型肝炎疫苗，在1个月和6个月时分别再次接种第2针和第3针乙型肝炎疫苗（0、1、6方案），可显著提高阻断母婴传播的效果。新生儿在出生12小时内注射HBIG和乙型肝炎疫苗后，可接受HBsAg阳性母亲的哺乳。

5. 丙型肝炎无特效方法，对丙肝抗体阳性孕妇的婴儿，在1岁前注射免疫球蛋白可对婴儿起保护作用。

（刘国成）

学习小结

妊娠期病毒性肝炎的诊断依据：①有与肝炎患者密切接触或输血、注射血制品史等病史；有消化道症状及相应体征等；②实验室检查：血清丙氨酸转氨酶、血清胆红素升高；尿胆红素阳性；凝血酶原时间延长；凝血酶原时间百分活度降低等；③血清学及病原学检测。诊断要点：①出现严重的消化道症状；②黄疸迅速加深，起病急；③肝脏进行性缩小；④迅速出现嗜睡、烦躁不安、神志不清、昏迷等肝性脑病表现；⑤凝血功能障碍；⑥急性肾衰竭。处理原则：妊娠期病毒性肝炎的处理同一般病毒性肝炎，但应兼顾母婴安全。产科处理：①妊娠期：主要采用护肝、对症、支持疗法，治疗效果不好、肝功能及凝血功能指标继续恶化的孕妇应终止妊娠；②分娩期：对于病情较严重者或血清胆汁酸明显升高的患者可考虑剖宫产。重症肝炎积极控制24小时后迅速终止妊娠；③产褥期：控制感染是防止肝炎病情恶化的关键，应使用对肝脏损害小的广谱抗生素。

复习参考题

1. 病毒性肝炎对母胎分别有何影响？

2. 重型病毒性肝炎的诊断要点？

第三节 糖尿病

学习目标

掌握	妊娠期糖尿病筛查、诊断及处理。
熟悉	糖尿病对母儿的危害。
了解	妊娠对糖尿病的影响。

妊娠合并糖尿病包括两种情况：孕前糖尿病（pre-gestational diabetes mellitus，PGDM）和妊娠期糖尿病（gestational diabetes mellitus，GDM），PGDM 可能在孕前已确诊或在妊娠期首次被诊断。糖尿病孕妇中 90% 以上为妊娠期糖尿病，孕妇患糖尿病对自身和胎儿均有较大危害。

（一）妊娠对糖尿病的影响

妊娠可使隐性糖尿病显性化，使既往无糖尿病的孕妇发生妊娠期糖尿病，使原有糖尿病患者的病情加重。妊娠期糖代谢的复杂变化，主要表现如下。

1. 妊娠对葡萄糖的需求增加 胎儿能量的主要来源是通过胎盘从母体获取葡萄糖；孕期肾血流量及肾小球滤过率均增加，但肾小管对糖的再吸收率不能相应增加，导致部分孕妇排糖量增加，尿糖阳性；雌激素和孕激素增加母体对葡萄糖的利用。所以孕妇空腹血糖低于非孕妇，孕妇长时间空腹易发生低血糖和酮症酸中毒。

2. 胰岛素抵抗和分泌相对不足 到妊娠中晚期，孕妇体内抗胰岛素样物质增加，如胎盘生乳素、雌激素、孕激素、皮质醇和胎盘胰岛素酶等，使孕妇对胰岛素的敏感性随孕周增加而降低。为了维持正常糖代谢的水平，胰岛素需求量就必须相应增加，对于胰岛素分泌受限的孕妇，妊娠期不能维持这一生理代偿变化而导致血糖升高，使原有糖尿病加重或出现妊娠期糖尿病。

3. 妊娠期胰岛素用量的变化 孕早期空腹血糖较低，胰岛素用量比非孕期会有所减少，但也有例外。随着妊娠进展，抗胰岛素物质增加，胰岛素需要不断增加。分娩过程中体力消耗较大，同时进食量少，若不及时减少胰岛素用量容易发生低血糖。产后随着胎盘排出体外，胎盘分泌的抗胰岛素物质迅速消失，胰岛素用量应立即减少，否则容易出现低血糖休克。

（二）糖尿病对妊娠的影响

糖尿病对母儿的影响取决于糖尿病病情、有无并发症及孕期血糖控制情况。

1. 对孕妇的影响

（1）流产发生率增加：达 15%～30%，多发生在早孕期。妊娠前及妊娠早期的高血糖，常常影响胚胎的正常发育，严重者胚胎死亡、流产。所以糖尿病孕妇应在血糖控制正常后妊娠。

（2）易发生妊娠期高血压疾病：发生率为正常妇女的 2～4 倍。多见于糖尿病病程长、伴微血管病变及孕期血糖控制不佳者。尤其糖尿病并发肾脏病变时，妊娠期高血压疾病发生率高达 50% 以上。糖尿病孕妇一旦并发妊娠期高血压疾病，病情较难控制，母儿并发症增加。

（3）感染：糖尿病患者抵抗力下降容易合并感染，常由细菌和真菌引起，有时两者并发，常见的有：外阴阴道假丝酵母菌病、肾盂肾炎、无症状菌尿症、产褥感染及乳腺炎。

（4）羊水过多：发生率较非糖尿病孕妇高 10 倍。原因不明，可能与胎儿高血糖、高渗性利尿导致胎尿排出增多有关。

（5）难产、产道损伤、手术产率增高：由于巨大儿发生率增加所致。

（6）易发生酮症酸中毒：妊娠期糖尿病并发酮症的主要原因是高血糖及胰岛素相对或绝对不足，体内血糖不能被利用，体内脂解增加，酮体产生增多。少数因为早孕期恶心、呕吐，进食量少，而胰岛素用量未减少，引起饥饿性酮症。

（7）GDM 孕妇再次妊娠时，GDM 复发率高达 25%～42%，且患糖尿病及远期心血管疾病风险升高。

2. 对胎儿的影响

（1）巨大儿：是妊娠期糖尿病最常见的并发症，发生率高达 25%～42%。而且与妊娠晚期血糖水平相关。

（2）胎儿生长受限（FGR）：发生率为 21%。妊娠早期高血糖可以抑制胚胎发育，如糖尿病合并微血管病变，胎盘血管出现异常，影响胎儿发育。

（3）流产和早产：妊娠早期高血糖可导致胚胎发育异常，最终导致胚胎死亡而发生流产。合并羊水过多易发生早产，并发妊娠期高血压疾病、胎儿窘迫等并发症时常常需要提前终止妊娠。

（4）胎儿畸形：妊娠合并显性糖尿病时胎儿畸形率明显升高，约为正常妊娠的 7～10 倍，以胎儿心血管畸形及神经管畸形最常见。

3. 对新生儿的影响

（1）新生儿呼吸窘迫综合征发生率增高：糖皮质激素促进肺Ⅱ型细胞表面活性物质合成及诱导释放，而高胰岛素血症具有拮抗糖皮质激素作用，使胎儿肺表面活性物质分泌减少，胎儿肺成熟延迟，使得新生儿呼吸窘迫综合征发生率增高。

（2）新生儿低血糖：由于胎儿高胰岛素血症存在，当新生儿脱离母体高血糖环境后，若不及时补充糖易发生新生儿低血糖。约 50% 的新生儿发生低钙血症，可能与低血镁有关。

（三）诊断

1. 糖尿病合并妊娠的诊断 病史：①妊娠前已确诊的糖尿病；②若妊娠前从未进行过血糖检查，但孕前或早孕期有多饮、多食、多尿，体重不升或下降，甚至出现酮症酸中毒。首次妊娠检查时如检验结果为：①糖化血红蛋白（GHbA1C）≥6.5%；②或空腹血糖（FPG）≥7.0mmol/L，空腹定义是至少 8 小时未摄入热量；③或 75g 葡萄糖 OGTT 2 小时血糖≥11.1mmol/L；④伴有典型的高血糖或高血糖危象症状，同时随机血糖≥11.1mmol/L，即可判断孕前就患有糖尿病。如果没有明确的高血糖症状，上述①～③需要次日复测确诊。

2. GDM 的筛查与诊断

（1）妊娠期糖尿病的高危因素：孕妇年龄≥35 岁，肥胖、糖尿病家族史、多囊卵巢综合征、早孕期空腹尿糖阳性、妊娠期糖尿病史、反复外阴阴道假丝酵母菌病、巨大儿分娩史、无明显原因的多次自然流产史、胎儿畸形史、死胎史以及足月新生儿呼吸窘迫综合征分娩史等；本次妊娠发现胎儿大于孕周、羊水过多。

（2）妊娠期糖尿病的诊断

1）孕妇具有 DM 高危因素或者医疗资源缺乏地区，建议妊娠 24～28 周首先检查 FPG。FPG≥5.1mmol/L，可以直接诊断为 GDM；而 4.4mmol/L≤FPG＜5.1mmol/L 者，应尽早做 75g 葡萄糖 OGTT；FPG＜4.4mmol/L，可暂不行 75g OGTT。

2）有条件的医疗机构可在妊娠 24～28 周直接行口服葡萄糖耐量试验（OGTT）：FPG≥5.1mmol/L，1 小时≥10.0mmol/L，2 小时≥8.5mmol/L，一项以上达到或超过标准即可诊断 GDM。口服葡萄糖耐量试验（OGTT）：空腹 8 小时，测定空腹血糖值后，饮用含 75g 葡萄糖的水 300ml，5 分钟内饮完，分别于服糖前、服糖后 1 小时、服糖后 2 小时抽取血标本，测定血糖值。

3）孕妇具有 GDM 高危因素，首次 OGTT 结果正常者，必要时在妊娠晚期重复 OGTT。

未定期孕期检查者，如果首次就诊时间在 28 周以后，建议初次就诊进行 75g OGTT 或 FPG 检查。

（四）妊娠合并糖尿病的分期

依据患者发生糖尿病的年龄、病程以及是否存在血管并发症等进行分期，有助于判别病情的严重程度及预后。

A 级：妊娠期诊断的糖尿病。

A1 级：空腹血糖＜5.3mmol/L，经饮食控制，餐后 2 小时血糖＜6.7mmol/L。这一级妊娠期糖尿病母儿合并症较低，产后糖代谢异常多能恢复正常。

A2 级：空腹血糖≥5.3mmol/L 或者经饮食控制，餐后 2 小时血糖≥6.7mmol/L，需加用胰岛素。A2 级妊娠期糖尿病母儿合并症的发生率较高，胎儿畸形发生率增加。

B 级：显性糖尿病，20 岁以后发病，病程小于 10 年，无血管病变。

C 级：发病年龄在 10～19 岁，或病程达 10～19 年，无血管病变。

D 级：10 岁以前发病，或病程≥20 年，或者合并单纯性视网膜病。

F 级：糖尿病性肾病。

R 级：有增生性视网膜病或玻璃体积血。

H 级：冠状动脉粥样硬化性心脏病。

T 级：有肾移植史。

（五）处理

维持血糖正常范围，减少母儿并发症，降低围产儿死亡率。

1. 妊娠前咨询 糖尿病患者妊娠前进行全面体格检查，包括血压、心电图、眼底、肾功能，确定糖尿病的分级，决定能否妊娠。D、F、R 级糖尿病患者应避孕，若已妊娠，尽早终止。准备妊娠的糖尿病患者，妊娠前应将血糖调整到正常水平。器质性病变轻，血糖控制良好的情况下，可在积极治疗密切监护下妊娠。

2. 妊娠期处理 包括血糖控制和母儿监护。

（1）血糖控制：由于妊娠后母体糖代谢的特殊变化，故妊娠期糖尿病患者的血糖控制方法与非孕期不完全相同。

1）饮食与运动疗法：糖尿病患者在妊娠期饮食控制十分重要。部分妊娠期糖尿病孕妇仅需饮食控制即可维持血糖在正常范围。妊娠期间的饮食控制目标：保证母亲和胎儿必需的营养；维持血糖正常水平；预防酮症酸中毒；保持正常的体重增加。孕早期糖尿病孕妇需要热量与孕前相同。妊娠中期以后，每日热量增加200kcal。其中糖类占50%～60%，蛋白质占20%～25%，脂肪占25%～30%。在没有并发症的情况下孕妇每天可累积30分钟的运动量，孕妇可以参加中等强度以下的运动，中等强度的运动指3～4METs（MET：代谢当量，指一个人在没有任何活动的安静状态下时每分钟耗氧量），大致相当于每公斤体重每小时消耗1kcal，相当于快走3～4公里/小时的运动量。孕妇运动强度应该在最高心率的60%～90%，最大摄氧量的50%～85%。

2）胰岛素治疗：对饮食治疗不能控制的糖尿病，胰岛素是主要的治疗药物。根据血糖轮廓试验结果，结合孕妇个体胰岛素的敏感性，合理应用胰岛素。胰岛素用量个体差异较大。一般从小剂量开始，并根据病情、孕期进展及血糖值加以调整，力求控制血糖在正常水平。妊娠不同时期机体对胰岛素需求不同：①妊娠前已经应用胰岛素控制血糖的患者，妊娠早期因早孕反应进食量减少，根据血糖监测情况必要时减少胰岛素用量；②妊娠中、晚期因抗胰岛素激素分泌逐渐增多，胰岛素需要量常有增加。妊娠32～36周胰岛素用量达最高峰，妊娠36周后胰岛素用量稍下降，特别在夜间。

3）酮症酸中毒的治疗：尿酮体阳性时，应立即检查血糖，因血糖高、胰岛素不足所并发的高血糖酮症，在监测血气、血糖、电解质，并给予相应治疗的同时，主张小剂量胰岛素0.1U/（kg•h）持续静脉点滴，每1～2小时监测血糖一次。如果血糖>13.9mmol/L，应将胰岛素加入生理盐水，若血糖≤13.9mmol/L时，应用5%的葡萄糖氯化钠，直至酮体阴性。然后继续应用皮下注射胰岛素，调整血糖。补液和静点胰岛素治疗后，应注意监测血钾并及时补充钾。

4）妊娠期血糖控制满意标准：孕妇无明显饥饿感，空腹血糖控制在3.3～5.3mmol/L；餐前30分钟：3.3～5.3mmol/L；餐后2小时：4.4～6.7mmol/L；夜间：4.4～6.7mmol/L。

（2）孕期监护：妊娠早期妊娠反应可能给血糖控制带来困难，应每周检查一次血糖及尿酮体至妊娠10周。妊娠中期每2周检查一次。因孕妇肾糖阈下降，尿糖不能准确反映孕妇血糖水平，孕期监测尿糖意义不大。每个月测定一次肾功能、糖化血红蛋白含量及眼底检查。妊娠32周以后应每周检查一次。妊娠期糖尿病确诊后，根据孕期血糖控制情况，决定是否复查。

3. 产时处理

（1）分娩时机：原则上在加强母儿监护、控制血糖的同时，尽量推迟终止妊娠的时间。妊娠前糖尿病及应用胰岛素治疗的GDM者，如血糖控制良好，严密监测下，妊娠38～39周终止妊娠；血糖控制不满意者及时收入院。血糖控制不满意，伴发子痫前期、羊水过多、胎盘功能不全，过去有死胎、死产史者，提前收入院，胎儿肺成熟后及时终止妊娠；

（2）分娩方式：糖尿病本身不是剖宫产的指征，有巨大儿、胎盘功能不良、胎位异常或其他产科指征者，应行剖宫产。糖尿病并发血管病变等，多需提前终止妊娠，并常需剖宫产。连续硬膜外麻醉和局部浸润麻醉对糖代谢影响小。决定阴道分娩者，应制订产程中分娩计划，随时监测血糖、尿糖和尿酮体。密切监测宫缩、胎心变化，避免产程过长。

（3）产程中胰岛素的应用：阴道分娩时临产后仍采用糖尿病饮食，停用皮下注射正规胰岛素，予静脉输注0.9%氯化钠注射液加正规胰岛素，根据产程中测得的血糖值调整静脉输液速度。血糖>5.6mmol/L，静滴胰岛素1.25U/h；血糖7.8～10.0mmol/L，静滴胰岛素1.5U/h；血糖>10.0mmol/L，静滴胰岛素2U/h。

剖宫产者在手术前一日停止应用晚餐前精蛋白锌胰岛素，手术日停止皮下注射胰岛素，改为小剂量胰岛素持续静脉滴注。一般按3～4g葡萄糖加1U胰岛素比例配制葡萄糖注射液，并按每小时静脉输入 2～3U 胰岛素速度持续静脉滴注，每 3～4 小时测血糖一次，尽量使术中血糖控制在 6.67～10.0mmol/L。术后每 2～4 小时测一次血糖，直到饮食恢复。

（4）产后胰岛素应用：少数患者仍需胰岛素治疗，胰岛素用量应减少至分娩前的 1/3～1/2，并根据产后空腹血糖值调整用量。多数在产后 1～2 周胰岛素用量逐渐恢复至孕前水平。所有 GDM 孕妇产后 6～12 周，行 OGTT 检查，若仍异常者，可确诊为糖尿病合并妊娠。

4. 新生儿处理　新生儿出生后无论状况如何，均按高危儿处理，注意保暖和吸氧等；提早喂糖水、开奶，动态监测血糖变化以便及时发现低血糖，常规检查血红蛋白、血钾、血钙及镁、胆红素；密切注意新生儿呼吸窘迫综合征的发生；仔细检查新生儿，及时发现新生儿畸形。

（刘国成）

学习小结

糖尿病合并妊娠的诊断依据：首次妊娠检查时如发现：① GHbA1C≥6.5%；②或空腹血糖 FPG≥7.0mmol/L；③或 75g 葡萄糖 OGTT 2 小时血糖≥11.1mmol/L；④伴有典型的高血糖或高血糖危象症状，同时随机血糖≥11.1mmol/L，即可判断孕前就患有糖尿病。妊娠期糖尿病诊断依据：①空腹血糖≥5.1mmol/L 者诊断为 GDM；②妊娠 24～28 周 75g OGTT 试验：空腹 PG≥5.1mmol/L，1 小时 PG≥10.0mmol/L，2 小时 PG≥8.5mmol/L，一项达到或超过上述标准即可诊断 GDM。处理原则：维持血糖正常范围，减少母儿并发症，降低围产儿死亡率。

处理：①妊娠前咨询；②妊娠期处理：包括给予饮食治疗、胰岛素治疗、运动疗法等控制血糖，母胎监护；③产时处理；④新生儿处理。

复习参考题

1. 妊娠期糖尿病的诊断？
2. 口服葡萄糖耐量试验是什么？
3. 妊娠期糖尿病的治疗原则？

第四节　贫血

学习目标

掌握	缺铁性贫血临床表现及诊断。
熟悉	缺铁性贫血的预防与治疗。
了解	贫血对妊娠的影响。

贫血是妊娠期常见的合并症。由于妊娠期血容量增加，且血浆增加多于红细胞增加，致使血液稀释。标准是血红蛋白＜110g/L 及血细胞比容＜0.33 为妊娠期贫血。血红蛋白＞60g/L 为轻度贫血，血红蛋白≤60g/L 为重度贫血。最近 WHO 资料表明，50% 以上孕妇合并贫血，以缺铁性贫血最常见，巨幼红细胞性贫血较少见，再生障碍性贫血更少见。

一、缺铁性贫血

（一）缺铁性贫血（iron deficiency anemia）对妊娠的影响

轻度贫血对妊娠影响不大，重度贫血时，孕妇易发生贫血性心脏病、妊娠期高血压疾病或其所致心脏病、失血性休克、产褥感染，甚至危及生命。当孕妇患重度贫血时，胎盘的供氧和营养物质不足以补充胎儿生长需要，造成胎儿宫内生长受限、胎儿窘迫、早产或死胎。

病例摘要　患者，女性，29 岁，因“停经 32 周，头晕、乏力、食欲缺乏 1 周”就诊。平素月经规则，周期 28～30 天，经期 5～6 天，经量适中，无痛经。已婚，孕 1 产 0。查体：血压 118/72mmHg，眼睑结膜及甲床略苍白。产科检查：宫高 32cm，腹围 91cm，胎心率 138 次 / 分。实验室检查：血红蛋白 68g/L。

（二）诊断

1. **病史**　既往有月经过多等慢性失血性疾病史；或长期偏食、孕早期呕吐、胃肠功能紊乱导致的营养不良等疾病史。

2. **临床表现**　轻者无明显症状，重者可有乏力、头晕、心悸、气短、食欲缺乏、腹胀、腹泻。皮肤黏膜苍白、皮肤毛发干燥、指甲脆薄以及口腔炎、舌炎等。

3. **实验室检查**

（1）外周血象：为小红细胞低血红蛋白性贫血：血红蛋白＜110g/L；红细胞＜3.5×10^{12}/L；血细胞比容＜0.33；红细胞平均体积（MCV）＜80fl，红细胞平均血红蛋白浓度（MCHC）＜0.32；白细胞计数及血小板计数均在正常范围。

（2）血清铁浓度：正常成年妇女血清铁为 7～27μmol/L。若孕妇血清铁＜6.5μmol/L，可以诊断为缺铁性贫血。

（3）骨髓检查：诊断困难时可作骨髓检查，骨髓象为红细胞系统增生活跃，中、晚期幼红细胞增多。

【问题一】　该患者的临床诊断包括哪些？

1. 孕 1 产 0 宫内妊娠 32 周单活胎 LOA 妊娠状态

2. 妊娠合并贫血（轻度）

【问题二】　应当与哪些疾病鉴别诊断？

巨幼细胞贫血、再生障碍性贫血、珠蛋白生成障碍性贫血等鉴别，尤其是珠蛋白生成障碍性贫血，孕期实验室检查血常规提示 MCV＜80fl 和（或）MCH＜27pg 或 RDW-SD＞50fl 时，应行珠蛋白生成障碍性贫血的进一步筛查，不应盲目补铁。

（三）治疗

【问题三】 缺铁性贫血的治疗（图 10-1）？

贫血的治疗原则：补充铁剂，去除导致缺铁性贫血的原因。

一般治疗包括加强营养和食用含铁丰富的食物，对胃肠功能紊乱和消化不良给予对症处理。

1. **补充铁剂** 血红蛋白在 60g/L 以上者，可以口服给药，例如硫酸亚铁 0.3g，每日 3 次，同时服维生素 C 0.3g，胃酸缺乏的孕妇可同时服用 10% 稀盐酸 0.5～2ml。妊娠后期重度缺铁性贫血或因严重胃肠道反应不能口服铁剂者，可用右旋糖酐铁或山梨醇铁，深部肌内注射。两种制剂分别含铁 25mg/ml 及 50mg/ml，首次给药应从小剂量开始，第 1 日 50mg，若无副反应，第 2 日可增至 100mg，每日 1 次肌注。治疗至血红蛋白恢复正常之后，至少继续服用铁剂治疗 3～6 个月。口服铁剂后有效者，3～4 天网织红细胞开始上升，2 周左右血红蛋白开始上升，如果无网织红细胞反应，血红蛋白不提高，应考虑是否有下列因素：药量不足、吸收不良、继续有铁的丢失且多于补充量、药物含铁量不足或诊断不正确等。

2. **输血** 当血红蛋白＜60g/L、接近预产期或短期内需行剖宫术者，应少量多次输血，警惕发生急性左心衰竭。有条件者输浓缩红细胞。

3. **预防产时并发症** 临产后备血，酌情给维生素 K_1、维生素 C 等；严密监护产程，防止产程过长，阴道助产以缩短第二产程；当胎儿前肩娩出后，肌注或静注宫缩剂，或当胎儿娩出后阴道或肛门置入卡前列甲酯栓 1mg，以防产后出血，出血多时应及时输血；产程中严格无菌操作，产后给广谱抗生素预防感染。

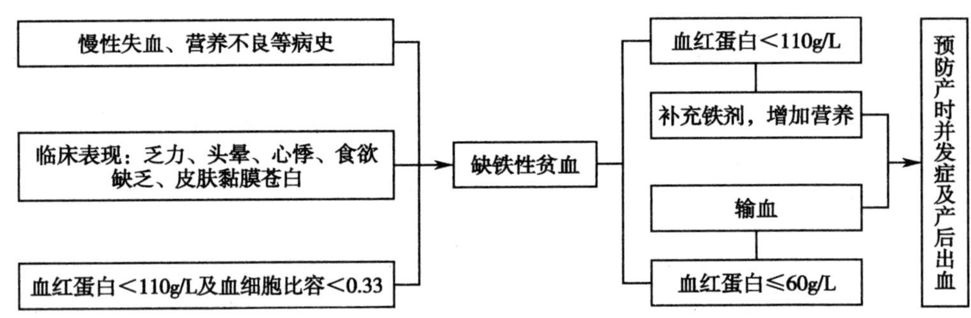

图 10-1 妊娠合并缺铁性贫血的诊疗流程

（四）预防

1. 妊娠前积极治疗失血性疾病如月经过多等，以增加铁的贮备。

2. 孕期加强营养，鼓励进食含铁丰富的食物，如猪肝、鸡血、豆类等。

3. 妊娠 4 个月起常规补充铁剂，每日口服硫酸亚铁 0.3g。

4. 在产前检查时，每位孕妇必须检查血常规，尤其在妊娠后期应重复检查。做到早期诊断，及时治疗。

二、巨幼红细胞性贫血

巨幼红细胞性贫血是由叶酸和（或）维生素 B_{12} 缺乏引起 DNA 合成障碍所致的贫血。外周血呈大细胞高血红蛋白性贫血。其发病率国外报道为 0.5%～2.6%，国内报道为 0.7%。

（一）病因

妊娠期本病95%由于叶酸缺乏所致。少数患者因缺乏维生素B_{12}而发病，人体需要维生素B_{12}量很少，贮存量较多，单纯因维生素B_{12}缺乏而发病者很少。引起叶酸与维生素B_{12}缺乏的原因有：

1. 摄入不足或吸收不良 叶酸和维生素B_{12}存在于植物或动物性食物中，如果长期偏食、营养不良，则可引起本病。孕妇有慢性消化道疾病，可影响吸收，加重叶酸和维生素B_{12}缺乏。

2. 妊娠期需要量增加 正常成年妇女每日需叶酸50～100μg，孕妇每日需300～400μg，多胎孕妇需要量更多。造成孕期发病或病情明显加重。

3. 排泄增加 孕妇肾血流量增加，叶酸在肾内廓清加速，肾小管再吸收减少，叶酸从尿中排泄增多。

（二）对孕妇及胎儿的影响

严重贫血时，贫血性心脏病、妊娠期高血压疾病、胎盘早剥、早产、产褥感染等发病率明显增多。叶酸缺乏可导致胎儿神经管缺陷等多种畸形。胎儿宫内生长受限、死胎等的发病率也明显增加。

（三）临床表现与诊断

本病可发生于妊娠的任何阶段，多半发生于妊娠中、晚期，以产前4周及产褥早期为最多。

1. 血液系统表现 表现为乏力、头晕、心悸、气短、皮肤黏膜苍白等。部分患者因同时有白细胞及血小板的减少，因而出现感染或明显的出血倾向等。

2. 消化系统症状 食欲缺乏、恶心、呕吐、腹泻、舌炎、舌乳头萎缩等。

3. 神经系统症状 末梢神经炎常见，出现手足麻木、针刺、冰冷等感觉异常，少数病例可出现锥体束征、共济失调以及行走困难等。精神症状有健忘、易怒、表情淡漠、迟钝、嗜睡，甚至精神失常等。

4. 其他 低热、水肿、脾大等，严重者可出现腹腔积液或多浆膜腔积液。

（四）实验室检查

1. 外周血象 为大细胞性贫血，血细胞比容降低，红细胞平均体积（MCV）>100fl，红细胞平均血红蛋白含量（MCH）>32pg，大卵圆形红细胞增多、中性粒细胞核分叶过多，网织红细胞大多减少。约20%的患者同时伴有白细胞和血小板的减少。

2. 骨髓象 红细胞系统呈巨幼细胞增多，巨幼细胞系列占骨髓细胞总数的30%～50%，核染色质疏松，可见核分裂。严重者可出现类红血病或类白血病反应，但巨核细胞数量不减少。

3. 叶酸和维生素B_{12}的测定 血清叶酸值<6.8nmol/L（3ng/ml）、红细胞叶酸值<227nmol/L（100ng/ml）提示叶酸缺乏。若叶酸值正常，应测孕妇血清维生素B_{12}，若<90pg提示维生素B_{12}缺乏。

（五）治疗

叶酸每日15mg口服，每日3次，吸收不良者每日肌注叶酸10～30mg，直至症状消失、血象恢复正常，改用预防性治疗量维持疗效。若治疗效果不显著，应检查有无缺铁，应同时补给铁剂。有神经系统症状者，单独用叶酸有可能使神经系统症状加重，应及时补充维生素 B_{12}。维生素 B_{12} 100～200μg 每日 1 次肌注，连续 14 天，以后每周 2 次，直至血红蛋白恢复正常。血红蛋白＜60g/L 时，可少量间断输新鲜血或浓缩红细胞。分娩时避免产程延长，预防产后出血，预防感染。

（六）预防

加强孕期营养指导　改变不良饮食习惯，多食新鲜蔬菜、水果、瓜豆类、肉类、动物肝脏及肾脏等食物。对有高危因素的孕妇，应从妊娠 3 个月开始每日口服叶酸 0.5～1mg，连续 8～12 周。

三、再生障碍性贫血

再生障碍性贫血（aplastic anemia）简称再障，包括原发性（病因不明）与继发性（病因明确）再障两种情况，是由多种原因引起骨髓造血干细胞增殖与分化障碍，导致全血细胞（红细胞、白细胞、血小板）减少为主要表现的一组综合征。国内报道，妊娠合并再障的发生率为 0.03%～0.08%。

（一）再障对母儿的影响

目前认为妊娠不是再障的原因，但妊娠可使再障病情加剧。同时由于妊娠期间母体血液稀释，贫血加重，易发生贫血性心脏病，甚至造成心力衰竭。再障孕妇易发生妊娠期高血压疾病；出血及感染的概率增加；颅内出血、心力衰竭及严重的呼吸道、泌尿道感染或败血症增加，常是再障孕产妇的重要死因。孕期血红蛋白＞60g/L 对胎儿影响不大。分娩后能存活的新生儿一般血象正常，极少发生再障。血红蛋白≤60g/L 者对胎儿不利，可导致流产、早产、胎儿生长受限、死胎及死产等。

（二）临床表现及诊断

分急性型和慢性型，前者仅占 10% 左右。妊娠合并再障以慢性型居多，起病缓慢，主要表现为进行性贫血，少数患者以皮肤及内脏出血或反复感染就诊。贫血呈正常细胞型，全血细胞减少。骨髓象见多部位增生减少或重度减低，有核细胞甚少，幼粒细胞、幼红细胞、巨核细胞均减少，淋巴细胞相对增高。根据临床表现、血象三系减少、网织红细胞降低、骨髓增生低下，结合骨髓检查结果，再障的诊断基本可以确立。

（三）处理

再障患者在病情未缓解之前应避孕，若已妊娠，在妊娠早期应做好输血准备的同时行人工流产；妊娠中、晚期引产，出血和感染的机会明显增加，应在严密监护下继续妊娠直至足月分娩。妊娠期注意休息，继发性再障一定要祛除病因。孕期加强营养，间断吸氧，少量、间断、多次输入新鲜血。有明显出血倾向者，给予肾上腺皮质激素治疗，如泼尼松 10mg，每日 3 次，口服，但皮质激素抑制免疫功能，易致感染，不宜久用。也可用蛋白合成激素，如羟甲烯龙 5mg，每日 2 次口服，有刺激红细胞生成的作用。在感染早期及时应用有效且对胎儿无影响的广谱抗生素，避免感染扩散。分娩期时以阴式分娩为宜。尽量缩短第二产程，防止用力过度，造成脑出血等重要脏器出血或胎儿颅内出血。可适当助产，但要防止产伤。产后仔细检查软产道，认真缝合伤口，防止产道血肿形成。有产科手术指征者，行剖宫产术。

分娩后继续支持疗法，应用宫缩剂加强宫缩，预防产后出血及广谱抗生素预防感染。

（刘国成）

学习小结

缺铁性贫血的诊断依据：血红蛋白 < 110g/L、红细胞计数 < 3.5×10^{12}/L 或血细胞比容 < 0.33。处理原则：①补充铁剂：血红蛋白在 60g/L 以上者，可以口服给药；②输血：当血红蛋白 < 60g/L、接近预产期或短期内需行剖宫术者，应少量多次输血，警惕发生急性左心衰竭，有条件者输浓缩红细胞；③预防产时并发症：临产后备血，酌情给维生素 K_1、维生素 C 等；严密监护产程，阴道助产以缩短第二产程；当胎儿前肩娩出后，给予宫缩剂以防产后出血，出血多时应及时输血；产程中严格无菌操作，产后给广谱抗生素预防感染。

复习参考题

1. 缺铁性贫血的临床表现？
2. 缺铁性贫血的诊断与治疗？

第五节　免疫性血小板减少症

学习目标

掌握	免疫性血小板减少症的定义；免疫性血小板减少症的产科处理原则。
熟悉	免疫性血小板减少症的诊断及鉴别诊断。
了解	免疫性血小板减少症的发病机制。

病例导入

患者，女，35 岁，第 2 胎，因"停经 39 周，不规则下腹痛 12 小时"急诊入院。孕期无鼻出血及牙龈出血，无皮肤瘀斑及紫癜，无阴道流血，无头晕眼花等自觉症状，七天前因"感冒"在当地医院静点头孢霉素 1 天（具体药名及用量不详）症状缓解，化验血常规时发现血小板计数 47×10^9/L。产科情况：胎儿约 3200g，头先露，左枕前位，胎心 144 次 / 分，扪及不规则宫缩，内诊骨产道无异常，宫口扩张 1 cm。临床诊断：

G_2P_1 宫内妊娠 39 周临产、妊娠合并血小板减少。正确的处理：①完善凝血功能、肝功能、抗磷脂抗体，狼疮全套及免疫全套、血小板相关抗体等相关检查；②首选阴道分娩；③临产后予输注 1 个机采量血小板；④控制产程不宜过长、防止孕妇分娩时屏气用力发生颅内出血、避免软产道裂伤；⑤胎儿娩出后立即缩宫缩加强宫缩；⑥输注血小板后 3 小时、24 小时复查血小板计数。

学习要点：①妊娠合并血小板减少有多种病因，需要完善相关检查进行进一步排除；②允许以产科指征决定分娩方式，剖宫产指征：凝血酶原时间（PT）$<30\times10^9/L$ + 有出血倾向、血小板 $<20\times10^9/L$ + 不伴有出血倾向、脾切除者、胎儿血小板 $<50\times10^9/L$、有产科指征；③阴道分娩需要严密观察、对胎儿过大、产道条件不佳者可放宽剖宫产指征；④分娩期出血是妊娠合并血小板减少的最严重并发症，围分娩期需要备血、血小板及激素使用，防止产时及产后出血；⑤血小板一般于临产前（产程中）、术前（术中）输注，短时间内使血小板 $>50\times10^9/L$，进行有创操作时血小板 $>80\times10^9/L$ 则较为安全。

免疫性血小板减少症（immune thrombocytopenic purpura，ITP）既往又称特发性血小板减少性紫癜，是指外周血血小板计数减少的良性血液系统疾患，属于自身免疫性疾病，好发于 20～40 岁育龄期女性。其机制是机体产生自身血小板抗体，造成血小板破坏，同时伴有血小板生成障碍，导致血小板计数减少。临床表现为皮肤黏膜出血、经量过多，严重者导致内脏出血，甚至颅内出血而死亡。

（一）发病机制

妊娠合并 ITP 多属于原发性 ITP，主要与体液免疫、T 细胞介导的血小板过度破坏以及血小板生成不足有关。

（1）体液免疫和细胞免疫介导的血小板破坏：体液免疫是中心环节。由于脾脏产生特异的抗血小板抗体 PAIgG，当该抗体与血小板膜糖蛋白Ⅱb/Ⅲa（GPⅡb/Ⅲa）结合后，抗体分子的 Fc 段暴露，并与巨噬细胞的 Fc 受体结合，导致血小板被吞噬、破坏，血小板寿命缩短，造成血液中血小板减少。同时，机体巨核细胞代偿性增生，血小板更新加快，释放出年幼的大血小板，使平均血小板体积增加。此外，脾脏产生的血小板凝集因子以及循环免疫复合物补体 PAC 也参与血小板的破坏。因此，患者血液循环中 PAIgG 及 PAC 水平增高，并与血小板计数呈负相关。

细胞免疫在 ITP 中的致病机制至今尚未明确。有学者认为，ITP 患者的细胞毒 T 细胞可直接破坏血小板。近年研究发现，ITP 患者同时存在细胞免疫异常，如抑制性 T 细胞增加、Th/Ts 比率下降、T 细胞功能缺陷、对多克隆有丝分裂原诱导的增殖反应不良等。细胞免疫的致病机制尚待进一步研究。

（2）巨核细胞数量及质量异常，血小板生成减少：历史上，ITP 曾经被认为是血小板破坏增加超出骨髓代偿性产生血小板速率导致的。但进一步的认识对这种理论提出了质疑，并有证据表明在大部分 ITP 患者中血小板的生成速率也同样是下降的。研究发现，ITP 患者体内巨核细胞相关 IgG（MA-IgG）明显升高，该抗体可能损伤巨核细胞或者抑制巨核细胞释放血小板，造成血小板生成不足。此外，由于雌激素可抑制血小板生成及增强单核 - 吞噬细胞系统对抗体结合的血小板的吞噬作用，多数研究认为ITP在妊娠期易加重。

（二）ITP与妊娠相互影响

1. 妊娠对ITP的影响 一般认为妊娠并不影响ITP的病程及预后，妊娠期诊断者无需终止妊娠。病情已稳定的ITP妇女在妊娠期增加了疾病复发的危险，病情活动的ITP妇女在妊娠后可使病情加重。

2. ITP对妊娠的影响 ITP并非妊娠及分娩的禁忌证。但如果孕前血小板重度减少伴出血倾向且治疗无效，因超过半数妊娠期血小板计数将进一步降低，故上述情况不建议妊娠。ITP患者的自然流产率及母胎死亡率较正常孕妇增高，如未规范治疗，其流产率达23%，胎儿死亡率达26.5%，孕妇死亡率达11%，分娩期可诱发颅内出血、软产道血肿形成等。

3. ITP对胎儿及新生儿的影响 母体的PA-IgG在妊娠期可通过胎盘到达胎儿循环，导致胎儿血小板减少，增加胎儿或新生儿的消化道及颅内出血的危险。文献报道，10%的患者所娩新生儿表现为中度血小板减少，5%的新生儿表现为重度血小板减少，但是研究没有发现分娩时孕妇血小板水平与新生儿血小板水平的相关性。尽管其合并新生儿血小板的风险较高，但新生儿严重出血事件仍属少数，发生率不及1%。

（三）临床表现

1. 妊娠期ITP表现可分为两种情况

（1）急性型：多数患者为妊娠合并ITP，即有孕前存在血小板减少或明确诊断的ITP病史。80%以上在发病前1～2周有上呼吸道感染，特别是病毒感染史；患者常有临床出血表现，以黏膜及皮下出血为主，如特征性的皮肤自发性或搔抓后出现紫癜、皮肤易擦伤，四肢远端的瘀点、瘀斑，牙龈出血、鼻黏膜出血及便血等，极少数可发生消化道、生殖道、视网膜及颅内出血。出血症状常呈持续性，并与血小板减少程度相关，一般来说，常发生在血小板计数 $<30\times10^9/L$ 者。患者脾脏通常无明显肿大或仅轻度增大。

（2）慢性型：一般无前驱症状，1/3以上的患者无出血相关症状，多在常规产检时发现反复血小板计数少于 $100\times10^9/L$，其减少程度常随妊娠进展而加重，孕晚期常少于 $50\times10^9/L$。患者出血倾向较轻而局限，常呈反复发作，严重内脏出血少见，月经过多常见，长期的月经过多可引起失血性贫血，病程超过半年者可以出现轻度脾肿大。

2. 实验室检查

（1）血小板：国内一般以 $<100\times10^9/L$ 为定义PLT减少，PLT减少可以分为四度。①轻度：$100\times10^9/L>PLT>50\times10^9/L$，只在外伤处出血；②中度：$50\times10^9/L\geq PLT>25\times10^9/L$，尚无广泛出血；③重度：$25\times10^9/L\geq PLT>10\times10^9/L$，可见广泛出血，外伤处出血不止。④极重度：$PLT\leq10\times10^9/L$，自发性出血不止，危及生命（包括颅内出血）。急性型血小板计数多在 $30\times10^9/L$ 以下，慢性型多在 $50\times10^9/L$ 左右；患者平均血小板体积增大，易见大型血小板；出血时间延长，血块收缩不良；90%以上患者的血小板生存时间明显缩短，但血小板功能未见异常。

（2）骨髓检查：急性型骨髓巨核细胞可轻度增多或正常，有成熟障碍，产板巨核细胞减少慢性型巨核细胞可显著增加。骨髓穿刺对于妊娠合并ITP有一定诊断意义，但属于有创性检查，如不伴白细胞数量及形态异常、淋巴结肿大等症状，则不需常规进行骨髓穿刺。

（3）血清血小板相关抗体（PA-IgG）及血小板相关补体（PAC_3）：母体PA-IgG的增高值与血小板计数及血小板生存时间呈负相关，当血小板低于$50\times10^9/L$时，90%的患者PA-IgG检测阳性，但由于免疫性或非免疫性血小板减少均可有PA-IgG升高，检查结果缺乏特异性，故不能以此作为诊断依据，也不能作为ITP患者妊娠结局的预测。血小板膜糖蛋白GPⅡb/Ⅲa特异性自身抗体检测（monoclonal antibody immobilization of platelet antigen assay，MAIPA）的特异性高达90%，可用于免疫性与非免疫性血小板减少的鉴别。约1/4的患者同时伴甲状腺功能异常，因此应同时甲状腺功能检查。

（四）诊断及鉴别诊断

1. ITP临床表现有3种可能 ①孕前ITP病史；②妊娠期偶然发现血小板减少；③妊娠期突发临床出血症状。

2. ITP属于排除性诊断，诊断点如下 ①至少2次检验血小板计数小于$100\times10^9/L$；②骨髓检查巨核成熟障碍，细胞增多；③脾脏不大或轻度增大；④具备以下任何一项：激素治疗有效；血小板相关抗体（PA-IgG）及血小板相关补体（PA-C3）增多；切脾有效；血小板寿命测定缩短；⑤排除其他继发性血小板减少疾病。

3. 鉴别诊断

（1）妊娠期血小板减少症（gestational thrombocytopenia，GT）：约占妊娠期血小板减少的70%，是孕期血小板减少的最常见原因。一般认为GT可能是由于妊娠期孕妇生理性血容量增加、血液稀释、血液处于高凝状态损耗增加、胎盘循环中血小板的收集和利用增多，导致血小板相对减少等原因所致。具有以下几点特征者可考虑GT诊断：①妊娠前无血小板减少病史；②多数在妊娠中晚期发现血小板减少，无其他合并症；③血小板计数多数在（70～100）$\times10^9/L$之间，亦有$<50\times10^9/L$者，但无明显出血症状及体征，抗血小板抗体阴性、肝肾功能及凝血功能正常；④与胎儿血小板减少无内在联系，不发生新生儿血小板减少；⑤分娩后产妇血小板短期内回升至正常，通常产后1～2月恢复正常。GT与ITP两者间的鉴别有时比较困难。最新研究显示，妊娠28周前出现血小板减少及孕期首次发现血小板计数少于$<50\times10^9/L$可以作为ITP诊断的两个独立预测因素。

（2）先兆子痫：约占孕期血小板减少病因的5%～21%。孕期新发高血压以及血小板计数小于$100\times10^9/L$是诊断重度先兆子痫的血液学指标。除非患者发生HELLP综合征，否则显著性的出血较少见。有关先兆子痫患者血小板减少的原因仍不明了，主要认为由于血管痉挛引起血管内皮细胞缺血损伤，血小板凝集，从而使血小板消耗性减少。患者有高血压、水肿、蛋白尿等临床表现，可导致胎儿宫内生长受限，一般不引起新生儿血小板减少。

（3）血栓性血小板减少性紫癜（TIP）：是一种较少见的血液病，妊娠可诱发。本病为临床诊断，主要表现为：①微血管病性溶血性贫血，以血红蛋白降低、网织红细胞升高、间接胆红素增加、血片中有大量畸形、破碎红细胞及出现有核红细胞为特点；②血小板减少性紫癜；③神经系统损害，可有头痛、抽搐、昏迷、肢体瘫痪等；④发热；⑤肾脏损害，表现为蛋白尿、血尿、尿素氮升高。如孕妇合并三联征（微血管性溶血性贫血、进行性血小板减少、神经系统异常）或五联征（三联征+发热及肾脏损害），则妊娠合并TIP的诊断即可成立。

（4）其他少见疾病：包括系统性红斑狼疮、弥漫性血管内凝血、抗磷脂综合征等。根据患者临床症状、血常规、凝血功能、肝功能、抗磷脂抗体，狼疮全套及免疫全套等一般容易鉴别。

（五）治疗

1. 妊娠期处理 ITP孕妇的治疗目标：主要预防严重血小板减少引起的不良出血事件。ITP孕妇的血小板具有正常功能，因此血小板水平达到预防和终止严重出血的安全阈值即可。不强调血小板计数维持在正常水平。美国血液学会、英国血液学会及国际共识均一致认为：无出血症状的ITP患者，妊娠早期及中期维持血小板计数$>30\times10^9/L$时不需要治疗，而国内多数学者认为此标准为$>50\times10^9/L$。治疗通常在出现典型出血症状、血小板计数$<30\times10^9/L$或者在特定操作前。

治疗方案：皮质类固醇激素或联合静脉内免疫球蛋白是孕妇ITP的一线治疗方案。除支持疗法、纠正贫血外，可根据病情采取下述治疗：

（1）肾上腺皮质激素：首选糖皮质激素，有效率为80%。糖皮质激素可改善毛细血管通透性，抑制单核-吞噬细胞系统对血小板的破坏，减少PA-IgG生成，刺激骨髓造血及血小板释放。国内推荐妊娠血小板计数小于$50\times10^9/L$、有出血倾向者，可用泼尼松40～100mg/d或者1～2mg/(kg·d)，治疗3～7天起效，2～3周达高峰，病情缓解后可逐渐减量至10～20mg/d维持。然而，目前采用糖皮质激素治疗妊娠合并ITP的不良反应已受到关注，当泼尼松剂量>15mg/d时，可增加早产、子痫前期、妊娠期糖尿病、胎儿生长受限以及先天性出生缺陷的风险。2014年日本诊治指南及2016年ACOG共识推荐的激素剂量更为保守，建议明显出血倾向的孕妇采用泼尼松低剂量（10～20mg/d）的初始治疗方案，治疗反应在用药的4～14天后出现。用药1～4周后到达血小板的高峰平台期，维持使用至少21天后逐步减至维持量5～10mg。严重出血倾向的孕妇可考虑甲基泼尼龙1g/d，持续3天，可与丙种球蛋白或输注血小板同时使用。激素治疗过程中应注意监测血压、血糖的变化，预防感染及保护胃黏膜。

（2）静脉内免疫球蛋白（IVIG）：可以抑制单核巨噬细胞的Fc受体与血小板结合，减少和避免血小板被吞噬。通常用于对皮质激素反应不佳、使用皮质激素有严重副反应以及严重出血需要迅速升高血小板的情况。常用剂量为400mg/(kg·d)，静滴5～7天，通常在2～7天上升并达到平台期。

（3）输血小板：血小板输注后可刺激机体产生抗血小板抗体，输入的血小板可被迅速破坏，仅可存活40～230分钟（正常8～12天）。仅适用于：①血小板计数$<10\times10^9/L$；②出血严重或有颅内出血；③宫口开大剖宫产术中。1个治疗量机采血小板（约10U浓缩血小板悬液）可升高血小板$(30\sim60)\times10^9/L$，故可在术前1小时内输注1～3治疗量机采血小板，同时使用高剂量的皮质激素或者IVIG。

（4）脾切除：对于一线治疗后血小板计数仍$<10\times10^9/L$且存在严重出血倾向的ITP患者可考虑脾切除。脾切除是唯一使ITP患者在长达1年甚至更长时间获得缓解的唯一治疗方法，其治疗的有效率达70%～90%。妊娠早期脾切除流产风险较大，妊娠29周以后受增大子宫的影响，脾切除困难，故推荐可在妊娠中期行腹腔镜下脾切除。

（5）其他：在非孕期使用的药物，例如细胞毒药物（环磷酰胺）以及免疫抑制剂（环孢素）增高致畸风险，应在怀孕期避免用药。

2. 分娩期处理

（1）分娩时机的选择：血小板计数控制正常的情况下，可等待自然临产。如果超过预产期、具有产科引产指征、胎膜早破无宫缩，可考虑人工引产。随着孕周增大，多数患者血小板计数进一步降低，尤其在妊娠晚期可能会显著下降，故在妊娠37周后结合宫颈成熟度可考虑计划分娩。如果患者对治疗无效，血小板进行性下降或存在出血倾向时，可遵循以下原则计划分娩：妊娠不足34周者，尽可能保守治疗，延长孕周；妊娠34周后，则考虑终止妊娠。

（2）阵痛及分娩方式的选择：产时出血是ITP最严重危害。在分娩前，ITP的处理主要由产妇出血风险决定。推荐在进行硬膜外麻醉时，血小板计数应 $>80\times10^9/L$，而剖宫产术前应 $>50\times10^9/L$。ITP孕妇严重的胎儿/新生儿出血事件的罕见性，分娩方式主要由产科指征决定。PT $<30\times10^9/L$ 并有出血倾向、血小板 $<20\times10^9/L$ 不伴有出血倾向、脾切除者、胎儿血小板PT $<50\times10^9/L$、有产科指征者建议剖宫产。近年来，新生儿颅内出血发生率远小于原有认识，而采血所致感染、出血、早产等并发症的发病率及死亡率更高，因而不再采用。当患者血小板计数 $>50\times10^9/L$ 且无产科并发症时可经阴道，产时避免胎头吸引术。

3. 产后处理 ITP并非母乳喂养禁忌证，但初乳中含抗血小板抗体，需要根据母体病情及新生儿血小板计数酌情选择。糖皮质激素治疗对哺乳影响较小，产后可以继续使用并逐渐减量。分娩后血小板计数需要2～3月恢复正常，产后定期复查血小板计数。

理论与实践

妊娠合并ITP亦缺乏特异症状、体征及特异性的实验室检查指标。妊娠前ITP病史，对妊娠合并ITP诊断有重要意义，但无该病史并不能除外妊娠合并ITP诊断。

孕期血小板减少的鉴别诊断包括：妊娠期血小板减少症、病毒感染、先兆子痫、HELLP综合征、血栓性血小板减少性紫癜、弥散性血管内凝血、系统性红斑狼疮、抗磷脂综合征以及先天性血小板减少。妊娠期血小板减少症通常发生在稍晚的孕周，通常为没有任何出血史且血小板计数在$(100\sim149)\times10^9/L$，血小板计数 $<100\times10^9/L$ 更倾向于ITP，血小板计数 $<50\times10^9/L$ 时，ITP的可能性极大。在晚孕期或者产后突然发生的血小板明显减少时，应该考虑先兆子痫，血栓性血小板减少性紫癜、急性脂肪肝以及DIC。

临床鉴别各型妊娠合并血小板减少时，需要基于详尽的病史、家族史、体格检查，要注重注意用药情况以及血压、是否有脾增大、病毒血清学检查以及合适的试验室辅助检查。首先应根据血小板计数降低程度进行初步病因学筛查，包括全血细胞计数、凝血功能、肝肾功能、外周血涂片检查、甲状腺功能等，此外可进行抗心磷脂抗体、抗dsDNA抗体，血清铁蛋白、叶酸、维生素 B_{12} 水平等检查。当出现免疫指标异常时，还应检查补体C3/C4等，对于因血液系统疾病引起的血小板减少，还应进一步检查网织红细胞计数、外周血涂片、Coombs试验及骨髓穿刺。血小板抗体的检查缺乏特异性，并且标准化程度不高，各实验室之间也存在广泛差异，因此不推荐对血小板减少的孕妇进行常规血小板抗体检测。

（刘国成）

学习小结

妊娠合并免疫性血小板减少症是因为免疫机制使血小板破坏增多及生成减少的临床综合征。ITP 患者半数以上在妊娠期会出现血小板计数进一步下降，部分抗血小板抗体可通过胎盘进入胎儿体内，使胎儿血小板被破坏。当血小板计数 <(20 ~ 30)× 10^9/L 且伴有出血症状时，需要进行治疗。ITP 病情复杂多样，症状轻重不一。目前药物治疗仅限于糖皮质激素或丙球。故对于妊娠前糖皮质激素、丙球治疗无效或激素不良反应严重者，可考虑于妊娠前行脾切除，临床上应结合每位患者的具体情况，灵活制订相应的治疗方案。

复习参考题

1. 免疫性血小板减少症的临床表现?

2. 免疫性血小板减少症的治疗目标?

第六节　妊娠合并甲状腺疾病

学习目标

掌握	妊娠期甲状腺毒症的诊治要点；临床甲状腺功能减退症要点。
熟悉	妊娠期甲状腺疾病筛查。
了解	妊娠期母体下丘脑 - 垂体 - 甲状腺轴的适应性变化。

甲状腺疾病在育龄期妇女中较为常见，次于妊娠期糖尿病的第二大妊娠期内分泌疾病。母亲与胎儿的甲状腺功能有着密切的联系，甲状腺疾病可导致不良的妊娠结局，并可能对后代的远期认知发育产生影响。

病例导入

1. 患者张学翠，女，38 岁。2010-12-18 因“停经 37^{+5} 周，下腹痛 3 小时”入院。既往有甲亢病史 6 年，不规则服药 2 年，妊娠后服用丙基硫氧嘧啶，自述甲亢可控制。查体：P 100 次 / 分，R 20 次 / 分，BP 120/86mmHg，双眼球突出，双侧甲状腺偏大，质偏韧，未触及结节，胎心 145 次 / 分。肛查：头先露，有宫缩 s-3，宫颈消退 30%，宫口未开，评分 3 分，胎膜未破。辅助检查：B 型超声示单活胎，羊水中等。双顶径 9.5cm，临床诊断：①孕 2 产 1，孕 37^{+5} 周，LOA 待产；②妊娠合并甲亢，FT_3 121pmol/L(参考范围 3.5 ~ 6.5pmol/L)，FT_4 103pmol/L(11.5 ~ 22.7pmol/L)，TSH 0.0002mIU/L(0.55 ~ 4.78mIU/L)。正确的处理：考虑该产妇有妊娠合并甲亢，现一直服药，不规则宫缩时间长，宫颈条件差，难以短期经阴道分娩，需手术终止妊娠。

学习要点：①孕前及孕期咨询：建议确诊为甲亢的妇女，先行甲亢治疗，尽量等待痊愈后，过一段时间再妊娠。甲亢病情稳定，已经妊娠、又不准备行人流的孕妇，建议用无致畸危险、通过胎盘少的药物，如丙基硫氧嘧啶，不宜行 ^{131}I 诊断及治疗。如孕前应用 ^{131}I 治疗，要避孕半年后，方可妊娠。②孕期胎儿监护及产前保健：甲亢孕妇因代谢亢进、不能为胎儿提供足够营养，影响胎儿生长发育，易发生胎儿生长受限（FGR）、新生儿出生体重偏低。发现 FGR 时，及时住院。甲亢孕妇易发生早产。应积极保胎，治疗时避免用β受体兴奋剂，甲亢孕妇晚期易致并发妊高征。③分娩方式选择：甲亢病情控制良好者，如果骨盆、宫颈条件好，估计胎儿不大，可考虑经阴道分娩，分娩时应鼓励患者，补充能量，注意缩短第二产程，必要时手术助产。剖宫产指征适当放宽。

2. 患者女性，25 岁，第 1 胎。因“停经 10 周，胸闷、憋气 1 月”入院。妊娠以来怕冷、少言，记忆力减退，便秘，体重无变化。近 1 月出现胸闷、憋气渐加重，自发病以来，精神弱，食欲减退，查体：BP 90/60mmHg，体重 55kg，T 35.6℃，声音嘶哑，皮肤干燥，睑结膜苍白，舌体肥大，甲状腺Ⅱ度，质偏韧，无触痛，未触及结节，血管杂音（－），双肺呼吸音粗，心音低钝，心率 55 次 / 分，律齐，腹软，双下肢水肿。辅助检查：超声心动图见少量心包积液。甲状腺功能 T_3↓，T_4↓，TSH↑，妇科超声见宫内单活胎，如孕 10 周。

（1）诊断：①宫内早期妊娠；②妊娠合并甲状腺功能减退症。

（2）依据：①育龄女性、停经史，超声提示宫内活胎；②临床症状：乏力、怕冷、少言、记忆力减退、食欲减退、便秘症状；③体征：低血压、低体温、皮肤干燥、睑结膜苍白，心动过缓、双下肢水肿；④辅助检查：少量心包积液，甲状腺功能 T3↓，T4↓，TSH↑。

（3）鉴别诊断：冠心病、贫血、垂体泌乳素瘤慢性肝肾疾病。

（4）需完善的检查：①一般检查：血象、血脂、血糖、心电图、肝肾功能；②甲状腺功能检查：TG-Ab、TPO-Ab、甲状腺同位素扫描、甲状腺超声、甲状腺针吸活检。

（5）治疗原则：

1）对症治疗：纠正贫血。

2）对因治疗：①适碘饮食；②左甲状腺素钠，小剂量开始；③ 4 周后门诊复查甲状腺功能和抗体。

学习要点：①妊娠期甲状腺功能减退的诊断需要测定血清 TSH 和甲状腺素，同时要考虑到妊娠不同分期特异性参考值范围。一旦确诊，应及时、足量补充外源性左甲状腺素，保证妊娠早期母体对胎儿的甲状腺激素的供应。②做好孕期甲状腺功能的筛查。

一、概述

（一）甲状腺激素的合成

甲状腺是人体最大的内分泌腺体。成人甲状腺的平均质量大约 30g，女性略大略重。

甲状腺的主要功能是合成、储存和分泌甲状腺激素。碘是合成甲状腺素的基本原料。中国成年人每日从食物中摄取 100～200μg 无机碘化合物，经胃肠道吸收入血循环，迅速为甲状腺摄取浓缩。甲状腺含碘总量 8～10mg，占全身含碘总量的 90%，说明甲状腺具有很强的泵碘能力。碘化物进入细胞后，在甲状腺过氧化酶（TPO）的催化下，形成活化碘，然后经 TPO 与甲状球蛋白中的酪氨酸残基结合，形成一碘酪氨酸（MIT）和二碘酪氨酸（DIT）。MIT 和 DIT 分别形成双偶联，成为四碘甲状腺原氨酸（T_4）和三碘甲状腺原氨酸（T_3）。

甲状腺激素的分泌受腺垂体分泌的促甲状腺激素（TSH）的控制。甲状腺分泌的甲状腺激素中，90% 以上是 T_4 形式。T_4 全部由甲状腺产生，每日分泌总量约 96μg，它可以直接反映甲状腺的功能；T_3 仅有 20% 由甲状腺产生，80% 产生于外周组织（由 T_4 转化而来），每日分泌总量约 6μg，T_3 的生理作用比 T_4 强 5 倍，是甲状腺激素在组织实现生物作用的活性形式，T_3 与 T_4 均有游离与结合 2 种形式。但只有游离型 T_4（FT_4）才能进入细胞发挥作用。血循环中 T_4 99.96% 与相应的蛋白质结合形成结合 T_4（TT_4），结合型甲状腺素为甲状腺素的贮存和运输形式。而 FT_4 只有 0.04%；同样，游离 T_3（FT_3）只有 0.4%。但只有游离的甲状腺素才具有生物活性，所以，FT_3/FT_4 是活性部分，直接反应甲状腺的功能状态。结合型与游离型激素之间可以互相转变，维持 T_4、T_3 在血液中的动态平衡。

（二）妊娠期甲状腺功能生理变化

妊娠期母体下丘脑 - 垂体 - 甲状腺轴出现适应性变化，甲状腺功能亦发生一系列改变：①妊娠期在持续的雌激素刺激下，肝脏合成的甲状腺结合球蛋白增加，导致游离的甲状腺素被结合而减少，总甲状腺素（total thyroxine，TT_4）水平增多；②妊娠早期人类绒毛膜促性腺激素（hCG）增高，由于其与促甲状腺激素（thyroid. stimulating hormone，TSH）有着相似的化学结构，具有相同的 α 亚单位，故 hCG 有微弱的 TSH 作用，导致血清游离型 T_4（FT_4）分泌增加，最终反馈性抑制 TSH 的释放，多达 l5% 的健康妇女妊娠早期血清 TSH 值低于非妊娠期最低限值（0.4mIU/L）；③妊娠期血容量增加，肾小球滤过率亦增加，血清碘的清除增加，同时胎儿对碘的需要也从母体供给，孕妇更易出现缺碘表现，导致妊娠早期甲状腺功能正常的孕妇妊娠后期发生甲减。

（三）胎儿甲状腺的发育及其影响因素

妊娠 5 周胎儿甲状腺开始形成，妊娠 12 周以后，胎儿的甲状腺开始独立有聚碘功能，胎儿血清中可以检测到 T_3、T_4 及 TSH，此后胎儿的甲状腺功能逐渐增强。妊娠 18～20 周下丘脑 - 垂体 - 甲状腺轴初步形成，直到孕 26 周胎儿甲状腺功能完全建立，其分泌的甲状腺激素可达到成人的水平。因此，妊娠 26 周前胎儿需要的甲状腺素主要依靠母体提供。因早孕期胚胎的脑发育依赖于母体的甲状腺激素，所以碘缺乏孕妇的胎儿可发生先天性甲减，其体格发育及神经系统发育均受到影响，也称“呆小症”或“克汀病”。胎儿的甲状腺功能还受到其他因素的影响，包括：碘剂或 ^{131}I、抗甲状腺药物、甲状腺自身抗体。若妊娠期采用放射性 ^{131}I 治疗将导致胎儿永久性甲减。抗甲状腺抗体及抗甲状腺药物均可通过胎盘影响到胎儿，其胎儿的潜在风险包括：①胎儿甲亢；②新生儿甲亢；③胎儿甲减；④新生儿甲减；⑤中枢性甲减。

二、妊娠期甲状腺毒症（thyrotoxicosis）

甲状腺毒症也称甲亢，是一种因甲状腺激素分泌过多引起系统兴奋性增高和代谢亢进为主要表现的临床综合征。妊娠期甲亢发病率约为1%，其中临床甲亢占0.4%，亚临床甲亢占0.6%。妊娠期甲状腺毒症常见原因有：①妊娠期甲亢综合征（也称妊娠一过性甲亢，GTH）；②毒性弥漫性甲状腺肿（Graves病，GD），与自身免疫相关；③非自身免疫性甲状腺毒症较少见，包括：毒性多发结节性甲状腺肿、毒性甲状腺腺瘤、亚急性甲状腺炎、促甲状腺素分泌性垂体腺瘤、卵巢甲状腺肿、TSH受体基因突变等疾病。其中，GSH为妊娠前半期发生的暂时性甲亢，其发病率可达1%～3%，是最常见的妊娠期甲亢类型。妊娠期间Graves病发病率为0.2%，是妊娠期间自身免疫性甲亢的常见原因。

（一）妊娠期甲亢综合征

1. 妊娠期SGH的病理生理 与胎盘分泌过量的hCG有关，呈一过性。hCG受体和TSH受体具有显著的同源性，hCG具有和TSH受体结合并且刺激甲状腺分泌的作用，使孕妇FT_4和FT_3增加，从而引起一系列机体高代谢的变化。hCG促甲状腺反应可能是导致妊娠期SGH的主要原因。

2. 妊娠期SGH的临床表现及诊断 SGH发生在妊娠早期，是一种短暂的甲状腺功能亢进症。妊娠剧吐是妊娠期SGH最主要的病因，30%～60%妊娠剧吐者可发生该病。多胎妊娠、胎盘肥大、卵巢黄素化囊肿、滋养细胞疾病是也是该病的常见病因。患者在受孕前无甲亢症状；有妊娠剧吐家族史及前次妊娠有相似的呕吐病史。临床特点：妊娠8～10周发病，出现心悸、焦虑、多汗等高代谢症状。查体：患者存在脱水迹象，无甲状腺肿大；无Graves眼病、白癜风、直立指甲等体征。实验室检查：TT_3、TT_4浓度增加，FT_3、FT_4增加更明显，TSH降低或不能测及，甲状腺自身抗体（TRAb、TPOAb、TgAb）阴性。患者没有明显的产科并发症，绝大多数患者在妊娠14～18周呕吐缓解，并在妊娠16周自行消退，孕15周之前血清FT_4降至正常；而TSH即使到孕中期仍可能处于抑制状态。

3. 妊娠期SGH的治疗 妊娠期甲亢综合征以对症支持治疗为主。妊娠剧吐者可予控制呕吐，纠正脱水，维持水电解质平衡及静脉补充必需氨基酸、脂肪乳。患者血清甲状腺激素一般在妊娠14～18周可以恢复至正常，因此不主张给予抗甲状腺药物（ATD）治疗。

（二）妊娠Graves病甲亢

1. 妊娠Graves病甲亢的病因及致病机制 Graves病（简称GD）是器官特异性自身免疫病之一。主要认为在遗传的基础上，精神受刺激，诱发自身免疫紊乱所致，但确切病因目前仍不十分明确。本病有显著的家庭聚集性，同胞兄妹发病危险为11.6%，单卵孪生子具有高度一致的发病率。精神刺激可使肾上腺素急剧升高，从而改变或抑制辅助T淋巴细胞的功能，增强自身免疫效应。环境因素如细菌感染、性激素、应激对本病的发生均有影响。

GD的主要特征为血清中存在针对甲状腺细胞TSH受体的特异性自身抗体，称为促甲状腺素受体的抗体（TRAb）。90%～100%未经治疗的GD患者TRAb阳性。促甲状腺激素受体抗体

（TRAb）分为 3 种：①促甲状腺激素受体刺激性抗体（TSAb），具有类似于 TSH 的作用，可作用于 TSH 受体，激活细胞内腺苷酸环化酶信号系统，导致甲状腺细胞增生和甲状腺激素合成及分泌增加，从而引起甲状腺功能亢进，被认为是引起 GD 的主要原因；②促甲状腺激素刺激阻断性抗体（TSBAb），与 TSH 受体结合后阻断 TSH 与受体的结合，产生抑制效应，使甲状腺细胞萎缩，甲状腺激素产生减少而引起甲状腺功能减退。当 TSBAb 的产生占优势时，Graves 病的甲亢可以发展为甲减；③中性促甲状腺激素受体抗体，与 TSH 受体结合后既不激活受体也不阻断其他配基对 TSH 受体的作用。50% ~ 90% GD 患者也存在针对甲状腺的其他自身抗体，如甲状腺过氧化物酶抗体（TPOAb）、甲状腺球蛋白抗体（TgAb）。

Graves 病患者 TRAb 抗体阳性，部分 TPOAb 阳性。TRAb 的检测具有重要意义，许多情况下临床上仅注意调节母体的激素水平，而忽视了其对胎儿和新生儿的影响。TRAb 可通过胎盘刺激胎儿甲状腺致胎儿甲亢，妊娠期 Graves 患者新生儿甲亢发生率 1% ~ 5%。接受过 ^{131}I 治疗和甲状腺部分切除治疗后，即使激素水平正常，也可能出现高水平的 TRAb。

2. 妊娠 Graves 病甲亢诊断

（1）病史：多数妊娠期甲亢患者有甲状腺病史。有月经紊乱、流产、早产史，分娩过甲状腺疾病患儿也提示可能有甲状腺功能异常。

（2）临床表现：主要由循环中甲状腺素增多引起的高甲状腺素代谢综合征，患者起病多缓慢，起病时间不定，可以妊娠中首发，也可妊娠中复发，临床表现轻重不一。典型病例常有高代谢综合征表现（消瘦、潮红、心率快、孕妇体重不能按孕周增加、低钾周期性瘫痪等）；神经系统症状（易激动、失眠、手震颤）。患者休息时心率可超过 100 次 / 分，脉压大于 50mmHg。常伴有突眼（浸润性和非浸润性）、弥漫性甲状腺肿大，甲状腺区震颤及局部血管杂音。甲状腺弥漫性肿大、突眼及手震颤为妊娠合并 Graves 病甲亢的三大主征。症状出现的先后顺序与程度可不平行。

甲状腺危象是本病恶化时的严重症状，多发生于手术、妊娠分娩、感染以及各种应激时，其病势凶险，必须紧急处理。甲状腺危象表现为焦虑、烦躁、大汗淋漓、恶心、厌食、呕吐及腹泻症状，大量失水引起虚脱、休克甚至昏迷，高热（> 39℃），脉速 > 140 次 / 分，甚至 > 160 次 / 分，脉压增大，常因房颤或房扑而危及病情危重。有时伴有充血性心衰或肺水肿，偶有黄疸。血白细胞及游离 T_3、T_4 增高。

（3）实验室检查：①特异性甲状腺功能参考值：由于妊娠各期甲状腺功能适应性变化，血清 TSH 及 FT_4 参考值等亦相应改变。非妊娠女性的 TSH 参考范围为 0.4 ~ 4.0mIU/L。2011 年美国甲状腺学会（ATA）指南首次提出不同孕期 TSH 的正常参考范围，妊娠不同时期血清 TSH 参考值范围均较非妊娠期下降，但下降的幅度不同，妊娠早期下降更加明显，即妊娠早期 0.1 ~ 2.5mIU/L，妊娠中期 0.2 ~ 3.0mIU/L，妊娠晚期 0.3 ~ 3.0mIU/L。随着研究深入，多项证据表明，妊娠早期女性血清 TSH 参考值上限仅出现轻微下降，并未达到 2.5mIU/L，因此不能将 TSH2.5 作为妊娠早期正常上限值切点。2017 年 ATA 对此参考范围进行了修正，推荐不同地区、种族的人群应建立 TSH 特异性的参考值范围；否则建议将妊娠早期 TSH 的参考值上限定为 4.0mIU/L。此外，国内学者研究表明，中国人群血清 TSH 参考值上限在妊娠 7 周前几乎没有下降，7 周后仅出现轻微下降。故对于中国人群，妊娠早期 TSH 参考值范围适用于孕 7 ~ 12 周的妊娠妇女。②甲状腺功能测定：孕早期血清 TSH < 0.1mIU/L（我国指南建议筛查时间 8 周以前），提示存在甲状腺毒症的可能，应当进一步测定 FT_4/TT_4、TT_3、TRAb、TPOAb 来确认甲状腺毒症的病因；若

FT_3、FT_4升高，TSH降低，甲亢诊断可以成立。仅有TSH水平降低时，可能为妊娠期TSH自身变化的特点，不宜轻易做出亚临床甲亢的诊断。由于妊娠期血中甲状腺球蛋白升高，所以TT_3、TT_4相应升高，因此TT_3、TT_4对于妊娠期甲亢的诊断意义较小。妊娠期间禁忌^{131}I摄取率和放射性核素扫描检查。③TRAb滴度测定：TRAb滴度增高是Graves病活动的主要标志，若TRAb和（或）TPOAb阳性，则对诊断为自身免疫性甲状腺疾病有一定的提示意义。需要检测TRAb的适应人群包括：①活动性甲亢；②放射性碘治疗病史；③曾分娩甲亢婴儿；④妊娠期间因甲亢行甲状腺切除术治疗。TRAb滴度增高，可能存在如下风险：①甲亢控制不佳诱发短暂的胎儿中枢性甲亢；②过量ATD治疗导致与胎儿及新生儿甲减；③TRAb可通过胎盘刺激胎儿甲状腺致胎儿甲亢主要发生于存在高滴度TRAb（TRAb＞30%或者TSAb＞300%）的Graves病妇女。

3. 甲亢病情对妊娠的影响　轻度甲亢对母体和胎儿是相对安全的。中、重度甲亢常常危及母胎安全。妊娠合并甲亢患者的血清甲状腺水平增高，可使神经、肌肉兴奋性增强，机体耗氧、去甲肾上腺素和血管紧张素增多，致血管痉挛引起重度先兆子痫。其可诱发充血性心力衰竭，导致胎盘供血不良，引起胎儿宫内窘迫或胎儿生长受限，显著增加早产、低体重儿、流产、死产等不良结局的风险。过高的甲状腺激素也容易导致子代出现惊厥以及神经行为功能紊乱。

4. 妊娠合并甲亢的产科管理

（1）孕前管理：孕前应当询问是否有甲状腺疾病病史及相关症状，做到早期诊断。如果为甲亢患者，或既往分娩过甲亢患儿、接受过^{131}I治疗、部分甲状腺切除者应当检测TRAb。受孕前甲亢患者应接受局部治疗（^{131}I/手术）或药物治疗。

局部治疗：①当TRAb滴度升高而患者计划2年内妊娠时，甲状腺手术切除是合理的选择。TRAb滴度会增加^{131}I治疗量并持续升高数月；②患者^{131}I治疗前48小时，需排除妊娠可能，以避免^{131}I对胎儿的辐射作用：；③接受甲状腺手术或^{131}I治疗者，至少6个月后方可妊娠；

抗甲状腺药物（ATD）治疗：常用药物为甲巯咪唑（MMI）和丙基硫氧嘧啶（PTU），治疗后有甲状腺功能低下者应当接受左旋甲状腺素（L-T_4）替代治疗，使血TSH维持在0.3～2.5mIU/L。患者应在病情控制3个月后妊娠。

（2）孕期管理：患者孕期期接受过^{131}I治疗和检查，需终止妊娠。孕期监测甲亢指标首选FT_4，控制目标为血清FT_4接近或者轻度高于参考值的上限；妊娠20～24周应检测TRAb，也有研究推荐妊娠早期检测TRAb，若升高可在妊娠22～26周复测。对存在高滴度TRAb的孕妇需要从妊娠中期开始监测胎心率（胎儿心动过速是怀疑胎儿甲亢的最早体征），超声检查胎儿有无甲状腺肿大；TRAb明显升高者，建议终止妊娠。甲状腺功能正常但TRAb阳性妇女需要定期监测血清TSH。妊娠前半期，血清TSH应该每4～6周检测一次，在妊娠26～32周应至少检测一次。甲亢孕妇需要ATD治疗者，治疗起始阶段每2～4周监测一次TSH和FT_4，达到目标值后每4～6周监测一次，避免过度治疗导致胎儿甲状腺肿及甲减可能。甲亢孕妇应注意早期补钙、低盐饮食、避免高碘摄入以减少先兆子痫发生风险。合并先兆早产者，保胎用药应避免β受体兴奋剂。孕妇还应行心电图及超声心动图检查，排除甲亢性心脏病。

（3）分娩期管理：甲亢病情控制良好者，如果骨盆、宫颈条件好，估计胎儿不大，可考虑经阴道分娩，分娩时应鼓励患者，补充能量，注意缩短第二产程，必要时手术助产。剖宫产指征适当放宽。产后病情常加重，注意保证产妇休息，调整ATD的用药剂量，加强对母儿的监护，预防甲亢危象，及时发现胎儿甲状腺功能异常。

（4）哺乳期管理：①哺乳期可以继续使用ATD治疗，低中剂量的PTU（最高剂量20～30mg/d）

和MMI（最高剂量300mg/d）对于哺乳期婴儿是安全的，但乳汁中会有少量MMI及PTU，因此推荐使用最低有效剂量治疗，服药方法是在每次哺乳后分次服药，并且监测婴儿的甲状腺功能。因为PTU的肝脏毒性原因，推荐首选MMI，PTU为二线治疗药物。②哺乳期碘摄入：碘是甲状腺激素合成的重要营养物质。对于母乳喂养的婴儿，乳汁是其获取碘营养的关键途径。因此乳汁中需保证存在充足的碘，推荐产妇每日碘摄入量约250μg/d。而在严重碘缺乏地区，产妇应在产后尽早服用碘化油以保证一次性补充400μg碘。

5. 妊娠期Graves病甲亢治疗

（1）药物选择：妊娠期Graves病甲亢一般不易缓解，需要ATD进一步治疗。目前最常见ATD药物是为PTU和MMI。ATD通过抑制酪氨酸的碘化而抑制甲状腺激素合成，PTU还可抑制外周组织的T_4转化为T_3及免疫抑制作用。PTU口服后20～30分钟达甲状腺，半衰期2小时，需每日多次给药，而MMI口服后迅速吸收，浓集于甲状腺，其生物学效应能持续较长时间，故可每日给药1次。需要注意：① MMI和PTU均可以通过胎盘屏障，对母儿都存在风险性；②在早期应用PTU，因为MMI有致胎儿皮肤发育不全及“MMI胚胎病”（包括鼻后孔和食管的闭锁，颜面畸形）等先天性畸形的风险；③妊娠中晚期推荐首选MMI，PTU存在严重肝损伤的风险，包括肝衰竭和死亡。

（2）ATD使用剂量：我国指南推荐的初始计量PTU 50～300mg/d，MMI 5～15mg/d，由于MMI和PTU均可以通过胎盘屏障，当母体甲状腺功能正常时，可能已出现胎儿甲减。因此需尽量保证最低有效剂量治疗，并且每4周检测FT_4和TSH，调整剂量使FT_4波动于各孕期正常上限至高于上限1/3的范围。TSH波动于0.1～0.2mIU/L。如果FT_4正常且无症状，TSH＜0.1mIU/L亦可，不需要过度考虑TSH水平。

（3）甲状腺切除术：妊娠期间原则上不采取手术疗法治疗甲亢。需要严格把握手术指征：①患者对ATD过敏、出现严重不练反应；②需要大剂量ATD（PTU 300mg/d或MMI 30mg/d以上）才能控制甲亢；③患者接受ATD治疗的依从差。如果确定手术，妊娠4～6个月是最佳时间。术前推荐应用自受体阻断剂和短期碘化钾溶液（50～100mg/d）进行准备。

6. 甲亢危象的治疗 ①对因对症治疗。感染者使用广谱抗生素，分娩期及时终止妊娠；高热者予物理降温（避免乙酰水杨酸类药物），其他支持治疗（静脉补液、纠正水电解质紊乱等）。②抑制甲状腺激素生物合成。PTU首选：可抑制外周组织的T_4转化为T_3。首次500～1000mg口服或者经胃管注入，以后每次250mg，间隔4小时。1天后血中的T_3水平可下降50%，危象缓解后再逐渐减为常规治疗量。③抑制甲状腺激素释放。碘剂：复方碘溶液（SSPI）每次5滴（0.25ml或者250mg），间隔6小时，危象缓解后约3～7天停用。理论上碘剂应在服用PTU 1小时甲状腺激素生物合成被阻断后才开始服用，以免被作为甲状腺激素的原料，增加甲状腺激素的合成。实际上，碘剂阻断甲状腺激素释放疗效迅速而肯定，远比PTU抑制激素的合成重要，为尽快控制危象可同时给碘剂和PTU。④可降低周围组织对甲状腺激素的反应β受体拮抗剂：首选普萘洛尔15～20mg，口服，每4小时一次，紧急情况下可静脉注射。⑤糖皮质激素：首次氢化可的松300mg静滴（感染诱发者慎用），以后每次100mg，每8小时一次。⑥在上述常规治疗效果不满意时，可选用血液透析或血浆置换等措施迅速降低血浆甲状腺激素浓度。

理论与实践

妊娠期甲亢的诊断应包括甲状腺功能的评定及甲亢病因的确定，同时应评定其合并情况。因为妊娠和甲亢的症状体征存在重叠，诊断时应予注意。当 SGH 与 Graves 甲亢难以鉴别时，可以短期使用 ATD。如停用抗甲状腺药物后甲亢再次发生，诊断 Graves 病甲亢可能性更大，因而需要继续治疗。妊娠期甲亢需要多学科共同管理，包括产科、内分泌科、胎儿医学科等。

（刘国成）

学习小结

妊娠期甲状腺代谢改变会引起血清甲状腺参考指标值的改变，妊娠期的 TSH 及 FT_4 具有孕龄特异性。本单位或本地区需要建立妊娠期不同阶段特异的血清甲状腺指标参考值。妊娠期甲亢最常见的原因为妊娠期甲亢综合征及妊娠 Graves 病甲亢。GTH 发生在妊娠前半期，与 hCG 过度产生、刺激甲状腺激素生成有关。临床特点包括：妊娠 8～10 周发病，有心悸、焦虑、多汗等高代谢症状，血清 FT_4 和 TT_4 升高，血清 TSH 降低或者不能测及，甲状腺抗体阴性。妊娠期甲亢综合征以对症支持治疗为主，血清 T_4 在妊娠 14～18 周可恢复正常，不需要抗甲状腺药物治疗，因为对症支持治疗后一般不引起母儿不良妊娠结局。而出现突眼症状及甲状腺抗体阳性，往往提示妊娠 Graves 病甲亢，这需要抗甲状腺药物进一步治疗。妊娠早期优先选择 PTU，二线选择为 MMI，而妊娠中晚期优先选择 MMI。妊娠 Graves 病甲亢不经治疗或者病情控制欠佳者，可导致妊娠相关并发症及不良妊娠结局。妊娠期甲亢治疗的目的是使孕妇安全地度过孕期、分娩期、产褥期，获得甲状腺功能正常的新生儿，减少母儿并发症的发生、改善胎儿及新生儿的预后。

三、妊娠期甲状腺功能减退症

1. 流行病学特点 妊娠期甲状腺功能减退症（以下简称“甲减”）是最常见的妊娠相关性甲状腺疾病，约影响 3%～5% 的妊娠女性。妊娠期甲状腺功能减退包括临床甲减（患者有甲减症状）和亚临床甲减（患者没有临床症状，只有甲状腺功能化验异常），单纯低甲状腺素（T_4）血症、促甲状腺激素（TSH）正常的甲状腺自身抗体阳性。亚临床甲减患病率占 3%～5%，明显高于临床甲减。

妊娠期甲状腺功能减退症（简称甲减）的原因包括：缺碘、慢性自身免疫性甲状腺炎、甲状腺手术和 ^{131}I 治疗后。

2. 甲减病因

（1）碘缺乏和碘过量都是导致妊娠期甲减的潜在因素。①碘缺乏仍是全球范围甲减的主要原因。碘是甲状腺激素合成的必要物质，严重碘缺乏会导致母亲及胎儿发生显性甲减，但在轻度到中度碘缺乏地区，低甲状腺素血症更为常见。WHO 推荐的妊娠女性和哺乳期女性的碘摄入总量为 250μg/d，碘缺乏主要表现 24 小时尿碘减少，当尿碘中位数在 51～150μg/L 时定义为妊娠期轻中度碘缺乏，这类人群出现甲状腺肿的危险性相对增加。由于妊娠期的生理变化，10%～20% 妊娠早期甲状腺正常的孕妇若碘摄入不足可导致妊娠晚期甲减。无论碘缺乏还是碘充足地区的妊娠女性(即所有孕妇)仍应在孕期补碘，以提供充足的原料合成甲状腺素，满足母体和胎儿的需求。②碘过量(碘摄入 > 500μg/d)也可能引起孕期母亲和胎儿甲减。当碘过量时，机体出现 Wolff-Chaikoff 效应，即碘阻滞效应。机体为应对碘过量摄入，暂时性减少甲状腺激素合成与释放，故多数人对慢性饮食中碘过量摄入能够耐受。若持续高碘摄入，机体将从碘阻滞效应中“逃逸”，甲状腺激素合成恢复正常。若机体不能及时从碘阻滞效应中逃逸，高碘摄入状态反而易患甲减。由于胎儿的逃逸机制至妊娠 36 周后方可成熟，因此碘过量摄入更易发生胎儿甲减。对于个体而言，碘过量摄入的主要来源是药物，含碘药物胺碘酮诱发甲减的发生率是 5%～22%。

(2)在碘充足地区，慢性自身免疫性甲减 - 桥本甲状腺炎是导致妊娠期甲减的主要病因，占 50%～60%，主要表现为 TPOAb 和 TGAb 阳性。流行病学研究显示，在妊娠前半期女性中显性甲减者中的 TPOAb 阳性率为 70%～90%，亚临床甲减者中为 30%～60%，而单纯低甲状腺素血症者中仅为 10%。

(3)其他可能导致妊娠期甲减的病因包括：既往甲状腺全切或次全切手术史、因甲亢接受放射性碘治疗史、头颈部放射治疗史、显性或亚临床甲减接受了不恰当的替代治疗和甲状腺发育不全。

3. 甲减对孕妇和胎儿的影响

(1)临床甲减对母婴的危害是肯定的，对于母体而言包括自然流产、早产、死胎、胎盘早剥、妊娠期高血压疾病、心功能紊乱，其严重程度与甲减的严重程度相关。Lowell 等报道甲减患者中先兆子痫的发生率为 44%，胎盘早剥及产后出血发生率各为 19%。Anna 等报道甲减孕妇合并子痫、先兆子痫及妊娠高血压的发病率分别为 22%、15% 和 7.6%。此外也有研究证实甲状腺功能减退会影响胎儿神经的发育。胎儿需 T_4 来保证正常脑神经及其他器官系统的发育。妊娠中期胎儿甲状腺功能才能完全建立。此前，尤其妊娠早期胎儿的甲状腺激素完全依赖母体提供，若甲状腺激素水平降低则会使胎儿大脑皮质中主管语言、听觉和智力的部分不能得到完全分化和发育，造成不可逆转的损害。

(2)亚临床甲减妊娠并发症的危险性结论尚有争议。Negro 等的一项随机对照研究表明，妊娠亚临床甲减合并 TPOAb 阳性的孕妇给予左甲状腺素治疗，会减少不良妊娠结局。然而，Lazarus 等未发现治疗组与未治疗组之间早产率和出生体重有明显差异。妊娠期亚临床甲减对胎儿神经智力发育的影响尚不明确。目前大多数权威研究结果支持妊娠期亚临床甲减会增加不良妊娠结局发生的风险。

4. 临床表现及诊断 妊娠合并甲减的患者常病情轻微，临床表现隐匿，无特异性，可仅表现为浮肿、便秘、乏力、嗜睡、怕冷、记忆力减退、精神抑郁等，与妊娠症状有交叉。少数有心悸、气促、脱发、皮肤干燥、出汗少，肌肉强直疼痛，可能出现手指疼痛与烧灼感，或麻刺样异常感觉。体征为行动、言语迟钝，皮肤苍白、干燥、无弹性，心搏缓慢而弱，心音降低，深腱反射迟缓期延长，晚期皮肤呈凹陷性水肿，毛发稀少干枯，无光泽，甲状腺呈弥漫性或结节状肿大。

妊娠合并甲减主要依据甲状腺功能测定来确诊。如有条件，应该采用妊娠特异性血清 TSH 参考范围诊断妊娠期甲减。否则，在碘充足地区可以采用以下 TSH 参考范围的上限：妊娠早期为 2.5mIU/L，妊娠中期为 3.0mIU/L，妊娠晚期为 3.0mIU/L(2017 年 ATA 对此参考范围进行了修正，推荐不同地区、种族的人群应建立TSH特异性的参考值范围；否则建议将妊娠早期TSH的参考值上限定为4.0mIU/L）。当血清TSH值高于特异参考值上限时，定义为妊娠期甲减。其中对于不同的妊娠阶段，当血清TSH高于特异参考值上限且FT_4水平下降时，为妊娠期临床甲减；当TSH高于特异参考上限而FT_4正常时，为妊娠期亚临床甲减。当FT_4下降而TSH正常则称为单纯低甲状腺素血症。目前尚没有合适的妊娠期特异的FT_4检测方法特异及特异参考范围。

5. 治疗

（1）妊娠期临床甲减

1）治疗时机及目标：妊娠期显性甲减对母儿的危害已经能够证实，一旦确定，立即开始替代治疗，尽快达到治疗TSH的正常参考值。根据2011年ATA指南推荐，临床甲减治疗目标：TSH值维持在妊娠早期0.1～2.5mIU/L，妊娠中期0.2～3.0mIU/L，妊娠晚期0.3～3.0mIU/L。

2）药物选择及剂量调节：胎儿发育尤其是脑发育主要依赖母体充足的T_4水平，而不是T_3水平，治疗药物首选左甲状腺素（$L\text{-}T_4$），不建议给予三碘甲腺原氨酸或者干甲状腺片治疗。左甲状腺素对妊娠和哺乳均安全，无致畸或大量进入乳汁的证据。$L\text{-}T_4$始剂量为50～100μg/d，完全替代剂量为2.0～2.4μg/（kg•d）；对于孕前已确诊的甲减，孕前的完全替代剂量为1.6～1.8μg/（kg•d），怀孕后应增加30%～50%的剂量，简单的计算方法为在每7天量的基础上增加2天（29%）的剂量。治疗过程中还应注意以下问题：①妊娠期$L\text{-}T_4$需要量较非妊娠期显著增加；②治疗目标是保证胎儿第一个脑快速发育期，所以治疗必须在妊娠4个月前启动，最好在孕8周以前；③替代治疗维持妊娠全过程；④分娩后及时减少$L\text{-}T_4$的用量。

（2）妊娠期亚临床甲减：治疗依据：①亚临床甲减：血清TSH增高，FT_4正常；②低T_4血症：血清TSH正常，FT_4减低；③TPOAb阳性。三种情况，可以单独存在，也可以重叠存在。2017年ATA指出：①妊娠期间TSH轻度上升伴TPOAb阳性与妊娠不良结局相关，此类患者应给予LT_4积极治疗；②当TPOAb阴性、TSH值＞10.0mIU/L时，推荐LT_4治疗；③当TPOAb阴性，TSH介于参考值范围上限和10mIU/L之间时，可考虑LT_4治疗；④对于TSH介于2.5mIU/L和参考范围上限的妊娠妇女，既往有不良妊娠史或甲状腺自身抗体阳性，可考虑LT_4治疗；如不治疗，需定期监测甲状腺功能。妊娠期单纯低甲状腺素血症不进行常规治疗。

6. 妊娠期甲减的筛查监测

（1）甲减筛查的高危人群包括：①具有甲亢、甲减或甲状腺叶切除者；②具有甲状腺疾病家族史；③甲状腺肿；④甲状腺自身抗体阳性；⑤临床提示甲状腺功能高或低，包括贫血、低钠血症、高胆固醇血症；⑥1型糖尿病；⑦其他自身免疫病；⑧检查不孕症，同时测TSH；⑨具有头颈部放射治疗史；⑩具有流产和早产病史者。

（2）对于临床和亚临床甲减女性或者有甲减高风险的女性，应在妊娠前半期（1～20周）每4周检测甲状腺功能；在妊娠26～32周至少进行一次甲状腺功能检测。对于甲减得到充分治疗的孕妇，除测定甲状腺功能外，不推荐连续胎儿超声、产前检查和（或）脐带血抽样检测。对于接受碘消融或者手术治疗的弥漫性毒性甲状腺肿（Graves病）女性，需要监测TSH受体抗体。对于分娩后的甲减女性，LT_4应降至妊娠前剂量，产后约6周需再次复查血清TSH水平。

理论与实践　　妊娠期甲减对妊娠结局及胎儿危害明确，因此，加强孕期健康宣传教育，孕前及孕早期重点筛查高危人群，提高妊娠期甲减的诊断率，

对确诊患者早期全程规律治疗，降低妊娠期甲减造成的不良后果，预防并发症，严密监测孕妇、胎儿情况，促进母儿共同健康。

（刘国成）

学习小结

妊娠期甲减的诊断需要测定血清TSH和甲状腺素，同时要考虑到妊娠不同分期特异性参考值范围。一旦确诊，应及时、足量补充外源性左甲状腺素，保证妊娠早期母体对胎儿的甲状腺激素的供应，满足胎儿第一个脑快速发育期对甲状腺激素的需要。亚临床甲减伴TPOAb阳性者需要给予左甲状腺素积极治疗。

复习参考题

1. 甲状腺功能异常对母胎有何影响？
2. 如何对妊娠期甲减进行诊断和治疗？

第七节　妊娠合并急性阑尾炎

学习目标

掌握	妊娠期急性阑尾炎的临床表现及诊断。
熟悉	妊娠期急性阑尾炎的治疗及处理。
了解	妊娠期急性阑尾炎的影响及特点。

（一）概论

急性阑尾炎是妊娠期常见的外科合并症之一。发病率为0.05%～0.1%，以妊娠早中期多见。由于妊娠期阑尾位置的变化，阑尾炎的临产表现不典型，早期诊断较困难，误诊率较高。妊娠各期均可发生急性阑尾炎，但以妊娠前6个月内居多。因妊娠期病程发展快，易形成穿孔和腹膜炎，因而是一种严重合并症，早期及诊断极为重要。当阑尾炎症波及子宫浆膜层时，可刺激子宫收缩，发生流产或早产，或刺激子宫强直性收缩，致胎儿缺氧而死亡。

（二）妊娠期阑尾炎的特点

阑尾的位置在妊娠初期与非妊娠期相似，其根部在右髂前上棘与脐连线中外1/3处（麦氏点）；随着妊娠子宫逐渐增大，盲肠位置上升，阑尾尾部随之向上、向后移位；产后14日恢复到非妊娠时的位置。

妊娠期阑尾炎有两个特点：一是早期诊断比较困难，二是炎症容易扩散。

妊娠期阑尾炎早期诊断比较困难，其原因有：①阑尾炎的消化道症状与早孕反应容易混淆；②腹痛症状易与其他妊娠期腹痛性疾病，如早产、肾绞痛、肾盂肾炎、子宫肌瘤变性、胎盘早剥等相混淆；③妊娠期阑尾炎患者多数无转移性右下腹疼痛的阑尾炎典型症状，由于增大的子宫导致阑尾尾部移位，甚至疼痛不在右下腹部位；④正常妊娠妇女的血白细胞可有一定程度升高；⑤妊娠期阑尾炎的体征不典型，如压痛、反跳痛和腹肌紧张常不明显，肛门指诊直肠前壁右侧触痛不明显等。

妊娠期阑尾炎炎症容易扩散，其原因有：①妊娠期盆腔血液及淋巴循环旺盛，毛细血管通透性增强；②增大的子宫将腹壁与发生炎症的阑尾分开，使局部防卫能力减弱；③巨大的妊娠子宫妨碍大网膜游走，使大网膜不能抵达感染部位发挥防卫作用，炎症被网膜局限包裹的可能性变小；④炎症波及子宫可诱发子宫收缩，宫缩又促使炎症扩散，易导致弥漫性腹膜炎；⑤阑尾炎症状及体征不典型，早期诊断困难，容易延误诊疗时机。

（三）临床表现及诊断

在妊娠的不同时期，急性阑尾炎的临床表现有明显差异。

1. 妊娠早期 症状及体征与非妊娠期基本相同。常有转移性右下腹痛，伴恶心、呕吐、发热，及右下腹压痛、反跳痛和腹肌紧张等。

2. 妊娠中、晚期 临床表现常不典型。常无明显的转移性右下腹痛。阑尾尾部位于子宫背面时，疼痛可位于右侧腰部。约80%的孕妇其压痛点在右下腹，但压痛点位置常偏高。增大的子宫将壁腹膜向前顶起，故压痛、反跳痛和腹肌紧张常不明显。妊娠期白细胞计数 $>15\times10^9/L$ 时有助于阑尾炎诊断。

（四）鉴别诊断

妊娠早期急性阑尾炎应与卵巢囊肿蒂扭转、黄体破裂、输卵管妊娠等相鉴别，妊娠中晚期急性阑尾炎应与卵巢囊肿蒂扭转、肾盂积水、急性肾盂肾炎、输尿管结石、急性胆囊炎等相鉴别。还需与先兆临产、胎盘早剥、子宫破裂、子宫肌瘤红色变性等相鉴别。产褥期急性阑尾炎与产褥感染不易区分。

（五）治疗

妊娠期急性阑尾炎一般不主张保守治疗。一旦确诊，应在积极抗感染治疗的同时，立即手术治疗，尤其在妊娠中、晚期。高度怀疑急性阑尾炎，若一时难以确诊，特别是病情继续进展者，应放宽剖腹探查指征，及时果断采取手术治疗，以免贻误病情。术中操作应轻柔，尽量避免刺激子宫。除非有产科急诊指征，原则上仅处理阑尾炎而不同时行剖宫产。术后处理：需继续妊娠者，应选择对胎儿影响小的广谱抗生素抗感染治疗，术后3～4日内应给予抑制宫缩药及镇静药等保胎治疗。

（刘国成）

学习小结

妊娠期急性阑尾炎诊断依据：①妊娠早期的急性阑尾炎症状及体征与非妊娠期基本相同。转移性右下腹痛，伴恶心、呕吐、发热，及右下腹压痛、反跳痛和腹肌紧张等；②妊娠中、晚期临床表现常不典型。疼痛可位于右侧腰部。压痛、反跳痛和腹肌紧张常不明显。妊娠期白细胞计数 > 15×10^9/L。治疗：一旦确诊，应在积极抗感染治疗的同时，立即手术治疗，尤其在妊娠中，晚期，应放宽剖腹探查指征，术中操作应轻柔，尽量避免刺激子宫。术后抗感染，抑制宫缩保胎治疗。

复习参考题

1. 妊娠期急性阑尾炎特点是什么?
2. 妊娠早期及妊娠中晚期诊断有何不同?
3. 妊娠期急性阑尾炎治疗原则是什么?

第八节　急性胰腺炎

学习目标

掌握	妊娠期急性胰腺炎的诊断。
熟悉	妊娠期急性胰腺炎的治疗及产科处理。
了解	妊娠期急性胰腺炎的鉴别诊断。

（一）概论

急性胰腺炎是妊娠期常见的急腹症之一，多发生于妊娠晚期及产褥期。急性胰腺炎的发病机制可能与胆石症，高脂血症等有关。根据病理特征特点，急性胰腺炎可分为急性水肿性胰腺炎、急性出血性胰腺炎和急性坏死性胰腺炎 3 种。根据临床表现、生化改变、器官功能障碍、局部并发症以及对液体补充治疗的反应性等指标，可分为轻症胰腺炎和重症胰腺炎。妊娠合并急性胰腺炎多为轻症，重症约占 10% ~ 20%，具有发病急，并发症多，病死率高等特点，威胁母婴健康。

（二）临床表现与诊断

1. 临床表现

（1）症状：妊娠期急性胰腺炎的主要症状与非妊娠期相同。突然发作的持续性上腹部疼痛常为本病的主要表现和首发症状。腹痛呈持续性，阵发性加剧，可放射至腰背肩部。多伴有恶心，呕吐，腹胀，发热等。

约 20% 的妊娠期急性胰腺炎患者，可出现不同程度的黄疸，以轻中度黄疸多见。出血坏死性胰腺炎者由于广泛腹膜炎，继发麻痹性肠梗阻，可有严重腹胀。患者常有烦躁不安，神志淡漠，谵妄情绪低落等症状。严重者发病后迅速出现脉搏细速，血压下降，四肢厥冷等休克症状。部分严重患者可以发生呼吸衰竭与肾衰竭，表现呼吸急促，尿少等症状。

（2）体征：轻者仅为腹部轻压痛。重症者多右上腹部压痛，反跳痛和腹肌紧张，肠蠕动减弱或消失，腹部移动性浊音阳性，Grey-Turner 征，Cullen 征等。

2. 胰酶测定　淀粉酶或脂肪酶升高，高于正常值上限 3 倍，有诊断价值。淀粉酶在正常妊娠期有生理性增高，因此动态监测血淀粉酶不断升高对诊断更有帮助。血清淀粉酶是诊断急性胰腺炎的重要指标，一般于腹痛 8 小时开始升高，24 小时达高峰，约 3～5 日降至正常。尿淀粉酶变化仅供参考。血清脂肪酶升高持续时间较淀粉酶长，诊断急性胰腺炎的敏感性和特异性一般优于淀粉酶。

3. B 型超声　可见胰腺体积弥漫性增大，实质结构不均匀。出血坏死时可出现粗大强回声，胰腺周围渗出液积聚呈无回声区。

4. CT 增强扫描　可见胰腺肿大，外形不规则，有明显低密度区，周围有不同程度的液体积聚。

若患者具备急性胰腺炎特征性的腹痛，而血清胰酶水平低于正常值 3 倍，则需结合影像学检查结果才可确诊急性胰腺炎。

（三）鉴别诊断

1. 临产　妊娠期因胰腺位置相对较深，合并胰腺炎时体征可不典型，炎症刺激子宫，可引起宫缩，从而掩盖腹痛，易被误诊为临产。

2. 胎盘早剥　有腹膜炎时，腹肌紧张，板状腹，压痛，甚至出现休克，易被误诊为胎盘早剥。

3. 其他　还需与消化性溃疡，胆囊炎，阑尾炎，胃肠炎，肠梗阻等疾病相鉴定。

（四）治疗

对水肿性胰腺炎采取非手术治疗，多数病例可以有效治愈。对急性出血性坏死性胰腺炎主张急诊手术，争取在发病 48～72 小时内手术。

妊娠合并急性胰腺炎多数为轻症胰腺炎，无器官功能障碍与局部并发症，对液体补充治疗反应良好，以保守治疗为主，经 3～7 日治疗后，多数病情缓解。

1. 非手术治疗

1）禁食，禁水，胃肠减压，直至腹痛消失。

2）补液，营养支持和抗体休克治疗，中心静脉插管，给予胃肠减压外高营养，注意维持水、电解质平衡。

3）缓解疼痛，首选哌替啶 50～100mg，可加用阿托品。

4）抑制胰液分泌，如生长抑素及其类似物，H_2 受体拮抗剂或质子泵抑制剂等。

5）给予大剂量广谱抗生素抗感染。

2. 手术治疗　若保守治疗无效，病情不见好转，B 型超声或 CT 提示胰腺周围浸润范围持续扩大者，需行外科手术治疗

3. 产科处理　治疗过程中应积极保胎并密切监测胎儿宫内情况，多数可自然分娩，产程中

监测病情变化：重症胰腺炎病情严重，估计胎儿已可存活时，腹腔穿刺有血性腹腔积液合并高脂血症者，可适当放宽剖宫产指征。

（刘国成）

学习小结

妊娠期急性胰腺炎的临床表现：①突然发作的持续性上腹部疼痛。腹痛呈持续性，阵发性加剧，可放射至腰背肩部。②轻者体征仅为腹部轻压痛。重症者体征多右上腹部压痛，反跳痛和腹肌紧张，肠蠕动减弱或消失，腹部移动性浊音阳性，Grey-Turner 症，Cullen 症等。辅助诊断：③淀粉酶或脂肪酶升高，高于正常值上限 3 倍；④ B 型超声可见胰腺体积弥漫性增大，实质结构不均匀；⑤ CT 检查可见胰腺肿大，外形不规则，有明显低密度区，周围有不同程度的液体积聚。治疗：水肿性胰腺炎采取非手术治疗，急性出血性坏死性胰腺炎主张急诊手术，争取在发病 48～72 小时内手术。重症胰腺炎病情严重，估计胎儿已可存活时可适当放宽剖宫产指征。

复习参考题

1. 妊娠期急性胰腺炎临床表现是什么？
2. 妊娠期急性胰腺炎辅助诊断有哪些方法？

第九节　妊娠合并常见肿瘤

学习目标

掌握	妊娠合并子宫肌瘤的诊断与处理。
熟悉	妊娠合并卵巢囊肿蒂扭转的诊断及处理原则。
了解	妊娠合并子宫颈上皮内瘤变的概况。

一、妊娠合并子宫肌瘤

（一）概述

子宫肌瘤是女性生殖器官中最常见的肿瘤，随着晚婚、高龄分娩人群的增多，妊娠合并子宫肌瘤的发生率有上升趋势。肌瘤合并妊娠占肌瘤患者 0.5%～1%，占妊娠 0.3%～0.5%，肌瘤小又无症状者常被忽略，实际发病率高于报道。子宫肌瘤与妊娠之间有不良影响，为保证母婴安全，提高围生期医学质量，应加强孕产期监护，并给予正确的产科处理。

（二）相互影响

1. 妊娠对子宫肌瘤的影响 妊娠随着子宫增大肌瘤位置相应改变，由于高水平雌孕影响，子宫肌瘤增大、变软，可发生子宫肌瘤变性，其中以红色变性最多见，子宫肌瘤变性多见于妊娠中期。对于浆膜下子宫肌瘤合并妊娠者，此时应与急性阑尾炎、卵巢肿瘤蒂扭转相鉴别。

2. 肌瘤对妊娠的影响 ①不孕：与肌瘤的生长部位有关，如宫角部位肌瘤压迫输卵管间质部影响受孕；②流产、早产：子宫肌瘤合并妊娠自然流产的发生率达20%~30%，尤其是黏膜下肌瘤，使宫腔变形，子宫内膜感染，不利于受精卵着床，受孕后也容易发生流产，较大的记录合并妊娠，容易引起流产或早产；③产科并发症：孕期可发生胎儿变形、胎位异常、胎儿宫内生长发育迟缓及前置胎盘等；分娩时可引起产道梗阻而难产、剖宫产率增加；④分娩后可引起产后出血。

（三）诊断

1. 曾有子宫肌瘤病史。

2. 症状 孕期发生阴道流血，腹痛等流产症状，肌瘤变性时可伴呕吐、发热。

3. 体征 子宫形状不规则，子宫大小大于孕周。

4. B型超声 协助诊断。

5. MRI 可准确判断肌瘤的大小、数目和位置。

（四）鉴别诊断

妊娠合并子宫肌瘤变性需和急性阑尾炎、卵巢肿瘤蒂扭转等相鉴别。浆膜下肌瘤有时要与卵巢肿瘤、宫角妊娠、子宫畸形鉴别。

（五）处理

1. 妊娠期 无症状不需特殊处理。妊娠期不主张肌瘤剔除，但除以下情况外：

1）肌瘤快速增大，影响继续妊娠。

2）肌瘤压迫邻近器官出现严重症状。

3）浆膜下肌瘤发生蒂扭转，保守治疗无效。

4）个别肌瘤红色变性，保守治疗无效。

2. 分娩期 孕晚期根据肌瘤及孕妇病情选择适合的分娩方式。分娩前需做好积极准备，预防产后出血。

1）阴道分娩：肌瘤位于腹腔内，不产生产道梗阻者，无其他高危因素的，可阴道试产。

2）剖宫产：以下情况需要考虑手术：①胎盘种植肌瘤表面，考虑胎盘粘连或植入，可能引起产后大出血或需切除子宫者；②肌瘤位于子宫下段或宫颈，阻塞产道或并发前置胎盘、胎位不正者；③曾有肌瘤剔除史或多年不孕、珍贵儿者。

3）剖宫产同时是否剔除肌瘤的问题：一般不主张剖宫产同时剔除肌瘤。有条件的情况下可考虑。对于肌瘤直径>4cm，尤其>8cm时，宜同时行肌瘤剔除术，可以减少术后再次手术的机会。

3. 产褥期 需要预防产后出血、感染等，注意肌瘤有无变性、扭转、坏死。

（六）妊娠合并子宫肌瘤红色变性的诊断和处理

多发生在妊娠中、晚期或产褥期。

1. 临床表现

（1）症状：剧烈腹痛伴恶心、呕吐、高热（体温达38℃）。

（2）体征：子宫快速增大、变软、压痛、反跳痛明显，肌瘤部位尤其明显压痛，血白细胞增高。

（3）超声：肌瘤快速增大，回声降低，血流丰富。

2. 诊断 根据临床表现及既往肌瘤病史，首先考虑肌瘤红色变性。需与急性阑尾炎、卵巢肿瘤蒂扭转鉴别。

3. 处理 原则是支持及保守治疗。主要有：①卧床休息；②补液及一般支持治疗；③适当予镇静剂、止痛剂、局部冰敷；④有宫缩，可予抑制宫缩等安胎治疗；⑤抗生素预防感染。保守治疗一周左右可好转，无需手术，可继续妊娠。如诊断不清或保守治疗无效，病情迅速恶化，可考虑肌瘤剔除，并积极安胎，继续妊娠。

二、妊娠合并卵巢肿瘤

（一）概述

妊娠合并卵巢肿瘤较常见，但合并恶性肿瘤的较少，妊娠合并良性肿瘤以成熟囊性畸胎瘤及浆液性囊腺瘤居多，占妊娠合并卵巢肿瘤的90%。卵巢肿瘤对妊娠的影响：①卵巢功能对受孕的影响引起不孕；②较大的囊肿限制子宫的增大，可刺激子宫引发流产；③影响胎位，分娩时阻塞产道，引起梗阻性难产、滞产；④易发生蒂扭转，卵巢破裂，一旦需急诊剖腹手术，增加流产、早产的危险性。妊娠对肿瘤的影响：①妊娠盆腔充血会加速肿瘤的生长和扩散；②妊娠子宫增大压迫引起卵巢肿瘤破裂和出血。

（二）临床表现及诊断

1. 曾有卵巢肿瘤的病史。

2. 妊娠早期盆腔检查是发现卵巢肿瘤的方法之一，随着妊娠月份的增加，子宫增大，肿块移位，中期妊娠以后不易发现，盆腔检查往往不易发现阳性体征。

3. B型超声检查 是最可靠的方法，准确率高，B型超声可协助明确肿块位置、大小、形态、肿块内部回声、血流情况等，帮助提示是否有恶性可能。

4. 孕期突发一侧剧烈腹痛，伴恶心、呕吐，应考虑到有卵巢肿瘤蒂扭转或破裂的可能。

5. 阴道试产过程中阴道检查发现盆腔内肿块嵌顿时应考虑到是否有卵巢肿瘤导致梗阻性难产的可能，也有部分患者在剖宫产术中发现卵巢肿瘤。

（三）并发症

1. 蒂扭转 卵巢肿瘤合并妊娠发生蒂扭转的比率高达10%～15%，多发生在妊娠中期和产褥期，以畸胎瘤多见。一旦发生应立即手术干预。

2. 破裂出血 卵巢破裂发生时可根据具体情况行手术治疗或保守观察。

3. **感染** 在分娩期及产褥期易发生感染，一般经积极抗感染治疗，大多能控制。

4. **产科并发症** 流产、早产、胎位异常、难产、剖宫产率增加。

（四）处理

妊娠期发生卵巢肿瘤时，处理取决于孕期的早晚、肿块的性质、大小及患者的症状。

1. **良性卵巢肿瘤合并妊娠的处理**

（1）孕前发生的附件肿物应及时手术治疗后再妊娠。

（2）孕早期：直径 < 5cm 的囊性肿块，多数是妊娠引起的生理性卵巢囊肿，至妊娠中期可逐渐缩小、消失，应定期随访。

（3）孕中期：囊肿持续至妊娠中期无并发症情况时可暂予观察。

（4）孕晚期：临产后发生产道梗阻时应及时行剖宫产并切除肿块，否则可阴道分娩。

2. **恶性卵巢肿瘤合并妊娠的处理** 处理原则与非妊娠期相同，具体手术方案根据临床分期，肿瘤病理类型。

三、妊娠合并宫颈上皮内瘤样病变

妊娠期间，增高的雌激素使柱状上皮外移至子宫颈阴道部，转化区的基底细胞出现不典型增生改变；妊娠期免疫功能可能低下，易患 HPV 感染。诊断时应注意：妊娠时转化区的基底细胞可有核增大、深染等表现，细胞学检查易误诊，但产后 6 周可恢复正常。大部分妊娠期患者为 CINⅠ，仅约 14% 为 CINⅡ或 CINⅢ。一般认为妊娠期 CIN 仅作观察，产后复查后再处理。

（刘国成）

学习小结

1. 妊娠合并子宫肌瘤可导致早期流产、难产、早产及产后出血，妊娠期及产褥期肌瘤容易发生红色样变，诊断依据：剧烈腹痛伴恶心、呕吐、发热，白细胞计数升高，B 型超声检查发现肌瘤迅速增大、压痛。处理原则是支持和保守治疗，如保守治疗无效，病情迅速恶化者，可考虑行肌瘤剔除术，同时积极保胎，继续妊娠。

2. 妊娠合并卵巢肿瘤诊断主要靠 B 型超声诊断，一旦确诊妊娠合并卵巢肿瘤应加强围产期监测，注意预防蒂扭转，破裂等并发症，大多数良性的卵巢肿瘤可保守治疗至孕足月，可等待剖宫产时一并处理。

复习参考题

1. 妊娠合并子宫肌瘤的处理有哪些?
2. 妊娠合并卵巢肿瘤的诊断及其并发症有哪些?
3. 妊娠合并子宫肌瘤红色变性的诊断及处理是哪些?

第十一章 妊娠合并性传播疾病

11

学习目标

掌握	妊娠合并性传播疾病的各种病原体、传播途径、临床表现、诊断方法及治疗原则。
熟悉	妊娠期各种性传播疾病对妊娠、分娩及胎儿的影响。
了解	性传播疾病的定义，目前我国重点监测、需作疫情报告的性传播疾病的种类。

性传播疾病(sexually transmitted diseases，STD)是指可经性行为或类似性行为传播的一组传染病。目前，我国重点监测、需作疫情报告的STD有8种，包括：淋病、梅毒、艾滋病、非淋菌性尿道炎(宫颈炎)、尖锐湿疣、软下疳、性病性淋巴肉芽肿和生殖器疱疹。孕妇一旦感染性传播疾病，若不及时处理，可通过母儿传播使胎儿感染，导致流产、早产、胎儿生长受限、死胎、死产或新生儿感染。

第一节　淋病

淋病(gonorrhea)是由淋病奈瑟菌(简称淋球菌)引起的泌尿生殖系统化脓性感染，近年来其发病率居我国STD的首位，发病率为0.5%～5%。淋病主要通过性交直接传染，可引起尿道炎、前庭大腺炎、盆腔炎，也可以表现为眼、咽、直肠的感染以及播散性淋病。淋病奈瑟菌主要侵犯黏膜，尤其对单层柱状上皮和移行上皮有特殊亲和力。

(一)病因

淋病奈瑟菌，是呈卵圆形或肾形的革兰氏阴性双球菌，常成双排列，人是淋病奈瑟菌的唯一天然宿主，一般消毒剂易将其杀死。

(二)传播途径

1. **性接触传播**　是成人感染的主要方式，淋病患者是其传染源。

2. **间接传播**　通过接触染菌衣物、毛巾、床单、浴盆等物品及消毒不彻底的检查器械等被感染，为幼儿感染的主要方式。

3. **产道感染**　孕妇感染后可通过羊膜腔导致胎儿感染，也可通过产道导致新生儿感染。

(三)临床表现

潜伏期3～5日，约50%～70%妇女感染淋病奈瑟菌后无临床症状，但具有传染性。主要表现为阴道分泌物增多，呈脓性，外阴瘙痒或灼热感，可伴有下腹痛，检查见宫颈充血水肿明显，有脓性分泌物从宫颈口流出等宫颈炎的表现，部分患者的淋病奈瑟菌可沿黏膜上行感染盆腔脏器，从而引起子宫内膜炎、输卵管积脓、输卵管卵巢脓肿、盆腔腹膜炎、盆腔脓肿等，也可有尿道炎和前庭大腺炎等症状。

淋病奈瑟菌可通过血液循环传播，引起全身淋病奈瑟菌性疾病称播散性淋病。约1%～3%的淋病患者可发生播散性淋病，常见于月经期或妊娠妇女。早期菌血症期可出现高热、寒战、皮损，不对称的关节受累以及全身不适、食欲减退等全身症状，晚期表现为永久损害的关节炎、心内膜炎、心包炎、胸膜炎等全身病变，病情严重，若不及时治疗可危及生命。根据临床表现和血液、关节液、皮损等处淋病奈瑟菌培养阳性可确诊。

(四)淋病对母儿的影响

妊娠期任何阶段及产褥期的淋病对母儿均有不良影响。妊娠早期的淋病可引起流产，包括感染性流产和人工流产后感染；晚期可引起绒毛膜羊膜炎而致胎膜早破、早产，胎儿感染易引起胎儿生长受限、胎儿窘迫，导致死胎、死产。产妇分娩后由于抵抗力差，若有产道损伤，易使淋病奈瑟菌扩散，引起子宫内膜炎、输卵管炎，严重者导致播散性淋病，妊娠期的播散性淋病远较非妊娠期多见。约 1/3 新生儿通过患淋病产妇的软产道时可感染淋病奈瑟菌，出现新生儿淋菌性眼结膜炎、肺炎，病情严重者可发生淋菌败血症，增加围产儿死亡率。新生儿淋菌性结膜炎若不及时治疗，可发展成角膜溃疡、角膜穿孔而失明。

（五）诊断

根据不良性接触史、临床表现及下列实验室检查可作出诊断。由于多数有淋病的孕妇无症状，而妊娠期淋病严重影响母儿健康，因此，对高危孕妇在产前检查时应取宫颈管分泌物行淋病奈瑟菌培养，以便及时诊断、及时治疗。

1. 分泌物涂片检查 取宫颈管或尿道口分泌物涂片，行革兰氏染色急性期可见中性粒细胞内有革兰氏阴性双球菌，此法因对非急性期患者检出率低且有一定的假阳性，仅作为筛查手段。

2. 淋病奈瑟菌培养 为诊断淋病的金标准方法。取宫颈管分泌物送培养，分泌物应注意保湿、保温，立即接种，培养阳性率为 80%～90.5%。

3. 核酸检测 PCR 及连接酶链反应（LCR）检测淋病奈瑟菌 DNA 片段，核酸检测方法具有较高的敏感性及特异性，但操作过程中应注意防止污染造成的假阳性。

（六）治疗

治疗原则是及时、足量、规范应用抗生素。由于耐青霉素的菌株增多，目前选用的抗生素以第三代头孢菌素为主。20%～40% 的淋病患者合并沙眼衣原体感染，如果合并感染可同时应用抗衣原体药物。孕期禁用喹诺酮及四环素类药物，性伴侣应同时进行检查和治疗。

推荐大剂量单次给药方案：头孢曲松钠，250mg 单次肌内注射；或头孢克肟 400mg，单次口服；对不能耐受头孢菌素类药物者，可选用阿奇霉素 2g，单次肌内注射；合并衣原体感染的孕妇应同时使用阿奇霉素 1g 顿服或阿莫西林进行治疗。

淋菌性盆腔炎、播散性淋病：为保持足够治疗时间，应连续每日给药。头孢曲松钠 1.0g/d 肌注，24 小时 1 次，症状改善 24～48 小时后改为头孢克肟 400mg，口服，每日 2 次，连用 7 日。

新生儿处理：预防新生儿眼病。新生儿应用 0.5% 红霉素眼药膏外用。无论是经阴道分娩或剖宫产，应在新生儿出生后立刻使用，理论上，一人一管，避免交叉使用。淋病性眼炎患儿予头孢曲松钠 25～50mg/（kg·d）（单剂不超过 125mg）静脉或肌注，单次给药。

（七）治愈标准

治疗结束后 3 周内，无性接触的情况下，临床症状和体征全部消失，尿液澄清透明。临床症状消失后 1 周，宫颈口或尿道口取材，作尿沉渣或分泌物涂片和培养，每 5～7 天 1 次，连续 2 次淋病奈瑟菌培养均阴性为治愈。PCR 检测结果不能作为淋病治愈的指标。

（八）预后

急性期淋病在早期经及时、正确治疗可以完全治愈，无合并症淋病经单次大剂量药物治疗，治愈率达97%；若延误治疗或治疗不当，可产生合并症或播散性淋病。因此，在急性期应积极治疗。

学习小结

淋病由淋病奈瑟菌引起，属革兰氏阴性双球菌，以性接触感染及间接感染为主要感染途径，孕妇感染后可通过羊膜腔导致胎儿感染，或通过产道导致新生儿感染。妊娠期可引起流产、胎膜早破、早产，胎儿生长受限、胎儿窘迫，导致死胎、死产。产妇分娩后由于抵抗力差，若有产道损伤，易使淋病奈瑟菌扩散，引起子宫内膜炎、输卵管炎，严重者导致播散性淋病。新生儿感染主要以眼部疾病多见。根据病史、分泌物涂片找革兰氏阴性双球菌或培养检查淋病奈瑟菌可确诊。治疗原则是及时、足量、规范应用抗生素。可选用头孢曲松钠单次肌注。妊娠期忌用喹诺酮类或四环素类药物。新生儿应用0.5%红霉素眼膏，头孢曲松钠肌注。

复习参考题

1. 淋病对母儿有哪些影响?

2. 试述妊娠合并淋病的治疗原则。

第二节　梅毒

梅毒（syphilis）是由梅毒螺旋体（又称苍白密螺旋体）引起的侵犯多系统的慢性性传播疾病。主要通过性接触和血液传播。梅毒螺旋体几乎可累及全身各器官，产生各种严重症状和体征，并可通过胎盘传给胎儿，导致流产、死胎、死产、早产和胎传梅毒（或称先天梅毒）。

（一）传播途径

梅毒患者的皮损、血液、精液、乳汁和唾液中均有梅毒螺旋体存在，梅毒患者是梅毒唯一的传染源。其常见传播途径有以下几种。

1. 性接触传播　最主要的直接传播途径，占95%；未经治疗的患者在感染后1年内最具传染性，随病期延长传染性越来越小，病期超过4年者基本无传染性。

2. 垂直传播　患梅毒的孕妇，其梅毒螺旋体通过妊娠期的胎盘感染胎儿，导致先天梅毒。即使孕妇患梅毒的病期超过4年仍可通过本途径传播。新生儿在分娩通过软产道时可被感染，但不属于先天梅毒。

3. 其他途径　少数患者可通过间接感染，如医源性途径、接吻、哺乳或接触污染的物品或输入含有传染性梅毒患者的血液而感染。

（二）临床表现

早期表现为硬下疳、硬性淋巴结炎和全身皮肤黏膜损害；晚期表现为永久性皮肤黏膜损害并侵犯心血管、神经系统等多种组织器官而危及生命。

（三）分型及分期

根据传播途径不同，梅毒分为后天梅毒（获得性梅毒）及先天梅毒（胎传梅毒），前者指由性传播或其他途径而感染的梅毒，后者指宫腔内垂直传播而感染的梅毒。

根据病程分为早期梅毒和晚期梅毒，早期梅毒是指病程在两年以内，包括：一期梅毒（硬下疳）；二期梅毒（全身皮疹）；及早期潜伏梅毒（感染 1 年内）。晚期梅毒指病程在两年以上，包括：皮肤、黏膜、骨、眼等梅毒；心血管梅毒；神经梅毒；内脏梅毒；晚期潜伏梅毒。潜伏梅毒指凡有梅毒感染史，无临床症状或临床症状已消失，除梅毒血清反应阳性外，没有任何阳性体征，脑脊液正常者。

（四）梅毒对母儿的影响

梅毒对妊娠、胎儿及新生儿的危害是严重的。梅毒螺旋体在妊娠 2 周开始就可感染胚胎引起流产，妊娠 16 周以后通过胎盘播散到胎儿，引起肺、肝、脾、胰及骨等多器官损害，造成死胎、早产或死产。先天梅毒儿占死胎的 30% 左右。若胎儿幸存，娩出胎传梅毒儿患儿常早产，病情严重，表现为发育营养不良、消瘦、脱水、皮肤松弛，貌似老人，哺乳困难，哭声低弱嘶哑，躁动不安以及皮肤黏膜损害、梅毒性鼻炎、鞍鼻、骨梅毒、肝脾肿大、淋巴结肿大等，其病死率和致残率均很高，因此建议梅毒感染妇女在梅毒治愈后计划怀孕。

（五）诊断

所有孕妇在怀孕后首次产科检查时作梅毒血清学筛查，首次产科检查最好在怀孕 3 个月内开始。梅毒高发地区孕妇或梅毒高危孕妇，在妊娠末 3 个月及临产前再次筛查。

主要根据临床表现与实验室检查进行诊断，诊断梅毒的实验室检查方法：①病原体检查：取早期的病损处分泌物进行涂片，用暗视野显微镜检查或直接荧光抗体检查梅毒螺旋体确诊。②血清学检查：梅毒血清学检测方法有非梅毒螺旋体抗原血清学试验和梅毒螺旋体抗原血清学试验两类。非梅毒螺旋体抗原血清学试验，包括快速血浆反应素试验（RPR）、甲苯胺红不加热血清试验（TRUST）、性病研究实验室试验（VDRL）；可行定性和定量检测，同一实验室同一方法两次检测相差 2 个倍比稀释度（4 倍）有意义，可用于筛查和判断疗效。对筛查结果阳性者，确诊需要进一步作梅毒螺旋体抗原血清学试验包括螺旋体颗粒凝集试验（TPPA）、荧光螺旋体抗体吸附试验（FTA-ABS）。③脑脊液检查：主要用于神经梅毒的诊断，包括脑脊液非螺旋体试验、细胞计数及蛋白测定等。④先天梅毒：产前确诊先天梅毒很难，B 型超声显示胎儿水肿、腹腔积液、胎盘增厚和羊水过多的表现时，可以提示先天梅毒的诊断。PCR 检测羊水中梅毒螺旋体 DNA 亦可以诊断。脐血或新生儿血中非梅毒螺旋体抗原血清学试验阳性且滴度高于母亲分娩前滴度的 4 倍，或暗视野显微镜检测到梅毒螺旋体，或梅毒螺旋体 IgM 抗体检测阳性，可诊断为先天梅毒。

（六）治疗

以青霉素治疗为主，用药要尽早、足量、规范。及时诊断和规范治疗妊娠合并梅毒，99% 的孕妇可获得健康婴儿。妊娠早期治疗有可能避免胎儿感染，妊娠中晚期治疗可使受感染胎儿在出生前治愈。梅毒患者妊娠时，已接受正规治疗和随诊，则无需再治疗。如果对上次治疗和随诊有疑问或本次检查发现有梅毒活动征象者，应再接受一个疗程治疗。妊娠梅毒治疗后，在分娩前应每月行非梅毒螺旋体血清试验，抗体高滴度患者治疗后 3 个月如非梅毒螺旋体抗体滴度上升或未下降 2 个稀释度，应予重复治疗。对临产时发现的梅毒感染产妇也应当立即给予治疗。所有梅毒感染孕妇的性伴侣应进行梅毒血清学检测及梅毒治疗。

根据梅毒分期采取相应的治疗方案：

1. **孕妇早期梅毒（包括一、二期及早期潜伏梅毒）** 首选青霉素：苄星青霉素 240 万 U，肌内注射，每周 1 次，连续 2 周；或普鲁卡因青霉素 80 万 U，每日 1 次，肌注，连续 15 日。

2. **孕妇晚期梅毒（包括三期及晚期潜伏梅毒或不能确定病期的潜伏梅毒及二期复发梅毒）** 苄星青霉素 240 万 U，肌内注射，每周 1 次，连续 3 周；或普鲁卡因青霉素 80 万 U，每日 1 次，肌内注射，连用 15 日。

3. **神经梅毒** 青霉素 300 万～400 万 U，静脉注射，每 4 小时 1 次，连用 10～14 天，之后继续用苄星青霉素：240 万 U，肌内注射，每周 1 次，连续 3 周；或普鲁卡因青霉素 240 万 U，肌内注射，每日 1 次，加用丙磺舒 500mg，口服，每日 4 次，连用 10～14 日。

4. **先天梅毒** 对于先天梅毒儿应作脑脊液检查，脑脊液异常者用普鲁卡因青霉素 5 万 U/(kg·d）肌注，连续 10～14 天；或水剂青霉素 G，出生 7 日内，5 万 U/kg，静脉滴注，每 12 小时 1 次，以后每 8 小时 1 次，直至总疗程 10～14 天。脑脊液正常者用苄星青霉素 5 万 U/（kg·d），每日 1 次，分两侧臀部肌注。

5. **产科处理** 妊娠合并梅毒属高危妊娠。24～26 孕周时 B 型超声检查注意发现胎儿肝脾肿大、胃肠道梗阻、腹水、胎儿水肿、胎儿生长受限及胎盘变大变厚等胎儿先天梅毒征象。未发现胎儿异常者无需终止妊娠。分娩方式根据产科指征确定。在妊娠期已接受规范的治疗并对治疗反应良好者，排除胎儿感染后，可以母乳喂养。新生儿应作相关检查，排除先天梅毒。对孕期未接受规范性治疗，包括孕期未接受全程、足量的青霉素治疗，接受非青霉素方案治疗或在分娩前 1 个月内才进行抗梅毒治疗的孕产妇，其所生新生儿治疗同先天梅毒。

对于青霉素过敏者，首选脱敏和脱敏后青霉素治疗，也可用头孢曲松，1g/d，肌内注射或静脉给药，连续 10 天。对于青霉素和头孢类药物均过敏者，由于孕妇禁用四环素和多西环素，可试用大环内酯类药物替代：红霉素 500mg，每日 4 次，早期梅毒连服 15 天；晚期梅毒和不明病期梅毒连服 30 天。红霉素治疗梅毒的疗效较差，在治疗后应加强临床和血清学随访。在停止哺乳后，要用多西环素复治。

吉 - 海反应（Jarisch-Herxheimer reaction）：吉 - 海反应为驱梅治疗后梅毒螺旋体被杀死后释放出大量异种蛋白和内毒素，导致机体产生强烈变态反应。表现为发热、子宫收缩、胎动减少、胎心监护暂时性晚期胎心率减速等。孕妇与胎儿梅毒感染严重者治疗后吉 - 海反应、早产、死胎或死产发生率高。对孕晚期非螺旋体试验抗体高滴度（如 RPR≥1∶32 阳性）患者治疗前口服泼尼松（5mg，口服，4 次 / 天，共 4 天），可减轻吉 - 海反应。

（七）随访

应随访 2～3 年。第 1 年每 3 个月随访 1 次，以后每半年 1 次，包括临床症状和非梅毒螺旋体试验。抗体高滴度患者治疗后 3 个月如非螺旋体抗体滴度上升或未下降 2 个稀释度，应予重复治疗。低抗体滴度患者(如 VDRL≤1∶2，RPR≤1∶4)治疗后非螺旋体抗体滴度下降通常不明显，只要治疗后非螺旋体抗体滴度无上升，一般无需重复治疗。分娩后按非孕妇梅毒随访。

学习小结

梅毒病原体为苍白密螺旋体，通过性交直接传播，并可经胎盘、产道感染胎儿。梅毒初起时表现为硬下疳和硬性淋巴结炎，一般无全身症状。二期梅毒主要为皮肤黏膜损害，如梅毒疹、扁平湿疣、脱发。晚期梅毒侵犯机体多种组织、器官，累及神经和血管系统可致命。梅毒对妊娠及胎婴儿的危害是严重的。若胎儿幸存，娩出先天梅毒儿，病死率和致残率均很高。根据不洁性交史、临床典型症状及实验室检查找到病原体或血清学试验可确诊。及时诊断和规范治疗妊娠合并梅毒，99% 的孕妇可获得健康婴儿。治疗以青霉素为首选。分娩方式根据产科指征确定。在妊娠期已接受规范治疗并对治疗反应良好者，排除胎儿感染后，可以母乳喂养。

复习参考题

1. 试述梅毒对母儿的影响。
2. 孕妇患梅毒的治疗方案有哪些?

第三节　尖锐湿疣

尖锐湿疣(condyloma acuminate)是由人乳头瘤病毒(human papilloma virus，HPV)感染引起的鳞状上皮增生性疣状病变，在性传播疾病中，仅次于淋病居第二位，常与多种 STD 同时存在。

(一)病因

目前发现 HPV 有 100 多个型别，其中 40 个型别与生殖道感染有关。生殖道尖锐湿疣主要与低危型 HPV6、HPV11 有关，HPV 感染的危险因素有过早性交、多个性伴侣、免疫力低下、高性激素水平、吸烟等。

(二)传播途径

主要的传播途径是经性交直接传播，少数通过污染的物品等方式间接传播。HPV 感染的孕妇所生新生儿可在通过产道时感染 HPV。

(三)临床表现

潜伏期为 3 周至 8 个月，平均 3 个月。病灶常发生在外阴、大小阴唇、阴道前庭、尿道口、阴道及宫颈。尖锐湿疣初起为单个或多个淡红色或白色小丘疹，顶端尖锐，呈乳头状突起，病灶逐渐增大增多，相互融合形成菜花状及鸡冠状团块。早期多无症状，偶伴外阴瘙痒，晚期白带增多和性交后不适或出血。妊娠期患者疣体可过度增生成为巨大型尖锐湿疣，分娩时可引起大出血，分娩后缩小或自然消退。胎儿通过宫内感染或产道感染可引起新生儿呼吸道乳头瘤，没有足够的理由建议患尖锐湿疣的孕妇终止妊娠，人工流产可增加患盆腔炎性疾病和HPV上行感染的危险性。

（四）诊断

根据临床表现及辅助检查可确诊。主要辅助诊断方法如下：①细胞学检查：细胞学涂片中可见挖空细胞、角化不良细胞或角化不全及湿疣外底层细胞；②醋酸试验：在组织表面涂以3%～5%醋酸液，3～5分钟后组织变白为阳性，不变色为阴性；③阴道镜检查：阴道镜有助于发现亚临床病变，尤其对病变位于宫颈者；④病理检查：典型表现为表皮乳头瘤样增生伴角化不全，颗粒层和棘层上部细胞可有明显的空泡形成，胞质着色淡，核浓缩深染，核周围有透亮的晕（挖空细胞）为特征性改变；真皮浅层毛细血管扩张，周围常有较多炎性细胞浸润；⑤核酸检测：可应用PCR及核酸DNA探针杂交检测HPV。

（五）治疗

治疗为去除外生疣体，改善症状和体征。

1. 妊娠36周前外生殖器尖锐湿疣 选用①外用药物治疗：适于病灶小、位于外阴者，80%～90%三氯醋酸外涂，每周1次，连续用药不宜超过6周；②物理或手术治疗：物理治疗有微波、激光、冷冻等。对数目多、面积广的尖锐湿疣可用手术切除。妊娠期禁用鬼臼毒素，咪喹莫特乳膏和干扰素凝胶。

2. 妊娠近足月或足月孕妇 病变局限外阴者，仍可行冷冻或手术切除，可经阴道分娩。若病变广泛，为避免经阴道分娩致软产道损伤引起大出血，应行剖宫产手术。产后部分疣体可自然消退。

3. 新生儿的处理 新生儿无窒息者，尽量不用器械清理呼吸道，以免损坏咽喉黏膜导致日后婴幼儿乳头瘤的发生，分娩后新生儿应彻底洗澡。

4. 性伴侣的处理 性伴侣应进行尖锐湿疣的检查及治疗。

学习小结

尖锐湿疣由感染人乳头瘤病毒发病，主要与HPV6、HPV11感染有关。性接触传染为主要传播方式，其发病率仅次于淋病。病灶好发于外阴、大小阴唇、尿道口、阴道、宫颈及肛门周围，典型病灶顶端尖锐，呈乳头状突起，可相互融合形成菜花状及鸡冠状团块。早期多无症状，偶伴外阴瘙痒，晚期白带增多和性交后不适或出血。妊娠期患者疣体可过度增生成为巨大型尖锐湿疣，阴道分娩时可引起大出血，分娩后缩小或自然消退。胎儿通过宫内感染或产道感染可引起新生儿呼吸道乳头瘤。根据临床表现、病理检查和核酸检测可确诊。治疗为局部应用药物，物理治疗或手术切除病灶。分娩时病灶局限者可经阴道分娩，病灶广泛者应行剖宫产术。

复习参考题

孕妇患尖锐湿疣对分娩及新生儿有哪些 影响？如何处理？

第四节 生殖道沙眼衣原体感染

女性生殖道沙眼衣原体（chlamydia trachomatis，CT）感染，是常见的性传播疾病。沙眼衣原体主要感染柱状上皮及移行上皮而不向深层侵犯，非孕期可引起宫颈黏膜炎、子宫内膜炎、输卵管炎，最后导致不孕或输卵管妊娠。孕期可通过宫内、产道感染胎儿或新生儿，亦可引起产褥感染。

（一）传播途径

成人主要经性交直接传播，很少经接触患者分泌物污染的物品等间接传播。若孕妇患沙眼衣原体感染，胎儿或新生儿可通过宫内、产道及产后感染，经产道感染是最主要的感染途径。

（二）临床表现

临床特点是无症状或症状轻微，患者不易察觉，病程迁延。宫颈管是衣原体最常见的感染部位，引起宫颈黏膜炎。70%～90% 衣原体宫颈黏膜炎无临床症状。若有症状则表现为阴道分泌物增加，呈黏液脓性，性交后出血或经间期出血。若伴有尿道炎，可出现排尿困难、尿急、尿频。检查见宫颈管脓性分泌物，宫颈管黏膜外翻，红肿，脆性增加。30%～40% 宫颈管炎上行引起子宫内膜炎，表现为下腹痛、阴道分泌物增多、阴道不规则少量出血。8%～10% 宫颈管炎可发展为输卵管炎。大多数输卵管炎为亚临床型，长期轻微下腹痛、低热，久治不愈。由于输卵管炎症、粘连及瘢痕形成，沙眼衣原体感染的远期后果可导致异位妊娠及不孕。

（三）对母儿的影响

孕妇沙眼衣原体感染对妊娠有影响。衣原体可上行感染，引起蜕膜、绒毛膜炎，可导致流产、胎膜早破、早产。感染后引发的免疫应答反应及感染部位的局部炎症反应，阻碍母胎之间的营养物质输送，导致胎儿生长受限甚至死胎。孕妇沙眼衣原体感染可垂直传播致胎儿感染，但较少见。新生儿感染达 50%，主要表现为结膜炎与肺炎。

（四）诊断

由于沙眼衣原体感染无特征性临床表现，临床诊断较困难，常作如下检查：①沙眼衣原体培养：诊断沙眼衣原体感染的金标准，敏感性和特异高；②沙眼衣原体抗原检测：目前临床最常用的方法，包括直接免疫荧光法及酶联免疫吸附试验；③沙眼衣原体核酸检测：采用 PCR 及 LCR 检测沙眼衣原体 DNA，敏感性高；④血清抗体检测：方法有补体结合试验、ELISA 及免疫荧光法。

（五）治疗

治疗孕妇衣原体感染能减少孕期并发症发生，降低母婴间的垂直传播。

推荐方案：阿奇霉素 1g，单次顿服；红霉素 500mg，每日 4 次，连服 7 日；不能耐受红霉素时，应用阿莫西林 500mg，每日 3 次，连服 7 天。性伴侣应同时检查和治疗。对新生儿的感染，可用红霉素 50mg/（kg·d），分 4 次口服，连服 10～14 日。衣原体结膜炎可用 0.5% 红霉素眼药膏。

学习小结

生殖道沙眼衣原体感染主要经性交传播，胎儿或新生儿可通过宫内、产道及产后感染。临床特点是无症状或症状轻微，患者不易察觉，病程迁延。沙眼衣原体感染的远期后果可导致异位妊娠及不孕。孕妇沙眼衣原体感染对妊娠有影响，可引起流产、胎膜早破、早产、死胎及分娩低体重儿。新生儿感染主要表现为结膜炎与肺炎。行分泌物衣原体培养或沙眼衣原体抗原、抗体检查和核酸检测可诊断。治疗可选用阿奇霉素或红霉素。新生儿的感染，可用红霉素，衣原体结膜炎可用 0.5% 红霉素眼药膏。

复习参考题

妊娠合并沙眼衣原体感染对妊娠、胎儿及新生儿有哪些影响？如何治疗？

第五节　获得性免疫缺陷综合征

获得性免疫缺陷综合征（acquired immunodeficiency syndrome，AIDS），又称艾滋病，是由人免疫缺陷病毒（human immunodeficiency virus，HIV）感染引起的以严重免疫缺陷为主要特征的性传播疾病，临床上以淋巴结肿大、厌食、慢性腹泻、体重减轻、发热、乏力等全身症状起病，逐渐发展至多个器官出现机会性感染及罕见恶性肿瘤，最后导致死亡。艾滋病的传播速度快、病死率高，目前尚无有效的治愈方法，并成为人类主要的致死性传染病之一。

（一）传播途径

艾滋病患者及 HIV 携带者是本病的传染源。其主要传播途径有：①性接触传播：包括同性接触及异性接触；②血液传播：见于接受 HIV 感染的血液、血制品；接触 HIV 感染者的血液、黏液，接受器官移植；吸毒者共用注射器等；③母婴传播：也称围产期传播，即感染 HIV 的母亲通过胎盘传染给胎儿（宫内感染），或分娩时经软产道（产时感染）及出生后经母乳喂养感染新生儿（产后感染）。

（二）临床表现

主要表现为厌食、发热、体重减轻，乏力、全身浅表淋巴结肿大，并且常合并各种机会性感染(如口腔念珠菌感染。卡氏肺囊虫肺炎、巨细胞并感染、疱疹病毒感染、弓形虫感染、隐球菌脑膜炎及活动性肺结核)和肿瘤(如卡波西肉瘤、淋巴瘤等)。

(三)对母儿的影响

大约 82% HIV 感染的孕妇没有症状，妊娠期因免疫受抑制，加速 HIV 感染者从无症状期发展为艾滋病，其早产、低出生体重儿、尖锐湿疣、产后子宫内膜炎发生率均增加。孕妇感染 HIV 可经胎盘在宫内传播感染胎儿，25%～33% 新生儿感染 HIV。HIV 对胎儿及新生儿的危害极大，HIV 感染者应慎重选择妊娠，HIV 感染合并妊娠者可建议终止妊娠，产后不宜哺乳。

(四)诊断

本病诊断主要依靠同性恋史、多性伴侣史、静脉药物依赖史、接受输血或血制品史等病史、临床表现及实验室检查来确定。对初次接受产前保健的孕妇应用高敏感性的筛查试剂进行 HIV 抗体筛查试验，包括快速检测、酶联免疫吸附试验(ELISA)、明胶颗粒凝集试验(PA)等；对筛查结果阳性者经确认试验证实 HIV 抗体阳性，可诊断艾滋病；对筛查结果阴性者或有高危因素孕妇，应在孕晚期再次筛查。HIV RNA 和 P24 抗原的检测有助于诊断，病毒载量测定和 $CD4^{+}T$ 淋巴细胞计数是判断疾病进展和治疗时机、评价疗效和预后的两项重要指标。

(五)孕产妇治疗

HIV 感染的孕产妇，应在孕期、产时及产后进行抗艾滋病病毒药物治疗以预防艾滋病母婴传播。WHO 推荐所有感染 HIV 的孕妇及哺乳期妇女不论其 $CD4^{+}T$ 淋巴细胞计数多少或临床分期如何，应终身维持抗反转录抗病毒治疗(antiretroviral therapy，ART)。

目前尚无治愈方法，主要采取抗病毒药物和一般支持对症处理。WHO 推荐所有感染 HIV 的孕妇及哺乳期妇女不论其 $CD4^{+}T$ 淋巴细胞计数多少或临床分期如何，均应终身维持抗反转录抗病毒治疗(ART)。目前国际上共有六大类药物(包括复合制剂)，分为核苷类反转录酶抑制剂(NRTIs)、非核苷类反转录酶抑制剂(NNRTIs)、蛋白酶抑制剂(PIs)、整合酶抑制剂、融合抑制剂(FIs)及趋化因子受体(CCR5)抑制剂。

1. 妊娠期处理 对于已确定 HIV 感染的孕妇，主动提供预防艾滋病母婴传播咨询与评估，由孕产妇及其家人在知情同意的基础上做出终止妊娠或继续妊娠的决定。如孕妇决定继续妊娠，应检测孕妇的免疫状态和处理条件致病性感染，密切监测及治疗妊娠期合并症，孕期每 3 个月和产后 4～6 周对孕产妇各进行一次 $CD4^{+}T$ 淋巴细胞计数的检测，同时在发现孕产妇感染艾滋病时和孕晚期各进行一次病毒载量的检测，观察并评价孕产妇的病情，并提供必要的处理或转介服务。推荐方案：齐多夫定(AZT)300mg＋拉米夫定(3TC)150mg＋洛匹那韦 / 利托那韦(LPV/r)400/100mg，每天 2 次；替换方案：AZT 300mg＋3TC 150mg，每天 2 次，同时依非韦伦(EFV)600mg，每天 1 次。由于 EFV 对胎儿有潜在的不良风险，妊娠 3 个月内禁用 EFV。

2. 产时处理 尽量避免可能增加 HIV 母婴传播危险的会阴侧切、人工破膜、使用胎头吸引器或产钳助产、宫内胎儿头皮监测等损伤性操作，减少在分娩过程中 HIV 传播的概率。选择性剖宫产有可能降低分娩过程中 HIV 母婴传播的概率，欧洲临床艾滋病学会推荐病毒载量(HIV-VL)>50 拷贝 /ml 时，可进行选择性剖宫产，但 WHO 不推荐在没有产科指证的情况下常规采用选择性剖宫产终止妊娠。

3. 产后处理 提供科学的婴儿喂养咨询、指导。应当对HIV感染孕产妇所生婴儿提倡人工喂养，避免母乳喂养。对于具备人工喂养条件者尽量提供人工喂养，并给予指导和支持；对于因不具备人工喂养条件而选择母乳喂养的感染产妇及其家人，要做好充分的咨询，指导其坚持正确的纯母乳喂养，且在整个哺乳期间必须坚持抗病毒治疗，喂养时间最好不超过6个月。终止母乳喂养一周后，重新评估病情，酌情更换治疗方案。

（六）新生儿处理

新生儿应在出生后尽早（6～12小时内）开始服用抗病毒药物，常规给予AZT 2mg/kg，每日4次，或NVP 5mg/kg，每日2次，至生后4～6周，对于孕期ART治疗不满4周或产时发现感染的孕产妇所生婴儿服用抗病毒药物延长至生后6～12周。

艾滋病感染孕产妇所生婴儿应在其出生后6周及3个月（或其后尽早）采血进行艾滋病感染早期诊断检测，如6周早期诊断检测结果呈阳性反应，则之后尽早采集血样进行第二次早期诊断检测，两次不同时间样本检测结果均呈阳性反应，则确定感染艾滋病，进行规范治疗。两次不同时间（其中至少一次于婴儿满3个月后采血）样本检测结果均呈阴性反应，婴儿则按照未感染，不予处理。

（七）预防

艾滋病目前还不能治愈，应注意预防：①普及艾滋病的预防知识；②确保安全的血液供应，禁用HIV污染的血制品、器官及体液，防止经血液制品传播HIV；③HIV感染的女性应避免妊娠，所生婴儿应避免母乳喂养；④禁止静脉药瘾者共用注射器、针头；⑤严格消毒制度，应用一次性注射器，防止医源性感染；⑥遵守性道德，推广使用避孕套。

学习小结

获得性免疫缺陷综合征又称艾滋病，是由人免疫缺陷病毒感染引起的以严重免疫缺陷为主要特征的性传播疾病，临床上以淋巴结肿大、厌食、慢性腹泻、体重减轻、发热、乏力等全身症状起病，逐渐发展至多个器官出现机会性感染及罕见恶性肿瘤，最后导致死亡。艾滋病的传播速度快、病死率高，成为人类主要的致死性传染病之一。传播途径有：①性接触传播；②血液传播；③母婴传播。妊娠期因免疫受抑制，加速HIV患者从无症状感染发展为有症状。HIV对胎儿及新生儿的危害极大，孕妇感染HIV可经胎盘传播感染胎儿，对于已确定HIV感染的孕妇，由孕产妇及其家人在知情同意的基础上做出终止妊娠或继续妊娠的决定。如继续妊娠，应检测孕妇的免疫状态和处理条件致病性感染；密切监测及治疗妊娠期合并症；应用抗病毒药物。产时应尽量避免可能增加HIV母婴传播危险的损伤性操作。产后应当对HIV感染孕产妇所生婴儿提倡人工喂养，不推荐母乳喂养。新生儿应用抗病毒药物治疗，并适时筛查及随访。目前尚无治愈方法，重在预防。

复习参考题

试述获得性免疫缺陷综合征合并妊娠的处理原则。

［附］ TORCH综合征

TORCH是由一组具有致畸作用的病原微生物的缩写，其中T是指弓形虫（toxoplasma，Toxo），O是指其他（others），包括梅毒螺旋体等，R是指风疹病毒（rubella virus，RV），C是指巨细胞病毒（cytomegalovirus，CMV），H是指单纯疱疹病毒（HSV）。

TORCH综合征就是TORCH感染。一般孕妇感染后无症状或症状轻微，部分可垂直传播给胎儿，导致宫内感染，从而引起流产、死胎、早产和先天畸形等，幸存后也可能遗留中枢神经系统损害。在我国人群中，TORCH感染广泛存在。其中梅毒已在上述章节中讨论，本节主要阐述Toxo、RV、CMV和HSV，目前根据人群发病率及感染途径的不同，认为巨细胞病毒和弓形虫是造成胎儿宫内感染最常见的病原体。

（一）传播途径

1. 孕妇感染 Toxo主要通过食用未煮熟的肉类、接触病畜的排泄物或飞沫而感染。感染后，病原体形成包囊长期潜伏在中间宿主（如猫）受感染的组织中。RV主要是直接传播或飞沫传播。CMV主要通过飞沫、唾液、尿液和性接触传播，也可以通过输血、器官移植等感染。HSV主要通过性接触传播。

2. 垂直传播 在母儿间的传播途径主要为垂直传播，包括宫内感染、产道感染及出生后感染。可通过胎盘血行感染胚胎或胎儿，也可经生殖道上行感染胎盘或胎儿导致宫内感染。分娩过程中通过软产道也可感染胎儿导致产道感染。出生后通过母乳、母亲唾液和母血等感染新生儿。

（二）临床表现及对母儿的影响

1. 对孕妇的影响 孕妇感染后大部分无明显症状或症状轻微，部分孕妇可表现为不典型的感冒症状。约60%～70%的RV感染者会出现皮疹，皮疹最先出现在面部，然后向下转移，一般持续3日。HSV感染者生殖器及肛周出现散在的小水疱，部分破溃成糜烂或溃疡，常伴疼痛。

2. 对胎儿、新生儿的影响

（1）弓形虫病：妊娠早期感染对胎儿影响严重，可引起流产、死胎或出生缺陷等，幸存者智力低下。妊娠中期引起死胎、脑内钙化、脑积水等严重损害。妊娠晚期引起早产、胎儿肝脾肿大、黄疸、心肌炎，部分新生儿先天性弓形虫感染在出生时症状并不明显，但在远期会出现明显的临床表现，如危及视力的脉络膜视网膜炎、耳聋、智力低下、癫痫发作及发育迟缓等。

（2）RV感染：眼、耳、心血管是风疹病毒最常侵袭的部位。RV宫内感染可发生先天性风疹综合征（Gregg三联症），临床表现为：①眼：先天性白内障、青光眼、小眼、色素性视网膜病等；②心血管系统：房间隔缺损、室间隔缺损、法洛四联症等；③中枢神经系统：感觉神经性耳聋、小脑畸形、发育迟缓、智力低下。远期后遗症有糖尿病、性早熟和进行性全脑炎等。妊娠的结局取决于感染时胎儿的孕龄，妊娠早期感染风疹病毒后，严重的先天畸形及胎儿损害的发生率约为22%，妊娠中期时约为10%。

（3）CMV感染：妊娠早期感染后可诱发流产、胎儿生长受限等，胎儿致畸的风险也明显上升，由于巨细胞病毒可通过胎盘，所以随着妊娠孕周增大其胎儿感染率增高。先天性巨细胞病毒感染主要导致中枢神经系统和眼、耳器官的损害。感染后胎儿期主要表现为小头畸形、脑室扩张、颅内钙化点等，新生儿期可出现肝脾肿大、血小板减少性紫癜、智力障碍等。

（4）HSV 感染：妊娠早期感染一般不会引起自然流产或死胎发生率的增高，但在妊娠晚期可导致早产。先天性的 HSV 感染可导致胎儿皮肤缺损、小头畸形、无脑畸形、大脑和小脑坏死、颅内钙化等，往往会导致胎儿死亡。在存活儿中，有 40% 在围生期发病，主要为慢性神经系统后遗症。新生儿 HSV 感染可表现为皮肤、眼部、口腔和中枢神经系统的感染。

（三）筛查与诊断

在知情同意的前提下，可以为准备妊娠的妇女或孕早期孕妇进行 TORCH 抗体的检查，以明确受检者对 TORCH 的自然免疫状态，同时也会筛查出可能存在的潜在感染者；孕前或孕期宠物接触史，风疹患者接触史，夫妻或单方曾患生殖器、口唇或其他部位皮肤疹或疱疹，孕期有发热和（或）上呼吸道感染症状等，都是 TORCH 感染的高危因素，应进行孕期 TORCH 筛查。

诊断主要依据病史、临床表现及实验室检查：

1. **病原学检查** 采集母血、尿、乳汁、羊水、脐血、胎盘和胎儿的血、尿等进行病原学检查，包括循环抗原检测（弓形虫）、细胞学检查（CMV 包涵体）、病毒分离（RV、CMV、HSV）以及核酸扩增试验，如 PCR、RT-PCR 检测 Toxo DNA，RV RNA，CMV DNA 和 HSV DNA 或晚期 mRNA。

2. **血清学检查** 检测血清中特异性抗体 IgM、IgG，结合 IgG 亲和力指数确定孕妇感染状况。① IgM 阳性、IgG 阳性或血清学转换，若 IgG 亲和力指数低提示原发感染；IgG 抗体滴度持续升高提示再次感染；若 IgG 亲和力指数高则为复发感染。② IgG 阳性、IgM 阴性提示既往感染，在间隔 10～20 天后再次检测，IgG 滴度上升 4 倍以上，IgM 抗体可以是阳性或阴性，则 TORCH 复发感染的可能性大。③ IgG 阴性、IgM 阳性，2 周后复查，如 IgG 转为阳性则为急性感染，如仍为阴性则可能是 IgM 假阳性或长期持有。④脐血中检测到 IgM 抗体，则为宫内感染。⑤ Toxo IgA 和 IgE 也可用于诊断急性感染。

对妊娠中发生的原发感染或者再次感染，且感染持续时间较长，特别是超声已经发现胎儿宫内发育异常，且仍处于孕 28 周内时，可进行介入性产前诊断。

（四）治疗

如果存在胎儿宫内感染，不应依据 1 次或多次血清学检测结果而向孕妇做出终止妊娠的建议。需要根据孕妇感染的病原体种类、感染状态（原发感染与复发感染）、感染发生的孕期和持续时间、介入性产前诊断结果，以及是否合并有胎儿超声异常表现等多方面信息进行综合评估。

1. **弓形虫病** 螺旋霉素可用于母体弓形虫感染的治疗，如血清学检查考虑母亲原发感染，可予以螺旋霉素口服，首选乙酰螺旋霉素 0.5g，每日 4 次，连用 2 周，间歇 2 周，可再重复 1 疗程。如羊水检查证实弓形虫感染，则予以磺胺嘧啶 1～1.5g 口服，1 次 / 天，乙胺嘧啶 25～100mg 口服，1 次 / 天，叶酸 10～25mg（降低上述药物对骨髓的毒性作用）共 28 天。在早孕期禁止联合使用磺胺嘧啶及乙胺嘧啶（乙胺嘧啶有致畸作用），但可单独使用磺胺嘧啶。对弓形虫感染孕妇分娩的新生儿，也应给乙酰螺旋霉素治疗，30mg，每日 4 次，连用 1 周，该药可减少宫内感染的风险，但并不能治疗已感染的胎儿。

2. **RV 感染与 CMV 感染** 两者目前没有特定的治疗规范，抗病毒药物对于妊娠期 RV 感染与 CMV 感染治疗的有效性未得到证实。妊娠早期一经确认为原发感染，应向孕妇及家属交代

RV或CMV感染对胎儿和新生儿的可能影响和结局，以决定胎儿取舍。若继续妊娠，应于孕妇感染5~7周或妊娠21周后检查羊水中的RV或CMV或脐血特异性IgM抗体。并通过动态B型超声、胎儿磁共振检查，以及羊水中RV或CMV、DNA负荷量来预测胎儿的结局。产妇乳汁中检测出CMV，应停止哺乳，改人工哺养。

3. HSV感染 治疗原则是减轻症状，缩短病程，减少HSV排放，控制其传染性。对于原发HSV感染者，应给予阿昔洛韦400mg口服，每日3次，连用7~10天；或200mg口服，每日5次，连用7~10天。对于复发HSV感染者，应给予阿昔洛韦400mg口服，每日3次，连用5天；或800mg口服，每日2次，连用5天。

（刘惠宁）

学习小结

TORCH是由一组具有致畸作用的病原微生物的缩写，包括指弓形虫（toxoplasma，Toxo）、其他（others，包括梅毒螺旋体等）、风疹病毒（rubella virus，RV）、巨细胞病毒（cytomegalovirus，CMV）、HSV。TORCH综合征就是TORCH感染。一般孕妇感染后无症状或症状轻微，但可垂直传播给胎儿，导致宫内感染，从而引起流产、死胎、早产和先天畸形等，幸存后也将遗留中枢神经系统损害。TORCH综合征的诊断主要根据病史、临床表现和实验室检查，仔细询问病史极为重要，实验室检查主要包括病原学检查和血清学检查，后者可根据血清中特异性抗体IgM、IgG，结合IgG亲和力指数确定孕妇感染状况。TORCH感染一经确诊应及时向患者及家属交代病情并决定胎儿的取舍。Toxo感染的治疗首选乙酰螺旋霉素，RV感染和CMV感染目前尚无特效的治疗方法，HSV感染可用阿昔洛韦。

复习参考题

试述TORCH综合征对胎儿、新生儿的影响。

第十二章 遗传咨询、产前筛查、产前诊断

12

学习目标

熟悉 遗传咨询和产前诊断的概念、对象、产前诊断方法和唐氏综合征的产前筛查方法。

出生缺陷（birth defects）是指出生前已经存在（在出生前或出生后数年内可以发现）的结构或功能异常，其产生原因包括遗传因素、环境因素或两者的共同作用。30%～40% 的出生缺陷是有已知病因的，包括染色体异常、单基因缺陷、多因素的疾病和致畸剂的暴露。60%～70% 是原因未明的。根据出生缺陷干预措施采取的时间不同，可分为三级干预：一级预防是受孕前干预，主要是通过孕前保健（preconception care，PCC），预防出生缺陷胎儿的发生；二级预防为产前干预，在出生缺陷胎儿发生之后，通过产前筛查和产前诊断检出严重缺陷的胎儿，阻止其出生，或通过胎儿干预，矫正畸形；三级预防是出生后干预，在缺陷儿出生之后，及时诊断，给予适当的治疗，防止致残。遗传咨询、产前筛查和产前诊断是出生缺陷一级和二级预防的主要方法。

第一节　遗传咨询

遗传咨询（genetic counseling）是由医学遗传学专业人员或咨询医师对咨询者就其提出的家族中遗传性疾病的基本情况（包括发病原因、诊断、预后和处理措施）、遗传方式和再发风险、有关疾病的诊断和防治方法等问题予以解答，并就咨询者提出的婚育问题提出医学建议（包括产前诊断、生育方法的改变等）。

一、遗传咨询的对象

遗传咨询的对象包括：①遗传病或先天畸形的家族史或生育史；②子女有不明原因智力低下或先天畸形儿；③不明原因的反复流产、死胎、死产或新生儿死亡；④孕期接触不良环境因素及患有某些慢性病；⑤常规检查或常见遗传病筛查发现异常；⑥其他需要咨询情况，如婚后多年不育，或孕妇年龄≥35 岁；⑦父母是遗传病携带者；⑧近亲婚配。

二、人类遗传病的分类

人类遗传性疾病分 5 类：①染色体病；②单基因遗传病；③多基因遗传病；④体细胞遗传病；⑤线粒体遗传病。体细胞遗传病和线粒体遗传病多发生在成人，目前尚无产前诊断方法，不在本节讨论。

（一）染色体病

染色体病是导致新生儿出生缺陷最多的一类遗传性疾病。染色体病患者均有较严重或明显的临床症状，故又称染色体畸变综合征。染色体异常包括染色体数目异常和结构异常两类。绝大多数由亲代的生殖细胞染色体畸变引起，极少部分由父母一方染色体平衡易位引起，根据核型分析可判断子代的遗传风险。目前对先天性染色体疾病尚无有效的治疗方法。因此，主要的处理原则是争取早期诊断，及时终止妊娠，达到优生优育的目的。染色体病的分类如下。

1. 常染色体病 常见的有以下几种：① 21-三体综合征（Down 综合征）：又称先天愚型，是最常见的染色体病，总发生率是新生儿活胎的 1/800，其发生率随母亲生育年龄的增高而增高，临床表现多样，其中以特殊面容（鼻梁低、眼距宽、伸舌）、通贯掌和智力发育障碍最为突出；② 18-三体综合征（Edwards 综合征）：占出生的 1/3500，其特征是多发畸形，胎儿生长受限，单脐动脉，握拳时重叠指，摇椅足，18-三体可影响任何器官，95% 伴有先天性心脏病，是婴儿死亡的主要原因；③ 13-三体综合征（Patau 综合征）：占出生的 1/25 000，患儿的畸形和临床表现比上述两种综合征严重，主要临床特征是严重的中枢神经系统畸形，常有唇腭裂、无嗅脑、前脑无裂畸形、特殊的心脏和泌尿系统畸形，预后差，出生后一个月内死亡率达 82%，幸存者均患严重智力障碍和其他各种畸形；④ 5p-综合征（猫叫综合征）：由于 5 号染色体短臂部分缺失所致，占出生的 1/50 000，婴幼儿期猫叫般的哭声是该病的主要特征，但这一奇特的症状随患者年龄增长逐渐不明显，直至消失，最常见的临床表现是智力低下，童年期肌张力过低，成年期则转变为肌张力过高，满月脸，眼距较宽，外眼角下斜。

2. 性染色体病 常见的有以下几种：① 47，XXY 综合征（Klinefelter 综合征）：又称先天性睾丸发育不全，是最常见的性染色体异常，占男性活产婴儿的 1/1000，临床表现差异较大，男性表型，但为女性脂肪分布和乳房发育，体毛稀少，常表现为男性不育或第二性征发育不良，智力中下，有语言学习障碍以及心理社会适应障碍；② 45，X 综合征（Turner 综合征）：占出生活胎的 1/2500（但占早期流产的 25%），女性表型，个矮，颈蹼，第二性征发育差，原发性闭经，肾异常，心脏缺损（主动脉缩窄）；③ 47，XYY 综合征：占男性活产的 1/1000，XYY 男性的表型一般正常，患者身材高大，大多数男性有生育功能。

（二）单基因遗传病

许多遗传病的染色体外观正常，但染色体上的基因发生突变，由单个基因突变引起的疾病称为单基因病。其遗传方式遵循孟德尔法则，可分为常染色体显性或隐性遗传、性连锁显性或隐性遗传等。这类单基因病较少见，但由于疾病可遗传，危害大。根据家族中的发病情况可以推算出子女的发病风险。

（三）多基因遗传病

人类一些遗传性状或某些遗传病的遗传基础不是一对基因，而是两对或两对以上的基因，这种遗传方式称为多基因遗传（polygenic inheritance）。多基因疾病是有一定家族史、但没有单基因遗传中的系谱特征的一类疾病，往往是许多基因和环境因素相互作用的结果，又称为复杂性状或复杂疾病。其遗传特点有：①畸形显示从轻到重的连续过程，病情越重，说明有越多的基因缺陷；②家族聚集倾向，患者亲属的发病率高于群体的发病率，但不符合任何一种单基因遗传方式；③常有性别差异，如足内翻多见于男性，腭裂多见于女性；④累加效应。

三、遗传咨询步骤

（一）明确诊断

准确诊断是遗传咨询的第一步，也是最基本和重要的一步。遗传病的诊断包括常规诊断和特殊诊断。常规诊断指与一般疾病相同的诊断方法，包括详细的病史采集、系统的体格检查

（包括症状、体征）、常规实验室检查及其他辅助检查方法进行诊断，特殊诊断指采用遗传学方法（包括染色体检查、生化检查、基因诊断、皮纹检查、家系调查、系谱分析等）进行诊断，对遗传病的确诊非常关键。

家系调查是遗传咨询的重要步骤。详细的家系调查和完整的系谱图不仅有利于诊断也有利于遗传方式的推断。因此，诊断遗传病需收集患者详细的病史资料，对遗传病患者的所有亲属关系进行调查，了解夫妇双方三代直系血亲相关疾病状况。若咨询者为近亲结婚，对其遗传性疾病的影响应作正确的估计。近亲结婚是指夫妇有共同祖先，有血缘关系，当一方为某种致病基因的携带者，另一方很可能也是携带者，婚后所生的子女中常染色体隐性遗传病发生率将会明显升高。

在遗传咨询中，常常遇到有死胎或新生儿死亡病史，但欠缺相关资料，在进行这种遗传咨询时往往比较困难，故要求临床医生保留死胎或新生儿死亡留下的照片、X 光片，进行大体解剖和细胞培养。对于多发畸形的胎儿，通常要求作细胞培养，进行核型分析。了解孕妇孕期情况，是否接触过不良因素，如病毒感染、酒精和非法药物等病史，新生儿出生后的处理情况记录等对咨询都有帮助。

（二）确定遗传方式

大多数遗传病的遗传方式是已知的，故确定诊断后即可了解该病的遗传方式。但对于有表型模拟和遗传异质性的疾病，需通过家系调查分析遗传方式。

（三）估计再发风险

再发风险的估计是遗传咨询的核心内容。根据遗传性疾病的类型和遗传方式，可以评估遗传风险预测该疾病患者子代再发风险率。单基因遗传病根据孟德尔遗传规律估计再发风险率。由于受多种遗传和环境因素的影响，多基因遗传病以群体发病率作为该病的经验风险率，除特殊情况，单个散发性患多基因疾病胎儿在一个家庭出现后，其再发风险通常在 3%～5%。

（四）提出医学建议

预防遗传病，产前诊断并不是唯一的选择，因此，在进行遗传咨询时，应向咨询者提出各种医学建议供其选择。在面临遗传病的较高风险时，通常有如下选择。

1. **不能结婚**　①双方为直系血亲、三代以内旁系血亲关系；②男女双方均患相同的遗传性疾病，或男女双方家系中患相同的遗传性疾病；③严重智力低下者，常有各种畸形，生活不能自理，男女双方均患病无法承担家庭义务及养育子女，其子女智力低下概率大，故不能结婚。

2. **暂缓结婚**　性传播性疾病需等治愈后再结婚；急性传染病控制之前暂缓结婚；可以矫正的生殖器畸形，在矫正之前暂缓结婚，畸形矫治后再结婚。

3. **可以结婚，但禁止生育**　①男女一方患严重的常染色体显性遗传性疾病，如强直性肌营养不良、先天性成骨发育不全等，目前尚无有效的治疗方法，子女发病率高，而产前正确诊断困难者；②男女双方均患有严重相同的常染色体隐性遗传病，如男女均患白化病，若致病基因相同，子女发病率几乎 100%；③男女一方患严重的多基因遗传病，如精神分裂症、躁狂忧郁性精神病、原发性癫痫等，又属于该病的高发家系，后代再现风险率高，若病情稳定，可以结婚，但不能生育；④双方为遗传性中度智力障碍或者一方为遗传性严重智力障碍。

4. 限制生育 对于产前能够作出准确诊断或植入前诊断的遗传病，可在获取确诊报告后对健康胎儿作选择性生育。对产前不能作出诊断的X连锁隐性遗传病可在作出性别产前诊断后，选择性生育。

5. 过继或认领 对一些危害严重且致残或致死的遗传病，目前无有效治疗方法，再发风险高，又无产前诊断手段，但咨询者迫切希望有一个健康的孩子，可采取这种对策。

6. 人工授精 夫妇双方都是常染色体隐性遗传病的携带者；或男方为常染色体显性遗传病患者；或男方为能导致高风险、可存活出生畸胎的染色体平衡易位携带者等，采用健康捐精者的精液人工授精，可以预防遗传病的发生。

7. 捐卵者卵子体外受精，子宫内植入 适用于女方为常染色体显性遗传病患者，或可导致严重畸形的染色体平衡移位携带者等情况。

（五）帮助实施选择

在咨询者接受医学建议，做出某种选择后，应帮助他们实施这些选择。如咨询者选择产前诊断，应帮助其联系开展产前诊断的医疗机构，并告知其在适当的孕周进行相应检查，以免错过检查的最佳时间；如咨询者决定保留患病胎儿，应帮助其作好心理调整或咨询相关心理医生，待患儿出生后，介绍其到相应专科接受治疗。

四、遗传咨询类别

常分为婚前咨询、孕前咨询、产前咨询和一般遗传咨询。

（一）婚前咨询

婚前咨询是通过婚前医学检查发现男女双方、其中一方或家属中有遗传性疾病，或男女双方有一定的亲属关系，回答能否结婚、能否生育、子代再发风险等问题，提出对结婚、生育的具体指导意见，从而减少甚至避免遗传病患儿的发生。婚前咨询常常是防治遗传性疾病延续的第一关。

（二）孕前咨询

孕前咨询及检查对优生优育起着至关重要的作用，主要表现在以下几个方面：①可以增加夫妇生育健康婴儿的机会；②可以对患有特殊疾病或有高危因素的妇女进行识别；③可以对正常育龄夫妇进行营养、预防接种、职业环境等方面的指导。对于神经管缺陷高发的地区，如果在孕前开始补充叶酸，可降低70%先天性神经管畸形的发生。

（三）产前咨询

产前咨询是夫妻在孕期或孕后前来进行咨询，主要咨询的内容有：①夫妻一方或家属曾有遗传病儿或先天畸形儿，下一代的再发风险以及能否预测和防治；②曾生育过智力低下或残疾儿，或患儿因病早夭，询问再发风险；③妊娠期间，尤其在妊娠前3个月接触过放射线、化学物质、服用过药物或感染过风疹、弓形虫等病原体，是否会导致胎儿畸形。

（四）一般遗传咨询

针对遗传学中一般问题进行咨询，主要咨询的内容有：①夫妻一方有遗传病家族史，该病是否累及本人及其子女；②夫妻一方已确诊为遗传病，询问治疗方法及疗效；③性别畸形能否结婚，能否生育，如何处理；④生育过畸形儿是否为遗传性疾病，能否影响下一代；⑤夫妻多年不孕或复发性流产，是否有遗传因素，希望获得生育指导；⑥夫妻一方接受放射线、化学物质或有害生物因素影响，是否会影响下一代。

五、遗传咨询原则

在遗传咨询过程中要遵循下述原则：

（一）正确诊断原则

进行遗传咨询，首先要尽可能获得正确的诊断。在咨询中不仅要了解属于何种遗传病，还要知道属于该种遗传病的哪种亚型，在遗传病的诊断中应该注意到遗传病的一因多效性。为获得准确诊断，尽可能搜集证据，除要了解有关病例资料外，还须尽可能多地获得其他资料，如死者照片、尸检报告、医院记录以及以往基因诊断为携带者检测报告等，这些均可能为诊断提供肯定或否定的信息。流产、死胎等不良分娩史也有重要的意义。

（二）非指令性咨询原则

在遗传咨询的选择中，没有绝对正确的方案，也没有绝对错误的方案。因此，非指令性咨询的原则一直是医学遗传咨询遵循的原则，同时也被世界卫生组织遗传咨询专家委员会所认可。在2003年我国卫生部颁布的《产前诊断管理办法》中明确提出医生可以提出医学建议，患者及其家属享有知情同意，自主选择权。

（三）尊重患者原则

忧虑、有罪感、羞耻感等是咨询者在咨询过程中常见的现象，在对疾病不了解和等待诊断结果期间更是如此。因此，在咨询过程中，必须将咨询者本人的利益放在第一位，针对所暴露出的疑问，有目的地予以解释，最大限度地减少咨询者及其家属的忧虑。遗传咨询时应在相对隔离的环境中进行，避免无关人员在场，充分尊重咨询者的个人隐私权。

（四）知情同意原则

当患者或其家属需进行遗传学检查时，经治医师应遵循知情同意的原则，让患者或家属充分了解检查项目、检查目的和检查程序，可能的益处和风险，争取其主动配合。对实施产前诊断者，医师应本着科学、负责的态度，让孕妇或家属了解目前状况、胎儿患病风险及可能的后果、产前诊断及技术操作的安全性、有效性和风险性，使孕妇或家属理解技术可能存在的风险和结果的不确定性，并签署知情同意书。

（五）其他

还应遵守告知真相、保密和信任、无伤害性原则、夫妇同时参加遗传咨询、选择恰当的遗传咨询时机和保持联系原则。

案例分析 12-1

一对年轻的新婚夫妇及其父母均表型正常，而女方有一个患有白化病的弟弟，现这位妇女已妊娠8周，夫妻双方害怕会生育白化病的患儿，请给予咨询。

解析：

1. 明确诊断　首先应证实女方弟弟是否确诊为白化病患者，如果证实，则其父母应为杂合子携带者。

2. 估计发病风险　这对夫妇的女方为携带者的概率为2/3，男方为携带者的概率可从我国白化病人群发病率得出（携带者的频率约为1/70），估计该夫妇生育患儿的风险如下图谱所示：

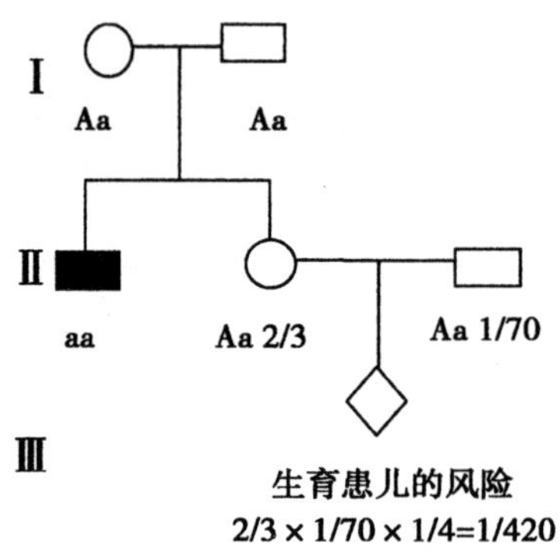

3. 提出指导方案　这对夫妇生育白化病患儿的风险并不高。此时，一方面应向求诊者说明生育患儿的风险性，一方面应告知他们在早孕期可行绒毛活检，以确定胎儿基因型是否正常。若为患儿则可选择流产，若为正常则可继续妊娠。

4. 扩大家庭咨询及随访　可对女方家系进行检查，确定是否还有携带者，并对他们进行咨询。

第二节　产前筛查

产前筛查（prenatal screening）是采用简便、经济、无创的检查方法，通过母体血清学、影像学等非侵入性方法对普通妊娠妇女进行发病率高、病情严重的遗传性疾病（如唐氏综合征）或先天畸形（神经管畸形等）筛查，检出子代具有出生缺陷高风险的人群进行产前诊断，以提高产前诊断的阳性率，减少不必要的侵入性产前诊断，是出生缺陷二级预防的重要步骤。

产前筛查应满足以下条件：①被筛查疾病在人群中具有较高的发病率且危害严重，能为筛查阳性者提供进一步的产前诊断及有效干预措施；②筛查方法无创、价廉且易于接受；③筛查方法应统一，易推广；④易为被筛查者接受，被筛查者应自愿参与，做到知情选择；⑤为被筛查者提供全部有关的医学信息和咨询服务。

产前筛查试验不是确诊试验，筛查阳性结果意味着患病风险升高，并非诊断疾病；阴性结果提示风险无增加，并非正常。筛查结果阳性者需要进一步确诊试验。因此，被筛查者要充分理解筛查中的假阳性和假阴性，以及它们之间的内在联系。目前较为成熟的产前筛查疾病包括以唐氏综合征为代表的胎儿非整倍体染色体疾病、神经管畸形和胎儿结构畸形等。近年来无创产前筛查也用于筛查 21、18、13- 体等染色体异常疾病。

一、唐氏综合征筛查

以唐氏综合征为代表的染色体疾病是产前筛查的重点。唐氏综合征的筛查方案有很多种，根据检查方法分为孕妇血清学检查和超声检查，根据筛查时间分为孕早期筛查和孕中期筛查。

（一）妊娠早期筛查

妊娠早期行唐氏综合征筛查有很多优势，阳性结果孕妇可以选择绒毛取样进行染色体核型分析确诊，早期终止异常妊娠。妊娠早期唐氏综合征筛查方法包括孕妇血清学筛查（通常在妊娠 9～13^{+6} 周）和超声颈项透明层厚度（nuchal translucency，NT）及胎儿鼻骨检查。常用的孕妇血清学检查指标有游离 β-hCG 和妊娠相关蛋白 -A（PAPP-A）。与正常孕妇相比，唐氏综合征胎儿的母血清游离 β-hCG 水平升高，PAPP-A 降低，NT 增厚。妊娠早期血清二联筛查，假阳性率约 5%，唐氏综合征检出率 60%；单独采用 NT 筛查，唐氏综合征的检出率可以达到 75%；联合应用血清学和 NT 检查的方法，唐氏综合征检出率可提高至 85%～90%。

在唐氏综合征的众多超声筛查指标中，测量 NT 厚度是最常用和有效的筛查方法，通常在妊娠 11～13^{+6} 周（胎儿顶臀径 45～84mm）时进行。非整倍体患儿因颈部皮下积液、NT 增厚，常处于同孕周胎儿第 95 百分位数以上，目前国内外临床上多以 NT 厚度≥3mm 定义唐氏筛查高危孕妇。值得注意的是，NT 筛查唐氏综合征的效率与超声测量方法密切相关，NT 测量需要经过专业的培训、严格的质量控制和充足的测量时间，因此须在有条件的医疗机构进行。

（二）妊娠中期筛查

妊娠中期血清学筛查（通常为孕 14～20^{+6} 周）采用三联法，即甲胎蛋白（AFP）、绒毛膜促性腺激素（hCG）或游离 β-hCG，以及游离雌三醇（uE_3），也有些单位采用 AFP 和 hCG/ 游离 β-hCG 二联筛查。与正常孕妇相比，唐氏综合征患儿的母血清 AFP 降低、hCG 升高、uE_3 降低。实验室常用的中位数倍数（multiples of the median，MoM）是指孕妇生化指标与正常年龄对照组孕妇血清中位数之比，例如一位 29 岁的孕妇孕 17 周测得血清 AFP 浓度为 182ng/ml，而同一地区 29 岁正常孕妇 17 周时的血清 AFP 浓度中位数为 65ng/ml，那么此孕妇血清 AFP 浓度是[（182ng/ml）/（65ng/ml）]= 2.8MoM。由于各个实验室报告的数值不同，因此，所有实验室均以 MoM 值作为检验结果的标准，正常人群为 1.0MoM。唐氏综合征风险度是根据血清筛查指标的变化，结合孕妇年龄、孕周和体重等其他影响筛查指标的因素综合计算出的发病风险。

目前绝大多数产前诊断中心的唐氏综合征风险率都以 1∶250 作为切割值（cut-off），也有少数单位将其定为 1∶270，如果风险率大于或等于切割值（即分母小于或等于 250），称为唐氏筛查高危孕妇，高危孕妇建议产前诊断。假阳性率约 5%，孕中期三联筛查能检出 60%～75% 唐氏综合征，二联筛查唐氏综合征的检出率为 60% 左右。

妊娠中期母血清筛查在对唐氏综合征进行筛查的同时，还可以筛查出可能生育 18- 三体患儿的高危孕妇。与正常孕妇相比，18- 三体胎儿的母血清 AFP、hCG 和 uE_3 水平都下降，与唐氏综合征筛查一样，18- 三体风险也是进行复杂统计后计算出的综合风险。孕中期三联筛查 18- 三体风险率以 1∶250 作为切割值，能检出 60%～70% 的 18- 三体。

（三）染色体病的高危因素

在根据上述血清学和超声等方法判断胎儿发生染色体病风险度的过程中，还要考虑使胎儿发生畸形风险增加的高危因素。

1. **孕妇年龄 35 岁以上的单胎妊娠** 妊娠中期发生 21- 三体综合征风险为 1∶280，发生非整倍体畸形风险为 1∶132；妊娠晚期发生 21- 三体风险为 1∶384，发生非整倍体畸形风险为 1∶204。

2. **孕妇年龄 31 岁以上的双卵双胎妊娠** 其中一胎发生 21- 三体的风险比单胎高。根据 1997 年 Meyer 等计算，孕妇年龄在 31 岁时，妊娠中期一胎发生 21- 三体的风险为 1∶190。

3. **前次妊娠胎儿为常染色体三体** 曾妊娠一次常染色体三体的妇女，再次妊娠发生染色体畸形风险约为 1∶100 或更高（根据年龄计算）。

4. **前次妊娠胎儿为 X 染色体三体（47，XXX 或 47，XXY）者** 多余 X 染色体可能来自母系或父系，再次发生染色体非整倍体畸形的风险为 1∶100。前胎为 47，XYY 或 45，X 者，再次妊娠发生畸形风险没有增加，因多余 Y 染色体来自父系，父系错误很少重复。

5. **夫妇一方染色体易位** 子代发生异常风险应根据异常染色体位置、父母性别差异等具体分析。实际发生存活的异常胎儿风险多低于理论的风险，因部分异常胎儿流产或死亡。在平衡易位中，子代发生异常的风险为 5%～30%。不孕患者存活子代中发生异常的风险为 0～5%，这些异常易导致胚胎发育停滞或死胎。如 21 号染色体平衡易位携带者虽然表观正常，但其常有自然流产或死胎史，所生子女中约 1/3 正常，1/3 为平衡易位携带者，1/3 为易位型先天愚型患儿。但如果夫妇一方是同源染色体平衡易位携带者如 21/21 易位，其胎儿 1/2 将因核型为 21- 单体而流产，1/2 为唐氏综合征患者，因此活婴将 100% 为 21/21 易位型先天愚型患儿，对此类携带者应劝阻其生育。

6. **夫妇一方染色体倒位** 子代发生染色体异常风险取决于异常染色体位置、倒位染色体大小等。

7. **前次妊娠胎儿为染色体三倍体** 复发风险为 1%～1.5%。

8. **妊娠早期反复流产** 非整倍体畸形是妊娠早期流产的主要原因之一，发生染色体畸形风险增高。同时，夫妇染色体畸形（如易位、倒位）也可导致妊娠早期流产。因此，建议检测夫妇染色体。

9. **夫妇非整倍体异常** 21- 三体或 47，XXX 的女性和 47，XYY 的男性具有生育能力，30% 风险出现非整倍体的子代。21- 三体或 47，XXY 的男性多为不育。

10. **产前超声检查发现胎儿存在严重结构畸形** 该胎儿发生染色体畸形风险大大提高，无论孕妇年龄或血清学筛查是否异常。

二、神经管畸形筛查

（一）血清学筛查

约 95% 神经管畸形患者没有该病家族史，但 90% 患者的血清和羊水中水平升高，血清 AFP 可作为神经管畸形（NTDs）的筛查指标。筛查应在妊娠 14～22 周进行，最佳时间在妊娠 16～18 周。如果以 2.0MoM 为 AFP 正常值的上限，筛查阳性率为 3%～5%，敏感性至少 90%，阳性预测值为 2%～6%。孕妇血清 AFP 水平受孕龄、孕妇体重、种族、糖尿病、死胎、多胎、胎儿畸形、胎盘异常等因素的影响。2003 年，美国妇产科医师协会（The American College of Obstetricians and Gynecologists，ACOG）建议所有孕妇均应在妊娠中期进行血清学的 AFP 检查。目前母体血清 AFP 筛查 NTDs 常以 2.0MoM 或 2.5MoM 为切割值，其敏感性高，可以检出 85%～90% 的开放性脊柱裂，90% 以上的无脑畸形，75%～90% 开放性腹壁裂，但对于闭合性神经管缺损，母体血清 AFP 水平通常不升高。

（二）超声筛查

99% 神经管畸形可通过妊娠中期超声检查确诊。有学者认为孕妇血清 AFP 升高但超声检查正常的患者不必检查羊水 AFP，因为 3%～5% 神经管畸形患者为非开放性畸形，羊水 AFP 水平在正常范围。

三、胎儿结构畸形筛查

胎儿结构畸形涉及机体所有器官，占出生缺陷的 60%～70%，超声筛查是最常用的方法。胎儿结构畸形筛查指中、晚期妊娠系统胎儿超声检查，是筛查胎儿畸形、监测胎儿生长发育的重要手段，主要在妊娠 18～24 周进行，建议在此期间对所有孕妇常规进行一次系统胎儿超声检查，胎儿畸形的产前超声检出率约为 50%～70%。有条件者可在妊娠晚期 30 周左右再进行一次超声检查，观察有些在孕晚期才表现出来的胎儿畸形。《产科超声检查技术指南（试行）》规定：妊娠 18～24 周时超声应当检查出的致死性胎儿畸形包括无脑儿、严重脑膨出、严重开放性脊柱裂、严重胸腹壁缺损伴内脏外翻、单腔心、致死性软骨发育不良。事实上随着超声仪器分辨率的提高和检查者技术水平的提高，可检出的胎儿畸形种类明显增加，孕妇及家属对超声检查的期望值也越来越高，医生要注意向其解释超声检查的局限性，减少医疗纠纷。胎儿结构畸形筛查须由经过培训合格的超声科医师进行。胎儿畸形漏诊的主要原因有以下三种：①受孕周、羊水、胎位和母体腹壁薄厚等多种因素的影响，一些器官可能无法显示或显示不清；②部分胎儿畸形产前超声检出率低，如小的室间隔缺损和房间隔缺损、闭合性脊柱裂、指 / 趾异常、耳畸形、食管闭锁、肛门闭锁和外生殖器畸形等；③部分胎儿畸形目前还不能为超声所检出，如甲状腺缺如、先天性巨结肠等。

四、无创产前检测

孕妇的外周血血清中约有 1%～5% 的 DNA 来自胎儿，孕早期采集母血进行胎儿 DNA 的测序分析是无创产前检测（Non-invasive prenatal testing，NIPT）技术的基础。随着母血浆（清）中胎儿游离DNA富集技术以及新一代测序技术的飞速发展与联合应用，孕12周后采母血进行产前筛查胎儿21、18、13-三体及性染色体异常，准确率可达98%～99%。唐氏筛查高风险及高龄的孕妇，原则上应进行介入性产前诊断，但其中很多孕妇因顾虑流产风险而无法接受介入性穿刺，此类孕妇可选择NIPT。此外，对于珍贵儿及复发性流产等不适合介入性产前诊断者，也可行NIPT，应签署知情同意书。无创产前筛查应在妊娠12～22^{+6}周进行，抽取孕妇外周静脉血提取游离DNA，利用高通量DNA测序技术对母体外周血中的游离DNA进行测序，并将测序结果进行生物信息学分析，诊断染色体倍数异常和基因突变。该方法被认为是一种“近似于诊断的高精准度筛查”，但也应注意该方法仍存在假阳性和假阴性，且在孕妇有染色体异常、多胎等情况下不适用，应结合其他临床诊断做出判断。

2016年美国医学遗传学会（ACMG）更新发布了关于胎儿染色体非整倍体无创产前筛查的立场声明。对于传统筛查技术的目标染色体非整倍体疾病（21、18和13-三体综合征），NIPT是敏感性最高的筛查方法。对于不同年龄阶段非肥胖的孕妇，在孕9～10周后可选择NIPT替代传统的血清学筛查进行21、18和13-三体综合征的筛查，但不建议NIPT用于筛查21、18、13号染色体以外的常染色体非整倍体。因此，NIPT的检测前咨询至关重要，还需考虑三种目标染色体疾病以外的情况。此外，NIPT还可用于性染色体非整倍体和部分拷贝数变异（CNVs）的筛查。当NIPT筛查结果为阳性，应提供诊断性检测。

NIPT检测也存在一定的局限性：①基因筛查存在残留风险（即使报告阴性或正常也存在阳性结果的可能）；② NIPT不是针对父母的筛查，临床上不用于单基因遗传病的筛查，不用于预测妊娠晚期并发症，且不能筛查开放性神经管缺陷，因此，孕15～20周应检测孕妇血清甲胎蛋白，筛查开放性神经管缺陷；③ NIPT不能代替常规胎儿形态学超声筛查。

第三节　产前诊断

产前诊断（prenatal diagnosis）又称宫内诊断（intrauterine diagnosis）或出生前诊断（antenatal diagnosis），是指在胎儿出生前应用各种检测手段，如影像学、生物化学、细胞遗传学及分子生物学等技术，了解胎儿在宫内的发育状况，诊断胎儿有无明显畸形，分析胎儿染色体核型，监测胎儿的生化项目和基因等，对胎儿进行先天性缺陷和遗传性疾病的诊断，为胎儿宫内治疗（手术、药物、饮食、基因治疗等）或选择性终止妊娠提供依据。

一、产前诊断的对象

1. 预产期年龄≥35周岁的高龄孕妇。
2. 原因不明的反复流产、死胎、畸胎或有新生儿死亡史的孕妇。
3. 夫妇一方为染色体异常携带者。
4. 夫妇一方有先天性代谢疾病，或已生育过患儿的孕妇。
5. 孕妇可能为某种性连锁隐性遗传病基因携带者。

6. 夫妇双方为地中海贫血基因携带者。
7. 生育过染色体异常或结构畸形胎儿的孕妇。
8. 产前筛查高危的孕妇。
9. 有遗传病家族史的孕妇。
10. 本次妊娠有羊水过多、羊水过少、胎儿发育异常或可疑畸形的孕妇。
11. 妊娠早期接触过可能导致胎儿先天缺陷物质者。

二、产前诊断的常用方法

（一）胎儿结构检查

利用超声、磁共振等方法观察胎儿结构有无畸形。其中超声影像是最常用的检查方法，对筛查怀疑胎儿结构异常者进一步检查，常需磁共振辅助诊断。

（二）染色体核型分析

利用绒毛、羊水、脐血进行胎儿细胞培养，检测胎儿染色体疾病。

（三）基因检测

利用胎儿DNA分子杂交、限制性核酸内切酶、聚合酶链反应技术、原位荧光杂交、基因测序等技术，检测胎儿基因的核苷酸序列，诊断胎儿基因疾病。目前基于芯片的比较基因组杂交技术在产前诊断中广泛应用，二代测序技术在该领域也开始应用。

（四）基因产物检测

利用羊水、绒毛或血液，进行蛋白质、酶和代谢产物检测，诊断胎儿神经管缺陷、先天性代谢疾病等。

三、产前诊断的疾病

（一）染色体病

包括染色体数目异常和结构异常两类。染色体数目异常包括整倍体（如一倍体、二倍体或三倍体等）和非整倍体（如21-三体、18-三体、13-三体、47，XXX综合征、45，X综合征等）；染色体结构异常以缺失、重复、易位、倒位、环形染色体等常见。绝大多数染色体病在妊娠早期即因死胎、流产而被淘汰，仅少数染色体异常胎儿可维持至分娩。

（二）性连锁遗传病

以X连锁隐性遗传病居多，如红绿色盲、血友病等。致病基因在X染色体上，携带致病基因的男性发病，携带致病基因的女性为携带者，生育的男孩有50%的可能患病，50%的可能健康；生育的女孩表型均正常，但有50%的可能为携带者。性连锁隐性遗传病的男性患者与正常女性婚配，生育的男孩不会患病，生育的女孩均为携带者。

（三）单基因病

多为常染色体隐性遗传，如地中海贫血。

（四）遗传性代谢缺陷病

多为常染色体隐性遗传病。因基因突变导致某种酶缺失，引起代谢抑制、代谢中间产物累积而出现临床表现。除少数疾病在出生早期能够用饮食控制法（如苯丙酮尿症）或药物治疗（如肝豆状核变性）使其不发病外，多数尚无有效的治疗方法，故开展遗传性代谢缺陷病的产前诊断极为重要。

（五）先天性结构畸形

特点是有明显结构改变，如无脑儿、脊柱裂、唇腭裂、先天性心脏病、骨骼异常等，但结构畸形的胎儿其染色体核型可能正常。

四、产前诊断技术

（一）产前诊断的取材技术

目前常见的产前诊断技术包括介入性和非介入性两大类。前者目前常用的主要包括羊膜腔穿刺术、绒毛活检术、经皮脐血穿刺术及胎儿镜检查等；后者包括利用经宫颈脱落的胎儿滋养细胞、孕妇外周血中胎儿细胞和孕妇外周血胎儿游离 DNA 等进行产前诊断。随着辅助生殖技术和分子遗传学诊断技术的发展，近年来胚胎植入前诊断（PGD）也成为产前诊断的重要组成部分。

1. **羊膜腔穿刺术** 通过羊膜腔穿刺吸取羊水分析胎儿的代谢状况、胎儿的染色体组成、基因是否有缺陷等。行染色体检查的羊膜腔穿刺术一般在妊娠 16～21 周进行。在超声引导下羊水穿刺的并发症很少见，在 16～18 周操作时，与操作相关的流产率据报道约为 1/270，约 1%～2% 孕妇发生阴道少量流血或羊水渗漏，绒毛膜羊膜炎发生率＜0.1%，导致流产风险为 0.5% 左右。早期羊膜腔穿刺术会造成更高的流产率，不应该进行此项操作。

2. **绒毛穿刺取样（chorionic villus sampling，CVS）** 绒毛取样法在妊娠早期诊断中最为常见，一般在妊娠 10～13 周进行，通过绒毛膜活检分析胚体细胞的染色体组成。绒毛取样的优点是检查时间早，根据检测结果认为有必要进行选择性流产时，给孕妇带来的损伤和痛苦相对较小。缺点是取样标本可能会有母体细胞的污染，胎儿和母体易感染和操作不便等；在≤9 周行 CVS 会增加胎儿肢体缺损的风险；流产率较羊膜腔穿刺高，约 1%～2%。

3. **经皮脐血穿刺术** 优点是快速取得胎儿核型分析，对胎儿的血液学、免疫学和酸碱参数进行测量，也能进行胎儿输血。操作相关的流产率约为 1%～5%。该法特点有：①快速核型分析：胎儿血细胞培养 48 小时后，即可进行染色体核型分析，可避免绒毛或羊水细胞中假嵌合体现象或培养失败；②胎儿血液系统疾病的产前诊断：如溶血性贫血、自身免疫性血小板减少性紫癜、血友病、地中海贫血等；③可对胎儿各种贫血进行宫内输血治疗。

4. **胎儿组织活检** 在妊娠早中期，可以采用胎儿镜下组织活检。胎儿组织活检可用于一些家族性遗传病的产前诊断。

5. **胚胎植入前诊断（pre-implantation genetic diagnosis，PGD）** PGD 技术是指在体外受精的胚胎，发育到 4～8 细胞期，通过显微操作技术取出单个卵裂球细胞，进行胚胎活检，并对活检细胞进行快速的遗传学检测，包括染色体检查、特定基因检测，性别鉴定，再将正常的胚胎植入母体子宫。PGD 技术能将产前诊断的时限提早到胚胎植入之前，从源头阻断遗传病的传递，以达到减少人工流产率和预防遗传病的目的。目前报道能做植入前诊断的疾病包括囊性纤维变性、脆性 X 综合征、假肥大型营养不良症、常见的染色体数目异常、地中海贫血等。目前使用植入前诊断技术，包括聚合酶链反应和荧光原位杂交，可使植入前诊断准确性达 90% 以上。但植入后的胚胎在发育过程中可能受有害的外界环境影响，仍可发生染色体镶嵌体异常，故对作过植入前诊断的病例主张在孕期行羊水或绒毛取样作产前诊断。

（二）产前诊断的实验室检测技术

目前，G 显带的染色体核型分析技术仍然是细胞遗传学产前诊断的“金标准”，但该技术具有细胞培养耗时长以及耗费人力的局限性。随着分子细胞遗传学的发展，新的实验方法不断出现，并逐步走向临床，目前，在临床工作中已开展的有荧光原位杂交（FISH）、荧光定量 PCR（QF-PCR）、多重连接依赖探针扩增技术（MLPA）、染色体微阵列分析（CMA）、产前液相芯片技术（BACs-on-Beads，BoBs）等技术。这些分子遗传学诊断技术无需细胞培养，分析周期短，可以快速检出胎儿常见的染色体非整倍体异常，显示出高通量、快速、易于大规模开展的优势，对于解决当前以细胞遗传学核型分析为主流技术的产前诊断技术服务能力不足、诊断周期长等问题具有重要的现实意义。

1. 染色体核型分析 核型指一个体细胞中的全部染色体按大小、形态特征顺序排列构成的图像，在完全正常的情况下，一个体细胞的核型一般可代表该个体的核型。核型分析是指将待测细胞的核型进行染色体数目、形态特征的分析，确定其是否与正常核型完全一致。用不同的染色体显带技术使染色体沿长轴呈现宽窄及着色明暗（或深浅）不同的带纹，可据此发现多种结构畸变，从而诊断染色体疾病。由于 G 显带方法简便，带纹清晰，标本可长期保存，用普通显微镜即可分析，因此被广泛应用于染色体病的诊断和研究。

G 显带染色体核型分析技术是通过培养胎儿细胞、染色体收获、染色体显带等试验步骤，对 22 对常染色体和 X、Y 性染色体共 320～400 条带进行分析，进行常染色体和性染色体的非整倍体和多倍体诊断，可在 320～400 条带范围内对染色体易位、倒位、插入和缺失进行细胞遗传学诊断，但不能对更高显带范围的染色体结构异常如微缺失等进行诊断。胎儿细胞老化、母血污染等原因可导致胎儿细胞培养失败，此时无法进行染色体 G 显带分析。

2. 荧光原位杂交（fluorescence in situ hybridization，FISH） 荧光原位杂交是分子细胞遗传方法中最基础、常用的方法，FISH 技术利用荧光标记的特异性寡核苷酸片段作为探针，与染色体、细胞或组织中的核酸按照碱基互补配对原则进行杂交，通过荧光系统检测，对待测 DNA 进行定性或相对定位分析。相对于传统的核型分析技术，FISH 技术具有快速及特异性高的优点。目前国内临床上 FISH 主要用于快速产前诊断胎儿常见染色体（13、18、21、X、Y）的非整倍体异常，但因费用较高，国际上 FISH 主要进行遗传病的基因定位及基因芯片的验证。FISH 具有快速、灵敏、定位准确、探针可长期保存的优点，缺点是操作复杂，探针昂贵且不能进行全基因组范围的染色体异常检测，但 FISH 技术仍是目前产前分子诊断中的重要技术手段。

3. 多重连接依赖探针扩增技术（multiplex ligation dependent probe amplification，MLPA） 多重连接依赖探针扩增技术通过一系列探针与染色体特异区域核酸杂交、连接酶将探针连接、以特异性连接探针为模板进行基因扩增、毛细管电泳定性和定量分析扩增产物，从而对探针所在染色体位置进行拷贝数检测。MLPA可以在单管检测中对40～45个目的核酸片段进行相对定量，具有快速、精确、高通量、操作简便等特点，已应用于基因诊断等多个研究领域。MLPA可以正确检测出核型分析所发现的13、18、21-三体和性染色体异常，如：X单体、XXY及XYY等，但MLPA不能检测出69，XXX三倍体，对69，XXY的检测结果重复性较差。MLPA可发现部分非平衡染色体结构异常。然而，MLPA与传统核型分析仍存在结果不一致的情况，可能是由于染色体结构重排或出现异常的染色体区域没有相应MLPA探针覆盖。此外，MLPA还可进行着丝粒、亚端粒及其他重现性的微缺失区域拷贝数变化的检测和单基因疾病的产前分子诊断。MLPA检测阳性率相对较低，而在具有超声异常发现的样本中阳性率更高，因此，MLPA可结合超声筛查进行判断。

4. 染色体微阵列分析（chromosomal microarray analysis，CMA） 染色体微阵列分析，又称“染色体芯片分析”或“分子核型分析”，简称CMA技术，能够在全基因组水平进行扫描，可检测染色体不平衡的拷贝数变异（copy number variant，CNV），尤其是对于检测染色体组微小缺失、重复等不平衡性重排具有突出优势，是目前国际上先进的分子遗传学诊断手段。CMA技术以50个标记和100Kb分辨率检测基因组DNA拷贝数变化，探针位置涵盖22对常染色体及性染色体，可有效检测超过150种微缺失/微重复综合征。但该技术无法检测平衡易位、倒位、单亲二倍体等不涉及染色体拷贝数改变的异常，对多倍体、低比例的嵌合体、探针覆盖范围之外的异常亦无法检测。

目前，国内临床上CMA的应用主要是对产前诊断中染色体核型分析结果异常而无法确认异常片段的来源和性质者进行DNA水平的更精细分析以及对产前超声检查异常而染色体核型分析结果正常的胎儿进一步行遗传学检测。然而，对CMA检测结果中临床意义不明确的CNV的判读和解释是CMA应用的主要难点，其中部分情况是罕见的新生突变，部分与突变基因的外显率有关，即胎儿有罹患某种遗传病的易感性，但并不一定发病，如自闭症。因此，在对患者进行产前CMA检测前和检测后，进行恰当的遗传咨询十分重要。

（王晨虹）

学习小结

遗传咨询是预防遗传性疾病中十分重要的环节，专业人员针对遗传咨询对象的问题予以解答并提出医学建议，以降低遗传性疾病的发生率。掌握遗传咨询的对象，遗传咨询的步骤是：明确诊断，确定遗传方式，估计再发风险，提出医学建议和帮助咨询者实施各项选择。遗传咨询分为婚前咨询、孕前咨询、产前咨询和一般遗传咨询，而对于结婚及生育方面的医学建议尤其重要。目前对唐氏综合征及神经管畸形的产前筛查开展较广泛，唐氏综合征是产前筛查的重点，筛查出的高危孕妇应进行产前诊断。产前诊断的技术主要包括羊膜腔穿刺术、绒毛穿刺取样、经皮脐血穿刺术、胎儿组织活检、胚胎植入前诊断、染色体核型分析、荧光原位杂交、MLPA和CMA等。

复习参考题

1. 遗传咨询的对象、类别及原则？
2. 唐氏综合征筛查有哪些方法？
3. 产前诊断的指征有哪些？

第十三章 异常分娩

13

学习目标

掌握 产力异常的临床表现、诊断及处理原则、导致异常分娩的因素；臀先露的诊断方法。

熟悉 产力异常的分类、检查方法及其对母儿的影响，胎位异常的分类、临床表现及处理原则，巨大胎儿及胎儿生长受限的诊断标准。

了解 产力异常的病因，产道异常的分类，胎位异常的病因及对母儿的影响，胎儿发育异常的影响因素。

难产（dystocia）又称异常分娩（abnormal labor），由产程进展缓慢或延长构成。导致分娩期并发症增加甚至危及母胎生命，正确判断处理十分重要。难产与产力、产道、胎儿及精神心理因素的影响有关，这些因素既互为因果又相互影响。

第一节　产力异常

分娩进程中最重要的产力是子宫收缩力，具有节律性、对称性、极性及缩复作用等特点，分娩全过程均发挥作用。改变子宫收缩的上述特点的任何原因，如失去节律性、极性倒置、收缩过弱或过强，均称为子宫收缩力异常，也称产力异常（abnormal uterine action）。子宫收缩力异常主要分为：子宫收缩乏力（uterine inertia）及子宫收缩过强（uterine overcontraction）。

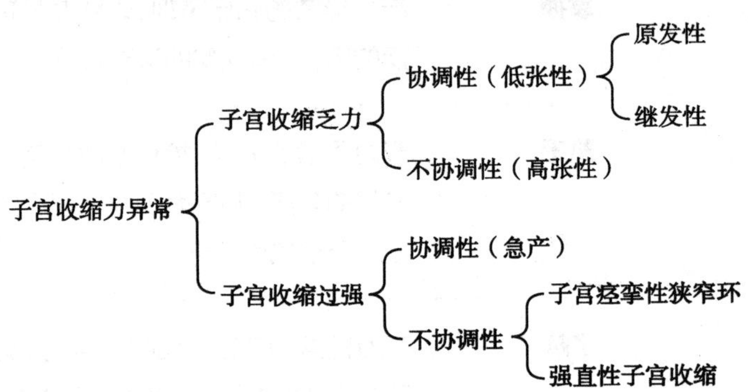

一、子宫收缩乏力

（一）原因

子宫肌源性、精神源性及激素调节体系中的同步化程度决定了子宫收缩功能，任何一方功能异常均可直接导致产力异常。

1. **头盆不称或胎位异常**　胎儿先露部下降受阻，不能紧贴子宫下段及子宫颈内口，影响内源性缩宫素的释放及反射性子宫收缩。

2. **子宫本身因素**　子宫高度膨胀，肌纤维过度伸展（如双胎妊娠、巨大儿、羊水过多等）使子宫肌纤维失去正常收缩能力。子宫畸形、合并子宫肌瘤和子宫腺肌症、经产妇、绒毛膜羊膜炎等因素，也可影响子宫收缩的对称性及极性，导致子宫收缩乏力。

3. **精神源性因素**　产妇对分娩有恐惧、紧张、焦虑等精神心理障碍均可引起原发性子宫收缩乏力。

4. **内分泌因素**　临产后产妇体内前列腺素和缩宫素合成与释放不足，以及雌激素分泌不足所致缩宫素受体量少，均可直接导致子宫收缩乏力。胎儿、胎盘合成与分泌硫酸脱氢表雄酮量少，使得宫颈成熟度欠佳，从而导致原发性宫缩乏力。

5. **其他**　产程初期大量使用镇静、镇痛、解痉药物，可以使子宫收缩抑制。使用硬膜外麻醉镇痛分娩或产妇衰竭时，也会引起子宫收缩乏力使产程延长。

（二）临床诊断及表现

1. 协调性子宫收缩乏力 又称低张性子宫收缩乏力（hypotonic uterine inertia）。子宫收缩有正常的节律性、对称性及极性，仅收缩力弱是其特点。致使产程延长，甚至停滞。根据发生时期分为：①原发性宫缩乏力：指宫缩乏力出现于产程开始时；②继发性宫缩乏力：指产程开始子宫收缩力正常，于第一产程活跃期后期或第二产程时宫缩减弱，使产程延长或停滞，多伴有胎位或骨盆等异常。

2. 不协调性子宫收缩乏力 又称高张性子宫收缩乏力（hypertonic uterine inertia）。子宫收缩失去正常的对称性、节律性，子宫收缩的极性倒置，不能产生向下的合力，宫口不扩张，宫缩无效，胎先露部不下降。产妇可出现持续性腹痛及静息宫内压升高。

（三）对产程及母胎影响

1. 对产程的影响 原发性宫缩乏力可致潜伏期延长。因其发生时限不同，继发性宫缩乏力分别导致第一及第二产程延长，甚至发生滞产。

2. 对母亲的影响 由于产程延长，产妇休息不好，进食少，加上体力消耗和过度换气，使产妇精神疲惫、全身乏力，严重者引起酸中毒、低钾血症及脱水的发生，手术产率增加。产道受压过久使第二产程延长，从而致产后尿潴留，甚至发生尿瘘或粪瘘，亦可导致产后出血，并使产褥感染率增加。

3. 对孩子的影响 子宫因不协调性宫缩乏力而不能完全放松，对胎盘循环影响大，易发生胎儿窘迫；产程延长使胎头及脐带等受压机会增加，同时由于手术助产机会增加，致新生儿产伤、窒息、颅内出血及吸入性肺炎等发病率增加。

（四）处理

1. 协调性子宫收缩乏力 包括原发性和继发性。应先寻找原因，检查有无头盆不称或胎位异常，阴道检查了解宫颈扩张和胎先露部下降情况。若判断无头盆不称和胎位异常，无胎儿窘迫征象，估计能经阴道分娩者，采取加强宫缩的措施。若判断有头盆不称和胎位异常，估计不能阴道分娩者应及时行剖宫产术。

（1）第一产程：

1）一般处理：应从预防宫缩乏力着手，消除产妇对分娩的紧张情绪与心理顾虑，指导其休息、饮食及大小便，注意补充营养和水分。潜伏期有宫缩乏力必要时可用强镇静剂如吗啡10mg或哌替啶100mg肌注，绝大多数潜伏期宫缩乏力者在镇静治疗后经充分休息后自然转入活跃期。

2）加强宫缩：①人工方法：无头盆不称、宫口扩张≥3cm、胎头已衔接而产程延缓时，可行人工破膜术，使胎头直接紧贴子宫下段及宫颈内口，引起反射性子宫收缩，加速产程进展，同时观察羊水性状、羊水量和胎心变化。宫颈Bishop评分≥7分者，成功率较高。此外，针刺太冲、支沟、合谷、三阴交等穴位，也可增强宫缩强度。②药物治疗：

i）缩宫素静脉滴注：原则是以最小浓度获得子宫收缩，通常在0.9%生理盐水500ml中加入缩宫素2.5U，每1ml中含有5mU缩宫素，开始滴速为8滴/分，缩宫素应控制在2.5mU/min，在确认无过敏剂量可逐渐增加，在15分钟内调整到有效剂量（每次宫缩持续40秒以上，宫缩间歇2～3分钟，宫腔压力不超过60mmHg）。继续调整给药浓度，在不引起子宫过强收缩及胎儿窘迫的情况下使胎先露部下降及宫口扩张；缩宫素的半衰期平均为5分钟，静脉滴注后20～40分钟可达血浆稳态浓度，因此加量每次增加浓度以1～3mU/min为宜，间隔以40分钟，最大给药浓度不超过7.5mU/min。用药时密切观察宫缩、胎心监护、血压及产程进展等变化。若发现血压升高，应减慢滴注速度；一旦出现激惹性宫缩或胎心率明显减速（包括胎心持续减速及晚期减速等）或宫缩持续时间超过1分钟时，均应立即停用缩宫素。对有明显产道梗阻不宜应用，瘢痕子宫（scarred uterus）经评估后酌情使用，加强监护。

ii）地西泮静注：其可选择性地使宫颈肌纤维松弛，而不影响宫体肌收缩，且因降低母体交感神经系统兴奋性，使子宫血管张力下降，有助于改善子宫的血循环。常用剂量为10mg，2～3分钟静脉缓慢推完。间隔4～6小时可酌情再用。

（2）第二产程：出现胎儿窘迫征象应尽早结束分娩，胎头双顶径已通过坐骨棘平面且无明显颅骨重叠者，可行阴道助产分娩；否则应行剖宫产术。若头盆相称出现宫缩乏力，可静脉滴注缩宫素，同时指导产妇配合宫缩屏气用力，力争经阴道自然分娩。

（3）第三产程：胎肩娩出后，立即在0.9%生理盐水20ml内加入缩宫素10～20U静注，预防产后出血。对破膜时间长、产程长及手术产者，应给予抗生素预防感染。

2. 不协调性子宫收缩乏力 处理原则是调节子宫收缩，恢复正常极性及节律性。可给予吗啡10mg或哌替啶100mg肌注，产妇充分休息后多能恢复为协调性子宫收缩，但对伴有胎儿窘迫征象或头盆不称者则应尽早行剖宫产，并禁用强镇静剂。在协调性子宫收缩恢复之前，严禁用缩宫药物，以免造成不良后果。

二、子宫收缩过强

（一）临床诊断及表现

1. 协调性子宫收缩过强 子宫收缩的节律性、对称性及极性均正常，仅收缩力过强。若存在产道梗阻或瘢痕子宫，可发生病理缩复环或子宫破裂。

若无产道梗阻，短时间内分娩可结束，总产程<3小时，称为急产（precipitate delivery）。

2. 不协调性子宫收缩过强

（1）子宫痉挛性狭窄环（constriction ring of uterus）：子宫局部平滑肌持续不放松，呈痉挛性不协调性收缩形成的环形狭窄，称为子宫痉挛性狭窄环。狭窄环常见于胎体狭窄部及子宫上下段交界处，如胎儿颈部。产妇出现持续性腹痛，烦躁不安，胎心时快时慢，宫颈扩张缓慢，胎先露部下降停滞，手取胎盘时可在宫颈内口上方直接触到此环（图13-1）。第三产程常造成胎盘嵌顿（placental incarceration）。

（2）强直性子宫收缩（tetanic contraction of uterus）：子宫收缩失去节律性，呈持续性强直性收缩。常见于缩宫药使用不当。产妇因持续性腹痛常有烦躁不安、腹部拒按，胎心听不清，不易查清胎位。若合并产道梗阻，亦可出现子宫病理缩复环、血尿等先兆子宫破裂征象。

（二）对产程及母胎影响

1. 对产程的影响 协调性子宫收缩过强可致急产，不协调性子宫收缩过强形成子宫痉挛性狭窄环或强直性子宫收缩时，可导致产程延长及停滞。

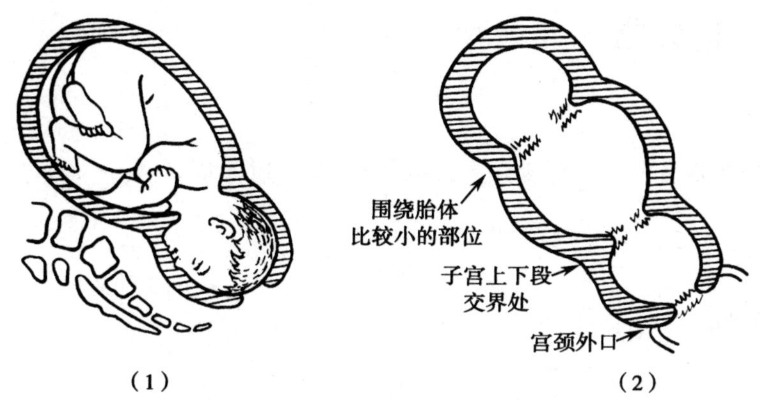

图 13-1　子宫痉挛性狭窄环

2. 对母亲的影响　宫缩过强使宫腔内压力增高，有发生羊水栓塞的危险，无论急产还是强直性子宫收缩均易造成软产道裂伤。子宫痉挛性狭窄环可使产程停滞、胎盘嵌顿，增加产后出血、产褥感染及手术产的机会。

3. 对孩子的影响　急产及强直性子宫收缩使子宫胎盘血流减少，子宫痉挛性狭窄环使产程延长，均易发生胎儿窘迫及新生儿窒息，严重者直接导致死胎及死产。

三、处理

应以预防为主，临产后慎用缩宫药及其他可促进宫缩的产科处置，包括灌肠、人工破膜等，有急产史（包括家族有急产史）者应提前入院待产。一旦出现强直性子宫收缩，在吸氧的同时应用宫缩抑制剂，如哌替啶 100mg 肌注（适用于 4 小时内胎儿不会娩出者），25% 硫酸镁 20ml 加入 0.9% 生理盐水 20ml 缓慢静注，在抑制宫缩的同时密切观察胎儿安危。若胎心正常、宫缩缓解，可等待自然分娩或经阴道手术助产；若经上述处理宫缩不缓解，已有胎儿窘迫征象或病理缩复环者，应尽早行剖宫产；若胎死宫内，以不损害母体为原则，应先缓解宫缩，随后阴道助产处理死胎。

学习小结

产力异常包括子宫收缩乏力和子宫收缩过强，每种又有协调性及不协调性之分。子宫收缩乏力可由头盆不称、胎位异常、精神因素、子宫肌源性因素及内分泌失调等引起，可导致产程延长、产后出血、胎儿窘迫、产妇水电解质紊乱、手术产率、产褥感染率增加、新生儿窒息等母儿并发症。子宫收缩过强可导致产程进展过快、病理性缩复环或子宫破裂、子宫痉挛性狭窄环、强直性子宫收缩等，发生急产或产程延长，增加羊水栓塞、产后出血、产褥感染及手术产的机会。

第二节 产道异常

产道异常包括骨产道及软产道异常，临床上以骨产道异常多见，产道异常可使胎儿娩出受阻。

一、骨产道异常

骨盆径线过短或骨盆形态异常，使骨盆腔容积小于胎先露部能够通过的限度，影响产程顺利进展，称为狭窄骨盆（pelvic contraction）。狭窄骨盆包括一个平面狭窄或多个平面同时狭窄；也可为一个径线过短或多个径线同时过短。造成狭窄骨盆的原因有先天发育异常、出生后营养、疾病及外伤等因素。

（一）狭窄骨盆的分类

1. **骨盆入口平面狭窄**（contracted pelvic inlet） 扁平型骨盆最常见，以骨盆入口平面前后径狭窄为主。根据骨盆入口平面狭窄程度分为3级：Ⅰ级为临界性狭窄，对角径11.5cm，骨盆入口前后径10.0cm，骶耻外径18cm，绝大多数可经阴道自然分娩；Ⅱ级为相对性狭窄，对角径10.0～11.0cm，骨盆入口前后径8.5～9.5cm，骶耻外径16.5～17.5cm，经试产后方能决定是否可经阴道分娩；Ⅲ级为绝对性狭窄，对角径≤9.5cm，骨盆入口前后径≤8.0cm，骶耻外径≤16.0cm，必须剖宫产结束分娩。扁平骨盆根据形态变异分为两种：

（1）单纯扁平骨盆（simple flat pelvis）：骨盆入口呈横扁圆形，骶岬向前下突出，骶凹存在，骨盆入口前后径缩短而横径正常，髂棘间径与髂嵴间径比例正常。

（2）佝偻病性扁平骨盆（rachitic flat pelvis）：骨盆入口呈横肾形，前后径明显缩短，骶岬前突，尾骨前翘，骶凹消失，骶骨下段平直后移，髂骨外展使髂棘间径≥髂嵴间径，坐骨结节外翻使耻骨弓角度及坐骨结节间径增大（图13-2）。

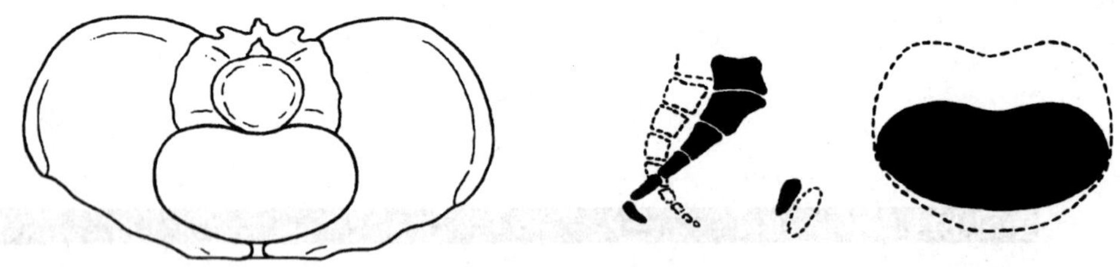

图13-2 佝偻病性扁平骨盆

2. **中骨盆平面狭窄**（contracted midpelvis） 以坐骨棘间径及中骨盆后矢状径狭窄为主，主要见于男型骨盆及类人猿型骨盆。中骨盆平面狭窄分为3级：Ⅰ级临界性狭窄，坐骨棘间径加后矢状径13.5cm，坐骨棘间径10.0cm；Ⅱ级相对性狭窄，坐骨棘间径与后矢状径12.0～13.0cm，坐骨棘间径8.5～9.5cm；Ⅲ级绝对性狭窄，坐骨棘间径加后矢状径≤11.5cm，坐骨棘间径≤8.0cm。

3. **骨盆出口平面狭窄**（contracted pelvic outlet） 主要见于男型骨盆，常与中骨盆平面狭窄伴行。由于骨盆侧壁内收及骶骨平直使坐骨切迹＜2横指、耻骨弓角度＜90°，称漏斗形骨盆（funnel shaped pelvis）（图13-3）。将骨盆出口狭窄分3级：Ⅰ级临界性狭窄，坐骨结节间径与出口后矢状径之和 15.0cm，坐骨结节间径 7.5cm；Ⅱ级相对性狭窄，坐骨结节间径与出口后矢状径之和 12.0～14.0cm，坐骨结节间径 6.0～7.0cm；Ⅲ级绝对性狭窄，坐骨结节间径与出口后矢状径之和≤11.0cm，坐骨结节间径≤5.5cm。

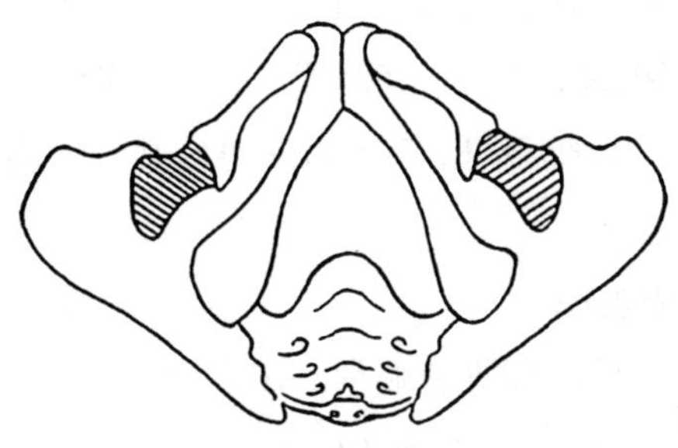

图 13-3　漏斗形骨盆

4. **骨盆三个平面狭窄**　骨盆外形属女型骨盆，但骨盆三个平面各径线均比正常值小 2cm 或更多，称均小骨盆（generally contracted pelvis）（图 13-4）。

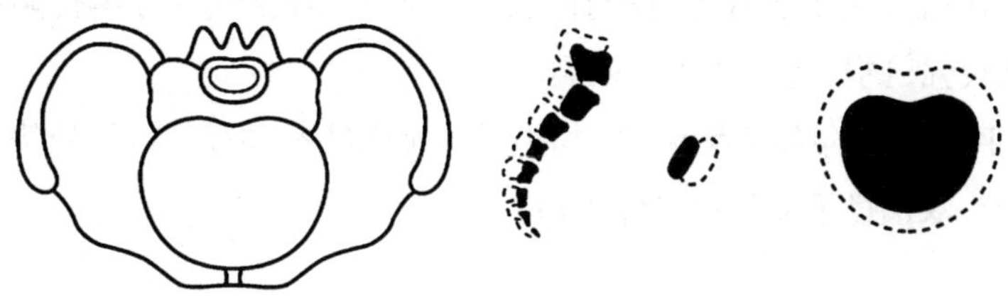

图 13-4　均小骨盆

5. **畸形骨盆**　指骨盆失去正常形态及对称性所致的狭窄。偏斜骨盆的共性特征是骨盆两侧的侧斜径（一侧髂后上棘与对侧髂前上棘间径）或侧直径（同侧髂后上棘与髂前上棘间径）之差＞1cm（图 13-5），由脊柱侧凸所致。有尾骨骨折史（常见于骨盆骨折）可致尾骨尖前翘或骶尾关节融合使骨盆出口前后径明显变短，导致骨盆出口平面狭窄而影响分娩。

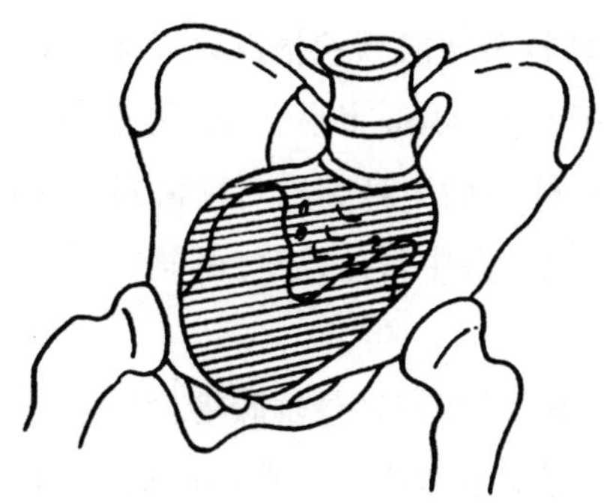

图 13-5　偏斜骨盆

（二）狭窄骨盆的临床表现

1. 骨盆入口平面狭窄

（1）胎先露和方位异常：狭窄骨盆孕产妇臀和肩先露等异常胎位发生率为正常骨盆者的 3 倍。即使头先露，常见初产妇已临产，胎头仍迟迟不入盆，检查跨耻征阳性；产程早期胎头常呈不均倾位或仰伸位入盆。若为临界性或相对性骨盆入口平面狭窄、胎儿不大且产力好，经充分试产可经阴道分娩；绝对性头盆不称，即胎头受阻于骨盆入口，衔接失败，应行剖宫产术。

（2）产程进展异常：潜伏期及活跃期延长，由相对性头盆不称骨盆入口平面狭窄而致，经充分试产，一旦胎头衔接则后期产程进展相对顺利。绝对性头盆不称时，常导致宫缩乏力及产程停滞。

（3）其他：胎膜早破及脐带脱垂等发病率增高。偶有狭窄骨盆伴有宫缩过强者，因产道梗阻使产妇出现排尿困难、腹痛拒按，甚至尿潴留等症状。检查可见产妇下腹压痛明显、宫颈水肿、耻骨联合分离，甚至出现病理缩复环、肉眼血尿等先兆子宫破裂征象，需及时处理否则可发生子宫破裂。

2. 中骨盆平面狭窄的临床表现

（1）胎方位异常：潜伏期及活跃期进展顺利。由于中骨盆横径狭窄，当胎头下降至中骨盆平面时，内旋转受阻，易出现持续性枕后（横）位，使经阴道分娩受阻。

（2）产程进展异常：胎头多于宫口近开全时完成内旋转，第二产程因持续性枕后（横）位而延长，尤其多导致胎头下降延缓与停滞。

（3）其他：中骨盆狭窄易致继发性宫缩乏力，手术助产矫正胎方位及胎头强行通过中骨盆等易发生胎儿颅内出血、头皮血肿等，强行阴道助产则可导致严重的会阴、阴道损伤。中骨盆严重狭窄、宫缩又较强，同样可发生子宫破裂。

3. 骨盆出口平面狭窄的临床表现 常与中骨盆平面狭窄并存。可导致第二产程停滞及继发性宫缩乏力，胎头双顶径不能通过骨盆出口。

（三）狭窄骨盆的诊断

在分娩过程中骨盆是个不变的因素，在评估分娩难易时，骨盆是首先考虑的一个重要因素。

除X线检查外，至今尚无其他精确的临床检查方法。但X线检查对母儿双方均不利，已弃用，现主要采用产科检查评估骨盆大小。

1. 病史 询问产妇既往是否患骨结核、佝偻病、脊髓灰质炎及骨外伤等，经产妇更应详细询问既往分娩史，如有无难产及其原因等。

2. 全身检查 注意身高、脊柱及下肢残疾情况以及米氏菱形窝是否对称等。骨骼粗壮、颈部较短者易伴漏斗型骨盆。身高＜145cm者易合并均小骨盆，脊柱侧弯或跛行者可伴偏斜骨盆畸形。米氏菱形窝不对称、一侧髂后上棘突出者则偏斜骨盆可能性大；米氏菱形窝对称但过扁者易合并扁平骨盆、过窄者易合并中骨盆狭窄，两髂后上棘对称突出且狭窄者往往是类人猿型骨盆特征。

3. 腹部检查 初产妇呈尖腹、经产妇呈悬垂腹者，往往提示可能有骨盆入口狭窄。临产后需行胎头跨耻征检查，以充分估计头盆关系。胎头跨耻征阳性，表示头盆不称（cephalopelvic disproportion，CPD）（图13-6）。头盆是否相称与骨盆倾斜度和胎方位相关，头盆不称提示有骨盆相对性或绝对性狭窄可能。

4. 骨盆测量 为充分预测骨盆各平面的狭窄程度，除测量髂嵴间径、髂棘间径、骶耻外径和坐骨结节间径外，还应注意检查对角径、坐骨切迹宽度、坐骨棘内突程度、耻骨弓角度、骶凹曲度及骶尾关节活动度等。

5. 胎位及产程动态监测 初产妇临产后胎头尚未衔接或呈臀先露、肩先露等异常胎先露，或胎头内旋转受阻以及产力、胎位正常而产程进展缓慢时，或头先露呈不均倾位衔接，均提示有狭窄骨盆可能，应根据头盆相称程度确定是否可经阴道试产。

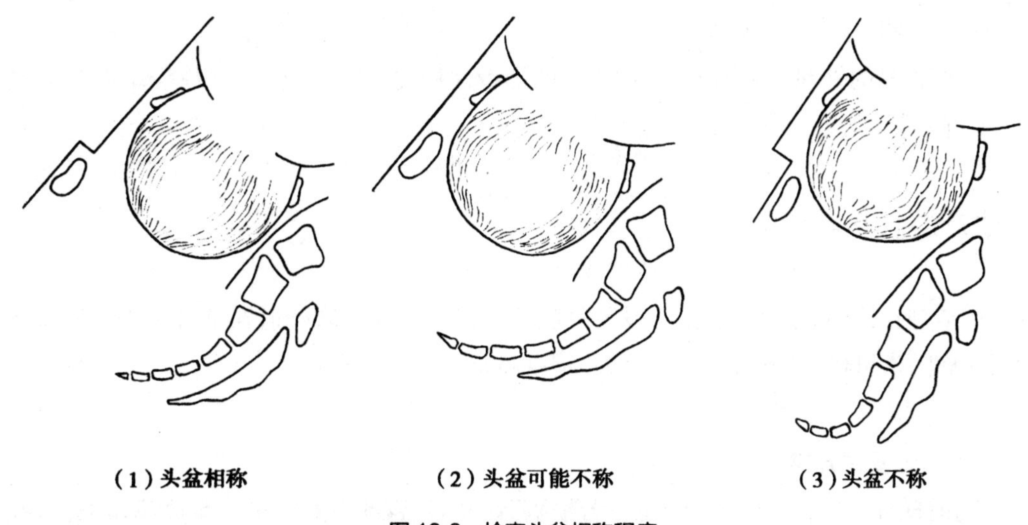

（1）头盆相称　　（2）头盆可能不称　　（3）头盆不称

图 13-6　检查头盆相称程度

（四）狭窄骨盆对产程及母儿影响

1. 对产程的影响　狭窄骨盆可使产程延长及停滞。骨盆入口狭窄影响胎先露部衔接，容易发生胎位异常；中骨盆狭窄可使胎头下降延缓或停滞、活跃期及第二产程延长；骨盆出口狭窄可使胎头下降停滞、第二产程延长。

2. 对产妇的影响　骨盆入口狭窄使异常胎先露发生率增加；胎先露部下降受阻，多导致继发性宫缩乏力，产程延长，使手术产及产后出血增多；个别情况下伴宫缩过强形成病理缩复环，可致子宫破裂；产道受压过久，可形成尿瘘或粪瘘；因滞产行阴道检查次数增多，产褥感染机会增加。

3. 对胎儿的影响　骨盆入口狭窄使胎头高浮，容易发生胎膜早破，使脐带先露及脐带脱垂机会增多；胎头内旋转及下降受阻，在产道受压过久，强行通过狭窄产道或手术助产，易引起颅内出血及其他新生儿产伤及感染。

（五）狭窄骨盆分娩处理

骨盆绝对狭窄已很少见，临床多见的是骨盆相对狭窄。

1. 骨盆入口平面狭窄的处理

（1）相对性骨盆入口狭窄：骨盆入口前后径 8.5～9.5cm、骶耻外径 16.5～17.5cm、胎头跨耻征可疑阳性。若足月胎儿＜3000g，胎位、胎心正常时，产妇一般状况好，产力良好，应给予阴道试产机会，试产时间以 2～4 小时为宜。产程仍无明显进展或出现胎儿窘迫征象，应及时行剖宫产术结束分娩。

（2）绝对性骨盆入口狭窄：骨盆入口前后径≤8.0cm、骶耻外径≤16.0cm、胎头跨耻征阳性时，足月活胎不能入盆经阴道分娩，应行剖宫产术。

2. 中骨盆平面狭窄的处理　中骨盆平面狭窄主要导致持续性枕后位或枕横位，产妇多表现继发性宫缩乏力、活跃期及第二产程延长及停滞。若产力良好，宫口开全已 1 小时以上，而胎头双顶径仍在坐骨棘水平以上，或伴有胎儿窘迫征象，应行剖宫产术。

3. 骨盆出口平面狭窄的处理　骨盆出口平面狭窄不应阴道试产。

4. 骨盆三个平面均狭窄的处理　若估计胎儿不大，产力、胎位及胎心均正常，头盆相称可试产；否则应及时行剖宫产术。

5. 畸形骨盆的处理 应根据狭窄程度、畸形骨盆种类、胎儿大小及产力等情况具体分析。若畸形严重、头盆明显不称者，应及时行剖宫产术。

二、软产道异常

软产道包括阴道、宫颈、子宫下段及骨盆底软组织构成。软产道异常可由先天发育异常及后天疾病因素引起，同样可致异常分娩，但少见。

（一）先天发育异常

1. 阴道横隔 多位于阴道上中段，若横隔薄随胎先露部下降被进一步撑薄，通过该孔可以查及逐渐开大的宫口，在确认为横隔后，在直视下以小孔为中心将横隔“X”形切开，待胎盘娩出后用可吸收线间断或连续锁边缝合残端；若横隔厚直接阻碍胎先露部下降使产程停滞，需行剖宫产分娩。

2. 阴道纵隔 发生于单宫颈者，可在分娩时切断挡在胎先露部前方的纵隔，产后用可吸收线间断或连续锁边缝合残端。若在孕前已确诊，可先行矫形术，手术切除或用高频电刀切除；若伴有双宫颈者，纵隔被推向对侧，分娩多无阻碍。

（二）软产道瘢痕

1. 子宫下段瘢痕 近年随着初产妇剖宫产率升高，使子宫下段的手术瘢痕者增多。瘢痕子宫再孕分娩时有瘢痕破裂的危险，使重复剖宫产机会相应增加。需根据前次剖宫产术式、次数、指征、术后有无感染、术后再孕间隔时间以及本次妊娠临产后产力、产道及胎儿相互适应情况等综合分析决定曾行剖宫产的妇女再孕后是否均须剖宫产或阴道试产。前次术式为子宫上段纵切口则不宜试产对前次剖宫产次数≥2 次者亦不宜试产；若前次剖宫产切口为子宫下段横切口，再孕后阴道试产成功率高；子宫肌瘤手术穿透黏膜者不宜阴道试产。

2. 宫颈瘢痕 宫颈局部瘢痕、挛缩、狭窄或缺乏弹性，由宫颈慢性炎症经冷冻、高频电刀或手术锥形切除治疗等引起，影响宫颈扩张。可宫旁两侧注入 0.5% 利多卡因 10ml 软化宫颈治疗或静注地西泮 10mg，如无效应剖宫产分娩。

3. 阴道瘢痕 若瘢痕严重，曾行生殖道瘘修补术，或瘢痕位置高时，均应行剖宫产术；若瘢痕不严重且位置低时，可行会阴后 - 侧切开术后阴道分娩。

（三）盆腔肿瘤

1. 子宫颈癌 若为早期浸润癌可先行剖宫产术，随即行宫颈癌根治术，或术后放疗。癌肿质硬而脆，经阴道分娩易致裂伤出血及癌肿扩散，应行剖宫产术。

2. 子宫肌瘤 子宫肌瘤对分娩的影响主要取决于肌瘤的数量、大小和生长部位。子宫下段及宫颈肌瘤阻碍胎先露部衔接及下降时，应行剖宫产术，并可同时行肌瘤切除术。若不阻碍产道可经阴道分娩，产后手术可避免产时手术失血过多等不利因素。

3. 卵巢肿瘤 卵巢肿瘤位于骨盆入口阻碍胎先露部衔接者，应行剖宫产同时切除肿瘤。妊娠合并卵巢肿瘤时，卵巢肿瘤容易发生蒂扭转、破裂和感染。

（四）其他

外阴及阴道的尖锐湿疣可在妊娠期生长迅速，病灶易扩散，病变部位组织质脆，阴道分娩易致软产道裂伤及感染，以行剖宫产为宜。阴道尖锐湿疣可因阴道分娩感染新生儿患喉乳头状瘤，若为女婴亦可患生殖道湿疣。

学习小结

产道异常包括骨产道异常及软产道异常，以骨产道异常多见。骨产道异常又称狭窄骨盆，分为骨盆入口平面狭窄、中骨盆平面狭窄、骨盆出口平面狭窄、均小骨盆及畸形骨盆。骨产道异常产前应综合分析判断，选择正确的分娩方式，处理不当可导致胎方位异常、产程延长、宫缩乏力、产后出血、胎儿窒息、新生儿产伤或感染等，严重时发生子宫破裂。软产道异常可由先天发育异常及后天疾病因素引起。软产道异常在产程中无法解除时，应行剖宫产终止妊娠。

第三节　胎位异常

胎位异常（abnormal fetal position）包括胎头位置异常、臀先露及肩先露等胎位异常，是造成难产的常见因素。其中以头先露胎位异常最常见，以胎头为先露的难产，又称头位难产。

一、持续性枕后位、枕横位

正常分娩时，胎头多为枕后位或枕横位衔接，胎头双顶径抵达中骨盆平面时完成内旋转动作，变成枕前位，胎头以最小径线通过骨盆最窄平面顺利经阴道分娩。

持续性枕后位（persistent occiput posterior position）或持续性枕横位（persistent occiput transverse position）是指临产后凡胎头以枕后位或枕横位衔接，经充分试产，胎头枕部仍位于母体骨盆后方或侧方，不能转向前方致使分娩发生困难者，约占分娩总数的5%。

（一）原因

1. **骨盆异常**　常发生在男型骨盆与类人猿型骨盆，阻碍胎头内旋转，容易发生持续性枕后位或枕横位。扁平骨盆前后径小，均小骨盆各径线均小，容易使胎头以枕横位衔接，伴胎头俯屈不良时亦影响内旋转，使胎头枕横位嵌顿在中骨盆形成持续性枕横位。

2. **子宫收缩乏力**　影响胎头下降、俯屈及内旋转，容易造成持续性枕后（横）位。

3. **其他**　前置胎盘、膀胱充盈、宫颈肌瘤、胎儿过大或过小以及胎儿发育异常等均可影响胎头俯屈及内旋转，造成持续性枕后位或枕横位。

（二）诊断

1. 临床表现 临产后胎头衔接较晚及俯屈不良，胎先露部不易紧贴子宫下段及宫颈内扣，进而不能有效扩张宫颈及反射性刺激内源性缩宫素释放，易致宫缩乏力及宫口扩张缓慢。由于胎儿枕部压迫，产妇自觉肛门坠胀及排便感，致使宫口尚未开全时过早屏气，第二产程腹肌收缩乏力使胎头下降延缓或停滞，产程延长。若在阴道口已见到胎发，经过多次宫缩时屏气不见胎头继续下降时，应考虑可能是持续性枕后位。

2. 腹部检查 前腹壁容易触及胎儿肢体，且在胎儿肢体侧容易听及胎心，胎背偏向母体后方或侧方。

3. 阴道检查及肛门检查 枕后位时盆腔后部空虚。若胎头矢状缝位于骨盆左斜径上，前囟在骨盆右前方，后囟（枕部）在骨盆左后方则为枕左后位，反之为枕右后位。持续性枕横位时矢状缝与骨盆横径一致，前后囟分别位于骨盆两侧后方，因胎头俯屈差，前囟常低于后囟（图 13-7）。若宫口开全，因胎头产瘤触不清颅缝及囟门时，可借助胎儿耳廓及耳屏位置判定胎方位。

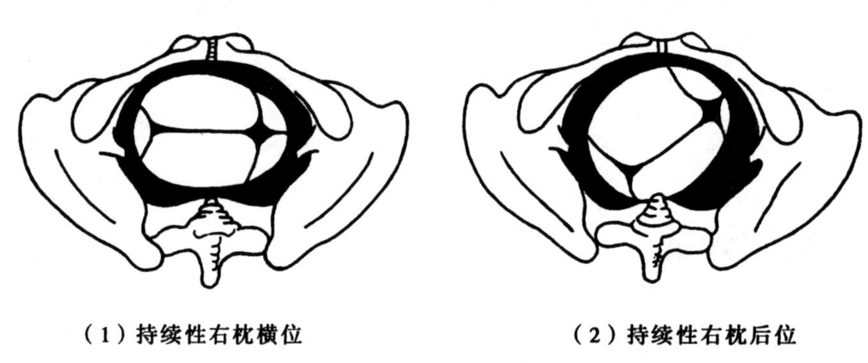

（1）持续性右枕横位　（2）持续性右枕后位

图 13-7　持续性右枕横位、右枕后位

4. B 型超声检查 根据胎头枕部及眼眶方位即可准确探清胎头位置。

（三）分娩机制

在无头盆不称及强有力宫缩作用的情况下，多数枕后位及枕横位在无头盆不称时，可使胎头枕部向前旋转 90°～135° 成为枕前位。若不能自然转为枕前位者，其分娩机制有：

1. 枕横位 部分枕横位于下降过程中内旋转受阻，或枕后位仅向前旋转 45° 成为持续性枕横位时，多需用手或胎头吸引器（或产钳）将胎头转成枕前位方能实现经阴道分娩。

2. 枕后位 枕左（右）后位内旋转时向后旋转 45°，使矢状缝与骨盆前后径相一致，胎儿枕部朝向骶骨成正枕后位（occiput directly posterior），其分娩方式有：

（1）胎头俯屈较好：胎头继续下降至前囟抵达耻骨联合下时，以前囟为支点，胎头继续俯屈，自会阴前缘先娩出顶部及枕部，随后胎头仰伸再自耻骨联合下相继娩出额、鼻、口、颏。此种为枕后位经阴道助产最常见的分娩方式。

（2）胎头俯屈不良：往往胎头额部先拨露，当鼻根抵达耻骨联合下时，以鼻根为支点，胎头先俯屈，使前囟、顶部及枕部相继从会阴前缘娩出，随后胎头仰伸自耻骨联合下相继娩出额、鼻、口及颏。因胎头以较大的枕额周径旋转，这种分娩方式较前者困难，多数需产钳或胎头吸引器助娩，仅少数产力好、胎儿小能以正枕后位自然娩出。

（四）对产程及母儿影响

1. 对产程的影响 持续性枕后（横）位容易导致第二产程胎头下降延缓及停滞。不及时处理导致第二产程延长，甚至滞产。

2. 对母体的影响 容易导致继发性宫缩乏力及产程延长。胎头长时间压迫软产道，可发生缺血坏死脱落，因膀胱麻痹可致尿潴留，甚至发生生殖道瘘。阴道助产增多，增加产道裂伤、产后出血及产褥感染机会。

3. 对胎儿的影响 第二产程延长及手术助产机会增多，易致胎儿窘迫、新生儿窒息及产伤等，使围生儿死亡率增高。

（五）处理

若骨盆无异常、胎儿不大，可试产，严密观察产程，宫口扩张程度、宫缩强弱及胎心有无变化。

1. 第一产程 产程中除密切观察产程进展及胎心变化外，防止产妇过早屏气用力，以防宫颈前唇水肿及体力消耗；为促进胎头俯屈、下降及向前旋转，产妇取胎背对侧方向侧卧，给予其充分试产机会。宫缩乏力时，可静脉滴注缩宫素加强产力；宫口开大 3cm 以上，亦可行人工破膜加强产力，破膜时观察羊水性状。若试产过程中出现胎儿窘迫征象，应及时给予吸氧等处理，必要时行剖宫产术结束分娩。

2. 第二产程 发现胎头下降延缓及停滞时，应及时行阴道检查确定胎方位，发现胎头呈枕后位或枕横位时，应指导产妇配合宫缩、屈髋加腹压用力，以此方式减小骨盆倾斜度、增加胎轴压，使胎先露部充分借助肛提肌收缩力转至枕前位。亦可在宫缩时通过上推胎头前囟侧，助其充分俯屈，以解除枕额径嵌顿使其以枕下前囟径顺利完成内旋转后通过产道自然分娩。若第二产程初产妇近 3 小时，经产妇近 2 小时，或经上述处置仍无进展或进展缓慢，应行阴道检查。若 $S \geq +3$（双顶径已达坐骨棘及以下）时，用手转胎头或用胎头吸引器（或产钳）辅助将胎头转至枕前位后阴道助娩。若第二产程延长，而胎头双顶径仍在坐骨棘以上，或第二产程时，$S < +3$ 伴胎儿窘迫时，均宜剖宫产分娩。若转至枕前位困难，亦可转至正枕后位产钳助娩。枕后位时胎头俯屈差，往往以枕额径娩出，宜行较大的会阴后 - 侧切开术娩出胎儿，以防产道裂伤。

3. 第三产程 因产程延长容易发生宫缩乏力，应做好新生儿复苏抢救准备，同时防治产后出血。有软产道裂伤者，应给予抗生素预防感染，并及时修补。

二、臀先露

臀先露（breech presentation）是产前最常见一种异常胎位，占足月分娩总数的 3%～4%，且最容易诊断的。臀先露以骶骨为指示点，有骶左前、骶左横、骶左后、骶右前、骶右横及骶右后 6 种胎方位。

（一）原因

1. 胎儿活动空间因素 胎儿活动空间过大或过小均可导致臀先露。

（1）双胎及多胎妊娠时，臀先露发生率远较单胎妊娠时高。

（2）羊水过多及羊水过少时，亦因胎儿活动范围过大或过小而使臀先露发生率高。此两种情况也可能与胎儿发育异常有关。

（3）经产妇腹壁过于松弛或子宫畸形如单角子宫、纵隔子宫使胎儿活动受限，均易导致臀先露。

（4）脐带过短尤其合并胎盘附着宫底，或胎盘植入一侧宫角以及前置胎盘时易合并臀先露。

（5）骨盆狭窄、盆腔肿瘤（如子宫下段或宫颈肌瘤等）阻碍产道时，也可导致臀先露。

2. **胎儿发育因素** 胎龄愈小臀先露发生率愈高，如晚期流产儿及早产儿臀先露高于足月产儿。臀先露于妊娠28～32周间转为头先露，并相对固定胎位。另外，无论早产还是足月产臀先露时先天畸形如无脑儿、脑积水等，低出生体重的发生率均明显高于头先露，约为后者的2.5倍。

3. **胎头衔接受阻** 狭窄骨盆、前置胎盘、肿瘤阻塞骨盆腔及巨大胎儿等，也易发生臀先露。

（二）分类

根据胎儿双下肢所取的姿势分为3类：单臀先露、完全臀先露及不完全臀先露。

1. **单臀先露**（frank breech presentation） 胎儿双膝关节伸直、双髋关节屈曲，以胎儿臀部为先露时，称单臀先露，又称腿直臀先露。最多见。

2. **完全臀先露**（complete breech presentation） 胎儿双膝关节及双髋关节均屈曲，以胎儿臀部及双足为先露，称为完全臀先露，又称混合臀先露（mixed breech presentation）。较多见。

3. **不完全臀先露**（incomplete breech presentation） 指胎儿以一膝或双膝、一足或双足、一足一膝为先露。膝先露（knee presentation）是暂时的，产程开始后常转为足先露（footling presentation）。较少见。

（三）诊断

1. **临床表现** 妊娠晚期胎动时孕妇常有季肋部的顶胀痛感，足先露时容易发生胎膜早破及脐带脱垂。临产后因胎足及胎臀不能充分扩张宫颈及刺激宫旁、盆底神经丛，容易导致宫缩乏力及产程延长。

2. **腹部检查** 在腹部一侧可触及宽而平坦的胎背、腹部对侧可触及小肢体。四步触诊在宫底部可触及圆而硬、按压时有浮球感的胎头。衔接后，胎臀位于耻骨联合之下，胎心听诊以脐下最明显；若未衔接，在耻骨联合上方可触及上下可移动的不规则、宽而软的胎臀通常在脐左（或右）上方胎背侧胎心听诊响亮；若胎儿粗隆间径已入盆则胎臀相对固定不动。

3. **阴道检查** 宫颈扩张2cm以上且胎膜已破时，可触及胎臀的一些特征，如肛门、外生殖器、坐骨结节及骶骨等。触及胎足时需与胎手相鉴别（见图13-8）；触及肛门与坐骨结节时应与面先露相鉴别（详见面先露），准确触诊骶骨对确诊胎方位很重要。在完全臀先露时可触及胎足，通过跗趾的方位可帮助判断是左足还是右足。胎臀进一步下降后尚可触及外生殖器，当不完全臀先露触及胎儿下肢时应注意有无脐带同时脱出。

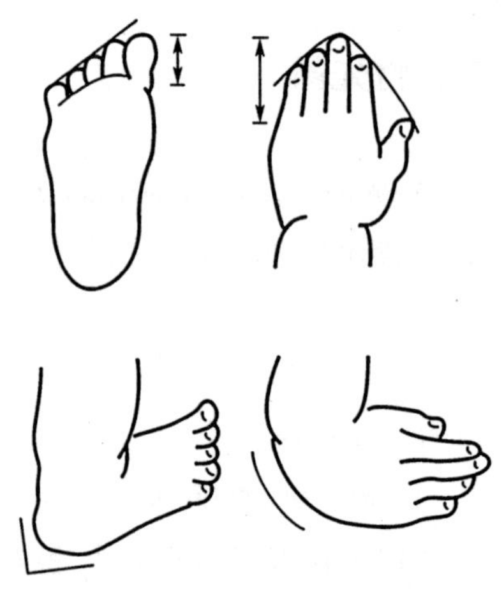

图13-8 胎手与胎足的鉴别

4. **B型超声检查** 除可确诊臀先露外，应尽可能明确臀先露的种类，如单臀先露时B型超声可探及双膝关节呈伸直状态。同时，应尽可能探查胎儿有无异常以及胎盘、子宫等有无异常，因臀先露时胎儿畸形率高于头先露。

（四）分娩机制

以骶右前位为例，分述如下：

1. 胎臀娩出 临产后，胎臀以粗隆间径衔接于骨盆入口右斜径。前臀下降较快，当其遇到盆底阻力时向母体的右侧前方旋转 45°，使前臀转向耻骨联合后方，此时，母体骨盆出口前后径与粗隆间径一致。胎臀继续下降，胎体适应产道侧屈，后臀先自会阴前缘娩出，胎体稍伸直，使前臀在耻骨弓下娩出。胎腿及胎足随胎臀自然娩出或在医生协助下娩出。

2. 胎肩娩出 当胎体行外旋转的同时，胎儿双肩径衔接在骨盆入口右斜径上，胎肩快速下降同时前肩向右旋转 45° 至耻骨弓下，使双肩径与骨盆出口前后径相一致，胎体顺产道侧屈，使后肩及后上肢先自会阴前缘娩出，再侧伸使前肩及前上肢从耻骨弓下娩出。

3. 胎头娩出 当胎肩通过会阴时，胎头矢状缝衔接于骨盆入口的左斜径或横径上。并沿此径线不断下降，同时胎头俯屈。当胎头枕骨达骨盆底时向左前方行内旋转，使枕骨朝向耻骨联合。胎头继续下降，当枕骨下凹抵达耻骨弓下时，胎头以此处为支点继续俯屈使颏、面及额部相继自会阴前缘娩出，随后枕骨自耻骨弓下娩出。

（五）对产程及母儿影响

1. 对产程的影响 因胎臀周径小于胎头，导致宫颈扩张受限，容易发生活跃期延长及停滞。

2. 对母体的影响 胎先露部扩张宫颈及刺激宫旁神经丛的张力不如头先露，易导致继发性宫缩乏力及产后出血。臀先露时因胎臀形状不规则，对前羊膜囊压力不均匀，易致胎膜早破，增加产褥感染机会。无论阴道助产还是剖宫产，均使产妇手术产率增多。

3. 对胎儿及新生儿的影响 臀先露时围生儿死亡率明显高于头先露，约为后者的 10 倍，可能与胎儿先天畸形、低出生体重、早产及低 Apgar 评分等均高发相关。同时，容易发生胎膜早破，发生脐带脱垂是头先露的 10 倍。臀先露后出胎头时，胎头需变形方可通过骨盆，因此时脐带受压于胎头与宫颈、盆壁间，导致胎儿低氧血症及酸中毒的发生，严重者延续为新生儿窒息。臀先露新生儿出生后 1 分钟低 Apgar 评分率常高于头先露。另外，避免强行娩出胎头，因宫口未必开全，易直接损伤胎头及头颈部神经肌肉，导致颅内出血、臂丛神经麻痹、胸锁乳突肌血肿及死产。

（六）处理

1. 妊娠期 妊娠 30 周前，臀先露不需处理，多能自行转为头先露。若妊娠 30 周后仍为臀先露应予矫正。矫正方法有：

（1）胸膝卧位：孕妇排空膀胱，松解裤带，胸膝卧位如图 13-9 所示，每次 15 分钟，每日 2～3 次，连做一周后复查。该体位可使胎臀退出盆腔，以利胎儿借助重心改变自然完成头先露的转位成功率 70%。亦可取胎背对侧侧卧，通过促进胎儿俯屈转位。

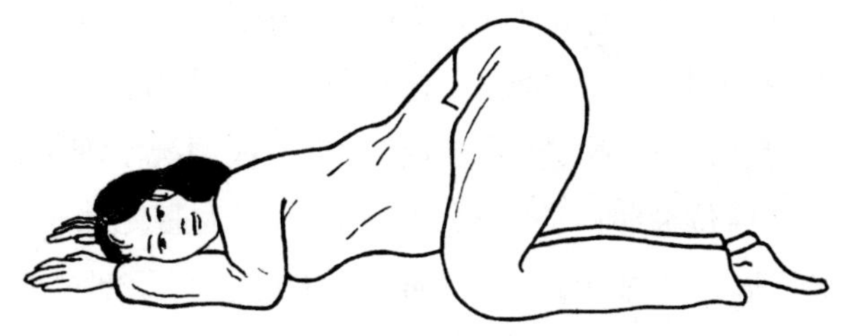

图 13-9 胸膝卧位

（2）激光照射或艾灸至阴穴（足小趾外侧趾甲角旁 0.1 寸），每次 15～30 分钟，每日 1 次，5～7 次为一疗程。

（3）外转胎位术：适用于上述方法无效、腹壁松弛的孕妇，宜在妊娠 32～34 周后进行。应用外转胎位术要慎重，因有诱发胎膜早破、胎盘早剥及早产等危险。施术必须在有条件行紧急剖宫产术的条件下进行。行外转胎位术前半小时口服沙丁胺醇 4.8mg，施术时最好在 B 型超声及胎心电子监测下进行。孕妇平卧，露出腹壁，查清胎位，听胎心率，操作步骤包括松动胎先露部和转胎两步骤。动作应轻柔，间断进行，术中或术后发现胎动异常，应停止转动并退回原位观察半小时。主要禁忌证包括：胎儿异常（包括发育异常及胎心异常等）、瘢痕子宫、胎膜已破、产程活跃期、前置胎盘及前壁附着胎盘以及羊水过少或过多等。

2. 分娩期 临产初期应根据产妇年龄、骨盆类型、胎儿大小、胎产次、臀先露类型以及有无并发症等、胎儿是否存活及发育是否正常，对分娩方式做出正确判断与选择。

（1）剖宫产：足月臀先露选择性剖宫产的指征有：狭窄骨盆、软产道异常、预测胎儿体重 > 3500g 或胎头双顶径 > 9.5cm、妊娠合并症、胎头仰伸位、足先露、高龄初产（elderly primipara）、既往有难产史及新生儿产伤史、胎膜早破、瘢痕子宫、胎儿窘迫等，均应行剖宫产。

（2）经阴道分娩：阴道分娩的条件有：孕龄达到 36 周以上，胎儿体重在 3500g 以下，单臀先露。

决定经阴道分娩者应作如下处理：

1）第一产程：产妇取侧卧位，不灌肠、少做肛门检查及阴道检查，不用缩宫素引产，尽可能防止胎膜过早破裂。一旦破膜，立即听胎心，检查有无脐带脱垂。若无脐带脱垂，继续严密观察胎心及产程进展。如发现有脐带脱垂，宫口未开全，胎心好，应立即行剖宫产抢救胎儿；当宫颈口扩张 4～5cm，在阴道外口见胎足时，不应误认为宫口已开全。为使宫颈扩张充分，应消毒外阴后用无菌巾以手掌在宫缩时堵住阴道口；使胎儿屈膝屈髋促其臀部下降，起到充分扩张宫颈和阴道的作用，有利于胎儿娩出。在“堵”的过程中，注意宫颈口是否开全，并每隔 10～15 分钟听胎心一次。

2）第二产程：接产前应导尿，初产妇应行会阴后 – 侧切开术。有 3 种分娩方式。①臀助产术：胎臀自然娩出至脐部后，由接产者协助胎肩及胎头娩出，用双手握持胎臀，逆时针方向旋转胎体同时稍向下牵拉，先将前肩娩出于耻骨弓下，再顺时针方向旋转娩出后肩，此为旋转胎体法助娩胎肩。术者右手握持上提胎儿双足，使胎体向上侧屈后肩显露于会阴前缘，术者左手示指、中指伸入阴道顺胎儿后肩及上臂滑行屈其肘关节，使上举胎手按洗脸样动作顺胸前滑出阴道。同时后肩娩出，再向下侧伸胎体使前肩自然由耻骨弓下娩出，此为滑脱法助娩胎肩。也可胎肩及上肢全部娩出后，将胎背转向前方，胎体骑跨在术者左前臂上，同时术者左手中指伸入胎儿口中，示指及无名指扶于两侧上颌骨，术者右手示指和无名指置于胎儿两侧锁骨上（避开锁骨上窝），中指压低胎头枕骨助其俯屈，先向下方牵拉至胎儿枕骨结节抵于耻骨弓下时，再将胎体上举，以枕部为支点，使胎儿下颏、口、鼻、眼及额相继娩出。上述方式助娩胎头困难时，可用后出胎头产钳术助产分娩。产钳助娩需将产钳头弯扣在枕颏径上，并使胎头充分俯屈后娩出，可避免用手强力牵拉所致的胎儿颈椎脱臼、锁骨骨折及胸锁乳突肌血肿等损伤。②自然分娩：胎儿自然娩出，极少见，仅见于经产妇、胎儿小、宫缩强、骨产道宽大者。③臀牵引术：胎儿全部由接产者牵拉娩出，一般情况下因胎儿损伤大应禁用。

臀位分娩时应注意：脐部娩出后为避免因脐带受压而致死产，一般应于 8 分钟内结束分娩；胎头娩出时不应猛力牵拉，以防胎儿颈部过度牵拉造成颅骨剧烈变形引起大脑镰及小脑幕等硬脑膜撕裂而致颅内出血及臂丛神经麻痹及。

3）第三产程：应积极抢救新生儿窒息及预防产后出血。行手术操作及有软产道损伤时，应及时检查并缝合，给予抗生素预防感染。

三、肩先露

当胎体纵轴与母体纵轴相垂直，胎体横卧于骨盆入口之上，胎先露部为肩，称为肩先露（shoulder presentation）。占妊娠足月分娩总数的0.25%。以肩胛骨为指示点，有肩右前、肩右后、肩左前、肩左后4种胎方位。是最不利于分娩的胎位。

（一）原因

肩先露的常见原因是：①经产妇腹壁松弛，如悬垂腹时子宫前倾使胎体纵轴偏离骨产道，斜向一侧或呈横产式；②胎盘前置，阻碍胎体纵轴衔接；③足月胎儿，尚未转至头先露时；④骨盆狭窄；⑤羊水过多；⑥子宫畸形或肿瘤，阻碍胎头衔接。

（二）诊断

1. 腹部检查 子宫呈横椭圆形，子宫底高度低于妊娠周数，宫底部触不到胎头或胎臀，耻骨联合上方空虚；宫体横径增宽，一侧触到胎头，另侧触到胎臀。肩前位时，胎背朝向母体腹壁，触之平坦；肩后位时，胎儿肢体朝向母体腹壁，触及不规则的小肢体。在脐周两侧胎心听诊最清晰。

2. 肛门检查及阴道检查 肩先露时肛门检查很难查清胎先露内容，但横位临产后胎膜多已破裂若宫口已扩张，阴道检查可触及胎儿肩胛骨、肋骨及腋窝等，腋窝尖端指向胎儿头端，据此可决定胎头在母体左或右侧。肩胛骨朝向前方为肩前位，朝向后方为肩后位。若胎手已脱出于阴道口外，可用握手法鉴别是胎儿左手或右手。通过握手法也可帮助判断胎方位。可运用前反后同原则：如肩左后位时脱出的是左手，检查者只能用左手与之相握；肩左前位时脱出的是右手，只能与检查者的右手相握；同样，肩右后位时握右手，肩右前位时握左手，即肩后位时握的是与胎方位同方向的手，肩前位时握的是与胎方位相反方向的手。

3. B型超声检查 通过胎头、脊柱、胎心等检测，能准确诊断肩先露，并能确定具体胎方位。

（三）对产程及母儿的影响

1. 对产程的影响 肩先露时宫颈不能开全，由胎体嵌顿于骨盆上方所致，产程常停滞于活跃期。若双胎妊娠第一儿娩出后，而第二儿发生肩先露（如未及时处理），可致胎先露部下降停滞及第二产程延长。

2. 对母体的影响 肩先露对前羊膜囊压力不均又易导致胎膜早破，破膜后宫腔容积缩小，胎体易被宫壁包裹、折叠；很难有效扩张子宫下段及宫颈内口，易致宫缩乏力；临产后宫缩不断加强，胎肩及胸廓的一部分被挤入骨盆入口，胎儿颈部进一步侧屈使胎头折向胎体腹侧，嵌顿在一侧髂窝，胎颈被拉长，胎臀则嵌顿在对侧髂窝或折叠在宫腔上部，胎肩先露侧上肢脱垂入阴道，形成忽略性（嵌顿性）肩先露（图13-10），导致产程停滞，直接阻碍产程进展。

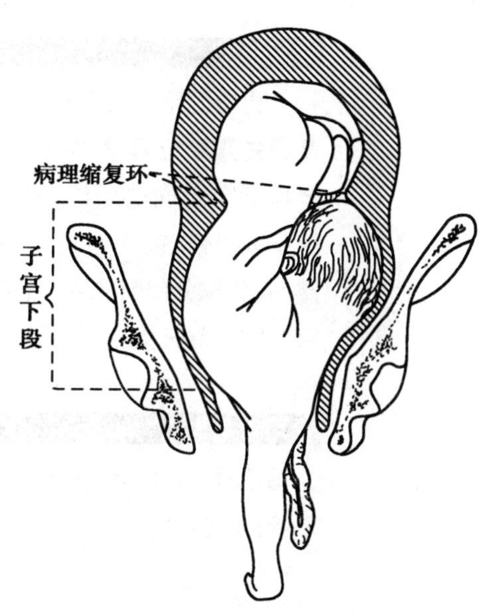

图13-10 嵌顿性肩先露及病理缩复环

此时若宫缩过强，使子宫上下段肌壁厚薄相差悬殊，可形成病理缩复环，有子宫破裂的危险。嵌顿性肩先露时，妊娠足月无论活胎或死胎均无法经阴道自然娩出，是对母体最不利的胎位，增加母体手术产及术中术后出血、感染等机会。

3. 对胎儿的影响 胎先露部不能有效衔接，若胎膜早破可致脐带及上肢脱垂，直接增加胎儿窘迫甚至死产机会。妊娠足月活胎均需手术助产，若处理不及时，形成嵌顿性肩先露时，增加手术助产难度，使分娩损伤机会增加。肩先露也是对胎儿最不利的胎位。

（四）处理

1. 妊娠期 定期产前检查，妊娠后期发现肩先露应及时纠正，纠正方法同臀先露。若纠正无效，应提前住院待产。

2. 分娩期 应根据胎儿大小、胎儿是否存活、胎产次、宫颈扩张程度、胎膜是否破裂以及有无并发症等，综合判断决定分娩方式。

（1）初产妇足月活胎：无论宫口扩张程度及胎膜是否破裂，应行剖宫产术。

（2）经产妇足月活胎：一般情况下首选剖宫产分娩；若胎膜已破，宫口开大5cm以上，羊水未流尽，胎儿不大亦可在全身麻醉下行内转胎位术，以臀先露分娩。

（3）双胎妊娠足月活胎：第一胎儿娩出后未及时固定第二胎儿胎位，第二胎儿由于宫腔容积骤减变成肩先露时，应立即行内转胎位术，使第二胎儿转成臀先露娩出。

（4）出现先兆子宫破裂或子宫破裂征象：为抢救产妇生命，不论胎儿死活，均应行剖宫产术；术中若发现宫腔感染严重，应将子宫一并切除。

（5）胎儿已死、无先兆子宫破裂征象：若宫口近开全，可在全麻下行断头术或除脏术。术后常规检查子宫下段、宫颈等软产道有无裂伤，及时给予修补，并预防产后出血，给予抗生素预防感染。

（李　力）

学习小结

胎位异常包括头先露异常、臀先露及肩先露胎位异常、复合先露。头位难产包括持续性枕后位、持续性枕横位、胎头高直位、前不均倾位、额先露、面先露，臀先露分单臀先露、完全臀先露及不完全臀先露三类。胎位异常可致宫缩乏力、产程延长、子宫破裂、胎先露部下降停滞、胎儿窘迫、死产、新生儿产伤、新生儿窒息等母儿严重并发症，发现胎位异常时应及时采取措施纠正胎位，无效时需行剖宫产。

复习参考题

1. 引起子宫收缩乏力的常见原因有哪些？
2. 简述引起胎位异常的原因。
3. 简述臀先露经阴道分娩的条件。

第十四章 分娩期并发症

14

学习目标

掌握	各种分娩期并发症的概念、临床表现、处理原则、急救及抢救流程。
熟悉	子宫破裂、羊水栓塞等的诊断和鉴别诊断、产后出血的原因和处理方法。
了解	各种分娩期并发症的病因和病理生理。

第一节　子宫破裂

案例分析 14-1

初产妇，29 岁，孕 41 周临产，规律宫缩已 12 小时仍未结束分娩。查体：胎心正常，宫缩间歇耻骨联合上方有压痛，宫口近开全，S＝0，导尿发现肉眼血尿。考虑患者先兆子宫破裂，急诊剖宫产术。麻醉成功后可见脐下有环状凹陷，术中发现孕妇子宫下段菲薄。娩出胎儿重 4100g，Apgar 评分 8 分。术中出血 400ml，术后恢复可。

解析：①本孕妇发生先兆子宫破裂，考虑为巨大胎儿形成梗阻性难产，而其宫缩较强导致，子宫破裂临床也多见于瘢痕子宫、宫缩剂使用不当等。②本孕妇较典型的症状为在宫缩间歇仍有耻骨联合上方压痛，有病理缩复环，伴肉眼血尿。肉眼血尿也可见于活跃期晚期或第二产程进展时间较长，膀胱受胎头长时间压迫所致，需与之鉴别。③发生先兆子宫破裂若抢救及时，出血不多，胎儿多能存活，预后良好。④临床可见瘢痕子宫患者无明显先兆子宫破裂症状而发生子宫破裂或不完全子宫破裂，需高度警惕。

子宫体部或子宫下段在妊娠晚期或分娩过程中发生破裂，称为子宫破裂（rupture of uterus）。子宫破裂是分娩期最严重的并发症之一，可直接危及母胎生命，使孕产妇及围产儿死亡率明显增加，国内报道其发生率为分娩总数的 1/1000～1/16 000。

（一）病因

1. 子宫因素　子宫原有瘢痕，如既往有剖宫产、子宫肌瘤剔除、宫颈内口环扎、宫角切除或子宫成形术等手术史；子宫肌壁本身的病理改变，如子宫肌壁先天性发育异常（肌壁薄或发育不对称、未发育的子宫残角）、前置胎盘种植部位组织脆弱；或子宫下段及宫颈肿瘤阻碍胎先露下降等，若同时伴子宫上段强烈的缩复收缩，均可致子宫破裂。

2. 骨盆因素　骨盆狭窄阻碍胎先露下降，为克服阻力，子宫上段肌层强烈收缩，使子宫下段过度伸展变薄，易致子宫破裂。

3. 胎儿因素　巨大儿或过熟儿、脑积水或连体畸形、胎先露异常或胎方位异常，均可因胎儿因素导致头盆不称而形成梗阻性难产，如若处理不当，可致子宫破裂。

4. 其他因素　宫缩剂使用不当或子宫对宫缩剂过于敏感；产科手术损伤，如宫口未开全时行产钳助产、胎头吸引术、臀牵引术、臀助产术等可造成宫颈裂伤，甚至延及子宫下段；毁胎术、穿颅术、断头术可因器械或胎儿碎骨损伤子宫导致破裂；肩先露行内转胎位术操作不当或植入性胎盘或严重粘连胎盘强行剥离等也可造成子宫破裂。

（二）临床表现及诊断

子宫破裂多发生于分娩期，部分发生于妊娠晚期。按其破裂程度，分为完全性破裂和不完全性破裂。按其发生进展程度分为先兆子宫破裂和子宫破裂。子宫破裂的症状和体征主要取决于发生时间的长短、破裂位置及损伤程度。

1. 瘢痕子宫破裂 随着剖宫产率的增加，瘢痕子宫再妊娠发生子宫破裂率增加。前次瘢痕部位发生破裂，由于血运相对较差，其症状不如自发性或损伤性子宫破裂明显和严重，而早期及中期妊娠子宫破裂可出现腹痛表现的失血性休克。妊娠晚期或分娩期瘢痕子宫破裂的典型症状和体征包括：①胎儿窘迫，最常见的是胎心率异常及胎心监护异常；②子宫张力的基线下降；③出现着"撕裂感"，宫缩突然停止；④分娩过程中腹痛加剧或耻骨弓上方疼痛及压痛明显；⑤胎先露回缩；⑥阴道出血或血尿；⑦休克；⑧血液刺激膈肌引起胸痛、两肩胛骨之间疼痛，吸气时疼痛加重。子宫体部瘢痕破裂多为完全性破裂，子宫先兆破裂症状常不明显，待破裂口扩大、浆膜层裂开、胎儿进入腹腔后才出现完全破裂的表现。子宫下段剖宫产切口瘢痕破裂出血很少，且有腹膜覆盖，可无先兆破裂的症状和体征，多为不完全子宫破裂。

2. 梗阻性难产子宫破裂

（1）先兆子宫破裂：常见于产程延长、有梗阻性难产危险因素的产妇。表现为：①子宫呈强直性或痉挛性过强收缩，产妇烦躁不安，呼吸、脉搏加快，下腹剧痛难忍，触诊子宫下段有明显压痛，两侧圆韧带亦因牵拉而呈条索状可被触及。由于胎先露部紧压膀胱使之充血，出现排尿困难，血尿形成和少量阴道流血。②因胎先露部下降受阻，强烈的子宫收缩使子宫上段增厚变短，而子宫下段逐渐变薄拉长，使子宫上下段间形成明显的环状凹陷，此凹陷可上升达脐平或脐上，使子宫外观呈葫芦状（图 14-1），形成病理缩复环（pathologic retraction ring）。③子宫强直收缩使胎儿供血受阻，胎心加快、减慢或听不清，阴道检查胎先露常嵌顿于骨盆入口处，可有较大产瘤或明显胎头颅骨重叠。这种情况若不立即解除，子宫将很快在病理缩复环处及其下方发生破裂。

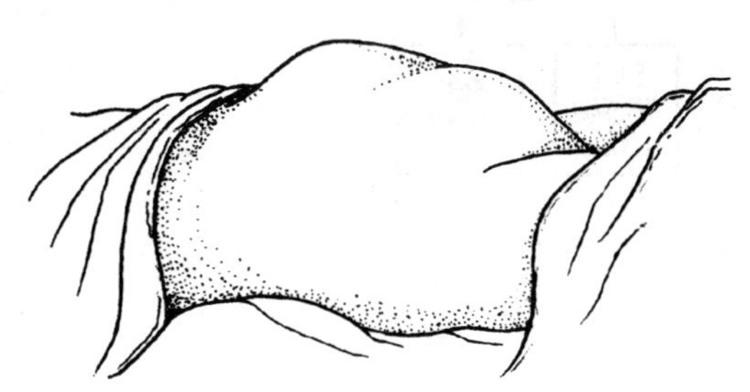

图 14-1　病理缩复环

（2）子宫破裂：①完全子宫破裂：指子宫全层裂开，使宫腔与腹腔直接相通。常表现为上述过程继续进展，产妇突然感觉下腹撕裂样剧烈疼痛，随后子宫阵缩消失，腹痛可暂时缓解，但随着羊水、血液及胎儿进入腹腔，很快又感到全腹疼痛并出现呼吸急促、脉搏细数、血压下降等休克征象，阴道可有不定量的鲜血流出。腹部检查全腹有压痛及反跳痛，腹壁下可清楚扪及胎体，但胎动、胎心消失，子宫缩小位于胎体一侧；阴道检查可见原来扩张的宫口较前缩小，胎先露回缩触不清，若破裂口位置较低，可自阴道触及子宫裂口。②不完全子宫破裂：指子宫肌层部分或全层裂开，但浆膜层保持完整，胎儿及其附属物仍在宫腔内，宫腔与腹腔不相通。不完全破裂时，症状较轻，体征也不明显，仅在子宫破口处有明显压痛，胎心改变；若裂口在子宫侧壁累及子宫动脉时可形成阔韧带内或腹膜后血肿，亦可因出血量多而引起休克症状，同时血肿处压痛明显。

（三）处理

1. 先兆子宫破裂 对任何进入产程的产妇均应高度重视有无先兆子宫破裂征象，发现子宫下段有明显压痛时，应仔细检查有无头盆不称及其他异常；一旦发现病理缩复环或肉眼血尿症状，应立即抑制宫缩，如肌注哌替啶 100mg，吸入或静脉全身麻醉等，并尽早行剖宫产术终止妊娠，防止子宫破裂。术后及时肌注或静滴缩宫素，以预防产后出血。

2. 子宫破裂 子宫破裂的处理必须考虑到子宫损伤的程度、患者生命体征是否平稳、未来的生育要求等。由于子宫破裂的孕产妇及围产儿死亡率高，快速有效的处理至关重要。一经确诊子宫破裂，在输血、输液、吸氧的同时，无论胎儿是否存活，均应积极纠正休克同时尽早手术治疗。术中根据产妇状态及子宫破裂时间、部位、破裂程度以及有无感染等，决定处理子宫的手术方式（子宫破口修补术、次全切除术或全切除术），手术止血同时消除感染灶。手术时间尽量短，尽可能就地抢救，避免不必要的转运，手术前后应给予大量广谱抗生素预防感染。子宫破裂的抢救流程见图14-2。

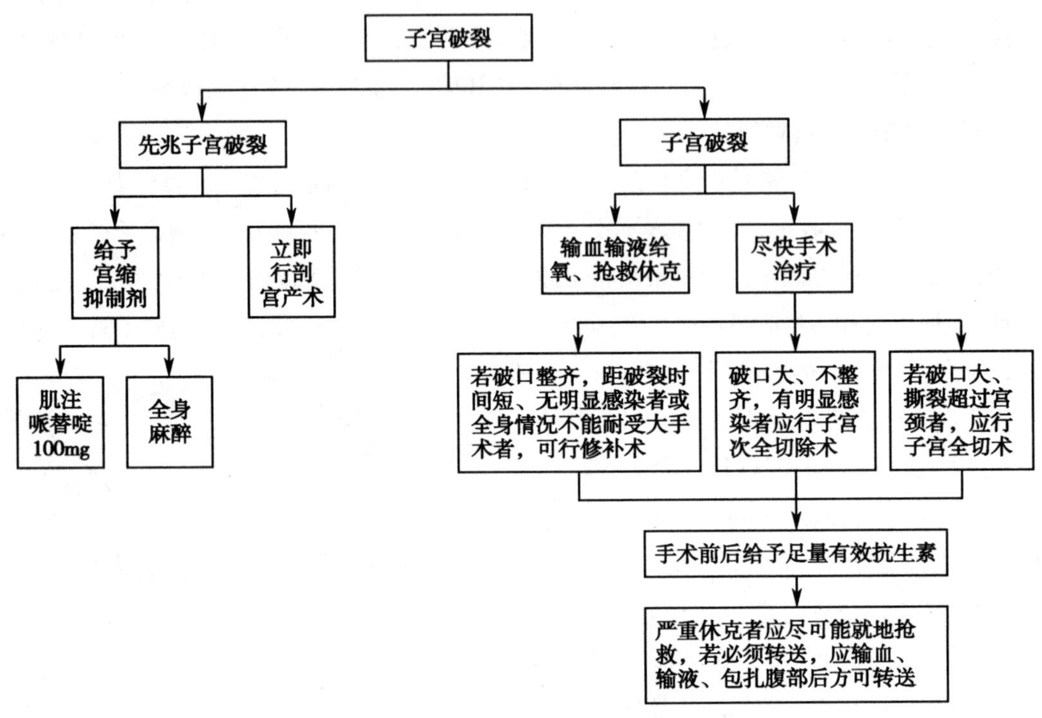

图14-2　子宫破裂的抢救流程

（四）预防

1. 加强产前检查　重视子宫手术史、骨盆狭窄、胎位异常及胎儿畸形等高危因素，凡瘢痕子宫者应提前住院待产，正确掌握剖宫产指征，对前次剖宫产指征为骨盆狭窄、术式为子宫体部切口、子宫下段切口处有撕裂、术后感染愈合不良者，均应行剖宫产终止妊娠。

2. 临产后应严密观察产程进展　警惕梗阻性难产的发生，及时发现产程异常，尤其在出现先兆子宫破裂征象时，应及时行剖宫产术终止妊娠；正确掌握剖宫产及各种阴道手术指征，严格按操作常规进行手术，阴道助产后应仔细检查宫颈及宫腔，及时发现子宫损伤并进行修补。

3. 严格掌握宫缩药的使用指征及应用原则　胎位不正、头盆不称、骨盆狭窄、胎儿过大、有子宫手术史者等禁止使用缩宫素和前列腺素，避免人为造成宫缩过强，应用前列腺素制剂引产应慎重。

理论与实践

病理缩复环与子宫下段的关系：当产道狭窄、胎先露部下降受阻而子宫收缩过强时，子宫上段收缩增厚变短、子宫下段进一步变薄拉长，使生理缩复环上移（甚至可达脐平），同时胎先露部梗阻在骨盆入口将下段顶起、膀胱亦因被动向上牵移及受压可出现水肿及尿潴留，子宫下段过度拉长、被动隆起的结果，使子宫上、下段间出现明显的环状凹陷，将此环称病理缩复环。病理缩复环可伴有肉眼血尿及明显的下段压痛等症状，是子宫即将破裂的征象。

复习参考题

1. 如何区分子宫生理缩复环与病理缩复环?

2. 剖宫产切口为何选择子宫下段?

第二节　产后出血

案例分析 14-2

经产妇，30 岁，2 小时前足月顺产一女婴。分娩室观察 2 小时发现产妇表情淡漠，查宫底位于脐上 2 指，质软。立即按压宫底压出近 1000ml 积血，经持续按摩子宫及静滴缩宫素等治疗后好转。诊断：产后出血。

解析：①该患者产后出血的原因是子宫收缩乏力，为产后出血最常见的原因；②针对此患者最有效的处理措施为按摩子宫及应用宫缩剂，患者大多预后较好；③阴道分娩的产妇出现面色苍白、表情淡漠，而无明显阴道外出血时，首先要按压宫底查看是否有宫腔积血；若产后仍诉肛门坠胀感，需仔细检查是否有阴道血肿。

产后出血（postpartum hemorrhage，PPH）是指胎儿娩出后 24 小时内，阴道分娩者出血量≥500ml、剖宫产分娩者出血量≥1000ml。严重产后出血是指胎儿娩出后 24h 内出血量≥1000ml；难治性产后出血是指经宫缩剂、持续性子宫按摩或按压等保守措施无法止血，需要外科手术、介入治疗甚至切除子宫的严重产后出血。产后出血是孕产妇死亡最常见的原因，在全世界占孕产妇死亡的 1/4，居我国孕产妇死因的首位。

（一）病因

产后出血的四大原因分别是子宫收缩乏力（70%～90%）、软产道裂伤（20%）、胎盘因素（10%）和凝血功能障碍（1%），这些原因可以合并存在，也可以互为因果。值得注意的是，有些孕产妇因为血容量不足或其他原因，耐受出血的能力降低，即使未达到产后出血的诊断标准，也会出现严重的病理生理改变，如妊娠期高血压疾病、妊娠合并贫血、败血症、慢性肾功能不全、脱水或身材矮小的产妇等。

1. 子宫收缩乏力　是引起产后出血最常见的原因。导致宫缩乏力的全身性因素有：产妇恐惧分娩，精神过度紧张；产程长使产妇过度疲劳或产后情绪极度低落；产妇体质虚弱或合并慢性全身性疾病等。子宫因素包括：子宫过度膨胀（如多胎妊娠、巨大儿或羊水过多等）使肌纤维过度伸展影响肌纤维缩复、子宫肌壁损伤(如刮宫史、剖宫产史或子宫肌瘤剔除术后等)、子宫发育异常(如双子宫、双角子宫、残角子宫等)。产科因素:如急产、产程延长或滞产、试产失败以及妊娠期高血压疾病、胎盘早剥、前置胎盘、宫内感染等产科并发症使子宫肌层水肿或渗血引起宫缩乏力。药物因素:如临产后过度使用麻醉剂、镇静剂或宫缩抑制剂等。

2. 软产道裂伤 任何能够导致会阴、阴道、宫颈或子宫损伤的因素最终都可能导致产后出血的发生。胎儿过大、急产、阴道助产不当、软产道组织弹性差而产力过强等常引起会阴、阴道及宫颈处的裂伤;胎位不正或胎头位置过低可引起剖宫产子宫切口延伸或裂伤。宫颈裂伤常发生在宫颈3点与9点处,有时可上延至子宫下段、阴道穹窿,引起严重出血。

3. 胎盘因素 胎盘多在胎儿娩出后15分钟内娩出,若30分钟后胎盘仍不排出,将影响子宫收缩而出血。其原因有:①胎盘剥离不全:见于胎儿娩出后过早牵拉脐带或按压子宫,影响胎盘正常剥离,使胎盘已剥离的部位血窦开放而出血;②胎盘全部剥离而滞留:因子宫及腹肌收缩不良或膀胱过度充盈压迫子宫下段使胎盘滞留在宫腔内;③胎盘嵌顿:指已剥离的胎盘嵌顿于子宫下段形成的缩复环上方,常发生于宫缩剂应用不当或产科操作不恰当时;④胎盘粘连:指胎盘绒毛部分或全部粘连于子宫肌层表面,不能自行剥离但可人工剥离,全部粘连时不出血,部分粘连则易引起出血;⑤胎盘植入:指由于子宫蜕膜层发育不良或完全缺如,胎盘绒毛直接植入子宫肌壁内而不能人工剥离者,根据胎盘植入面积分为完全性及部分性植入胎盘两种,胎盘植入主要引起产时出血、产后出血、子宫破裂和感染等并发症;⑥胎盘、胎膜残留:指部分胎盘小叶、副胎盘或部分胎膜残留于宫腔,影响子宫收缩而出血。

4. 凝血功能障碍 任何原发或继发的凝血功能异常,均可导致产后出血。可由全身性疾病如重症肝炎、妊娠期急性脂肪肝及遗传性凝血功能障碍疾病、血小板减少症等引起;也可继发于产科特有的一些疾病,如重度子痫前期、子痫、Ⅱ~Ⅲ度胎盘早剥、羊水栓塞及死胎滞留过久,一旦诱发凝血功能障碍,常很快发展为DIC,不易止血,导致难以控制的产后出血。

(二)临床表现及诊断

产后出血的主要临床表现是胎儿娩出后阴道流血及出现失血性休克、严重贫血等相应症状。根据阴道流血发生时间、出血量、出血特点及阴道流血与胎儿、胎盘娩出的时间关系等,综合分析,方能做出病因学诊断。

1. 胎盘娩出前出血 ①胎盘滞留出血常发生在胎儿娩出后数分钟,呈间歇性,色暗红,并常伴血块同时排出;②软产道裂伤所致出血常在胎儿娩出后立即发生,呈持续性,色鲜红,且宫体轮廓清,宫缩良好。失血表现明显,伴阴道疼痛而阴道流血不多,应考虑隐匿性软产道损伤,如阴道壁血肿;③胎盘、胎膜残留:胎盘胎儿面如有断裂血管,应考虑副胎盘残留的可能;④胎盘植入:徒手剥离胎盘时如发现胎盘与子宫肌壁关系紧密,难以剥离,牵拉脐带时子宫壁与胎盘一起内陷,可能为胎盘植入,应立即停止剥离。

2. 胎盘娩出后出血 胎盘娩出后应首先检查胎盘、胎膜是否完整,如不完整,及时取出残留部分。如胎盘、胎膜完整而阴道流血较多,则可能为:①子宫收缩乏力出血:出血亦呈间歇性、色暗等特点,腹部检查宫底升高,子宫质软、轮廓不清,按压宫底可一次性排出大量宫腔积血及血块。按摩子宫及应用缩宫剂后,子宫变硬,阴道流血减少或停止,可确诊为子宫收缩乏力。②凝血功能障碍出血:在排除胎盘滞留及软产道裂伤的同时,子宫收缩良好,宫体轮廓清,而阴道持续流血,血液不凝,全身多处出血、身体瘀斑,应考虑凝血功能障碍。凝血功能障碍时，血液凝血功能检查常有相应的异常改变，同时出血可贯穿发生在胎儿及胎盘娩出前后，如见红时胎膜与宫壁剥离等微小的创面即可引起较多的出血，可伴注射针孔出血等全身出血倾向，亦可加重其他原因出血，或因其他原因致产后出血休克诱发 DIC，导致顽固的、难以纠正的继发性凝血功能障碍，而致产妇死亡。

此外，子宫收缩乏力与胎盘滞留常互为因果，应警惕隐性出血倾向，即在胎盘娩出前后，阴道未见流血，但产妇出现头晕、口渴、出冷汗或打哈欠、恶心、心悸等症状，腹部检查见宫底升高，宫体增大、柔软，按压宫底可有大量血液、血块涌出，可伴产妇脉搏细数、血压下降等休克征象。

（三）处理

处理原则是寻找病因迅速止血、防治休克及预防感染。针对产后出血的原因进行处理，当多种原因互为因果导致严重出血时，应迅速对产后出血的主要原因进行判断，并针对病因进行相应处理，是抢救成功的关键。

1. 子宫收缩乏力

（1）去除引起子宫收缩乏力的原因：应准确判断产妇是否临产，尽量避免产妇过早用力，预防产妇过度疲劳及产程延长，尤其要避免第三产程延长。

（2）子宫按摩或压迫法：简单有效。有节律地按压宫底，刺激子宫收缩，直至宫缩恢复正常为止。分为：①腹部按摩子宫；②腹部 - 阴道双手按摩子宫（图 14-3）。剖宫产时直接采用经腹按摩子宫法进行按压。

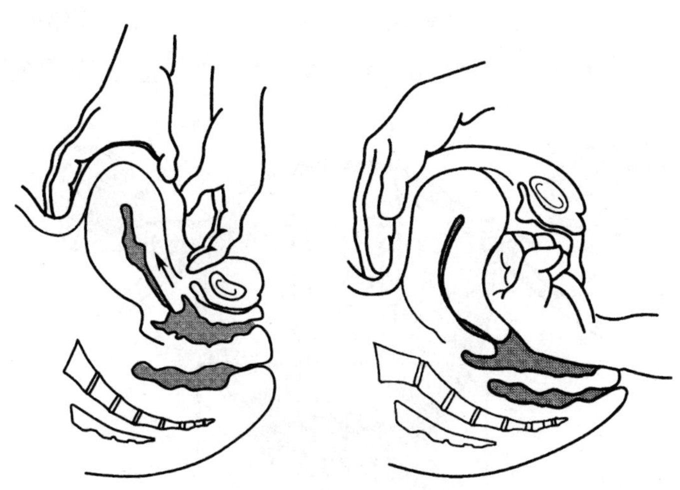

图 14-3 按摩子宫方法

（3）应用宫缩剂：①缩宫素：为预防和治疗产后出血的一线药物。胎儿肩娩出时常规肌内注射或子宫肌层或子宫颈注射缩宫素 10U，以后 10～20U 加入 500ml 晶体液中静脉滴注，给药速度根据患者的反应调整，常规速度 250ml/h，约 80mU/min，静脉滴注能立即起效，但半衰期短（1～6min），故需持续静脉滴注，但 24h 总量应控制在 60U 内；②卡贝缩宫素：为长效缩宫素，100μg 单剂量静脉注射后可维持宫缩达 12 小时，常用于硬膜外或腰麻下剖宫产术后，以预防宫缩乏力和产后出血；③米索前列醇：前列腺素 E_1 的衍生物，200～600μg 舌下含服或顿服；④卡前列甲酯栓：1mg 置于阴道或直肠内；⑤卡前列素氨丁三醇：为前列腺素 F2α 衍生物，对子宫下段的收缩不良所致出血有明显疗效，用法为 250μg 深部肌内注射或子宫肌层注射，如无效可重复注射 250μg，总剂量不超过 2mg。

（4）宫腔填塞：有宫腔球囊填塞和宫腔纱条填塞两种方法，阴道分娩后宜选用球囊压迫，剖宫产术中可选用球囊或纱条填塞。宫腔纱条填塞采用特制长 1.5～2m、宽 6～8cm 的 4～6 层无菌脱脂纱条自宫底开始由内向外紧密填塞宫腔，起到压迫止血作用（图 14-4）。此法用于按摩子宫及药物缩宫止血无效时，但放置 24～48 小时后需取出纱布，取出前静脉滴注宫缩剂并给予抗生素预防感染。

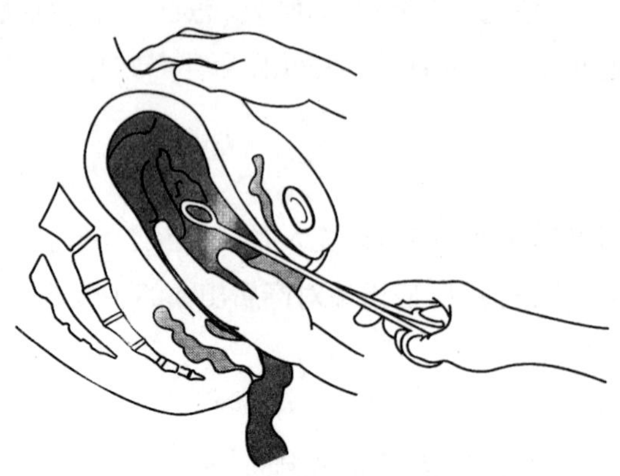

图 14-4　宫腔纱条填塞

（5）子宫压迫缝合术：剖宫产术中子宫收缩乏力、胎盘因素或凝血功能障碍引起的产后出血，经子宫按摩和宫缩剂治疗无效并有可能切除子宫的患者，应考虑行子宫压迫缝合术。最常用的是 B-Lynch 缝合术（子宫背带缝合法），首先将子宫从腹壁切口托出，用两手托住并挤压子宫体，观察出血情况，判断缝合成功的概率，若加压后出血明显减少或停止，成功的可能性大，可按照图 14-5 进行缝合。B-Lynch 缝合术效果肯定且并发症少，避免了大量的围产期子宫切除。

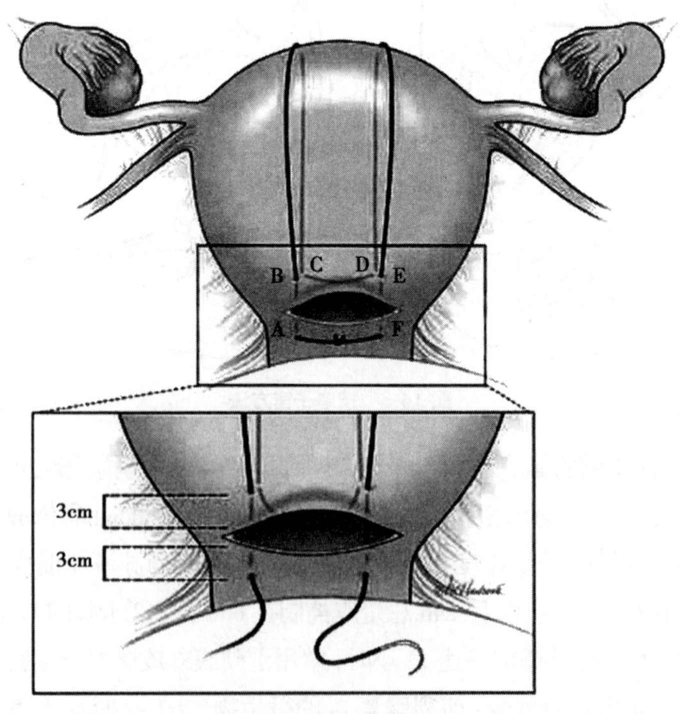

图 14-5　B-Lynch 缝合术

（6）盆腔血管结扎术：经上述处理无效，仍出血不止时，为抢救产妇生命，术中可结扎子宫动脉或髂内动脉，推荐实施 3 步血管结扎术法：即双侧子宫动脉上行支结扎，双侧子宫动脉下行支结扎，双侧卵巢子宫血管吻合支结扎（图 14-6）。

（7）髂内动脉或子宫动脉栓塞术：经股动脉穿刺插入导管至髂内动脉或子宫动脉，注入吸收性明胶海绵颗粒栓塞动脉，栓塞剂在 2～3 周后被吸收，血管复通。此方法适用于产妇生命体征稳定时进行。

（8）切除子宫：经积极治疗无效，出血不能控制，为挽救产妇生命，应行子宫次全切除或子宫全切除术。

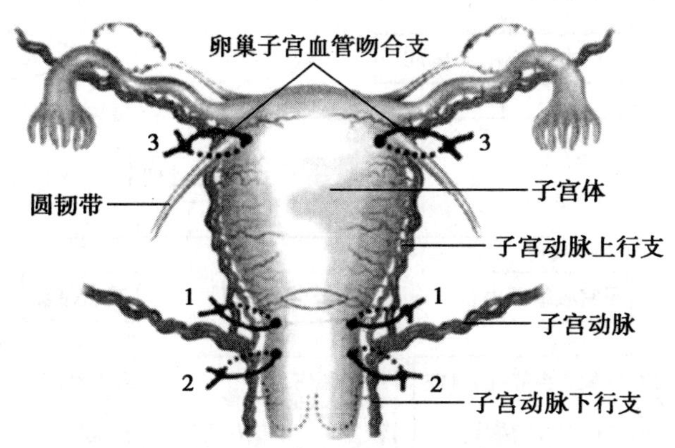

图 14-6 子宫血管结扎术步骤

1：双侧子宫动脉上行支结扎 2：双侧子宫动脉下行支结扎
3：双侧卵巢子宫血管吻合支结扎

2. 软产道裂伤 应彻底止血，在超过裂伤顶端 0.5cm 处开始缝合，按解剖层次逐层缝合修补裂伤。软产道血肿应切开血肿、清除积血，彻底止血、缝合。

3. 胎盘滞留 ①胎盘已剥离而滞留：若膀胱充盈，应先导尿解除尿潴留对子宫下段的压迫，以利于胎盘自然娩出；若胎盘已剥离，应立即取出胎盘；②胎盘或胎膜残留：可先徒手剥离胎盘残留部分，若困难则行钳刮术或刮宫术，动作要轻柔，避免子宫穿孔；③胎盘粘连：可试行人工剥离胎盘术取出，但切忌强行牵拉或撕扯，以免发生胎盘残留、子宫损伤或子宫内翻等并发症；④胎盘嵌顿：可先肌注阿托品 0.5mg 或 0.1% 肾上腺素 1ml 松解挛缩环，如无效则可乙醚麻醉下手取胎盘；⑤植入性胎盘：若胎盘剥离困难疑有胎盘植入，应立即停止剥离，切忌强行手取，明确诊断后根据患者出血情况及胎盘剥离面积选择保守治疗或切除子宫。

4. 凝血功能障碍 应先消除诱因，排除宫缩乏力、胎盘因素及产道损伤等原因引起的出血。一旦确诊为凝血功能障碍，应迅速补充相应的凝血因子，包括新鲜冰冻血浆、冷沉淀、纤维蛋白原等，进行成分输血（血小板、红细胞悬液）。若并发 DIC 则按 DIC 处理。产后出血的防治流程见图 14-7。

（四）预防

应加强孕前保健与咨询，对可疑凝血功能障碍患者应建议治愈后再受孕；应高度重视孕期监护，及时发现具有产后出血隐患的高危孕妇，加强产前检查、保健的同时，加强分娩监护，积极处理第三产程，如预防性使用宫缩剂、延迟钳夹脐带和控制性牵拉脐带、预防性子宫按摩等，及时处理产程中出现的各种异常。产后 2 小时应密切观察宫缩情况和出血量变化，产妇应及时排空膀胱。

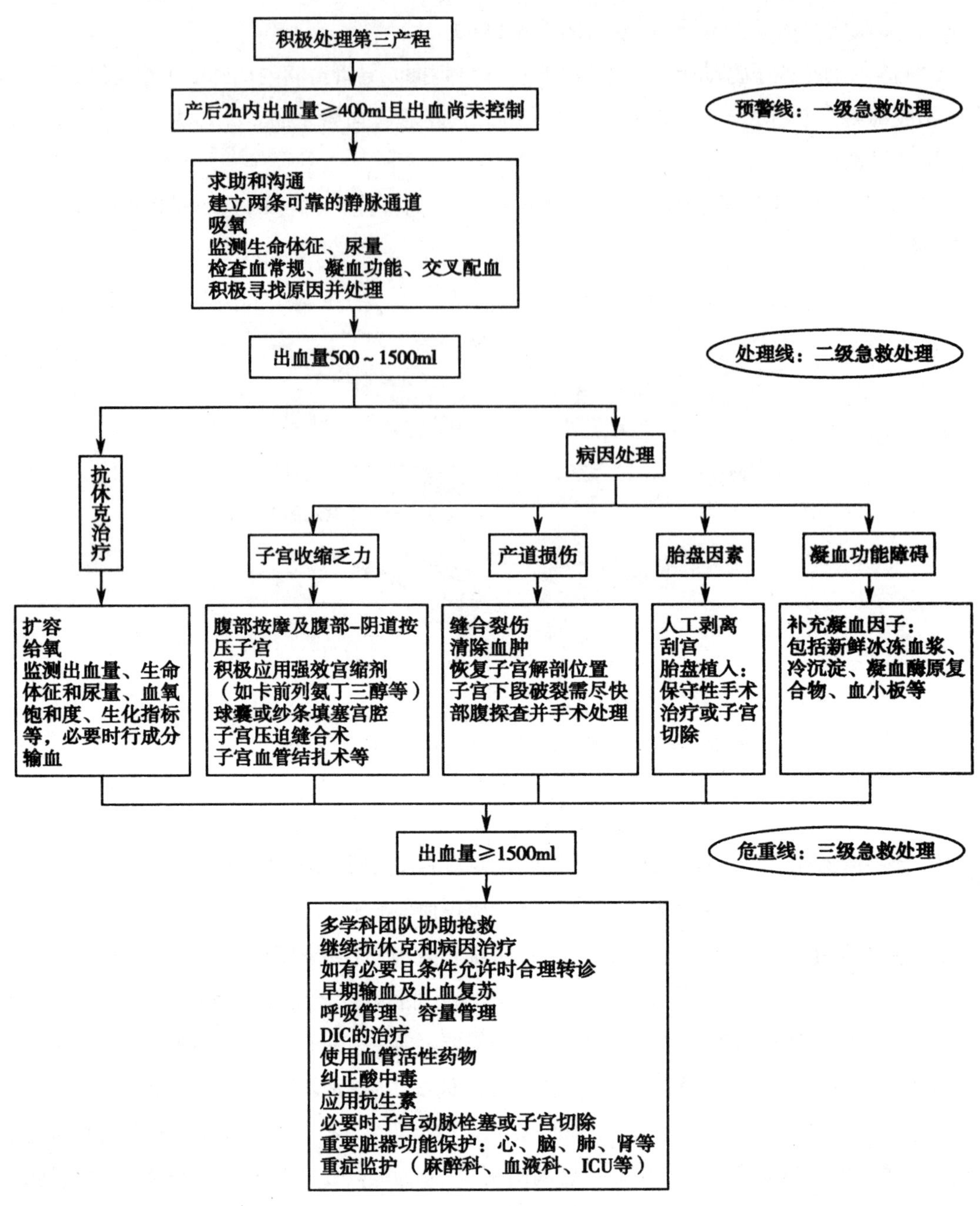

图 14-7 产后出血的防治流程

第三节 羊水栓塞

案例分析 14-3

初产妇，36 岁，G_3P_0，因停经 40^{+3} 周，阴道流液 8 小时，阵发性腹痛 4 小时入院。阴道检查宫口开大 3cm，先露 S-2，因宫缩乏力静滴缩宫素，随后产程进展迅速，1 小时 30 分钟后胎儿经阴道娩出，产妇突感胸闷、呼吸困难，口唇发绀，随即血压降至

80/50mmHg，心率106次/分，阴道流出600ml不凝血，随后昏迷。立即面罩给氧，给予升压、补液、抗过敏等治疗，产妇10分钟后突然心跳呼吸停止，经抢救无效死亡。尸检提示：肺小动脉内有羊水成分栓塞。死亡诊断：羊水栓塞。

解析：①该患者发生羊水栓塞的高危因素为高龄、初产和胎膜早破，胎膜破裂后羊水进入子宫蜕膜破损的小血管，羊水中的胎儿有形物质进入母体血循环后引起肺动脉高压、过敏性休克、凝血功能障碍等一系列反应。②羊水栓塞临床表现为产妇突然发生寒战、呼吸困难等症状，甚至惊叫一声后血压消失，于几分钟内迅速死亡。③羊水栓塞发生率极低，但一旦发生，足月产妇的死亡率可高达80%。

羊水栓塞（amniotic fluid embolism，AFE）是指在分娩过程中，羊水及其内容物进入母体血循环后引起肺动脉高压、过敏性休克、弥散性血管内凝血、急性肾衰竭等一系列病理生理改变的严重分娩并发症。多数发生在足月分娩，也可发生于妊娠10～14周钳刮术时。以起病急骤，病情凶险，难以预测，病死率高为特点，是妊娠期特有的、罕见而严重的并发症。据文献报道，AFE发病率约（1.9～6.1）/10万，死亡率高达60%以上，是孕产妇死亡的主要原因之一。

近年的研究认为，羊水栓塞与其他的栓塞性疾病不同，主要是过敏反应，故建议命名为“妊娠过敏样综合征”（anaphylactoid syndrome of pregnancy）。

（一）病因

羊水栓塞的病因及发病机制尚不明确，一般认为是羊水中的有形物质（胎儿毳毛、角化上皮、黏液、胎脂、胎粪）进入母体血液循环引起以过敏反应为主的类肺栓塞样表现。高位破膜或胎盘边缘的胎膜破裂将羊水挤入胎膜与宫壁胎盘边缘血窦间，宫颈或宫体损伤使羊水通过破损的血管进入母血，前置胎盘或胎盘早剥使母体血窦开放等均是羊水进入母体循环的途径。因此，高龄初产、经产妇、多胎妊娠、羊水过多、子痫、宫颈裂伤、子宫破裂、胎膜早破、前置胎盘、胎盘植入、胎盘早剥以及剖宫产、会阴切开、羊膜腔穿刺等手术操作均为发生羊水栓塞的高危因素。

（二）病理生理

羊水栓塞主要病理生理变化如下（图14-8）：

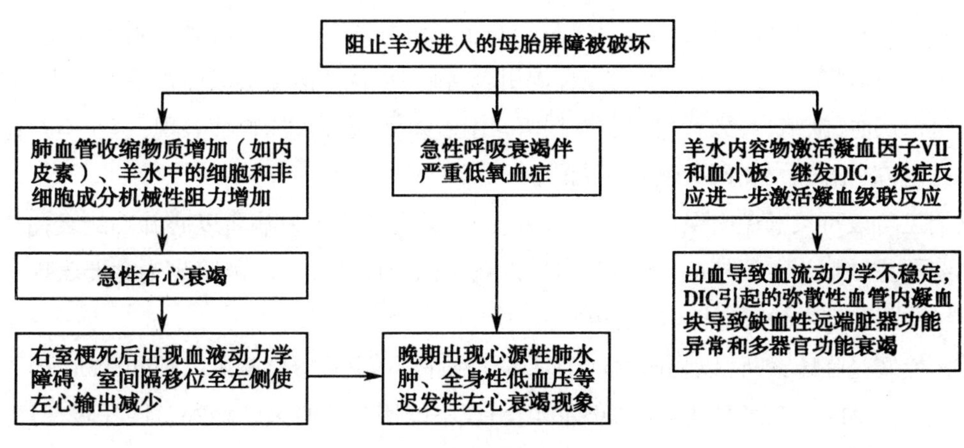

图14-8 羊水栓塞的病理生理过程

1. **过敏性休克** 羊水中的抗原成分可引起Ⅰ型变态反应。羊水进入母血循环后引起一些免疫物质和血管活性物质（如前列腺素、白三烯、血栓素等）的释放，使肺血管痉挛，发生过敏样反应，与产妇个体体质相关。

2. **肺动脉高压** 羊水中的角化上皮细胞、毳毛、胎脂、胎粪及黏液等有形颗粒物质可直接形成栓子，或羊水中促凝物质使肺毛细血管内形成弥散性微血栓，导致肺小血管堵塞、狭窄；同时，肺小动脉内的栓塞又引起反射性迷走神经兴奋，导致肺血管痉挛和支气管痉挛，分泌亢进，进而导致肺动脉高压及肺通气障碍，引起急性肺水肿及右心衰竭，如未及时纠正，左心房回心血量减少，左心室搏出量减少，引起周围血循环衰竭，使血压下降产生一系列休克症状，甚至因脑、心脏等重要脏器缺血而猝死。

3. **DIC** 妊娠期母血中多种凝血因子及纤维蛋白原明显增加，血液呈高凝状态，羊水中含有丰富的促凝物质（类似于组织凝血活酶），其进入母血后易在血管内产生大量微血栓，消耗大量凝血因子和纤维蛋白原而发生DIC；同时羊水中又含纤溶激活酶，激活纤溶系统，使血液由高凝状态迅速转为纤溶状态，血液不凝，极易发生严重产后出血和失血性休克。

4. **多脏器损伤** 羊水中胎儿的异体抗原激活敏感的母体致炎介质，活化补体系统，发生炎症、免疫等瀑布样级联反应，引起类似于系统炎症反应综合征（systemic inflammatory response syndrome，SIRS），从而导致母体多脏器损伤，以急性肾缺血导致肾功能障碍和衰竭常见。

（三）临床表现及诊断

羊水栓塞起病急骤，临床表现复杂。多发生在分娩过程中，尤其在胎儿娩出前后的短时间内，极少数病例发生在羊膜腔穿刺术中、中孕引产或外伤时。AFE的特征性表现为产时突发的低氧血症、低血压、继发的凝血功能障碍三联症，但临床中相当一部分AFE患者的起病时机或临床表现并不典型。

羊水栓塞典型症状发病急骤而凶险，临床表现一般经过以下三个阶段。

（1）心肺功能衰竭和休克：在分娩过程中，尤其在刚破膜不久，产妇突发寒战、呛咳、气急、烦躁不安、恶心、呕吐等前驱症状，继而出现咳嗽、呼吸困难、发绀、抽搐、昏迷、心率加快、脉搏细数、血压下降，迅速进入休克状态，肺底部可闻及湿啰音，有急性肺水肿时咳粉红色泡沫痰，病情严重者仅惊叫一声、打哈欠或抽搐一下后呼吸心搏骤停，于数分钟内死亡。

（2）出血：患者度过心肺功能衰竭和休克后，出现凝血功能障碍，呈现以子宫出血为主的全身出血倾向，如切口及针眼渗血、全身皮肤黏膜出血、血尿、消化道大出血等。

（3）肾衰竭或多脏器损伤：本病可累及全身多系统脏器，除心脏外，肾脏是最常受累器官。主要表现为肾衰竭，由于急性心肺功能衰竭引起肾缺血、DIC前期形成血栓堵塞肾内小血管，引起肾组织缺血、缺氧，导致肾脏器质性损害，出现少尿、无尿和尿毒症表现，甚至有些患者在纠正休克、控制出血后，仍因肾衰竭而死亡。

以上三阶段可按顺序出现，也可不全部出现。胎儿娩出前发病者以心肺功能衰竭和中枢神经系统严重缺氧为主要特征，胎儿娩出后发病者以出血和凝血功能障碍为主要表现。羊水栓塞可导致胎儿宫内缺氧窒息、甚至胎死宫内。

羊水栓塞是临床诊断，以临床表现为基本诊断依据，实验室检测可以辅助诊断，但不能用于确诊或排除AFE。在产时或产后短时间内出现不能用其他原因解释的急性呼吸循环障碍、凝血功能障碍和多器官损害时要首先考虑AFE，并立即按羊水栓塞抢救，同时进行下列检查。

主要辅助检查包括：①床旁胸部 X 线片可见肺水肿形成的双肺点片状浸润阴影，可伴右心扩大；②床旁心电图或心脏彩色多普勒超声检查可见右心扩大，ST-T 波变化；③抽取下腔静脉血涂片，镜下可见到羊水中的有形成分；④凝血功能检查有相应异常改变；⑤尸检证实在肺小动脉或毛细血管内有羊水成分的栓塞。

（四）防治

羊水栓塞具有一定的突发性和不可预见性，但规范的产科操作可使其发病率降到最低。从病史上要高度重视有前置胎盘、胎盘早剥或胎盘边缘血窦破裂等高危因素的产妇；剖宫产应保护子宫切口，同时尽量吸尽羊水再娩出胎儿及胎盘；产程中密切关注产妇的病情变化。一旦怀疑羊水栓塞，立刻抢救，并进行抗过敏、纠正呼吸循环功能衰竭、改善低氧血症、抗休克、防止 DIC 和肾衰竭，尽快终止妊娠，给予广谱抗生素预防感染等（图 14-9）。

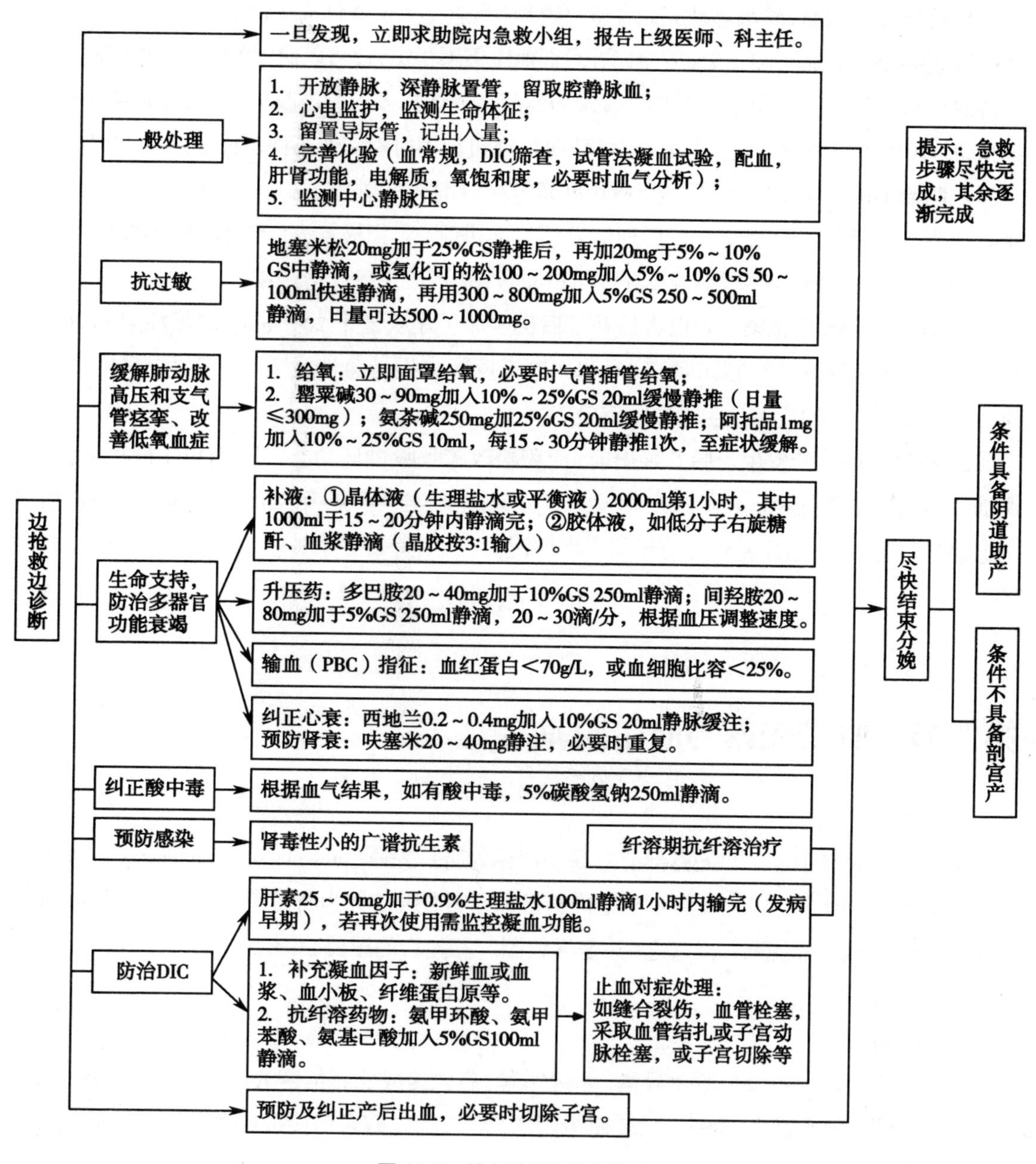

图 14-9 羊水栓塞的抢救流程

1. 立即开始高质量心肺复苏 在突发心搏骤停的紧急情况下，应就地展开及时、高质量的心肺复苏，包括标准的基础心脏生命支持（BCLS）和高级心脏生命支持（ACLS）。

2. 抗过敏，解除肺动脉高压，改善低氧血症 保持呼吸道通畅，立即正压给氧，必要时气管插管或气管切开，以改善缺氧状况；同时给予大剂量肾上腺糖皮质激素抗过敏、解痉，氢化可的松100～200mg加于5%～10%葡萄糖注射液50～100ml中快速静滴，再用300～800mg加于5%葡萄糖注射液250～500ml中静滴，500～1000mg/d，或先将地塞米松20mg加于25%葡萄糖液中静脉推注，再加20mg于5%～10%葡萄糖液中静滴；应用解痉药物缓解肺动脉高压，首选盐酸罂粟碱30～90mg溶于10%～25%葡萄糖液20ml内缓慢静脉推注，不超过300mg/d；心率慢者可用阿托品1mg加入10%～25%葡萄糖液10ml中，每15～30分钟静脉推注1次，直至面部潮红、症状缓解为止，但心率>120次/分时慎用；若合并右心衰竭、心率快时则改用氨茶碱250mg加入25%葡萄糖液20ml中缓慢推注，也可选择前列地尔静脉泵入或西地那非、前列环素以及一氧化氮等特异性舒张肺血管平滑肌的药物。

3. 抗休克 输血、输液以补充血容量，但要注意避免大量液体输注，以免引发左心衰、肺水肿；若休克症状急剧而严重，或血容量已补足而血压仍不稳定者，可以使用多巴胺、间羟胺稳定血压；治疗心衰可用毛花苷丙、毒毛花苷缓慢静脉滴注或选择多巴酚丁胺、米力农等兼具强心、扩张肺动脉作用的药物；在强心、扩容抗休克同时，亦可应用血管活性药物，并注意纠正酸中毒等。

4. 防治DIC 在发病早期，尽早应用肝素等抗凝剂是控制DIC发展的关键，但应注意监测凝血功能。产后羊水栓塞及DIC后期继发纤溶亢进时，应积极补充红细胞、血小板和凝血因子，如输注新鲜血或血浆、血小板及纤维蛋白原等，并可应用抗纤溶药物。

5. 防治肾衰竭及感染 若血容量补足后仍少尿可用呋塞米20～40mg静脉注射或20%甘露醇250ml快速静脉滴注预防肾衰，对利尿剂无反应者提示急性肾衰竭，应尽早采取透析治疗。选用肾毒性小的广谱抗生素预防感染。

6. 产科处理 若发生于胎儿娩出前，应积极改善呼吸循环功能，防止DIC，抢救休克，待病情好转迅速结束分娩。在第一产程发病者应考虑剖宫产分娩，第二产程发病者可根据情况阴道助产，术中及产后应密切注意子宫出血情况。

第四节 脐带先露与脐带脱垂

胎膜未破时脐带位于胎先露部前方或一侧称为脐带先露（presentation of umbilical cord）；胎膜破裂后脐带脱出于宫颈口外，降至阴道内甚至露于外阴部，称为脐带脱垂（prolapse of umbilical cord）。脐带脱垂是分娩期并发症之一，是导致围产儿死亡的重要原因。

（一）病因

1. 一般因素 经产妇、胎位异常（如臀先露、肩先露或枕后位等）、胎儿过小、双胎妊娠分娩第二个胎儿、羊水过多、脐带过长、脐带附着异常、胎先露未衔接或胎盘低置以及胎膜破裂时胎头高浮等。

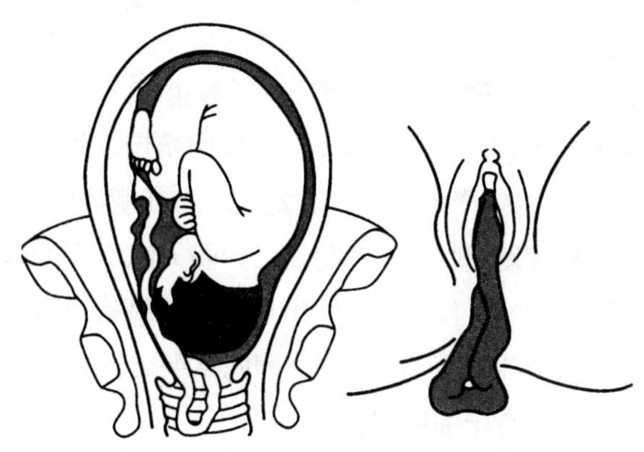

图 14-10 脐带脱垂

2. 产科干预因素 胎先露位置较高时进行人工破膜、胎膜破裂后进行阴道操作、分娩过程中行外倒转术、内倒转术、药物性引产、放置子宫内压力传感器、使用大型号球囊导管的引产术。大多数产科干预因素是因为阻碍了胎先露与子宫下段和(或)真假骨盆界限紧密衔接，故易导致脐带脱垂。

(二) 对母儿的影响

1. 对母体的影响 增加剖宫产率及手术助产率。

2. 对胎儿的影响 脐带先露发生在胎先露部未衔接、胎膜未破时，宫缩时胎先露部下降，一过性压迫脐带可导致胎心率异常。若胎先露部已衔接、胎膜已破，脐带持续受压于胎先露部与骨盆之间，可导致胎儿缺氧，甚至胎心完全消失。脐带脱出阴道，由于温度改变，可导致脐带血管痉挛性收缩，胎儿循环受阻。若脐带血循环阻断超过 7～8 分钟，即可出现胎死宫内。因此无论妊娠期还是分娩期发现胎心突然变化或胎心消失，首先需排除脐带受压可能。

(三) 诊断

胎膜已破出现胎心率异常，或电子胎心监护出现胎心率慢、基线平直等，应立即行阴道检查，了解有无脐带脱垂和脐带血管有无搏动。胎先露部旁或其前方及阴道内触及脐带者，或脐带脱出于外阴者，即可确诊。胎膜未破，于胎动、宫缩后胎心率突然变慢，改变体位、上推胎先露部及抬高臀部后迅速恢复者，应考虑脐带先露的可能，临产后应行胎心监护。B 型超声及彩色多普勒超声等有助于明确诊断。

(四) 处理

1. 脐带脱垂 发现脐带脱垂，胎心尚好，胎儿存活者，应尽快娩出胎儿。如宫口开全，胎头已入盆，行产钳术；臀先露行臀牵引术。若宫口未开全，产妇应立即取头低臀高位，经阴道将胎儿先露部上推并固定，应用宫缩抑制剂以减轻或缓解脐带受压，严密监测胎心同时尽快行剖宫产术。为了防止发生血管痉挛，应尽量减少对阴道外脱垂脐带的操作。使用人工操作或充盈膀胱等提高胎先露的位置可预防脐带受压。

2. 脐带先露 经产妇、头先露、胎膜未破、宫缩良好者，取头低臀高位，严密监测胎心变化，等待胎头衔接，宫口逐渐扩张，胎心持续良好者，可经阴道分娩。初产妇、足先露或肩先露者，应行剖宫产术。

（五）预防

脐带脱垂严重威胁胎儿生命，围产儿死亡率极高，故重在预防。应做好孕期保健、加强孕期与分娩监护，及时发现胎儿发育与胎位异常，及时检出脐带、胎盘及羊水等异常，及时防治胎膜早破等均有助于预防脐带脱垂严重并发症的发生。当高度怀疑有脐带前置时经阴道行彩色多普勒超声检查，有助于及时发现脐带脱垂隐患，及早行剖宫产分娩以保证分娩安全。对有脐带脱垂危险因素者，尽量不作或少作肛查或阴道检查。如果胎先露未固定或位置较高，应尽量避免人工破膜，如果必须行人工破膜者，应在宫缩间歇期进行，羊水过多等应采取高位点状破膜，避免脐带随羊水突然大量流出而脱出。

理论与实践

临床上正确识别子宫峡部及子宫下段的意义：非孕期子宫峡部括约宫颈内口的功能，有助于避免生殖道逆行感染及精子入侵致敏；妊娠期子宫峡部逐渐伸展形成子宫下段，有助于宫腔容积的扩容，利于胎儿的生长发育；临产后子宫下段的形成有助于宫颈管的漏斗化及胎先露部下降衔接经阴道娩出。同时子宫下段的形成利于剖宫产切口的选择，使剖宫产切口可避开膀胱、输尿管及子宫血管密集区，有助分娩安全。但胎盘若附着子宫下段，则易致胎盘早剥、胎盘前置、羊水栓塞及产后出血等并发症的发生。

复习参考题

1. 剖宫产术中如何预防羊水栓塞？
2. 产后出血的治疗为何首选缩宫素？

（王晨虹）

学习小结

产后出血仍然高居我国产妇死因的首位，剖宫产率的升高又增加了子宫破裂的风险，而羊水栓塞常与产后出血及子宫破裂等相伴发生，病情凶险，难以预测；脐带脱垂则是危及胎儿生命的直接隐患。准确、及时诊断固然重要，预防在先仍为最明智的选择。因此，应熟练掌握上述疾病的诊断与治疗，应重视孕期监护与保健，更要重视分娩全过程的监护与诊断，并做好预防与抢救的预案准备。

复习参考题

1. 产后出血的诊断标准是什么？
2. 子宫破裂前出现的葫芦状腹形即病理缩复环，诊断病理缩复环应按压此环上方有无压痛，此说法是否正确？
3. 羊水栓塞的不同时期如何纠正凝血功能障碍？为什么？

第十五章 异常产褥

15

学习目标

掌握	产褥感染、产褥病率、晚期产后出血的定义。
熟悉	产褥感染的病因、临床表现及治疗，晚期产后出血的病因及临床表现。
了解	产褥期抑郁症的诊断标准及治疗。

第一节　产褥感染

产褥感染（puerperal infection）是指分娩及产褥期生殖道受病原体侵袭而引起局部或全身的感染。产褥感染是产褥期最常见的严重并发症，发病率约为6%。产褥病率（puerperal morbidity）是指分娩24小时后至产后10日内，每日测量口表体温4次，间隔时间4小时，有2次达到或超过38℃。引起产褥病率的原因以产褥感染为主，但也包括生殖道以外的其他感染，如乳腺炎、呼吸系统感染、泌尿系统感染、下肢静脉血栓性疾病等。产后出血、妊娠合并心脏病、严重的妊娠期高血压疾病、产褥感染仍是我国导致孕产妇死亡的四大原因。

（一）病因

1. 病原体种类　孕期及产褥期生殖道内有大量需氧菌、厌氧菌、真菌、衣原体及支原体等寄生，其中以厌氧菌为主，有些非致病菌在特定环境下可以致病。

（1）需氧菌：①链球菌：是外源性产褥感染的主要致病菌。以β-溶血性链球菌致病性最强，能产生致热外毒素与溶组织酶，引起严重感染，病变迅速扩散，严重者可致败血症。近年来B族链球菌（group B streptococcus，GBS）感染有明显上升趋势。②杆菌：以大肠埃希菌属、克雷伯菌属、变形杆菌属多见，可产生内毒素，是菌血症和感染性休克最常见的病原菌。它寄生在阴道、会阴、尿道口周围，在不同环境对抗生素敏感性有很大差异。③葡萄球菌：主要致病菌是金黄色葡萄球菌和表皮葡萄球菌。金黄色葡萄球菌多为外源性感染，容易引起伤口严重感染，可对青霉素产生耐药性。表皮葡萄球菌存在于阴道菌群中，引起的感染较轻。

（2）厌氧菌：通常为内源性感染，一般始于皮肤黏膜屏障的损害。主要特征为化脓，有明显的脓肿形成及组织破坏。①球菌：以消化链球菌和消化球菌最常见。当产道损伤、胎盘残留、局部组织坏死时，细菌迅速繁殖而致病，多与需氧菌混合感染，阴道分泌物可出现恶臭气味。②杆菌属：常见的有脆弱类杆菌，多与需氧菌和厌氧性球菌混合感染，形成局部脓肿，产生大量脓液，有恶臭味，可引起化脓性血栓静脉炎。③梭状芽孢杆菌：主要是产气荚膜梭菌，产生外毒素，毒素可溶解蛋白质而能产气及溶血。产气荚膜梭菌引起的感染，轻者为子宫内膜炎、腹膜炎、败血症，重者引起溶血、黄疸、血红蛋白尿、急性肾衰竭、循环衰竭、气性坏疽而死亡。

（3）支原体和衣原体：有致病作用的为解脲支原体、人型支原体和沙眼衣原体，均可在女性生殖道内寄生，可引起生殖道的感染。其感染多无明显症状，临床表现轻微。

2. 感染途径

（1）内源性感染：正常孕产妇生殖道或其他部位寄生的病原体，多数并不致病，在一定条件下，如机体抵抗力降低或细菌繁殖能力增强、下生殖道感染、产道裂伤、胎膜早破等感染诱因出现时可致病。

（2）外源性感染：指外界病原体进入产道所引起的感染，如病原体通过空气传播给产妇、医务人员消毒不严、接产或手术时器械消毒不充分、产妇临产前性生活、产后卫生条件差等均可导致病原菌侵入母体引起感染。

3. 感染诱因　分娩可降低或破坏女性生殖道的防御功能和自净作用，增加病原体侵入生殖道的机会。产妇体质虚弱、营养不良、严重贫血、孕晚期性生活、孕期卫生不良、孕期生殖道感染、胎膜早破、羊膜腔感染、慢性疾病、产科手术操作、产程延长、产前产后出血过多、会阴切开术或剖宫产术、胎盘残留、多次宫颈检查等均可成为产褥感染的诱因。

（二）病理与临床表现

发热、腹痛、异常恶露是产褥感染的三大主要症状。

1. 急性外阴、阴道、宫颈炎、剖宫产伤口感染 会阴裂伤及后-斜切开部位是会阴感染最常见的部位，分娩时会阴部损伤或手术产导致感染，会阴部可出现疼痛，局部伤口充血、水肿，可有触痛和波动感，严重者伤口边缘裂开，压痛明显。脓性分泌物流出，刺激尿道口出现尿频、尿痛，较重时可有低热。阴道裂伤感染表现为黏膜充血、水肿，甚至出现溃疡坏死，脓性分泌物增多。阴道及宫颈感染部位较深时，可引起阴道旁结缔组织炎和盆腔结缔组织炎。剖宫产术后腹部伤口感染常发生于术后第4～7天，抗生素治疗体温持续不退，伤口局部红肿、压痛、硬结甚至渗出，严重者组织坏死，伤口全层裂开。

2. 急性子宫内膜炎、子宫肌炎 病原体经胎盘剥离面侵入，扩散到子宫蜕膜层称子宫内膜炎，侵入子宫肌层称子宫肌炎，两者常伴发。子宫内膜炎常见于产后3～4日出现低热、恶露增多伴有异味，宫体轻度压痛，若感染加重伴发子宫肌炎可发生严重感染，表现为寒战、高热、头痛、白细胞增高等全身感染症状。子宫肌炎患者下腹部及宫体压痛明显，子宫增大、复旧不良，恶露增多呈脓性伴异味。

3. 急性盆腔结缔组织炎、急性输卵管炎 子宫内膜炎、子宫肌炎经淋巴扩散或宫颈阴道深度裂伤后感染蔓延至宫旁组织，出现急性炎症反应而形成炎性包块，同时波及输卵管，形成急性输卵管炎。产妇表现为单侧或双侧下腹疼痛及肛门坠胀，可伴寒战、高热。严重者侵及整个盆腔形成“冰冻骨盆”。

4. 急性盆腔腹膜炎及弥漫性腹膜炎 炎症继续发展，可形成盆腔腹膜炎，继而发展成弥漫性腹膜炎，表现为全身中毒症状，高热、恶心、呕吐、腹胀，下腹部有明显的压痛、反跳痛，由于产妇腹壁松弛，腹肌紧张不明显。若感染灶化脓，可在子宫直肠凹形成局限性脓肿，疼痛可达数月，若脓肿波及肠管与膀胱，可出现腹泻、里急后重、排尿困难。

5. 血栓性静脉炎 多由厌氧菌感染引起，尤为厌氧链球菌。盆腔内血栓静脉炎以单侧居多，多见于产后1～2周，表现为寒战、高热，症状可持续数周或反复发作，可同时伴有下腹部持续疼痛，由于病变较深，多无肯定的阳性体征，局部检查不易与盆腔结缔组织炎鉴别。下肢血栓静脉炎多继发于盆腔静脉炎，常侵犯股静脉、腘静脉及大隐静脉，表现为弛张热，下肢持续性疼痛，有时可触及硬索状有压痛的静脉，当影响静脉回流时，可出现下肢疼痛、肿胀，局部皮温上升，皮肤发白，习称“股白肿”。病变轻时无明显阳性体征，彩色超声多普勒检查可协助诊断。

6. 脓毒血症及败血症 当感染血栓脱落进入血循环可引起脓毒血症，出现肺、脑、肾脓肿或肺栓塞而致死。若细菌大量进入血循环并繁殖形成败血症，表现为持续高热、寒战、全身中毒症状明显，甚至休克危及生命。

（三）诊断与鉴别诊断

1. 病史 详细询问病史及分娩经过，对产后发热者应首先考虑产褥感染，再排除引起产褥病率的其他疾病。

2. 体格检查 仔细检查腹部、盆腔及会阴伤口，可基本确定感染的部位和严重程度。

3. 辅助检查 ①血清 C- 反应蛋白、降钙素原检测有助于早期诊断感染；② B 型超声、彩色超声多普勒、CT、磁共振等检查，能了解由感染形成的炎性包块、脓肿的位置及性状；③确定病原体对产褥感染诊断与治疗非常重要，方法包括病原体培养、分泌物涂片检查、病原体抗原和特异抗体检测等。

4. 鉴别诊断 主要与上呼吸道感染、急性乳腺炎、泌尿系统感染等相鉴别。

（四）治疗

1. 一般治疗 产妇宜取半卧位，以促进恶露引流或使炎症局限于盆腔。加强营养，补充足够的维生素，注意纠正水、电解质紊乱。若贫血严重可输血。

2. 抗生素治疗抗生素使用原则 病原体不明确时，根据临床表现及临床经验选用广谱抗生素，待细菌培养和药敏试验结果再作调整；应选用同时能作用革兰氏阳性菌和阴性菌、需氧菌和厌氧菌的广谱抗生素；给药时间和途径要恰当；用药疗程应充足。同时要考虑药物对哺乳的影响。

3. 胎盘胎膜残留处理 在有效抗感染的同时清除宫内残留物，急性感染伴发高热者需有效控制感染后再清宫，动作需轻柔，避免因刮宫引起感染扩散及子宫穿孔。

4. 引流通畅 盆腔脓肿可经腹或后穹窿切开引流。会阴部感染应及时拆除伤口缝线，有利引流。

5 血栓静脉炎的治疗 卧床休息，抬高患肢。积极控制感染。在应用大剂量抗生素治疗后体温仍持续不降者，可加用肝素、尿激酶等抗凝药治疗，用药期间监测凝血功能。同时还可口服双香豆素、阿司匹林或双嘧达莫等，也可用活血化瘀中药治疗。

6. 手术治疗 当子宫感染严重，经积极治疗无效，出现不能控制的败血症、DIC 或脓毒血症时，应及时行子宫切除术，以清除感染源抢救患者生命。

（五）预防

1. 加强孕期保健 加强卫生宣传教育工作，临产前 2 个月内避免盆浴和性生活。

2. 孕期疾病处理 及时治疗外阴阴道炎及宫颈炎症等慢性疾病和并发症，积极纠正贫血等内科合并症。

3. 加强对孕产妇的管理，避免交叉感染。

4. 严格无菌操作 待产室、产房及手术室各种器械均应定期消毒，减少不必要的肛门、阴道检查及手术操作。

5. 分娩期和产褥期处理 认真观察并处理好产程，避免产程过长及产后出血。产后仔细检查软产道，及时发现和处理异常情况。产褥期应保持会阴清洁，每日擦洗 2 次。

6. 必要时应用抗生素预防感染。

第二节　晚期产后出血

晚期产后出血（late puerperal hemorrhage）指分娩结束24小时后，在产褥期内发生的子宫大量出血。以产后1～2周发病最常见。临床表现为持续或间断阴道流血，量少或中等，也可表现为急骤大量流血，同时有血凝块排出。产妇多伴有寒战、低热，且常因失血过多导致重度贫血或失血性休克。

（一）病因与临床表现

1. 胎盘、胎膜残留　是引起晚期产后出血最常见的原因，多发生于产后10日左右。黏附在宫腔内的残留胎盘组织发生变性、坏死、机化直至形成胎盘息肉，当坏死组织脱落时，暴露基底部血管而引起大量出血。临床表现为血性恶露持续时间延长，以后反复出血或突然大量流血。检查发现子宫复旧不全，宫颈口松弛，有时可触及残留的组织。

2. 蜕膜残留　子宫蜕膜在正常情况下于产后1周内脱落并随恶露排出。若蜕膜剥离不全或剥离后长时间残留在宫腔内诱发子宫内膜炎，影响子宫复旧，引起晚期产后出血。临床表现与胎盘残留不易鉴别，宫腔刮出物病理检查可见坏死蜕膜，但不见绒毛。

3. 子宫胎盘附着面感染或复旧不全　正常情况下，胎盘娩出后，子宫胎盘附着部位随子宫体积明显缩小而迅速缩小，附着部位的血管形成血栓，随着血栓机化至子宫内膜逐渐修复，此过程需6～8周。若胎盘附着面感染，影响创面修复和子宫复旧，表面血栓脱落致使血窦重新开放引起子宫大量出血，常发生在产后2周左右，表现为突然大量阴道流血，检查发现子宫大而软，宫颈口松弛，阴道及宫颈口有血块堵塞。

4. 剖宫产术后子宫伤口裂开　多见于子宫下段剖宫产横切口两侧端，多发生于术后2～3周，突然大量出血，甚至休克。近年广泛开展子宫下段横切口剖宫产，横切口裂开引起大出血应引起重视。引起切口愈合不良造成出血的原因主要有：①子宫切口感染；②横切口选择过低或过高、切口偏向左侧；③缝合技术不当；④子宫下段横切口两端切断子宫动脉向下斜行分支，造成局部供血不足；术中止血不良，形成局部血肿，或局部组织坏死，使切口不愈合。

5. 肿瘤　产后子宫滋养细胞肿瘤、子宫黏膜下肌瘤等均可引起晚期产后出血。

（二）诊断

1. 病史　详细了解病史，包括既往人工流产史、本次妊娠经过、分娩方式、胎盘胎膜剥离情况、阴道流血情况、有无产前产后感染等；询问剖宫产指征和术式、术中特殊情况及术后恢复情况等。患者多有产后恶露不净、有臭味，反复或突然阴道大量流血史。

2. 症状与体征　除阴道流血外，还可有腹痛、发热和贫血，甚至休克的表现，全身检查应排除血液系统疾病。双合诊检查可发现子宫增大、软，宫口松弛，有时可触及血块或残留组织。若并发感染，子宫有压痛。

3. 辅助检查　血、尿常规，了解感染与贫血情况。血β-hCG测定有助于排除胎盘残留及滋养细胞肿瘤。病原菌鉴定和药敏试验，了解病原体种类和选择有效广谱抗生素。B型超声检查可了解子宫大小、宫腔内有无残留物、子宫切口愈合状况等。若有宫腔刮出物或切除子宫标本，应送病理检查。

（三）治疗

1. 少量或中等量阴道流血，应给予广谱抗生素、子宫收缩剂及支持疗法。

2. 疑有胎盘、胎膜、蜕膜残留或胎盘附着部位复旧不全者，在开放静脉通路、备血和做好开腹手术准备的条件下行刮宫术，操作应轻柔，以减少宫壁损伤和防止子宫穿孔。刮出物送病理检查，以明确诊断。刮宫后继续给予抗生素及子宫收缩剂。

3. 疑有剖宫产术后子宫切口裂开者，即使仅有少量阴道流血也应住院，给予广谱抗生素及支持疗法，密切观察病情变化；若阴道流血较多，可作剖腹探查。若切口周围组织坏死范围小、炎症反应轻微，可作清创缝合及髂内动脉、子宫动脉结扎止血或行髂内动脉栓塞术。若组织坏死范围大，酌情作低位子宫次全切除术或子宫全切除术。

4. 若系肿瘤引起的阴道流血，应进行相应处理。

（四）预防

1. 正确处理第三产程，掌握胎盘娩出的要领，若未出现胎盘剥离征象，切忌用手强拉脐带及胎盘。产后应仔细检查胎盘、胎膜是否完整及有无副胎盘，若有残留应及时取出；不能排除胎盘残留时，应探查宫腔。术后应用抗生素预防感染和子宫收缩剂。

2. 严格掌握剖宫产指征，降低剖宫产率；在行剖宫产术时要合理选择切口位置，避免子宫下段横切口两侧角部撕裂；注意切口缝合技术，针距疏密适当，缝线松紧适度，止血要彻底；严格无菌操作，术后应用抗生素预防感染。

3. 尽量避免人工流产及宫腔操作，以防分娩时胎盘粘连及残留。

第三节　产褥期抑郁症

产褥期抑郁症（postpartum depression，PPD）是指产妇在产褥期内出现抑郁症状，是产褥期精神综合征中最常见的一种类型。国外报道 PPD 发生率高达 30%，国内为 3.8%～16.7%。PPD 患者通常在产后 2 周内出现症状，产后 4～6 周症状明显。主要表现为持续和严重的情绪低落以及一系列症候，如心情压抑、悲伤、沮丧、淡漠、焦虑和对自身及婴儿健康过度担忧，不愿与人交流，甚至与丈夫也会产生隔阂。部分产妇还可表现为对生活厌倦、对家庭缺乏信心，平时对事物反应迟钝、注意力不易集中，食欲、性欲均明显减退。亦可伴有头晕、头痛、胃部不适、心率加快、呼吸增加、便秘等症状。有的产妇失去生活自理及照料婴儿的能力，有时还会陷入错乱或嗜睡状态；严重者甚至出现伤婴或自杀行为。

（一）诊断

产褥期抑郁症至今尚无统一的诊断标准，多根据各种症状自评量表进行评价诊断。目前应用较多的是美国精神病学会在《精神疾病诊断与统计手册》第五版（DSM-V，2013）一书中制定的产褥期抑郁症诊断标准，详见表 15-1。

表 15-1 产褥期抑郁症的诊断标准

在过去的2周内出现下列5条或5条以上症状，必须具备(1)(2)两条：
(1)情绪抑郁
(2)对全部或多数活动明显缺乏兴趣或愉悦
(3)体重显著下降或增加
(4)失眠或睡眠过度
(5)精神运动性兴奋或阻滞
(6)疲劳或乏力
(7)遇事皆感毫无意义或负罪感
(8)思维力减退或注意力不集中
(9)反复出现死亡或自杀的想法

产褥期抑郁症早期诊断困难，产后进行自我问卷调查（如Edinburgh产褥期抑郁评分系统、贝克抑郁量表）对于早期发现和诊断产褥期抑郁症很有帮助。

（二）治疗

通常需要治疗，包括心理治疗及药物治疗。

1. 心理治疗 心理治疗对产褥期抑郁症非常重要。临床上产褥期抑郁症多为轻度，通过心理治疗可取得良好的效果。心理治疗包括心理支持、咨询与社会干预等。心理治疗的关键是：①增强患者的自信心，提高患者的自我价值意识；②根据患者的个性特征、心理状态、发病原因给予个体化的心理辅导，解除致病的心理因素。

2. 药物治疗 中重度抑郁症及心理治疗无效的患者给予药物治疗。患者应在专科医师的指导下用药，可根据既往疗效及个性化选择药物。选用抗抑郁症的药物以不进入乳汁为佳，首选5-羟色胺再摄取抑制剂（如氟西汀、盐酸帕罗西汀和盐酸舍曲林等）。主要为对症治疗，5-羟色胺再摄取抑制剂（SSRIs）已被证明对各种类型的抑郁症有效，三环类抗抑郁药（如阿米替林）有助于恢复睡眠和缓解抑郁。

（三）预防

产褥期抑郁症的发生，受到许多社会因素、心理因素及妊娠因素的影响。因此，加强对孕产妇的精神关怀，加强围产期保健、积极开展心理卫生指导、重视抑郁症高危因素的孕产妇和提供良好医疗服务对预防产褥期抑郁症有重要意义，可以利用孕妇学校等多种渠道普及有关妊娠、分娩常识，减轻孕产妇对妊娠、分娩的紧张、恐惧心情，完善自我保健，从而达到预防产褥期抑郁症的目的。

（四）预后

产褥期抑郁症预后良好，约70%患者于1年内治愈，仅极少数患者持续1年以上，但再次妊娠约有20%复发率。其下一代的认知能力可能受到一定影响。

（王晨虹）

学习小结

产褥感染是指产褥期内生殖道受病原体侵袭而引起局部或全身的感染。因孕期及产褥期生殖道内有大量需氧菌、厌氧菌、真菌、衣原体及支原体等非致病菌，在特定环境下可致病，其中β-溶血性链球菌是最常见的病原体。发热、腹痛、异常恶露是产褥感染的三大主要症状。临床表现为：急性外阴、阴道、宫颈炎、剖宫产伤口感染；急性子宫内膜炎、子宫肌炎；急性盆腔结缔组织炎、急性输卵管炎；急性盆腔腹膜炎及弥漫性腹膜炎；血栓性静脉炎；脓毒血症及败血症。通过病史、体格检查及病原体培养、B型超声等相关辅助检查明确诊断，予以支持疗法、切开引流、应用抗生素等相应治疗，必要时进行手术治疗。

晚期产后出血常见于：胎盘、胎膜残留；蜕膜残留；子宫胎盘附着面感染或复旧不全；剖宫产术后子宫伤口裂开；肿瘤等原因。主要临床表现为产褥期阴道流血，还可有腹痛、发热和贫血等症状，子宫增大、变软，宫口松弛等。治疗应针对其病因给予促宫缩、抗感染、刮宫、剖腹探查等。

产褥期抑郁症为产妇在产褥期内出现的抑郁症状，是产褥期精神综合征中最常见的一种类型，早期发现和诊断产褥期抑郁症，积极针对性治疗，包括心理治疗及药物治疗，以提高产妇及家庭的生活质量。

复习参考题

1. 产褥感染的临床表现有哪些？

2. 晚期产后出血的病因与临床表现及处理？

第十六章 妇产科病史及检查

16

学习目标

掌握	妇产科病史的采集方法和内容；妇产科特有的盆腔检查技术。
了解	妇产科常用特殊检查方法。

病史采集、体格检查是妇产科疾病诊断的主要依据和妇产科临床实践的基本技能。在书写妇产科病史时，首先应熟悉有关妇产科病史的采集方法，并通过实践，逐步掌握妇产科特有的盆腔检查技术及常用特殊检查方法、突出妇产科疾病常见症状的鉴别要点。

第一节 妇产科病史

（一）病史采集方法

采集病史时，医师应诚恳、耐心和语言亲切，认真听取患者的陈述，同时要观察患者的情绪变化；采集病史应有目的性，不可遗漏关键性内容，但也要避免暗示和主观臆测。必要时可以启发或询问的方式调整、集中患者陈述内容。切忌在采集病史时以指责或粗鲁的态度打断患者讲话。医师要使用通俗易懂的语言同患者交流，少用医学专业术语。要注意保护患者的隐私。不能口述的危重患者可询问其家属或亲友；院外转诊患者要索阅其病情介绍；对未婚患者行直肠-腹部诊和相应的化验检查，明确病情后再补充询问与性生活有关的问题。

（二）妇科病史内容

1. **一般项目** 包括患者姓名、性别、年龄、籍贯、职业、民族、婚姻、住址、入院日期、病史记录日期、病史陈述者、可靠程度。若非患者陈述，应注明陈述者与患者的关系。

2. **主诉** 指患者本次就诊的主要症状（或体征）及持续时间。要求通过主诉能初步估计疾病的大致范围。力求简明扼要，通常不超过20个字。妇科临床常见症状有外阴瘙痒、白带增多、阴道流血、闭经、下腹痛、下腹包块及不孕等。若患者有停经、阴道流血及腹痛3种主要症状，应按其发生时间的顺序书写为：停经×日后，阴道流血×日，腹痛×日。若患者无任何自觉症状，仅系妇科普查时发现××，主诉应写为：普查发现“××”×日。

3. **现病史** 指本次疾病的发生、演变、诊疗等方面的详细内容，是病史的主要组成部分，以主要症状为核心，应按时间顺序详细书写。除此以外，还要对伴随症状及其出现的时间、特点和演变过程及其与主要症状之间的相互关系仔细叙述。在现病史中也要包括与疾病有鉴别意义的主要阴性症状。情绪、精神、食欲、体重变化及大小便等发病以来的一般情况另起一段记录。

4. **既往史** 是指患者过去的健康和疾病情况，内容包括以往一般健康状况、疾病史、传染病史、预防接种史、手术外伤史、输血史、药物过敏史。为防止遗漏，可按全身各系统依次询问，如曾患某疾病，要记录疾病名称、患病时间、诊疗及转归情况。

5. **月经史** 包括初潮年龄、月经周期及经期持续时间、经量、经期伴随症状。如14岁初潮，月经周期26～30日，经期持续4～5日，可简写为$14\frac{4\sim5}{26\sim30}$。经量可问经期每日或每个经期使用卫生巾的数量，有无血块，经前和经期有无不适（如乳房胀痛、水肿、精神抑郁或易激动等），有无痛经及疼痛部位、性质、程度以及痛经起始和消失时间。常规询问和记录末次月经日期（LMP）、经量及持续时间。若其流血情况不同于以往正常月经，还应追问前次月经日期（PMP）。已绝经患者应询问绝经年龄，绝经后有无阴道流血、白带增多或其他不适。

6. 婚育史 婚次及每次结婚年龄，是否近亲结婚（直系血亲及三代旁系血亲），男方健康状况，有无性病史及双方同居情况等。生育史包括足月产、早产、流产次数及现存子女数量和健康状况。记录分娩方式，有无难产史，新生儿出生情况，有无产后出血或产褥感染史。自然流产或人工流产情况。末次分娩或流产日期和经过。现采用何种计划生育措施及其效果。

7. 个人史 生活和居住情况，出生地和曾居留地区，有无烟、酒和毒品嗜好。

8. 家族史 父母、兄弟、姐妹、子女及家族其余成员中有无遗传性疾病、肿瘤、糖尿病及其他各种先天异常。

（三）产科病史内容

1. 询问年龄、职业、胎产次和配偶健康状态 年龄过小于18岁容易发生难产；35岁以上初孕妇容易并发妊娠期高血压疾病、产力异常、产道异常、遗传病儿或先天缺陷儿等。如接触有毒、有害或放射性物质的孕妇，应检测血常规和肝功能等相应检查。着重询问配偶健康状况和有无遗传性疾病等。

2. 本次妊娠过程 了解妊娠早期有无早孕反应、有无病毒感染及用药情况；胎动开始时间；有无阴道流血、头晕、头痛、眼花、心悸、气短、气短、皮肤瘙痒等；饮食营养、运功（劳动）、睡眠及大小便情况。

3. 既往月经史、孕产史 可为此次妊娠可能发生的情况提供重要参考。月经周期的长短可影响预产期的推算和胎儿生长发育的监测。月经周期延长、缩短或不规律者应及时根据B型超声检查结果重新核对孕周并推算预产期。应明确有无流产及难产史、死胎死产史、出生体重、产程长短、分娩方式、有无并发症（产前、产时、产后）等。多次人工流产或孕中自然流产常提示宫颈功能不全的可能。妊娠期胆汁郁积症、子痫前期有复发可能。

4. 既往史 了解妊娠前有无高血压、心脏病、糖尿病、血液病、肝肾疾病、结核病等疾病；有无手术史，尤其妇科手术史。以往有子宫手术史怀疑子宫破裂可能，则可以剖宫产结束分娩。

5. 推算预产期 了解初潮年龄、月经周期、末次月经时间。按末次月经第1日算起，月份减3或加9、日数加7。实际分娩日期与推算的预产期有可能相差1～2周。若孕妇记不清末次月经日期或哺乳期尚未月经来潮而受孕者，可根据早孕反应出现的时间、胎动开始时间、子宫底高度和B型超声检查的胎囊大小、头臀长度、胎头双顶径及股骨长度值推算出预产期。

6. 家族史 询问家族中有无妊娠合并症、双胎妊娠及其他遗传性疾病等。对有遗传疾病家族史者，可以在妊娠早期行绒毛活检，或在妊娠中期作胎儿染色体核型分析；应由专科医师做遗传咨询，以减少遗传病儿的出生率。

第二节 体格检查

体格检查在完成病史采集后进行，应包括全身检查、腹部检查和盆腔检查。除病情危急外，应按下列顺序进行。记录时要按次序准确记录各项具体内容，注意不能遗漏与疾病有关的重要体征及有鉴别意义的阴性体征。

（一）全身检查

常规测量体温、脉搏、呼吸和血压，必要时测量体重和身高。其他检查内容包括患者神志、精神状况、面容、体态、全身发育及毛发分布情况、皮肤、浅表淋巴结（特别是锁骨上和腹股沟浅淋巴结）、头、颈（注意甲状腺有无肿大）、乳房（注意其发育、皮肤有无凹陷，有无包块及分泌物）、心、肺、脊柱及四肢。

（二）腹部检查

是妇科体格检查的重要组成部分，在盆腔检查前进行。视诊了解腹部有无隆起，腹壁是否有瘢痕、静脉曲张、腹壁疝、腹直肌分离、妊娠纹等。扪诊腹壁厚度，肝、脾、肾有无增大及压痛，腹部有无压痛、反跳痛或肌紧张，是否扪有包块。有包块者要描述包块的部位、大小（以cm为单位表示或相当于妊娠月份表示）、形状、质地、活动度、表面是否光滑、有无压痛。叩诊时注意鼓音或浊音分布范围，有无移动性浊音。听诊时应了解肠鸣音情况。若合并妊娠，应检查腹围、子宫底高度、胎位、胎心及胎儿大小等。

（三）盆腔检查

通常又称为妇科检查，检查范围包括外阴、阴道、宫颈、宫体及双侧附件。

1. 注意事项

（1）检查前应与患者适当沟通取得患者的信任、理解与配合；检查时动作轻柔、仔细。

（2）除尿失禁患者外，检查前排空膀胱和大便，必要时导尿。

（3）为避免感染或交叉感染，置于臀部下面的垫单（纸或塑料纸）应一次性使用。

（4）取膀胱截石位检查。让患者臀部置于台缘，头略抬高，两手平放于躯体旁。检查者面向患者，站在患者两腿间。

（5）经期不宜盆腔检查。若为阴道异常流血必须检查者，检查前应先消毒外阴，并使用无菌手套和器械，防止发生感染。

（6）无性生活的女性只做直肠-腹部诊，禁止阴道窥器检查和双合诊检查。必须检查时，应在本人及其监护人签订同意书后方可用食指放入阴道扪诊。

（7）对盆腔内病变的腹壁肥厚、高度紧张不合作患者，若盆腔检查不满意，可在麻醉下行盆腔检查，或改用超声检查。

2. 检查方法及步骤

（1）外阴部检查：观察外阴发育，有无畸形、充血、皮炎、溃疡、皮肤黏膜色泽、萎缩、赘生物或肿块；观察阴毛多少和分布情况等。然后分开小阴唇，暴露前庭、尿道口、阴道口及处女膜。未婚者的处女膜多完整未破，其中有小孔；已婚者的阴道口能容两指通过；经产妇的处女膜仅余残痕或有会阴侧切瘢痕。检查时让患者用力向下屏气，了解有无阴道前后壁膨出、子宫脱垂或尿失禁等。

（2）阴道窥器检查：只适用于已婚患者。未婚者未经本人同意，禁止窥器检查。检查方法如下：

1）放置和取出：将阴道窥器两叶表面涂润滑剂后轻柔插入。若取阴道分泌物作细胞涂片或宫颈细胞学检查时不用润滑剂，改用生理盐水润滑，以免影响涂片质量。放置窥器时，先分开两侧小阴唇，显露阴道口，将准备好的阴道窥器斜行沿阴道侧后壁缓慢插入阴道内（图16-1），然后向后向上推进，并逐渐转正、张开窥器的两叶，直至完全充分暴露宫颈、阴道壁和穹窿部（图 16-2）。若阴道壁松弛，无法暴露宫颈时，可调整阴道窥器中部螺丝，使其两叶可张开达最大限度。取出窥器前旋转窥器仔细观察阴道各壁，待合拢窥器两叶后再取出。

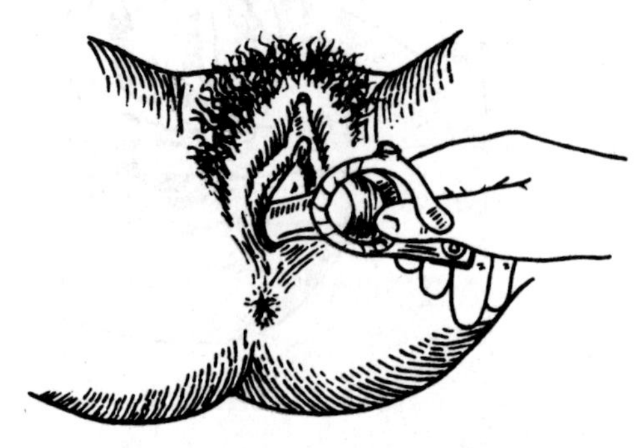

图 16-1 沿阴道侧后壁放入阴道窥器

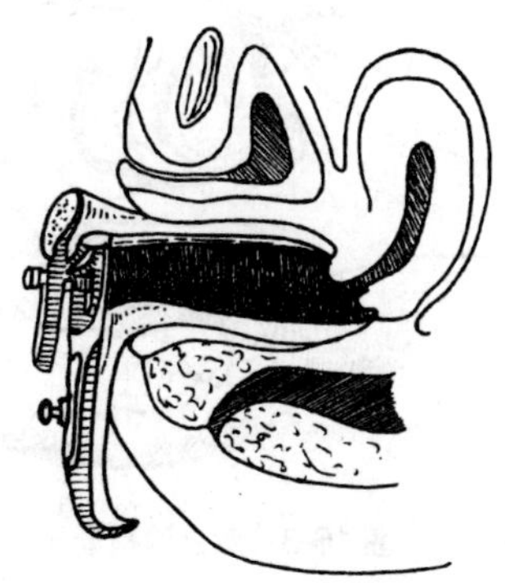

图 16-2 暴露宫颈

2）视诊：①检查阴道：观察阴道前后壁和侧壁黏膜颜色、皱襞多少及有无溃疡、赘生物或囊肿，是否有阴道纵隔或横隔等先天畸形等；观察阴道内分泌物的量、色泽、性状及气味。白带异常者应作涂片或培养检查查找滴虫、假丝酵母菌、淋病奈瑟菌等。②检查宫颈：观察宫颈大小、颜色、外口形状、有无撕裂、外翻、腺囊肿、息肉、柱状上皮异位和出血，宫颈管内有无出血或分泌物。若需行宫颈脱落细胞学检查、HPV 检测和宫颈管分泌物涂片可于此时采集标本。

（3）双合诊：是全面了解并掌握阴道、宫颈、宫体、输卵管、卵巢、子宫韧带和宫旁结缔组织，以及盆腔内其他组织器官和盆壁情况的常用手段；是盆腔检查中最重要的项目。检查者用一手的两指或一指放入阴道，另一手在腹部配合检查，称为双合诊（图 16-3）。

检查方法：戴无菌手套，蘸取润滑剂后轻轻插入阴道后壁，两指检查阴道通畅度、弹性、深度，是否有畸形、瘢痕、肿块及阴道后穹窿情况。接着触宫颈大小、形状、硬度及外口情况，有无接触性出血。扪触宫颈后，将阴道内两指置于宫颈后方，另一手掌心朝下平手指放在患者腹部平脐处，检查子宫体部。当阴道内手指向上向前方抬举宫颈时，腹部手指向下向后按压腹壁，并逐渐向耻骨联合部位移动，内、外手指的协调抬举和按压，即能扪清子宫位置、大小、形状、软硬度、活动度及有无压痛。随后将阴道内两指移至一侧穹窿部，向上扪触，尽可能到达盆腔深部；同时，腹部手指从同侧下腹壁髂棘水平开始，由上往下按压腹壁，与阴道内手指相互对合，以触摸该侧附件区有无增厚、压痛或肿块。若扪及肿块，应查清其大小、位置、形状、软硬度、活动度、与子宫的关系以及有无压痛等。正常卵巢偶可扪及 3cm × 2cm × 1cm 并可活动的块物，触之稍有酸胀感，正常输卵管不能扪及。

大多数妇女子宫呈前倾略前屈位。“倾”是指宫体纵轴与身体纵轴的关系。若宫体朝向耻骨，称为前倾；朝向骶骨，即为后倾。“屈”是指宫体与宫颈间的关系。若两者形成的纵轴角度朝向前方，称为前屈；朝向后方，即为后屈。

（4）三合诊：是经腹部、阴道、直肠三者联合检查。检查者戴手套后一手食指放入阴道，中指放入直肠，另一只手在腹部配合进行检查（图 16-4）。

通过三合诊可扪清后倾或后屈子宫的大小，发现子宫后壁、直肠子宫陷凹、宫骶韧带或双侧盆腔后部的病变，尤其是癌肿与盆壁间的关系，扪诊阴道直肠隔、骶骨前方或直肠内有无异常等。因此，三合诊是对双合诊的不足的重要补充。

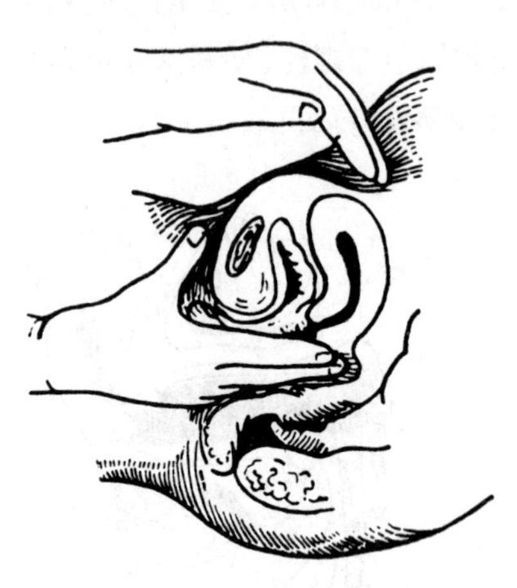

图 16-3 双合诊检查子宫

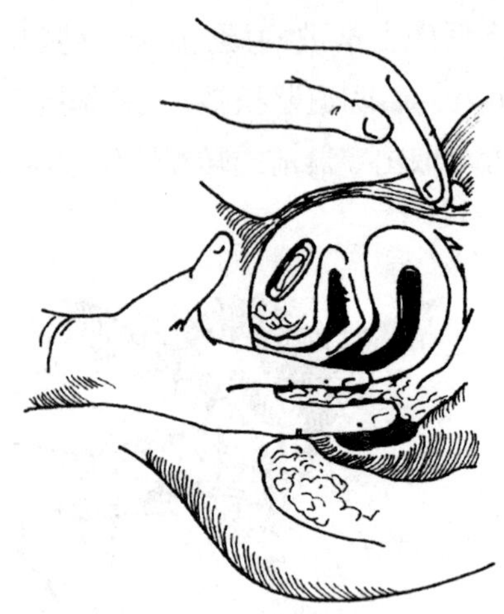

图 16-4 三合诊检查

（5）直肠 - 腹部诊：检查者戴手套后一手食指伸入直肠，另一手在腹部配合检查，称为直肠 - 腹部诊。用于无性生活、阴道闭锁或因其他原因不宜进行双合诊的患者。

进行双合诊、三合诊或直肠 - 腹部诊时，除应按常规操作外，还应注意：①如两指放入阴道患者感疼痛不适时，可用单手指替代双指进行检查；②三合诊时，在将中指伸入肛门时，可嘱患者同时用力向下屏气，使肛门括约肌自动放松，可减轻患者疼痛不适感；③若患者腹肌紧张，可边检查边与患者交谈，可嘱患者张嘴呼吸而使腹肌放松；④当检查者无法查明盆腔内解剖关系时，最好不应强行扪诊，一般待下次重新检查，多能获得满意结果。

3. 记录 完成盆腔检查后，应将检查结果按解剖部位先后顺序记录。

外阴：发育情况及婚产式（未婚、已婚或经产式）。有异常发现时应详细描述。

阴道：是否通畅，黏膜情况，分泌物量、色、性状以及有无异味。

宫颈：大小、硬度、有无撕裂、柱状上皮异位、息肉、腺囊肿，有无接触性出血、举痛和摇摆痛等。

宫体：位置、大小、硬度、表面情况、活动度、有无压痛等。

附件：有无块物、增厚及压痛。若有块物，记录其位置、大小、硬度、表面情况、活动度、有无压痛及与子宫、盆壁关系。左右两侧情况分别记录。

第三节 妇产科常用特殊检查

一、妊娠试验

妊娠试验是利用合体滋养层细胞产生的人绒毛膜促性腺激素（hCG）的免疫学特点，检测受检者体内有无 hCG 及其含量多少，以此协助诊断早期妊娠、滋养细胞疾病、监测异位妊娠保守治疗效果及滋养细胞疾病的转归、预后等。正常妊娠的受精卵着床时，即排卵后的第 6 日受精卵滋养层形成时开始产生 hCG，约 1 日后能测到外周血 hCG，以后每 1.7～2 日上升 1 倍，在排卵后14日约达100U/L。妊娠8～10周达峰值（50 000～100 000U/L），以后迅速下降，在妊娠中晚期，hCG仅为高峰时的10%。常用放射免疫测定法和酶免疫测定法。为避免交叉反应，在测定hCG浓度时，常测定β-hCG浓度。

临床应用：

（1）早期妊娠诊断：血hCG定量免疫测定<3.1μg/L时为妊娠阴性，血浓度>25U/L为妊娠阳性。可用于早孕诊断，迅速、简便、价廉。早孕诊断试纸：是目前应用广泛、方便、快捷的早孕诊断方法。具体操作步骤：留取被检妇女晨尿，用带有试剂的早孕诊断试纸条（试纸条上端为对照测试线，下端为诊断反应线）标有MAX的一端插入尿液中，但不得超过MAX线。1～5分钟即观察结果，超过10分钟结果无效。结果判断：仅在白色显示区上端呈现一条红色线判为阴性；在白色显示区上下呈现两条红色线判为阳性，提示妊娠。若试纸条上端无红线出现，表示试纸失效或测试方法失败。此法可检出尿中hCG最低量为25U/L。

（2）异位妊娠：血尿hCG维持在低水平，间隔2～3日测定无成倍上升，应怀疑异位妊娠。

（3）妊娠滋养细胞疾病的诊断和监测：①葡萄胎：血hCG水平异常增高，经常>100kU/L，且子宫明显超过孕周大小，hCG维持高水平不降，提示葡萄胎。②妊娠滋养细胞肿瘤：葡萄胎清宫后hCG应大幅度下降，若hCG下降缓慢或下降后又上升；或足月产、流产和异位妊娠后4周以上，仍持续高水平或一度下降后又上升，在排除妊娠无残留后，可诊断妊娠滋养细胞肿瘤。hCG下降也与妊娠滋养细胞肿瘤治疗有效性一致，因此在化疗过程中，应每周检测hCG一次。尿hCG<50U/L及血hCG<3.1μg/L为阴性标准，连续3次阴性，为停止化疗的标准。

（4）性早熟和肿瘤：最常见的是下丘脑或松果体胚细胞的绒毛膜瘤或肝胚细胞瘤以及卵巢无性细胞瘤、未成熟畸胎瘤分泌hCG导致性早熟，血清甲胎蛋白升高是肝胚细胞瘤的标志。分泌hCG的肿瘤尚见于肠癌、肝癌、肺癌、卵巢腺癌、胰腺癌、胃癌，在成年妇女中引起月经紊乱；因此成年妇女突然发生月经紊乱伴hCG升高时，应考虑到上述肿瘤的异位分泌。

二、女性生殖道细胞学检查

生殖道细胞包括阴道、宫颈管、子宫、输卵管上皮细胞。因取材的方便，临床上常通过对阴道上段、宫颈阴道部的脱落细胞检查来反映女性生殖道的生理及病理变化。阴道上皮细胞受卵巢激素的影响而呈周期性变化，妊娠期亦能使其发生变化。因此，检查阴道脱落细胞既可反映体内性激素水平，又可对女性生殖道恶性肿瘤进行初步筛查，但对肿瘤的诊断需要进一步病理组织学证实才能确诊。未找到恶性细胞，也不能完全排除恶性肿瘤的可能，需综合其他检查结果考虑。

（一）涂片种类及标本的采取

采取标本前24小时内禁止性生活、阴道检查、灌洗及用药，取材用具必须干燥无菌。

1. 阴道涂片 目的是了解卵巢或胎盘功能。对已婚妇女，从阴道侧壁上1/3处轻轻刮取分泌物和细胞少许，薄而均匀地涂于玻片上，置入95%酒精内固定。在取标本时切勿用力，以免将深层细胞混入。对无性生活妇女，可用卷紧的无菌棉签蘸生理盐水润湿后伸入阴道在其侧壁的上1/3处轻轻卷取细胞，薄而均匀地在玻片上涂片并固定。

2. 宫颈刮片 是早期宫颈癌筛查的重要方法。常在宫颈外口鳞-柱上皮交接处取材，以宫颈外口为圆心，用木质铲形刮板，轻轻刮取一周取出刮板，在玻片上向一个方向涂片。若白带过多，应先用无菌干棉球轻轻拭去，再刮取标本。取标本时用力要轻，以免损伤引起出血。因刮片法所取细胞不全，制片粗劣，现多推荐涂片法。

3. 宫颈管涂片　目的是了解宫颈管情况，对疑为宫颈管癌或绝经后的妇女可行此项检查。先将宫颈表面分泌物拭净，用小型刮板进入宫颈管内，轻刮一周作涂片。现多使用特制"细胞刷"获取宫颈管上皮细胞。将"细胞刷"置于宫颈管内，于宫颈外口上方10mm左右，旋转360°取出，旋转"细胞刷"将附着于其上的细胞均匀地涂于玻片上或洗脱于保存液中或立即固定。"细胞刷"刮取的细胞收集率高、可重复制片，取材效果优于棉拭子。涂片基液细胞学（Liquid-based cytology）特别是用薄层基液细胞学检查（Thinprep cytologic test，TCT）所制备的单层细胞涂片，将标本通过高精密度过滤膜将其中的杂质过滤，并将滤后的细胞单层均匀地分布在玻片上，效果清晰，阅片容易。与常规制片方法比较，改善了样本收集率并避免了细胞的过度重叠，使不正常细胞更容易被识别。此外，该技术一次取样可多次重复制片并可做高危型HPV-DNA检测和自动阅片。

4. 宫腔吸片　对疑有宫腔内恶性病变者，可采用宫腔吸片检查。此方法较阴道涂片及诊刮阳性率高，但宫腔吸片标本中可能含有输卵管卵巢或盆腹腔上皮细胞成分。将塑料管轻轻放入宫底部，上下左右移动吸取标本。在放入和取出吸管时，须注意停止抽吸，以免将颈管内容物吸入。另外，还可通过宫腔灌洗获取细胞。此检查虽简单，取材效果好，与诊刮相比，患者痛苦小，易于接受，特别适合于绝经后出血妇女，但取材不够全面。

（二）生殖道脱落细胞的内分泌检查

阴道鳞状上皮细胞的成熟程度与体内雌激素水平成正相关。雌激素水平越高，阴道细胞越成熟，因此，阴道鳞状上皮细胞的表层、中层及底层各层细胞的比例直接反映体内雌激素水平。临床上常用4种指数代表体内雌激素水平：①成熟指数（maturation index，MI）：为阴道细胞学卵巢功能检查最常用的一种，计算阴道上皮3层细胞百分比，按底层/中层/表层顺序写出，若底层细胞百分率高称左移，提示不成熟细胞增多，即雌激素水平降低；若表层细胞百分率高称右移，表示雌激素水平升高。一般有雌激素影响的涂片，基本上无底层细胞；轻度影响者表层细胞<20%；高度影响者表层细胞>60%。②致密核细胞指数（karyopyknotic index，KI）：指计算鳞状上皮细胞中表层致密核细胞的百分比，该指数越高，表示上皮越成熟。③嗜伊红细胞指数（eosinophilic index，EI）：指计算鳞状上皮细胞中表层红染细胞的百分比，该指数越高，提示上皮细胞越成熟。④角化指数（cornification index，CI）：指鳞状上皮细胞中表层（最成熟细胞层）嗜伊红致密细胞的百分率，用以表示雌激素的水平。

常用于以下疾病：

1. 闭经　阴道脱落细胞检查若呈正常周期性变化，提示闭经原因在子宫及其以下部位，如子宫内膜结核、宫颈宫腔粘连等；若无周期性变化，涂片中见中层和底层细胞多，表层细胞极少或无，伴血FSH升高，提示病变在卵巢，如卵巢早衰；若表现不同程度雌激素低落，或持续雌激素轻度影响，提示闭经是由垂体或以上或其他全身性疾病引起。

2. 功能失调性子宫出血

（1）无排卵性功能失调性子宫出血：涂片表现为中至高度雌激素影响，也可呈较长期处于低至中度雌激素影响。雌激素水平高时MI右移显著，但当雌激素水平下降时，出现阴道流血。

（2）排卵性功能失调性子宫出血：涂片表现周期性变化，MI明显右移，排卵期呈高度雌激素影响，排卵后，细胞堆积和皱褶较差或持续时间短。

3. 流产

（1）先兆流产：黄体功能不足致先兆流产者表现为EI在孕早期增高，治疗后EI下降提示好转；若再度增高，且细胞开始分散，流产可能性大。若先兆流产而涂片正常，表明黄体功能不足不是流产的病因，用孕激素治疗无效。

（2）稽留流产：涂片呈EI升高，出现圆形致密核细胞，细胞分散，舟形细胞少而多边形细胞增多。

4. 生殖道感染性疾病

（1）细菌性阴道病：涂片可见细胞核呈豆状核，核破碎和核溶解，上皮细胞核周有空晕，细胞质内有空泡。常见的病原体为乳杆菌、球菌、加德纳尔菌和放线菌等。

（2）衣原体性宫颈炎：涂片可见感染细胞肥大多核，化生的细胞胞质内有球菌样物及嗜碱性包涵体。

（3）病毒性感染：以单纯疱疹病毒Ⅱ型（HSV-Ⅱ）和人乳头状瘤病毒（HPV）感染多见。①HSV感染：感染细胞核增大，染色质结构呈“水肿样”退变，染色质很细，散布在整个胞核中，呈淡的嗜碱性染色，均匀，犹如毛玻璃状，细胞多呈集结状，有许多胞核，以上均为早期表现。晚期见嗜伊红染色的核内包涵体，周围呈一清亮晕环；② HPV感染：涂片见挖空细胞、不典型角化不全细胞及反应性外底层细胞。典型的挖空细胞表现为上皮细胞内有1～2个增大的核，核周有透亮空晕环或致密的透亮区，为HPV感染鳞状上皮细胞后典型的细胞学改变。

（三）生殖道脱落细胞与妇科肿瘤

生殖道恶性肿瘤细胞的特征：主要为细胞异型性明显，细胞质减少，染色较浓，若变性则内有空泡或出现畸形。细胞核增大，核浆比例失常；核大小不等，形态不规则，核深染且深浅不一；核膜明显增厚、不规则，染色质分布不均，颗粒变粗或凝聚成团；因核分裂异常，可见双核及多核；核畸形，核仁增大变多以及出现畸形裸核。癌细胞可单独或成群出现但排列紊乱。早期癌涂片背景干净清晰，晚期癌涂片背景见成片坏死细胞、红细胞及白细胞等。

临床工作中，阴道细胞学诊断的报告通常采用分级诊断和描述性诊断两种形式。目前多数医院应用TBS分类法及其描述性诊断，尚有部分医院采用巴氏5级分类法。

1. 巴氏分类法 其阴道细胞学诊断标准如下：

巴氏Ⅰ级：为正常阴道细胞涂片。

巴氏Ⅱ级：炎症。细胞核普遍增大，淡染或有双核，可见核周晕或细胞质内空泡。一般属良性改变或炎症。个别细胞核异质明显，但又不支持恶性。临床分为ⅡA及ⅡB。ⅡB是指个别细胞核异质明显，但又不支持恶性；其余为ⅡA。

巴氏Ⅲ级：可疑癌。主要是核异质，可见核大深染，核形不规则或双核。性质尚难肯定。

巴氏Ⅳ级：高度可疑癌。细胞有恶性特征，但在涂片中恶性细胞较少。

巴氏Ⅴ级：癌。有典型的多量癌细胞。

巴氏分类法的缺点：①Ⅰ、Ⅱ、Ⅲ、Ⅳ级之间的区别并无严格的客观标准，主观因素较多，以分级来表示细胞学改变的程度易使临床医师仅根据级别来处理患者；②对癌前病变也无明确规定，可疑癌未明确指明是浸润癌还是CIN，将不典型细胞全部作为良性细胞改变也欠妥；

③细胞学诊断未能与组织病理学诊断名词相对应，也未包括非癌的诊断等。巴氏分级法已逐步被TBS分类法所取代。

2. TBS分类法 为了使生殖道细胞学诊断报告与组织病理学术语统一，有利于临床，1988年美国制定阴道细胞学TBS（the Bethesda system）命名系统。国际癌症协会（National Cancer Institute，NCI）于1991年正式采用了TBS分类法，并于2001年再次修订。

现行的TBS报告系统包括三个部分：①评价涂片质量，包括细胞量和鳞柱两种上皮细胞的分布；②描述有关发现，并作出诊断；③描述对诊断能提供依据的细胞成分和形态特征。其中描述性诊断报告主要包括以下内容：

（1）微生物

1）原虫：滴虫或阿米巴原虫阴道炎。

2）细菌：①球杆菌占优势，查见线索细胞，提示细菌性阴道炎；②杆菌形态提示放线菌感染；③衣原体感染：形态提示衣原体感染，建议临床进一步证实；④其他。

3）真菌：①形态提示念珠菌感染；②形态提示纤毛菌（真菌样菌）；③其他。

4）病毒：①形态提示疱疹病毒感染；②形态提示巨细胞病毒感染；③形态提示HPV感染（HPV感染包括鳞状上皮轻度不典型增生，应建议临床进一步证实）；④其他。

（2）反应性细胞的改变：细胞对炎症、损伤、放疗和化疗、宫内节育器、激素治疗的反应性改变；萎缩性阴道炎；其他。前3种情况下亦可出现修复细胞或不典型修复细胞。

（3）鳞状上皮细胞异常：①不明确诊断意义的不典型鳞状上皮细胞；②低度鳞状上皮细胞内病变，与CINⅠ术语符合；③高度鳞状上皮细胞内病变：包括CINⅡ级、CINⅢ级和原位癌；④鳞状细胞癌；若明确组织类型，则按下述报告：角化型鳞癌、非角化型鳞癌、小细胞型鳞癌。

（4）腺上皮细胞异常：①不典型腺上皮细胞：包括宫颈管和子宫内膜不典型腺上皮细胞；②腺原位癌；③腺癌：若可能，则判断来源：颈管、子宫内膜或子宫外。

（5）其他恶性肿瘤细胞：原发于子宫颈和子宫体的不常见肿瘤及转移癌。

TBS报告方式中提出了不明确诊断意义的不典型鳞状上皮细胞（ASCUS）这一重要概念，是指既不能诊断为感染、炎症、反应性改变，也不能诊断为癌前病变和恶变的鳞状上皮细胞。ASCUS包括不典型化生细胞、不典型修复细胞、与萎缩相关的不典型鳞状上皮细胞、角化不良细胞以及诊断HPV证据不足但暂无法排除者。在NCI 2001年第3次再次修订TBS标准，细胞诊断学中的ASCUS诊断，可作为阴道镜检查的最低指征，也可在TCT的基础上检测高危型HPV-DNA。

宫颈细胞学检查是CIN及早期子宫癌筛查的最有效的基本方法，也是诊断的必需步骤，相对于高危HPV-DNA检测，细胞学检查特异性高，但敏感性较低。细胞学检查筛查配合阴道镜检查，能及时发现宫颈早期病变，为肿瘤的早期治疗提供依据。

三、宫颈活组织检查

宫颈活组织检查是取宫颈病灶或可疑部位小部分组织作病理学检查，以明确病变性质。临床常用于宫颈疾病的诊断。

1. 适应证

（1）宫颈脱落细胞学检查巴氏Ⅲ级或Ⅲ级以上；虽为巴氏Ⅱ级但经抗感染治疗后仍为Ⅱ级；TBS分类鳞状细胞异常者。

（2）阴道镜检查反复可疑阳性或阳性者。

（3）疑有宫颈癌或慢性特异性炎症，需明确诊断者。

2. 方法 患者取膀胱截石位，阴道窥器暴露宫颈，揩净宫颈黏液及分泌物，消毒宫颈。用活检钳在宫颈口鳞-柱交接部或病变处取材。可疑宫颈癌者可在3、6、9、12点钟位等多点取材。临床已明确为宫颈癌，只为确定病理类型或浸润程度时可仅作单点取材。在阴道镜检指引下行定位取材，或在宫颈阴道部涂以碘溶液，选择不着色区取材可提高取材准确性。取下的各组织块应含足够间质。宫颈局部压迫止血24小时。

四、诊断性刮宫

以刮取子宫内膜或内膜病变组织进行病理诊断为目的，是临床了解子宫内膜病变和判断卵巢功能较常用的辅助诊断方法。若同时疑有宫颈管病变，需对子宫颈管及宫腔分别进行刮宫，简称分段诊刮。

1. 适应证

（1）一般诊断性刮宫：①子宫异常出血或阴道排液；②月经异常；③了解排卵；④疑有子宫内膜结核者；⑤因宫腔组织残留或子宫长时间多量出血者。

（2）分段诊断性刮宫：分段诊刮多在出血时进行，适用于绝经后子宫出血或疑有子宫内膜癌，或了解宫颈管是否同时被累及。

2. 操作方法

（1）一般诊断性刮宫：一般不需麻醉，对子宫颈内口较紧者，酌情给予镇痛剂、局麻或静脉麻醉。患者排空膀胱后，取截石位。双合诊检查子宫大小及位置，常规消毒外阴阴道，铺孔巾。使用阴道窥器暴露宫颈，再次消毒宫颈及宫颈外口，持宫颈钳夹持宫颈前唇或后唇，慢慢进入探针并测量宫颈管及宫腔深度。使用专用活检钳，由内向外沿宫腔四壁及两侧宫角有次序地将内膜刮出，夹出组织，置于无菌纱布上。将纱布从阴道后穹窿取出，收集全部组织固定于10%甲醛溶液或95%乙醇中，送病理检查，申请单上需标明末次月经时间。

（2）分段诊断性刮宫：先不探查宫腔深度，以免将子宫颈管组织带入宫腔混淆诊断。用小刮匙自子宫颈内口至外口顺序刮子宫颈管一周，将所刮取组织置纱布上，然后刮匙进入宫腔刮取子宫内膜。刮出子宫颈管黏膜及宫腔内膜组织分别装瓶、固定，送病理检查。

3. 注意事项 ①刮宫的主要并发症有出血、子宫穿孔、感染等。有些疾病可能导致刮宫时大出血，应术前输液、配血并做好开腹准备；哺乳期、绝经后及子宫患有恶性肿瘤者，为防止穿孔，应提前查清子宫位置并谨慎操作；长期有阴道出血者宫腔内常有感染，刮宫能使感染扩散，应术前术后给予抗生素；术中严格遵守无菌操作原则；刮宫术后2周内禁止性生活和盆浴，防止感染；②对不孕症行诊刮，应在月经前1～2日或月经来潮6小时内进行，以判断其有无排卵；③如疑为子宫内膜增生症者，应于月经前1～2天或月经来潮6小时内刮宫；疑为子宫内膜剥脱不全时，则应于月经第5～7日刮宫；不规则出血者随时可以刮宫；④疑子宫内膜结核者，应于经前1周或月经来潮6小时内诊刮。刮宫前先行抗结核治疗，刮宫时要特别注意刮子宫两角部；⑤疑为内膜癌者随时可行诊刮，刮出组织若肉眼检查高度疑为癌组织时，只要已够病理检查，不必刮除全部组织，以防出血及癌扩散。⑥术者在操作过程中应避免来回反复刮取，否则易伤及子宫内膜基底层，造成子宫内膜炎或宫腔粘连，最终导致闭经。

五、输卵管通畅检查

输卵管通畅检查用于了解输卵管是否通畅，了解宫腔和输卵管腔的形态及输卵管的阻塞部位。输卵管通液术、子宫输卵管造影术是常用方法。还可采用腹腔镜直视下输卵管通液检查、宫腔镜下经输卵管口插管通液检查和宫腔镜、腹腔镜联合检查等方法。

1. 适应证

（1）输卵管通液术（hydrotubation）：①不孕症疑有输卵管阻塞者；②评价输卵管绝育术、输卵管再通术或输卵管成形术的效果；③对输卵管黏膜轻度粘连的治疗。

（2）子宫输卵管造影（hysterosalpingography，HSG）：①了解输卵管是否通畅及其形态、阻塞部位；②了解宫腔形态和完整性，确定有无子宫畸形及类型，有无宫腔粘连、子宫黏膜下肌瘤、子宫内膜息肉及异物；③不明原因的习惯性流产，了解宫腔内口是否松弛；④内生殖器结核非活动期。

2. 禁忌证

（1）输卵管通液术：①内外生殖器炎症；②月经期或有阴道流血；③可疑妊娠；④严重全身性疾病不能耐受手术；⑤体温高于37.5℃。

（2）子宫输卵管造影：碘过敏者，有输卵管通液术禁忌者。

3. 方法 术前准备：月经干净3～7日，术前3日禁性生活。患者排空膀胱。术后2周禁盆浴及性生活，酌情给予抗生素预防感染，可术前半小时肌内注射阿托品0.5mg解痉。

（1）输卵管通液术：患者取膀胱截石位，经双合诊了解子宫位置及大小，消毒外阴、阴道后铺无菌孔巾。暴露宫颈，消毒阴道穹窿及宫颈，以宫颈钳钳夹宫颈前唇。沿宫腔方向置入宫颈导管，缓慢推注接近体温的无菌生理盐水，压力不超过160mmHg。注入液体时必须是宫颈导管紧贴宫颈外口，以防止液体外漏。观察推注时阻力大小、注入的液体是否经宫颈回流、患者疼痛等。结果评定：①顺利推注20ml生理盐水无阻力，压力维持60～80mmHg以下，或开始稍有阻力，随后阻力消失，无液体回流，患者无不适感，提示输卵管通畅；②若勉强注入不足5ml即受阻，同时患者感下腹胀痛，停注后液体又回流到注射器中，表示输卵管阻塞；③若再经加压注射，又能逐渐推进，表示输卵管原有轻度粘连且已被分离，患者感轻微腹痛。

（2）子宫输卵管造影：术前作碘过敏试验，试验阴性者方可造影。患者取膀胱截石位，消毒外阴、阴道，铺无菌孔巾。双合诊检查子宫位置及大小。以阴道窥器扩张阴道，充分暴露宫颈，再次消毒阴道穹窿及宫颈，用宫颈钳钳夹宫颈前唇，探查宫腔。将40%碘化油注入宫腔，在X线透视下观察碘化油流经输卵管及宫腔情况并摄片。24小时后再摄盆腔平片，观察腹腔内碘化油弥散情况。注入碘化油后子宫角圆钝，输卵管不显影，考虑输卵管痉挛，肌注阿托品0.5mg，20分钟后再透视、摄片；或停止操作，下次摄片前先使用解痉药物。

（3）宫腔镜输卵管口插管通液术：以5%葡萄糖液作为膨宫介质，宫腔镜直视下找准输卵管开口，将外径1.4～1.6mm的医用塑料管插入输卵管开口约2～3mm，先试用酚红或亚甲蓝注入，观察有无染液向宫腔回流，以判断输卵管通畅度。内镜手术对器械要求较高，并不推荐作为常规检查方法，通常仅在对不孕、不育患者行内镜检查时例行通液检查。

六、常用穿刺检查

妇产科常用的穿刺检查有腹腔穿刺、羊膜腔穿刺，腹腔穿刺又分为经腹壁腹腔穿刺和经阴道后穹窿穿刺。

（一）经腹壁腹腔穿刺术

妇科病变主要位于盆腔及下腹部，经腹壁腹腔穿刺术（abdominal paracentesis）抽出腹腔液体或组织，明确腹腔积液性质或查找肿瘤细胞，可达到诊断和治疗的作用。抽出的液体应观察其颜色、状态，包括浓度、混浊度及黏稠度，并根据病史决定送检项目，包括常规化验检查、细胞学检查、细菌培养、药敏试验等。细针穿刺活检用于盆腔及下腹部肿块的组织学确诊，在超声引导下进行。

1. 适应证 ①用于协助诊断腹腔积液的性质；②鉴别靠近腹壁的盆腔及下腹部肿块性质；③穿刺放出部分腹腔积液，降低腹压、减轻腹胀、暂时缓解呼吸困难等症状，使腹壁松软为腹部及盆腔检查作准备；④腹腔穿刺同时注入化学药物行腹腔化疗；⑤气腹 X 线造影时，腹腔穿刺注入二氧化碳气体，盆腔器官可清晰显影。

2. 禁忌证 ①疑有腹腔内严重粘连，特别是晚期卵巢癌广泛盆、腹腔转移致肠梗阻者；②疑为巨大卵巢囊肿者；③大量腹腔积液伴有严重电解质紊乱者禁大量放腹腔积液；④精神异常或不能配合者；⑤中、晚期妊娠；⑥弥散性血管内凝血。

3. 方法 经腹 B 型超声引导下穿刺，常先充盈膀胱，待确定肿块部位后排空膀胱，再进行穿刺。经阴道 B 型超声指引下穿刺，则在术前排空膀胱。腹腔积液较多及囊内穿刺时，患者取仰卧位；液量较少取半卧位或侧斜卧位。穿刺点一般选择在脐与左髂前上棘连线中外 1/3 交界处，囊内穿刺点宜在囊性感明显部位。常规消毒穿刺区皮肤，铺无菌孔巾，术者需戴无菌手套。腹腔穿刺一般不需麻醉，对于精神过于紧张者，可 0.5% 利多卡因行局部麻醉达腹膜。7 号穿刺针从选定点垂直进针，穿透腹膜时针头阻力消失，助手用消毒止血钳协助固定针头；术者拔去针芯，见有液体流出，用注射器抽出适量液体送检。腹腔积液细胞学检验约需 100～200ml，其他液体仅需 10～20ml。若需放腹腔积液则接导管，导管另一端连接器皿。放液量及导管放置时间可根据患者病情和诊治需要而定。若为查明盆腔内有无肿瘤存在，可放至腹壁松软易于检查为止。细针穿刺活检时，常用特制的穿刺针在超声引导下穿入肿块，抽取少量组织，送组织学检查。操作结束，拔出穿刺针。局部再次消毒，覆盖无菌纱布，固定。若针眼有腹腔积液溢出可稍加压迫。

4. 穿刺液性质和结果判断

（1）血液：①新鲜血液：放置后迅速凝固，为穿刺针进入血管，应改变穿刺针方向，或重新穿刺；②陈旧性暗红色血液：放置 10 分钟以上不凝固表明有腹腔内出血，多见于异位妊娠、卵巢黄体破裂或其他脏器破裂如脾破裂等；③小血块或不凝固陈旧性血液：多见于陈旧性宫外孕；④巧克力色浓稠液体：镜下可见不成型碎片，多为卵巢子宫内膜异位囊肿破裂。

（2）脓液：呈黄色、黄绿色、淡巧克力色，质稀薄或浓稠，有臭味，提示盆腔或腹腔内有化脓性病变或脓肿破裂。脓液应行细胞学涂片、细菌培养、药物敏感试验。必要时行切开引流术。

（3）炎性渗出物：呈粉红色、淡黄色浑浊液体，提示盆腔及腹腔内有炎症。应行细胞学涂片、细菌培养、药物敏感试验。

（4）腹腔积液：有血性、浆液性、黏液性等。应送常规化验，包括比重、总细胞数、红细胞数、白细胞数、蛋白定量、浆膜黏蛋白试验（Rivalta test）及细胞学检查。必要时检查抗酸杆菌、结核分枝杆菌培养及动物接种。肉眼血性腹腔积液，多疑为恶性肿瘤，应行脱落细胞检查。

5. 注意事项

（1）术前注意患者生命体征，测量腹围、检查腹部体征。

（2）严格无菌操作，以免腹腔感染。

（3）控制针头进入深度，以免刺伤血管及肠管。

（4）大量放液时，针头必须固定好，以免针头移动损伤肠管；放液速度不宜过快，每小时放液量不应超过1000ml，一次放液量不应超过4000ml，并严密观察患者血压、脉搏、呼吸等生命体征，随时控制放液量及放液速度。若出现休克征象，应立即停止放腹腔积液；放液过程中需腹带束腹，并逐渐锁紧腹带，或压以沙袋，以防腹压骤降，内脏血管扩张而引起休克；

（5）向腹腔内注入药物应慎重，很多药物不宜腹腔内注入；当行腹腔化疗时，应注意过敏反应等毒副作用。

（6）术后卧床休息8～12小时，必要时给予抗生素预防感染。

（二）经阴道后穹窿穿刺术

阴道后穹窿顶端与腹腔最低部位直肠子宫陷凹贴接，腹腔内的积血、积液、积脓易积存于该处，故常选择经阴道后穹窿穿刺术（culdocentesis）对抽出物进行肉眼观察、化验、病理检查，是妇产科临床常用的辅助诊断方法。

1. 适应证 ①疑有腹腔内出血时；②疑盆腔内有积液、积脓时，或盆腔脓肿的穿刺引流及局部注射药物；③盆腔肿块位于直肠子宫陷凹内，经后穹窿穿刺直接抽吸肿块内容物涂片或细胞学检查以协助诊断；若怀疑恶性肿瘤需明确诊断时，可行细针穿刺活检，送组织学检查，穿刺结果为肿瘤应尽早短期内手术；④B型超声引导下行卵巢子宫内膜异位囊肿或输卵管妊娠部位注药治疗；⑤超声引导下经阴道后穹窿穿刺取卵。

2. 禁忌证 ①盆腔严重粘连，直肠子宫陷凹被粘连块状组织完全占据，并已凸向直肠；②疑有肠管与子宫后壁粘连，穿刺易损伤肠管或子宫；③异位妊娠准备采用非手术治疗时应避免穿刺，以免引起感染。

3. 方法 排空膀胱，取截石位，外阴阴道常规消毒；用宫颈钳夹持宫颈后唇向前牵引，暴露阴道后穹窿并消毒；用长针头接注射器，于后穹窿中央部或稍偏病侧，经阴道后穹窿穿刺与宫颈平行而稍向后的方向刺入约2～3cm，有落空感时抽取，若为肿块，则与最突出或囊感最显著部位穿刺；吸取完毕，拔针，若有渗血，可压迫片刻，停止流血后取出阴道窥器。

4. 穿刺液性质和结果判断 基本同经腹壁穿刺术。

5. 注意事项

（1）穿刺点在阴道后穹窿中点进针，方向应与宫颈管平行，深入至直肠子宫陷凹，不可过分向前或向后，以免针头刺入宫体或进入直肠。

（2）取适当的穿刺深度，一般为2～3cm。过深可刺入盆腔器官或穿入血管。若积液量较少时，过深的针头可超过液平面，抽不出液体而延误诊断。

（3）抽吸物若为血液，应放置5分钟，若凝固则为血管内血液；或滴在纱布上出现红晕，为血管内血液。放置6分钟后仍不凝固，可判定为腹腔内出血。

（4）有条件或病情允许时，可先行B型超声检查，以协助判断直肠子宫陷凹有无液体及液体量多少。

（5）阴道后穹窿穿刺未抽出血液，不能完全排除宫外孕和腹腔内出血；内出血量少、血肿位置高或与周围组织粘连时，均可造成假阴性。

（三）经腹壁羊膜腔穿刺术

经腹壁羊膜腔穿刺术（amniocentesis）是在妊娠中晚期时用穿刺针经腹壁、子宫壁进入羊膜腔抽取羊水供临床分析诊断，或注入药物或生理盐水用于治疗的一种方法。

1. 适应证

（1）治疗：①胎儿异常或死胎需做羊膜腔内注药（依沙吖啶等）引产终止妊娠；②必须在短时间内终止妊娠，但胎儿未成熟，需行羊膜腔内注入地塞米松10mg以促进胎儿肺成熟；③胎儿无畸形而羊水过多，需放出适量羊水以改善症状及延长孕期，提高胎儿存活率；④胎儿无畸形儿羊水过少，可间断向羊膜腔内注入适量0.9%氯化钠注射液，以预防胎盘和脐带受压，减少胎儿肺发育不良或胎儿窘迫；⑤胎儿生长受限发育迟缓者，可向羊膜腔内注入白蛋白、氨基酸等促进胎儿发育；⑥母儿血型不合需给胎儿输血。

（2）产前诊断：产前筛查怀疑有异常胎儿的高危孕妇需行经腹壁羊膜腔穿刺术，抽取羊水细胞行染色体核型分析、染色质检查及生化测定等，以明确胎儿性别，确诊胎儿染色体及遗传病等。

2. 禁忌证

（1）用于羊膜腔内注射药物引产时：①心、肝、肺、肾疾病在活动期或功能严重异常；②各种疾病的急性阶段；③有急性生殖道炎症；④术前24小时内两次体温在37.5℃以上。

（2）用于产前诊断时：①孕妇有流产征兆；②术前24小时内两次体温在37.5℃以上。

3. 术前准备

（1）孕周选择：胎儿异常引产者，宜在妊娠16～26周之内；产前诊断者，宜在妊娠16～22周，此时子宫轮廓清楚，羊水量相对较多，易于抽取，不易伤及胎儿，且羊水细胞易存活，培养成功率高。

（2）中期妊娠引产术前准备：①测血压、脉搏、体温，进行全身检查及妇科检查，注意有无盆腔肿瘤、子宫畸形及宫颈发育情况；②测血、尿常规，出凝血时间，血小板计数和肝功能；③会阴部备皮。

4. 方法 孕妇排空膀胱后取仰卧位，常规消毒铺巾。选择合适的穿刺部位，一般手法定位选择子宫底下2～3横指中线或两侧囊实性感明显部位，也可术前B型超声定位标记避开胎盘，或超声引导下直接穿刺。选定的穿刺点行局部麻醉后，用22号或20号腰穿针垂直刺入腹壁，穿刺阻力第一次消失表示进入腹腔。继续进针又有阻力表示进入宫壁，阻力再次消失表示已达羊膜腔，拔出针芯有羊水溢出。抽取所需羊水或直接注药。将针芯插入穿刺针内，迅速拔针，敷以无菌干纱布，加压5分钟后胶布固定。

七、腹腔镜检查

腹腔镜手术是在密闭的盆、腹腔内进行检查或治疗的内镜手术操作。将接有冷光源照明的腹腔镜经腹壁插入腹腔，连接摄像系统，将盆、腹腔内脏器显示与监视屏幕上。手术医师通过视屏检查诊断疾病称为诊断性腹腔镜手术（diagnostic laparoscopy）；在腹腔外操纵进入盆、腹腔的手术器械，在屏幕直视下对疾病进行手术治疗称为手术性腹腔镜手术（operative laparoscopy）。

1. **适应证** 常用于生殖器发育异常、肿瘤、炎症、异位妊娠、子宫内膜异位症、子宫穿孔、原因不明的下腹痛、不孕症等的诊断。

（1）诊断性腹腔镜：①子宫内膜异位症的诊断（腹腔镜是该病最准确的诊断方法）和分期；②腹盆腔肿块诊断；③不明原因的腹痛和盆腔痛；④不孕的诊断，可在明确或排除盆腔疾病及了解输卵管外观、判断输卵管通畅程度，观察排卵状况；⑤绝经后持续存在＜5cm的盆腔肿物；⑥治疗无效的痛经；⑦代替二次探查手术。

（2）手术性腹腔镜：应根据术者的技术条件及设备条件，选择手术适应证。包括：①有适应证实施经腹手术的各种妇科良性疾病；②早期子宫内膜癌分期手术和早期宫颈癌根治术；③中晚期宫颈癌化放疗前后腹膜淋巴结取样；④计划生育节育手术，如异位宫内节育器取出、绝育术等。

2. **禁忌证**

（1）绝对禁忌证：①严重的心、肺疾患；②凝血功能障碍；③绞窄性肠梗阻；④大的腹壁疝或膈疝者；⑤结核性腹膜炎、腹腔广泛粘连；⑥弥漫性腹膜炎或腹腔内大出血者；⑦腹腔内大出血。

（2）相对禁忌证：①盆腔巨大包块超过脐水平者；②妊娠＞16周；③晚期卵巢癌。

3. **腹腔镜检查操作步骤**

（1）常规消毒：腹部及外阴、阴道常规消毒，放置导尿管和举宫器（有性生活史者）。

（2）人工气腹：根据套管针外鞘直径，切开脐孔正中皮肤10～12mm，用布巾钳向上提起腹壁，用气腹针与腹壁呈90°穿刺进入腹腔，连接自动二氧化碳气腹机，以1～2L/min的流量充入气体使腹腔压力达15mmHg，机器自动停止充气，拔出气腹针。

（3）放置腹腔套管：布巾钳提起腹壁，与腹部皮肤呈90°穿刺套管。用套管针从切开处进入有突破感时穿过腹壁筋膜层时，将套管针方向转为45°，穿过腹膜层即进入腹腔。去除针芯套管，连接好二氧化碳气腹机，将腹腔镜自套管鞘进入腹腔，打开冷光源，即可将盆腔器官。

（4）盆腔探查：按顺序常规检查盆腔内器官。探查后根据盆腔内各器官疾病进行输卵管输液、卵巢活检等进一步检查。

4. **并发症及预防处理措施**

（1）出血性损伤：①腹膜后大血管损伤：妇科腹腔镜手术穿刺部位邻近后腹膜腹主动脉、下腔静脉和髂血管，损伤这些血管可危及患者生命，应避免此类并发症发生。一旦发生应立即开腹止血，修补血管。②腹壁血管损伤：多发生于第2或第3穿刺部位，可在穿刺过程中使用腹腔镜透视法避开腹壁血管。一旦发生出血，应及时发现并进行缝合或电凝止血。③术中出血：是最常见的并发症，特别是在子宫切除或重度子宫内膜异位症手术中容易发生。手术者应熟悉术中解剖和操作方法，熟练应用各种能源设备及器械。

（2）脏器损伤：主要指与内生殖道邻近脏器损伤，如膀胱、输尿管及直肠损伤，多因周围组织粘连导致解剖结构异常、电器械使用不当或手术操作不熟练等所致。若损伤应及时修补，以免发生并发症。

（3）与气腹相关并发症：包括皮下气肿、气胸和气体栓塞等。如手术中发现胸部上部及颈部皮下气肿，应立即停止手术，并检查各穿刺孔是否存在腹腔气腹皮下泄漏并及时降低气腹压力。若术后患者出现上腹部不适及肩痛，是CO_2对膈肌刺激所致，术后数日内可自然消失。气体栓塞少见，一旦发生有生命危险。

（4）其他并发症：①腹腔镜手术中电凝、切割等能量器械引起的相应并发症；②腹腔镜切口疝，大于10mm直径的穿刺孔，其筋膜层应予以缝合；③术后尿潴留，一般较少发生。

八、宫腔镜检查

宫腔镜检查（hysteroscopy）采用膨宫介质扩张宫腔，借助纤维导光束和透镜将冷光源经宫腔镜导入宫腔内，直视下观察宫颈管、宫颈内口、宫内膜及输卵管开口的生理病理改变。可在直视下行宫腔内的组织活检及手术操作。

1. 适应证

（1）宫腔镜检查适应证：①异常子宫出血；②疑有宫腔粘连或畸形；③宫内节育器（IUD）的定位及取出；④宫腔占位性病变的诊断；⑤子宫造影异常；⑥不明原因不孕；⑦复发性流产。

（2）宫腔镜治疗适应证：①宫腔粘连分离；②子宫内膜息肉；③子宫黏膜下肌瘤；④子宫内膜增生过长；⑤子宫纵隔切除；⑥子宫内异物的取出等；⑦输卵管阻塞，输卵管插管通液、注药。

2. 禁忌证

（1）绝对禁忌证：①急性生殖道感染；②心、肝、肾衰竭急性期及其他不能耐受手术者；③近期（3个月内）有子宫穿孔史或子宫手术史者。

（2）相对禁忌证：①宫颈瘢痕，扩张困难者；②宫颈裂伤或松弛，无法扩宫者；③月经期及活动性子宫出血；④宫颈恶性肿瘤；⑤近期有子宫穿孔或子宫手术史。

3. 并发症 主要包括子宫穿孔、出血、泌尿系及肠管损伤、过度水化综合征、盆腔感染、心脑综合征和术后宫腔粘连等。

九、阴道镜检查

阴道镜检查（colposcopy）是利用阴道镜经强光源照射将宫颈阴道部上皮放大10～40倍直接观察，检查外阴皮肤和阴道黏膜的相应病变和相关疾病，指导可疑部位行定位活检，辅助诊断CIN及早期宫颈癌。

1. 阴道镜检查的适应证 ①宫颈细胞学检查低度鳞状上皮内病变（LSIL）及以上、ASCUS伴高危型HPV-DNA阳性或AGC者；② HPV-DNA检测16或18型阳性者；③宫颈锥切术前确定切除范围；④接触性出血，疑宫颈病变者；⑤肉眼观察可疑癌变，指导可疑病灶活检；⑥外阴、阴道尖锐湿疣的诊断；⑦阴道腺病、阴道恶性肿瘤的诊断；⑧外阴、阴道和宫颈病变治疗后随访。

2. 结果判断

（1）正常宫颈上皮与血管：①正常鳞状上皮：呈粉红色，光滑。醋酸白试验上皮不变色，碘试验呈深棕色。②柱状上皮：原始鳞-柱状上皮位于宫颈管外口，镜头下明显可见许多小乳头。醋酸白试验后，乳头肿胀呈葡萄状，涂碘不着色。合并有炎症时，可见表面血管增多、水肿，临床上称为假性糜烂。③正常转化区：也称移行带，是原始鳞-柱状交接部和生理鳞-柱状交接部之间的化生区。阴道镜下该区常可见厚薄不等的新生鳞状上皮，呈粉红色，常可见针眼状的腺体开口凹陷被新生上皮覆盖致黏液潴留而形成环状灰色斑，涂醋酸后更明显。④正常血管：镜下图像为均匀分布的小微出血点。

（2）异常宫颈上皮与血管：几乎全部出现在转化区内，碘试验均为阴性。①白色上皮：醋酸白试验后上皮呈局灶性白色，边界清楚，无血管区。病理学检查可能为化生上皮或上皮内瘤变。②白斑：又称角化病，未涂醋酸肉眼或镜下可见到表面粗糙、稍隆起的白色斑块，表面无血管。病理学检查为角化亢进或角化不全。在白斑深层或周围可能有恶性病变，应常规取活组织检查。③角化腺开口：可分为5型：Ⅰ型：腺口凹凸无白环；Ⅱ型：腺口周围呈细白环；Ⅲ型：腺口边界模糊不隆起的白环；Ⅳ型：腺口周围粗大明显隆起的白环；Ⅴ型：腺口呈明显实性白点（白色腺体）。④点状血管：是位于乳头中的毛细血管，细点状血管与轻度不典型增生或炎症有关，而粗点状血管常与重度不典型增生和原位癌有关。⑤镶嵌：不规则的血管将醋白上皮分割成边界清晰、形状不规则的镶嵌花纹状，若表面呈不规则突出，将血管推向值周，提示细胞增殖加速，应注意癌变可能。⑥异型血管：血管管径、大小、形态、走向极不规则，血管间距明显增大，可呈螺旋形、杨梅形、树叶形等形状，此为浸润癌的标志。

（3）早期宫颈浸润癌：醋白上皮增厚，表面结构不清，呈云雾、脑回、猪油状，表面稍高或稍凹陷。局部血管异常增生，官腔扩大，失去正常血管形状，血管间距离变宽，走向紊乱，形态特殊。醋酸白试验后，表面呈玻璃样水肿或熟肉状，常合并有异形上皮。碘试验阴性或着色极浅。

十、胎儿镜检查

胎儿镜检查（fetoscopy）是用直径0.5～2mm纤维光学内镜，使用套管针从孕妇腹壁穿刺，经子宫壁进入羊膜腔，观察胎儿形体、采集脐血或胎儿组织行活组织检查，以及对胎儿进行宫内治疗的方法，为有创检查。目前临床上尚未普及应用。

1. 适应证 ①疑胎儿体表畸形：超声诊断困难，或高度怀疑存在体表畸形；②抽取脐血：协助诊断胎儿有无地中海贫血、镰状细胞贫血、遗传性免疫缺陷、酶缺陷和血友病等遗传性疾病，鉴别胎儿血型（Rh及ABO）；③胎儿组织活检：如皮肤活检可发现大疱病、鱼鳞病等遗传性疾病；④选择性减胎：对单卵多胎妊娠中患先天异常胎儿实施胎儿镜减胎术，保留正常胎儿；⑤双胎输血综合征Ⅱ、Ⅲ期治疗：胎儿镜下激光凝固吻合支血管；⑥宫内输血：借助胎儿镜经脐静脉对严重溶血性贫血胎儿进行宫内输血。

2. 操作步骤 一般建议在18周内进行手术，采用局麻或全身麻醉，孕妇取仰卧位。常规消毒腹部皮肤，在下腹部脐耻之间做相应大小的皮肤切口，在B型超声引导下穿刺进入羊膜腔，先抽取羊水15ml送检，再进行相应的诊断和治疗。

3. 并发症

（1）感染：胎儿镜是一种有损伤检查方法，可引起母体和胎儿的感染。术后发热、腹部疼痛、血白细胞升高，甚至羊水细菌培养阳性是孕妇或胎儿感染的征兆。确诊后抗感染治疗。

（2）出血：胎儿镜检查过程中损伤腹壁或子宫壁血管可引起出血。手术后出血，患者常出现腹部疼痛。手术过程中尽量可能地远离脐带根部的大血管，及时发现术中出血，视出血量，采取相应处置。

（3）引起流产、早产或胎儿死亡：手术过程损伤胎盘和脐带或者造成羊水渗漏引起流产、早产或胎儿死亡。

（4）羊水渗漏：羊水由穿刺点漏出羊膜囊外，沿羊膜-子宫壁间隙渗出，经宫颈、阴道流出体外。取渗漏液体送检，若 pH＞7 或有齿状结晶，可诊断。不需特殊处理，临床上可按胎膜早破保守治疗。

（5）周围脏器损伤：如肠管损伤等。

（李佩玲）

学习小结

采集妇产科病史时，医师应诚恳、认真听取患者、家属或亲友的陈述，采集病史应有目的性，不可遗漏关键性内容。要注意保护患者的隐私。全面了解本次疾病的发生、演变、诊疗等方面的详细内容，以主要症状为核心，应按时间顺序详细书写出现病史。在现病史中还要对伴随症状及其出现的时间、特点和演变过程及其与主要症状之间的相互关系仔细叙述。完整、全面、系统地询问妇产科病史的其他内容并仔细记录。在完成病史采集后应进行体格检查，应包括全身检查、腹部检查和盆腔检查。记录时要按次序准确记录各项具体内容，注意不能遗漏与疾病有关的重要体征及有鉴别意义的阴性体征。

妊娠试验利用人绒毛膜促性腺激素（hCG）的免疫学特点，检测受检者体内有无 hCG 及其含量多少，以此协助诊断早期妊娠、滋养细胞疾病、监测异位妊娠保守治疗效果及滋养细胞疾病的转归、预后等。常用放射免疫测定法、酶免疫测定法、早早孕诊断试纸等方法进行。生殖道细胞学检查包括阴道、宫颈管、子宫、输卵管上皮细胞学的检查。临床上常通过对阴道上段、宫颈阴道部的脱落细胞检查来了解女性生殖道的生理及病理变化。脱落细胞既可反映体内性激素水平，又可对女性生殖道恶性肿瘤进行初步筛查，但对肿瘤的明确诊断需要进一步病理组织学证实。宫颈、宫颈管、子宫内膜活组织检查是取相应病灶或可疑部位小部分组织作病理学检查，以明确病变性质，临床常用于宫颈、宫颈管、子宫内膜疾病的诊断，但它们用于临床各自有其适应证。输卵管通畅检查用于了解输卵管是否通畅，了解宫腔和输卵管腔的形态及输卵管的阻塞部位。输卵管通液术、子宫输卵管造影术是常用方法。还可采用腹腔镜直视下输卵管通液检查、宫腔镜下经输卵管口插管通液检查和宫腔镜、腹腔镜联合检查等方法。阴道后穹窿顶端与腹腔最低部位直肠子宫陷凹贴接，腹腔内的积血、积液、积脓易积存于该处，故常选择经阴道后穹窿穿刺术对抽出物进行肉眼观察、化验、病理检查，是妇产科临床常用的辅助诊断或对疾病鉴别诊断的方法。腹腔镜检查常用于生殖器发育异常、肿瘤、炎症、异位妊娠、子宫内膜异位症、子宫穿孔、原因不明的下腹痛、不孕症等的诊断。宫腔镜检查是借助现代技术手段在直视下观察宫颈管、宫颈内口、宫内膜及输卵管开口的生理病理改变，还可在直观视下行宫腔内的组织活检及手术操作。

复习参考题

1. 结合妇产科理论知识，试以“25 岁已婚 3 年不育，未避孕的妇女阴道不规则出血 16 天伴右下腹痛 3 小时”为主诉写一份妇产科病历的现病史。

2. 试述什么人群适合子宫颈活组织检查术?

3. 试述子宫腔内检查的适应证和检查后有何注意事项?

第十七章 女性生殖系统炎症

17

学习目标

掌握	女性生殖系统炎症的处理方法。
熟悉	女性生殖系统炎症的临床表现和诊断；滴虫阴道炎、外阴阴道假丝酵母菌病的传播途径。
了解	阴道炎、宫颈炎和盆腔炎性疾病的病因。

女性生殖系统炎症是妇女常见病之一。病原体侵袭下生殖道可发生外阴炎、阴道炎及宫颈炎症；也可侵袭上生殖道，导致子宫及其周围结缔组织、输卵管、卵巢及盆腔腹膜炎症。炎症可局限于一个部位，也可同时累及几个部位，上生殖道炎症又称盆腔炎性疾病。本章介绍阴道炎、宫颈炎症、盆腔炎性疾病和生殖器结核。

第一节　阴道炎

一、滴虫阴道炎

（一）病因

滴虫阴道炎（trichomonal vaginitis）由阴道毛滴虫引起的阴道炎。在温度 25～40℃、pH 5.2～6.6 的潮湿环境适宜阴道毛滴虫生长，pH 在 5 以下或 7.5 以上的环境中则不生长。滴虫只有滋养体而无包囊，滋养体生命力较强，在半干燥环境中约生存 10 小时，在普通肥皂水中也能生存 45～120 分钟。滴虫阴道炎患者的阴道 pH 为 5.0～6.5。由于滴虫能消耗和吞噬阴道上皮细胞内的糖原，并吞噬乳酸杆菌，阻碍乳酸生成，使阴道 pH 升高。在月经前、后当阴道 pH 发生变化，月经后接近中性，此时隐藏于腺体和阴道皱襞中的滴虫得以繁殖，致炎症复发。滴虫还常侵入尿道或尿道旁腺，甚至膀胱、肾盂，以及男方的包皮褶皱、尿道或前列腺中，因此，夫妻一方患生殖器滴虫疾病，另一方被感染的可能性很大。

（二）传播方式

1. **性交直接传播**　是主要传播方式，因男性感染滴虫后常无症状，易成为感染源。

2. **间接传播**　经公共浴池、浴盆、浴巾、游泳池、坐式便器、衣物、污染的器械及敷料等传播。

（三）临床表现

滴虫阴道炎潜伏期为 4～28 天，25%～50% 患者感染初期无症状。主要症状是稀薄脓性、黄绿色、泡沫状白带增多及外阴瘙痒，若伴其他细菌混合感染则分泌物呈脓性并有臭味，瘙痒部位主要为阴道口及外阴，可有性交痛等。部分患者可有尿频、尿痛，排尿困难，有时可见血尿。滴虫阴道炎可致不孕。带虫者阴道内可有滴虫存在而无炎症反应。体格检查可见阴道黏膜充血，严重者有散在的出血斑点，宫颈甚至见出血斑点，形成“草莓样”宫颈，后穹窿有多量泡沫状白带。

（四）诊断

典型病例诊断容易，若在阴道分泌物中找到滴虫即可确诊。0.9% 氯化钠溶液悬滴法是检查滴虫最简便的方法，此方法的敏感性为 60%～70%。具体方法是：取温 0.9% 氯化钠溶液一滴放于玻片上，在阴道侧壁取典型分泌物混于溶液中，立即在低倍光镜下寻找滴虫。显微镜下可见到呈波状运动的滴虫及增多的白细胞被推移。取分泌物前24～48小时避免性交、阴道灌洗或局部用药，取分泌物时窥器不涂润滑剂，分泌物取出后注意保暖并及时送检，否则滴虫活动力减低，造成辨认困难。对可疑患者，但多次悬滴法未能发现滴虫时，可作阴道分泌物培养。

（五）治疗

因滴虫阴道炎可同时有尿道、尿道旁腺、前庭大腺滴虫感染，治愈此病，需全身用药。

1. **全身用药** 首选药物为甲硝唑2g或替硝唑2g，顿服；或用甲硝唑400mg，每天2次，连服7日。服药后偶见肠胃道反应如食欲减退、恶心、呕吐。此外，偶见头痛、皮疹、白细胞减少等，一旦发现应停药。甲硝唑用药期间及停药24小时内、用药期间及停药替硝唑72小时内应禁止饮酒、避免哺乳。

2. **性伴侣的治疗** 性伴侣应同时治疗，治疗期间禁止性交或性交过程使用安全套。

3. **随访** 治疗后无症状的患者无需随访。真正耐药难治的滴虫阴道炎少见，预后差或反复发作者多数为反复感染。

4. **妊娠期滴虫阴道炎治疗** 妊娠期滴虫阴道炎是否用甲硝唑治疗，目前尚存争议。治疗需慎重，并取得患者及其家属的知情同意。治疗方案为甲硝唑2g顿服，或甲硝唑400mg，每日2次，连服7日。

5. **治疗中的注意事项** 有复发症状的病例多数为反复感染，为避免反复感染，内裤及洗涤用毛巾，可煮沸5～10分钟以消灭病原体，同时治疗其性伴侣，避免无保护性性交。

二、外阴阴道假丝酵母菌病

外阴阴道假丝酵母菌病（vulvovaginal candidiasis，VVC）是由假丝酵母菌引发的外阴阴道炎症，在阴道炎症中发病率居首位，主要感染育龄期妇女。研究认为，75%的妇女一生中至少经历一次VVC。

（一）病原体

白假丝酵母菌及少数非白假丝酵母菌是引发VVC的主要致病真菌，酸性环境适宜其生长，有假丝酵母菌感染的阴道pH多在4.0～4.7，通常<4.5。白假丝酵母菌有酵母相和菌丝相，故为双相菌，酵母相为芽生孢子，在无症状及传播中起作用；菌丝相为芽生孢子伸张成假菌丝，侵袭组织能力增强。假丝酵母菌对热敏感，加热至60℃ 1小时即可死亡；对干燥、紫外线、日光及化学制剂等抵抗力强。白假丝酵母菌为条件致病菌，健康妇女阴道中可有此菌寄生，无明显症状。只有在全身及阴道局部细胞免疫能力下降、假丝酵母菌大量繁殖并转变为菌丝相，才出现症状。常见发病诱因有妊娠、糖尿病、大量及长期应用免疫抑制剂及广谱抗生素等。

（二）传染途径

1. 内源性传染 是主要感染方式。假丝酵母菌除寄生阴道外，还可寄生于人的口腔、肠道，一旦条件适宜可引起感染。上述部位的假丝酵母菌可相互传染。

2. 少数患者可通过性交直接传染。

3. 极少数接触感染的衣物间接传染。

（三）临床表现

VVC 主要为外阴瘙痒、灼痛，伴有尿频、尿痛及性交痛。阴道分泌物增多，典型的分泌物呈白色稠厚凝乳状块或豆腐渣样，体检时见外阴部抓痕或皲裂，小阴唇内侧及阴道黏膜附着有白色膜状物，擦除膜状物后可见红肿的黏膜面或糜烂面及浅溃疡。目前根据其流行情况、临床表现、微生物学、宿主情况、治疗效果而分为单纯性 VVC 和复杂性 VVC，见表 17-1。

表 17-1　VVC 临床分类

	单纯性 VVC	复杂性 VVC
发生频率	散发或非经常发作	复发或经常发作
临床表现	轻到中度	重度
真菌总类	白假丝酵母菌	非白假丝酵母菌
宿主情况	免疫功能正常	免疫力低下、应用免疫抑制剂、糖尿病、妊娠
治疗效果	好	欠佳

（四）诊断

典型病例不难诊断。若在分泌物中找到假丝酵母菌，即可确诊。取少许凝乳状分泌物均匀涂于玻片上，加 1～2 滴 10% 氢氧化钾溶液，在显微镜下见孢子和假菌丝，该方法检出阳性率为 70%～80%。若有症状而多次检查为阴性，可采用培养法。其中 pH 值具有重要的鉴别意义，若 pH＜4.5，可能为单纯假丝酵母菌感染，若 pH＞4.5 可能存在细菌性阴道病的混合感染，涂片中见有多量白细胞。

（五）治疗

积极消除 VVC 的诱因，规范化应用抗真菌药物是治疗的关键。不同的 VVC 采用不同的处理，是治疗中的重要一步。

1. 单纯性 VVC 的治疗

（1）局部用药：可选用下列药物放于阴道内：①咪康唑栓剂 200mg，每晚 1 次，连用 7 日，或每晚 400mg，连用 3 日；②克霉唑栓剂 150mg，每晚 1 次，连用 7 日或 1 粒（500mg），单次用药；③制霉菌素栓剂 10 万 U，每晚 1 次，连用 10～14 日。

（2）全身用药：对不能耐受局部用药者、未婚妇女及不愿采用局部用药者可选用口服药物。常用药物：氟康唑 150mg，顿服。

2. 严重 VVC 的治疗　在治疗单纯性 VVC 方案基础上，延长疗程。若为局部用药，延长为 7～14 天；若口服氟康唑：150mg，顿服，72 小时后加服 1 次。症状严重者，局部应用低浓度糖皮质激素软膏或唑类霜剂。

3. 复发性 VVC 的治疗　分为初始治疗及巩固治疗。根据培养和药物敏感试验选择药物，在初始治疗达到真菌学治愈后，给予巩固治疗至半年。初始治疗：若为局部治疗，延长治疗时间为 7～14 天；若口服氟康唑 150mg，则第 4、7 天各加服一次。巩固治疗：目前国内外尚无成熟方案，可口服氟康唑 150mg，每周一次，连续 6 个月；也可根据复发规律，在每次复发前给予局部用药巩固治疗。

4. 非白假丝酵母菌VVC 治疗效果差。非氟康唑的唑类药物可作为一线药物，并延长治疗时间。若出现复发，可选用硼酸胶囊放于阴道内，每日1次，用2周，有效率为70%。

5. 性伴侣治疗 原则上性伴侣无需治疗，对有症状的男性应进行假丝酵母菌检查及治疗，预防女性重复感染。

6. 妊娠合并VVC的治疗 只能局部用药，推荐疗程7天，禁止口服唑类药物。

三、细菌性阴道病

细菌性阴道病（bacterial vaginosis，BV）是一组以乳酸杆菌减少或消失，相关微生物增多为特征的一种混合感染，其病理特征无炎症改变，多发生于生育年龄的妇女。细菌性阴道病除导致阴道炎症外，可引起妊娠期妇女绒毛膜羊膜炎、胎膜早破、早产，非孕妇女子宫内膜炎、盆腔炎、子宫切除术后阴道断端感染。

（一）病因

研究认为与细菌性阴道病有关的微生物包括阴道加德纳菌、普雷沃菌属、消化链球菌等各种厌氧菌及人型支原体等。致使阴道菌群发生变化的原因仍不清楚，可能与多性伴侣、频繁性交或阴道灌洗使阴道碱化等有关。碱性环境不利于乳杆菌的生长和黏附，但对加德纳菌等厌氧菌的生长有促进作用，从而引发细菌性阴道病。

（二）临床表现

约半数患者无临床症状，有症状者可见白带增多，伴鱼腥臭味，性交后加重，可伴有轻度外阴瘙痒或烧灼感。体检见阴道黏膜无充血等炎性改变，分泌物灰白色、均匀、稀薄、黏度很低，容易将分泌物从阴道壁拭去。

（三）诊断

临床中主要采用Amsel临床诊断标准，患者出现下列4项临床特征中3项可临床诊断为细菌性阴道病。

1. 线索细胞阳性　线索细胞即阴道脱落的表层细胞，于细胞边缘贴附大量颗粒状物即各种厌氧菌，尤其是加德纳菌，细胞边缘不清。细菌性阴道病时线索细胞需大于20%。

2. 阴道pH＞4.5。

3. 胺臭味试验阳性　取阴道分泌物少许放在玻片上，加入10%氢氧化钾溶液1～2滴，产生烂鱼肉样腥臭气味，系因胺遇碱释放氨所致。

4. 阴道匀质、稀薄的分泌物。

此外，还可对阴道分泌物涂片行Nugent革兰氏染色评分，根据各种细菌的相对浓度进行诊断，多用于研究及有条件的单位。细菌性阴道病为正常微生物群失调，故细菌定性培养在诊断中意义不大。本病应与其他阴道炎相鉴别。

（四）治疗

治疗原则为选用抗厌氧菌药物，首选药物为甲硝唑，其余有替硝唑、克林霉素。

1. **口服药物** 首选甲硝唑400mg，每日2次，口服7日；替代方案：替硝唑2g，口服，每日一次，共3日；或替硝唑1g，口服，每日一次，共5日；或克林霉素300mg，口服，每日2次，共7日。

2. **局部药物治疗** 2%克林霉素软膏阴道涂布，每次5g，每晚1次，连用7日；或甲硝唑阴道泡腾片200mg，每晚1次，连用5～7日。口服药物与局部用药疗效相似。

3. **性伴侣的治疗** 性伴侣不需常规治疗。

4. **妊娠合并细菌性阴道病** 推荐治疗所有有症状的孕妇。方案：甲硝唑400mg，口服，每日2次，共7日；或克林霉素300mg，口服，每日2次，共7日。

5. **随访** 治疗后无症状者不需常规随访。症状持续存在或反复出现者需接受随访，妊娠期合并细菌性阴道病的患者治疗后也需随访。

四、萎缩性阴道炎

（一）病因

萎缩性阴道炎（atrophic vaginitis）见于绝经前后及各种原因致卵巢失去功能后的妇女，因卵巢功能衰退，雌激素水平降低，阴道壁萎缩变薄，上皮细胞内糖原减少，阴道内pH上升，抵抗力降低，致病菌容易入侵繁殖引起炎症。

（二）临床表现

主要症状为外阴有瘙痒或灼热感，阴道分泌物增多，呈黄水样或脓性白带，也可带有血性。体检见阴道上皮萎缩，皱襞消失，上皮平滑、菲薄。阴道黏膜充血，见小出血点，或表浅溃疡。重者阴道的溃疡面与对侧粘连，阴道检查时粘连被分开而引起出血，粘连严重时致阴道闭锁，分泌物引流不畅形成阴道或宫腔积脓。

（三）诊断

根据绝经、卵巢手术史、盆腔放射治疗史或药物性闭经史及临床表现，诊断一般不难，但仍应取阴道分泌物检查。其血性白带应与子宫恶性肿瘤鉴别。阴道壁肉芽组织及溃疡应与阴道癌相鉴别，必要时应行活体组织活检。

（四）治疗

治疗原则是补充雌激素，增强阴道抵抗力，抑制细菌生长。

1. **增加阴道抵抗力** 针对病因，补充雌激素是主要治疗方法。雌激素制剂可局部给药，也可全身给药。可用0.5%己烯雌酚软膏，或结合雌激素软膏局部涂抹，每日1～2次，连用14日。全身用药可口服尼尔雌醇，首次4mg，以后每2～4周1次，每次2mg，维持2～3个月。对同时需要性激素替代治疗的患者，可给予结合雌激素0.625mg和醋酸甲羟孕酮2mg，也可选用其他雌激素制剂。乳腺癌或子宫内膜癌患者，慎用雌激素制剂。

2. **抑制细菌生长** 阴道局部应用抗生素如诺氟沙星100mg，放于阴道深部，每日1次，7～10日为1疗程。

五、婴幼儿外阴阴道炎

（一）病因

婴幼儿外阴阴道炎（infantile vaginitis）常发生于5岁以下幼女。因幼女外阴发育差，病原菌易于侵入，且雌激素水平低，阴道内pH 6～8，上皮抵抗力低，乳杆菌为非优势菌，易受感染。婴幼儿卫生习惯不良，外阴损伤、抓伤或误放异物于阴道内而增加病原菌感染的机会。病原体可经患病的母亲、保育员或幼儿园儿童的衣物、浴盆、手等传播。常见的病原体有葡萄球菌、链球菌、大肠埃希菌、滴虫、白假丝酵母菌以及淋病奈瑟菌等。

（二）临床表现

主要症状为阴道分泌物增多，呈脓性。外阴痛痒，患儿哭闹、烦躁不安或用手搔抓外阴。体检见外阴、阴蒂红肿，偶见表皮有破溃，尿道口及阴道口黏膜充血、水肿、阴道有脓性分泌物流出。病变严重者，小阴唇粘连，遮盖阴道口及尿道口。可取阴道分泌物作涂片检查或送培养，查找病原体，注意阴道有无异物。

（三）诊断

结合症状及查体所见，通常容易诊断。采集病史时询问母亲有无阴道炎病史。可用棉拭子或吸管取阴道分泌物作病原学检查，以明确病原体，必要时做细菌培养。

（四）治疗

治疗原则为：①保持外阴清洁、干燥；②针对病原体选择相应抗生素口服或用抗生素溶液滴入阴道；③对症处理：有蛲虫者，给予驱虫治疗；若阴道有异物，应及时取出；小阴唇粘连者小阴唇外涂雌激素软膏后，多可松解，严重者应分离粘连，并涂抗生素软膏。

第二节　宫颈炎症

宫颈炎症是常见妇科疾病之一，分为宫颈阴道部炎症及宫颈管黏膜炎症。阴道炎症均可引起宫颈阴道部炎症。临床常见的宫颈炎症是宫颈管黏膜炎，由于宫颈管单层柱状上皮抗感染能力较差、皱襞多，病原菌易于侵入发生感染，一旦感染很难将病原体完全清除，容易导致上生殖道炎症。

（一）病因

宫颈炎症（cervicitis）病原体主要为淋病奈瑟菌及沙眼衣原体，部分宫颈炎为内源性病原体，与引起细菌性阴道病的病原体相同。多见于不洁性生活、产褥期感染、感染性流产、宫颈损伤和阴道异物并发感染等。

（二）临床表现

大多数患者无症状。有症状者阴道分泌物增多，呈脓性，可见外阴瘙痒及灼热感，并有月经间期出血、性交后出血等不适。部分患者可有尿急、尿频、尿痛。妇科体检见宫颈充血、水肿、黏膜外翻，常有脓性分泌物从宫颈管流出，宫颈触之易出血。若为淋病奈瑟菌感染可见尿道口、阴道口黏膜充血、水肿以及脓性分泌物较多。

（三）诊断

出现以下两个特征性体征，宫颈管分泌物显微镜检见白细胞增多，即可作宫颈管炎症的初步诊断，随后进行病原学检查。

1. **两个特征性体征，具备一个或两个同时具备** ①子宫颈管或宫颈管棉拭子上，肉眼可见脓性分泌物；②棉拭子擦颈管时，容易诱发宫颈管出血。

2. **白细胞检查** 宫颈管或阴道分泌物镜检见白细胞增多，后者需排除引起白细胞增高的阴道炎症。

3. **病原学检查** 主要是行淋病奈瑟菌和衣原体的检查。常用的检测淋病奈瑟菌方法有：①分泌物涂片革兰氏染色，查找有无革兰氏阴性双球菌，但子宫颈分泌物敏感性、特异性差，不推荐用于女性淋病的诊断；②淋病奈瑟菌培养是诊断淋病的金标准方法；③核酸检测，敏感性及特异性高。酶联免疫吸附试验检测沙眼衣原体抗原为临床常用方法，而少用衣原体培养的方法。

子宫颈炎症可由阴道炎症引起，也可是上生殖道感染的征象，因此，在诊断子宫颈炎症时应注意有无阴道炎和上生殖道感染。

（四）治疗

针对不同病原体，采用不同的抗生素治疗。对有性传播疾病高危因素的患者，如年龄小于25岁、多性伴或新性伴且为无保护性性交的女性，在未获得病原体检测结果前，采用针对衣原体的经验性抗生素治疗，方案为阿奇霉素1g单次顿服；或多西环素100mg，每日2次，连服7日。

1. **单纯急性淋病奈瑟菌性宫颈炎** 推荐大剂量、单次给药，常用的药物有第三代头孢菌素，如头孢曲松钠250mg，单次肌注；或头孢克肟400mg，单次口服；另可选择氨基糖苷类的大观霉素4g，单次肌注。

2. **沙眼衣原体感染所致子宫颈炎** 治疗药物有：①四环素类，如多西环素100mg，每日2次，连服7日；②类大环内酯类如阿奇霉素1g，单次顿服，或红霉素0.5g，每日4次连用7天；喹诺酮类如氧氟沙星300mg，每日2次，连服7日；左氧氟沙星500mg，每日1次，连服7日。治疗时应注意淋病奈瑟菌感染常伴有衣原体的感染，此时要联合用药。

3. **合并细菌性阴道病** 应同时治疗，否则将导致子宫颈炎持续存在。

相关链接

宫颈感染中的常见误区

宫颈糜烂、宫颈肥大、宫颈腺囊肿、宫颈息肉和宫颈黏膜炎，在以往的临床分类中认为是慢性宫颈炎，是最常见的妇科疾病。但在这些宫颈组织中已不再有病原体的繁殖，组织学发现在其间质中虽可见散在的淋巴细胞，仅作为免疫细胞存在，并不能作为慢性宫颈炎的诊断。现已放弃“慢性宫颈炎”的概念。

宫颈糜烂是由于宫颈鳞状上皮被柱状上皮及不成熟化生的鳞状上皮取代，因此它并非真正的糜烂，是鳞柱交界外移形成的宽大转化区及内侧的柱状上皮，为一种正常的阴道镜图像，现被称为宫颈柱状上皮外移或宫颈柱状上皮移位。在临床处理上，若宫颈细胞学正常，病原体检查阴性，可定期随访，无需治疗。

宫颈肥大无明确诊断标准；宫颈腺囊肿系鳞状上皮阻塞腺管开口所致，无特殊临床意义；均不必治疗。宫颈息肉属于良性增生性病变，首选手术摘除，并行病理学检查。这三种情况不属于宫颈感染性疾病。宫颈黏膜炎可见宫颈异常分泌物，也可检出病原体属于宫颈炎性疾病。

第三节　盆腔炎性疾病

盆腔炎性疾病（pelvic inflammatory disease，PID）是女性内生殖道感染引起的疾病，包括子宫内膜炎、输卵管炎、输卵管卵巢脓肿、盆腔腹膜炎。以输卵管炎和输卵管卵巢炎最常见，约90%的患者以疼痛为主要临床表现。盆腔炎性疾病多发生在性活跃期的妇女。盆腔炎性疾病可发展而致弥漫性腹膜炎、败血症、感染性休克，严重者可危及生命。若未能彻底治愈，可反复发作，导致不孕、输卵管妊娠、慢性盆腔痛，严重影响妇女健康。

盆腔炎性疾病的病原体来源：①内源性病原体：寄居于阴道内的菌群，以需氧菌及厌氧菌混合感染多见。主要的需氧菌及兼性厌氧有金黄色葡萄球菌、溶血性链球菌及大肠埃希菌，厌氧菌有脆弱类杆菌、消化球菌和消化链球菌。厌氧菌感染特点为容易形成盆腔脓肿、感染性血栓静脉炎，脓液有粪臭并有气泡。70%～80%盆腔脓肿可培养出厌氧菌。②外源性病原体：主要为性传播疾病的病原体，如衣原体、淋病奈瑟菌。其他还有各型支原体，包括人性支原体、生殖支原体以及解脲支原体。目前我国内淋病奈瑟菌及沙眼衣原体引起的盆腔炎性疾病明显增加，已引起人们重视，但目前仍缺乏大宗流行病学资料。

盆腔感染性疾病的感染途径有：①沿生殖道黏膜上行蔓延：病原体由外阴、阴道侵入后，或阴道内的病原体，沿宫颈黏膜、子宫内膜、输卵管黏膜，蔓延至卵巢及腹腔，是非妊娠期、非产褥期盆腔炎性疾病的主要感染途径。淋病奈瑟菌、衣原体及葡萄球菌等常沿此途径扩散。②经淋巴系统蔓延：病原体经外阴、阴道、宫颈及宫体创伤处的淋巴管侵入盆腔结缔组织及内生殖器其他部分，是产褥感染、流产后感染及放置宫内节育器感染的主要感染途径。链球菌、大肠埃希菌、厌氧菌多沿此途径蔓延。③经血循环传播：病原体先侵入人体的其他系统，再经血循环感染生殖器，为结核分枝杆菌感染的主要途径。④直接蔓延：腹腔其他脏器感染后，直接蔓延到内生殖器，如阑尾炎可引起右侧输卵管炎。

（一）高危因素

盆腔炎性疾病多为需氧菌与厌氧菌混合感染。引起盆腔炎性疾病的因素有：①据美国统计治疗，15～25 岁的年轻妇女是盆腔炎性疾病的高发人群，可能与该年龄段女性频繁性活动、宫颈黏膜机械防御功能较差、宫颈柱状上皮异位等因素有关；②宫腔内检查或手术操作时，消毒不严格或适应证选择不当；③产后或流产后感染；④经期卫生不良；⑤性活动有关，特别是初次性交年龄小、多个性伴侣、性交过频，性伴侣有性传播疾病；⑥邻近器官炎症直接蔓延；⑦盆腔炎性疾病再次发作。

（二）病理

1. 急性子宫内膜炎及子宫肌炎 多见于流产、分娩后及宫内手术后（详见第十五章第一节"产褥感染"）。

2. 急性输卵管炎、输卵管积脓、输卵管卵巢脓肿 急性输卵管炎多由化脓菌引起。若炎症经子宫内膜向上蔓延，首先引起输卵管黏膜炎，严重者输卵管黏膜退行性变或脱落，导致输卵管管腔及伞端粘连闭塞，如有脓液积聚于管腔内则形成输卵管积脓。

若炎症经宫颈的淋巴播散，通过宫旁结缔组织，首先侵及浆膜层，发生输卵管周围炎，然后累及肌层，而输卵管黏膜层可不受累，管腔仍可通畅，病变以输卵管间质炎为主，输卵管增粗、弯曲、与周围组织粘连。

卵巢较少单独发炎，多与发炎的输卵管伞端粘连而发生卵巢周围炎，称输卵管卵巢炎，又称附件炎，炎症可经卵巢排卵的破孔侵入卵巢实质形成卵巢脓肿；脓肿壁与输卵管积脓粘连相通，即成为输卵管卵巢脓肿。脓肿多位于子宫后方或阔韧带后叶与肠管间粘连处，可破入直肠或阴道，若破入盆腔则引起盆腔脓肿或盆腔腹膜炎。

3. 急性盆腔腹膜炎 盆腔器官发生严重感染时，致腹膜充血、水肿并有少量浆液纤维性渗出，造成盆腔脏器间的粘连。渗出液积聚于粘连的间隙内，可形成散在小脓肿；积聚于直肠子宫陷凹处则形成盆腔脓肿，较多见。

4. 急性盆腔结缔组织炎 宫颈及子宫内膜急性炎症时，病原体可经淋巴管进入盆腔结缔组织而引起结缔组织充血、水肿、中性粒细胞浸润而致宫旁结缔组织炎。

5. 败血症及脓毒血症 在病原体毒性强、数量多且患者抵抗力低下时，常发生败血症。若不及时控制，很快可出现感染性休克，甚至死亡。若身体其他部位发现多处炎症病灶或脓肿时，应考虑有脓毒血症，需行血培养。

6. 肝周围炎（Fitz-Hugh-Curtis 综合征） 即肝包膜炎症而无肝实质损害的肝周围炎。淋病奈瑟菌及衣原体感染均可引起。见于 5%～10% 的输卵管炎患者。临床表现为下腹痛后出现右上腹痛，或下腹疼痛与右上腹痛同时出现。

（三）临床表现

常见症状为下腹持续疼痛伴发热，严重者可有寒战、高热、食欲减退等；腹膜炎时，可有恶心、呕吐、腹胀等消化系统症状。脓肿形成时，可有下腹部包块和局部压迫刺激症状；脓肿位于子宫前方，可出现膀胱刺激症状，位于子宫后方，可有里急后重、排便困难等直肠刺激症状。但炎症轻者，可无症状或症状轻微。

因炎症轻重及范围大小不同患者体征差异较大，轻者无明显异常发现。典型体征多呈急性病容，体温升高，心率加快，下腹肌紧张、压痛及反跳痛。盆腔腹膜炎时，肠鸣音减弱或消失。妇科体检：见宫颈口有脓性分泌物流出，穹窿明显触痛，后穹窿饱满或有波动感；宫颈充血、举痛明显；宫体或宫体两侧压痛明显，子宫活动受限；若为单纯输卵管炎，可触及增粗的输卵管，压痛明显；若为输卵管积脓或输卵管卵巢脓肿，则可触及压痛明显、不活动的包块；宫旁结缔组织炎时，可扪及宫旁一侧或两侧增厚及压痛；若盆腔脓肿形成且位置较低时，可扪及后穹窿或侧穹窿肿块且波动感明显。

（四）诊断

盆腔炎的临床表现变异较大，通常按照最低诊断标准、附加标准和特异标准来综合诊断。

1. **最低标准** 宫颈触痛、子宫压痛、附件区压痛。

2. **附加标准** 体温超过 38.3℃（口表）；宫颈或阴道异常黏液脓性分泌物；阴道分泌物生理盐水涂片见白细胞；红细胞沉降率升高；C- 反应蛋白升高；子宫颈淋病奈瑟菌或衣原体阳性。

3. **特异标准** 子宫内膜活检证实子宫内膜炎；阴道超声或磁共振检查显示输卵管增粗、输卵管积液、伴或不伴有盆腔积液、输卵管卵巢肿块及腹腔镜检查发现 PID 征象。其中腹腔镜诊断盆腔炎性疾病标准包括：①输卵管表面明显充血；②输卵管壁水肿；③输卵管伞端或浆膜面有脓性渗出物。

对性活跃女性和性传播感染危险者，最低标准可给予抗生素治疗。附加标准可增加诊断的特异性。特异标准基本可诊断 PID。诊断为盆腔炎性疾病后，还需进一步明确病原体以便治疗。除根据病史、临床症状及体征初步判断病原体外，临床常用的方法为取宫颈管分泌物及后穹窿穿刺液分泌物做革兰氏染色涂片或细菌培养及药敏试验。剖腹探查或腹腔镜下直接取感染部位的分泌物培养及药敏试验准确率高，但临床应用有一定局限性。

（五）鉴别诊断

盆腔炎性疾病应与异位妊娠、急性阑尾炎、卵巢肿瘤蒂扭转或破裂等急腹症相鉴别。

（六）治疗

盆腔炎的治疗原则是以抗菌类药物治疗为主，必要时手术治疗。所有治疗方案应对淋病奈瑟菌和沙眼衣原体有效。

1. **支持疗法** 患者半卧位休息。给予充分营养，补充液体，纠正电解质紊乱及酸碱平衡。高热时采用物理降温。尽量避免不必要的妇科检查，若有腹胀可行胃肠减压。

2. **抗生素药物治疗** 根据药物敏感试验选用抗生素较为合理，但在化验结果未出来前，最好联合用药，配伍要求抗需氧菌同时兼顾抗厌氧菌，且广谱、足量。在治疗过程中，可根据药物敏感试验结果、患者的一般情况及临床治疗反应，随时调整用药。给药途径以静脉滴注收效较快。具体的静脉给药方案为头孢替坦 2g，静脉滴注 2 次 / 日；或头孢西丁 2g，静脉滴注 4 次 / 日。加用多西环素 100mg，口服，2 次 / 日；或米诺环素 100mg，口服，2 次 / 日；或阿奇霉素 0.5g，静脉滴注或口服，1 次 / 日。也可使用林可霉素 900mg，静脉滴注，3 次 / 日，加用庆大霉素负荷剂量（2mg/kg），静脉滴注或肌肉注射，维持剂量（1.5mg/kg），3 次 / 日，也可采用每日一次给药。

3. **手术治疗** 主要用于治疗抗生素控制不满意的输卵管卵巢脓肿或盆腔脓肿。手术指征有：药物治疗无效、脓肿持续存在或脓肿破裂。

手术可选择经腹手术或腹腔镜手术。手术范围应根据病变范围、患者年龄、一般状态综合考虑。以切除病灶为主。年轻妇女应尽量保留卵巢功能；年龄大、双侧附件受累或附件脓肿屡次发作者，可行全子宫及双附件切除术。盆腔脓肿若位置低、贴近阴道后穹窿者，可经阴道切开排脓、引流。输卵管脓肿或输卵管卵巢脓肿可腹腔镜下行伞端切开排脓、冲洗盆腔，清除病灶但保留输卵管；也可在超声引导下经皮引流。

4. 中药治疗 主要为活血化瘀、清热解毒药物，例如：银翘解毒汤、安宫牛黄丸或紫血丹等。

5. 性伴侣的处理 无论盆腔炎患者分离的病原体如何，其性伴侣均应进行性传播疾病的检测和治疗；女性盆腔炎患者在治疗期间应避免无保护屏障的性交。

（七）盆腔炎性疾病后遗症

若盆腔炎性疾病未得到及时正确的诊断或治疗，可能会发生盆腔炎性疾病后遗症（sequelae of PID），既往称慢性盆腔炎。主要病理改变为组织破坏、广泛粘连、增生及瘢痕形成，导致：①输卵管阻塞、输卵管增粗；②输卵管卵巢粘连形成输卵管卵巢肿块；③若输卵管伞端闭锁、浆液性渗出物聚集形成输卵管积水或输卵管积脓或输卵管卵巢脓肿的脓液吸收，被浆液性渗出物代替形成输卵管积水或输卵管卵巢囊肿；④盆腔结缔组织表现为主、骶韧带增生、变厚，若病变广泛，可使子宫固定。

1. 临床表现

（1）不孕：输卵管粘连阻塞可致不孕。盆腔炎性疾病后不孕发生率为20%～30%。

（2）异位妊娠：盆腔炎性疾病后异位妊娠发生率是正常妇女的8～10倍。

（3）慢性盆腔痛：炎症形成的粘连、瘢痕以及盆腔充血，可引起下腹部坠胀、疼痛及腰骶部酸痛，常在劳累、性交后及月经前后加剧。常发生在盆腔炎性疾病急性发作后的4～8周。

（4）盆腔炎性疾病反复发作：由于盆腔炎性疾病造成的输卵管组织结构的破坏，局部防御功能减退，若患者仍处于同样的高危因素，可造成再次感染导致盆腔炎性疾病反复发作。有盆腔炎性疾病病史者，约25%将再次发作。

2. 妇科检查 若为输卵管病变，则在子宫一侧或两侧触到呈索条状增粗输卵管，并有轻度压痛；若为输卵管积水或输卵管卵巢囊肿，则在盆腔一侧或两侧触及囊性肿物，活动多受限；若为盆腔结缔组织病变，子宫常呈后倾后屈，活动受限或粘连固定，子宫一侧或两侧有片状增厚、压痛，宫骶韧带常增粗、变硬，有触痛。

3. 治疗 盆腔炎性疾病后遗症需根据不同情况选择治疗方案。不孕患者，多需要辅助生育技术协助受孕。对慢性盆腔痛，尚无有效的治疗方法，对症处理或给以中药、理疗等综合治疗，治疗前需排除子宫内膜异位症等其他引起盆腔痛的疾病。盆腔炎性疾病反复发作者，抗生素药物治疗的基础上可根据具体情况，选择手术治疗。输卵管积水者需行手术治疗。

4. 预防

（1）注意性生活卫生，减少性传播疾病。

（2）及时治疗下生殖道感染。

（3）公共卫生教育，提高公众对生殖道感染的认识及预防感染的重要性。

（4）严格掌握妇科手术指征，作好术前准备，术时注意无菌操作，预防感染。

（5）及时治疗盆腔炎性疾病，防止后遗症发生。

第四节　生殖器结核

由结核分枝杆菌引起的女性生殖器炎症称为生殖器结核（genital tuberculosis），又称结核性盆腔炎。多见于20～40岁妇女，也可见于绝经后的老年女性。因近年耐多药结核的增多及对结核病控制的松懈，生殖器结核发病率有升高趋势。

（一）传染途径

生殖器结核多继发于身体其他部位结核，是全身结核的表现之一。其潜伏期很长，可达1～10年，多数患者发现生殖器结核时，其原发病灶多已痊愈。生殖器结核常见的传染途径为：①血行传播：是最主要的传播途径，结核分枝杆菌首先侵犯输卵管，然后依次侵犯子宫内膜、卵巢，但侵犯宫颈、阴道、外阴者较少；②直接蔓延：腹膜结核、肠结核有直接蔓延到内生殖器的可能；③淋巴传播：较少见，消化道结核可通过淋巴管传播感染内生殖器；④性交传播：极罕见，男性患泌尿系结核，通过性交传播，上行感染。

（二）病理

1. 输卵管结核　约占女性生殖器结核的90%～100%，多为双侧性，外观表现各不相同。常见输卵管增粗肥大，伞端外翻如烟斗嘴状是输卵管结核所特有的表现；还可表现为输卵管增粗僵直，峡部有多个结节隆起；输卵管伞端闭锁，管腔内充填干酪样物质；输卵管浆膜面可见粟粒结节；输卵管与其邻近器官如卵巢、子宫、肠管粘连等。

2. 子宫内膜结核　常由输卵管结核蔓延而来。因子宫内膜常发生不同程度的干酪样坏死、脱落，最后以瘢痕组织取代，导致宫腔粘连变形、缩小。

3. 卵巢结核　由输卵管结核蔓延者，通常仅有卵巢周围炎，卵巢深层较少受侵。血行传播者，可在卵巢深部形成结节及干酪样坏死性脓肿。

4. 宫颈结核　由子宫内膜结核直接蔓延而来或经淋巴或血行传播，较少见。病变表现为乳头状增生或溃疡，应与宫颈癌鉴别。

5. 盆腔腹膜结核　盆腔腹膜结核多合并输卵管结核。分为：①渗出型腹膜炎：病理特点是以渗出为主，盆腹膜上散布大小不等的灰黄色结节，渗出物为浆液性草黄色澄清液体，积聚于盆腔，有时因粘连而形成多个包裹性囊肿；②粘连型腹膜炎：病理特点以粘连为主，腹膜增厚，且与邻近脏器之间发生紧密粘连，粘连间的组织常发生干酪样坏死，易形成瘘管。

（三）临床表现

1. 不孕　由于输卵管、卵巢或子宫内膜受结核分枝杆菌侵犯，丧失功能，导致不孕。生殖器结核是原发性不孕的常见原因之一。

2. 下腹坠痛　由于盆腔炎症和粘连所致，下腹坠痛程度可轻可重，经期加重。

3. 月经异常　早期因子宫内膜充血及溃疡，表现为月经增多。晚期因子宫内膜发生不同程度坏死脱落，表现为月经稀少或闭经。多数患者就诊时已为晚期。

4. 全身症状　在活动期，可有结核病的中毒症状，如发热、盗汗、乏力、食欲减退、体重减轻等。

5. **全身及妇科检查** 病变程度轻者可无明显体征。病变严重伴有腹膜结核者，可有下腹柔韧感或腹水征，可触及囊性肿块，边界不清，不活动；子宫多发育差且活动受限；若附件受累，于附件区可触及大小不等及形状不规则的肿块，质硬、表面不平、呈结节或乳头状突起，或可触及钙化结节。

（四）诊断

大多数患者因缺乏明显症状及体征，就诊时易被忽略。故对原发不孕、月经稀少或闭经；未婚女青年有低热、盗汗、盆腔炎或腹腔积液；慢性盆腔炎久治不愈；既往有结核病接触史或曾患肺结核、胸膜炎、肠结核疑为生殖器结核可能的患者，应仔细询问病史。若能找到病原学或组织学证据即可确诊。下列辅助检查，常可协助诊断：

1. **子宫内膜病理检查** 是诊断子宫内膜结核最可靠的依据。刮宫术应选择在经前1周或月经来潮6小时内进行。为预防刮宫引起结核病灶扩散，术前3日及术后4日应每日肌注链霉素0.75g及口服异烟肼0.3g。刮宫时应注意刮取子宫角部内膜，在病理切片中见到典型结核结节，即可确定诊断，但阴性结果或宫腔过小而硬且无组织刮出者，并不能排除结核的可能。若疑宫颈结核者，行活组织检查。

2. **X线检查**

（1）胸部X线片：必要时行消化道或泌尿系统X线检查，以便发现原发病灶。

（2）盆腔X线片：发现孤立钙化点，提示曾有盆腔淋巴结结核病灶。

（3）子宫输卵管碘油造影可显示下列特征：①子宫腔不同程度形态畸形或狭窄，边缘呈锯齿状；②输卵管呈典型串珠状改变，管腔细小而僵直；③盆腔内见有钙化灶；④若碘油进入子宫一侧或两侧的静脉丛，应考虑有子宫内膜结核的可能。注意造影前后应肌注链霉素及口服异烟肼等抗结核药物。另外胸部、盆腔X线检查偶可发现原发结核病灶。

3. **腹腔镜检查** 可直接观察盆腹腔情况，并可取腹腔液作结核分枝杆菌培养，或在病变处做活检。

4. **结核菌素试验** 阳性说明体内曾有结核分枝杆菌感染，若为强阳性说明目前仍有活动性病灶，但不能诊断出病灶部位，若为阴性一般情况下表示未有过结核分枝杆菌感染。

5. **结核分枝杆菌检查** 取月经血或宫腔刮出物或腹腔液作检查，常用方法：①涂片抗酸染色；②结核分枝杆菌培养，结果准确，但结核分枝杆菌生长周期长，通常1～2个月才能得到结果；③分子生物学方法，方法快速、简便，但核酸检测可能出现假阳性；④动物接种，方法复杂且所需时间较长，在临床上较难推广。

（五）鉴别诊断

结核性盆腔炎性疾病应与痛经、子宫内膜异位症、盆腔炎性疾病后遗症、卵巢癌及宫颈癌进行鉴别诊断。

（六）治疗

采用抗结核药物治疗为主，休息营养为辅的治疗原则。

1. **抗结核药物治疗** 应遵循早期、联合、规律、适量、全程的原则。近年采用异烟肼、利福平、乙胺丁醇、链霉素及吡嗪酰胺等抗结核药物联合治疗，疗程为6～9个月。药物治疗对90%

女性生殖器结核有效。

现推行两阶段短程药物治疗方案，前2～3个月为强化期，后4～6个月为巩固期或继续期。

2. 支持疗法 急性患者应至少休息3个月，慢性患者可从事部分工作或学习，应注意劳逸结合，加强营养，适当锻炼，增强体质。

3. 手术治疗 手术指征：①盆腔包块经药物治疗虽缩小但不能完全消退；②治疗无效或治疗后反复发作者；③盆腔结核形成较大的包块或较大的包裹性积液者；④子宫内膜结核严重，内膜破坏广泛且药物治疗无效者。

手术以全子宫及双侧附件切除术为宜。但对年轻妇女应尽量保留卵巢功能；对病变局限于输卵管，而又有生育要求者，可仅行双侧输卵管切除术。为避免手术时感染扩散及减轻粘连，术前术后应采用抗结核药物治疗。

虽然生殖器结核经药物治疗取得良好疗效，但治疗后妊娠率极低，对有生育要求者，可行辅助生育技术助孕。

（李佩玲）

学习小结

滴虫性阴道炎系阴道毛滴虫感染所致，外阴阴道假丝酵母菌病是白假丝酵母菌及少数非白假丝酵母菌引发，细菌性阴道炎为阴道乳酸杆菌被抑制诱发致病菌大量生长导致阴道炎；萎缩性和婴幼儿外阴阴道炎主要病因是体内雌激素水平的低下所致。其典型临床表现：滴虫性阴道炎白带呈泡沫状；外阴阴道假丝酵母菌病的白带呈白色稠厚凝乳状块或豆腐渣样。诊断依据：滴虫性阴道炎和外阴阴道假丝酵母菌病分别在分泌物中找到阴道毛滴虫和假丝酵母菌菌丝；线索细胞阳性是细菌性阴道炎诊断的必备依据。治疗：滴虫性阴道炎首选甲硝唑；外阴阴道假丝酵母菌病选用抗真菌药物如氟康唑或伊曲康唑口服治疗；细菌性阴道炎有治疗指征者首选甲硝唑治疗；萎缩性阴道炎选用雌激素治疗；幼女性阴道炎针对病因治疗。

宫颈炎症病原体主要为淋病奈瑟菌及沙眼衣原体，临床表现大多数患者无症状。有症状者阴道脓性分泌物增多，可见外阴瘙痒，经间期出血、性交后出血等不适；妇科体检见宫颈充血、水肿、黏膜外翻，常有脓性分泌物从宫颈管流出，宫颈触之易出血。依据两个特征性体征和宫颈管分泌物显微镜检见白细胞增多，即可作宫颈管炎症的初步诊断，随后需行病原学检查；根据不同病原体，采用不同的抗生素治疗。

盆腔炎性疾病是女性内生殖道感染引起包括子宫内膜炎、输卵管炎、输卵管卵巢脓肿、盆腔腹膜炎等的疾病。以输卵管炎和输卵管卵巢炎最常见，大多以下腹疼痛为主要临床表现。盆腔炎性疾病多发生在性活跃期的妇女；盆腔炎性疾病的病原体为内源性病原体和外源性病原体；盆腔炎性疾病多为需氧菌与厌氧菌混合感染。感染途径有沿生殖道黏膜上行蔓延、经淋巴系统蔓延、经血循环传播和直接蔓延四种途径。诊断依据最低标准、附加标准和特异标准而诊断；对性活跃女性和性传播感染危险者，最低标准可给予抗生素治疗。附加标准可增加诊断的特异性。特异标准基本可诊断PID。盆腔炎的治疗原则是以抗生素药物治疗为主，必要时手术治疗。

生殖器结核是由结核分枝杆菌引起的女性生殖器炎症，为特殊性的盆腔炎。血行传播是最主要的传播途径，结核分枝杆菌首先侵犯输卵管，然后依次侵犯子宫内膜、卵巢。多见于20～40岁妇女。缺乏典型的临床表现。子宫内膜病理检查是诊断子宫内膜结核最可靠的依据；子宫输卵管碘油造影可见子宫腔不同程度形态畸形或狭窄，边缘呈锯齿状；输卵管呈典型串珠状改变；盆腔内见有钙化灶等应考虑有子宫内膜结核的可能。采用抗结核药物治疗为主，休息营养为辅的治疗原则。

相关链接

女性生殖系统炎症的诊断要点

女性生殖系统炎症包括下生殖道炎症和上生殖道炎症，前者包括外阴炎、阴道炎、宫颈炎，主要表现为阴道分泌物异常，后者包括子宫内膜炎、输卵管炎、输卵管卵巢炎、盆腔腹膜炎和盆腔结缔组织炎等，主要表现为下腹痛，也可伴有阴道分泌物异常。因此，正确诊断女性生殖系统炎症依赖于异常分泌物检查和下腹痛的鉴别诊断。诊断流程一般是根据病史、体征初步判断感染部位，再根据辅助检查，确定具体疾病。

1. 病史　采集患者信息时具体询问病史，不洁性生活史可辅助诊断性传播疾病，如滴虫阴道炎、淋病及衣原体感染；宫腔操作史以及PID病史联合下腹疼痛可能提示为PID；抗生素使用史、糖尿病史可能对VVC诊断有提示作用。

2. 体征　考虑为下生殖道感染的患者，妇检时应注意异常分泌物的来源、性质及局部黏膜变化，初步判断为何种炎症，并取分泌物行病原体检查。对以下腹疼痛为主诉的患者，考虑为上生殖道感染的同时需注意有无阴道分泌物异常，可能与下生殖道感染同时存在，需注意有无发热、恶心、呕吐等全身症状。妇检时注意子宫压痛、附件区压痛或附件区是否存在有压痛的包块等，结合辅助检查，排除妊娠相关疾病及外科疾病，明确PID的诊断。

3. 分泌物检查

（1）阴道分泌物检查：①pH测定：可用于鉴别滴虫阴道炎、细菌性阴道病与外阴阴道假丝酵母菌病；②病原菌检查：取阴道分泌物进行显微镜下检查，生理盐水湿片可用于检查滴虫、线索细胞，10%KOH湿片用于假丝酵母菌的检查及胺臭味试验；③白细胞检查：鉴别滴虫阴道炎及外阴阴道假丝酵母菌病，并有助于发现混合感染。

（2）宫颈分泌物检查：①白细胞检查：宫颈分泌物革兰氏染色中性粒细胞>30/高倍视野对于诊断宫颈管炎症有意义；②病原体检查：进行淋病奈瑟菌及衣原体检查。

4. 辅助检查　B型超声及其他检查如血常规、血沉、C-反应蛋白以及腹腔镜检查等均可协助PID的诊断。

复习参考题

1. 滴虫阴道炎、外阴阴道假丝酵母菌病和细菌性阴道病的阴道分泌物特点和主要治疗方法各如何。

2. 盆腔炎性疾病的诊断标准和抗菌类药物的使用原则是什么?

第十八章 外阴上皮内非瘤样病变

18

学习目标

熟悉	外阴鳞状上皮增生、外阴硬化性苔藓、硬化性苔藓合并鳞状上皮增生的临床特点及治疗。
了解	外阴良性肿瘤的分型，外阴上皮内非瘤样病变的定义、病因、分类、病理变化及鉴别诊断。

外阴上皮内非瘤样病变(nonneoplastic epithelial disorders of vulva)是一组女性外阴皮肤和黏膜组织发生色素改变和变性的一种慢性疾病，这类病变过去被归纳为外阴营养不良，在1987年国际外阴疾病研究学会与国际妇科病理家学会提出新的分类系统与命名，建议采用本病名，包括鳞状上皮增生、硬化性苔藓及其他皮肤病。由于患者病变的外阴皮肤黏膜多呈白色，故又称为外阴白色病变。常见表现为外阴瘙痒。而外阴良性肿瘤较少见，包括上皮来源的外阴乳头状瘤、汗腺瘤及中胚叶来源的纤维瘤、平滑肌瘤等。

第一节　外阴良性肿瘤

外阴良性肿瘤比较少见，包括上皮来源的外阴乳头状瘤、汗腺瘤及中胚叶来源的纤维瘤、平滑肌瘤等。通常靠组织学诊断并采用局部肿瘤切除方法治疗。

一、乳头状瘤

外阴乳头状瘤比较少见，多发生于阴唇，往往是单个性、生长缓慢，常见于围绝经期和绝经后妇女。肿瘤呈一个软的疣状增生物，表面有油脂性物质。其大小可为数毫米至数厘米直径，呈指状突出于皮肤表面，大的乳头状瘤因反复的摩擦，表面可溃破、出血、感染。

二、汗腺瘤

汗腺瘤多见于青春期后，比较少见。大多位于大阴唇上部，肿瘤界限清楚，隆起于皮肤表面，生长缓慢，直径一般在1～2cm内。肿瘤包膜完整，与表皮不粘连。患者多无症状，有时囊内的乳头状生长可溃破于壁外，有少量出血症状，伴有瘙痒、疼痛。

三、纤维瘤

纤维瘤是最常见的外阴良性肿瘤，来源于外阴结缔组织，由成纤维细胞增生而成。多数位于大阴唇，其他部位较少。常为单发，生长缓慢。一般无症状，偶尔因摩擦，表面可有溃疡，可出现下坠及疼痛症状。

四、平滑肌瘤

平滑肌瘤来源于外阴平滑肌、毛囊立毛肌或血管平滑肌。多见于生育年龄妇女，常位于大阴唇、阴蒂及小阴唇。质地坚硬，表面光滑，突出于皮肤表面。可渐长大而使行动不便、坠感。

第二节　外阴鳞状上皮增生

外阴鳞状上皮增生（squamous hyperplasia of the vulva）是以外阴瘙痒为主要症状的鳞状上皮细胞良性增生为主的外阴疾病，是最常见的外阴上皮非瘤样病变。多见于50岁左右的妇女，恶变率2%～5%。病因不明，可能与外阴潮湿、分泌物长期刺激导致外阴瘙痒而反复搔抓有关。

（一）病理

在镜下病理变化为病理区表层角化过度或角化不全，棘细胞层不规则增厚，上皮脚向下延伸。上皮脚之间的真皮层乳头明显，并有轻度水肿以及淋巴细胞或少量浆细胞浸润。但上皮细胞排列整齐，细胞大小、极性和核形态、染色均正常。

（二）临床表现

主要症状为外阴瘙痒，患者多难忍受而搔抓，严重者坐卧不安，影响睡眠。搔抓又可加重皮损使瘙痒加剧，结果越抓越痒，越痒越抓，形成恶性循环。病损范围不一，主要累及大阴唇、阴唇间沟、阴蒂包皮及阴唇后联合等处。病变可呈孤立，局灶性或多发、对称性。病变早期皮肤暗红或粉红色，角化过渡部位呈白色。病变晚期则皮肤增厚，色素增加，皮肤纹理明显，出现苔藓样变，并可见搔抓引起的表皮抓破，皲裂、溃疡等皮损。

（三）诊断

根据临床症状及体征可做出初步诊断，确诊依靠病理活组织检查，注意多点活检。如出现溃疡长期不愈，特别是有结节隆起时，应警惕局部癌变的可能而及早活检确诊。为使取材适当，活检前先以1%甲基胺蓝涂抹局部皮肤，干燥后用1%醋酸液擦洗脱色，在不脱色区活检，有助于提高不典型增生或早期癌变的检出率。外阴鳞状上皮增生除与白癜风、白化病鉴别外，还应与糖尿病外阴炎、外阴阴道假丝酵母菌病等特异性阴道炎相鉴别。

（四）治疗

1. **一般治疗**　包含保持外阴皮肤清洁、干燥。忌食过敏、辛辣食物和少饮酒。禁用肥皂或刺激性大的药物清洗外阴，衣着要宽松、透气，避免用手或器械搔抓患处。对瘙痒症状明显以致失眠者，可加用镇静、安眠和抗过敏药物。

2. **药物治疗**　局部应用皮质激素类药物控制局部瘙痒症状。可选用0.025%氟轻松软膏或0.01%曲安奈德软膏外涂，每日3～4次。当瘙痒症状缓解后，停用高效类固醇药物，改为作用较轻微的1%～2%氢化可的松软膏，每日1～2次，维持治疗。连用6周。药物治疗在瘙痒消失后，仍须经过较长时期后，增生变厚的皮肤才有明显改善，甚至有完全恢复可能。用药前可先用温水坐浴，使皮肤软化，有利药物吸收及缓解瘙痒症状。

3. **手术治疗**　由于外阴鳞状上皮增生的恶变率仅为2%～5%，手术治疗后对外观及局部功能有一定影响，且约半数患者术后可能复发，故手术治疗仅用于反复药物治疗无效，或有恶变可能者。手术治疗包括单纯病灶切除、单纯外阴切除、激光手术和聚焦超声等。

第三节　外阴硬化性苔藓

外阴硬化性苔藓(lichen sclerosus of vulva)是以外阴、肛周皮肤萎缩变薄为主要病理特征的最常见的外阴白色病变。主要症状为外阴瘙痒及烧灼感,以局部药物配合物理疗法为主。

(一)病因

尚不明确,可能与HLA-B40基因位点关系密切,家族遗传、自身免疫性疾病及血中二氢睾酮水平有关。

(二)病理

镜下可见表皮萎缩、过度角化,上皮脚变钝或消失。基底层细胞的胞质空泡化和毛囊角质栓塞。病变早期真皮乳头层水肿,晚期出现均质化。均质带下有淋巴细胞和浆细胞浸润,同时由于表皮过度角化及黑素细胞减少使皮肤外观呈白色。

(三)临床表现

外阴硬化性苔藓可发生于任何年龄,但多见于绝经后妇女最多见,其次为幼女。

主要症状为外阴病损区瘙痒、性交痛及外阴烧灼感,但程度远较鳞状上皮增生的患者为轻。也有个别患者无瘙痒不适。早期病变较轻,皮肤红肿,出现粉红或象牙白色丘疹,丘疹融合成片后呈紫癜状。若病变进一步发展可形成典型的临床表现,特征是外阴萎缩,表现为小阴唇变小、甚至消失;大阴唇变薄,皮肤颜色变白、皱缩、弹性差,常伴有皲裂及脱皮。晚期皮肤菲薄、皱缩似卷烟纸或羊皮纸,阴道口挛缩狭窄,仅能容指尖以致性交困难。

幼女患者病变的过度角化通常不及成年妇女严重。瘙痒症状多不明显,可能在大、小便后感外阴或肛周不适。检查时在外阴及肛周皮肤可呈现锁孔状珠黄色或与色素沉着点相间形成花斑样或白色病损环。多数患者的病变在青春期可能自行消失。

(四)诊断及鉴别诊断

根据临床表现可做出初步诊断,确诊需活组织病理检查。硬化性苔藓应与外阴白癜风及外阴白化病鉴别。外阴白癜风和外阴白化病均无自觉症状且身体其他部位也可发现相同病变;外阴白癜风局部皮肤白色区域与周围组织界限清楚,表面光滑润泽,弹性正常。

(五)治疗

1. 一般治疗　与外阴鳞状上皮增生相同。

2. 局部药物治疗　丙酸睾酮及黄体酮局部涂擦是主要的治疗方法。2%丙酸睾酮油膏(200mg丙酸睾酮加入10g凡士林油膏或软膏),初起每日2次,连用3周,然后应用维持量,1~2日1次。根据治疗反应及症状持续情况决定用药次数及时间。应用丙酸睾酮治疗期间一旦出现毛发增多或阴蒂增大等男性化副反应或疗效欠佳时应停药,可改用0.3%黄体酮油膏(100mg黄体酮油剂加入30g凡士林油膏或软膏),每日3次。也可选用0.05%丙酸氯氟美松软膏,最初1个月,每日2次,继而每日1次,连用2个月。

幼女硬化性苔藓至青春期有可能自愈，为避免出现男性化，一般不采用丙酸睾酮油膏或软膏局部治疗。可局部涂擦1%氢化可的松软膏或0.3%黄体酮油膏涂擦局部，症状多获缓解，但仍应长期定时随访。

3. 手术治疗 因恶变机会很少，已很少采用，仅适用于：局部病损组织出现不典型增生或有恶变可能者，病情严重或药物治疗无效者，可行表浅外阴切除、激光切除或聚焦超声等。

第四节 硬化性苔藓合并鳞状上皮增生

外阴硬化性苔藓合并鳞状上皮增生指两种病变同时存在。可能原因为硬化性苔藓患者长期瘙痒和搔抓，在原有硬化性苔藓的基础上出现鳞状上皮增生，约占外阴上皮非瘤样病变的20%，即以往所称的外阴混合性营养不良。主要症状为局部瘙痒、烧灼感及性交痛。检查见外阴皮肤皱缩、变薄伴有局部隆起、角化过度。此种病变与单纯鳞状上皮增生相比更易合并不典型增生。确诊需多点活检。治疗可先用氟轻松软膏局部涂擦，每日3～4次，用6周，继用2%丙酸睾酮软膏，每日3次，6～8周后改为每周2～3次，根据病情可长期使用。也可选用激光、超声聚焦等治疗。

（颜友良）

学习小结

外阴良性肿瘤比较少见，包括上皮来源的外阴乳头状瘤、汗腺瘤及中胚叶来源的纤维瘤、平滑肌瘤等。外阴上皮内非瘤样变是女性外阴皮肤和黏膜色素改变和组织变性的一组慢性疾病，包括鳞状上皮增生、硬化性苔藓及其他皮肤病。由于鳞状上皮增生及硬化性苔藓患者的外阴皮肤黏膜多呈白色，故也称为外阴白色病变。外阴鳞状上皮增生病变主要症状为外阴瘙痒，病变累及大阴唇、阴唇间沟、阴蒂包皮及阴唇后联合等处，病变晚期则皮肤增厚，色素增加，皮肤纹理明显，出现苔藓样变，并可见搔抓痕迹，可与外阴浸润癌并存；外阴硬化性苔藓可发生于任何年龄，但多见于绝经后妇女，其次为幼女。主要症状为外阴瘙痒、性交痛及外阴烧灼感，病变处皮肤变白、变薄失去弹性，干燥易皲裂，晚期皮肤菲薄，可使阴道口狭窄和性交困难。

治疗主要采取保守治疗，使用类固醇药物控制瘙痒，促使局部病变恢复，长期随访。手术治疗仅适用于年长妇女局部症状明显，药物治疗无效而病理检查有不典型增生且局部有溃疡结节时。

复习参考题

1. 外阴上皮内非瘤样变包括哪些内容？
2. 试述外阴良性肿瘤包括哪几种。
3. 试述外阴鳞状上皮增生的病理特点及临床表现。
4. 试述外阴硬化性苔藓的病理特点及临床表现。

第十九章 女性生殖系统上皮内瘤变

19

学习目标

掌握	宫颈上皮内瘤变的病因、病理分级、临床表现、诊断及治疗原则。
熟悉	女性生殖系统上皮内瘤变的定义，外阴、阴道上皮内瘤变的病因、临床表现、诊断及治疗。

上皮内瘤变指上皮层内细胞成熟不良、核异常及核分裂象增加。病变始于上皮基底层，严重时向上扩展，甚至占据上皮全层。女性生殖系统上皮内瘤变包括外阴、阴道及宫颈处的上皮内瘤变。临床上两者或三者常同时并存。

上皮内瘤变分3级（图19-1）：

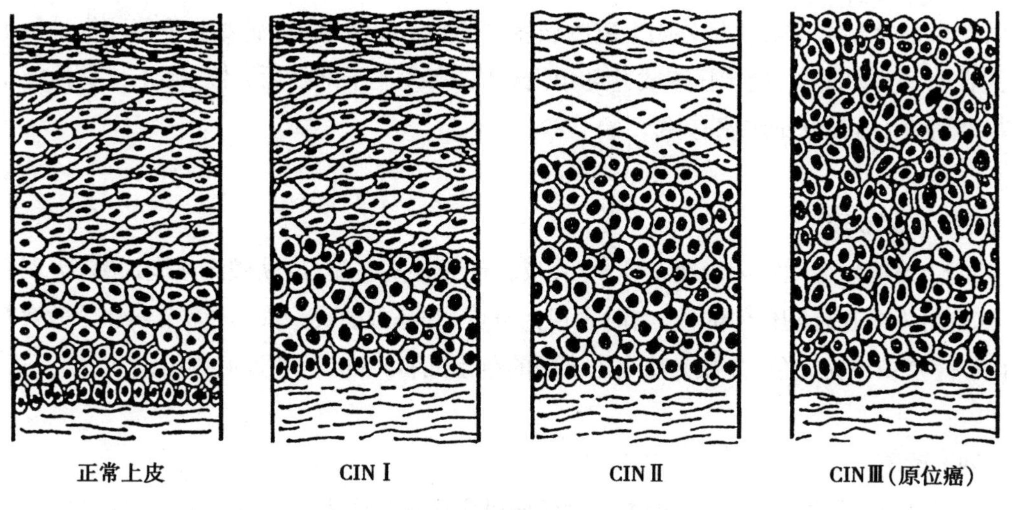

图19-1 正常上皮及上皮内瘤变

Ⅰ级：即轻度不典型增生。上皮下1/3层细胞核增大，核质比例略增大，核染色稍加深，核分裂象少，细胞极性正常。

Ⅱ级：即中度不典型增生。上皮下2/3层细胞核明显增大，核质比例增大，核深染，核分裂象较多，细胞数量明显增多，极性尚存。

Ⅲ级：即重度不典型增生和原位癌。病变细胞几乎占据上皮下大于2/3或全层，细胞核异常增大，核质比例显著增大，核形不规则，染色较深，核分裂象增多，细胞拥挤，排列紊乱，极性消失。

第一节 外阴上皮内瘤变

外阴上皮内瘤变（vulvar intraepithelial neoplasia，VIN）是一组外阴病变的病理学诊断名称，包括外阴鳞状上皮内瘤变和外阴非鳞状上皮内瘤变。多见于45岁左右妇女。近年VIN发生率有所增加，发病年龄也趋年轻化，可转变为浸润癌。50%的患者可同时患有宫颈上皮内瘤变（CIN）、阴道上皮内瘤变（VAIN）。

（一）病因

不完全清楚。DNA检测发现VIN和VINⅢ病变细胞DNA多为单倍体；同时目前认为大多数与人乳头瘤病毒HPV-16型感染有关。约80% VIN伴有HPV-16感染。其他的危险因素有性传播疾病、肛门-生殖道瘤变、免疫抑制以及吸烟。

（二）分类

国际外阴疾病研究会于2004年对VIN的定义进行了修改，VINⅠ的定义不再使用，新的VIN定义仅指高级别VIN病变（即VINⅡ及VINⅢ）。根据VIN细胞形态的不同、生物学特性及临床特点分为两种类型：①普通型外阴上皮内瘤变：包括疣型、基底细胞型及混合型3类，与HPV（人乳头瘤病毒）感染有关，多发生于年轻女性，超过30%的病例合并下生殖道其他部位瘤变（以CIN最常见）；②分化型外阴上皮内瘤变：不伴有HPV感染，病变在苔藓硬化基础上发生，其表现主要为溃疡、疣状丘疹或过度角化斑片，多发生于绝经后女性，多不伴其他部位病变，与外阴角化性鳞状细胞癌有关。

（三）临床表现

外阴上皮内瘤变的临床表现无特异性，仅表现为外阴瘙痒、皮肤破损或烧灼感，无明显体征。病灶可发生在外阴任何部位，有时表现为斑点、丘疹或赘疣，单个或多个病灶分散存在或融合成片，灰白或粉红色；少数为略高出表面的色素沉着。VIN可累及肛周组织。

（四）诊断

确诊需依据活体组织病理学检查。对任何可疑病灶应作多点活组织病理检查。取材时应注意取材深度，避免遗漏浸润癌。使用阴道镜检查或1%甲苯胺蓝或3%～5%醋酸涂抹外因病变皮肤有助于提高病灶活检的准确率。

（五）治疗

治疗目的在于消除病灶，缓解临床症状，预防恶性转化。治疗还应根据患者年龄、病变大小及分类，恶变风险、对外阴形态及功能影响等选择个体方案。近年来年轻妇女外阴上皮内瘤变的发生率增加，治疗中还需同时考虑到生理和心理的影响，尽量保留正常的组织和功能。

1. **药物治疗** 5%氟尿嘧啶软膏等外阴病灶涂抹，或局部免疫反应调节剂咪喹莫特。

2. **物理治疗** 疗效较好，治疗后能保留外阴外观，尤其适用于累及小阴唇的多点病变。常用的物理治疗有激光、液氮冷冻等。其中激光汽化的效果更佳。

3. **手术治疗** 对局部的分化行外阴病灶切除、植皮或不植皮的单纯表浅外阴切除。外阴两侧的病灶切除范围应在病灶外0.5～1.0cm处。

第二节 阴道上皮内瘤变

阴道上皮内瘤变（vaginal intraepithelial neoplasia，VAIN）指局限于阴道上皮层内的不典型增生病灶，是阴道浸润性癌的癌前病变，其中约5%VAIN最后发展为浸润癌。

（一）病因

至今未明。阴道上皮内瘤变常与宫颈上皮内瘤变（CIN）并存，提示VAIN可能是由CIN扩展而来，抑或为其卫星病灶。HPV感染可能是诱发VAIN的主要原因，其他危险因素有长期接受免疫抑制剂以及曾经接受放射治疗。

（二）临床表现

多见于35～53岁妇女。年龄较大者患该病概率较大。阴道上皮内瘤变多无症状。有时因HPV感染出现阴道分泌物增多，伴臭味，或接触性阴道出血。病灶多位于阴道上段，单个或多个分散存在或融合成片，表面有刺状细突，红色或白色。

（三）诊断

阴道上皮内瘤变常无特殊的症状和体征。诊断主要依靠：

1. **阴道脱落细胞检查** 为阴道上皮内瘤变的筛选方法。如发现异常细胞，应明确其是否来自宫颈或外阴，避免错检。

2. **阴道镜检查** 阴道镜与碘试验定位取材可提高病理学检查准确率。阴道黏膜涂抹3%醋酸可使病灶变白色显而易见。

3. **病理检查** 确诊需依据取样活体病理学检查。范围较广泛的病灶需作多点活组织检。

（四）治疗

阴道上皮内瘤变的治疗应个体化。根据病变的范围、程度以及患者的一般情况灵活选择治疗方法。

1. **VAINⅠ（轻度型）** 不需治疗。但需定期行细胞学检查或阴道镜检查。

2. **VAINⅡ（中度异型）** CO_2激光治疗或药物治疗。①CO_2激光：适用于病灶小于1.5cm，位于阴道顶端以及广泛累及阴道穹窿的病灶。②5%的5-FU软膏：适用于病灶大于1.5cm和多中心病灶。每日涂抹1次，5日为1疗程，需要连用6疗程。用药后在阴道和外阴皮肤涂抹凡士林软膏或锌氧膏以保护局部组织，有效率为85%左右。③5%咪喹莫特乳膏病变区域涂抹。

3. **VAINⅢ（重度异型）** 手术治疗。此法多用于50岁以上患者。治疗范围可分为部分阴道切除术、阴道上段切除术及全阴道切除术等。手术方式主要包括冷刀、电刀及环形电极切除（LEEP）术等。

第三节 宫颈上皮内瘤变

宫颈上皮内瘤变（cervical intraepithelial neoplasia，CIN）是与宫颈浸润癌密切相关的一组癌前病变，它反映宫颈癌发生发展中的连续过程，通过筛选发现CIN，及时治疗，是预防宫颈癌有效方法。常发生于25～35岁的妇女。可分为Ⅰ～Ⅲ级，其中高级别CIN为癌前病变。CIN具有两种不同的结局：一是病变自然消退，很少发展为浸润癌；二是病变具有癌变潜能，可能发展为浸润癌。

（一）病因

流行病学调查发现 CIN 与性活跃、人乳头瘤病毒（HPV）感染、吸烟、性生活过早（<16 岁）、性传播疾病、经济状况低下、口服避孕药和免疫抑制相关。

1. HPV 感染　接近 90% 的 CIN 有人乳头瘤病毒（HPV）感染。约 20% 有性生活的妇女感染 HPV，但 HPV 感染多不能持久，常可自然消退而无临床症状。当 HPV 感染持续存在时，在吸烟、使用避孕药、性传播疾病等因素作用下，诱发 CIN。

2. 多个性伴侣、初次性生活 <16 岁、多产与宫颈上皮内瘤变发生有关。患宫颈癌的危险增加。青春期子宫颈发育尚未成熟，对致癌物较敏感。分泌次数增多，子宫颈创伤概率也会增加，分娩及妊娠内分泌及营养也有改变，患子宫颈癌的危险增加。

（二）宫颈组织学特性

宫颈上皮由宫颈阴道部鳞状上皮和宫颈管柱状上皮组成。

1. **宫颈阴道部鳞状上皮**　由深至浅可分为基底带、中间带及浅表带 3 个带。基底带由基底细胞和旁基底细胞组成。基底细胞为储备细胞，没有明显细胞增殖表现。但在某些因素刺激下可以增生，也可增生成为不典型鳞状细胞或分化为成熟鳞状细胞，但不向柱状细胞分化。旁基底细胞为增生活跃的细胞，偶见核分裂象。中间带与浅表带为完全不增生的分化细胞，细胞渐趋死亡。

2. **宫颈管柱状上皮**　柱状上皮为分化良好细胞，而柱状上皮下细胞为储备细胞，具有分化或增殖能力，通常在病理切片中见不到。柱状上皮下储备细胞的起源，有两种不同观点：一为直接来源于柱状细胞，细胞培养和细胞种植实验结果显示，人柱状细胞可以双向分化，即分化为 CK7 和 CK18 阳性分泌黏液的柱状细胞和分化为 CK13 阳性的储备细胞。另一来源于子宫颈癌鳞状上皮的基底细胞。

3. **转化区（transformation zone）**　也称移行带，其形成过程为：宫颈鳞状上皮与柱状上皮交接部称为鳞 - 柱状交接部或鳞 - 柱交接。鳞 - 柱状交接部又分为原始鳞 - 柱状交接部和生理鳞 - 柱状交接部。

胎儿期，来源于泌尿生殖窦的鳞状上皮向上生长，至宫颈外口与宫颈管柱状上皮相邻，形成原始鳞 - 柱状交接部。青春期后，在雌激素作用下，宫颈发育增大，宫颈管黏膜组织外移，即宫颈管柱状上皮及其下的间质成分到达宫颈阴道部，使原始鳞 - 柱状交接部外移。原始鳞 - 柱状交接的内侧由于覆盖的宫颈管单层柱状上皮菲薄，其下间质透出呈红色，外观呈细颗粒状的红色区，称柱状上皮异位（columnar ectopy）。由于肉眼观似糜烂，过去称宫颈糜烂，实际上并非真性糜烂；此后，在阴道酸性环境或致病菌的作用下，外移的柱状上皮由原始鳞 - 柱状交接部的内侧向宫颈口方向逐渐被鳞状上皮替代，形成新的鳞 - 柱状交接部，即生理鳞 - 柱状交接部。原始鳞 - 柱状交接部和生理性鳞 - 柱状交接部之间的区域称转化区（图 19-2）。在转化区形成过程中，新生的鳞状上皮覆盖宫颈腺管口或伸入腺管，将腺管口堵塞，腺管周围的结缔组织增生或形成瘢痕压迫腺管，使腺管变窄或堵塞，腺体分泌物潴留于腺管内形成囊肿，称宫颈腺囊肿（Naboth cyst）。宫颈腺囊肿可作为辨认转化区的一个标志。绝经后雌激素水平下降，宫颈萎缩，原始鳞 - 柱状交接部退回宫颈管内。转化区表面被覆的柱状上皮被鳞状上皮替代的机制有：①鳞状上皮化生（squamous metaplasia）：暴露于宫颈阴道部的柱状上皮受阴道酸性影响，柱状上皮下未分化储备细胞（reserve cell）开始增殖，并逐渐转化为鳞状上皮，继之柱状上皮脱落，被复层鳞状细胞所替代。化生的鳞状上皮偶可分化为成熟的角化细胞，但一般均为大小形态一致，形圆而核大的未成熟鳞状细胞，无明显表层、中层、底层3层之分，也无核深染、异型或异常分裂象。化生的鳞状上皮既不同于宫颈阴道部的正常鳞状上皮，镜检时见到两者间的分界线；又不同于不典型增生，因而不应混淆。宫颈管腺上皮也可鳞化而形成鳞化腺体。②鳞状上皮化（squamous epithelization）：宫颈阴道部鳞状上皮直接长入柱状上皮与其基底膜之间，直至柱状上皮完全脱落而被鳞状上皮替代。

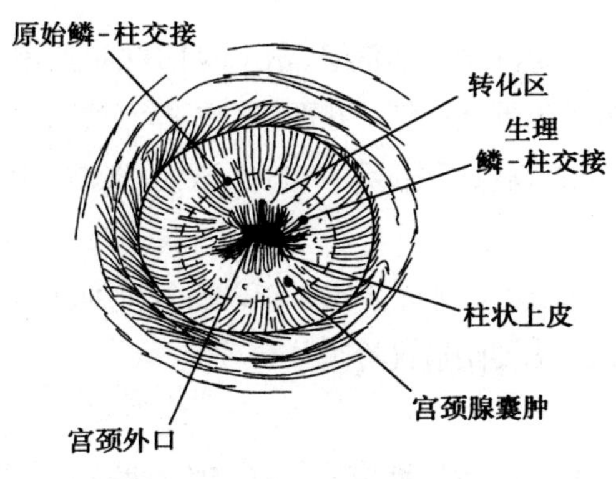

图 19-2　宫颈转化区

转化区成熟的化生鳞状上皮对致癌物的刺激相对不敏感，但未成熟的化生鳞状上皮却代谢活跃，在一些物质如精子、精液组蛋白及HPV等的刺激下，发生细胞分化不良、排列紊乱、细胞核异常、有丝分裂增加，最后形成宫颈上皮内瘤变。

（三）临床表现

无特殊症状。偶有阴道排液增多，伴或不伴臭味。也可在性生活或妇科检查后发生接触性出血。检查宫颈可光滑或仅见局部红斑、白色上皮或宫颈柱状上皮异位表现，未见有明显病灶。

（四）诊断

1. 宫颈细胞学检查　为最简单的宫颈鳞状上皮内瘤变的基本方法，也是诊断的必需步骤。可发现早期病变，但有一定的漏诊及误诊率，炎症也可导致宫颈鳞状上皮不典型改变，应抗感染治疗3～6个月后重复检查。婚后或有性生活的妇女均应常规作宫颈细胞学检查，并每1～3年定期复查。建议采用子宫颈/阴道细胞病理学诊断的TBS报告系统。

2. 阴道镜检查　若细胞学检查为ASCUS并高危HPV-DNA检测阳性，或LSIL及以上，或妇科检查怀疑CIN者应作阴道镜检查，对所有可疑病灶取活检组织学标本。宫颈醋白上皮、点状血管和镶嵌为CIN最常见的异常阴道镜“三联征”图像。

3. 组织病理学诊断

（1）宫颈活组织检查：为确诊宫颈鳞状上皮内瘤变的最可靠方法。任何肉眼可见病灶均应作单点或多点活检。所取组织应包含上皮及间质。如无明显病变，可选择在宫颈转化区3、6、9、12点处活检，或在碘试验不染色区取材，或在阴道镜引导下取材以提高确诊率。

（2）子宫颈管内膜刮取术（endocervical curettage，ECC）：当细胞学异常而阴道镜检查阴性或不满意或镜下活检阴性时，应常规做ECC。绝经前后的妇女宫颈萎缩或光滑时，ECC更有意义。

4. 高危型 HPV 检测 相对于细胞学检查其敏感性较高，特异性较低。可与细胞学检查联合应用于子宫颈癌筛查。细胞学为意义未明的不典型鳞状细胞者，也可进行高危型 HPV 检测。通常我们推荐年满 30 岁女性进行 HPV 检查，同时如果高危型 HPV 阳性，进行阴道镜检查。如果高危型 HPV 阴性，12 个月后复查细胞学。

（五）治疗

1. CINⅠ

（1）治疗指征：约 60% 的 CINⅠ会自然消退，故 CINⅠ并细胞学检查为 LSIL 及以下，可仅观察随访。若在随访过程中病变发展或持续存在两年，宜进行治疗，其他可观察。

（2）治疗方法：阴道镜检查满意可用冷冻、电灼、激光、微波等物理治疗；阴道镜检查不满意者应采用锥切治疗。

（3）随访：6 个月后复查细胞学，如无异常 1 年以后复查细胞学和 HPV。如细胞学结果大于 ASCUS 或高危型 HPV 阳性，需要阴道镜检查。

2. CINⅡ和 CINⅢ

（1）治疗指征：约 20% 的 CINⅡ会发展成原位癌，5% 发展为浸润癌。故除妊娠期外所有的 CINⅡ和 CINⅢ都需要治疗。

（2）治疗方法：阴道镜检查满意的 CINⅡ可选择 LEEP 或物理治疗，但之前必须行 ECC。CINⅢ应行宫颈锥形切除，经过锥切确诊年龄较大的 CINⅢ患者也可考虑行子宫切除术。

（3）随访：每 3～6 个月的细胞学 + HPV 检测或细胞学 + 阴道镜检查，连续 3 次正常后，可选择每年 1 次的细胞学或细胞学 + HPV + 阴道镜随访。

3. 妊娠合并宫颈上皮内瘤变 妊娠期间，由于雌激素增多，使柱状上皮外移至宫颈阴道部，转化区的基底细胞出现不典型增生类似原位癌改变；妊娠期免疫功能可能低下，易患 HPV 感染。诊断时应注意：妊娠时转化区的基底细胞可有核增大、深染等表现，细胞学检查易误诊，但产后 6 周可恢复正常。但大部分患者为 CINⅠ，仅约 14% 为 CINⅡ或Ⅲ。妊娠期的 CIN 可观察，妊娠期的 CINⅡ和 CINⅢ每 2 个月进行一次阴道镜检查，产后 6～8 周再次进行评估后处理。

（颜友良）

学习小结

上皮内瘤变包括外阴、阴道及宫颈的上皮内瘤变，指上皮层内细胞成熟不良、核异常及核分裂象增加。病变始于上皮基底层，严重时向上扩展，甚至占据上皮全层。上皮内瘤变分Ⅰ级、Ⅱ级、Ⅲ级，即轻、中、重度不典型增生及原位癌。

外阴、阴道上皮内瘤变多见于45～60岁的妇女，病因仍未明了，人乳头瘤病毒（HPV）感染可能是诱发的主要原因。临床表现为外阴、阴道的局部病灶，确诊需依据多点活组织病理检查。治疗方法包括非手术治疗和手术治疗，非手术治疗包括药物及激光治疗，Ⅲ级患者应采用手术治疗。

宫颈上皮内瘤变（CIN）是与宫颈浸润癌密切相关的一组癌前病变，它反映宫颈癌发生发展中的连续过程。接近90%的CIN有人乳头瘤病毒（HPV）感染。宫颈组织学特性是宫颈上皮内瘤变的病理学基础，原始鳞-柱状交接部和生理性鳞-柱状交接部之间的区域称转化区（也称移行带区），转化区成熟的化生鳞状上皮对致癌物的刺激相对不敏感。但未成熟的化生鳞状上皮代谢活跃，在一些物质如精子、精液组蛋白及HPV等的刺激下，可发生细胞分化不良，排列紊乱，细胞核异常，有丝分裂增加，形成宫颈上皮内瘤变。宫颈上皮内瘤变分3级：CINⅠ、CINⅡ和CINⅢ。宫颈鳞状上皮内瘤变无特殊症状，偶有阴道排液增多，伴或不伴臭味。也可在性生活或妇科检查后出血，称接触性出血。检查未见明显病灶，宫颈光滑或仅见局部红斑、白色上皮和宫颈柱状上皮异位表现。诊断可依靠宫颈刮片细胞学检查、阴道镜检查、宫颈活组织检查和HPV检测，宫颈活组织检查为确诊宫颈鳞状上皮内瘤变的最可靠方法。妊娠期的CIN可观察，妊娠期的CINⅡ和CINⅢ每2个月进行一次阴道镜检查，产后6～8周再次进行评估后处理。

复习参考题

1. 女性生殖系统上皮内瘤变分哪三级？
2. 外阴上皮内瘤变的临床表现与治疗方法。
3. 简述阴道上皮内瘤变的诊断方法。
4. 简述宫颈上皮内瘤变的诊断方法。
5. 简述CINⅡ和CINⅢ治疗指征与治疗方法以及CINⅠ的治疗方法。

第二十章 女性生殖器肿瘤

20

学习目标

掌握	子宫肌瘤、子宫颈癌、子宫内膜癌和卵巢肿瘤的诊断方法及治疗原则。
熟悉	各种女性生殖器肿瘤的临床表现和分期。
了解	各种女性生殖器肿瘤的病因、病理、分类和转移途径。

女性生殖器各部位均可发生肿瘤，最常见是发生部位是子宫和卵巢。良性肿瘤以子宫肌瘤最常见，卵巢良性肿瘤次之。恶性肿瘤以宫颈癌、子宫内膜癌和卵巢癌为常见。随着各种肿瘤早期诊断方法和治疗技术的发展和综合应用，目前宫颈癌和子宫内膜癌的治愈率已得到了明显的提高，但由于卵巢恶性肿瘤尚缺乏早期诊断方法，其治疗效果仍不理想，严重威胁妇女的健康和生命。

第一节　外阴恶性肿瘤

外阴恶性肿瘤约占女性生殖器恶性肿瘤的 4%，多发生于绝经后妇女。最常见的组织学类型为鳞癌，约占外阴恶性肿瘤的 80%。外阴黑色素瘤居第二位，其他的组织病理学类型有疣状癌、外阴佩吉特病（Paget disease）、腺癌等。

一、外阴鳞状细胞癌

（一）病因

外阴鳞状细胞癌（vulvar squamous cell carcinoma）的发病与人乳头瘤病毒密切相关。

（二）病理

大体病理为外阴出现单发或多发的圆形、乳头状或菜花状的硬结节或溃疡，可合并感染、坏死、出血或周围伴有色素减退病变。镜下多数分化较好，可见角化珠和细胞间桥。位于前庭和阴蒂的病灶多为未分化或低分化，常侵犯血管、淋巴管和神经。

（三）转移途径

以直接浸润和淋巴转移较常见。可直接蔓延至尿道、会阴体、阴道、肛门和外阴对侧区域，晚期可侵犯耻骨、直肠和膀胱颈。淋巴转移首先到达腹股沟浅淋巴结，再到股深淋巴结，进而达盆腔淋巴结和腹主动脉旁淋巴结。晚期可出现血行转移。

（四）分期

采用国际妇产科联盟（FIGO）2009 手术 - 病理分期（见表 20-1）及美国癌症联合委员会（AJCC）的 TNM 分期（见表 20-2）。

（五）临床表现

主要为外阴瘙痒、外阴结节或肿块、丘疹和溃疡等。若肿瘤溃破合并感染或有浸润，可出现疼痛、血性恶臭分泌物。累及尿道者可出现尿频、尿痛及排尿困难。转移至淋巴结者可出现淋巴结肿大、质硬、固定。

表 20-1　FIGO 外阴癌 2009 分期

Ⅰ期	肿瘤局限于外阴，淋巴结未转移
ⅠA	肿瘤局限于外阴或会阴，最大径线≤2cm，间质浸润≤1.0mm*
ⅠB	肿瘤最大径线＞2cm 或局限于外阴或会阴，间质浸润＞1.0mm*
Ⅱ期	肿瘤侵犯下列任何部位：下 1/3 尿道、下 1/3 阴道、肛门，淋巴结未转移
Ⅲ期	肿瘤有或无侵犯下列任何部位：下 1/3 尿道、下 1/3 阴道、肛门，有腹股沟 - 股淋巴结转移
ⅢA	（i）1 个淋巴结转移（≥5mm），或（ii）1～2 个淋巴结转移（＜5mm）
ⅢB	（i）≥2 个淋巴结转移（≥5mm），或（ii）≥3 个淋巴结转移（＜5mm）
ⅢC	阳性淋巴结伴囊外扩散
Ⅳ期	肿瘤侵犯其他区域（上 2/3 尿道，上 2/3 阴道）或远处转移
ⅣA	（i）肿瘤侵犯下列任何部位：上尿道和（或）阴道黏膜、膀胱黏膜、直肠黏膜、或固定在骨盆壁，或（ii）腹股沟 - 股淋巴结出现固定或溃疡形成。
ⅣB	任何部位（包括盆腔淋巴结）的远处转移

注：* 瘤浸润深度指肿瘤从接近最表皮乳头上皮 - 间质连接处至最深浸润点的距离

表 20-2　外阴癌 FIGO 分期与 AJCC TNM 分期

FIGO 分期	美国癌症联合委员会（AJCC）TNM 分期		
	T（肿瘤原发灶）	N（区域淋巴结）	M（远处转移）
Ⅰ	T_1	N_0	M_0
ⅠA	T1a	N0	M0
ⅠB	T1b	N0	M0
Ⅱ	T2/T3	N0	M0
ⅢA	T1，T2，T3	N1a，N1b	M0
ⅢB	T1，T2，T3	N2a，N2b	M0
ⅢC	T1，T2，T3	N2c	M0
ⅣA	T4	N2	M0
ⅣB	任何期别的 T	任何期别的 N	M1

（六）诊断方法及辅助检查

1. 全面病史采集及体格检查，以及血常规、肝肾功能检查了解全身一般情况。

2. 细胞学检查及生殖道 HPV 检测　对外阴可疑病灶刮片进行细胞学检查，阳性率约 50%。可行生殖道高危型 HPV 检测。

3. 病理活检　对于直径 2cm 以上的病灶，可直接在病灶上钳夹取活检。对于直径小于 2cm 的病灶，因需了解肿瘤的浸润深度，宜在局麻下进行楔形切除或 Keyes 活检。为了提高早期病灶的活检阳性率，可在阴道镜指导下或使用甲苯胺蓝染色，2 分钟后再用 1% 醋酸洗去染料，在蓝染部位取材活检。

4. 影像学检查　B 型超声、腹股沟区和盆腔 CT 或 MRI、膀胱镜、直肠镜等可协助了解病变的范围。

（七）预防

定期防癌普查，戒烟，保持外阴清洁，积极治疗外阴瘙痒，及早诊治外阴结节、溃疡、色素减退病变和外阴上皮内瘤变。

（八）治疗

由于外阴癌采用手术 - 病理分期，治疗前可将患者大致分为：①早期肿瘤：指肿瘤≤4cm，无尿道、阴道或肛门的侵犯；②局部晚期肿瘤：指肿瘤 > 4cm 和侵犯尿道、阴道或肛门；③晚期肿瘤：肿瘤转移超出盆腔。

早期肿瘤以手术为主，局部晚期肿瘤手术结合放疗，晚期肿瘤姑息、对症及支持治疗。

1. 早期肿瘤 若病变浸润深度≤1mm，行局部扩大切除术（wide local excision）。病灶浸润深度 > 1mm，根据病灶位置决定术式：①单侧肿瘤（病灶距外阴中线≥2cm），行局部广泛切除术（local radical excision）或改良广泛外阴切除术（modified radical vulvectomy）加单侧腹股沟淋巴结切除术；②中线部位肿瘤（前部或后部），行局部广泛切除术或改良广泛外阴切除术加双侧腹股沟淋巴结切除术或前哨淋巴结活检。术后根据原发灶及淋巴结的病理结果决定辅助治疗。

2. 局部晚期肿瘤 先行腹股沟淋巴结切除术。若病理证实淋巴结转移，行外阴原发灶 / 腹股沟区 / 盆腔外照射放疗加同期化疗或外阴广泛切除术。若淋巴结阴性，行外阴广泛切除术或放疗加同期化疗。

3. 晚期肿瘤 可考虑局部控制或姑息性外照射放疗和（或）化疗，以及支持治疗。

（九）预后

预后与临床分期、细胞分化程度、病灶大小、淋巴结转移、治疗措施等因素有关。无淋巴结转移的Ⅰ、Ⅱ期患者，手术治愈率达 90% 以上，有淋巴结转移者为 30%～40%。

（十）随访

外阴癌复发率约 15%，多在 2 年内外阴局部复发。治疗后应定期随访，术后第 1 年内应每 3 月随访 1 次，第 2 年每 4 月 1 次，第 3～5 年每 6 月 1 次。以后每年 1 次。

二、外阴黑色素瘤

外阴黑色素瘤（vulvar melanoma）的发病居外阴恶性肿瘤的第 2 位，多见于成年妇女。大多数位于阴蒂或小阴唇。临床表现为外阴棕褐色或蓝黑色肿物，可有瘙痒或疼痛及溃疡和出血。诊断需活检。治疗以手术为主，早期低危患者可选用局部病灶扩大切除（切缘距肿瘤 > 2～3cm），腹股沟淋巴结切除的价值尚未肯定，晚期或高危患者则应选用广泛性外阴切除及腹股沟淋巴切除。有无淋巴转移是影响预后的主要因素。

第二节 宫颈癌

宫颈癌（cervical cancer）是最常见的妇科恶性肿瘤。近 40 年由于宫颈细胞学筛查的普遍应用，使宫颈癌和癌前病变得以早期发现和治疗，宫颈癌的发病率和死亡率已有明显下降。原位癌高发年龄为 30～35 岁，浸润癌为 50～55 岁。

（一）发病相关因素

病因尚未完全明了，可能与以下因素相关：

1. **病毒感染** 高危型HPV感染是宫颈癌的主要危险因素。99%以上宫颈癌伴有高危型HPV感染，其中70%与16、18型相关。目前已知HPV有120多种型别。其中16、18、31、33、35、39、45、51、52、56和58型属高危型。

2. **性行为及分娩次数** 性活跃、初次性生活<16岁、早年分娩、多产等因素与宫颈癌发生密切相关。与有阴茎癌、前列腺癌或其性伴侣曾患宫颈癌的高危男子性接触的妇女，也易患宫颈癌。

3. **其他** 应用屏障避孕法者有一定的保护作用。吸烟和口服避孕药可增加感染HPV效应。

（二）组织发生和发展

子宫颈上皮内瘤变（cervical intraepithelial neoplasia，CIN）是与子宫颈浸润癌密切相关的一组子宫颈病变，常发生于25～35岁妇女。大部分低级别CIN可自然消退，但高级别CIN具有癌变潜能，可能发展为浸润癌。CIN继续发展，突破上皮下基膜，浸润间质，形成宫颈浸润癌（图20-1）。

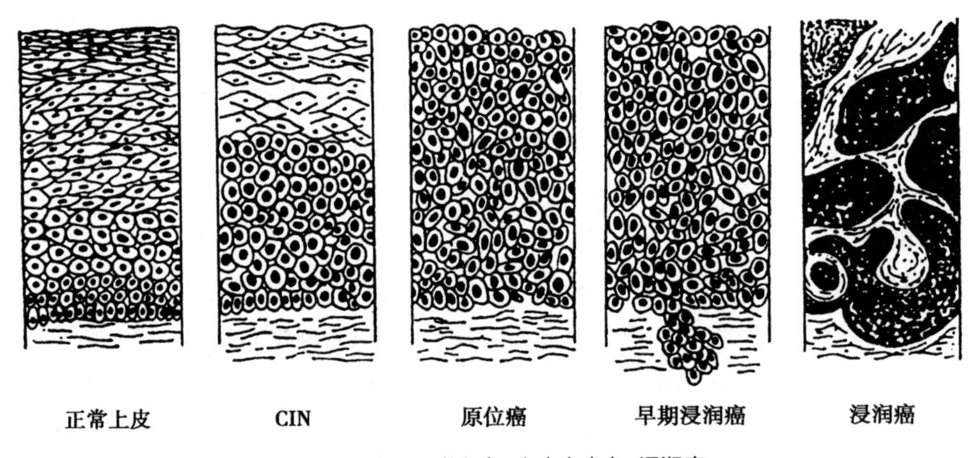

图20-1 宫颈正常上皮-上皮内瘤变-浸润癌

（三）病理

1. **宫颈鳞状细胞浸润癌** 占宫颈癌75%～80%。

（1）巨检：镜下早期浸润癌及极早期宫颈浸润癌肉眼观察常类似宫颈糜烂，无明显异常。随病变发展，可有以下4种类型：①外生型或菜花型：肿瘤向外生长状如菜花；②内生型：肿瘤向宫颈深部组织浸润，宫颈表面光滑或仅有轻度糜烂，宫颈膨大；③溃疡型：癌组织坏死脱落形成溃疡或空洞，似火山口状；④颈管型：肿瘤生长在宫颈管内（图20-2）。

（2）显微镜检：镜下早期浸润癌指在原位癌基础上镜检发现小滴状、锯齿状癌细胞团突破基膜，浸润间质。宫颈浸润癌指癌灶浸润间质范围已超出镜下早期浸润癌，多呈网状或团块状浸润间质。

2. **宫颈腺癌** 近年来宫颈腺癌的发生率有上升趋势，占宫颈癌20%～25%。

（1）巨检：大体形态与宫颈鳞癌相同。来自宫颈管内，浸润管壁；或自颈管内向宫颈外口突出生长；常可侵犯宫旁组织；病灶向宫颈管内生长时，宫颈外观可正常但因宫颈管向宫体膨大，宫颈管形如桶状。

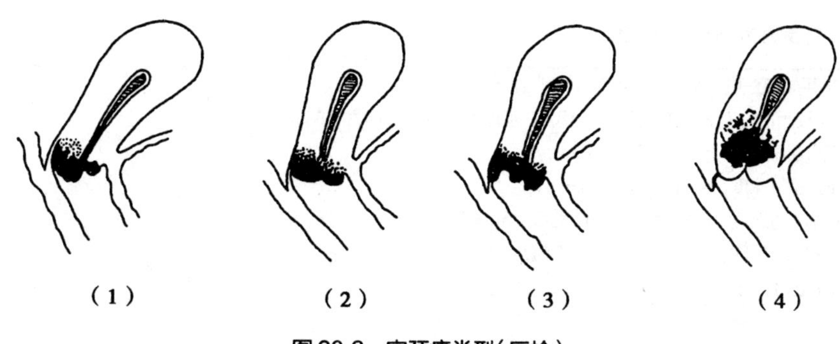

图 20-2　宫颈癌类型（巨检）

（2）显微镜检：主要组织学类型有黏液腺癌、宫颈恶性腺瘤（又称微偏腺癌）。①黏液腺癌：镜下见腺体结构，腺上皮细胞增生呈多层，异型性明显，见核分裂象，癌细胞呈乳突状突入腺腔；②恶性腺瘤：属高分化子宫颈管黏膜腺癌，癌性腺体多，大小不一，形态多变，呈点状突起伸入子宫颈间质深层，腺上皮细胞无异型性，常有淋巴结转移。

（四）腺鳞癌

占宫颈癌 3%～5%。癌组织中含有腺癌和鳞癌两种成分。

（五）其他少见病理类型

神经内分泌癌、未分化癌、混合性上皮 / 间叶肿瘤、间叶肿瘤、黑色素瘤、淋巴瘤等。

（六）转移途径

主要为直接蔓延及淋巴转移，血行转移少见。

1. **直接蔓延**　最常见，癌组织局部浸润，向邻近器官及组织扩散。常向下累及阴道壁，极少向上由宫颈管累及宫腔；癌灶向两侧扩散可累及主韧带及宫颈、阴道旁组织直至骨盆壁；晚期可向前、后蔓延侵及膀胱或直肠，形成癌性膀胱阴道瘘或直肠阴道瘘。癌灶压迫或侵及输尿管时，可引起输尿管阻塞及肾积水。

2. **淋巴转移**　癌灶局部浸润后累及淋巴管，形成瘤栓，并随淋巴液引流进入局部淋巴结经淋巴引流扩散。淋巴转移一级组包括宫旁、宫颈旁、闭孔、髂内、髂外、髂总、骶前淋巴结；二级组为腹股沟深浅、腹主动脉旁淋巴结。

3. **血行转移**　极少见，晚期可转移至肺、肝或骨骼等。

（七）分期

宫颈癌采用 2009 国际妇产科联盟（FIGO）的临床分期标准（表 20-3，图 20-3）。分期应在治疗前进行，治疗后分期不再更改。

（八）临床表现

1. **症状**　早期宫颈癌常无症状或仅有少量接触性出血，与宫颈糜烂样改变无明显区别。晚期主要表现为阴道不规则流血，阴道分泌物增多和疼痛。

（1）阴道流血：可表现为性交后或妇科检查后的接触性出血，也可表现为阴道不规则流血。病灶较大侵蚀较大血管使其破裂时，可出现多量出血甚至致命性大出血。年老患者常表

表 20-3　FIGO 宫颈癌 2009 临床分期

Ⅰ期	肿瘤局限在子宫颈（扩展至宫体将被忽略）
ⅠA	镜下浸润癌。（所有肉眼可见的病灶，包括表浅浸润，均为ⅠB 期）
	间质浸润深度＜5mm，宽度≤7mm
$ⅠA_1$	间质浸润深度≤3mm，宽度≤7mm
$ⅠA_2$	间质浸润深度＞3mm 且＜5mm，宽度≤7mm
ⅠB	临床癌灶局限于子宫颈，或者镜下病灶＞ⅠA
$ⅠB_1$	临床癌灶≤4cm
$ⅠB_2$	临床癌灶＞4cm
Ⅱ期	肿瘤超越子宫，但未达骨盆壁或未达阴道下 1/3
ⅡA	肿瘤侵犯阴道上 2/3，无明显宫旁浸润
$ⅡA_1$	临床可见癌灶≤4cm
$ⅡA_2$	临床可见癌灶＞4cm
ⅡB	有明显宫旁浸润，但未达到盆壁
Ⅲ期	肿瘤已扩展到骨盆壁，在进行直肠指诊时，在肿瘤和盆壁之间无间隙。肿瘤累及阴道下 1/3。由肿瘤引起的肾盂积水或肾无功能的所有病例，除非已知道由其他原因所引起。
ⅢA	肿瘤累及阴道下 1/3，没有扩展到骨盆壁
ⅢB	肿瘤扩展到骨盆壁，和（或）引起肾盂积水或肾无功能
Ⅳ期	肿瘤超出了真骨盆范围，或侵犯膀胱和（或）直肠黏膜
ⅣA	肿瘤侵犯邻近的盆腔器官
ⅣB	远处转移

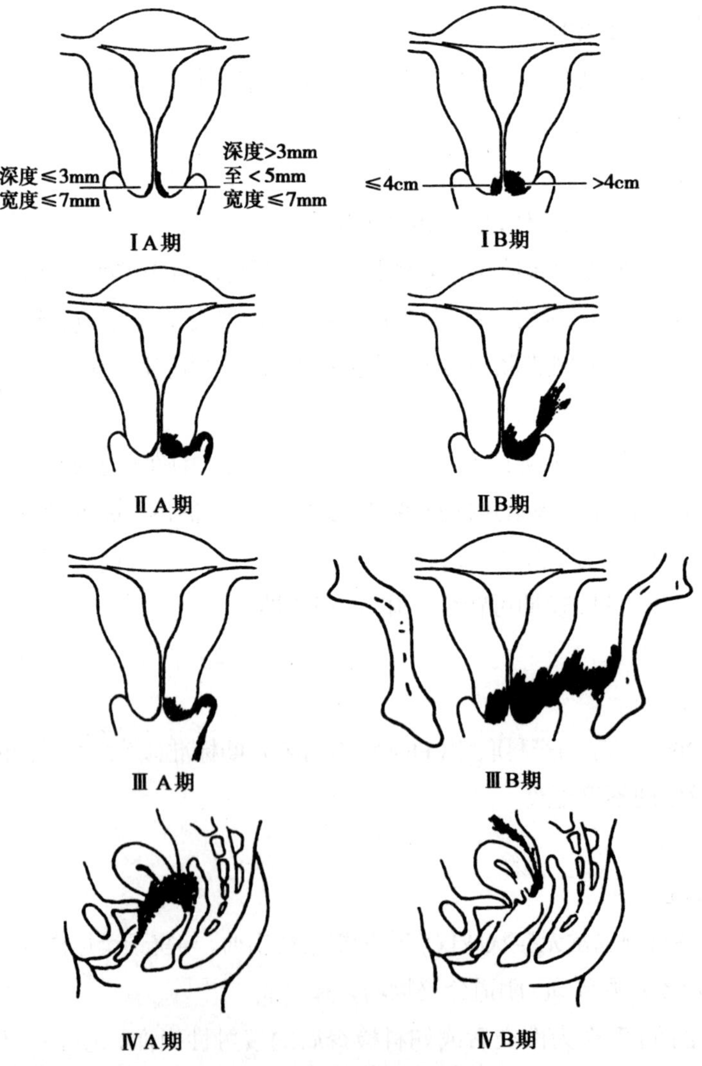

图 20-3　宫颈癌临床分期示意图

现为绝经后阴道流血。

（2）阴道排液：白色或血性、稀薄如水样或米汤样恶臭分泌物。

（3）疼痛：为晚期癌表现。可出现坐骨神经痛或骶髂部持续性疼痛。若肿瘤压迫或侵蚀输尿管造成梗阻，可出现腰痛。淋巴管阻塞可出现下肢水肿和疼痛。

（4）侵犯邻近器官引起的症状：累及泌尿道可出现尿频、尿痛、血尿、膀胱阴道瘘、肾盂积水、尿毒症等；累及直肠可出现肛门坠胀、便秘、里急后重、便血、肠梗阻、直肠阴道瘘等。

（5）恶病质：晚期出现消瘦、发热、全身衰竭等。

2. 体征 镜下早期浸润癌可见宫颈光滑或仅有宫颈上皮异位的表现，外生型宫颈癌见宫颈有息肉状、乳头状、菜花状赘生物，质脆，触之易出血，可合并感染；内生型见宫颈肥大、质硬，宫颈膨大如桶状。晚期癌组织坏死脱落形成溃疡或空洞。癌灶浸润阴道壁时可见阴道壁有赘生物。如向宫旁浸润，双合诊和三合诊可扪及子宫两侧增厚、结节状，有时浸润达盆壁，形成“冰冻骨盆”。

（九）诊断

根据病史、临床表现，全身检查和妇科检查及病理检查可确诊。下列辅助检查可协助早期诊断和临床分期。

1. 宫颈细胞学检查和高危型 HPV 检测 是用于宫颈癌筛查的主要方法，有异常需要进一步检查。

2. 宫颈和宫颈管活检 是确诊宫颈癌必不可少的检查。若宫颈有明显病灶，可直接在癌变区取材。无明显癌变可疑区时，应在宫颈鳞-柱状上皮交界处的 3、6、9、12 点等处多点取材。为了提高取材的准确性，可在碘试验或阴道镜指导下活检。所取组织应包括间质及邻近正常组织。

（1）碘试验：将碘溶液涂在宫颈和阴道上，正常宫颈和阴道鳞状上皮被染为棕色或深赤褐色，不染色区为危险区，应在该区取材活检。

（2）阴道镜检查：细胞学 ASCUS 并高危型 HPV 阳性或 ASCUS 以上，均应在阴道镜下观察宫颈表面病变状况，选择可疑癌变区行活组织检查。若细胞学检查可疑而宫颈活检阴性，应用小刮匙搔刮宫颈管组织活检。

3. 宫颈锥切术 适应于宫颈细胞学检查多次阳性而宫颈活检阴性者；或活检为原位癌或早期浸润癌需了解肿瘤的浸润范围者。可采用冷刀或环行电圈切除（LEEP），切除组织应作连续病理切片（24～36 张）检查。

4. 影像学和内镜检查 可选择 B 型超声、盆腔 MRI 或 CT、PET-CT、膀胱镜、结肠镜、静脉肾盂造影等检查，以了解病变的扩散范围。

（十）诊断

根据病史和临床表现，并进行活组织检查可确诊。

（十一）鉴别诊断

应与宫颈柱状上皮异位、宫颈息肉、宫颈乳头状瘤、子宫黏膜下肌瘤、宫颈结核、宫颈尖锐湿疣、宫颈子宫内膜异位症等鉴别，宫颈活检是最可靠的鉴别方法。另外，颈管型宫颈癌应与Ⅱ期子宫内膜癌相鉴别。

（十二）治疗

根据临床分期、病理类型、患者年龄、全身情况及医疗设备、技术水平等选择手术、放疗或化疗等方法。原则上ⅠA_1～ⅡA_2期采用手术治疗，ⅡB期以上采用放疗，晚期或复发病例采用综合治疗。采用手术治疗的患者，根据术后病理结果决定是否补充放疗。化疗主要用于晚期或复发转移的患者，也用于放疗增敏。常用化疗药物有顺铂、卡铂、紫杉醇、异环磷酰胺、氟尿嘧啶等。常采用以铂类为基础的联合化疗方案。

1. ⅠA_1期并无淋巴脉管浸润行筋膜外全子宫切除术。对年轻要求保留生育功能患者，可用锥切，锥切边缘有3mm阴性者可随访。

2. ⅠA_1期并有淋巴脉管浸润、ⅠA_2期行改良广泛性子宫切除术及盆腔淋巴结切除术。要求保留生育功能的年轻患者，可行宫颈锥切或广泛宫颈切除术及盆腔淋巴结切除术。

3. ⅠB_1和ⅡA_1期行广泛子宫切除和盆腔淋巴结切除术，必要时行主动脉旁淋巴结取样术。<45岁的鳞癌患者，卵巢正常者可以保留。有高危和中危因素者术后补充放化疗。ⅠB_1期要求保留生育功能的年轻患者，可行广泛宫颈切除术和盆腔淋巴结切除术。

4. ⅠB_2和ⅡA_2期可选择同期放化疗或行广泛子宫切除和盆腔淋巴结切除术，必要时行主动脉旁淋巴结取样术，有高危和中危因素者术后补充放化疗。

5. 部分ⅠB_2和ⅡA_2、ⅡB、Ⅲ和ⅣA期采用同期放化疗。放疗包括体外照射和腔内照射两种方法。腔内照射多用后装机，放射源为^{137}铯（^{137}Cs）、^{192}铱（^{192}Ir）等。体外照射多用直线加速器、^{60}钴（^{60}Co）等。在放疗期间辅以顺铂为基础的化疗。

6. ⅣB期　全盆腔放疗结合化疗控制症状，或采用姑息、支持治疗。

（十三）预后

影响预后的因素包括全身情况、临床分期、组织类型、肿瘤体积、淋巴结转移、治疗措施等。预后与临床分期直接相关。宫颈癌的5年生存率为：Ⅰ期81.6%，Ⅱ期61.3%，Ⅲ期36.7%，Ⅳ期12.1%。

（十四）随访

出院后1个月随诊1次，以后第1年每隔3个月复查1次。第2年每4个月复查1次。

第3～5年每6个月复查1次。第6年开始每年复查1次。

（十五）预防

尽快开展、普及适龄女性HPV预防性疫苗注射，普及防癌知识，开展性卫生教育，定期开展普查普治，规范完善筛查方法，积极治疗宫颈上皮内瘤变。

（十六）宫颈癌合并妊娠

宫颈癌合并妊娠较少见。妊娠时，盆腔血流增加和淋巴流速增加可促使癌肿转移和发展。阴道分娩时可能将癌细胞挤至血管内加速癌肿扩散，并导致出血和感染。诊断的重点是确定为原位癌或浸润癌。若为原位癌，可随访至足月妊娠行剖宫产结束分娩，产后4～6周再作检查，根据检查结果按照非妊娠期治疗原则处理。浸润癌的处理和非妊娠期宫颈癌的处理原则基本相同。通过宫颈锥切确定的切缘阴性的ⅠA_1患者可以追踪至妊娠晚期直至分娩。对ⅠA_2

期或更晚期的病例应根据临床分期和妊娠周数进行个体化处理。如果在妊娠 20 周前诊断，应立即治疗，连同胎儿一并进行广泛子宫切除术和盆腔淋巴结切除术。妊娠 28 周后才诊断的病例，可以等待胎儿成熟后再治疗。在妊娠 20～28 周诊断的病例，ⅠA_2 和ⅠB_1 期的病例可以推迟至胎儿成熟后才治疗，ⅠB_2 期以上应立即治疗。在延迟治疗期间，应密切观察病情，如肿瘤进展，应及时终止妊娠。除ⅠA_1 期外，所有病例均必须在 34 周前终止妊娠。

案例分析 20-1

患者，女性，52 岁，因“接触性阴道出血 2 个月，阴道大量出血 1 次”入院。体检：T 37.2℃，R 22 次 / 分，BP 92/62mmHg，P 105 次 / 分，锁骨上及腹股沟淋巴结未及肿大。妇科检查：外阴及阴道发育正常，见大量鲜血及血块涌出；宫颈正常大小，2 点处见一直径约 3cm 的质脆菜花样组织，表面有一血管搏动性出血；子宫前位，正常大小，无压痛；双侧韧带未及增厚，双附件区未及异常，三合诊宫旁未及异常增厚。入院后予以阴道塞纱止血，并完善相关检查：血常规：Hb 86g/L。HPV 基因分型：18 型（+），盆腔 MRI：宫颈癌（ⅠB 期），直肠旁小淋巴结；拟阴道左侧壁小囊肿。病灶活检病理：宫颈中分化鳞癌。临床诊断：宫颈中分化鳞癌ⅠB_1 期，中度失血性贫血。入院后行广泛子宫切除 + 盆腔淋巴结切除术及主动脉旁淋巴结取样。术后剖视标本见宫颈下唇一直径约 4cm 的肿物，侵及宫颈间质外 1/3。术后病理结果：宫颈鳞癌（中度分化），肿物大小约 1cm × 4cm × 3cm，侵及宫颈间质外 1/3 和颈体交界上皮及间质，淋巴管内见癌栓，阴道断端和双侧宫旁软组织未见癌，子宫肌层未见明显病变，增生期子宫内膜，左卵巢囊状卵泡，右输卵管组织呈慢性炎，右副中肾管囊肿，左输卵管和右卵巢组织未见明显病变，盆腔淋巴结及腹主动脉旁淋巴结未见癌转移。因肿瘤直径 4cm、侵及宫颈间质外 1/3、淋巴管内见癌栓，术后辅助放疗，全盆外照射 46Gy。

解析：①符合宫颈浸润癌的高发年龄；②有典型的临床表现：早期接触性出血，后期则为不规则阴道流血，甚至大量出血；③妇科检查见宫颈赘生物，并通过活检确诊，三合诊检查宫颈旁组织无受累；④分期为 FIGO ⅠB_1 期；⑤采用手术治疗，因术后病理结果有中危因素补充放疗。

第三节　子宫肌瘤

子宫肌瘤（myoma of uterus）由平滑肌和结缔组织组成，又称子宫平滑肌瘤（leiomyoma of uterus），是女性生殖系统最常见的肿瘤。多见于 30～50 岁妇女。

（一）病因

确切病因尚未明了。因肌瘤好发于生育年龄，青春期前少见，绝经后萎缩或消退，提示其发生可能与女性性激素相关。生物化学检测证实肌瘤中雌二醇向雌酮转化明显低于正常肌组织；肌瘤中雌激素受体浓度明显高于周边肌组织，故认为肌瘤组织局部对雌激素的高敏感性是肌瘤发生的重要因素之一。此外研究证实孕激素有促进肌瘤有丝分裂活动、刺激肌瘤生长的作用。细胞遗传学研究显示25%～50%子宫肌瘤存在细胞遗传学的异常，包括12号和17号染色体长臂片段相互换位、12号染色体长臂重排、7号染色体长臂部分缺失等。分子生物学研究结果提示子宫肌瘤是由单克隆平滑肌细胞增殖而成，多发性子宫肌瘤是由不同克隆细胞形成。

（二）病理

1. **大体** 为球形或不规则形实性结节，可单个或多个生长于子宫任何部位。一般为白色、质硬，切面为漩涡状结构。肌瘤本身无包膜，但肌瘤组织可压迫周围的子宫肌纤维而形成假包膜，使肌瘤与子宫肌层分界清楚，容易剥出。血管从外穿入假包膜内供给肌瘤营养。

2. **镜下** 主要由梭形平滑肌细胞和不等量纤维结缔组织所构成。细胞大小均匀、呈栅栏状或漩涡状排列。因切面的不同，细胞核可呈圆形或杆状，染色较深。

3. **变性** 肌瘤可引起各种退行性变或恶变。

（1）玻璃样变（hyaline degeneration）：又称透明变性，最常见。肌瘤组织因局部血供不足水肿变软，剖面漩涡状结构消失，溶成玻璃样透明结构。

（2）囊性变（cystic degeneration）：玻璃样变继续发展，肌细胞坏死液化，形成大小不等的囊腔，内含胶冻样或无色液体。

（3）红色变（red degeneration）：多见于妊娠期和产褥期，可能是肌瘤血管破裂或退行性变引起溶血，血红蛋白渗入肌瘤内。切面暗红色，如半熟牛肉状，质软、腥臭，漩涡状结构消失。

（4）恶性变：主要为肉瘤变（sarcomatous change），发生率约为0.4%～0.8%。多发生于年龄较大的妇女。肌瘤在短期内迅速增大，或伴有阴道不规则流血。组织变软、质脆，切面灰黄色，似生鱼肉状。

此外，肌瘤还可发生脂肪变性、钙化等，均较少见。

（三）分类

按肌瘤所在部位的不同可分宫体和宫颈肌瘤。肌瘤最初均起源于子宫肌层，向不同方向生长而形成下列三种类型（图20-4）。各种类型可单独存在，也可同时并存。

1. **肌壁间肌瘤** 最常见，位于子宫肌层内，周围被正常肌层包绕。

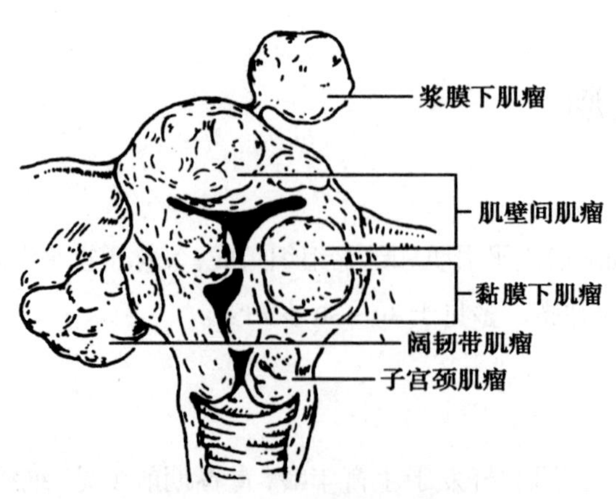

图20-4 各型子宫肌瘤示意图

2. 浆膜下肌瘤　突起在子宫表面，肌瘤表面仅覆盖少许肌层或浆膜层。可仅有一蒂与子宫相连。若蒂断裂肌瘤脱落在盆、腹腔内继续生长，称寄生性肌瘤或游走性肌瘤。肌瘤向阔韧带内生长，称阔韧带内肌瘤。

3. 黏膜下肌瘤　向宫腔内生长，肌瘤表面仅覆盖子宫内膜。黏膜下肌瘤易形成蒂，肌瘤突出于宫腔内，甚至延伸至阴道。

（四）临床表现

1. 症状　有些患者可无症状，终身未被发现。症状的轻重主要取决于肌瘤的生长部位、大小、有无变性和并发症。

（1）月经改变：是最常见的症状。肌壁间肌瘤主要表现为经量增多、经期延长，周期正常或缩短。黏膜下肌瘤主要表现为经量增多、经期延长、周期紊乱、不规则出血或经后淋漓不尽。浆膜下肌瘤则很少引起子宫出血。

（2）腹部肿块：当肌瘤较大时，患者自觉下腹部实性肿块，活动度差。

（3）阴道排液：肌瘤可引起白带增多。若肿瘤发生坏死合并感染，则有持续性或不规则阴道流血和恶臭脓血样液排出。

（4）压迫症状：肌瘤压迫膀胱可引起尿频、排尿困难、尿潴留等。压迫直肠可致里急后重、便秘、大便不畅等。阔韧带肌瘤压迫输尿管可引起输尿管扩张、肾盂积水等。

（5）疼痛：肌瘤可引起下腹坠胀、腰背酸痛等。肌瘤合并感染、红色变性或浆膜下肌瘤蒂扭转时可出现剧痛并伴有发热。

（6）不孕和流产：肌瘤向宫腔内生长或引起宫腔变形可妨碍精子通过、孕卵着床和胚胎发育，因而引起部分患者不孕或流产。

（7）贫血：长期月经过多或不规则阴道流血可导致失血性贫血。

2. 体征　若肌瘤较大可在下腹部扪及质硬、圆形或不规则形实性结节状肿物。妇科检查时可发现子宫增大、表面有单个或多个不规则结节突起或有蒂与子宫相连的实性活动肿物。带蒂的黏膜下肌瘤突出于阴道内，用阴道窥器即可在阴道内见到表面光滑的红色结节。当组织坏死或合并感染时，肌瘤表面有渗出物覆盖并有恶臭味。

（五）诊断及鉴别诊断

根据病史、症状和体征，诊断多无困难。借助B型超声、子宫输卵管碘油造影、宫腔镜、腹腔镜、CT、MRI等方法可明确诊断并与其他疾病相鉴别。子宫肌瘤需与下列疾病鉴别：妊娠子宫、卵巢肿瘤、子宫内膜异位症、盆腔炎性肿块、畸形子宫、子宫内膜癌、宫颈癌等。根据停经史、hCG和B型超声检查可与妊娠子宫鉴别；根据症状、体征、影像学检查和腹腔镜可与卵巢肿瘤、子宫内膜异位症、盆腔炎性肿块、畸形子宫鉴别；借助宫腔镜和活检可鉴别子宫黏膜下肌瘤与子宫内膜癌。带蒂的黏膜下肌瘤可借助活检与宫颈癌鉴别。

（六）治疗

1. 随访观察　无症状肌瘤一般不需治疗，特别是近绝经期妇女。绝经后肌瘤多可萎缩或逐渐消失。每3～6个月随访一次。

2. 药物治疗　适用于症状轻、近绝经年龄或全身情况不宜手术者。

（1）促性腺激素释放激素类似物（GnRH-α）：抑制 FSH 和 LH 分泌，降低雌二醇到绝经水平，缓解症状并抑制肌瘤生长使其萎缩，但停药后又逐渐增大到原来大小。应用指征是：①缩小肌瘤以利于妊娠；②术前治疗控制症状、纠正贫血；③术前应用缩小肌瘤，降低手术难度，或使阴式手术成为可能；④对近绝经妇女，提前过渡到自然绝经，避免手术。常用药物有亮丙瑞林（leuprorelin）每次 3.75mg，或戈舍瑞林（goserelin）每次 3.6mg。每月皮下注射 1 次。不宜长期用药，用药 6 个月以上可产生绝经期综合征，骨质疏松等副作用，可用反加疗法。

（2）其他：米非司酮（mifepristone，RU486），12.5mg/d 口服，作为术前用药或提前绝经使用。但不宜长期使用，以防其拮抗糖皮质激素的副作用。

3. 手术治疗 手术适应证：①月经过多继发贫血，药物治疗无效；②严重腹痛、性交痛或慢性腹痛、有蒂肌瘤扭转引起的急性腹痛；③有膀胱、直肠压迫症状；④能确定肌瘤是不孕或反复流产的唯一原因；⑤肌瘤生长较快，怀疑有恶变。

手术可经腹、经阴道或宫腔镜及腹腔镜下手术。术式有：

（1）肌瘤切除术（myomectomy）：适用于希望保留生育功能的患者。可经腹或腹腔镜下切除肌瘤，黏膜下肌瘤可经阴道或宫腔镜下切除。使用腹腔镜肌瘤粉碎器时应该在密闭取物袋里进行。肌瘤切除术后有 50% 的复发机会，约 1/3 的患者需要再次手术。

（2）子宫切除术：年龄较大、不需要求保留生育功能或疑有恶变者可行子宫切除术。术前应宫颈刮片细胞学检查排除宫颈恶性病变。

4. 其他治疗 如子宫动脉栓塞术、射频消融等。

（七）子宫肌瘤合并妊娠

子宫肌瘤合并妊娠并不常见，约占肌瘤患者的 0.5%～1%，妊娠的 0.3%～0.5%。

1. 妊娠对子宫肌瘤的影响 妊娠由于性激素的变化和盆腔血液供应丰富，可促使肌瘤快速生长和变性，常为红色变性。临床表现为肌瘤迅速增大，剧烈腹痛、发热、血白细胞升高等。

2. 肌瘤对妊娠和分娩的影响 黏膜下肌瘤可妨碍受精卵着床而引起早期流产。大的肌壁间肌瘤可引起子宫腔变形和压迫，也可导致流产或胎位异常。若肌瘤位置较低，可妨碍胎儿先露部进入骨盆造成难产。产后则肌瘤可妨碍子宫收缩而导致产后大出血。

3. 处理 发生红色变性时应保守治疗，使用止痛、抗炎、安胎药物。肌瘤造成产道梗阻者应做剖宫产。术中是否同时切除肌瘤，需根据肌瘤大小、部位和患者情况而定。

案例分析 20-2

患者，女性，45 岁，因“月经量增多 1 年”入院。体检：T 36.8℃，R 18 次 / 分，BP 105/70mmHg，P 102 次 / 分，睑结膜苍白。妇科检查：外阴及阴道发育正常；宫颈正常大小；子宫前位，活动度好，如孕 4+ 个月大小，质硬，表面凹凸不平，无压痛；双附件区未及异常。入院后完善相关检查：血常规：Hb 98g/L。妇科 B 型超声提示：多发性子宫肌瘤声像，部分凸向宫腔，双侧附件未见异常。临床诊断：多发性子宫肌瘤，轻度失血性贫血。因患者无生育要求，入院后遂行全子宫切除术。术后剖视标本见子宫多发浆膜下及肌壁间肌瘤，部分肌壁间肌瘤凸向宫腔。术后病理结果：子宫肌瘤，部分透明变性及囊性变。

病例特点：①患者符合子宫肌瘤好发年龄；②本例为多发性子宫肌瘤，有多个肌壁间和浆膜下肌瘤；③有月经过多临床表现，体检时触及子宫质硬不规则增大；④ B型超声检查辅助诊断；⑤根据患者的症状、贫血、年龄、无生育要求等，采用子宫切除术治疗。

第四节　子宫内膜癌

子宫内膜癌（endometrial carcinoma）又称子宫体癌，多见于 50～60 岁妇女。是女性生殖器三大恶性肿瘤之一。约占女性全身恶性肿瘤的 7%，女性生殖器恶性肿瘤的 20%～30%。近年来发病率有上升趋势，在有些国家，子宫内膜癌的发病已超过宫颈癌而成为女性生殖器最常见的恶性肿瘤。

（一）病因

尚不十分清楚，子宫内膜样腺癌可能与雌激素长期刺激有关。无排卵、不育、肥胖、糖尿病、高血压、晚绝经、多囊卵巢综合征、功能性卵巢肿瘤、长期大量应用外源性雌激素或他莫昔芬、子宫内膜不典型增生是高危因素，特殊类型子宫内膜癌和遗传因素相关。

（二）病理

1. 巨检　按病变累及的范围可分为局限型和弥漫型。癌组织在子宫内膜呈局限性生长或弥漫侵犯子宫内膜大部分或全部。局部内膜表面粗糙。肿瘤向宫腔内生长时，形成息肉状或菜花状肿块。组织呈灰白色，可伴有灶性出血或坏死、溃疡形成。癌组织侵犯肌层时，表现为境界清楚、坚实灰白色的结节状肿块。

2. 镜检　子宫内膜癌的组织学类型复杂多样，按照 WHO/ISGP（国际妇产科病理协会）分类分为七种类型：①子宫内膜样腺癌：包括腺癌、腺角化癌（腺癌合并鳞状上皮化生）和腺鳞癌（腺癌和鳞癌并存），占 80%～90%；其组织病理分级如下。Gx：分级无法评估；G1 级：癌组织中非鳞状或非桑葚状实性生长类型≤5%；G2 级：癌组织中非鳞状或非桑葚状实性生长类型 6%～50%；G3 级：癌组织中非鳞状或非桑葚状实性生长类型＞50%；②黏液性癌；③浆液性癌；④透明细胞癌；⑤鳞状细胞癌；⑥混合性癌；⑦未分化癌。一般认为子宫内膜样腺癌为Ⅰ型，其他类型归为Ⅱ型。

（三）转移途径

主要为直接蔓延和淋巴转移，晚期可出现血行转移。

1. 直接蔓延　病灶沿子宫内膜蔓延生长，向上沿子宫角到输卵管；向下累及宫颈管及阴道；向肌层穿透子宫壁累及浆膜层蔓延至输卵管、卵巢，并可广泛种植于盆、腹腔腹膜，直肠子宫陷凹及大网膜。

2. 淋巴转移　当癌灶浸润至深肌层、蔓延到宫颈管或组织分化不良时容易发生淋巴转移。宫底部癌灶常沿阔韧带上部淋巴管网经骨盆漏斗韧带转移至腹主动脉旁淋巴结；宫角部癌灶沿圆韧带至腹股沟淋巴结；子宫下段和宫颈管的癌灶转移途径与宫颈癌相同。子宫后壁的癌灶沿宫骶韧带扩散到直肠淋巴结；子宫前壁癌灶扩散到膀胱，通过逆流扩散到阴道前壁。

3. 血行转移　较少见，晚期可经血行转移至肺、肝、骨和脑等处。

（四）分期

术前和无法手术或单纯采用放、化疗的病例可采用国际妇产科联盟（FIGO）1971 年制定的子宫内膜癌临床分期（表 20-4），手术的病例按 2009 FIGO 修订的手术病理分期（表 20-5）。

表 20-4　子宫内膜癌的临床分期

Ⅰ期	癌瘤局限于宫体
ⅠA	子宫腔深度≤8cm
ⅠB	子宫腔深度＞8cm
Ⅱ期	癌瘤累及子宫颈
Ⅲ期	癌瘤播散到子宫外，局限在盆腔内（阴道、宫旁组织可能受累，但未累及膀胱、直肠）
Ⅳ期	癌瘤累及膀胱或直肠，或有盆腔外播散

表 20-5　FIGO 子宫内膜癌 2009 手术病理分期

Ⅰ期	肿瘤局限于子宫体
ⅠA 期	肿瘤浸润深度＜1/2 肌层
ⅠB 期	肿瘤浸润深度≥1/2 肌层
Ⅱ期	肿瘤侵犯宫颈间质，但无宫体外蔓延
Ⅲ期	肿瘤局部和（或）区域扩散
ⅢA	肿瘤累及浆膜层和（或）附件
ⅢB	阴道和（或）宫旁受累
ⅢC	盆腔淋巴结和（或）腹主动脉旁淋巴结转移
ⅢC_1	盆腔淋巴结阳性
ⅢC_2	腹主动脉旁淋巴结阳性和（或）盆腔淋巴结阳性
Ⅳ期	肿瘤侵及膀胱和（或）直肠黏膜，和（或）远处转移
ⅣA	肿瘤侵及膀胱和（或）直肠黏膜
ⅣB	远处转移，包括转移至腹股沟淋巴结转移，腹腔内或肺、肝或骨

（五）临床表现

1. 症状　阴道流血、阴道排液、宫腔积液或积脓是子宫内膜癌的主要症状。

（1）阴道流血：绝经前表现为经量增多、经期延长或经间期出血，绝经后表现为阴道不规则流血。

（2）阴道排液：可为白带增多、浆液性或浆液血性分泌物增多。合并感染者可有脓性或脓血性恶臭分泌物。

（3）疼痛：当癌瘤浸润周围组织或压迫神经时可引起下腹及腰骶部疼痛。有宫腔积液、积脓时可刺激子宫收缩，出现下腹痛及痉挛性疼痛。

（4）恶病质：晚期可出现贫血、消瘦、发热、全身衰竭等。

2. 体征　早期可无明显体征，子宫可以正常大小或稍大。疾病发展时，子宫增大变软、固定或在宫旁或盆腔内扪及不规则形结节状肿物。

（六）诊断

应注意高危因素，根据病史、体征，结合分段诊刮、宫腔镜及病理检查可确诊。

1. 分段诊刮 是诊断子宫内膜癌最常用的检查方法。先用小刮匙环刮宫颈管，再用探针探测宫腔方向和深度，然后才用刮匙进入宫腔搔刮子宫内膜。刮出的组织物分别做病理检查。

2. 宫腔镜 可直视下观察宫颈管和宫腔情况，有助于病灶范围的评估，同时可直视下取活检或指导刮宫位置，提高活检准确率。

3. 影像学检查 B型超声较常用，可用阴道B型超声测量子宫内膜的厚度，绝经后妇女的子宫内膜厚度若超过4mm应引起高度警惕。MRI检查可了解子宫肌层和宫颈管浸润程度。

4. 细胞学检查 从阴道后穹窿或宫颈管吸取细胞涂片检查阳性率不高。用子宫内膜冲洗法、尼龙网内膜刮取等方法可提高阳性率。

5. 其他 血清CA125水平对晚期患者有一定的判断价值。

（七）鉴别诊断

子宫内膜癌需与功能失调性子宫出血、萎缩性阴道炎、子宫黏膜下肌瘤、宫颈或子宫内膜息肉、子宫内膜炎、宫颈癌、原发性输卵管癌等鉴别。分段诊刮、宫腔镜及病理检查是主要的鉴别手段。

（八）预防

注意高危因素，重视高危患者，正确掌握雌激素使用指征和使用方法。围绝经期月经紊乱或绝经后不规则阴道流血患者应先排除子宫内膜癌后才能按良性疾病治疗。

（九）治疗

采用手术治疗为主，放疗、化疗和激素治疗为辅的综合治疗方法。

1. 手术治疗 是子宫内膜癌的主要治疗方法。手术可进行手术病理分期并切除子宫、附件及转移病灶，手术程序是：腹部正中直切口，打开腹腔后立即取盆、腹腔冲洗液，然后仔细探查整个腹腔内脏器。网膜、肝脏、腹膜、子宫直肠陷凹和附件表面均需检查。触摸任何可能存在的转移病灶，仔细触摸主动脉旁和盆腔内可疑或增大的淋巴结。病灶局限于子宫体的患者行筋膜外全子宫及双侧附件切除术，并进行全面的分期手术。肿瘤侵犯宫颈者需行根治性子宫切除术和全面手术分期，病灶已超出子宫者行肿瘤细胞减灭手术。

2. 放疗 单纯放疗适用于晚期或有严重的全身疾病、高龄和无法手术的病例，术后放疗用于补充手术的不足及复发病例。放疗有腔内照射及体外照射两种。腔内照射多用后装腔内照射，高能放射源为^{60}Co或^{137}Cs。体外照射常用^{60}Co或直线加速器。

3. 化疗 为晚期或复发和Ⅱ型子宫内膜癌综合治疗措施之一。也有用于术后有复发高危因素患者的治疗，以期减少盆腔外的远处转移。常用化疗药物有顺铂、卡铂、紫杉醇、阿霉素、环磷酰胺、氟尿嘧啶、丝裂霉素、依托泊苷等。一般首选紫杉醇联合卡铂方案。

4. 内分泌治疗 大剂量孕激素可用于晚期或复发癌的G1级子宫内膜样腺癌，也用于治疗子宫内膜不典型增生和要求保留生育功能的G1级、局限于子宫内膜的子宫内膜样腺癌患者，至少需应用12周以上方可评定疗效。常用药物：口服醋酸甲羟孕酮300～500mg/d；醋酸甲地孕酮80～320mg/d。长期使用可有水钠潴留、水肿或药物性肝炎等副作用，停药后可恢复。其他药物有 GnRH-α、他莫昔芬和芳香化酶抑制剂等。

（十）预后

Ⅰ型子宫内膜癌预后较好，Ⅱ型预后较差。临床分期为影响预后的重要因素。5 年生存率为：Ⅰ期 75.1%、Ⅱ期 51.8%、Ⅲ期 30.0%、Ⅳ期 10.6%。

（十一）随访

术后 2～3 年内每 3 个月随访一次，3～5 年每 6 个月复查 1 次。5 年后每年复查 1 次。

案例分析 20-3

患者，女性，58 岁，因"绝经 8 年，异常阴道出血 2 次"入院。有 15 年糖尿病病史。体检：T 37.1℃，R 20 次 / 分，BP 150/90mmHg，P 78 次 / 分，腰围 90cm，臀围 101cm，体重 85kg。锁骨上及腹股沟淋巴结未及肿大。妇科检查：外阴及阴道呈老年性改变；宫颈萎缩；子宫前位，饱满，轻压痛；双附件区未及异常，三合诊宫旁未及异常增厚。入院后监测血压，波动于 145～160/90～100mmHg，检查：血 CA125 42U/L。盆腔 MRI：子宫内膜癌，局限于子宫体。宫腔镜检查：宫底部见弥漫絮状组织物。诊刮病理：（子宫）内膜样腺癌（中度分化）。临床诊断：中分化子宫内膜样腺癌，2 型糖尿病，高血压病。予以控制血压、调整血糖后，行筋膜外子宫切除 + 双侧附件切除 + 盆腔淋巴结切除 + 主动脉旁淋巴结取样术。术后剖视标本见子宫腔上段弥漫性病灶，肌层侵犯小于 1/2。术后病理结果：腹腔积液涂片未找到癌细胞；子宫内膜样腺癌（中分化），侵犯内 1/2 肌层；淋巴结及双侧附件未见癌转移。术后诊断为：子宫中分化内膜样腺癌ⅠA 期，2 型糖尿病，高血压病。术后定期随访。

解析：①符合子宫内膜癌的高发年龄为 50～60 岁；②有肥胖、糖尿病、高血压等子宫内膜癌发病的高危因素；③临床表现为绝经后不规则阴道出血；④无明显体征，子宫正常大小或稍大；⑤为最常见的病理类型子宫内膜样腺癌；⑥治疗采用手术病理分期，根据术后病理结果决定不需补充治疗，密切随访。

第五节　卵巢肿瘤

卵巢肿瘤（ovarian tumor）是女性生殖器常见肿瘤之一，恶性肿瘤的发病率占女性生殖器恶性肿瘤的第三位。卵巢癌的年发病率为 9/10 万～8/10 万。

（一）病因

未明，与遗传和家族因素、工业污染、环境、高胆固醇食物、不孕或少育、内分泌因素等有关。生育和口服避孕药可减少卵巢癌的发生。大约 20% 的卵巢癌与遗传因素有关。如乳腺 - 卵巢癌综合征（BRCA1/BRCA2 突变）、特定部位的卵巢癌综合征和Ⅱ型 Lynch 综合征（遗传型非息肉性结直肠癌综合征）。

（二）分类

卵巢肿瘤种类繁多、分类复杂，见表 20-6。

表 20-6 卵巢肿瘤组织学分类（WHO，2014 年）

上皮性肿瘤	浆液性肿瘤	良性、交界性、恶性
	黏液性肿瘤	
	子宫内膜样肿瘤	
	透明细胞肿瘤	
	Brenner 肿瘤	
	浆黏液性肿瘤	
	未分化肿瘤	
间叶细胞肿瘤	低级别子宫内膜间质肉瘤	
	高级别子宫内膜间质肉瘤	
上皮和间质细胞混合性肿瘤	腺肉瘤	
	癌肉瘤	
单纯性索 - 间质肿瘤	纤维瘤、颗粒细胞瘤、卵泡膜细胞瘤等	
混合性索 - 间质肿瘤	Sertoli-Leydig 细胞瘤，非特异性性索间质肿瘤	
生殖细胞肿瘤	无性细胞瘤、畸胎瘤、胚胎性癌，卵黄囊瘤等	
单胚层畸胎瘤和来源于皮样囊肿的体细胞型肿瘤		
生殖细胞 - 性索间质肿瘤		
混杂型肿瘤		
间皮瘤		
软组织肿瘤		
肿瘤样病变		
淋巴和骨髓肿瘤		
继发性肿瘤		

（三）病理

现将较常见的卵巢肿瘤病理特点简述如下。

1. 上皮性肿瘤最常见，占所有原发卵巢肿瘤的 2/3，其中恶性上皮性肿瘤占原发卵巢恶性肿瘤的 75%～90%。好发年龄 30～60 岁。根据肿瘤的组织学特性分为良性、交界性（borderline malignancy）及恶性肿瘤。交界性肿瘤的组织学形态和生物学行为处于良、恶性肿瘤之间，属低度潜在恶性肿瘤（low malignant potential，LMP）。

（1）浆液性肿瘤（serous tumor）：占全部卵巢肿瘤的 25%。肿瘤呈单房或多房。良性者多为单侧，囊壁薄而光滑，部分呈乳头状生长。镜下囊壁为纤维结缔组织，上皮为单层立方形或柱状上皮。交界性肿瘤囊内有较多乳头状突起，镜下可见上皮复层不超过 3 层，细胞核轻度异型性，核分裂象每高倍视野少于 1，无间质浸润。浆液性癌多为双侧，体积较大，切面为多房，腔内充满乳头，质脆，可有出血坏死，囊液浑浊、血性。镜下可见囊壁上皮明显增生，上皮复层 4～5 层以上，细胞异型明显并有间质浸润。

（2）黏液性肿瘤（mucinous tumor）：发病率仅次于浆液性肿瘤。良性和交界性黏液性肿瘤几乎均为囊性。典型病变为多房状，囊内容物为黏液性、不透明黏稠胶冻样液。镜下良性肿瘤囊壁为纤维结缔组织，内衬单层高柱状上皮，有时可见杯状细胞及嗜银细胞。交界性肿瘤上皮不超过3层，细胞轻度异型，无间质浸润。恶性肿瘤可以囊性，也可以实性。囊内含血性胶状黏液，实性区常见出血坏死。镜下见腺体密集，上皮超过3层，细胞异型性明显，有间质浸润。

（3）子宫内膜样肿瘤（endometrioid tumor）：多为恶性，良性极少见，交界性罕见。良性和交界性肿瘤外观相似，肿瘤为单房，囊壁光滑或有结节状突起。恶性为囊实性或大部分实性，表面光滑或有结节状、乳头状突起，切面灰白色、脆，常有大片出血。镜下结构与子宫内膜癌相似，常并发子宫内膜癌，此时不易鉴别何者为原发。

2. 生殖细胞肿发生率仅次于上皮性肿瘤。好发于儿童及青少年，青春期前占60%～90%，绝经后仅占4%。

（1）畸胎瘤（teratoma）：由多胚层组织构成，成熟畸胎瘤又称皮样囊肿，几乎均为良性肿瘤，仅2%发生恶变。肿瘤由分化良好的外、中、内胚层来源的组织构成，多数为单侧性，大小不一。圆形或分叶状，表面光滑、包膜完整。单房或多房，囊内含毛发和皮脂样物，有时可见牙齿、软骨、骨和脂肪组织等。囊壁上有一小丘样隆起向腔内突起，称“头节”。“头节”易恶变，形成鳞状细胞癌。未成熟畸胎瘤为恶性肿瘤，为分化程度不同的未成熟胚胎组织所构成，主要为原始神经组织。多为单侧，常与周围组织有粘连。切面以实性为主，伴有囊性区。实性区质软，出血坏死呈杂色多彩状。

（2）无性细胞瘤（dysgerminoma）：为恶性肿瘤。多为单侧表面光滑的实性结节，切面呈灰粉或浅棕色，可有出血坏死灶。镜下由成片岛状或梁索状分布的圆形或多角形大细胞组成。

（3）卵黄囊瘤（yolk sac tumor）：又称内胚窦瘤（endodermal sinus tumor），极少见，恶性程度高。多为单侧性，体积较大，呈圆形或分叶状，表面光滑，有包膜。切面以实性为主，粉白或灰白色，湿润质软，常有含胶冻样物的囊性筛状区。镜下为网状结构或内胚窦样结构。该瘤可产生甲胎蛋白（AFP），从患者的血清中可以检测到。

3. 性索间质肿瘤来源于原始性腺中的性索及间质组织，约占卵巢肿瘤的4%～6%。该类型肿瘤多能分泌类固醇激素，故又称功能性肿瘤。

（1）颗粒细胞瘤（granulose cell tumor）：为低度恶性肿瘤，多发于50岁左右妇女。多为单侧性，中等大小。圆形或分叶状，表面光滑、包膜完整。质地硬、韧或软。可为囊性、实性或囊实性。切面实性部分为白色、棕色、黄色或灰色，可见灶性出血或坏死。囊性部分为水样、血性或胶冻样液充填。

（2）卵泡膜细胞瘤（theca cell tumor）：绝大多数为良性，少数为恶性。多发生于绝经前后妇女。肿瘤多为单侧，大小不一，圆形或卵圆形。外表常隆起呈浅表分叶状。质硬或韧，切面实性，可有大小不一的囊腔。黄色、杏黄色的斑点或区域被灰白的纤维组织分割是其特征。

（3）纤维瘤（fibroma）：为良性肿瘤，约占卵巢肿瘤的2%～5%。多见于中年妇女。单侧居多，中等大小。表面光滑或呈结节状，切面实性灰白色、硬。若伴有腹腔积液和胸腔积液，称为梅格斯（Meigs）综合征，肿瘤切除后，腹腔积液和胸腔积液可自行消退。

4. 转移性肿瘤约占卵巢肿瘤的5%～10%。乳腺、胃肠道、生殖道、泌尿道等部位的原发性肿瘤均可转移到卵巢。库肯勃（Krukenberg）肿瘤是指原发于胃肠道的肿瘤转移到双侧卵巢，多伴有腹腔积液，镜下见典型的印戒细胞，能产生黏液，预后极差。

（四）恶性肿瘤的转移途径

主要直接种植和淋巴转移，血行转移少见。卵巢恶性肿瘤在盆、腹腔内的种植播散和转移相当广泛，即使原发灶外观局限，也可有大网膜、腹膜、肠系膜、肠管、肝、脾等脏器受累，横膈也是转移的好发部位。淋巴转移通过卵巢门淋巴管至腹主动脉旁淋巴结，通过阔韧带进入盆腔淋巴结、圆韧带至髂外和腹股沟淋巴结。晚期可出现血行转移。

（五）分期

采用FIGO 2013手术病理分期，见表20-7。

表20-7 卵巢恶性肿瘤手术病理分期（FIGO，2013）

Ⅰ	肿瘤局限于卵巢
ⅠA	肿瘤局限于一侧卵巢（包膜完整）或输卵管，卵巢和输卵管表面无肿瘤腹腔积液或腹腔冲洗液未找到癌细胞
ⅠB	肿瘤局限于双侧卵巢（包膜完整）或输卵管，卵巢和输卵管表面无肿瘤腹腔积液或腹腔冲洗液未找到癌细胞
ⅠC	肿瘤局限于单或双侧卵巢或输卵管，并伴有如下任何一项： ⅠC_1：手术导致肿瘤破裂 ⅠC_2：手术前肿瘤包膜已破裂或卵巢、输卵管表面有肿瘤 ⅠC_3：腹腔积液或腹腔冲洗液发现癌细胞
Ⅱ	肿瘤累及一侧或双侧卵巢或输卵管并有盆腔扩散（骨盆入口平面以下）或原发性腹膜癌 ⅡA：肿瘤蔓延至或种植到子宫和（或）输卵管和（或）卵巢 ⅡB：肿瘤蔓延至其他盆腔内组织
Ⅲ	肿瘤累及单侧或双侧卵巢、输卵管或原发性腹膜癌，伴有细胞学或组织 学证实的盆腔外腹膜转移或证实存在腹膜后淋巴结转移 ⅢA_1：仅有腹膜后淋巴结阳性（细胞学或组织学证实） ⅢA_1（i）期：转移灶最大直径≤10mm ⅢA_1（ii）期：转移灶最大直径＞10mm ⅢA_2：显微镜下盆腔外腹膜受累，伴或不伴腹膜后阳性淋巴结 ⅢB：肉眼盆腔外腹膜转移，病灶最大直径≤2cm，伴或不伴腹膜后阳性淋巴结 ⅢC：肉眼盆腔外腹膜转移，病灶最大直线＞2cm，伴或不伴腹膜后阳性淋巴结（包括肿瘤蔓延至肝包膜和脾，但无转移到脏器实质）
Ⅳ	超出腹腔外的远处转移 ⅣA：胸腔积液中发现癌细胞 ⅣB：腹腔外器官实质转移（包括肝实质转移和腹股沟淋巴结和腹腔外淋巴结转移）

（六）临床表现

1. **良性肿瘤** 早期肿瘤较小，多无症状，往往在妇科检查时偶然发现。当肿瘤生长至中等大小时，可觉腹胀或腹部扪及肿块，双合诊在子宫一侧或双侧触及球形肿块，囊性或实性，表面光滑，与子宫无粘连，活动。肿瘤增大占满整个盆、腹腔时，可出现压迫症状。腹部隆起，肿物活动度差，叩诊无移动性浊音。若肿瘤发生扭转或破裂，则可出现急腹症表现。

2. **恶性肿瘤** 早期常无症状。当肿瘤增大时，可出现腹胀、腹部肿块、腹腔积液等表现。功能性肿瘤可出现月经紊乱或阴道不规则流血。肿瘤向周围组织浸润或压迫时，可引起腹痛、腰痛或下肢疼痛和水肿。晚期可出现贫血、消瘦、发热、全身衰竭等恶病质现象。三合诊检查可在子宫直肠陷凹触及盆腔内质硬的不规则结节。肿块多为双侧、实性或半实性，表面凹凸不平，活动度差。晚期可呈“冰冻骨盆”状。常伴有腹腔积液，可有腹股沟、锁骨上淋巴结肿大。

（七）并发症及其处理

1. **蒂扭转** 是妇科常见的急腹症。常发生于瘤蒂较长、中等大小、活动度大、重心偏于一侧的肿瘤。在突然改变体位或向同一方向连续转动后发生。肿瘤发生扭转后，可出现瘤内出血、坏死，易破裂和继发感染。典型的症状为突然发生的一侧下腹剧痛，伴恶心、呕吐甚至休克。双合诊可触及压痛、张力较高的肿块，以蒂部最明显，伴有肌紧张。确诊后应立即手术，可行附件切除术。年轻良性肿瘤患者保留生育功能者，也可先行腹腔镜复位术，然后Ⅱ期行肿瘤剔除术（图 20-5）。

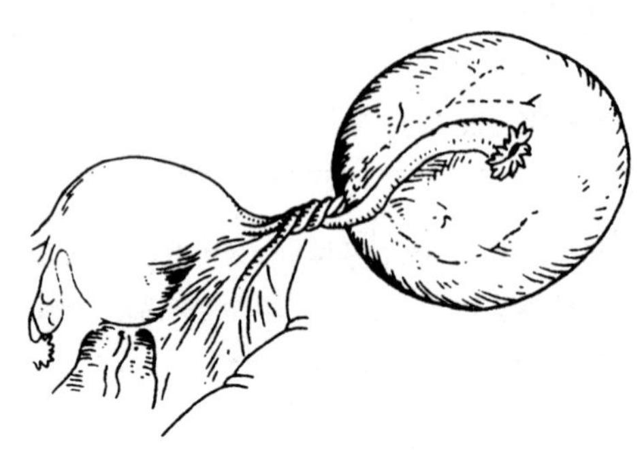

图 20-5 卵巢肿瘤蒂扭转

2. **破裂** 可自发或受外伤后破裂。自发破裂多为肿瘤浸润性生长穿破囊壁所致。腹部受重击、分娩、性交、妇科检查用力过度、穿刺等可引起肿瘤破裂。肿瘤破裂后，囊内容物流入腹腔或肿瘤血管破裂造成腹腔内出血，可引起剧烈腹痛、恶心、呕吐、腹膜炎甚至休克。症状轻重取决于破裂口的大小和流入腹腔内囊液的量和性质。检查可发现腹肌紧张、压痛、反跳痛或有腹水征，原来存在的肿块缩小或消失。确诊后应立即剖腹探查，切除肿瘤并彻底冲洗腹腔。

3. **感染** 多继发于肿瘤蒂扭转、破裂后，或者是邻近器官感染病灶的扩散。临床上除原有疾病的表现外，尚有发热、血白细胞升高等表现。严重者可出现腹膜炎。处理一般是先控制感染，然后手术治疗。若短期内感染难以控制，则先手术切除病灶，术后继续抗感染治疗。

4. **恶变** 肿瘤短期内迅速增大而固定，可伴有腹腔积液等表现。确诊后应及早手术治疗，并按恶性肿瘤处理。

（八）诊断

必须结合病史和体征，辅以必要的辅助检查确定：①盆腔肿块是否来自卵巢？②卵巢肿块是肿瘤还是瘤样病变？③卵巢肿瘤的性质是良性还是恶性？④肿瘤的病理类型？⑤恶性肿瘤的临床分期？

1. **影像学检查**

（1）B 型超声：是常规检查方法之一。对直径大于 2cm 的盆腔肿块，B 型超声可了解肿块的部位、大小、形态，推测肿块的性质。探测有无腹腔积液及腹腔积液量。

（2）影像学检查：CT、MRI 可显示肿块、转移结节和淋巴转移的图像及其与周围脏器的关系；腹部平片可显示畸胎瘤的牙齿、骨等成分；静脉肾盂造影、吞钡与钡剂灌肠、乳房软组织摄片、胸片等检查可了解肿瘤与邻近器官的关系及转移情况。PET-CT 可了解肿瘤全身转移情况。

2. **细胞、组织学检查** 抽取腹腔积液查癌细胞，细针穿刺肿块抽吸细胞或组织，腹腔镜下活检切片检查可鉴别肿瘤的良恶性及明确病理类型。

3. **肿瘤标记物检查** 80% 的卵巢上皮性癌血清 CA125 水平升高，HE4 蛋白结合 CA125 检测可提高特异性。AFP 是卵黄囊瘤的标记物，未成熟畸胎瘤、混合性无性细胞瘤也可升高。hCG

对原发性卵巢绒癌有特异性。雌激素水平增高有助于功能性肿瘤的诊断。睾丸母细胞瘤患者尿 18- 酮类固醇可增高。

4. **内镜检查** 腹腔镜可直视肿瘤及取活检，明确诊断和判断肿瘤的腹腔内扩散范围。胃镜、肠镜有助于鉴别消化道肿瘤。膀胱镜可了解肿瘤侵犯泌尿道的情况。

（九）鉴别诊断

1. **良性肿瘤与恶性肿瘤的鉴别** 见表 20-8。

表 20-8 卵巢良性肿瘤和恶性肿瘤的鉴别

鉴别内容	良性肿瘤	恶性肿瘤
病史	病程长，逐渐增大	病程短，迅速增大
体征	多单侧，活动，囊性，表面光滑常无腹腔积液	多双侧，固定，实性或囊实性，表面不平结节状，常有腹腔积液，多为血性，可查到癌细胞
一般情况	好	恶病质
B 型超声	为液性暗区，可有间隔光带，边缘清晰	液性暗区内有杂乱光团、光点，肿块边界不清

2. **良性肿瘤的鉴别诊断**

（1）卵巢瘤样病变滤泡囊肿和黄体囊肿一般为单侧，直径小于 5cm，壁薄、可活动，可自行消失。可随访，观察肿块变化特别是经期及其前后的变化情况，必要时 B 型超声、腹腔镜检查。

（2）子宫肌瘤：特别需与浆膜下肌瘤鉴别。可借助 B 型超声等检查鉴别。

（3）妊娠子宫：有停经史，妊娠试验阳性，B 型超声可鉴别。

（4）尿潴留：特别要警惕把年老妇女潴尿膀胱误为卵巢肿瘤，导尿可鉴别。

（5）腹腔积液：巨大卵巢肿瘤应与大量腹腔积液鉴别。首先应注意与形成腹腔积液有关的肝、心、肾病史。检查时腹腔积液为蛙状腹，有移动性浊音，B 型超声可鉴别。

3. **恶性肿瘤的鉴别诊断**

（1）卵巢子宫内膜异位症囊肿：有进行性痛经、月经过多、不规则阴道流血、不孕等症状。B 型超声、腹腔镜检查有助鉴别，必要时剖腹探查。

（2）盆腔炎性肿块：有盆腔感染史，肿块触痛，边界不清，活动受限，抗感染治疗后可缓解。必要时腹腔镜检查或剖腹探查。

（3）结核性腹膜炎：常合并有腹腔积液，盆、腹腔内粘连性肿块，多发生于年轻不孕妇女，有肺结核史，消瘦、低热、盗汗、月经稀少或闭经等症状，妇科检查肿块位置较高，不规则，边界不清、活动差。结核试验、B 型超声、腹腔镜等有助鉴别，必要时剖腹探查。

（4）生殖道外肿瘤：与腹膜后肿瘤、直肠及结肠肿瘤等鉴别。

（5）转移性肿瘤：常与消化道转移性肿瘤相混淆。注意原发肿瘤的表现，转移性肿瘤常为双侧性，活动度好。必要时剖腹探查。

（十）预防

1. **定期防癌普查** 30 岁以上已婚妇女应每半年至一年进行一次妇科检查，以发现早期盆腔肿块，阴道 B 型超声结合 CA125 检查有助于发现卵巢病变。有条件者行遗传学咨询和基因检测。

2. **及时处理盆腔肿块卵巢增大或卵巢囊肿** 有下列指征者应及早行腹腔镜检查或剖腹探

查。①卵巢实性肿块；②卵巢囊肿直径>8cm；③青春期前和绝经后；④生育年龄正在口服避孕药；⑤囊肿持续存在超过2个月。

（十一）治疗

1. 良性肿瘤 手术治疗，根据患者年龄、生育要求及对侧卵巢情况决定手术范围。年轻、单侧良性肿瘤应行患侧卵巢肿瘤剥出或卵巢切除术，保留同侧正常卵巢组织和对侧正常卵巢；双侧良性肿瘤应行肿瘤剥出术。绝经后妇女建议行子宫及双侧附件切除术。术中切下肿瘤后应剖开肿瘤观察判断肿瘤良、恶性，必要时作冷冻切片组织学检查明确性质以确定手术范围。疑恶性的肿瘤应尽可能完整取出，防止肿瘤穿破、囊液流出癌细胞种植于腹腔。巨大良性囊性肿瘤可穿刺放液，待体积缩小后取出，穿刺前须保护穿刺周围组织，以防被囊液污染。放液速度应缓慢，以免腹压骤降发生休克。

2. 卵巢上皮癌 采用手术为主，联合化疗、放疗等综合治疗方法。

（1）手术治疗：是主要的治疗手段。初次手术的彻底性与预后密切相关。早期（FIGO Ⅰ、Ⅱ期）癌应行全面分期手术，手术程序是：经腹正中切口进入腹盆腔，留取腹腔积液或腹腔冲洗液进行细胞学检查；全面探查盆、腹腔，对可疑病灶及腹膜多处取材作组织学检查；全子宫和双附件切除；尽可能切除所有肉眼可见的病灶；大网膜、盆腔及腹主动脉旁淋巴结切除。经过全面分期手术的ⅠA或ⅠB患者，可施行保留生育功能（保留子宫和健侧附件，双侧肿瘤切除双侧附件，保留子宫）的手术。晚期卵巢癌行肿瘤细胞减灭术，切除原发肿瘤和转移灶，必要时可切除部分肠管、膀胱或脾脏等。尽可能达到无肉眼残余肿瘤。对大块肿瘤，病灶广泛，估计无法达到满意减瘤术者，可在有细胞、病理学证实的情况下先行1～3疗程的化疗后再行间歇性细胞减灭术，术后再至少化疗3疗程。

（2）化学药物治疗：除了经过全面手术分期后、除了G1级的ⅠA期和ⅠB期患者不需化疗外，其他患者均需化疗。化疗也用于复发患者的治疗。常用化疗药物有顺铂、卡铂、紫杉醇、环磷酰胺、足叶乙苷（VP-16）等。近年来多采用铂类药物联合紫杉醇的化疗方案（表20-9）。复发和难治性卵巢癌根据患者对铂是否敏感选用再次应用铂类药物或非铂药物如吉西他滨、脂质体阿霉素、拓扑替康、VP-16等。

表20-9 2017NCCN推荐的卵巢癌一线化疗方案

（1）顺铂腹腔/紫杉醇静脉化疗方案：第1天：紫杉醇135mg/m^{2}持续静脉滴注>3小时或>24小时，第2天：顺铂75～100mg/m^{2}腹腔化疗（紫杉醇后），第8天：紫杉醇60mg/m^{2}腹腔化疗。每3周一疗程，共6疗程。
（2）紫杉醇+卡铂3周疗方案：紫杉醇175mg/m^{2}静脉滴注>3小时，卡铂AUC 5-6静脉滴注>1小时。每3周一疗程，共6疗程。
（3）多西紫杉醇+卡铂3周疗方案：多西他赛60～75mg/m^2，静脉滴注>1小时，卡铂AUC 5-6静脉滴注>1小时。每3周一疗程，共6疗程。
（4）紫杉醇周疗+卡铂3周疗方案：紫杉醇80mg/m^{2}静脉滴注>1小时，第1、8、15天各一次，卡铂AUC6静脉滴注>1小时。每3周一疗程，共6疗程。
（5）低剂量紫杉醇+卡铂周疗方案：紫杉醇60mg/m^{2}静脉滴注1小时，卡铂AUC 2IV>30分钟。每周1次共18周。
（6）卡铂+脂质体多柔比星4周疗方案：卡铂AUC5静脉滴注，聚乙二醇脂质体多柔比星30mg/m^{2}静脉滴注。每4周1次，共6疗程。
（7）紫杉醇+卡铂+贝伐单抗方案：在静脉化疗方案基础上增加贝伐单抗7.5～15mg/kg静脉滴注>30～90分钟，每3周一次。停化疗后贝伐单抗单药维持12～24个月。

注：AUC（area under the curve）指曲线下面积，根据患者的肌酐清除率计算卡铂的剂量

（3）放射治疗：外照射对于卵巢上皮癌的治疗价值有限，可用于锁骨上和腹股沟淋巴结转移灶和部分紧靠盆壁的局限性病灶的局部治疗。

3. 交界性肿瘤 主要采用手术治疗。参照卵巢上皮癌手术方法进行全面的手术分期或肿瘤细胞减灭术。复发病例也应采取手术治疗。年轻希望保留生育功能的患者可保留正常的子宫和对侧卵巢。化疗只用于有浸润性种植的患者。

4. 恶性生殖细胞肿瘤

（1）手术治疗：绝大多数恶性生殖细胞肿瘤患者年轻并希望保留生育功能，而且该肿瘤对化疗十分敏感。因此，手术的基本原则是无论期别早晚，只要对侧卵巢和子宫未受肿瘤累及，在全面手术分期的基础上，均可行保留生育功能的手术。对复发者仍主张积极手术。

（2）化疗：除了ⅠA和ⅠB期无性细胞瘤和ⅠA期、G1未成熟畸胎瘤患者不需化疗外，其他患者均需化疗，常用BEP方案。

（3）放疗：无性细胞瘤对放疗敏感，但由于放疗会影响患者的生育功能，故目前较少应用。对复发的无性细胞瘤，放疗仍能取得较好疗效。

5. 卵巢性索间质肿瘤 手术方法参照卵巢上皮癌的治疗方法。对复发的性索间质肿瘤仍主张积极手术。常用化疗方案为EBP和TC方案，一般化疗6个疗程。本瘤有晚期复发的特点，应长期随诊。

（十二）预后

预后与临床分期、组织类型、细胞分化程度、年龄、治疗措施等有关。5年生存率：Ⅰ期70%～80%，Ⅱ期以上只有40%左右。低度恶性肿瘤、残余瘤直径＜1cm者疗效较好。年老患者疗效较差。

（十三）随访

通过随访，可了解患者对治疗方案的直接反应，及早发现和迅速处理与治疗有关的并发症，早期发现未控或复发病变以对治疗方案做适当的更改。治疗后2年内每3个月随诊1次，第3～5年每4～6个月复查1次。5年后每年复查1次。

（十四）妊娠合并卵巢肿瘤

妊娠合并卵巢良性肿瘤比较常见，合并恶性肿瘤比较少见。早孕时若肿瘤嵌入盆腔，可能引起流产。中期妊娠时易并发蒂扭转，晚期妊娠时若肿瘤较大可导致胎位异常，分娩时肿瘤易发生破裂，肿瘤位置较低可阻塞产道导致难产。妊娠时盆腔充血，可使肿瘤迅速增大，并促使恶性肿瘤扩散。

妊娠合并卵巢肿瘤除非有并发症存在，症状一般不明显。早孕时妇科检查可以发现肿瘤，中期妊娠以后难以查到。需结合病史和B型超声等检查作出诊断。

早孕合并卵巢良性肿瘤，可等待至妊娠12周以后才进行手术，以免诱发流产。术前、术后应安胎治疗。妊娠晚期发现者，可短期等待至足月行剖宫产，同时切除肿瘤。妊娠合并恶性肿瘤者，应及早手术，治疗原则与非孕期相同。

案例分析 20-4

患者，女性，49 岁，因“食欲缺乏、消瘦半年，腹胀 2 个月”入院。体检：T 36.8℃，R 24 次 / 分，BP 95/67mmHg，P 99 次 / 分，锁骨上淋巴结未及肿大，左侧腹股沟可触及一大小约 1.5cm 的淋巴结，质硬，固定，无压痛，腹部胀大，移动性浊音阳性。妇科检查：外阴及阴道发育正常；宫颈正常大小；子宫后位，固定，正常大小，无压痛；右侧下腹部可触及一大小约 10cm × 8cm × 8cm 的囊实性肿物，边界不清，与子宫左侧壁关系紧密。由于腹腔积液较多，左侧附件触诊欠佳。三合诊阴道后穹窿及右侧宫旁可及质硬结节。入院后检查：血常规：Hb 82g/L。血 CA125：1250IU/L。胃镜及肠镜未见异常。MRI：卵巢恶性肿瘤Ⅲ期。临床诊断为：盆腔包块性质待查：卵巢恶性肿瘤？中度贫血。择期行剖腹探查术，腹腔内淡黄色腹腔积液约 2000ml，子宫后位，固定，右侧卵巢增大约 12cm × 10cm × 10cm，表面见多处质脆菜花样组织，左侧卵巢稍大，子宫直肠窝及直肠表面见质脆黄白色组织物，大网膜呈饼状，腹膜、肝脏及膈肌表面可及质硬、大小不一的粟粒样结节。先行右侧附件切除，标本送冰冻切片：（右卵巢）高级别浆液性癌。继续行全子宫左侧附件切除 + 大网膜切除 + 阑尾切除 + 肿瘤细胞减灭术，术后残余病灶最大直径小于 1cm。术后病理结果：（右卵巢）高级别浆液性癌，右侧输卵管慢性炎，大网膜见转移灶，盆腔及腹膜病灶见癌细胞，考虑为转移，左侧卵巢及输卵管表面见癌细胞，考虑转移，子宫未见癌组织。术后诊断：右卵巢高级别浆液性腺癌ⅢC 期，中度贫血。术后予以 TC（紫杉醇 + 卡铂）化疗 6 疗程。

解析：①符合卵巢癌的好发年龄为 30～60 岁；②为最常见的卵巢恶性肿瘤病理类型浆液性癌；③早期临床表现不典型，后期表现为胃肠道症状；④盆腔和腹腔广泛种植转移扩散；⑤手术病理分期为ⅢC；⑥治疗上以手术为主，化疗为辅。

第六节　输卵管肿瘤

输卵管良性肿瘤极其罕见。输卵管癌的发病机制、临床表现、诊断和治疗方法均和卵巢癌类似。往往术前难以鉴别输卵管癌和卵巢癌。2014 年，FIGO 妇科肿瘤委员会对分期方法进行了修订，使卵巢癌、输卵管癌和腹膜癌使用同一分期系统。新的研究结果支持将高级别浆液性卵巢癌、腹膜癌和输卵管癌视为一类疾病。因此可参考第六节的内容。

（林仲秋）

学习小结

宫颈癌的主要病因是高危型 HPV 感染。病理类型以鳞状细胞癌为主，其次为腺癌，症状包括接触性阴道流血、阴道排液、疼痛、侵犯邻近器官引起的症状及恶病质；体征可为宫颈息肉状、乳头状或菜花样，癌灶浸润阴道壁时可见阴道壁有赘生物，如向宫旁浸润，双合诊和三合诊可扪及子宫两侧增厚、结节状。辅助检查包括宫颈和宫颈管活检、宫颈锥切术、影像学等。主要的治疗方法是手术和放疗。

子宫肌瘤的变性包括玻璃样变、囊性变、红色变、恶性变、脂肪变性、钙化等。根据部位分为宫体和宫颈肌瘤；根据与子宫肌层的关系分为肌壁间肌瘤，浆膜下肌瘤，黏膜下肌瘤。症状包括月经改变、腹部肿块、阴道排液、压迫症状、疼痛、不孕和流产、贫血；体征为腹部肿块、子宫增大等；B 型超声为重要的辅助检查。治疗原则：对无症状者，尤其是近绝经期妇女进行随访观察，对症状轻、近绝经年龄或全身情况不宜手术者可行药物治疗；对有症状者可行手术治疗。年轻患者行肌瘤切除术。

子宫内膜癌的症状包括阴道流血、阴道排液、疼痛、恶病质；早期可无明显体征，子宫可以正常大小或稍大，疾病发展时，子宫增大变软、固定或在宫旁或盆腔内扪及不规则形结节状肿物。其辅助检查包括分段诊刮、宫腔镜、MRI 等；治疗原则为采用手术治疗为主，放疗、化疗和激素治疗为辅的综合治疗方法。

早期卵巢良性肿瘤常较小，多无症状，往往在妇科检查时偶然发现；当肿瘤生长至中等大小时，可觉腹胀或腹部扪及肿块。卵巢恶性肿瘤：早期症状不典型；当疾病进展时，可出现腹胀、腹部肿块、腹腔积液等表现。功能性肿瘤可出现月经紊乱或阴道不规则流血。并发症包括蒂扭转，破裂，感染，恶变。良恶性肿瘤从以下几个方面进行鉴别：病史，体征，一般情况，B 型超声。良性肿瘤采取手术治疗，根据患者年龄、生育要求及对侧卵巢情况决定手术范围；恶性肿瘤则采用手术为主，联合化疗、放疗等综合治疗方法。

复习参考题

1. 试述宫颈癌的早期症状。
2. 试述宫颈癌的处理原则。
3. 常见的子宫肌瘤变性有哪些？
4. 子宫肌瘤的治疗原则有哪些？
5. 子宫内膜癌的症状有哪些？
6. 子宫内膜癌的治疗原则是什么？
7. 卵巢肿瘤的临床表现有哪些？
8. 卵巢肿瘤常见的并发症有哪些？
9. 恶性卵巢肿瘤的治疗原则是什么？

第二十一章 妊娠滋养细胞疾病

21

学习目标

掌握	葡萄胎和侵蚀性葡萄胎、绒毛膜癌的病理、临床表现、诊断、治疗原则及随访方法。
熟悉	葡萄胎、侵蚀性葡萄胎及绒毛膜癌之间的关系。

妊娠滋养细胞疾病（gestational trophoblastic disease，GTD）是一组来源于胎盘绒毛滋养细胞的疾病，包括葡萄胎、侵蚀性葡萄胎、绒毛膜癌、胎盘部位滋养细胞肿瘤和上皮样滋养细胞肿瘤，后四者又统称为妊娠滋养细胞肿瘤（gestational trophoblastic neoplasia，GTN）。病变局限在子宫者称无转移的滋养细胞肿瘤；在肺部或阴道和（或）脑、肝、肾或身体其他部位发生转移者，则为转移性妊娠滋养细胞肿瘤。胎盘部位滋养细胞肿瘤和上皮样滋养细胞肿瘤是妊娠滋养细胞疾病的二个特殊类型，其临床表现、病程以及处理有其特异性。

第一节　葡萄胎

葡萄胎是指妊娠后胎盘滋养细胞增生、绒毛水肿变性而形成相连成串的水泡状物，形如葡萄而得名。可分为：①完全性葡萄胎：整个子宫腔内充满水泡，无胎儿及其附属物；②部分性葡萄胎：仅部分胎盘绒毛发生水泡状变性，胎儿多已死亡。葡萄胎发生于生育年龄妇女，我国妇女的妊娠次数与葡萄胎发生数之比为1238∶1。

（一）病因

尚未清楚。与营养不良、病毒感染、内分泌失调、孕卵缺损、免疫异常、种族等有关。完全性葡萄胎的染色体组型多数为二倍体46，XX，少数为46，XY，都来源于父系。部分性葡萄胎染色体组型通常是三倍体69，XXY，两个来自父系，一个来自母系。

（二）病理

葡萄胎水泡大小不一，壁薄、透明，内含黏性液体。水泡间充满血液和凝血块。镜下特点：①滋养细胞增生，根据增生程度分为轻、中、重三度；②绒毛间质水肿；③间质血管稀少或消失。30%～50%患者的卵巢可发生卵泡膜黄素化囊肿，常为双侧性，大小不等、表面光滑、色黄、壁薄、多房、囊液清亮。葡萄胎清除后，囊肿可自行消退。

（三）临床表现

1. 阴道流血　多数患者在停经6～8周后发生阴道不规则流血，淋漓不尽，也可反复大量流血，导致贫血和继发感染。

2. 腹痛　当葡萄胎迅速生长使子宫急速膨大时，可引起下腹胀痛。发生子宫收缩时，则出现阵发性腹痛。

3. 子宫异常增大　子宫大于停经月份是葡萄胎的特征之一。约2/3患者子宫大于停经月份，质地极软。部分患者子宫与停经月份相符或小于停经月份。触不到胎体，听不到胎心音。

4. 卵巢卵泡膜黄素化囊肿　一般无症状，发生急性蒂扭转或破裂时可有急性痛。

5. 妊娠高血压疾病的表现　妊娠24周前可发生高血压、水肿和蛋白尿等征象，极少数可出现子痫。

6. 甲亢表现 约10%的葡萄胎患者血浆甲状腺素浓度升高并可出现甲亢症状。葡萄胎清除后症状迅速消失。

（四）诊断

根据病史、临床表现和阴道排出物中见到水泡状组织，基本可确定诊断。辅助检查：① hCG测定：血、尿hCG比正常妊娠高。血β-hCG常超过10万mIU/ml，有时可达上百万mIU/ml，且持续不降。②超声波检查：B型超声见子宫腔内充满不均质密集状或短条状回声，呈"落雪状"，若水泡较大而形成大小不等的回声区，呈"蜂窝状"，无妊娠囊，也无胎儿结构及胎心搏动征。超声多普勒不能探测到胎心音。

（五）鉴别诊断

需与引起阴道流血、子宫增大等相关疾病相鉴别。①流产：有阵发性腹痛、阴道流血，子宫比停经月份小或相符。B型超声有助于鉴别。②多胎妊娠：子宫可大于停经月份，但无阴道流血，可触及胎体，听到胎心音。B型超声、超声多普勒有助于鉴别。③羊水过多：子宫大于停经月份，但无阴道出血，hCG值在正常范围。B型超声有助于鉴别。

（六）治疗

1. 清除葡萄胎组织 一经确诊，立即清除。术前需做好输血准备。在充分扩张宫颈后，选用8号吸管吸宫。操作应小心谨慎，防止子宫穿孔。若宫缩差出血多，在宫口已扩张的前提下，可以使用缩宫素静脉滴注，加强宫缩。吸出物应做病理检查。术前、术后应使用抗生素。原则上一周后应复查超声，如宫腔有组织物残留，考虑再次刮宫，刮出物也需做病理检查。

2. 预防性化疗 葡萄胎术后约15%～25%的患者会进展为滋养细胞肿瘤，对于无法随访的有恶变高危因素的患者，可作几个疗程的化疗，其他一般患者不作预防性化疗。方法：可选用甲氨蝶呤、放线菌素D、氟尿嘧啶单药化疗。

3. 子宫切除 单纯子宫切除不能预防葡萄胎发生子宫外转移，所以不作为常规处理。对于年龄接近绝经、无生育要求者可行全子宫切除术，两侧卵巢可以保留。手术后仍需定期随访。

4. 卵巢卵泡膜黄素化囊肿的处理 一般均能自行消失，不需特殊处理。较大的囊肿可在B型超声引导下穿刺吸液。当发生蒂扭转急腹症时，可剖腹或在腹腔镜下抽吸囊液后复位，若血供良好，卵巢可以保留，有缺血坏死则需切除。

（七）随访

葡萄胎清除后的随访非常重要。①定期hCG测定，葡萄胎清宫后每周一次，直至连续3次阴性，以后每个月一次共6个月，然后再每2个月一次共6个月，自第一次阴性后共计一年。②随访时除检查hCG外，还须了解有无阴道异常流血、咳嗽、咯血等症状，必要时进行妇科检查、胸片和B型超声检查等。若是hCG呈对数性下降，则随访6个月后即可妊娠。若葡萄胎清宫后hCG下降缓慢，则需避孕1年才可妊娠。工具避孕和口服避孕药都是有效的避孕方法。下次妊娠时应早期作超声检查，检测hCG以确保其在正常范围内，妊娠结束后亦应随访hCG至正常水平。

第二节　妊娠滋养细胞肿瘤

葡萄胎组织侵入子宫肌层或转移至子宫外称侵蚀性葡萄胎，多在葡萄胎清除后六个月内出现临床表现。葡萄胎清除后一年以上发病者多数为绒癌。妊娠滋养细胞肿瘤 60% 发生于葡萄胎后、30% 发生于流产后、10% 发生于足月妊娠或异位妊娠后，最常见于葡萄胎后 hCG 水平持续升高者，也见于葡萄胎后持续和反复不规则阴道流血者。

（一）病理

葡萄胎组织侵入子宫肌层，可见子宫肌层有缺损或含有不等量的葡萄胎样组织和凝血块，或局部呈暗红色，伴有出血、坏死及感染，组织软而脆。镜下可见绒毛结构或阴影，滋养细胞有不同程度的增生，或增生和分化不良的滋养细胞排列成片状侵入子宫肌层和血管。癌细胞排列紊乱，无绒毛结构，为绒癌。

（二）临床表现

1. **无转移滋养细胞肿瘤**　最主要的症状是葡萄胎、流产、异位妊娠、早产或足月产后持续阴道不规则流血。也可表现为一段时间月经正常，以后发生闭经，然后阴道流血。若子宫原发灶已消失而仅有转移灶存在，可无阴道流血症状。若肿瘤组织穿破浆膜层，可有急腹症及内出血的表现。检查子宫较大而软，黄素化囊肿持续存在，子宫旁可触及搏动明显的子宫动脉。

2. **转移性滋养细胞肿瘤**　肺转移可出现咳嗽、咯血等症状，胸片可见转移结节阴影，阴道、宫颈转移灶为紫蓝色结节，可破溃出血。脑转移时出现头痛、呕吐、抽搐、偏瘫及昏迷等表现。

（三）诊断

1. **临床诊断**　凡葡萄胎、流产、异位妊娠、早产或足月产后出现症状和体征，hCG 升高等，应考虑滋养细胞肿瘤的诊断。

2. **hCG 测定**　一般情况下，葡萄胎清除后 84～100 日、人流后 30 日、自然流产后 19 日、足月产后 12 日、异位妊娠手术后 8～9 日，血 β-hCG 值应降至正常水平。若超过上述时间 β-hCG 仍持续高值或下降后又上升，且升高的血 hCG 至少连续 3 周 4 次（第 1、7、14、21 天）呈平台状，或连续 2 周以上（第 1、7、14 天）持续上升，结合临床应高度怀疑滋养细胞肿瘤。

3. **影像学检查**　B 型超声及彩色多普勒超声对子宫病灶有诊断价值。胸片、CT、MRI 等对肺、脑、肝、肾等处转移灶具有重要的诊断价值。

4. **病理检查**　根据有无绒毛结构鉴别绒癌或侵蚀性葡萄胎。

（四）临床分期和预后评分

目前常用 FIGO 临床分期结合 WHO 预后评分作为制订治疗方案和估计预后的依据，见表 21-1、表 21-2。

表 21-1 FIGO 妊娠滋养细胞肿瘤分期

Ⅰ期：妊娠滋养细胞肿瘤局限在子宫体
Ⅱ期：滋养细胞肿瘤转移至附件或阴道，但仍局限于生殖系统
Ⅲ期：病变转移至肺，伴或不伴生殖系统受累
Ⅳ期：病变转移至其他部位

表 21-2 改良 WHO 高危因素评分系统

FIGO（WHO）高危因素评分及分期	0	1	2	4
年龄	<40	≥40	—	—
前次妊娠	葡萄胎	流产	足月产	—
潜伏期（月，从妊娠开始）	<4	4～6	7～12	>12
治疗前 hCG 水平（mIU/ml）	$<10^3$	$<10^3\sim10^4$	$>10^4\sim10^5$	$>10^5$
最大病灶直径（包括子宫，cm）	—	3～4	≥5	—
转移部位（包括子宫）	肺	脾、肾	胃肠道	脑、肝
转移灶数目	—	1～4	5～8	>8
以前化疗失败	—	—	单药	两药及以上

注：≤6 分属低危，≥7 分属高危

（五）治疗

采用化疗为主、手术和放疗为辅的治疗原则。

1. 化疗 常用药物和推荐化疗方案见表 21-3、表 21-4。低危者采用单药化疗，高危者采用联合化疗。根据病灶和转移灶部位选择不同的用药途径，如静脉注射、瘤内注射、动脉插管或介入治疗、鞘内注射等。化疗期间应注意化疗药物的副作用，特别是骨髓抑制、消化道反应、肝、肾功能损害等，如用药及处理不当，严重者可致死。

停药指征：临床症状、体征和转移灶消失，血 hCG 每周 1 次连续 3 次以上正常后再巩固化疗 2～3 个疗程。随访 1 年无复发者为治愈。

表 21-3 滋养细胞肿瘤单药化疗方案

MTX	0.4mg/（kg·d）肌注，5 天，每 2 周为一疗程
MTX	1.0mg/（kg·d）第 1、3、5、7 天共 4 次肌注，甲酰四氢叶酸 0.1mg/（kg·d）第 2、4、6、8 天肌注
MTX	50mg/m² 肌注，1 次/周。失败后可改用 MTX 0.4mg/（kg·d）肌注，5 天，或 Act-D 12μg/（kg·d）静滴，5 天
Act-D	1.25mg/m² 静滴，每 2 周给药一次 当 MTX 脉冲性周疗化疗失败时，可改用此方案
Act-D	12μg/（kg·d）静滴，5 天，每 2 周为一疗程 MTX 5 天给药化疗方案失败后可改用此方案。且可在肝功能不全患者中使用
5-Fu	28～30mg/（kg·d），静滴，8～10 天，休息 2 周后开始下一疗程

2. 手术治疗 对于原发或转移灶破溃大出血、子宫或肺转移灶经多次化疗仍未消退和耐药患者可选择手术治疗方法。手术方式有子宫病灶剜出术、次广泛子宫切除术和转移灶切除术等。

3. 放疗 只用于化疗和手术难以控制的阴道、肺、脑等处的转移病灶。

表21-4　滋养细胞肿瘤联合化疗方案

5-FU+KSM	
5-FU	26~28mg/(kg·d)，静脉滴注6~8日
KSM	4~6μg/(kg·d)，静脉滴注6~8日 疗程间隔3周
EMA-CO	
第1天	Act-D 500μg 静滴 VP16 100mg/m² 静滴维持30~50分钟 MTX 100mg/m² 快速静脉滴注完后，MTX 200mg/m² 静脉滴注维持12小时以上
第2天	Act-D 500μg 静滴 VP16 100mg/m² 静滴维持30~50分钟 MTX给药24小时后CF 15mg静推q12h，共4次，有些临床医师推荐MTX给药24小时后CF 15mg q12h口服，共4次
第8天	VCR 1mg/m² 静脉给药 CTX 600mg/m² 静脉给药
第15天	开始下一疗程

（六）预后

经规范治疗后可达90%以上的治愈率。无转移者的治愈率接近100%。个别病例可死于脑转移。

（七）随访

治疗结束后应严密随访，随访内容同葡萄胎。每周检测血hCG，共1月，每月检测血hCG，共1年；然后每6个月~1年检测一次血hCG至终生。随访期间应严格避孕，一般于化疗停止≥12个月后方可妊娠。

案例分析21-1

患者，女性，28岁，因“顺产后3月，阴道不规则流血2周”入院。体检：T 37.1℃，R 25次/分，BP 112/76mmHg，P 86次/分。妇科检查：外阴及阴道发育正常；宫颈口松弛，见血性分泌物；子宫前位，增大如孕40+天大小，轻压痛；双附件区可及囊性肿物，大小分别为：右侧8cm×8cm×8cm，左侧10cm×10cm×8cm。入院检查：血β-hCG：>2000kU/L。B超提示子宫前壁肌层见丰富彩球样血流信号，考虑滋养细胞肿瘤可能；双附件区囊性肿块，考虑为卵巢黄素囊肿。胸部CT：见多发病灶，考虑为肺部转移瘤。临床诊断：绒癌Ⅲ期，WHO评分≥7分。遂行5-FU+KSM双药联合化疗，第4疗程化疗结束后血β-hCG转为阴性，并持续三周，再次巩固化疗3个疗程，后肺部病灶消失，共化疗7个疗程。目前患者在严密随访中。

解析：①发生于生育年龄妇女；②继发于正常妊娠之后；③症状为阴道不规则流血，以及肺转移灶；④血hCG的异常增高；⑤诊断绒癌Ⅲ期，评分为高危；⑥采用双药联合化疗。

（林仲秋）

学习小结

滋养细胞疾病的种类包括葡萄胎、侵蚀性葡萄胎、绒毛膜癌。其临床表现有阴道流血、腹痛、子宫异常增大、卵巢黄素化囊肿、妊娠高血压疾病的表现、甲亢表现、转移相关的症状和体征。辅助检查：血β-hCG和B型超声等。治疗：①葡萄胎：清除葡萄胎组织，必要时行预防性化疗和（或）子宫切除术；②侵蚀性葡萄胎和绒毛膜癌：化疗为主，手术为辅。随访：非常重要，需要检查hCG，还须了解有无阴道异常流血、咳嗽、咯血等症状，并进行妇科检查和胸片、B型超声检查等。

复习参考题

1. 葡萄胎治疗后怎样进行随访？

2. 在临床上诊断绒毛膜癌的依据是什么？

第二十二章　女性生殖内分泌疾病

22

学习目标

掌握　各种女性生殖内分泌疾病的概念、临床表现、处理原则。

熟悉　排卵障碍性异常子宫出血、闭经、多囊卵巢综合征等的诊断和鉴别诊断。

了解　各种女性生殖内分泌疾病的病因和病理生理。

第一节　排卵障碍性异常子宫出血

正常月经是指在HPO的调控下，出现的周期性子宫内膜剥脱性出血。正常月经经期为3～7天，周期为21～35天，一年内的周期变化小于7天，经量为5ml～80ml。凡是不符合上述标准的、源自子宫腔的异常出血，均属于异常子宫出血（abnormal uterine bleeding，AUB）（见表22-1）。

其中由稀发排卵、无排卵、黄体功能不足，主要由HPO轴功能异常引起的异常子宫出血称为排卵障碍性（ovulation dysfunction）异常子宫出血，简称AUB-O，多见于青春期及绝经过渡期妇女，生育期也可因各种病变引起。

表22-1　正常子宫出血（月经）与AUB术语的范围

月经的临床评价指标	术语	范围
周期频率	月经频发	<21天
	月经稀发	>35天
周期规律性（近1年的周期之间的变化）	规律月经	<7天
	不规律月经	≥7天
	闭经	≥6个月无月经
经期长度	经期延长	>7天
	经期过短	<3天
经期出血量	月经过多	>80ml
	月经过少	<5ml

一、无排卵性异常子宫出血

（一）病因和病理生理

卵巢排卵后形成黄体，分泌雌、孕激素，当黄体萎缩后，雌、孕激素水平下降，子宫内膜功能层发生崩解脱落，正常月经来潮。若卵巢不排卵，导致体内孕激素缺乏，子宫内膜仅受单一雌激素作用，而无孕激素拮抗，可出现雌激素突破性出血或撤退性出血。无排卵性异常子宫出血主要由下丘脑-垂体-卵巢轴功能异常引起，多发生于青春期和绝经过渡期，也可发生在生育年龄。不同年龄阶段功血的发生机制各有不同。

1. **青春期**　青春期女性的下丘脑-垂体-卵巢轴尚未成熟，其正、负反馈调节机制存在缺陷，故此时体内的FSH持续低水平，卵泡虽有生长，但无法发育成熟，体内雌激素不足以诱导出现黄体生成素（luteinizing hormone，LH）峰，导致排卵障碍。

2. **绝经过渡期**　此期卵巢功能不断衰退，卵泡逐渐耗竭，卵巢对促性腺激素的反应性下降，使卵泡发育受阻而不能排卵。

3. **育龄期**　育龄期女性发生AUB-O的概率较低，可因内、外环境刺激，如应激、劳累、手术等引起短暂的无排卵；也可因多囊卵巢综合征（PCOS）、高PRL血症、甲状腺功能异常、肥胖而导致持续性无排卵。

各种原因导致的无排卵均可导致子宫内膜受单一雌激素作用，无孕激素拮抗，达到或超过雌激素的内膜出血阈值，从而出现雌激素突破性出血（breakthrough bleeding）。雌激素撤退性出血（withdraw bleeding）是指子宫内膜在单一雌激素的作用下持续增生，当多数生长卵泡发生退化闭锁时，雌激素水平急剧下降，内膜失去支持而发生剥脱出血。

无排卵性异常子宫出血与子宫内膜出血的自限性机制缺陷有关。主要表现为：①子宫内膜组织脆性增加：子宫内膜受单一雌激素作用时，腺体持续增生，间质缺乏孕激素作用而反应不足，使得内膜组织脆弱，易发生破溃出血。②子宫内膜脱落不全、修复困难：正常月经周期，子宫内膜各部分同步脱落且脱落完全，当无排卵时，雌激素水平波动，内膜剥脱不完整且不规则，某些区域在雌激素的作用下修复，而另一些区域在发生脱落和出血。这样导致内膜修复困难。③血管结构与功能异常：孕激素不足使得小血管螺旋化缺乏，收缩力不足，可导致出血时间长、出血量增多。④凝血与纤溶异常：子宫内膜组织的破损活化纤溶酶，局部纤维蛋白裂解增强，子宫内膜纤溶亢进，凝血功能异常。⑤血管舒张因子异常：排卵障碍性异常子宫出血时，血管舒张因子前列腺素 E_2 含量更高，血管易于扩张，出血增多。

（二）子宫内膜病理改变

当子宫内膜受单一雌激素作用，无孕激素拮抗时，可发生不同程度的增生性改变，少数亦可呈萎缩性改变。

1. 子宫内膜增生性病变 根据 WHO 2014 年的子宫内膜增生性病变分类，将此类病变分为两类：①子宫内膜增生不伴不典型增生（hyperplasia without atypical）：是单一雌激素刺激内膜增生的结果，由于雌激素持续时间及雌激素水平不同，病变形态学表现为腺体过度增生，但腺体形态各异，可见不规则分支，囊性扩张，腺体分布不规则，密度不一，间质多少不等，柱状上皮层状排列，可见核分裂象，细胞无有意义的非典型性。②不典型增生 / 子宫内膜样上皮内瘤（Endometrial Intraepithelial Neoplasia，EIN）：组织学上表现为腺体所占面积至少 > 50%，间质面积 < 50%；结构异常区域的腺体上皮细胞要不同于周围的腺体上皮细胞或伴明显异常，且该区域的最大线性长度 > 1mm；不具备其他良性病变及癌的形态学改变。EIN 是结构和细胞学均发生癌前改变的子宫内膜腺体克隆性增生，容易转化为子宫内膜样癌。

2. 增殖期子宫内膜（proliferative phase endometrium） 子宫内膜的形态学改变与正常月经周期中的增生期内膜无区别，只是在月经周期后半期甚至月经期，仍表现为增生期形态。

3. 萎缩型子宫内膜（atrophic endometrium） 子宫内膜萎缩菲薄，腺体小而少；腺管狭小而直；腺上皮为单层立方形或低柱状细胞，间质少而致密，胶原纤维相对较多。

（三）临床表现

AUB-O 的临床表现多样，最常见的临床症状是子宫不规则出血，表现为月经周期紊乱；经期长短不一；经量不定或增多，甚至大出血；出血期间一般不伴腹痛。出血少者无其他不适，出血量多或时间长可继发贫血，大量出血可导致休克。

（四）诊断

主要根据病史、临床症状、体格检查和辅助检查做出诊断。

1. 病史 详细了解异常子宫出血的表现（周期、经期长短，经量多少）、发病时间、病程经过、出血前有无停经史及既往治疗经过，了解患者年龄、月经史、婚育史、避孕措施、激素类药物使用史、近期有无服用干扰排卵的药物或抗凝药物，是否存在引起月经失调的全身或生殖系统相关疾病如肝病、血液病、糖尿病、甲亢或甲减、原发性高血压，有无环境及精神因素等。

2. 体格检查 全身检查注意有无贫血、甲亢、甲减、PCOS 及出血性疾病的阳性体征。妇科检查应排除阴道、宫颈及子宫器质性病变，同时注意出血是否来自宫腔。

3. 辅助检查

（1）基础体温测定（BBT）：最常用手段，有助于判断有无排卵。若所测基础体温无上升的情况即为单相，提示卵巢无排卵，双相体温通常提示有排卵及黄体形成。BBT 还可以提示黄体功能不足（体温升高日数≤11 天）、子宫内膜不规则脱落（高温期体温下降缓慢伴经前出血）。

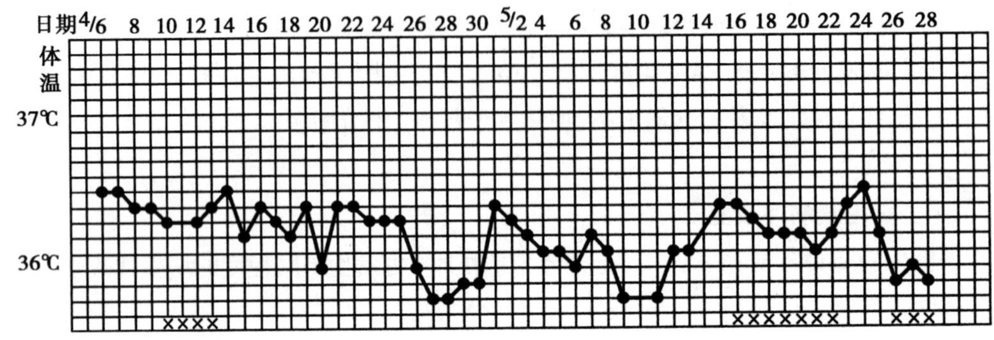

图 22-1 基础体温单相型（无排卵性异常子宫出血）

（2）血常规：了解患者贫血情况。

（3）凝血功能测定：排除凝血和出血功能障碍性疾病。

（4）妊娠试验：有性生活史应行妊娠试验，以排除妊娠及妊娠相关疾病。

（5）盆腔超声检查：了解生殖器器质性病变及卵泡发育情况。

（6）血清性激素测定：适时检测孕酮可以了解有无排卵。同时可根据具体情况，选择性测定 FSH、LH、PRL、TSH 等可以排除其他内分泌疾病。

（7）宫颈黏液结晶 / 细胞学检查：经前黏液中检出羊齿植物叶状结晶，提示无排卵；脱落细胞学检查可用于排除宫颈癌及癌前病变。

（8）子宫内膜取样

1）诊断性刮宫（dilation and curettage，D&C）：简称诊刮，其目的是止血和取材子宫内膜作出病理诊断。对生育期和绝经过渡期妇女、药物治疗无效或存在子宫内膜癌高危因素的异常子宫出血，应行诊刮术以排除恶性病变。对未婚无性生活史的患者，如激素治疗失败或疑有器质性病变时，应经患者或家属知情同意后考虑诊刮。为确定排卵和黄体功能，应在经前或行经 6 小时内诊刮；不规则出血或大出血可随时诊刮。诊刮须全面，特别注意两个宫角部，同时注意子宫腔大小、形态、宫腔壁是否光滑、规则，疑有子宫内膜癌时，应行分段诊刮。刮出物应全部送病理检查。

2）宫腔镜检查：在宫腔镜直视下，选择病变区进行活检，较盲取内膜诊断价值高，诊断宫腔内病变如子宫内膜息肉、黏膜下肌瘤、子宫内膜癌等。

（五）鉴别诊断

根据 AUB 病因的分类，必须排除生殖器官病变或全身性疾病所导致的生殖器官出血，需要鉴别的疾病有：

1. 异常妊娠或妊娠并发症 如流产、异位妊娠、滋养细胞疾病、子宫复旧不良、胎盘残留、胎盘息肉等。可通过仔细询问病史、血尿hCG测定及盆腔B型超声检查予以鉴别。

2. **生殖器官肿瘤** 如子宫内膜癌、宫颈癌、滋养细胞肿瘤、子宫肌瘤、卵巢肿瘤等，可通过盆腔检查、诊断性刮宫、B型超声、肿瘤标志物的检测等相关检查以鉴别。

3. **生殖器官感染** 如急、慢性子宫内膜炎、宫颈炎等。盆腔检查子宫有压痛，抗感染治疗有效。

4. **生殖道损伤** 如阴道裂伤出血。

5. **激素类药物使用不当或宫内节育器或异物等可以引起子宫不规则出血。**

6. **全身系统疾病** 血液病、肝肾衰竭、甲状腺功能减退或亢进等。可以通过查血常规、肝功能以及根据甲状腺病变的临床表现和甲状腺激素的测定来做出鉴别诊断。

（六）治疗

治疗原则：青春期和生育年龄患者止血和调整月经周期，有生育要求者促排卵；围绝经期患者以止血、调整周期、减少经量和防止子宫内膜病变为主。常采用性激素止血和调整月经周期。

1. **一般治疗** 加强营养，保证充分休息和睡眠，避免过度劳累。贫血者应补充铁剂，维生素及蛋白质，严重贫血者需输血。流血时间长者给予抗生素预防感染。

2. **药物治疗** 无排卵性异常子宫出血的一线治疗是药物治疗。

（1）止血：根据患者不同年龄和出血状况选择合适的制剂和使用方法。少量出血患者，使用最低有效剂量的性激素，减少药物副反应。对大量出血患者，要求在性激素治疗8小时内见效，24～48小时内出血基本停止，96小时以上仍不止血，应怀疑是否存在器质性病变的可能。

1）大剂量雌激素内膜修复法：大剂量雌激素可迅速促使子宫内膜生长，达到快速修复创面、止血的目的。适用于出血时间长、量多致血红蛋白＜80g/L的青春期患者。对存在血液高凝或有血栓性疾病史的患者禁忌使用。主要药物有：①苯甲酸雌二醇：初剂量3～4mg/d，分2～3次肌肉注射，若出血明显减少则维持，若出血量未见减少则加量。也可从6～8mg/d开始，出血停止3日后每3日递减1/3量。②结合雌激素（针剂）：25mg静脉注射，可4～6小时重复1次，一般用药2～3次，次日口服结合雌激素3.75～7.5mg/d，按每3日减量1/3逐渐减量，亦可在24～48小时内开始使用口服避孕药。③结合雌激素（片剂）/戊酸雌二醇：结合雌激素1.25mg，或戊酸雌二醇2mg口服，4～6小时1次，血止3日后每3日减量1/3。在血红蛋白计数增加至90g/L以上后必须加用孕激素，有利于停药后子宫内膜的完全脱落。

2）孕激素子宫内膜脱落法：又称“药物刮宫”，适用于体内已有一定雌激素水平、血红蛋白水平＞80g/L，生命体征稳定的患者。常用地屈孕酮10mg或醋酸甲羟孕酮4mg口服，每6～12小时一次，2～3日血止后按每3日减1/3量直至维持量10mg或2mg每日2次，血止后21日停药。

3）高效合成孕激素内膜萎缩法：高效合成孕激素可使子宫内膜外萎缩，从而达到止血目的。不适用于青春期患者。常用药物为炔诺酮或左炔诺孕酮。

4）口服避孕药：性激素联合用药的止血效果优于单一药物，适用于长期而严重的无排卵患者。现使用第三代短效口服避孕药，每次1～2片，每6～12小时1次，血止后每3日递减1/3量直至每日1片，血止后21日停药。

5）辅助药物治疗：①一般的止血药治疗：在本病的治疗中有辅助作用，如酚磺乙胺注射液、氨甲环酸、维生素K等，可以减少出血量，但不能赖以止血；②雄激素：如丙酸睾酮，有抵抗雌激素、增强子宫平滑肌及子宫血管张力的作用，同时减轻盆腔充血进而减少出血量；也可协助止血，大出血时单独应用效果不佳；③纠正凝血功能：出血严重时可补充凝血因子，如纤维蛋白原、血小板、血浆等；④纠正贫血：中重度贫血患者同时补充铁剂、叶酸，必要时输血；⑤预防感染：出血时间长、贫血严重、抵抗力低下或存在感染征象时，应及时予抗生素治疗。

（2）调整月经周期：使用性激素止血后必须调整月经周期。青春期及生育期无排卵型患者，需恢复正常的内分泌功能，以建立正常月经周期；对绝经过渡期患者需控制出血、预防子宫内膜病变的发生。常用方法有：

1）雌、孕激素序贯疗法：即人工周期法，适用于青春期及生育期内源性雌激素水平较低者。通过模拟自然月经周期中卵巢的内分泌变化，序贯应用雌、孕激素，使子宫内膜发生相应变化，引起周期性剥脱出血。具体方法为：于月经或撤药性出血第5天开始每日口服戊酸雌二醇或17-β雌二醇1～2mg，连用21日，在用雌激素治疗的第11日开始，每日加用地屈孕酮20mg或醋酸甲羟孕酮10mg，连用10～14日，连续3个周期为一疗程。若正常月经仍未建立，应重复上述序贯疗法。若患者体内有一定的雌激素水平，则雌激素可采用半量或1/4量。

2）雌、孕激素联合治疗：此法开始即加用孕激素以限制雌激素的促内膜生长作用，使撤药性出血逐步减少，其中雌激素可预防治疗过程中孕激素的突破性出血。常用口服避孕药，尤其适用于有避孕需求者。从月经周期的第5日每日口服1片，连用21日，共3个周期为一疗程。不适用于有血栓性疾病、心脑血管疾病高危因素及40岁以上吸烟女性（图22-2）。

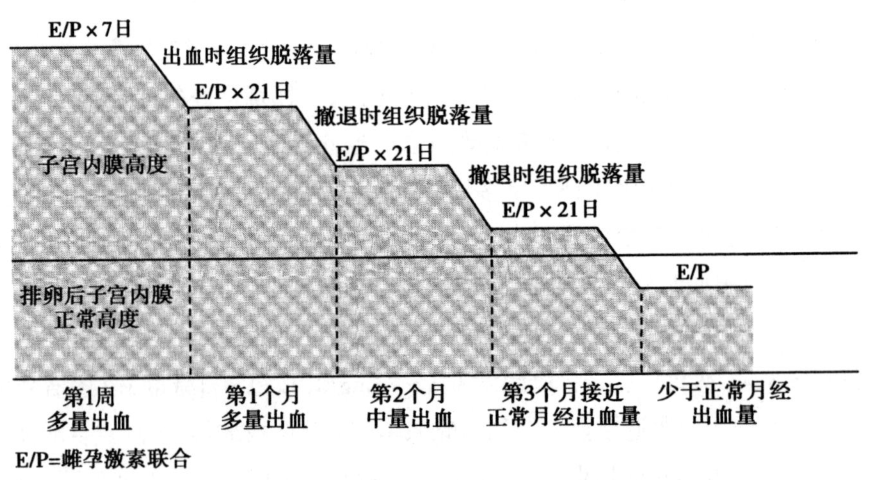

图22-2 雌、孕激素联合治疗使过厚子宫内膜退缩到正常厚度

3）孕激素后半周期疗法：适用于有内源性雌激素的青春期或内膜组织活检为增生期的患者。于月经周期后半周期（撤药性出血的第16～25日）开始服用醋酸甲羟孕酮10mg/d，或肌注黄体酮20mg/d，每日1次，连用10～14日，酌情应用3～6个周期。

4）宫内孕激素释放系统：常用于治疗月经严重过多者。对已完成生育或近1年无生育计划者，可采用释放黄体酮或左炔诺酮的宫内节育器（IUD），使孕激素直接在局部作用于子宫内膜，可减少无排卵患者的出血量，预防子宫内膜增生。

（3）促排卵：经过调整周期药物治疗几个疗程后，部分患者可恢复自发排卵。青春期一般不提倡使用促排卵药物，有生育要求的无排卵性不孕患者，可针对病因采取促排卵（详见第二十五章第一节）。

3. **手术治疗** ①对急性大出血或存在子宫内膜癌高危因素患者，可采用刮宫术迅速止血，并有诊断价值，可了解子宫内膜病理。绝经过渡期及病程长的生育年龄患者应首先考虑使用刮宫术，对于无性生活史的青少年，仅适于大量出血且药物治疗无效需立即止血或检查内膜组织学者；②对无生育需求、药物治疗无效或有禁忌证的患者可考虑子宫内膜切除术或切除子宫。

4. 中药治疗 根据辨证施治，以补肾为主，佐以健脾养血药物。

二、黄体功能不足

黄体功能不足（luteal phase defect，LPD）者月经周期中有卵泡发育和排卵，但黄体期孕激素分泌不足或黄体过早衰退，导致子宫内膜分泌反应不良和黄体期缩短，从而引起月经频发。

（一）发病机制

足够水平的FSH、LH、LH/FSH比值以及卵巢对LH良好的反应，是黄体健全发育的必要前提。导致黄体功能不足有多种因素。

1. 神经内分泌调节功能紊乱 可导致卵泡期FSH分泌不足，卵泡发育缓慢，雌激素分泌减少，从而对垂体、下丘脑正反馈不足。

2. LH排卵高峰分泌不足及排卵峰后LH低脉冲缺陷 卵泡成熟时LH排卵高峰分泌不足，促使黄体形成的功能减弱，是黄体功能不足的常见原因，雄激素升高或高泌乳素血症等都可抑制LH排卵峰。LH排卵峰后的垂体LH低脉冲分泌是维持卵泡膜黄体细胞功能的重要机制，若此分泌机制缺陷，将导致黄体功能不足。

3. 卵泡发育不良 卵泡颗粒细胞数目和功能缺陷，尤其是颗粒细胞膜上LH受体缺陷，使排卵后颗粒细胞黄素化不良，孕激素分泌减少，从而使子宫内膜分泌反应不足。

4. 生理性因素 如初潮、分娩后、绝经过渡期、内分泌疾病、代谢异常等，也可出现黄体功能不足。

（二）子宫内膜病理改变

子宫内膜形态表现为分泌期内膜，腺体分泌不良，间质水肿不明显或腺体与间质发育不同步，或在内膜各个部位显示分泌反应不均，如在血管周围的内膜，孕激素水平稍高，分泌反应接近正常，远离血管的区域则分泌反应不良。内膜活检显示分泌反应较实际周期至少落后2日。

（三）临床表现

一般表现为月经周期缩短、月经频发。有时月经周期虽在正常范围内，但卵泡期延长、黄体期缩短。育龄妇女可发生不孕、早期流产或习惯性流产。

（四）诊断

根据月经周期缩短、不孕、早期流产等病史；妇科检查排除引起异常子宫出血的生殖器官器质性疾病；基础体温为双相型，但高相期少于11日即下降（图22-3）；子宫内膜活检显示分泌反应较实际周期日落后2日即可诊断。

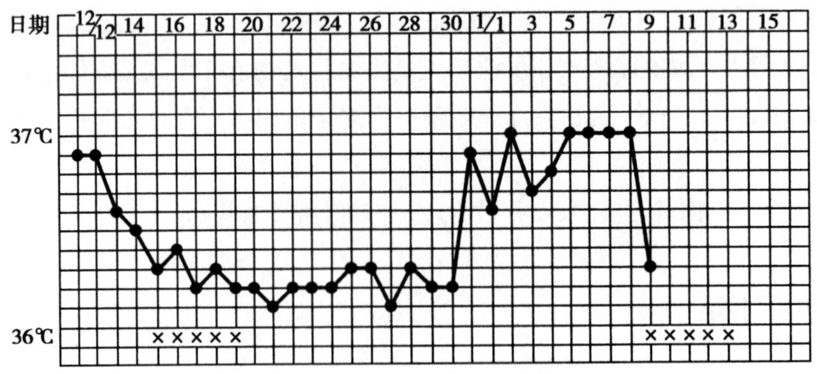

图 22-3 基础体温双相型（黄体期短）

（五）治疗

1. **促进卵泡发育** 针对其发生的原因，促进卵泡发育和排卵，有助于正常黄体的形成。具体方法有：

1）氯米芬：氯米芬可通过与内源性雌激素竞争性结合下丘脑和垂体受体而促使 FSH 和 LH 释放，达到促进卵泡发育的目的。可于月经第 3～5 日开始每日口服氯米芬 50mg，共 5 日。当疗效不佳时，尤其对合并不孕患者，氯米芬用量可增加至每日 100～150mg 或加用人绝经期促性腺激素（HMG），以促进卵泡发育和诱导排卵，促使正常黄体形成。

2）卵泡期使用低剂量雌激素：小剂量雌激素能协同 FSH 促进优势卵泡发育，可于月经第 5 日起每日口服妊马雌酮 0.625mg 或戊酸雌二醇 1mg，连续 5～7 日。

2. **促进月经中期 LH 峰形成** 在监测到卵泡成熟时，使用绒促性素 5000～10 000U 肌注，以加强月经中期 LH 排卵峰，达到促进黄体形成，增加黄体酮分泌，不使黄体过早衰退的作用。

3. **黄体功能刺激疗法** 于基础体温上升后开始肌注绒促性素 1000～2000U，每周 2 次或隔日 1 次，共 2 周，可使黄体酮明显上升。

4. **黄体功能补充疗法** 一般使用天然黄体酮制剂，自排卵后开始每日肌注黄体酮 10～20mg，共 10～14 日，也可口服天然微粒化黄体酮，以补充黄体分泌的不足，维持黄体功能。

5. **黄体功能不足合并高催乳素血症的治疗** 口服溴隐亭 2.5～5.0mg/d，可使催乳激素水平下降，促使垂体分泌促性腺激素及增加卵巢雌、孕激素的分泌，从而改善黄体功能。

学习小结

AUB-O 可分为无排卵性异常子宫出血和黄体功能不足。无排卵性异常子宫出血多见于青春期及绝经过渡期妇女，其临床表现多样，最常见的临床症状是子宫不规则出血，表现为月经周期紊乱，经期长短不一，经量不定或增多。根据病史、临床症状、体格检查和辅助检查（BBT、血常规、超声、性激素、内膜组织学等）可做出诊断。治疗原则：青春期和生育年龄患者止血和调整月经周期，有生育要求者行促排卵；围绝经期患者以止血、调整周期、减少经量和防止子宫内膜病变为主。黄体功能不足则主要表现为月经周期缩短、月经频发，治疗上可通过促进卵泡发育、LH 峰形成、黄体功能刺激疗法等促进黄体功能或外源性补充黄体酮制剂。

相关链接

1. 异常子宫出血的病因分类系统(PALM-COEIN 系统) 既往我国 AUB 病因分为器质性疾病、功能失调和医源性病因 3 大类,2014 年开始,我国根据国外指南将 AUB 病因分为 9 大类:①子宫内膜息肉(polyp)所致 AUB(简称 AUB-P);②子宫腺肌病(adenomyosis)所致的 AUB(简称 AUB-A);③子宫平滑肌瘤(leiomyoma)所致的 AUB(简称 AUB-L);④子宫内膜恶变和不典型增生(malignancy and hyperplasia)所致的 AUB(简称 AUB-M);⑤全身凝血相关疾病(coagulopathy)所致 AUB(简称 AUB-C);⑥排卵障碍(ovulatory dysfunction)相关的 AUB(简称 AUB-O);⑦子宫内膜局部异常(endometrial)所致 AUB(简称 AUB-E);⑧医源性(iatrogenic)所致的 AUB(简称 AUB-I);⑨未分类(not yet classified)的 AUB(简称 AUB-N)。

2. 子宫内膜不规则脱落 子宫内膜不规则脱落患者,在月经周期中有排卵,黄体发育良好,但萎缩过程延长,内膜持续受孕激素影响导致子宫内膜不规则脱落(irregular shedding of endometrium)。

1)发病机制:由于下丘脑-垂体-卵巢轴调节功能紊乱,或溶黄体机制异常,引起黄体萎缩不全,内膜持续受孕激素影响,以致不能如期完整脱落。

2)病理:正常月经第 3~4 日时,分泌期子宫内膜已全部脱落。黄体萎缩不全时,于月经第 5~6 日仍能见到呈分泌反应的子宫内膜,表现为混合型子宫内膜,即残留的分泌期内膜与出血坏死组织及新增生的内膜混合共存。

3)临床表现:表现为月经周期正常,但经期延长,长达 9~10 日,且出血量多,常淋漓数日方止。

4)诊断:临床表现为经期延长,基础体温呈双相型(图 22-4),但下降缓慢。在月经第 5~6 日行诊断性刮宫,以病理检查仍能见到分泌期的子宫内膜作为诊断依据。

5)治疗:①孕激素治疗:孕激素可通过调节下丘脑-垂体-卵巢轴的反馈功能,使黄体及时萎缩,内膜按时完整脱落。方法:自排卵后第 1~2 日或下次月经前 10~14 日开始,每日口服甲羟孕酮 10mg,连服

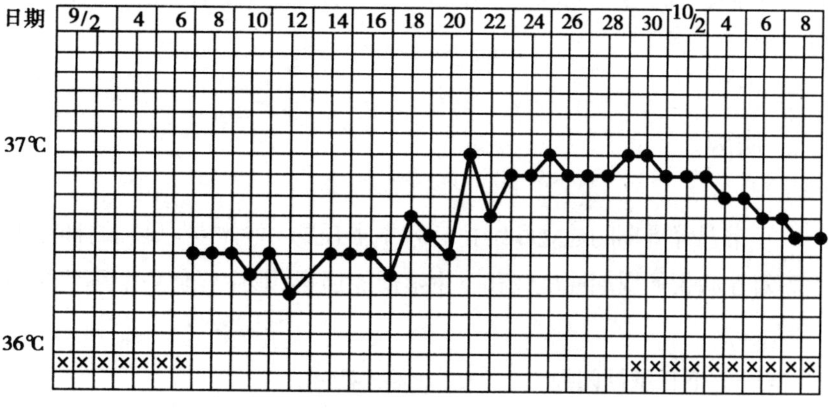

图 22-4 基础体温双相型(黄体萎缩不全)

10日。有生育要求者可使用天然黄体酮制剂如肌注黄体酮或口服天然微粒化黄体酮。②绒促性素：用法同黄体功能不足，有促进黄体功能的作用。③复方短效口服避孕药：无生育要求患者可口服避孕药，自月经周期第5日开始，每日1片，连续21日为一个周期。

复习参考题

1. 无排卵性异常子宫出血的子宫内膜病理分类有哪些?

2. 无排卵性异常子宫出血的激素治疗方案的指征和具体用法如何?

第二节　闭经

闭经（amenorrhea）是一种常见的妇科临床症状，表现为无月经或月经停止。根据既往有无月经来潮，分为原发性闭经和继发性闭经两类。原发性闭经（primary amenorrhea）是指年龄超过13岁，第二性征未发育；或是年龄超过15岁，第二性征已发育，月经未来潮。继发性闭经（secondary amenorrhea）指正常月经建立后月经停止6个月，或按自身月经周期计算停止3个周期以上者。青春期前、妊娠期、哺乳期和绝经期的闭经，属于生理现象，无需特殊处理。本节仅讨论病理性闭经。

一、分类

（一）按生殖调节轴病变及功能失调的解剖部位分类

可分为：①下丘脑性闭经；②垂体性闭经；③卵巢性闭经；④子宫性闭经；⑤下生殖道发育异常性闭经。

（二）WHO分类

Ⅰ型：无内源性雌激素产生，FSH水平正常或低下，PRL水平正常，无下丘脑-垂体器质性病变的证据；Ⅱ型：有内源性雌激素产生，FSH及PRL水平正常；Ⅲ型为FSH升高，提示卵巢功能衰竭。

二、病因

正常月经周期的建立和维持有赖于下丘脑-垂体-卵巢轴的神经内分泌调节、靶器官子宫内膜对性激素的周期性反应和下生殖道的通畅，其中任何一个环节的病变，都可导致闭经。

（一）下丘脑性闭经

此类闭经是由于中枢神经系统包括下丘脑各种功能和器质性疾病引起的闭经。特点是下丘脑合成和分泌 GnRH 缺陷或下降导致垂体分泌的 FSH、LH 分泌功能低下，导致闭经。此类闭经临床上最为常见，以功能性原因为主，如精神应激、体重下降、神经性厌食、长期剧烈运动均可导致下丘脑分泌 GnRH 功能失调或抑制。此外，先天疾病如基因缺陷（Kallmann 综合征），器质性病变如单一 GnRH 缺乏症、嗅觉缺失综合征、脑发育畸形、颅咽管肿瘤、创伤、炎症、化疗等，均可引起下丘脑 GnRH 分泌缺陷，导致闭经。长期使用抑制中枢或下丘脑的药物如抗精神病、抗抑郁药物、口服避孕药等也可致闭经，一般停药后月经恢复。

（二）垂体性闭经

垂体病变导致促性腺激素（Gn）分泌降低引起的闭经。常见的有：①垂体肿瘤：如垂体各种腺细胞发生的肿瘤，包括泌乳素腺瘤、生长激素腺瘤等；若肿瘤压迫分泌 Gn 的细胞可使 Gn 分泌减少而引起闭经；若是分泌 PRL 的肿瘤，PRL 可激发下丘脑多巴胺而抑制 GnRH 分泌，同时可降低卵巢对 Gn 的敏感性；②希恩综合征（Sheehan syndrome）：由产后大出血性休克导致的垂体梗死，引起一系列腺垂体功能低下的症状，包括低 Gn 闭经、肾上腺皮质及甲状腺功能减退症状等；③空蝶鞍综合征（empty sella syndrome）：蝶鞍膈先天发育不全或被肿瘤、手术等破坏，使充满脑脊液的蛛网膜下腔压迫垂体柄，阻碍下丘脑 - 垂体循环转运，导致 GnRH 下降，引起闭经；④先天性垂体病变：如垂体单一性促性腺激素缺乏症、垂体生长激素缺乏症等。

（三）卵巢性闭经

卵巢性闭经是由于卵巢本身原因引起的闭经，一般 Gn 升高。常见的原因有：①先天性性腺发育不全：如染色体核型异常导致的 Turner 综合征、46，XY 单纯型生殖腺发育不全、46，XX 单纯型生殖腺发育不全等；②酶缺陷：包括 17α- 羟化酶或芳香化酶缺乏；③卵巢抵抗综合征：或称不敏感卵巢综合征，卵巢具有多数始基卵泡、初级卵泡，但对 Gn 不敏感，卵泡不分泌雌二醇，Gn 升高；④卵巢早衰：女性 40 岁以前由于卵巢功能减退而闭经，伴有雌激素缺乏及 Gn 升高。常见病因有遗传因素、自身免疫性疾病、医源性损伤等；⑤多囊卵巢综合征（详见第二十二章第三节）。

（四）子宫性闭经

子宫内膜先天缺失或受损伤破坏或对卵巢激素无反应而导致的闭经，分为先天性和获得性。先天性子宫性闭经包括：苗勒氏管发育不全综合征、雄激素不敏感综合征；获得性子宫性闭经为感染、创伤等导致宫腔粘连引起的闭经，常见疾病包括产后或流产后过度刮宫引起子宫内膜基底层损伤和粘连（Asherman 综合征）、子宫内膜结核等。

（五）下生殖道发育异常

包括处女膜闭锁、阴道下 1/3 段缺如、宫颈闭锁、阴道横隔等，均可引起经血引流障碍而发生闭经，其特点是周期性腹痛伴阴道、子宫积血或腹腔积血，此类患者一经发现，需做引流及矫正术。

（六）其他

甲状腺、肾上腺、胰腺等功能紊乱也可引起闭经。如甲状腺功能亢进或低下、肾上腺皮质功能亢进、肾上腺肿瘤等。

三、诊断

闭经是一种临床症状，诊断时需要先寻找闭经的原因，确定病变部位，然后再明确是何种疾病所引起的闭经。应首先排除生理性闭经。

（一）病史

详细询问月经史、婚育史及任何可能导致闭经的诱因，如精神因素、环境改变、体重增减、剧烈运动、全身各种疾病及用药情况、职业、学习情况等。原发性闭经应询问生长发育及第二性征发育情况，有无先天性缺陷或其他疾病及家族史。

（二）体格检查

1. **检查全身发育状况** 有无畸形，包括智力、身高、体重和第二性征发育情况，有无体格发育畸形，甲状腺有无肿大，乳房有无溢乳，皮肤色泽及毛发分布。原发性闭经、性幼稚者检查有无嗅觉缺失。

2. **妇科检查** 有无内外生殖器畸形、缺陷；外阴色泽及阴毛生长情况，已婚妇女可检查阴道、宫颈了解形态及体内雌激素水平。

（三）辅助检查

育龄期妇女应首先排除妊娠，通过病史及体格检查，对闭经病因及病变部位有初步了解，再通过有选择的辅助检查明确诊断。

1. **药物撤退试验** 评估体内雌激素水平，以确定闭经的程度。

（1）孕激素试验：方法见表 22-2。停药后 3～7 日出现撤退性出血者为阳性，提示子宫内膜已受一定水平雌激素影响。无撤退性出血者为阴性，提示内源性雌激素水平低下，或子宫病变所致闭经，应进一步行雌、孕激素序贯试验。

表 22-2 孕激素试验方法

药物	剂量及用法	用药时间（d）
黄体酮	20mg/d，肌注	3～5
醋酸甲羟孕酮	10mg/d，口服	8～10
地屈孕酮	10～20mg/d，口服	10
微粒化黄体酮	100mg，2 次 / 天，口服	10

（2）雌、孕激素序贯试验：适用于孕激素试验阴性的闭经患者。服用雌激素如戊酸雌二醇或 17β- 雌二醇 2～4mg/d 或结合雌激素 0.625～1.25mg/d，20～30 天后按表 22-2 加用孕激素。出现撤退性出血者为阳性，提示子宫内膜功能正常，可以排除子宫性闭经，病变在子宫以上部位；停药后 3～7 日无撤退性出血者为阴性，应重复一次试验，若仍无出血，可确定子宫性闭经。

2. **激素测定** 建议停用雌、孕激素类药物至少两周后进行。

（1）PRL 及 TSH：血 PRL＞25mg/L 诊断为高催乳素血症，PRL 及 TSH 同时升高时考虑甲状腺功能减退所致闭经。

（2）促性腺激素测定：若 LH＜5IU/L 或正常范围，提示病变环节在下丘脑或垂体；若 FSH＞

40IU/L（两次以上测定，间隔 1 个月），提示卵巢衰竭，FSH＞25IU/L 则提示早发性卵巢功能不全可能。

（3）其他激素测定：肥胖或合并多毛、痤疮等高雄激素血症体征的患者，应测定 75g 糖耐量试验、胰岛素、雄激素睾酮、硫酸脱氢表雄酮）和 17- 羟孕酮，以确定是否存在糖耐量异常、胰岛素抵抗、高雄激素血症或先天性肾上腺皮质增生症等。

3. 其他辅助检查

（1）基础体温测定：了解卵巢排卵功能。

（2）子宫内膜活检：了解子宫内膜病理，排除子宫内膜病变或内膜结核。

（3）超声检查：了解子宫、卵巢情况，排除子宫先天发育畸形或异常可能。

（4）影像学检查：子宫输卵管碘油造影宫腔及输卵管情况；必要时行头颅或蝶鞍 MRI 或 CT 检查，以确认颅内肿瘤及空蝶鞍综合征存在；有明显男性化体征者，行卵巢和肾上腺超声或 MRI 检查以排除肿瘤。

（5）宫腔镜：观察宫腔及内膜情况，排除宫腔粘连等，并可取内膜组织送检。

（6）染色体检查：适用于高 Gn 性闭经和性分化异常者。

四、诊断步骤

首先需区分原发性或继发性闭经。原发性闭经的患者首先应检查乳房、第二性征及子宫发育情况，然后按图 22-5 的诊断步骤进行；继发性闭经则按图 22-6 的诊断步骤进行。

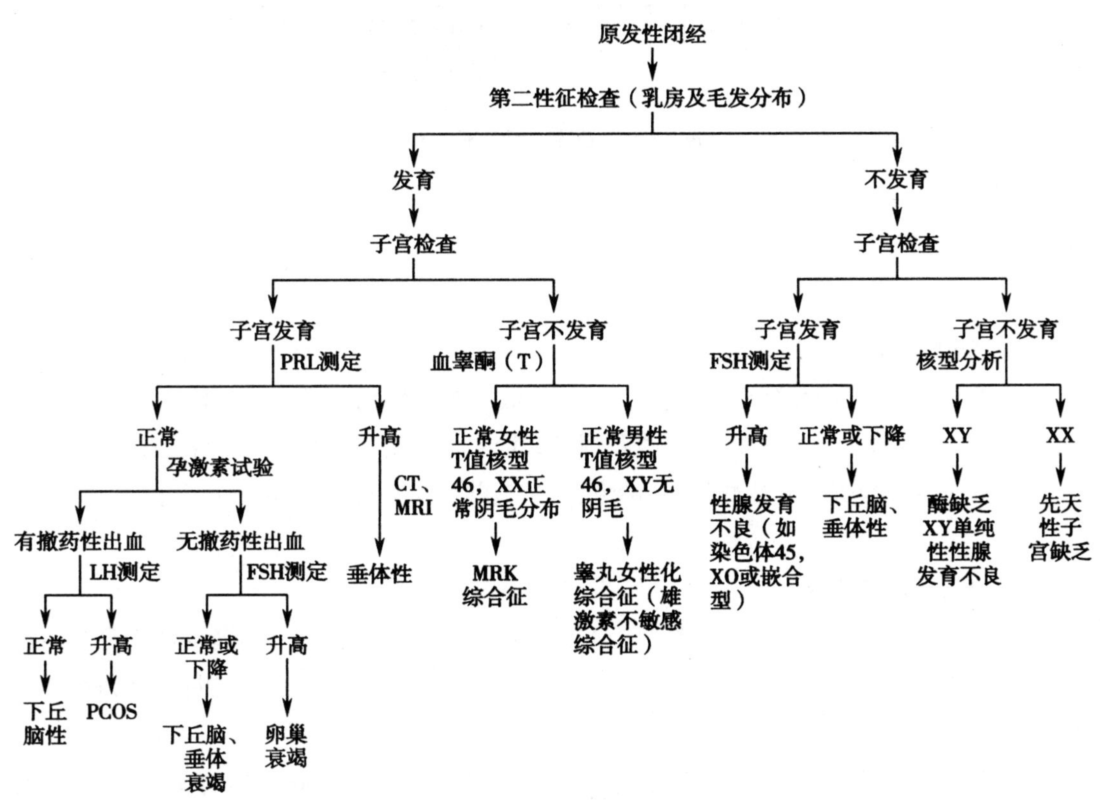

图 22-5　原发性闭经诊断步骤

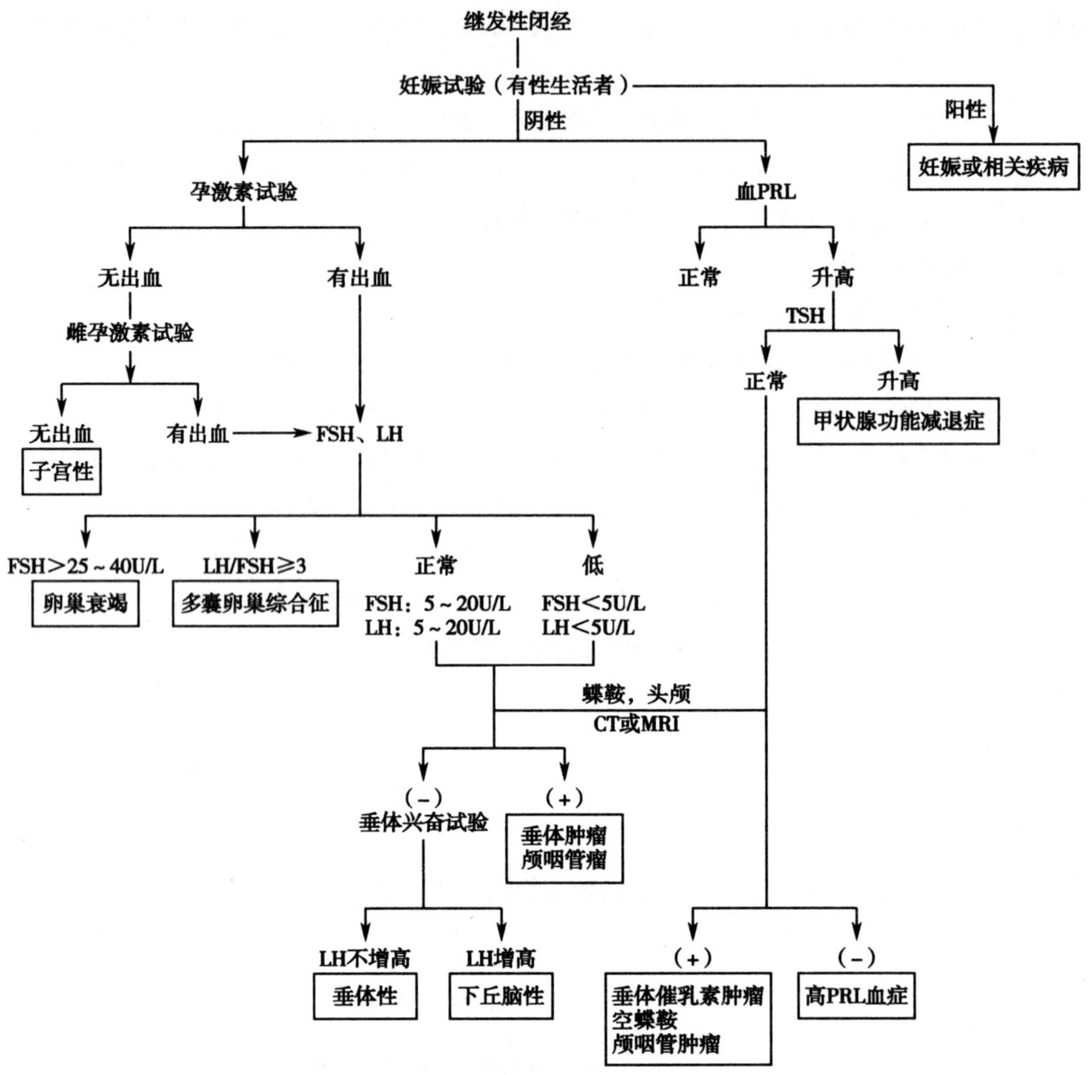

图22-6　继发性闭经诊断步骤

五、治疗

（一）病因治疗

占重要地位，积极治疗全身性疾病；提高机体抵抗力；供给足够营养，平衡膳食，保持标准体重；因精神或应激因素所致闭经者，进行耐心的精神心理疏导；运动性闭经者应适当减少运动量等。针对各种器质性病因如生殖道畸形、生殖道畸形和肿瘤等，采用相应的手术治疗。

（二）雌、孕激素治疗

适用于青春期性幼稚、成人低雌激素血症的闭经患者。目的有：①维持女性全身健康及生殖健康，包括心血管系统、骨骼及骨代谢、神经系统等；②促进和维持第二性征和月经。主要方法有：

1. 雌激素补充疗法　适用于无子宫者。每日口服妊马雌酮0.625mg或17-β雌二醇1mg，连用21日，停药1周后重复给药。

2. 孕激素替代疗法　适用于体内已有一定内源性雌激素水平者。于月经后半周期（或撤药性出血第16～25日）每日口服甲羟孕酮10mg或地屈孕酮20mg，连用10日。

3. 雌、孕激素人工周期疗法　适用于有子宫者。每日口服妊马雌酮0.625mg或17-β雌二醇1mg，连用21日，最后7～10日每日加用甲羟孕酮10mg或地屈孕酮20mg，停药1周后重复给药。

（三）其他内分泌治疗

针对病理、生理机制，采用相应内分泌药物纠正激素水平，可使患者恢复月经，部分患者可恢复排卵。①对慢性活动性肝炎（CAH）患者采用糖皮质激素长期治疗；②有明显高雄激素征的PCOS患者，用雌孕激素联合的口服避孕药治疗；③合并胰岛素抵抗的PCOS患者，采用胰岛素增敏剂治疗；④对甲状腺功能减退者应用甲状腺素；⑤垂体催乳素过多分泌者，最常用溴隐亭治疗，为多巴胺受体激动剂，直接抑制PRL的合成与分泌。

（四）诱导排卵

适应于有生育要求者。

1. 氯米芬或来曲唑　适用于有一定内源性雌激素性无排卵性闭经患者，氯米芬为首选。撤药性出血的第3～5天，每日口服氯米芬50～100mg或来曲唑2.5～5mg，连用5天，定期B超监测，优势卵泡直径＞18mm，hCG 5000～10 000IU肌注诱导排卵。

2. Gn　适用于低促性激素性闭经或氯米芬促排卵失败者。常用制剂有：尿源性HMG（75U内含FSH和LH各75U）、尿源性FSH以及纯化FSH、基因重组FSH。常与hCG联合用药。有发生卵巢过度刺激综合征（ovarian hyperstimulation syndrome，OHSS）风险，必须由有经验的医生在有B型超声和激素水平监测的条件下用药。并发症还包括多胎妊娠。

3. GnRH　用脉冲皮下注射或静脉给药，适用于下丘脑性闭经。

（五）辅助生殖技术

对于有生育要求，诱发监测排卵未妊娠者，或合并输卵管问题或男方因素不孕的患者，可考虑辅助生殖技术助孕治疗（详见第二十五章）。

学习小结

闭经的病因复杂，原发性闭经多由于先天性或发生于青春期前的疾病或畸形引起，继发性闭经多由继发的器官功能障碍或器质性病变所致；按生殖调节轴病变及功能失调的解剖部位分为：下生殖道发育异常性闭经、子宫性闭经、卵巢性闭经、垂体性闭经、下丘脑性闭经；WHO分型根据激素水平分为Ⅰ、Ⅱ、Ⅲ型。对闭经的诊断应重视病史及体检，结合辅助检查结果，从子宫、卵巢、垂体、下丘脑-中枢神经等环节进行病因学诊断。治疗包括病因治疗、雌孕激素治疗、其他内分泌治疗、诱导排卵以及辅助生殖助孕治疗。

复习参考题

1. 闭经的病因分类有哪些？
2. 原发性闭经与继发性闭经的诊断思路是什么？
3. 闭经的治疗原则是什么？

第三节　多囊卵巢综合征

多囊卵巢综合征（polycystic ovarian syndrome，PCOS）是一种育龄妇女常见的内分泌代谢疾病，临床常表现为月经异常、不孕、高雄激素征、卵巢多囊样表现等。1935 年 Stein 和 Leventhal 首次报道，故又称 Stein-Leventhal 综合征。一般认为，多囊卵巢综合征在青春期及育龄期妇女中发生率较高，为 5%～10%。

一、内分泌特征与病理生理

PCOS 是高度异质性的临床综合征，不同患者的病理生理特征差异较大。内分泌特征有：①雄激素过多；②雌酮过多；③黄体生成素 / 促卵泡激素（LH/FSH）比值增大；④胰岛素过多。产生这些变化的可能机制涉及：

（一）下丘脑 - 垂体 - 卵巢轴调节功能异常

由于垂体对 GnRH 敏感性增加，分泌过量的 LH 及卵巢中雄激素合成酶的细胞色素的功能失调，导致卵巢间质、卵泡膜细胞产生过量雄激素。雄激素抑制卵泡发育成熟，使雌二醇处于早期卵泡水平，加之雄烯二酮在外周组织芳香化酶的作用下转化为雌酮（E_1），形成高雌酮血症，两者对 LH 的分泌呈正反馈，使 LH 呈持续高水平，对 FSH 的分泌呈负反馈，使 FSH 水平相对降低，LH/FSH 比值增大。升高的 LH 又促进卵巢分泌雄激素，低水平的 FSH 持续刺激，使卵巢内的小卵泡发育停止，从而造成雄激素过多，持续无排卵。

（二）胰岛素抵抗与高胰岛素血症

PCOS 常见的表现，胰岛素促进器官、组织和细胞吸收、利用葡萄糖的效能下降时，称为胰岛素抵抗，代偿增高的胰岛素可增加 LH 释放并促进卵巢和肾上腺分泌大量雄激素，引起高雄激素血症。

（三）肾上腺内分泌功能异常

与肾上腺对促肾上腺皮质激素（ACTH）的敏感性增强及功能亢进有关。合成甾体类激素合成酶的活性增强，导致雄激素增多。

二、病理变化

多为双侧卵巢囊性增大及子宫内膜增生。

（一）卵巢改变

双侧卵巢均匀增大，为正常的 2～5 倍，呈灰白色、包膜增厚，坚韧。卵巢切面质韧，有砂砾感，白膜均匀化增厚，皮质变宽，白膜下可见超过 12 个直径 2～9mm 的囊性卵泡，囊内液体清亮，并向皮质表面轻微隆起，罕见黄体或白体。

（二）子宫内膜改变

因长期持续无排卵，子宫内膜受单一雌激素刺激，无孕激素作用，月经期及其前后的子宫内膜无分泌期改变，呈现不同程度的增生期改变，如单纯型、复杂型，甚至不典型增生。

三、临床表现

（一）月经异常

最常见症状，以月经稀发（周期35天至6个月）为多数，继发性闭经（停经时间≥6个月）次之，偶见月经量过多、不规则出血或原发性闭经。

（二）不孕

许多PCOS妇女都存在生育力下降，由于持续的无排卵状态，导致不孕；肥胖、炎症因子和异常的内分泌环境可能影响卵巢功能、卵子质量、子宫内膜容受性以及胚胎的早期发育，即使妊娠也易流产。

（三）高雄激素症状

痤疮、多毛是最常见的高雄激素血症表现。雄激素积聚、皮脂腺分泌旺盛导致痤疮和油脂皮肤。多毛以性毛为主，阴毛倾向于男性型分布，也有上唇细须或乳晕周围有长毛出现。

（四）肥胖

40%～60%患者的BMI≥25kg/m^2，常呈腹部肥胖型（腰围/臀围≥0.80）。肥胖者中有35%～60%伴有无排卵和多囊卵巢。

（五）黑棘皮症

伴胰岛素抵抗者可在颈背部、腋下、外阴、腹股沟等皮肤皱褶处出现灰棕色天鹅绒样、片状、角化过度的病变，有时呈疣状，皮肤色素加深。

（六）远期并发症

糖尿病、心脑血管疾病及肿瘤的发生风险增加。

四、辅助检查

（一）内分泌激素测定

1. **各种雄激素水平升高** 如睾酮（T）、雄烯二酮（A_2），提示过多雄激素主要来源于卵巢。肾上腺产生的脱氢表雄酮（DHEA）和硫酸脱氢表雄酮（DHAS）正常或轻度升高。性激素结合蛋白水平下降。部分表现为血清总雄激素水平不高，但游离睾酮升高。

2. **血清LH及FSH** FSH正常或偏低，LH升高，但无排卵前LH峰值出现。LH/FSH比值≥2～3。LH/FSH比值升高多出现于非肥胖型患者，肥胖患者因瘦素等对中枢LH分泌的抑制作用，LH/FSH比值也可在正常范围。

3. **雌二醇** 正常或稍增高，相当于中卵泡期，无周期性改变，无排卵前后升高现象。

4. **高催乳素血症** 20%～35%的PCOS患者PRL轻度升高。

5. **尿17-酮类固醇（17-OH）** 正常或轻度升高，升高时提示肾上腺功能亢进。

（二）盆腔超声检查

双侧卵巢增大，包膜及间质回声增强；一侧或双侧卵巢内有12个以上直径2～9mm的无回声区，沿卵巢包膜下呈车轮状排列。检查时应注意：超声检查前应停用口服避孕药至少1个月；在月经规则者应选择在月经周期第3～5天检查。无性生活者可选择直肠超声检查，其他患者以阴道超声为宜。20%～30%的正常育龄妇女、下丘脑性闭经、高泌乳素血症或分泌GH肿瘤等患者B型超声检查也可显示为PCOS。

（三）基础体温测定

基础体温测定表现为持续单相型。

（四）代谢并发症筛查

测定空腹血糖和餐后2小时血糖，同时测定胰岛素。高胰岛素血症在PCOS患者中较为常见，空腹血胰岛素水平增高，较瘦的PCOS患者高胰岛血症为30%，肥胖的PCOS患者则为75%。葡萄糖耐量试验，血胰岛素反应高，但血糖反应正常。测空腹血脂；肝功能、肾功能检查。

（五）孕激素试验

因PCOS月经稀发或闭经的患者有一定的雌激素水平，故孕激素试验为阳性。

（六）诊断性刮宫

于月经前数日或月经来潮6小时内诊断性刮宫，子宫内膜呈不同程度增生期改变，无分泌期变化。年龄>35岁的患者应常规行诊断性刮宫，以早期发现子宫内膜不典型增生或子宫内膜癌。

（七）腹腔镜检查

可见卵巢增大，包膜增厚，表面光滑，呈灰白色，有新生血管。包膜下显露多个卵泡，但无排卵征象（排卵孔、血体或黄体）。

五、诊断

根据病史、临床表现及辅助检查，即可做出诊断。

1. 现广泛使用2003年ESHRE和ASRM共同推荐的鹿特丹标准 ①临床出现持续稀发排卵或无排卵；②有高雄激素的临床表现和（或）生化改变；③卵巢呈多囊样改变（超声提示单侧或双侧卵巢体积≥10ml，和（或）直径2～9mm的卵泡数>12个）；④符合上述三项中的两项，并排除其他高雄激素病因，即可诊断为PCOS。

2. 2011年我国卫生部发布PCOS诊断标准 月经稀发或闭经或不规则子宫出血是必需条

件，再符合下列 2 项中的一项，即可诊断为疑似 PCOS：①高雄激素的临床表现或高雄激素血症；②超声表现为 PCOS。逐一排除其他可能引起高雄激素的疾病和引起排卵异常的疾病后，才能确定诊断 PCOS。

3. 此外还有美国国立卫生研究院（National Institutes of Health，NIH）提出的 NIH 标准、2006 年美国雄激素过多学会（Androgen Excess Society，AES）提出的 AES 标准以及 2013 年美国内分泌学会（The Endocrine Society，TES）颁布了 PCOS 的诊疗指南，均因各种因素未获得统一应用。

六、鉴别诊断

1. **卵泡膜细胞增殖症** 临床表现及内分泌检查与 PCOS 相仿但更严重，血睾酮高值，血硫酸脱氢表雄酮正常，LH/FSH 比值可正常。卵巢活检，镜下见卵巢皮质黄素化的卵泡膜细胞群，皮质下无类似 PCOS 的多个小卵泡。

2. **肾上腺皮质增生或肿瘤** 血清硫酸脱氢表雄酮超过正常上限 2 倍时，应与肾上腺皮质增生或肿瘤相鉴别。肾上腺皮质增生患者的 17-α 羟孕和雄激素明显增高，ACTH 兴奋试验反应亢进，地塞米松抑制试验抑制率≤0.70。肾上腺皮质肿瘤患者对上述两项试验均无明显反应。

3. **分泌雄激素的卵巢肿瘤** 卵巢睾丸母细胞瘤、卵巢门细胞瘤等均可产生大量雄激素。多为单侧、实性肿瘤，超声、CT 或 MRI 可协助定位。

4. **甲状腺功能异常** 临床上也可有月经失调或闭经，可检测 TSH 以鉴别。

5. **其他** 催乳素水平升高明高，应排除垂体催乳素腺瘤。

七、治疗

PCOS 迄今尚无一种有效的治疗方案，目前主要以调节内分泌、改善临床症状和体征、预防远期并发症为主。

（一）调整生活方式

对于肥胖型 PCOS 患者，应控制饮食、增加运动以降低体重和缩小腰围，建议减重 5% 以上，可增加胰岛素敏感性并降低胰岛素、睾酮水平，改善排卵功能。

（二）调节月经周期

对于青春期、无生育要求的育龄妇女，通过调节月经周期，以达到预防子宫内膜癌和心、脑血管疾病的目的。主要方法如下。

1. **短效口服避孕药** 通过抑制 LH 分泌，减少卵巢雄激素生成，并可抑制子宫内膜过度增生，调节月经周期。常用口服短效避孕药如炔雌醇环丙孕酮等，在用孕激素撤药性出血第 5 天起服用，每天 1 片，共服 21 天，或停药第 8 天起重复，周期性用药，疗程 3～6 个月。用药时应注意排除使用口服避孕药的禁忌证，有重度肥胖、糖耐量受损的患者长期服用口服避孕药可能加重糖耐量损害程度。

2. **孕激素后半期周期疗法** 适用于无严重高雄激素血症和代谢紊乱的患者。对卵巢轴不抑制或抑制较轻，对代谢影响小，对于 LH 过高分泌者，可抑制高 LH 分泌，保护子宫内膜，恢复排卵。常用口服地屈孕酮 10～20mg/d，或醋酸甲羟孕酮 6mg/d，或黄体酮 200mg/d，连用 10 天，至少每两个月撤退性出血 1 次。

（三）改善胰岛素抵抗

通过提高胰岛素靶细胞的敏感性，降低血胰岛素水平，控制糖代谢紊乱，改善 PCOS 患者的胰岛素抵抗状态。适用于肥胖或有胰岛素抵抗的患者，常用药物有二甲双胍，每次 500mg，每日 2～3 次。

（四）降低雄激素水平

上述降低 LH 及调节胰岛素分泌的药物，均有降低雄激素作用。此外降低雄激素的药物还有：

1. **糖皮质类固醇** 适用于多囊卵巢综合征的雄激素过多为肾上腺来源或肾上腺和卵巢混合来源者。常用肾上腺皮质激素为地塞米松，每晚 0.25mg，每日不宜超过 0.5mg，以免过度抑制垂体 - 肾上腺轴功能。

2. **环丙孕酮** 为 17- 羟孕酮类衍生物，能抑制垂体分泌促性腺激素，具有很强的抗雄激素作用，降低体内睾酮水平。与炔雌醇组合成口服避孕药，对治疗高雄激素血症和临床表现均有效。

3. **螺内酯** 是醛固酮受体的竞争性抑制剂，抗雄激素机制是抑制卵巢和肾上腺合成雄激素，增强雄激素分解，并有在毛囊竞争雄激素受体作用。抗雄激素剂量每日 40～200mg，治疗多毛需用药 6～9 月。出现月经不规则，可与口服避孕药联合应用。

（五）促排卵治疗

对有生育要求者在生活方式调整、抗雄激素和改善胰岛素抵抗等基础治疗后，进行促排卵治疗。氯米芬为一线促排卵药物，氯米芬抵抗患者可给予二线促排卵药物如促性腺激素等。近年来研究发现，来曲唑有不差于甚至优于氯米芬的疗效，可能成为新的一线药物。促排卵时易发生卵巢过度刺激综合征，需严密监测，加强预防措施。

（六）手术治疗

应在药物治疗无效的情况下考虑并慎用，现一般采用腹腔镜下卵巢打孔术（laparoscopic ovarian drilling，LOD），主要包括单极电凝和激光，打孔数一般在 4～10 个，并应注意打孔深度，避开卵巢门。但手术治疗后可发生卵巢和盆腔粘连，也有导致卵巢早衰的个例报道，并且效果持续时间有限。

（七）辅助生育技术体外受精与胚胎移植技术（IVF-ET）

对常规促排卵无效的多囊卵巢综合征导致的不孕患者疗效显著。近期研究显示，PCOS 患者冷冻胚胎移植妊娠结局优于新鲜胚胎移植。

学习小结

PCOS是一种以雄激素过多、稀发排卵或无排卵以及多囊卵巢为特征的妇科内分泌疾病。PCOS病因至今未明。目前广泛采用2003年鹿特丹诊断标准，即稀发排卵或无排卵、高雄激的临床表现和(或)生化改变以及多囊卵巢三项中任意二项。治疗以调整生活方式、调节月经周期、治疗高雄激素与胰岛素抵抗以及有生育要求者的促排卵治疗为主。同时，要预防远期并发症：糖尿病、心脑血管疾病及肿瘤。

复习参考题

1. 多囊卵巢综合征的诊断标准是什么?
2. 多囊卵巢综合征的治疗原则是什么?

第四节 痛经

痛经(dysmenorrhea)系指在月经期前后或行经期间出现的下腹部痉挛性或持续性疼痛，可伴腰背酸痛及肛门坠胀等不适，严重者影响日常工作与生活，需要用药物控制。痛经分为原发性痛经与继发性痛经。原发性痛经是指无盆腔器质性病变的痛经，发生率约36.06%，痛经始于初潮或其后1～2年，原发性痛经占痛经的90%以上。继发性痛经是指盆腔器质性病变导致的痛经，如子宫内膜异位症、盆腔炎、生殖器官肿瘤等。本节仅叙述原发性痛经。

一、病因与发病机制

原发性痛经的发生主要与月经时子宫内膜合成和释放前列腺素(prostaglandin，PG)增加有关。研究表明，痛经患者子宫内膜及月经血中$PGF_{2\alpha}$和PGE_2含量均较正常妇女升高。分泌期子宫内膜前列腺的含量较增生期高，月经期因溶酶体酶溶解子宫内膜细胞而大量释放$PGF_{2\alpha}$和PGE_2。$PGF_{2\alpha}$是导致痛经的主要介质，$PGF_{2\alpha}$含量升高可引起子宫平滑肌过强收缩、血管痉挛，产生痛经。同时，$PGF_{2\alpha}$进入血液循环可引起胃肠道、泌尿道、血管平滑肌收缩，从而引起相应的全身症状。

PGE_2可使子宫不协调收缩，供血不足导致厌氧物质蓄积，刺激C类疼痛神经元，也可引起痛经。白细胞介素、垂体后叶加压素等也可能增加子宫对疼痛的敏感性，引起原发性痛经。此外，痛经的发生还与精神因素、过敏体质的变态反应、经期过度疲劳、寒冷刺激、个人痛阈及遗传因素等有关。

二、临床表现

原发性痛经多见于青少年女性，常在月经初潮后1～2年内发病。疼痛一般在月经来潮后开始，最早可出现在经前12小时，持续数小时至2～3日不等。疼痛呈阵发性或痉挛性，通常位于下腹部耻骨上，放射至腰骶部或大腿内侧。50% 患者伴有后背部痛、恶心呕吐、腹泻、头晕及乏力，严重者发生晕厥而就医。一般妇科检查无异常发现。疼痛可随着年龄增长，尤其是婚后或分娩后有不同程度的减轻或消失。

三、诊断与鉴别诊断

诊断依据：月经期下腹坠痛；妇科检查未见阳性特征；B 超检查常无异常发现。诊断时需与子宫内膜异位症、子宫腺肌病、盆腔炎性疾病引起的继发性痛经相鉴别。继发性痛经常在初潮后数年方出现症状，多有妇科器质性疾病史或宫内节育器放置史，妇科检查有异常发现，必要时可行腹腔镜或宫腔镜检查加以鉴别。

四、治疗

（一）一般治疗

加强营养、增强体质，注意休息，注重精神心理治疗，消除紧张、焦虑等影响。必要时可辅以镇痛、镇静、解痉治疗。

（二）口服避孕药

通过抑制 HPO 轴而抑制排卵及内膜生长，减少前列腺素和加压素含量，缓解疼痛症状。适用于有避孕要求的痛经妇女，疗效达 90% 以上。

（三）前列腺素合成酶抑制剂

适用于不要求避孕或对口服避孕药效果不佳的患者。通过抑制前列腺素合成酶的活性，减少前列腺素产生，防止过强子宫收缩和痉挛，从而减轻或消除痛经。该类药物治疗有效率 60%～90%。月经来潮或痛经出现后连服 2～3 日，常用药物：布洛芬 0.2g～0.4g，3～4 次 / 日，或酮洛芬 50mg，3 次 / 日，或吲哚美辛 25mg，3 次 / 日。

（四）中医药治疗

祖国医学在原发性痛经的治疗上应用较多，以活血行气、散淤止痛为原则。

学习小结

痛经指在月经期前后或行经期间出现的下腹部痉挛性或持续性疼痛、腰背酸痛及肛门坠胀等不适，严重者影响日常工作与生活，需要用药物控制，分为原发性痛经与继发性痛经。原发性痛经无盆腔器质性病变，多见于青少年女性，疼痛可随着年龄增长，尤其是婚后或分娩后有不同程度的减轻或消失。诊断依据月经期下腹疼痛；妇科检查无阳性体征；B 型超声检查常无异常发现。治疗主要包括：①一般治疗；②口服避孕药抑制排卵；③前列腺素合成酶抑制剂；④中医药治疗。

复习参考题

1. 痛经的分类有哪些?

2. 痛经如何诊断与鉴别诊断?

第五节 高催乳素血症

各种原因导致血清催乳素(PRL)水平异常升高,超过 1.14nmol/L 或 25μg/L,称为高催乳素血症(hyperprolactinemia)。高催乳素血症可引起性腺功能减退、不孕或溢乳。

一、病因与发病机制

1. **下丘脑疾病** 颅咽管瘤、炎症等病变影响催乳素抑制因子的分泌,导致催乳素升高。

2. **垂体疾病** 是引起高催乳素血症最常见的原因,以垂体催乳素瘤最常见。1/3 以上患者为垂体微腺瘤(直径 < 1cm)。空蝶鞍综合征也可使血清催乳素增高。

3. **原发性甲状腺功能减退症** 促甲状腺释放激素增多,刺激垂体催乳素分泌。

4. **特发性高催乳素血症** 血清催乳素增高,多为 2.73 ~ 4.55nmol/L,但未发现垂体或中枢神经系统疾病,部分患者数年后发现垂体微腺瘤。

5. **其他** 多囊卵巢综合征、自身免疫性疾病、创伤(垂体柄断裂或外伤)、长期服抗精神病药、抗忧郁症药、抗癫痫药、抗高血压药、抗胃溃疡药和阿片类药物均可引起血清催乳素轻度或明显升高。

二、临床表现

1. **月经紊乱及不孕** 高 PRL 水平影响下丘脑 GnRH 释放的脉冲节律,导致无效或低水平的性腺激素分泌,从而引起无排卵、黄体期缩短及闭经。90% 高催乳素血症患者有月经紊乱,表现为月经少、稀发乃至闭经。青春期前或青春期早期妇女可出现原发性闭经,生育期后多为继发性闭经。无排卵或黄体功能不全可导致不孕或流产。

2. **溢乳** 发生率约 90%,是本病的特征之一。闭经 - 溢乳综合征患者约 2/3 存在高催乳素血症,其中 1/3 有垂体微腺瘤。通常表现为非妊娠期和非哺乳期双乳流出或可挤出非血性乳白色或透明液体,或断奶数月仍有乳汁分泌。

3. **肿瘤压迫症状** 微腺瘤一般无明显症状。垂体腺瘤增大明显时,由于脑脊液回流障碍及周围脑组织及视神经受压,可出现头痛、眼花、呕吐、视野缺损及动眼神经麻痹等症状。还可能使 GH、Gn、抗利尿激素(ADH)、TSH、ACTH 等激素分泌减少,从而引起相应继发症状。

4. **性功能改变** PRL 重度高值(> 100μg/L)时出现典型的垂体 LH 与 FSH 分泌抑制及低雌激素状态,表现为阴道壁变薄或萎缩、分泌物减少、性欲减退及骨质疏松。

三、诊断

1. **临床症状** 对出现月经紊乱及不孕、溢乳、闭经、多毛、青春期延迟、头痛、眼花等表现者，应考虑本病。

2. **血液学检查** 一次性测定血清催乳素高于 1.4nmol/L 或 25μg/L 即可确诊为高催乳素血症，不建议动态监测 PRL 水平。检测最好在上午 9～12 时。

3. **影像学检查** 无明确病因的 PRL 轻度高值或当 PRL＞4.55nmol/L 或 100μg/L 时，应行垂体 MRI 检查，明确是否存在垂体微腺瘤或腺瘤、颅内肿瘤及空蝶鞍综合征。

4. **眼底检查** 由于垂体腺瘤可侵犯和（或）压迫视交叉，引起视乳头水肿，也可因肿瘤压迫视交叉致不同类型的视野缺损，因而眼底、视野检查有助于确定垂体腺瘤的大小及部位，尤其适用于孕妇。

四、治疗

治疗目标：控制高泌乳素血症，恢复正常月经和排卵功能，减少乳汁分泌及改善其他症状。具体的治疗方案根据病因而定。

（一）随访

对特发性高催乳素血症或仅 PRL 轻度升高（不超过 100μg/L）、月经规律、卵巢功能未受影响、溢乳量少且未影响正常生活者，可不必治疗，应定期复查，观察临床表现和 PRL 的变化。

（二）药物治疗

1. **溴隐亭** 为非特异性多巴胺受体激动剂，能有效地降低催乳素，抑制溢乳，恢复排卵。一般初始剂量为 1.25mg/d，餐中服用；根据患者反应，每 3～7 天增加 1.25mg/d，直至常用有效剂量 5.0～7.5mg/d。主要副作用有恶心、晕眩、疲劳、嗜睡、便秘、直立低血压等，用药数日可自行消失。

2. **卡麦角林** 本药是选择性多巴胺 D_2 受体激动剂，副作用更少。若溴隐亭副反应无法耐受或无效时可改用此药，仍有 50% 以上有效率。

3. **其他** α- 二氢麦角隐亭及维生素 B_6 也可用于高催乳素血症的治疗。

（三）手术治疗

当药物治疗无效或垂体肿瘤产生明显压迫及神经系统症状时，应考虑手术切除肿瘤。经蝶窦手术最为常用，术前短期服用溴隐亭能使垂体肿瘤缩小，术中出血减少，有助于提高疗效。术后视野改善率为 70%，血 PRL 水平正常者微腺瘤 74%、大腺瘤 50%；复发率约 20%。手术并发症有短暂尿崩症、垂体功能低减、脑脊液漏、局部感染等。

（四）放射治疗

主要适用于侵袭性大腺瘤、术后肿瘤残留或复发、药物治疗无效或不耐受、有手术禁忌或拒绝手术、不愿长期服药的患者。放射治疗显效慢，可能引起垂体功能低下、视神经损伤、诱发肿瘤等并发症，不主张单纯放疗。

学习小结

高催乳素血症指血清催乳素水平高于 1.14nmol/L 或 25μg/L，可由疾病所致，其中垂体疾病最常见，也可在某些生理状态下升高。出现溢乳或月经紊乱、头痛、眼花及视觉障碍时，应考虑此症。首先检测血清催乳素，其次做蝶鞍部 MRI 检查以排除垂体肿瘤，最后分析其他可能。治疗应根据病因而定，多采用药物治疗，溴隐亭是治疗高催乳素血症最常用的药物。即使是催乳素腺瘤，也可用药物治疗，必要时采用手术治疗或联合放疗。

复习参考题

高泌乳素血症的典型临床表现是什么?

第六节　经前期综合征

经前期综合征（premenstrual syndrome，PMS）是指反复发作于月经周期黄体期的以情感、行为和躯体障碍为特征的综合征。月经来潮后症状自然消失。在育龄期妇女中发病率为 30%～40%。伴有严重情绪不稳定者称为经前焦虑障碍（premenstrual dysphoric disorder，PMDD），发病率为 3%～8%。

一、病因

发病原因尚不清楚，可能与环境压力、个人的精神心理特征、中枢神经递质、卵巢激素、前列腺素水平有关。目前认为，多种因素的相互作用影响了 PMS 的病理生理改变，卵巢激素是 PMS 的必要因素，中枢神经对卵巢激素和多种化学递质的异常反应及心理敏感性过度与 PMS 的病理生理变化有关。

二、临床表现

常见于 25～45 岁女性，症状出现于月经前 1～2 周，逐渐加重，月经最后 2～3 天最为严重，月经来潮后迅速减轻直至消失。临床上可分为三方面的症状：①躯体症状：表现为头痛、背痛、乳房胀痛、体重增加、下肢水肿、运动协调能力下降、头晕和心悸等；②精神症状：焦虑、紧张、情绪不稳定、易激惹、孤独、疲乏、嗜睡和注意力不集中等；③行为症状：工作效率低下、记忆力减退、意外事故倾向，易有犯罪行为或自杀意图。

三、诊断与鉴别诊断

根据患者周期性出现的典型症状，诊断多不困难。一般需考虑 3 个因素：① PMS 的症状；

②黄体晚期持续反复发生；③对日常生活、工作产生负面影响。国际上常用美国精神病协会的诊断标准：暂时性的与月经周期有关的症状，于月经周期的最后1周开始，月经来潮后消失。需要与轻度精神障碍及器质性疾病相鉴别，如心肝肾疾病引起的水肿及子宫内膜异位症等。

四、治疗

对症治疗为主，应根据患者情况给予个体化治疗方案。

（一）心理疏导

帮助患者认识到月经前的症状属自然现象，应保持乐观的精神状态，建立自信心及勇气。

（二）调整生活状态

加强营养，戒烟，避免进食刺激辛辣食品，适当的锻炼及舒适的环境有助于缓解紧张和焦虑。

（三）药物治疗

1. **抗抑郁药** 适用于抑郁症状明显者。氟西汀是中枢神经5-羟色胺再摄取抑制剂，能使约70%患者得到精神症状的缓解，可作为一线药物应用。每天20mg，全月经周期服用。

2. **抗焦虑药** 适用于明显焦虑或易怒者。阿普唑仑：月经前开始用药，起始剂量为0.4mg，每天2～3次，酌情递增，最大不超过4mg/d，一直用到月经来潮的第2～3天。

3. **前列腺素抑制剂** 吲哚美辛25mg，每天3次，可缓解头痛、痛经。

4. **GnRH-α** 对垂体的GnRH受体起降调节作用，抑制卵巢的激素分泌功能，可连用4～6月，但有一定的副作用，不宜长期应用。

5. **醛固酮受体拮抗剂** 可拮抗醛固酮而利尿，减轻水潴留，也能改善精神症状。口服螺内酯20～40mg，每日2～3次。

6. **维生素 B_6** 可调节自主神经系统与HPO轴的关系并抑制催乳素合成，改善症状。

7. **口服避孕药** 通过抑制排卵而缓解症状，可减轻水钠潴留症状。

8. **达那唑** 用量200mg/d，仅用于症状严重且其他治疗无效时。能抑制促性腺激素的合成和释放，降低卵巢激素水平，使经前综合征的多种症状好转。

学习小结

经前期综合征是指反复发作于月经周期黄体期的以情感、行为和躯体障碍为特征的综合征。目前病因尚不明确。主要的临床症状分为三类：躯体症状、精神症状和行为症状。需要与轻度精神障碍及器质性疾病相鉴别。治疗以对症治疗为主，应根据患者情况给予个体化治疗方案，需对患者进行适当的心理疏导和生活状态调整，必要时进行药物治疗，包括抗抑郁、抗焦虑等治疗。

复习参考题

如何诊断经前综合征？该如何鉴别诊断？

第七节 绝经综合征

绝经综合征（menopausal syndrome，MPS 或 climacteric syndrome）是指妇女绝经前后由于性激素水平改变所致的一系列躯体及精神心理症状。占我国总人口约 11% 的 40～59 岁的妇女中，一半以上存在不同程度的绝经相关症状或疾病。绝经综合征病因尚未完全明了，可能与卵巢功能减退和机体衰老合并存在有关。

一、内分泌变化

围绝经期最明显的变化是卵巢功能衰退，排卵趋于停止，继之下丘脑 - 垂体功能减退。

1. **雌激素** 在围绝经期的不同阶段，雌激素的分泌具有差异性：①绝经过渡早期，FSH 升高对卵泡过度刺激引起雌激素过度分泌，高于正常卵泡期水平；②整个绝经过渡期，雌激素不呈逐渐下降趋势，而是在卵泡生长发育停止后，雌激素水平才下降；③绝经后，雌激素主要来源于肾上腺皮质以及来自卵巢的雄烯二酮经周围组织中芳香化酶转化的雌酮，雌酮在周围组织也与雌二醇相互转化，但雌酮高于雌二醇。

2. **黄体酮** 在绝经过渡期，卵巢仍有排卵时可分泌黄体酮，但因黄体功能不全，黄体酮分泌减少。绝经后肾上腺可能分泌极少量黄体酮。

3. **雄激素** 绝经后雄烯二酮分泌量约为绝经前的一半且主要来自肾上腺，少量来源于卵巢间质细胞。绝经后早期卵巢产生的睾酮较绝经前增多。因性激素结合蛋白减少，游离雄激素增多。

4. **促性腺激素** 绝经过渡期妇女仍有排卵，FSH 水平升高，而 LH 在正常范围。绝经后，FSH、LH 均明显升高，而 FSH 升高要比 LH 明显，因此 FSH/LH＞1，绝经 2～3 年内此比值达最高水平，随后随年龄增高而逐渐下降。

5. GnRH 围绝经期 GnRH 的分泌增加，并与 LH 相平衡。

6. **催乳激素** 绝经过渡期由于雌激素的升高抑制了下丘脑分泌催乳激素抑制因子（PIF），催乳素水平升高。绝经后随着雌激素的降低使 PIF 增加，催乳激素分泌降低。

7. **抑制素** 围绝经期血抑制素浓度降低，较雌二醇下降早且明显，能更敏感地反映卵巢功能衰退。绝经后卵泡抑制素极低，而 FSH 水平升高。

二、临床表现

1. **月经紊乱** 围绝经期最早的症状，表现为月经周期缩短、经量减少直至绝经，或周期不规则、周期和经期延长、经量先增加后逐渐减少而停止，或月经突然停止。症状的出现取决于卵巢功能状态的波动性变化。此期易发子宫内膜癌或癌前病变，因此对反复阴道异常出血者应行子宫内膜活检以排除恶性病变。

2. **血管舒缩症状** 最典型的表现为潮热、多汗，这是雌激素下降的特征性症状，其特点呈反复出现短暂的面部和颈部皮肤阵发性发红，伴红热，继之出汗，夜间或应激状态易促发。可持续 1 年或更长，严重时影响工作、生活和睡眠。自然绝经者潮热发生率超过 50%。

3. **精神神经症状** 有易激动、易怒、焦虑、多疑、情绪不稳定等，注意力不集中、记忆力下降、睡眠障碍也是常见症状。

4. **泌尿生殖道症状** 泌尿生殖道萎缩症状，如外阴阴道干燥或瘙痒、子宫脱垂、性欲降低、性交疼痛及排尿困难、尿频、尿急、反复发生的尿路感染、张力性尿失禁等。

5. **心血管系统变化** 雌激素对女性心血管系统有保护作用，绝经后发生冠状血管及脑血管病变。易发心悸、心律不齐、高血压或血压波动、动脉粥样硬化、心肌缺血、肥胖等。

6. **骨质疏松** 雌激素具有保护和维持骨矿含量的关键激素，约25%的围绝经期妇女有骨质疏松症，导致腰背及四肢疼痛、关节痛、骨骼压缩、身材变矮，严重者可致骨折。

三、诊断

根据年龄和症状，一般不难诊断，诊断时必须排除相关症状的器质性病变、甲状腺疾病及精神疾病。以下检查有助于诊断：

1. **血清激素** ① FSH > 10U/L，提示卵巢储备功能下降；FSH > 25U/L，提示早发性卵巢功能不全；FSH > 40U/L，且 E < 10～20pg/ml 提示卵巢功能衰竭；②抑制素 B≤45ng/L，是卵巢功能减退的早期标志；③抗苗勒式管激素（AMH）≤0.5～1.0ng/ml 提示卵巢储备下降。

2. **氯米芬兴奋实验** 月经第5天起每日口服氯米芬50mg，连用5天，停药第1日测 FSH > 12U/L，提示卵巢储备功能降低。

3. **超声检查** 评价窦卵泡、卵巢容积、子宫内膜状况，同时注意排除器质性病变。

4. **骨密度测定** 确诊有无骨质疏松。

四、治疗

治疗目标：应能缓解月经紊乱、血管舒缩症状、精神症状等近期症状，并能早期发现、有效预防骨质疏松、动脉硬化等老年性疾病。

（一）一般治疗

加强患者健康教育及心理疏导，使其以乐观心态面对。调整饮食，摄入足量蛋白质及含钙丰富食物，同时坚持体育锻炼，增加日晒时间。轻症者可以不必药物治疗，对睡眠差者，可服用镇静剂助睡眠。谷维素20mg口服，每日3次，有助于调节自主神经功能。

（二）绝经激素治疗（menopausal hormone therapy，MHT）

2013年国际绝经学会指南提出绝经激素治疗，以取代原有的激素替代治疗（hormone replacement therapy，HRT）一词，更符合内涵也更不容易引起歧义。指对卵巢功能衰退的患者补充外源性性激素，缓解因体内性激素不足而导致的症状，并预防远期疾病。

1. **适应证** ①绝经相关症状：月经紊乱、潮热、多汗、睡眠障碍、疲倦、情绪障碍如易激动、烦躁、焦虑、紧张或情绪低落等；②泌尿生殖道萎缩的相关症状：阴道干涩、疼痛、性交痛、反复发作的阴道炎、排尿困难、反复泌尿系统感染、夜尿多、尿频和尿急；③低骨量及骨质疏松症。

2. **禁忌证** ①已知或可疑妊娠；②原因不明的阴道出血；③乳腺癌；④性激素依赖性恶性

肿瘤；⑤活动性血栓栓塞性疾病（近6个月内）；⑥严重的肝、肾功能障碍；⑦血卟啉症、耳硬化症；⑧脑膜瘤（禁用孕激素）。

3. **慎用** 子宫肌瘤、子宫内膜异位症、子宫内膜增生史、高泌乳素血症、尚未控制的糖尿病、严重的高血压、血栓形成倾向、胆囊疾病、癫痫、偏头痛、哮喘、乳腺良性疾病和乳腺癌家族史者慎用。

4. **应用时机** 尽可能在雌激素缺乏的早期开始，一般为绝经10年之内或60岁以前（窗口期），在此阶段开始激素治疗会带来长期的对骨骼、心血管和神经系统的保护作用。

5. **用法** 建议从最低有效剂量用起。

（1）单用雌激素：适用于子宫已切除的妇女。口服天然雌激素：结合雌激素0.3～0.625mg/d，戊酸雌二醇片0.5～2.0mg/d；经皮吸收雌激素：半水合雌二醇帖（0.5～1）帖/周，连续应用，适用于高泌乳素血症、尚未控制的糖尿病、严重的高血压、血栓形成倾向、胆囊疾病、癫痫、偏头痛、哮喘患者。

（2）雌、孕激素序贯疗法：适用于有完整子宫、围绝经期或绝经后期仍希望有月经样出血的妇女。可使用戊酸雌二醇1～2mg/d或结合雌激素0.3～0.625mg/d，连用22日，在用雌激素治疗的最后10日，加用甲羟孕酮4～6mg/d，或地屈孕酮10mg/d；也可使用雌二醇片或戊酸雌二醇片，每日1片，连用21天，停药后等待撤退性出血，模拟自然月经周期。

（3）雌、孕激素连续联合法：适用于有完整子宫、围绝经期或绝经后期不希望有月经样出血的妇女。每日均联合应用雌、孕激素且连续性给药，如口服复方制剂雌二醇屈螺酮片1片/日。不发生撤药性出血，但可发生不规则阴道出血且淋漓不尽。

（4）单纯孕激素：适用于绝经过渡期，调整卵巢功能衰退过程中出现的月经问题。地屈孕酮10～20mg/d，或微粒化黄体酮胶丸或胶囊200～300mg/d，或醋酸甲羟孕酮4～6mg/d，每个月经周期使用10～14天。

（5）连续应用替勃龙：适合于绝经后不希望来月经的妇女，推荐1.25～2.50mg/d。

（6）加用雄激素治疗：MHT中加入少量雄激素以达到高生理剂量水平，可以起到改善情绪和性欲的作用，短期有效性及安全性已被证实。

6. **副作用**

（1）子宫出血：性激素补充治疗时的子宫异常出血，多为突破性出血，必须重视，必要时行诊断性刮宫术，排除子宫内膜病变可能。

（2）性激素副作用：①雌激素：剂量过大时可引起乳房胀、白带多、头痛、水肿、色素沉着等，应适当减量，必要时更换雌三醇；②孕激素：可出现抑郁、易怒等精神症状，也可出现乳房痛、水肿等；③雄激素：有高血脂、动脉粥样硬化、血栓栓塞性疾病的风险，若应用剂量较大，可出现痤疮等高雄激素的表现。

（3）子宫内膜癌：长期使用单一雌激素，有增加子宫内膜癌的风险，需加用孕激素对抗雌激素的作用。

（4）乳腺癌：长期应用天然或接近天然的雌孕激素，不增加乳腺癌的风险，但乳腺癌患者仍是使用雌孕激素的禁忌证。

（三）非激素类药物治疗

适当使用钙剂、维生素D、降钙素类、双磷酸盐类防治骨质疏松症，可选用选择性5-羟色胺再摄取抑制剂改善血管舒缩症状及精神神经症状。许多中医药在缓解绝经症状方面安全、有效。

学习小结

绝经综合征是指妇女绝经前后由于性激素减少所致的一系列躯体及精神心理症状。围绝经期最早的变化是卵巢功能衰退，此阶段卵巢逐渐趋于排卵停止，卵泡对 FSH 和 LH 的敏感性降低，雌激素分泌减少，体内雌激素水平低落，因而其负反馈调节作用减弱，使 FSH 增加，而对促性腺激素刺激的抵抗性逐渐增加，同时下丘脑和垂体功能减退。临床表现为：①月经紊乱；②雌激素下降相关症状，如血管舒缩症状；精神神经症状；泌尿生殖道症状；心血管系统变化；骨矿含量改变及骨质疏松。治疗：主要为绝经激素治疗，还包括一般治疗和非激素类药物治疗，应根据病情给予个体化方案。

复习参考题

1. 绝经综合征的临床表现是什么？
2. 绝经综合征的治疗原则是什么？

第八节　早发性卵巢功能不全

早发性卵巢功能不全（premature ovarianinsufficiency，POI）指女性在 40 岁之前卵巢活动衰退的临床综合征，以月经紊乱（如停经或稀发月经）伴有高促性腺激素和低雌激素为特征。停经或月经稀发 4 个月，间隔 >4 周连续两次 FSH >25U/L 即可考虑为早发性卵巢功能不全。POI 在普通人群中的患病率约为 1%，不同种族可能有不同的患病率。

一、病因与发病机制

目前认为，早发性卵巢功能不全与某些性染色体缺陷及常染色体基因缺陷、自身免疫功能紊乱、感染或医源性因素等有关，但这些原因仅能解释约 50% 的 POI。接近 50% 的 POI 病因尚不明确。

（一）染色体和基因缺陷

1. 性染色体异常　约有 10%～12% 的 POI 患者存在染色体的异常，其中 94% 为 X 染色体异常。X 染色体数目减少较为常见，如特纳综合征：一条性染色体全部缺失（45，X）、部分缺失或嵌合体（45，X/46，XX 等）；少数患者为多 X 染色体，称为超雌；少数 POI 患者存在 Y 染色体，如 45，XO/46，XY 性腺发育不良。

2. X染色体基因突变 目前研究发现，脆性X智力低下基因（fragile-x mental-retardation 1，FMR1）前突变（premutation）与POI的发生有一定的关系。正常人群中，FMR1基因的三核苷酸重复序列CGG前突变的拷贝数为8～50，当拷贝数增加至55～200时，女性的POI发病风险增加13%～26%。

3. 常染色体基因突变 研究表明，青春期前诊断的一系列疾病，如半乳糖血症，与POI发生的高风险性相关。卵泡生成的相关基因（如NR5A1、NOBOX、FIGLA、FOXL2基因）、卵泡发育的相关基因（如BMP15、GDF9、inhibin A基因）、激素合成的相关基因（如FSH、FSHR、LH、LHR基因）等的突变，也与POI的发生有一定的关系。

（二）自身免疫性疾病

1. 自身免疫性肾上腺疾病 自身免疫性肾上腺疾病起源的POI占自身免疫性POI的60%～80%。21-羟化酶自身抗体（21OH-Ab）和肾上腺皮质抗体（ACA）对于自身免疫性POI的诊断具有高度敏感性。

2. 自身免疫性甲状腺疾病 自身免疫性甲状腺疾病相关的POI占所有POI的14%～27%。目前，甲状腺过氧化物酶抗体（TPO-Ab）是自身免疫性甲状腺疾病最敏感的检测指标。

（三）感染因素

有文献报道各种感染因素与POI的相关性，如流行性腮腺炎、HIV、带状疱疹病毒、巨细胞病毒、结核、疟疾、水痘及志贺菌属，但基本都为病例报告。

（四）医源性因素

放疗、化疗和手术对卵巢的损伤可能导致POI。放疗与POI发生的风险取决于放疗的区域、剂量及患者年龄。具有生殖毒性的化疗多数是有药物及剂量依赖性的，并且与患者年龄相关。然而，烷化剂对儿童或成人都具有生殖毒性。卵巢子宫内膜异位囊肿手术可能影响绝经年龄，并与POI的发生风险相关。

（五）特发性POI

尚不能找到确切病因的POI称为特发性POI，约占所有POI患者的50%。

二、临床表现

POI患者的症状严重程度不一，年轻人常较轻，有些患者没有任何症状。

1. 月经周期改变 常见，主要表现为停经或月经稀发。

2. 雌激素缺乏症状 潮热、盗汗、性交不适、阴道干涩、睡眠不佳、情绪改变、注意力不能集中、尿频、性欲低下、乏力等。

3. 全身各系统变化 与绝经患者相似，POI患者也可出现骨质疏松、血脂异常、血压波动及心血管疾病。

三、辅助检查

1. **性激素检查** 诊断 POI 的实验室指标为 FSH > 25U/L，需间隔 > 4 周以上重复检查一次。POI 患者 LH 会有一定程度的升高，少数患者表现为 LH 正常水平。

2. **染色体检查** 对于诊断 POI 患者，需进行染色体核型分析，有助于诊断特纳综合征、超雌、45，XO/46，XY 性腺发育不良等。有条件者可进行脆性 X 染色体前突变检测。不推荐 POI 患者行常染色体基因突变的筛查，除非有证据支持的特异性突变，如睑裂狭小 - 内眦赘皮 - 上睑下垂综合征（BPES）。

3. **自身免疫性抗体检测** 对于原因不明的 POI，或怀疑有免疫性疾病，应予以筛查甲状腺抗体（TPO-Ab）、21OH- 抗体或者肾上腺皮质抗体（ACA）。TPO-Ab 筛查阳性的患者应该建议其每年筛查促甲状腺素（TSH）。对于 21OH- 抗体 /ACA 阳性的 POI 患者，建议内分泌科就诊行肾上腺功能检测，除外艾迪生病。

4. **感染因素检测** 对于 POI 女性，暂时没有证据表明必须进行感染筛查。

四、诊断与鉴别诊断

（一）诊断

POI 以月经紊乱、高促性腺激素和低雌激素为特点。我国的诊断标准采用：年龄 < 40 岁，出现停经或月经稀发 4 个月，并有连续两次间隔 4 周以上的 FSH > 25U/L，可诊断为 POI。

（二）鉴别诊断

1. 需与以闭经为症状的疾病相鉴别 如高泌乳素血症、甲状腺功能亢进症、甲状腺功能减退症、多囊卵巢综合征等。

2. 需与卵巢早衰、卵巢储备功能低下相鉴别。

五、治疗

（一）调整生活方式

有许多可改变的高危因素可能增加年轻 POI 患者的骨折和心血管疾病发生风险，包括吸烟、缺乏锻炼、缺乏维生素 D 和钙、饮酒、低体质量。因此，平衡膳食、维生素 D 和钙的充分摄入、负重锻炼、维持适宜的体质量、戒烟等有重要的作用。

（二）激素替代治疗

主要目的是缓解低雌激素症状，同时预防低雌激素相关性心血管疾病和骨质疏松。

1. **原则** 在综合考虑 POI 症状、治疗目的和危险性的前提下，选择能达到治疗目的的最低有效剂量；HRT 应持续治疗至自然绝经的平均年龄，后参考绝经后 HRT 方案继续进行；治疗期间需每年常规随诊，以了解患者用药的依从性、满意度、副反应以及可能需要改变方案、剂量的需求。

2. HRT治疗

（1）单纯雌激素治疗：适用于已切除子宫的POI患者。推荐剂量是：17β-雌二醇2mg/d、结合雌激素1.25mg/d或经皮雌二醇75～100μg/d，连续应用。

（2）雌孕激素序贯治疗：适用于有完整子宫、仍希望有月经样出血的POI患者。雌激素可每周期使用21～28天，停用2～7天或连续用药；在使用雌激素的基础上，每周期加用孕激素10～14天。具体用药：单一成分制剂如雌激素用法同上，孕激素多采用地屈孕酮10mg/d、微粒化黄体酮胶丸100～300mg/d或醋酸甲羟孕酮4～6mg/d。雌孕激素复方制剂：连续序贯方案可采用雌二醇-雌二醇地屈孕酮（2/10）片，按序每日1片，用完1盒后直接开始下一盒，中间不停药。周期序贯方案可采用戊酸雌二醇-戊酸雌二醇环丙孕酮片复合包装，按序每日1片，用完1盒后停药7天再开始服用下一盒。由于序贯治疗方案相对复杂，复方制剂的依从性明显好于单药的配伍，更鼓励采用复方制剂。

（3）阴道局部雌激素的应用：仅为改善泌尿生殖道萎缩症状时，以及对肿瘤手术、盆腔放疗、化疗及其他一些局部治疗后引起的症状性阴道萎缩和阴道狭窄者，推荐阴道局部用药。若全身用药后阴道局部仍有症状，也可以在全身用药时辅助阴道局部用药。用药方法：阴道用药，每日1次，连续使用2周症状缓解后，改为每周用药2～3次。阴道局部应用雌激素通常不需要加用孕激素。

3. POI患者的青春期诱导 当POI发生在青春期之前时（如特纳综合征），患者将自始至终没有内源性雌激素的产生，从童年、青春期直至成年期，持续治疗是必须的。青春期前开始使用雌激素，对患者的骨骼发育和最终身高的改善有重要的作用。当患者无第二性征发育时，建议从12～13岁开始补充雌激素。起始剂量可为成人剂量的1/4～1/8，可单用雌激素，同时可联合使用生长激素，根据骨龄和身高的变化，在2至4年内逐渐增加雌激素用量，直至15或16岁开始雌孕激素序贯治疗以诱导月经。对于骨骺一直未愈合的患者，在达到理想身高后，应增加雌激素剂量，防止身高过高。

4. 生育治疗 尽管约5%的POI患者在诊断后的早期可能自然妊娠，但多数有生育要求的患者需寻求辅助生殖治疗，包括超促排卵或赠卵体外受精胚胎移植。

5. 其他治疗

（1）植物类药物：可低雌激素相关症状，主要包括黑升麻异丙醇萃取物、升麻乙醇萃取物。用法为每日2次，每次1片。

（2）中医药：目前，临床应用较多的中成药，在缓解低雌激素相关症状方面有一定的效果。此外，按摩理疗、药膳、针灸及耳穴贴压等也可能起到辅助治疗的作用。

（3）治疗骨质疏松的药物：包括双磷酸盐类阿仑膦酸钠、依替膦酸二钠（羟乙膦酸钠）和利塞膦酸钠，以及选择性ER调节剂。雷洛昔芬和甲状旁腺激素肽均能减少患有骨质疏松妇女椎体骨折的风险。

（4）性腺切除：诊断45，XO/46，XY性腺发育不良者，性腺肿瘤的发生风险会增加，应切除性腺。

（钱卫平）

学习小结

早发性卵巢功能不全是指女性在40岁之前卵巢活动衰退的临床综合征，以月经紊乱（如停经或稀发月经）伴有高促性腺激素和低雌激素为特征。年龄<40岁，停经或月经稀发4个月，间隔>4周，连续两次FSH>25U/L即可诊断为早发性卵巢功能不全。POI的发生与染色体和基因缺陷、自身免疫性卵巢损伤、医源性损伤、感染因素等有关。因此，明确诊断的POI患者需进行染色体核型分析，必要时进行基因突变和自身免疫性抗体检测。治疗上在调整生活方式的基础上，需采用HRT治疗，当POI发生在青春期之前时需进行青春期诱导，对有生育要求的女性多需采用IVF或赠卵IVF治疗。同时，需关注患者心血管疾病、骨质疏松等并发症的治疗。

相关链接

1. 卵巢早衰（premature ovarian failure，POF）：指40岁之前达到卵巢功能衰竭。闭经时间≥4～6个月，两次间隔4周以上FSH>40U/L，伴有雌激素降低及绝经症状。卵巢早衰是一直被临床广泛使用的专业术语，但随着病因研究的深入和临床病例的积累，人们逐渐意识到卵巢功能衰竭是一组临床表现多样、病因复杂且进行性发展（包括隐匿期、生化异常期和临床异常期“三阶段”）的疾病。POF概念存在局限性，无法体现疾病的进展性和多样性，仅代表卵巢功能衰竭的终末阶段。2016年，欧洲人类生殖与胚胎学会（ESHRE）和国际绝经协会（IMS）均提出了“早发性卵巢功能不全（POI）”的定义。

2. 卵巢储备功能下降（diminished ovarian reserve，DOR）：辅助生殖领域中的常用名词，尚无确切定义，常指双侧卵巢的窦卵泡数<6个，抗苗勒管激素（AMH）水平低于0.5～1.1ng/ml。

复习参考题

1. 早发性卵巢功能低下的诊断标准是什么？

2. 早发性卵巢功能低下的激素替代治疗方案有哪些？

第二十三章　子宫内膜异位症和子宫腺肌病

23

学习目标

掌握　子宫内膜异位症及子宫腺肌病的临床特征及诊断，子宫内膜异位症及子宫腺肌病的治疗方法及原则。

熟悉　子宫内膜异位症的病因和病理。

了解　子宫内膜异位症的预防。

子宫内膜异位症（endometriosis），又称简称内异症，它和子宫腺肌病（adenomyosis）都属子宫内膜异位性疾病。两者均由具有生长功能的异位子宫内膜所致，临床上常可并存。过去认为子宫内膜异位症和子宫腺肌病是同一疾病的不同表现形式，但现已清楚，两者除均存在异位子宫内膜这一共同特点外，在组织发生学和发病机制上不尽相同，临床表现亦有差异，实际是两种明显不同的疾病，临床上常可并存，但前者对孕激素敏感，后者对孕激素不敏感。

第一节　子宫内膜异位症

子宫内膜组织（腺体和间质）出现在子宫体以外的部位时，称为子宫内膜异位症，简称内异症。异位内膜可侵犯全身任何部位，如脐、膀胱、肾、输尿管、肺、胸膜、乳腺、甚至手臂、大腿等处，但绝大多数位于盆腔脏器和壁腹膜，以卵巢、宫骶韧带最常见，其次为子宫及其他脏腹膜、阴道直肠膈等部位，故有盆腔子宫内膜异位症之称。内异症是生育年龄妇女常见的疾病之一。该病临床表现多种多样，组织学上虽然是良性的，但却有类似恶性肿瘤的种植、浸润、转移及复发等恶性行为。持续加重的盆腔粘连、疼痛、不孕是其主要的临床表现。

（一）发病率

据流行病学调查显示，该病的发病率近年有明显上升趋势，育龄期是子宫内膜异位症的高发年龄，其中 76% 在 25～45 岁。异位的子宫内膜可能出现和生长于身体各部位，但多数位于盆腔内如卵巢、子宫骶韧带、子宫下段后壁及直肠子宫陷凹内，其中以侵犯卵巢者最多见，约占 80%。其他如宫颈、阴道、外阴、脐、输尿管、肺、乳腺、淋巴结，甚至于手臂、腿部亦有发病，但极罕见（图 23-1）。

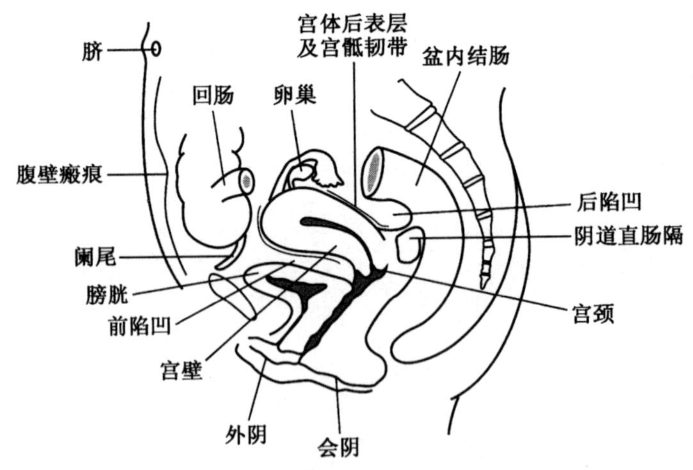

图 23-1　子宫内膜异位症的发生部位

（二）病因

子宫内膜异位症病因及发病机制尚未完全阐明，目前发病机制有如下学说。

1. 子宫内膜种植学说　①经血逆流：1921 年 Sampson 提出月经期子宫内膜腺上皮和间质细胞经输卵管逆流入盆腔，在卵巢及其邻近腹膜表面种植生长，形成盆腔内异症；②医源性种植：剖宫产术后可形成腹壁切口内异症，可能是术时将子宫内膜带至切口直接种植所致，患者有多次宫腔手术操作史亦不少见；③先天性阴道闭锁或宫颈狭窄等经血排出障碍者有较高的发病率。

2. 淋巴及静脉播散　子宫内膜也可以通过淋巴及静脉向远处播散，发生异位种植，不少学者在光镜检查时发现盆腔淋巴管、淋巴结和盆腔静脉中有子宫内膜组织，提出子宫内膜可通过淋巴和静脉向远处播散。远离盆腔部位的器官如肺、手或大腿的皮肤和肌肉发生的内异症可能就是通过淋巴或静脉播散的结果。

3. 体腔上皮化生及诱导学说　Meyer 提出胚胎时期由体腔上皮化生而来的组织，如卵巢生发上皮、盆腔腹膜等，受经血、炎症或卵巢激素等刺激后，可被激活转化为子宫内膜样组织，进而形成内异症。未分化的腹膜组织在内源性生物化学因素诱导下可发展成为子宫内膜组织。

4. 免疫调节学说　有证据表明内异症的发生、发展各环节都存在免疫调节异常，表现为有效清除异位内膜的免疫监视、免疫杀伤细胞的细胞毒作用减弱，研究还发现内异症与系统红斑狼疮、黑色素瘤及某些 HLA 抗原有关，患者 IgG 及抗子宫内膜抗体明显增加。

5. 子宫内膜发生异位后，能否形成内异症可能还与子宫内膜的生物学特性、局部微环境、遗传因素、子宫内膜对凋亡的敏感性等有关。

（三）病理

子宫内膜异位症的主要病理变化为异位的子宫内膜随卵巢激素的变化而发生周期性出血，导致病灶周围纤维组织增生、粘连，出现紫褐色斑点或小泡，最后形成囊肿或发展为大小不等的实质性结节或包块。

1. 大体病理

（1）卵巢：内异症最好发的部位。50% 患者双侧卵巢受累，约 80% 患者病变累及一侧卵巢。卵巢的异位内膜病灶分为两种类型。①微小病灶型：病变早期，病灶位于卵巢浅表层呈红色、蓝色或棕色等斑点或小囊，只有数毫米大小，常导致卵巢与周围组织粘连；②典型病灶型：又称囊肿型，随病变发展，异位内膜侵犯卵巢皮质并在其内生长周期性出血，以致形成单个或多个囊肿，称为卵巢子宫内膜异位囊肿。卵巢子宫内膜异位症囊肿大小不一，一般直径多在 5～6cm 以下，但最大者直径可达 25cm 左右，增大时表面呈灰蓝色。囊肿张力大、囊壁厚薄不均，易反复形成小的破裂，破裂后囊内容物刺激局部腹膜及卵巢呈炎性反应和组织纤维化，导致卵巢破裂处与周围组织粘连，这种粘连是卵巢子宫内膜异位囊肿的临床特征之一，多发生在子宫后方、阔韧带后叶及盆侧壁，致使卵巢固定在盆腔内，活动受限。如较大的囊肿由于外力或自发形成较大的破口，多量囊内容物流入盆腹腔，则可出现腹膜刺激症状，引起急腹症。

（2）腹膜盆腔内膜异位症：分布于盆腔腹膜和各脏器的表面，以子宫骶骨韧带、子宫直肠陷凹和子宫后壁下段浆膜最为常见。这些部位处于盆腔较低或最低处，与经血中的内膜碎片接触机会最多，故为内异症好发部位。在病变早期，病灶局部有散在紫褐色出血斑点或颗粒状结节。宫骶韧带增粗或结节样改变。随病变发展，子宫后壁与直肠前壁粘连，直肠子宫陷凹变浅，甚至完全消失。严重者直肠子宫陷凹内的异位内膜向直肠阴道隔发展，在隔内形成包块，并向阴道后穹窿或直肠腔凸出，但极少穿透阴道或直肠黏膜层。腹膜子宫内膜异位症亦分为两型：①色素沉着型：即典型的蓝紫色或褐色腹膜异位结节，术中较易辨认；②无色素沉着型：

为异位内膜的早期病变，较色素沉着型更常见，也更具生长活性，表现形式多种多样。无色素沉着型发展成色素沉着型约需6～24个月。腹腔镜检查可以发现许多微小的腹膜内异症病灶。

（3）其他部位如阑尾，膀胱或直肠异位病灶呈紫蓝色或红棕色点以及片状病损，很少穿透脏器黏膜层。会阴及腹壁瘢痕处异位病灶因反复出血致局部纤维增生而形成圆形结节，病程长者结节可大至数厘米，偶见典型的紫蓝色或陈旧出血灶。

2. 组织病理 异位内膜组织在显微镜下可见到5种成分，即子宫内膜上皮、腺体、子宫内膜间质、纤维素和红细胞及含铁血黄素。病理学要求腺体和间质都存在并伴有月经周期的证据，存在组织出血或富含含铁血黄素的巨噬细胞，才能确定诊断。现通常认为确诊需要有2种以上的成分。但典型的组织结构可因异位内膜反复出血被破坏而难以发现，故临床上常出现临床所见与病理报告不一致的现象。若临床表现和术中所见很典型，即使镜下仅能在卵巢囊壁中找到出血证据，如红细胞或含铁血黄素细胞，也可视为内异症。异位内膜极少发生恶变，恶变率低于1%。恶变机制并不明确。内异症恶变的细胞类型为透明细胞癌和子宫内膜样癌。

（四）临床表现

1. 症状 常见有痛经、慢性盆腔痛、性交痛、月经异常和不孕。25%患者无任何症状。

（1）痛经和慢性盆腔痛：典型症状为继发性痛经、进行性加重。疼痛多位于下腹部及腰骶部，可放射至会阴部、肛门及大腿。周期性、继发性和渐进性痛经为其特征。常于月经开始出现，并持续至整个月经期，疼痛严重程度与病灶大小不一定成正比，粘连严重的卵巢异位囊肿患者可能并无疼痛，而盆腔内小的散在病灶却可引起难以忍受的疼痛。也有与月经不同步者，少数患者长期下腹痛，至经期更剧。疼痛程度与病灶大小不一定成正比。

（2）不孕：内异症患者不孕率高达40%。不孕的原因可能由于输卵管粘连、蠕动受限所致；也可能是因内分泌改变所致；还可能与内膜异位分泌前列腺素影响了输卵管的活动有关。内膜异位症并发的黄素化未破裂卵泡综合征，即卵巢不排卵而卵泡黄素化，亦可能引起不孕。

（3）月经异常：15%～30%患者有经量增多、经期延长或经前点滴出血。可能和卵巢受累致内分泌功能失调，无排卵，黄体功能不足有关，也与合并子宫腺肌病或子宫肌瘤有关。

（4）性交不适：约30%患者可出现性交痛。性交时碰到累及直肠子宫陷凹及子宫骶骨韧带处的异位内膜病灶，可有深部性交疼痛及肛门坠胀感。月经来潮前性交痛最明显。

（5）其他症状：盆腔外组织有内膜异位种植和生长时，可在病变部位出现周期性疼痛、出血或肿物。肠道内异症患者可出现腹痛、腹泻或便秘，甚至有周期性少量便血，严重者可因肿块压迫肠腔而出现肠梗阻症状。泌尿系内异症也有在经期出现尿痛和尿频、血尿等。但多被痛经症状掩盖而被忽视。手术切口异位症患者常在术后数月或数年，在剖宫产或会阴侧切手术瘢痕处出现周期性疼痛并扪及触痛包块，经期包块疼痛加剧、增大明显。

2. 体征 卵巢异位囊肿较大时，妇科检查可扪及与子宫粘连的肿块。盆腔腹膜受累使子宫后倾粘连固定，于直肠子宫陷凹、子宫后壁下段、子宫骶骨韧带等处可扪及大小不等的痛性结节。病变累及直肠阴道间隙时，可在阴道后穹窿部触及，触痛明显，甚至直接可以看到紫蓝色结节。一侧或双侧卵巢被侵犯，附件部位可触及不活动的囊性包块，并在经前增大，经后缩小。

（五）诊断

凡育龄妇女有继发性、渐进性痛经和不孕史或慢性盆腔疼痛，盆腔检查扪及盆腔内有触痛性结节或子宫旁有不活动的囊性包块，可初步诊断为子宫内膜异位症。但临床上需借助以下辅助检查明确诊断及确定分期。

1. 影像学检查 B型超声检查是诊断卵巢子宫内膜异位囊肿和直肠阴道隔内异症的重要手段。其诊断敏感性与特异性均达96%以上。B型超声检查可确定卵巢子宫内膜异位囊肿的位置、大小、形状和囊内容物，与周围脏器特别是与子宫的关系等。超声图像一般显示囊肿呈椭圆形、圆形，囊肿可为单房或多房，有较明显的界限，与周围组织粘连。囊肿壁较厚且粗糙不平，囊内有点状细小的絮状光点。由于囊肿的回声图像无特异性，不能单纯根据B型超声图像确诊。盆腔CT及MRI对盆腔内异症的诊断价值与B型超声相当，但检查费用较高，因此不作为初选诊断方法。

2. 血清CA125值测定 血清CA125水平可能增高，其中重度内异症患者血清值升高最明显。但变化范围很大，临床上多用于重度内异症和疑有深部异位病灶者。但CA125的特异性和敏感性均局限，且与多种疾病有交叉阳性反应，因此不能单独用做诊断或鉴别诊断。

3. 抗子宫内膜抗体 正常妇女血清中抗子宫内膜抗体多为阴性，内异症患者则60%以上呈阳性。

4. 腹腔镜检查 目前国际公认的内异症诊断的最佳方法。在腹腔镜下见到大体病理所述典型病灶或在可疑病灶区取材活检即可明确诊断，术中所见亦是临床分期的重要依据。特别是轻、中度子宫内膜异位症、可疑内异症造成的不孕和慢性盆腔痛、妇科检查有盆腔触痛性结节，而B型超声检查又无阳性发现的患者，有条件的应将腹腔镜作为首选确诊方法。腹腔镜也是治疗子宫内膜异位症最常用的方法。

（六）鉴别诊断

1. 卵巢恶性肿瘤 卵巢癌早期一般无症状，晚期为持续性疼痛、腹胀且病情发展较快，盆腔检查为实性包块，表面凹凸不平，无月经前后肿块大小的变化，多伴有腹腔积液。晚期浸润广泛时盆腔呈“冰冻骨盆”。超声图像显示包块呈实性或混合性居多，且形态不规则。诊断不清时，应尽早行腹腔镜或剖腹探查手术。

2. 盆腔炎性包块 多有急性盆腔炎及其反复发作病史，下腹痛无周期性，可伴全身发热，白细胞增高，抗生素治疗有效。结核性炎症常有月经量减少甚至闭经，抗结核治疗有效。如久治不愈的“慢性盆腔炎”，应考虑子宫内膜异位症的可能。

3. 子宫腺肌病 痛经症状与盆腔子宫内膜异位症相似，检查子宫均匀增大，质地硬，经期子宫压痛较明显，如果未合并盆腔子宫内膜异位症，盆腔内无肿块及触痛的结节。

（七）临床分期

内异症的分期方案甚多，目前我国多采用美国生育学会（AFS）在1985年最初提出并于1997年将再次修正的“修正子宫内膜异位症分期法”。此分期法需经腹腔镜检查或剖腹探查确诊，并要求详细观察和记录内膜异位病灶部位、数目、大小、深度和粘连程度等（见表23-1）。

（八）治疗

治疗内异症的目的是：减灭和消除病灶，缓解并解除疼痛，改善和促进生育，减少和避免复发。治疗方法的选择应考虑患者的年龄、症状、病变的部位和范围、既往治疗史以及对生育

表 23-1　ASRM 修正子宫内膜异位症分期法（1997 年）

患者姓名＿＿＿＿＿＿＿＿　日期＿＿＿＿＿＿＿＿

Ⅰ期（微型）：1～5 分　腹腔镜＿＿＿＿＿＿＿＿　剖腹手术＿＿＿＿＿＿＿＿　病理＿＿＿＿＿＿＿＿

Ⅱ期（轻型）：6～15 分　推荐治疗＿＿＿＿＿＿＿＿＿＿＿＿＿＿＿＿

Ⅲ期（中型）：16～40 分

Ⅳ期（重型）：>40 分

总分＿＿＿＿＿＿＿＿　预后＿＿＿＿＿＿＿＿

	异位病灶	病灶大小				粘连范围		
		<1cm	1～3cm	>3cm		<1/3 包裹	1/3～2/3 包裹	>2/3 包裹
腹膜	浅	1	2	4				
	深	2	4	6				
卵巢	右浅	1	2	4	薄膜	1	2	4
	右深	4	16	20	致密	4	8	16
	左浅	1	2	4	薄膜	1	2	4
	左深	4	16	20	致密	4	8	16
输卵管	右				薄膜	1	2	4
					致密	4	8	16
	左				薄膜	1	2	4
					致密	4	8	16
直肠子宫陷凹					部分消失　4	完全消失　40		

注：若输卵管全部被包裹，应为 16 分

其他子宫内膜异位灶：＿＿＿＿＿＿＿＿＿＿＿＿　相关病理：＿＿＿＿＿＿＿＿＿＿＿＿

的要求等加以选择。治疗措施要规范化和个体化。基本原则：症状轻者选用期待治疗；有生育要求的轻度患者明确诊断后先行药物治疗，病情较重者行保留生育功能手术；年轻无生育要求的重症患者可行保留卵巢功能手术，并辅以性激素治疗；症状及病变严重的无生育要求患者可行根治性手术。

1. 期待治疗　仅适用于轻度内异症且无严重症状的患者，采用定期随访，应用非甾体类抗炎药，吲哚美辛、萘普生或布洛芬等，治疗病变引起的腹痛或痛经。有生育要求者应尽早做不孕的各项检查，促进生育，利于疾病的缓解。

2. 药物治疗　适用于有慢性盆腔痛、经期痛经症状明显、有生育要求及无卵巢囊肿形成患者。目的是抑制卵巢功能，阻止内异症进展，减少内异症病灶的活性以及减少粘连的形成。治疗内异症可供选择的药物主要有口服避孕药、高效孕激素、雄激素衍生物以及 GnRH-α 四大类。

（1）口服避孕药：避孕药为低剂量高效孕激素和炔雌醇的复合片。长期连续服用避孕药 9 个月造成类似妊娠的人工闭经，称假孕疗法。可连续应用或周期应用，连续应用的疗效比较肯定。一般用法是每日 1 片，连续用 6～9 个月，可抑制排卵。副作用较少，但可有消化道症状或肝功能异常等。

（2）高效孕激素：醋酸甲羟孕酮 20～30mg/d，分 2～3 次口服，连用 6 个月。孕激素可造成子宫内膜脱落和萎缩，同时可负反馈抑制下丘脑 - 垂体 - 卵巢轴。副作用主要是突破性出血、乳房胀痛、体重增加、消化道症状以及肝功能异常等。应用左炔诺孕酮宫内缓释系统一年也可取得满意效果。

（3）达那唑（danazol）：200mg，每日 2～3 次口服，从月经第 1 日开始，持续用药共 6 个月。

若痛经不缓解或不出现闭经时，可加大至200mg，每日4次。疗程结束后约90%症状消失。停药后4～6周恢复月经及排卵。达那唑可抑制月经中期LH峰，从而抑制排卵；还可抑制参与类固醇合成的多种酶，并增加血液中游离睾酮的水平。副作用主要有毛发增多、情绪改变、声音变粗等男性化表现；此外，还可能影响脂蛋白代谢、引发肝功能损害以及体重增加等。

（4）孕三烯酮（gestrinone）：口服每次2.5mg，2～3次/周，共6个月。孕三烯酮可拮抗孕激素与雌激素，降低性激素结合蛋白水平，以及升高血中游离睾酮水平。副作用主要是抗雌激素及雄激素样作用，基本同达那唑，但较轻微。

（5）促性腺激素释放激素激动剂（GnRH-α）：根据不同剂型分为皮下注射和肌内注射。目前临床上应用的多为亮丙瑞林（leuprorelin）缓释剂或戈舍瑞林（goserelin）缓释剂。用法为月经第1日皮下注射亮丙瑞林3.75mg或皮下注射戈舍瑞林3.6mg，以后每隔28日再注射1次，共3～6次。GnRH-α可抑制垂体分泌促性腺激素，造成体内低雌激素状态，出现暂时性闭经，故又称药物性卵巢切除。副作用主要是低雌激素血症引起的更年期症状，如潮热、阴道干燥、性欲下降、失眠及抑郁等，长期应用可引起骨质丢失。如连续用药3个月以上，现主张给予反向添加疗法，方案包括：①雌孕激素联合方案：戊酸雌二醇1mg/d＋醋酸甲羟孕酮2～4mg/d；②替勃龙1.25mg/d。

3. 手术治疗　目的是：①明确诊断及进行临床分期；②清除异位内膜病灶及囊肿；③分离粘连及恢复正常解剖结构；④治疗不孕；⑤缓解和治疗疼痛等症状。

（1）手术指征：适用于药物治疗后症状不缓解、局部病变加剧或生育功能未恢复者，较大的卵巢内膜异位囊肿者。腹腔镜手术是首选的手术方法，目前认为腹腔镜确诊、手术＋药物为内异症的金标准治疗。

（2）手术方式：有开腹手术和经腹腔镜手术两种。后者已发展为内异症治疗的最佳处理方式。

1）保留生育功能手术：适于药物无效、年轻、要求生育者。切净或破坏异位内膜病灶、分离粘连、恢复正常的解剖结构，但保留子宫、双侧或一侧卵巢，至少保留部分卵巢组织。该术式术后复发率约40%。

2）保留卵巢功能手术：适于45岁以下且无生育要求的重症者。包括切除子宫及病灶，保留至少一侧卵巢或部分卵巢以维持其功能。该术式术后复发率约5%。

3）根治性手术：适于45岁以上重症者。包括切除子宫、双侧附件及所有病灶。术后不用雌激素补充治疗者，几乎不复发。

4. 药物与手术联合治疗　手术治疗前先用药物治疗3～6个月以使子宫内膜异位灶缩小、软化，使手术时有可能缩小手术范围和有利于手术操作。对于手术不彻底或术后疼痛不能缓解者，术后至少给予3～6个月的药物治疗。

（九）预防

异位症病因不清，其组织学发生复杂，不能完全预防。根据可能的病因及流行病学结果，可从以下几方面进行预防：

1. 防止经血逆流　及时发现并治疗引起经血潴留的疾病，如先天性生殖道闭锁、畸形、阴道狭窄等。

2. 药物避孕　避孕药可抑制排卵、促使异位内膜萎缩。内异症的发病风险有所降低，对有高发家族史、容易带器妊娠者，可以选择。

3. 防止医源性异位内膜种植 尽量避免多次的宫腔手术操作。进入宫腔的经腹手术，如剖宫产术，应用纱布垫保护好手术野，防止子宫内膜落入腹腔或腹壁切口；缝合子宫肌壁时避免缝线经过子宫内膜；缝合腹壁切口前应充分冲洗。输卵管通畅试验应选择在经后3～7天进行，禁止在月经来潮前做输卵管通畅实验，以免将内膜碎屑推入腹腔；为避免经血中的内膜碎屑种植于手术创面，宫颈及阴道手术如LEEP手术不宜在经前进行；人工流产吸宫术时，宫腔内负压不应过高，以免拔管时过高负压将宫腔血液及蜕膜组织吸入腹腔。

案例分析 23-1

患者，女性，28岁，因"渐进性痛经5年，发现盆腔包块半年"入院。近5年经期1～2日开始下腹痛，并呈进行性加剧，经后逐渐消失。半年前B型超声检查发现盆腔包块。孕0产0，结婚4年未孕。妇科检查：阴道后穹窿处可触及数粒触痛结节，子宫大小正常，后倾，活动欠佳，压痛，双侧附件均可触及约6cm直径之囊性包块、不活动。B型超声检查：双侧附件囊性包块（左侧囊性包块6cm×5cm×5cm，右侧囊性包块5cm×5cm×4cm），双侧囊性包块囊壁厚而粗糙、囊内有细小的絮状光团，双侧囊性包块均紧贴子宫后壁。入院诊断：①子宫内膜异位症；②盆腔包块性质待查（卵巢巧克力囊肿？）；③原发性不孕。治疗：完善术前准备，择期腹腔镜检查。镜下见子宫大小正常，后壁与直肠粘连，子宫直肠陷凹封闭。左侧卵巢囊肿约6cm×5cm×5cm，右侧卵巢囊肿5cm×5cm×4cm，双侧卵巢囊肿表面光滑，与子宫、直肠、盆壁粘连紧密。双侧输卵管外观正常。术中剥除双侧卵巢囊肿，见有巧克力样黏稠液体流出。术后剥除物送病理检查示"（双侧卵巢囊壁）镜下见子宫内膜腺体及含铁血黄素沉着"。术后诊断为：①子宫内膜异位症；②双侧卵巢巧克力囊肿；③原发性不孕。

解析：①子宫内膜异位症主要的症状为进行性痛经，常合并不孕；②凡育龄妇女有继发性、渐进性痛经和不孕史，盆腔检查扪及盆腔内有触痛性结节或子宫旁有不活动的囊性包块，可初步诊断为子宫内膜异位症；③阴道和腹部B型超声检查是诊断卵巢子宫内膜异位囊肿的重要手段；④腹腔镜检查是目前国际公认的内异症诊断的最佳方法，也是最常用的治疗手段。

第二节　子宫腺肌病

子宫内膜腺体和间质侵入于子宫肌层中称子宫腺肌病（adenomyosis）。好发于生育年龄产妇，常合并内异症和子宫肌瘤。虽对尸检和因病切除的子宫作连续切片检查，发现10%～47%子宫肌层中有子宫内膜组织，但其中35%无临床症状。

（一）病因

本病病因至今不清楚。基底层内膜侵袭是大多数子宫腺肌病的病因。因子宫没有黏膜下层，而黏膜下层的主要作用就是阻止腺体向肌层内生长，而保持向宫腔方向生长。因此，目前多数研究者认为子宫腺肌病是基底层内膜细胞增生、侵入到肌层间质的结果。多次妊娠及分娩、人工流产、慢性子宫内膜炎等造成子宫内膜基底层损伤，与腺肌病发病密切相关。而关于引起内膜基底层和间质增生的因素：①与遗传有关；②损伤，如刮宫和剖宫产；③高雌激素血症；④病毒感染。

（二）病理

1. 大体病理 子宫多呈均匀增大，呈球形，一般不超过 12 周妊娠子宫大小。子宫肌层病灶有弥漫型及局限型两种。一般多为弥漫性生长，且多累及后壁，故后壁常较前壁厚。剖开子宫壁可见肌层明显增厚、变硬，在肌壁中见到粗厚的肌纤维束和微囊腔，腔中偶见陈旧血液。少数子宫内膜在子宫肌层中呈局限性生长形成结节或团块，类似子宫肌壁间肌瘤，称子宫腺肌瘤。其剖面缺乏子宫肌瘤明显且规则的肌纤维漩涡状结构，周围无包膜，与四周肌层无明显分界，因而难以将其自肌层剥出。

2. 组织病理 子宫肌层内呈岛状分布的子宫内膜腺体与间质是本病的镜下特征。由于异位内膜细胞属基底层内膜，对卵巢激素特别是孕激素不敏感，故异位腺体常处于增殖期，偶尔见到局部区域有分泌期改变。

（三）临床表现

临床主要表现是经量增多和经期延长，以及逐渐加剧的进行性痛经，疼痛位于下腹正中，常于经前 1 周开始，直至月经结束。子宫均匀增大和质较硬。此外，部分患者可有不明原因的月经中期阴道流血、性欲减退等症状。约 35% 患者无任何临床症状。妇科检查可发现子宫呈均匀性增大或有局限性结节隆起，质硬而有压痛，经期时压痛尤为显著。15%～40% 患者合并内异症，故子宫活动度有时较差。约 50% 患者同时合并子宫肌瘤，术前诊断困难。

（四）诊断

根据典型的症状及体征可作出初步诊断，确诊需组织病理学检查。B 型超声和 CT 等影像学检查可能有一定帮助。本病应注意与子宫肌瘤和子宫内膜异位症鉴别。

（五）治疗

应视患者症状、年龄和生育要求而定。

1. 药物治疗 口服避孕药、孕激素、达那唑、GnRH-α 均能缓解症状。适用于症状较轻、有生育要求及近绝经期患者。应用左炔诺孕酮宫内缓释系统对缓解痛经，减少经量也可取得满意效果。

2. 手术治疗 药物治疗无效并有长期剧烈痛经者，若无生育要求可行子宫切除术，年轻或有生育要求的子宫腺肌瘤患者可行病灶挖除术。是否保留卵巢应根据患者的年龄和卵巢有无病变等决定。经腹腔镜骶前神经切除术和骶骨神经切除术也可治疗痛经，约 80% 患者术后疼痛消失或缓解。

（*颜友良*）

学习小结

子宫内膜异位症主要表现为继发性痛经，并随局部病变进展而进行加重，多伴不孕。发病机制至今尚未完全阐明。目前多认为，随经血逆流（包括淋巴及静脉播散）或医源性携带的子宫内膜转移至子宫腔被覆内膜及子宫肌层以外的部位，在局部因素（免疫因素等）的作用下种植和生长，形成病变。腹腔镜为其诊断金标准。其治疗原则为：减轻和控制疼痛、缩减和去除病灶、治疗和促进生育、预防和减少复发。治疗包括期待疗法、药物治疗（对症治疗和激素治疗）和手术治疗（包括保留生育功能或保留卵巢功能手术及根治性手术）。

子宫腺肌病是以经量增多、经期延长以及逐渐加剧的进行性痛经为主的妇科常见病。多认为是子宫基底层内膜增生，侵入到子宫肌层间质的结果，对卵巢激素特别是孕激素不敏感。病灶有弥漫型及局限型两种。目前尚无根治本病的有效药物，症状轻者可用非甾体类抗炎药、口服避孕药等治疗；症状严重、年龄偏大又无生育要求或药物治疗无效者可采用全子宫切除术。

复习参考题

1. 何谓子宫内膜异位症?
2. 简述子宫内膜异位症的发病机制。
3. 子宫内膜异位症的主要病理变化及镜下特征是什么?
4. 试述子宫内膜异位症的诊断及鉴别诊断。
5. 简述子宫腺肌病的病例特征及临床表现。

第二十四章

盆底功能障碍性疾病和生殖器损伤性疾病

24

学习目标

熟悉 各种盆底功能障碍和生殖器损伤性疾病的诊断标准、治疗原则和基本方法。

了解 女性盆底功能能障碍和生殖器损伤性疾病的病因。

第一节　盆底功能障碍性疾病

女性盆底功能障碍性疾病（pelvic floor dysfunction，PFD）是盆底支持结构缺陷或退化、损伤及功能障碍引起的一组疾病，主要包括盆腔器官脱垂和压力性尿失禁。盆底支持系统由盆底肌肉群、筋膜、韧带及其神经构成。当盆底功能障碍性疾病影响患者的生活质量时需治疗，治疗方式包括非手术和手术两种。

一、阴道前壁膨出

阴道前壁膨出多因膀胱和尿道膨出所致，以膀胱膨出常见，常伴有不同程度的子宫脱垂。可与阴道后壁膨出并存。

（一）病因

阴道前壁主要由耻骨宫颈韧带、膀胱宫颈筋膜和泌尿生殖膈的深筋膜支持。分娩时组织撕裂损伤，产后过早参加体力劳动等因素均可使膀胱底部失去支持力，导致与膀胱紧连的阴道前壁向下膨出，在阴道口或阴道口外可见，称阴道膨出（cystocele）。支持尿道的膀胱宫颈黏膜受损严重时，尿道紧连的阴道前壁以尿道外口向下 3～4cm 膨出，称尿道膨出（urethrocele）。

（二）临床表现

轻者无症状。重者感下坠、腰酸及阴道内脱出块状物。站立过久或剧烈活动后块状物增大，下坠感加重。若合并膀胱膨出时，常有排尿困难或尿潴留，甚至继发尿路感染。若同时伴有尿道膨出时，在咳嗽、屏气等增加腹压的情况下，出现溢尿，即合并压力性尿失禁。

（三）诊断及分度

结合病史和临床表现容易诊断。体检时常发现阴道口松弛或伴有会阴陈旧性裂伤。阴道前壁呈半球形隆起，触之柔软，其黏膜变薄，皱襞消失。当患者用力屏气时，可见到膨出的阴道前壁，或尿液溢出。

根据屏气下膨出的最大程度，临床上将其分为 3 度：

Ⅰ度：阴道前壁形成球状物，向下突出，但未超出处女膜缘，仍在阴道内；

Ⅱ度：阴道壁展平或消失，部分阴道前壁脱出于阴道口外；

Ⅲ度：阴道前壁全部脱出于阴道口外。

诊断过程中注意区别膀胱膨出和尿道膨出，或是两者同时存在，此外还要了解是否有压力性尿失禁存在。

（四）治疗

无症状患者无需治疗。有症状但有其他慢性疾病不宜手术者可放置子宫托缓解症状。有症状者行阴道前壁修补术，合并尿失禁者，应同时行膀胱颈悬吊术。

二、阴道后壁膨出

阴道后壁膨出为后盆腔组织结构缺陷所致的盆腔器官下垂，常伴有直肠膨出，也常合并阴道前壁膨出。

（一）病因

主要原因是阴道分娩后受损盆底支持组织未能修复，直肠向阴道后壁中段逐渐膨出，在阴道口能见到膨出的阴道后壁黏膜，称直肠膨出。老年女性盆底肌肉及肛门内括约肌肌力弱、便秘、排便时腹压增加均可导致或加重直肠膨出。由于阴道穹窿处支持组织薄弱导致直肠子宫陷凹疝形成，阴道后穹窿向阴道内脱出，甚至可达阴道口外，内含小肠，称肠膨出（enterocele）。

（二）临床表现

轻者无症状。阴道后壁明显凸出于阴道口外者有异物摩擦感。重者有下坠感、腰痛及排便困难，有时需用手指推压膨出的阴道后壁才可排出粪便。

（三）诊断和分度

根据患者有下坠感、大便困难等，体检时见阴道后壁呈半球状膨出，可见会阴陈旧性裂伤，肛诊指端向前可进入凸向阴道的盲袋内即可诊断。临床分度同阴道前壁膨出相似。

（四）治疗

无症状者无需治疗，有症状伴会阴陈旧性裂伤者行阴道后壁及会阴修补术。修补阴道后壁，应将肛提肌裂隙及直肠筋膜缝合于直肠前，以缩紧肛提肌裂隙。医用合成网片或生物补片可加强重度膨出患者局部修复，减少复发。

三、子宫脱垂

子宫脱垂（uterine prolapse）是指子宫从正常位置沿阴道下降，宫颈外口到达坐骨棘水平以下，重者子宫全部脱出至阴道口外。常伴阴道前后壁膨出。

（一）病因

1. **分娩损伤**　是子宫脱垂最主要的原因。特别是产钳或胎吸困难的阴道分娩，可能会使盆腔筋膜、子宫主、骶韧带和盆底肌肉受到过度牵拉而削弱其支撑力量。若产后过早参加体力劳动，特别是重体力劳动，将影响盆底组织张力的恢复，导致未复旧的子宫有不同程度的下移。

2. **长期腹压增高**　如慢性咳嗽、腹水、频繁地举重物或便秘而致。

3. **盆底组织发育不良或退行性改变。**

4. **医源性原因**　包括没有充分纠正手术所造成的盆腔支持结构的缺损。

（二）临床分度

我国现行关于子宫脱垂的分度方法仍采用全国“两病”科研协作组（1981）的分度法，以患者平卧用力向下屏气时子宫外口所达最低点为标准，将其分为3度：

Ⅰ度　轻型：宫颈外口距处女膜缘小于4cm，但未达处女膜缘；

　　　重型：宫颈外口已达处女膜缘，仍在阴道口内。

Ⅱ度　轻型：宫颈已脱出阴道口，但宫体仍在阴道内；

　　　重型：宫颈及部分宫体脱出阴道口外。

Ⅲ度　宫颈及全部宫体脱出于阴道口外。

（三）临床表现

1. 症状　Ⅰ度患者多无明显临床症状。Ⅱ、Ⅲ度患者可有程度不等的腰骶部酸痛和下坠感，负重、长久站立、剧烈运动等时加剧。Ⅱ度患者在腹压增加的情况下，阴道口有块物脱出，经平卧休息后，块物可变小或消失。Ⅲ度患者由于伴有阴道前后壁膨出可出现尿潴留或压力性尿失禁。如脱出的子宫及阴道黏膜水肿较重，难以还纳因长期摩擦可致宫颈和阴道壁溃疡、流血及继发感染。

子宫脱垂极少影响患者月经。若子宫能还纳者一般不影响受孕，受孕后随妊娠的持续，子宫逐渐上升至腹腔不再脱垂，大多可经阴道分娩。

2. 体征　Ⅱ、Ⅲ度子宫脱垂患者可见宫颈及阴道黏膜明显增厚，宫颈显著延长。

（四）诊断及鉴别诊断

结合病史和临床表现大多可对子宫脱垂明确诊断并分度。但应同时明确有无阴道前后壁膨出、压力性尿失禁及会阴陈旧性裂伤。子宫脱垂需与阴道壁肿物、子宫黏膜下肌瘤、宫颈延长和慢性子宫内翻进行鉴别。

（五）治疗

无症状者无需治疗，有症状者应以简单、安全、有效的原则行保守或手术治疗。

1. 支持疗法　加强营养，避免重体力劳动，保持大便通畅，积极治疗致慢性腹压增高的疾病。

2. 非手术疗法　包括物理疗法和生物反馈治疗、放置子宫托等。常用的子宫托有喇叭形、环形等，适用于各度子宫脱垂和阴道前后壁膨出，但应注意正确使用。

3. 手术疗法　非手术治疗无效或症状明显者，可根据患者的年龄、生育要求、脱垂分度、全身健康状况选择不同的手术。手术的目的是修复盆底支持组织，消除症状，合并有压力性尿失禁者应同时行尿道中段悬吊术或膀胱颈悬吊手术。

（1）阴式子宫切除加阴道前后壁修补术：适用于年龄较大，无生育功能的患者。

（2）阴道前后壁修补、主韧带缩短及宫颈部分切除：又称为曼彻斯特（Manchester）手术，适用于年龄较轻、宫颈较长、要求保留子宫的Ⅱ、Ⅲ度子宫脱垂伴阴道前后壁膨出者。

（3）阴道纵隔成形术：又称为LeFort手术或阴道封闭术，适用无性生活要求、年老体弱不能耐受较大手术，且子宫及宫颈无恶性病变者。

（4）子宫悬吊固定术：缩短子宫圆韧带或利用生物网片悬吊脱垂的子宫和阴道。

（5）盆底重建手术：通过吊带、网片和缝线将阴道穹窿或宫骶韧带悬吊固定于骶骨前或骶棘韧带等可承力的部位，经阴道、经腹腔镜或经腹完成。

四、压力性尿失禁

压力性尿失禁（stress urinary incontinence，SUI）是指腹压突然增加导致的尿液不自主流出，但不是由逼尿肌收缩压或膀胱壁对尿液的张力压所引起。其特点是正常状态下无遗尿，而腹压突然增高时尿液自动流出。也称真性压力性尿失禁、张力性尿失禁、应力性尿失禁。多见于年长妇女。

（一）病因及发病机制

压力性尿失禁的病因复杂。最常见的类型是解剖型压力性尿失禁，主要为多产、难产、分娩损伤、便秘、衰老等导致盆底组织松弛引起。常见于阴道前壁膨出、膀胱和尿道膨出者。各种因素致使附着、支持膀胱颈及尿道肌肉、筋膜完整性被破坏，在腹压增加时，尿道膀胱后角消失，压力不能被平均地传到膀胱和近端的尿道，导致膀胱内增加的压力大于尿道内压力而出现漏尿。临床上不足 10% 的患者由于先天发育内括约肌功能丧失导致尿失禁，称为尿道内括约肌障碍型。

（二）临床表现

压力性尿失禁患者，症状轻者在日常活动中可无尿液溢出，但在咳嗽、大笑、打喷嚏等增加腹压时有尿液溢出，严重者即使休息时也有尿液溢出。

体检时让患者不排空膀胱，取截石位，嘱其咳嗽，观察其尿道口有无尿液溢出；若有尿液溢出，检查者将食、中指放入阴道内，于阴道前壁尿道两侧轻压，再嘱患者咳嗽，此时再无尿液溢出，则该患者有压力性尿失禁。

（三）诊断

根据病史、症状和查体虽可做出初步诊断。但确诊压力性尿失禁或鉴别他类型尿失禁的患者需结合尿动力学检查。现今常用压力试验、棉签试验及指压试验作为辅助检查及诊断方法；此外，采用超声检查，膀胱尿道造影、尿道压力、尿流率等测定也有助于诊断。

1. 压力试验（stress test） 患者膀胱充盈时，取截石位检查。嘱患者咳嗽的同时，医师观察尿道口。如果每次咳嗽时均伴随着尿液的不自主溢出，则可提示压力性尿失禁。延迟溢尿或有大量的尿液溢出提示非抑制性的膀胱收缩。如果截石位状态下没有尿液溢出，应让患者站立位时重复压力试验。

2. 指压试验（Bonney test） 检查者把中食指放入阴道前壁的尿道两侧，指尖位于膀胱与尿道交接处，向前上抬高膀胱颈，再行诱发压力试验，如压力性尿失禁现象消失，则为阳性。

3. 棉签试验（Q-tip test） 患者仰卧位，将涂有利多卡因凝胶的棉签置入尿道，使棉签头处于尿道膀胱交界处，分别测量患者在静息时及 Valsalva 动作（紧闭声门的屏气）时棉签棒与地面之间形成的角度。在静息及做 Valsalva 动作时该角度差小于 15° 为良好结果，说明有良好的解剖学支持；如角度差大于 30°，说明解剖学支持薄弱；15° ~ 30° 时，结果不能确定。

4. 尿动力学检查（urodynamics） 包括膀胱内压测定和尿流率测定，膀胱内压测定主要观察逼尿肌的反射以及患者控制或抑制这种反射的能力，膀胱内压力的测定可以区别患者是因为非抑制性逼尿肌收缩还是 SUI 而引起的尿失禁。尿流率测定可以了解膀胱排尿速度和排空能力。

5. **尿道膀胱镜检查**(cystoscopy) 和超声检查可辅助诊断。

(四)治疗

1. 非手术治疗

(1)盆底肌训练:通过指导患者进行有效的缩肛运动或电刺激疗法,增强盆底肌张力、增加及改变患者的尿控能力。

(2)药物治疗:药物主要有两类,一类是雌激素类药物,仅用于绝经后无使用性激素禁忌证的女性;另一类药物是α-肾上腺受体激动剂,仅用于非高血压的患者以增强盆底肌自主收缩力。

2. 手术治疗 常用的手术方法有:

(1)尿道膀胱颈筋膜缝合术:包括经阴道的尿道旁组织折叠缝合术。

(2)耻骨后膀胱尿道固定术:将尿道旁组织固定于耻骨联合后方和将尿道旁组织固定于两旁 Cooper 韧带两种手术方式。

(3)经阴道尿道悬吊术:利用自身筋膜或生物材料悬吊尿道中段。

(4)阴道前壁修补术:缝合尿道近膀胱颈部折叠筋膜,使膀胱尿道阻力增加,手术方法简单,一直作为手术治疗的主要术式。但其解剖学和临床效果均较差,术后1年治愈率为30%,并随时间推移而下降,目前已少用。

第二节 生殖器官损伤性疾病

女性生殖道可因产伤、妇科手术操作不当、肿瘤的放射治疗或外伤等致使生殖道与膀胱、尿道、直肠、肛门及腹壁间的组织坏死、脱落,导致生殖道与其相邻器官间发生异常通道。临床中以尿瘘最常见,其次为粪瘘,偶可见子宫腹壁瘘。本节仅介绍尿瘘和粪瘘。

一、尿瘘

泌尿系统与其他系统或部位之间出现异常通道者称为尿瘘(urinary fistula)。常见的有膀胱阴道瘘、输尿管阴道瘘、尿道阴道瘘等。以膀胱阴道瘘最常见。

(一)病因

1. 分娩损伤 难产因素所致产程过长,膀胱尿道受压,局部缺血坏死;助产手术或剖宫产手术操作不当的直接损伤而未及时发现,导致尿瘘。

2. 妇科及外科手术损伤 妇科手术误伤邻近的膀胱与输尿管,或因输尿管末端过度游离缺血坏死所致。

3. 其他 生殖器、膀胱、尿道恶性肿瘤溃烂、脱落,膀胱结核,膀胱结石,肿瘤近距离放疗或放疗过量而引起局部组织坏死,子宫托长期放于阴道内压迫,致使局部组织缺血坏死等,但较少见。

（二）临床表现

1. **漏尿** 因损伤形成瘘孔的部位不同，漏尿的表现可有不同：尿液不能控制，经阴道持续流出，多为膀胱阴道瘘；仅在膀胱充盈时才漏尿者，多为尿道阴道瘘；漏尿的同时又可自主排尿，多为一侧输尿管阴道瘘；仅变更体位时漏尿者，多见于膀胱内瘘孔极小或瘘管曲折迂回。因组织坏死引起的尿瘘多在产后、术后 3～7 天开始出现漏尿。若手术时直接损伤膀胱、尿道引起的尿瘘在术后立即出现漏尿。

2. **外阴皮炎** 常见于外阴部、臀部及大腿内侧，且范围较大。若继发感染，可感外阴灼痛、行走不便。

3. **尿路感染** 伴膀胱结石者多有尿路感染，出现尿频、尿急、尿痛症状。

4. **月经改变** 部分患者可有闭经或月经稀发，原因不明。

5. **性交困难及不孕** 阴道狭窄可导致性交障碍，并可因闭经和精神抑郁导致不孕。

（三）诊断

据患者的病史和漏尿表现的特点容易诊断。但应全面了解引起尿瘘的因素、尿瘘发生的部位、瘘孔大小、瘘孔周围瘢痕状况、尿道通畅情况、膀胱容积大小及是否伴有阴道狭窄等，方可制订个体化的治疗方案。对患者可行以下辅助检查：

1. **亚甲蓝试验** 患者取截石卧位，插入导尿管，将亚甲蓝稀释液 200ml 注入膀胱内，若蓝色液体自宫颈外口流出，则为膀胱宫颈瘘或膀胱子宫瘘；若蓝色液体经阴道壁流出，则为膀胱阴道瘘；若无蓝色液体流出，而流出清亮尿液，则提示膀胱无损伤可能为输尿管阴道瘘。

2. **靛胭脂试验** 若亚甲蓝试验无蓝色液体流出者，静脉注射靛胭脂 5ml，若 10 分钟内见到蓝色尿液自阴道瘘孔流出，则可确诊为输尿管阴道瘘。

3. **静脉肾盂造影** 用以了解双侧肾脏功能及上尿路瘘管情况。

4. **膀胱、输尿管镜检查** 一般用于高位瘘孔者，可定位并明确瘘孔与输尿管的关系、膀胱内有无炎症、结石、憩室，瘘孔的位置、数目等。

根据病变程度可分为简单尿瘘、复杂尿瘘和极复杂尿瘘。简单尿瘘是指膀胱阴道瘘瘘孔直径小于 3cm，尿道阴道瘘瘘孔直径小于 1cm。复杂尿瘘是指膀胱阴道瘘瘘孔直径 3cm 或瘘孔边缘距输尿管开口小于 0.5cm，尿道阴道瘘瘘孔直径大于 1cm。其他少见类型均归类为极复杂尿瘘。

（四）治疗

除产后或妇科手术后 7 日内发生的瘘口极小的尿瘘可经放置输尿管导管或导尿管有可能自行愈合外，尿瘘均需手术治疗。

1. **手术时机** 手术直接损伤的新鲜清洁瘘孔，一经发现术中立即修补。其他原因所致尿瘘应等待 3 个月，待组织水肿消退、局部血液供应恢复正常再行手术；瘘修补失败后至少应等待 3 个月后再次手术。

2. **手术途径的选择** 手术可依据漏口类型和部位选择经阴道、经腹和经阴道腹部联合途径。但绝大多数膀胱阴道瘘、尿道阴道瘘可经阴道修补，不能经阴道手术或复杂尿瘘者，应选择经腹或经腹 - 阴道联合手术。输尿管阴道瘘小瘘孔通常在放置输尿管支架后能自然愈合，较大者需结合瘘孔与膀胱距离选择性输尿管膀胱植入术或切除输尿管断端行吻合术。

3. 术前准备与术后护理 ①术前处理：术前用1∶5000高锰酸钾溶液坐浴，每日两次，3～5天；老年或闭经者可每晚口服雌激素制剂15～30天；伴尿路感染者应先控制感染。②术后护理：应注意保持膀胱引流持续通畅；尿管保留7～14天；术后给抗感染治疗。

（五）预防

关键是预防产科因素导致的尿瘘，若在生产过程中疑有损伤者，留置导尿管10日，保证膀胱空虚，有利于膀胱受压部位血液循环恢复，预防尿瘘发生。对盆腔粘连严重、恶性肿瘤有广泛浸润等较复杂的患者进行妇科手术时，术前应经膀胱镜放入输尿管导管，术中可清晰辨认不易误伤。术中若发现输尿管或膀胱损伤，必须及时修补，使用子宫托须定期取出。子宫颈癌进行放射治疗时注意引导内放射源安放固定的位置，放射剂量不能过大。

二、粪瘘

粪瘘（fecal fistula）是指肠道与生殖道间形成异常通道，此时粪便从阴道排出，以直肠阴道瘘最常见。

（一）病因

粪瘘发生的原因与尿瘘基本相同。会阴Ⅲ度裂伤修补后直肠未愈合，或会阴切开术缝合时缝线透过肠黏膜，也可发生迟发粪瘘。此外，感染性肠病如克罗恩病或溃疡性结肠炎是引起粪瘘的另一重要原因。非损伤因素如发育畸形可出现直肠阴道瘘，常合并肛门闭锁。

（二）临床表现

主要表现为阴道排便或（和）排气。若瘘孔较大的直肠阴道瘘，可见大量粪便经阴道排出，常伴阴道排气症状，稀便时上述症状更为严重。若瘘孔小者，粪便成形时无粪便自阴道排出，稀便时见粪便自阴道排出，且排气不可控制。

（三）诊断

较大的瘘孔一般在阴道窥器暴露窥见或在指诊时触及；瘘孔较小者，常于阴道后壁仅可见一鲜红的小肉芽组织，如用探针探查，手指伸入肛门与探针相遇则可明确诊断。疑为小肠或结肠阴道瘘，可行钡剂灌肠透视或X线片检查协助诊断。

（四）治疗

手术修补是粪瘘的主要治疗方法。除创伤形成的新鲜粪瘘立即进行修补，其余的粪瘘原则上应等待3～6个月后，炎症消退、瘢痕形成后修补。先天性粪瘘应在患者15岁左右月经来潮后再行手术，过早手术容易造成阴道狭窄。

粪瘘修补术前3日开始进食少渣半流质饮食，口服肠道抗生素抑制肠道细菌；手术前晚清洁灌肠，并冲洗阴道。术后仍给予少渣半流质饮食，自术后5日给予缓泻剂以利软化粪便易于排出。术后保持外阴清洁。

（五）预防

1. 严密观察产程进展，防止产程延长或滞产 正确处理异常分娩和助产，避免会阴撕裂伤。会阴切开缝合时防止缝线穿透直肠黏膜。会阴缝合完成后常规肛诊，发现缝线穿透直肠黏膜时应及时拆除。

2. 手术操作时勿伤周围器官 预防和减少医疗失误所致的损伤，手术操作者对盆腔生殖器官与周围组织的解剖结构有足够的认识，手术操作仔细轻柔。在切开、缝合盆底腹膜时，注意避免膀胱和肠管损伤以免穿透致感染、粘连、坏死，形成膀胱阴道瘘或直肠阴道瘘。

相关链接

盆底功能障碍疾病分级方法

一、盆腔器官脱垂定量分度法

目前国外多用盆腔器官脱垂定量分期法：以处女膜为参照（0点），以阴道前壁、后壁和顶部的6个点为指示点（前壁两点Aa、Ba，后壁两点Ap、Bp，顶部两点C、D），以6点相对于处女膜的位置变化为尺度（指示点位于处女膜缘内侧记为负数，位于处女膜缘外侧记为正数），对脱垂作出量化。同时测量记录阴道全长（total vaginal length，TVL）、生殖道裂孔（genital hiatus，gh）长度、会阴体（perineal body，pb）长度的三条径线（图24-1），将所测量的值记录在九格表中。各参考值指示点及正常定位范围见表24-1，盆腔器官脱垂的分度标准见表24-2。

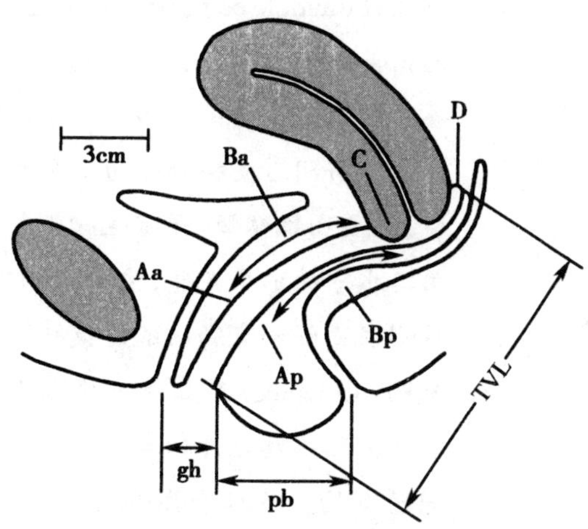

图24-1 POP-Q评估指示点示意图

表24-1 POP-Q评估指示点及范围

参照点	解剖描述	定位范围（cm）
Aa	阴道前壁中线距处女膜缘3cm处	−3～+3
Ba	Aa点以后阴道前壁脱出部距处女膜缘的最远处	−3～+TVL
Ca	子宫颈外口最远处；子宫切除者则相当于阴道残端最远处	+/−TVLD
D	未切除子宫者的阴道后穹窿（子宫切除术无宫颈者，D点无法测量，D点用于鉴别宫颈延长的程度）	+/−TVL
Ap	阴道后壁中线距处女膜缘3cm处	−3～+3
Bp	Ap点以后阴道后壁脱出部距处女膜缘的最远处	−3～+TVL
gh	尿道外口到阴唇后联合中点的距离	无限定值
Pb	阴唇后联合到肛门开口中点的距离	无限定值
TVL	当C、D在正常位置时阴道顶部至处女膜缘的总长度	无限定值

注：①除TVL外，各指标要在加腹压的情况下测量；②将处女膜定位0点

表24-2 POP-Q分度标准

POP-Q分期	具体标准	
	解剖描述	定位描述
0	无脱垂	Aa、Ap、Ba、Bp 均在 -3cm 处，C 点或 D 点位置在 -TVL ~ -（TVL-2）cm 处
Ⅰ	范围大于 0 期，脱垂的最远端在处女膜缘内侧，距处女膜缘 > 1cm	脱垂的最远端定位于 < -1cm
Ⅱ	脱垂的最远端在处女膜缘内侧或外侧，距处女膜缘 1cm 以内	脱垂的最远端定位于 -1 ~ +1cm
Ⅲ	脱垂的最远端在处女膜缘外侧，距处女膜缘 > 1cm，但小于（TVL-2）cm	脱垂的最远端定位于 +1cm ~（TVL-2）cm
Ⅳ	全部脱出，脱垂的最远端超过处女膜缘 >（TVL-2）cm	脱垂的最远端定位于 >（TVL-2）cm

二、阴道半程系统分级法

现代盆底结构解剖的整体理论与传统的半程分级法：现代解剖学理论对盆底结构描述更加细致，1990 年 Petros 和 Ulmsten 提出了以腔室理论为代表的“整体理论（integrity theory）”，即在垂直方向上将盆底结构分为前盆腔（anterior compartment），包括：阴道前壁、膀胱、尿道；中盆腔（middle compartment），包括：子宫、阴道顶部；后盆腔（posterior compartment），包括：阴道后壁、直肠。由此可将因 PFD 而致的 POP 在各个腔室进行量化。1994 年 DeLancey 在此基础上又提出在盆底水平方向上将阴道支持轴分为三个水平，即：DeLancey 第一水平的顶端支持，主要由骶韧带 - 子宫主韧带复合体支持子宫、阴道上 1/3；DeLancey 第二水平的水平支持，主要由耻骨宫颈筋膜和附着于两侧的盆筋膜腱弓形成白线和直肠阴道筋膜肛提肌中线水平支持膀胱、阴道上 2/3 和直肠；DeLancey 第三水平的远端支持，主要由耻骨宫颈筋膜体和直肠阴道筋膜远端延伸融合于会阴体，支持尿道远端。以上不同腔室和不同阴道轴支持水平共同构成一个解剖和功能的整体。不同腔室和水平的 POP 之间相对独立又相互影响。

（李佩玲）

学习小结

PFD包括盆腔器官脱垂和压力性尿失禁。阴道前壁或后壁膨出临床表现：轻者无症状；重者感下坠、腰酸及阴道内脱出块物，站立过久或剧烈活动后块物增大，下坠感加重；若合并膀胱膨出时，常有排尿困难或尿潴留，甚至继发尿路感染；合并直肠膨出时有下坠感、腰痛及排便困难，有时需用手指推压膨出的阴道后壁才可排出粪便。阴道膨出治疗原则：轻度者无需治疗。有症状但有其他慢性疾病不宜手术者可放置子宫托缓解症状。有症状者行阴道前壁或后壁修补术，合并尿失禁者，应同时行膀胱颈悬吊术。

子宫脱垂临床表现：Ⅰ度患者多无明显临床症状。Ⅱ、Ⅲ度患者可有程度不等的腰骶部酸痛和下坠感，负重、长久站立、剧烈运动等时加剧。Ⅱ度患者在腹压增加的情况下，阴道口有块物脱出，经平卧休息后，块物可变小或消失。Ⅲ度患者由于伴有阴道前后壁脱垂可出现尿潴留或压力性尿失禁。子宫脱垂无症状者无需治疗，有症状者可根据具体情况行保守或手术治疗。

女性生殖道瘘包括尿瘘或粪瘘，可因产伤、妇科手术操作不当、肿瘤的放射治疗或外伤等所致。临床表现为不能自控的排尿或排便，因损伤形成瘘孔的部位不同的表现可有不同表现。根据病史、症状和检查一般不难做出诊断。手术修补是主要的治疗方法。

复习参考题

1. 阴道膨出如何分度？
2. 简述子宫脱垂的分度及治疗。
3. 如何通过辅助检查判断尿瘘部位？

第二十五章 不孕症和辅助生殖技术

25

学习目标

掌握	不孕症的诊断步骤及治疗原则。人工授精和体外受精-胚胎移植技术的适应证、禁忌证、并发症及治疗原则。
熟悉	不孕症的病因。辅助生殖技术的基本概念和类型；辅助生殖技术后的孕期保健；人类生育力保存的具体措施。
了解	不孕症的概念和分类。

第一节　不孕症

不孕症（infertility）指有正常性生活，未避孕达1年且未孕者，在男性则称为不育症。不孕症分为原发性和继发性两大类。有正常性生活，未避孕而从未妊娠者称为原发性不孕；曾有妊娠史，而后连续1年未避孕未孕者称为继发性不孕。通常大约有85%的夫妇在1年内可获得自然妊娠。我国不孕症发病率约为7%～10%。

一、病因

不孕症女方因素占40%～55%，男方因素占25%～40%，夫妇双方因素占20%，不明原因不孕约占10%～20%。

（一）女性不孕因素

以盆腔输卵管因素和排卵障碍最为多见。

1. 盆腔输卵管因素　约占不孕不育因素的35%。盆腔炎性疾病后遗症、盆腔腹膜炎、盆腔子宫内膜异位症均能引起输卵管粘连、扭曲、闭塞、蠕动及伞端捡拾卵子障碍而不孕。

2. 卵巢功能障碍

（1）排卵障碍：约占25%～35%。主要是由于卵巢功能紊乱导致持续不排卵，主要原因有：①下丘脑-垂体-卵巢轴功能失调：包括下丘脑、垂体的功能性和器质性病变，如脑外伤、脑膜炎、颅咽管瘤等；②卵巢病变：多囊卵巢综合征、POF、黄素化不破裂综合征、先天性卵巢发育不良、放疗或手术对卵巢的损伤等；③其他内分泌系统疾病如甲状腺、肾上腺功能异常以及全身性疾病等。

（2）黄体功能不全：可导致子宫内膜发育迟缓，与胚胎发育不同步，不利于胚胎的植入而导致不孕。

3. 子宫内膜异位症　生育年龄妇女内异症的发生率为6%～10%，不孕症妇女内异症的发生率约为20%～50%。内异症与不孕的确切关系和机制目前尚不完全清楚。异常的腹腔环境可能影响精子功能并造成精子DNA损伤；内异症病灶可造成子宫、输卵管、卵巢组织的粘连、损害，影响排卵、拾卵、配子和受精卵的输送、着床而对妊娠产生影响；此外，其引起的不孕还与患者的细胞和体液免疫功能异常有关。

4. 子宫因素　子宫畸形、子宫黏膜下肌瘤、子宫内膜炎症、结核、息肉、宫腔粘连等均能影响受精卵着床而不孕。

5. 宫颈因素　宫颈炎、雌激素水平低等均能改变宫颈黏液性状和量，不利于精子获能及向上运行；宫颈管粘连、宫颈肌瘤或息肉、先天性宫颈管畸形等都会使颈管变形狭窄而妨碍精子上行。

6. 外阴阴道因素　阴道炎症因炎性渗出物含大量白细胞，可毒害和吞噬精子。外阴阴道肿瘤、瘢痕、粘连或狭窄，阴道横隔等妨碍性交。

（二）男性不育因素

导致男性不育的主要原因是生精障碍与输精障碍。

1. 精液异常 性功能正常，先天或后天原因所致精液异常。表现为少精、弱精、畸形精子症、无精或精液液化不全等。常见于睾丸发育不良、隐睾、睾丸炎、精索静脉曲张，以及高温工作环境、放疗、化疗以及酗酒等影响。

2. 性功能异常 外生殖器发育不良或阳痿、早泄、不射精、逆行射精等使精子不能正常排入阴道内。

3. 免疫因素 男性睾丸炎或外伤导致血睾屏障破坏，精子和精浆中的抗原物质进入循环系统，可以引起男性的自身免疫反应，免疫系统产生抗精子抗体与精子膜表面的受体结合，引起精子凝集，从而影响精子的运动和精卵结合导致不孕。

（三）双方因素

男女双方均存在导致不孕的因素，夫妻双方性生活障碍、缺乏性知识及精神高度紧张，也可导致不孕。

（四）不明原因不孕

约占不孕因素的10%～20%，可能的病因包括免疫因素（至少10%）、潜在的卵母细胞质量异常、受精障碍、隐性输卵管因素等，但应用目前的手段无法确诊。

二、检查及诊断

通过男女双方全面检查，找出不孕的原因是诊断和治疗不孕症的关键。

（一）女方检查和诊断

1. 病史采集

（1）婚姻史：男女双方结婚年龄，健康状况，夫妇是否两地分居，有无性生活困难或性功能障碍。

（2）生育史：育龄期的夫妇，有正常性生活，婚后1年受孕率为85%～95%，不孕者的预后与不孕年限有关；患者年龄越大，妊娠的机会就越小，因此发现不孕应及早诊治。要了解夫妇婚后采用过何种避孕方法、时间及不孕年限，妊娠史、流产史、分娩史，尤其注意既往有无缺陷儿出生史。对继发不孕应了解以往流产史或分娩的经过、术中出血情况、术后有无感染和恢复情况等。

（3）月经史：包括初潮年龄、月经周期、月经量，以及有无痛经。从月经史中可基本了解排卵的情况，如有规则月经可暂不考虑排卵异常，如月经不规则同时伴有多毛、肥胖要考虑多囊卵巢综合征，如有继发性痛经应想到盆腔子宫内膜异位症的可能。注意有无生长发育迟缓，青春期发育是否正常，16岁以前乳房不发育及尚无月经者应注意有无先天发育异常。

（4）既往史：了解有无性传播疾病史、生殖器炎症和结核等，以排除可能引起的盆腔粘连、输卵管阻塞等；既往是否有过重大内科疾病，如肝病、肾病等，肝、肾疾病等可能引起激素代谢异常，影响卵巢功能；是否有内分泌或代谢性疾病（甲状腺、肾上腺、垂体或糖尿病等）；有无可能影响生殖器功能的盆腔、生殖器手术史；有无可能影响生殖功能的药物服用史。

（5）个人史：了解患者的职业、不良环境接触史、冶游史、烟酒嗜好、吸毒史等。应了解月经紊乱患者的职业及生活环境、发病前后的经过、有无精神因素、工作与学习是否过度紧张或疲劳等情况。

（6）家族史：重点了解有无家族遗传性疾病、肿瘤等病史、复发性流产患者需了解有无家族性自然流产史、不孕史等。多囊卵巢综合征患者应详细询问家族姐妹，母亲是否有月经稀发等情况。

（7）既往诊疗情况：询问患者夫妻双方既往在其他医院进行不孕症相关检查及治疗的细节情况。

2. 体格检查 体格检查时正确评估患者的体重指数，正常范围为18.5～25kg/m^2，过度肥胖或过度消瘦均可引起无排卵，肥胖且无排卵者在应用促排卵药前应鼓励患者减肥。全身检查时应注意第二性征发育情况，毛发分布、体重，并注意体态特征有无异常。应注意有无男性化多毛、畸形、炎症、包块等。检查乳房发育是否正常，注意有无溢乳，溢乳是双侧还是单侧，乳汁性状等。如患者诉乳房胀痛或硬块，应行乳腺彩超检查，嘱其至乳腺科行专科查体。触摸甲状腺的大小，必要时行甲状腺激素检查。

3. 妇科检查 观察外阴发育是否正常，阴毛分布类型，记录婚产式，有异常情况时应加以详细描述。注意是否存在处女膜闭锁、处女膜肥厚或其他异常情况。观察阴道是否通畅，注意阴道黏膜情况，注意分泌物的量、颜色、形状以及有无异味等。常规行阴道分泌物检查，及早发现阴道炎症。例行进行每年一次的宫颈防癌细胞筛查。注意是否存在以下异常如：先天性无阴道、无子宫、阴道横隔或纵隔等。检查宫颈，注意宫颈大小、质地、有无撕裂、息肉、腺体囊肿、接触性出血及触痛等等。注意是否存在以下异常：宫颈缺如、双宫颈畸形、先天性宫颈管狭窄、宫颈裂伤、先天性宫颈管延长等，发现宫颈解剖位置异常如宫颈后仰，宫颈上仰等，注意有无宫颈糜烂、肥大、息肉、颈管炎等。特别应注意阴道后穹窿是否有痛性结节，可提示盆腔深部内病灶的存在。检查子宫，注意子宫位置、大小、质地、活动度及有无压痛。若子宫体可扪及包块，应重点记录包块的大小、位置、质地、活动及是否有压痛。检查双附件，注意有无肿块、压痛及增厚。若扪及肿块应记录其位置、大小、硬度、表面是否光滑、活动度、有无压痛及肿物与子宫及盆壁之间的关系。如附件区可扪及肿物或包块需考虑卵巢肿瘤、卵巢囊肿或输卵管积液等，必要时进一步行妇科彩超及肿瘤标记物检查。

4. 特殊检查

（1）卵巢功能检查：血清基础内分泌激素检测、抗苗勒氏管激素（anti-Mullerian hormone，AMH）、双侧卵巢窦卵泡数、基础体温测定、宫颈黏液检查、子宫内膜活组织检查等。AMH、月经周期第2～4天的FSH、LH、E_2以及双侧卵巢窦卵泡数可反映卵巢的储备功能和基础状态，PRL反映是否存在高催乳素血症，T反映是否存在高雄激素血症等内分泌紊乱导致的排卵障碍。在黄体中期抽血检查孕激素水平了解有无排卵和黄体功能。

（2）其他内分泌激素检查：必要时测定甲状腺、肾上腺皮质功能及其他内分泌功能以排除全身性内分泌异常导致的卵巢功能异常。

（3）输卵管通畅试验：检查输卵管通畅性的适应证，根据病史及男方精液情况决定是否需行输卵管碘油造影或者宫腹腔镜了解输卵管及腹腔宫腔情况；除女方双侧输卵管切除、男方重度少弱精症或梗阻性无精子症等情况外，均建议行输卵管检查。

常用方法有输卵管通液术、子宫输卵管碘液造影、子宫输卵管超声造影、宫腔镜下插管通液及腹腔镜直视下行输卵管通液。输卵管通液术假阳性及假阴性率过高，不能作为诊断金标准。准确的输卵管检查方法包括子宫输卵管碘液造影及腹腔镜直视下行输卵管通液（亚甲蓝）。造影检查不但可明确输卵管是否通畅及阻塞部位，还可了解输卵管的内部结构，同时可了解宫腔情况（如占位性病变、息肉、宫腔粘连、子宫畸形等，有时还可观察到松弛的宫颈内口），且简便、费用低和诊断较明确，是评价输卵管通畅性的不可缺少的重要方法。造影的主要缺点：不能提供腹膜疾病的情况如子宫内膜异位症、粘连等；造影提示输卵管近端阻塞的病例中大约15%是由于输卵管痉挛所致而能自然恢复。对造影提示积液或通而不畅者，可考虑行腹腔镜检查。腹腔镜直视下观察盆腔可发现子宫、卵巢、输卵管和盆腔腹膜的病变，如子宫内膜异位症、盆腔粘连、输卵管病变、盆腔结核、卵巢肿瘤、子宫肌瘤、子宫腺肌症、畸形子宫、多囊卵巢等，同时对腹腔的疾病如内膜异位症也可以进行处理，对严重的输卵管积液的治疗也是非常必要的。

检查时间：月经干净后3~7天检查，检查前先筛查阴道、宫颈或盆腔内有无急慢性炎症。若阴道有滴虫或霉菌，宫颈糜烂重及脓样分泌物，应先治疗；急性盆腔炎禁止检查输卵管；慢性盆腔炎应了解盆腔炎的原因以及炎症是否处于静止期，否则操作后增加炎症复发概率。

（4）超声影像学检查：超声检查可发现子宫、卵巢、输卵管的器质性病变。子宫病变包括先天性或子宫发育异常，子宫腺肌症，子宫肌瘤，宫腔内病变如黏膜下肌瘤、内膜息肉、宫腔内钙化灶等；输卵管病变包括输卵管积水；卵巢病变包括卵巢内膜异位症囊肿多囊卵巢综合征，卵巢肿瘤等。超声检查可了解卵巢窦状卵泡的数目，判断卵巢储备功能；同时通过超声检查监测卵泡发育、排卵、黄体形成等征象，对不孕的病因诊断有很大帮助。

（5）宫腔镜检查：直视下检查子宫腔内情况，对子宫内膜息肉、内膜增生、黏膜下小型子宫肌瘤、宫腔粘连、宫腔瘢痕、宫腔不全纵隔、子宫内膜钙化等的诊断直观有效。必要时与腹腔镜同时进行，更有利于全面评价患者的精况。宫腔镜适应证：①超声检查提示宫腔内强回声团考虑不除外子宫内膜息肉、子宫黏膜下肌瘤等；②多次超声检查提示子宫内膜增厚；③不明原因的3次以上优质胚胎移植失败；④人流清宫等宫腔操作手术后经量减少的患者，不除外宫腔粘连时；⑤子宫发育异常需要进行宫腔镜手术纠正者，如子宫纵隔等；⑥异常子宫出血，需排除内膜病变者。

（6）腹腔镜检查：腹腔镜直视下观察盆腔可发现子宫、卵巢、输卵管和盆腔腹膜的病变，对盆腔情况获得较全面的了解。腹腔镜检查术的同时，如有必要可对患者进行镜下手术治疗。腹腔镜检查手术适应证：①输卵管造影或超声结果提示输卵管阻塞，患者要求自然生育；②盆腔子宫内膜异位症；③不明原因不孕症，年龄超过30岁，不孕时间超过3年，短期内希望明确不孕病因者；④不明原因排卵障碍，一线口服促排卵药物治疗无效；⑤子宫肌瘤直径大于5cm，怀疑肌瘤为主要不孕原因者；⑥附件区实性肿物性质不明，在辅助生殖治疗前需除外恶性病变者。

（7）输卵管镜：能直接进入输卵管内，准确了解阻塞的部位和程度以及输卵管蠕动的情况，发现输卵管内的息肉、粘连、瘢痕等器质性病变。

（8）子宫内膜组织学检查：能够反映卵巢功能及子宫内膜对卵巢激素的反应，并能发现子宫内膜病变，如子宫内膜结核、息肉、炎症和癌症等。子宫内膜活检的适应证：①子宫异常出血，须证实或排除子宫内膜癌、颈管癌或其他病变者；②月经失调如功能失调性子宫出血或闭经，须了解子宫内膜的变化及其对性激素的反应等；③不孕症须了解有无排卵者；④疑有子宫内膜结核者。

（9）性交后试验：适应于不孕年限大于1年，输卵管检查提示至少有一侧输卵管通畅，男方精液检查未发现异常者。选择在排卵期进行。试验前3日禁止性交，避免阴道用药或冲洗。受试者在性交后2～8小时内接受检查，先取阴道后穹窿液检查有无活动精子；用细导管吸取宫颈管黏液，涂于玻片上检查。每高倍视野有20个活动精子为正常。精子穿过黏液能力差或精子不活动，应疑有免疫问题。宫颈管有炎症、黏液黏稠并有白细胞时，不宜做此试验。

（10）染色体检查：适用于有不良妊娠史者，如复发性自然流产或胚胎停育、葡萄胎病史、死胎、畸胎、子代发育异常等情况；以及原发性闭经或生殖器官发育异常患者，或原发不孕不明原因不孕3年以上者。

（11）免疫学检查：对原因不明的不孕症患者，可行女方抗心磷脂抗体等免疫学检查。男性可检查精子膜表面抗体IgG。

（二）男方检查和诊断

1. 病史采集

（1）婚育史：包括既往婚姻史，结婚时间，婚前性生活，有无性伴侣妊娠史、不育时间等。

（2）性生活史：夫妻性生活频率及时间、所采用节育方法，是否有阳痿、早泄等性功能障碍。

（3）职业和生活习惯：目前及既往职业是否接触放射线及有毒物质，有否接触农药、化学制剂；从事的职业是否有高温环境及可能影响生育能力的物质（如一些重金属离子和有机溶剂等）的频繁接触史。有无烟酒嗜好、吸毒史；有无长期食用棉籽油、偏食、喜爱热水浴、穿紧身裤等。

（4）既往史：了解有无影响生育力的相关病史及治疗史。如：糖尿病、神经系统疾病可能导致勃起功能障碍和射精功能紊乱；结核病可能导致附睾炎和前列腺炎，影响精子的运输；腮腺炎性睾丸炎；酗酒及抽烟等。

2. 体格检查

（1）全身体格检查：一般情况、营养、身高、体型、第二性征发育、有无嗅觉发育障碍等。

（2）生殖系统检查：仔细检查患者外阴、阴囊、睾丸、附睾、精索、前列腺等。睾丸检查：睾丸检查时最好取立位。注意睾丸的异位，双侧睾丸应均可触及并位于阴囊底部；睾丸的大小以及睾丸的质地。附睾检查：附睾是否可被触及，与睾丸的解剖关系是否正常；是否有囊肿、硬化、结节或其他异常；轻柔的触诊是否会导致疼痛。精索静脉曲张的检查：检查温度在20～22℃之间。检查前应脱去衣物站立5分钟，如果温度较低，阴囊会收缩，造成触诊困难。在触诊和检查阴囊的过程中，患者应该一直站立。

3. 男科实验室检查

（1）精液检查：常规检查项目之一，因生理情况下其中一些指标也会有较大波动，初诊时男方一般进行2～3次精液检查，以获取基线数据。精液量、pH值、精子浓度、活动率、前向运动精子，正常精子形率，畸形精子指数、精子畸形指数等。精液检测注意事项：禁欲2～7天，无熬夜、感冒、服药等情况，采用手淫法取精，标本在30分钟内送检，注意保温，避免精液外漏。世界卫生组织2010年建议的精液参考指标是：射精量≥1.5ml，精子浓度≥15×10^6/ml，总精子数≥40×10^6，前向运动精子PR≥32%，正常形态精子（严格形态学分析标准）≥4%，白细胞<1×10^6/ml。低于以上指标为异常：轻度少精症，15×10^6/ml>精子浓度≥10×10^6/ml；中度少精症，10×10^6/ml>精子浓度≥5×10^6/ml；严重少精症，5×10^6/ml>精子浓度≥1×10^6/ml；极度少精子症，1×10^6/ml>精子浓度；无精症，精液中无精子；轻度弱精症，32%＞PR≥20%；中度弱精症，20%＞PR≥10%；重度弱精症，10%＞PR≥5%；极度弱精或死精症，1%＞PR。

（2）精子功能检查：顶体酶活性、精浆弹性硬蛋白酶、中性α-葡萄糖苷酶、精浆果糖、精子DNA碎片率。

（3）尿液检查：进行常规尿液检查。性高潮后尿液检查：对于无精子症患者或射精量少的患者，首先考虑是否存在逆行射精和部分逆行射精的可能性。

（4）性激素检查：对于中重度少精症患者进行血清睾酮及促卵泡激素检查能够发现大多数有临床意义的内分泌异常。对于FSH水平升高，提示精子发生过程存在严重缺陷。

（5）染色体及Y染色体微缺失检查：原发不育或妻子具有反复自然流产病史的患者。严重少弱畸精子症患者需进行Y染色体微缺失检测，以了解精液异常的原因。对于单侧或双侧输精管缺如或异常，或通过直肠超声发现输精管和（或）精囊异常，必须常规进行CF基因突变的检测。

（6）生殖器彩色超声检查：了解睾丸、附睾、精索静脉及输精管等是否存在解剖结构异常或钙化灶。

三、治疗

夫妻双方应共同检查治疗，解除双方因不孕而过度紧张、焦虑、相互抱怨的情绪。改善生活方式，规律生活，对超重者减轻体重至少5%～10%；对体质瘦弱者，纠正营养不良和贫血；戒烟、不酗酒；主要针对不孕的病因进行治疗，同时应根据女性的年龄、不孕年限和卵巢储备功能，制订合理、有效的治疗方案。

（一）生殖器解剖学因素的治疗

1. 输卵管慢性炎症及阻塞的治疗

（1）输卵管慢性炎症的治疗：①一般疗法：可口服活血化淤中药，中药保留灌肠和穴位注射，配合短波、超短波、离子透入等方法促进局部血液循环，有利于炎症消除；②输卵管内注药：用地塞米松注射液5mg，庆大霉素4万U，加入20ml生理盐水中，在150mmHg压力下，以每分钟1ml的速度行输卵管通液术，能减轻输卵管局部炎症，抑制纤维组织形成，达到溶解或软化粘连的目的。应在月经干净3～5日进行。

（2）输卵管阻塞的治疗：对于年轻，卵巢功能正常，不孕年限短，生育不迫切的患者，根据输卵管不同部位的粘连和阻塞情况，应用腹腔镜进行输卵管造口术、吻合术、整形术，从而达到输卵管复通的目的，同时辅以中医中药活血化淤、理疗等保守治疗。经过输卵管和盆腔整形手术后6个月至1年仍不能获得自然妊娠的患者，自然妊娠的机会已很低，可考虑采用体外受精-胚胎移植技术助孕治疗。对输卵管积水，目前主张行结扎或造口术，以阻断积水对子宫内膜环境的干扰，为辅助生殖技术创造条件。对于35岁以上，不孕年限较长，或卵巢储备功能低下，以及迫切希望妊娠的输卵管阻塞患者，建议直接行体外受精-胚胎移植技术助孕。

2. 子宫、宫颈病变 子宫黏膜下小肌瘤、内膜息肉以及宫腔粘连可使用宫腔镜手术治疗。较大的子宫肌壁间肌瘤可行腹腔镜或剖腹手术剔除。宫颈管粘连、宫颈肌瘤或息肉、先天性宫颈管畸形，可用宫腔镜下分离宫颈管粘连，剔除宫颈肌瘤和息肉等手术治疗，如输卵管通畅，可行宫腔内人工授精助孕。

3. 卵巢肿瘤 有内分泌功能的卵巢肿瘤可影响卵巢排卵，应予切除；性质不明的卵巢肿块，应尽量于不孕症治疗前得到诊断，必要时手术探查和切除，根据快速病理诊断考虑是否进行保留生育能力的手术。

4. 子宫内膜异位症 子宫内膜异位症可导致卵巢组织进行性损害，盆腔粘连，输卵管粘连、扭曲、阻塞，子宫内膜对胚胎的容受性下降以及免疫性不孕。应及早治疗，必要时行腹腔镜手术。对于复发性内异症、卵巢功能减退的患者，慎重手术。对中重度病例术后可辅以孕激素或GnRH-α治疗3～6个周期。重症和复发者可考虑辅助生殖技术。

（二）男性不育症的治疗

排除女方因素，对精子液化不良，少、弱精子症，可选用宫腔内人工授精；畸形精子症、输精管阻塞无精症者，经活检证实睾丸或附睾内有成熟精子，可采用单精子卵母细胞质内显微注射助孕技术治疗。

（三）促排卵治疗

促排卵治疗包括诱发排卵和超排卵治疗。诱发排卵应用于女方排卵障碍，以诱发单卵泡或少数卵泡发育为目的；超排卵常应用于不孕症妇女进行辅助生殖技术的超排卵刺激周期，以获得多个卵泡发育为目的。常用的促排卵药物：

1. 枸橼酸氯底酚胺或克罗米酚（clomiphene citrate，CC） 为目前诱发排卵首选药物。化学结构与雌激素近似，兼有雌激素和抗雌激素的作用。通过竞争性结合下丘脑雌激素受体，使之不能对内源性雌激素的负反馈发生反应，产生更多GnRH，刺激垂体FSH、LH的分泌，促进卵巢内的卵泡生长、发育、成熟和排卵。其发挥作用有赖于下丘脑-垂体-卵巢轴正负反馈机制的完整性。CC还可直接作用于卵巢，增强颗粒细胞对垂体Gn的敏感性和芳香化酶的活性。可于月经的第3～5日开始给药，每日口服50mg（最大剂量150mg/d），连用5日。3个周期为一个疗程。用药后应使用B型超声监测卵泡发育，卵泡成熟后一次注射绒促性素5000U可促进排卵和黄体形成。氯米芬促排卵作用可达80%，妊娠率仅为30%～40%。

2. 芳香化酶抑制剂来曲唑（Letrozole，LE） 近年来LE在诱导排卵方面的应用逐渐增加，其促排卵机制目前尚不十分明确，推测可能分为以下两个方面：阻断雌激素的产生，减低雌激素水平，可解除雌激素对下丘脑-垂体-性腺轴的负反馈作用，导致Gn的分泌增加而促进卵泡发育；在卵巢水平阻断雄激素转化为雌激素，导致雄激素在卵泡内积聚，从而增强FSH受体的表达并促使卵泡发育。同时，卵泡内雄激素的蓄积可刺激胰岛素样生长因子-Ⅰ（insulin-like growth factors-Ⅰ，IGF-Ⅰ）及其他自分泌和旁分泌因子的表达增多，在外周水平通过IGF-Ⅰ系统提高卵巢对激素的反应性。LE自月经第2～6日开始使用，推荐起始剂量为2.5mg/d，连用5d；如卵巢无反应，第二周期逐渐增加剂量（递增剂量2.5mg/d），最大剂量为7.5mg/d；其他用法：LE可合并Gn，增加卵巢对Gn的敏感性，降低Gn的用量。

3. 促性腺激素 适用于下丘脑、垂体性无排卵或低促性腺激素性性腺功能低下闭经的治疗。常用促性腺激素有HMG、FSH等。可于卵泡早期如月经第3～5天开始每天或隔日使用，同时使用超声检查严密监测卵泡发育，直至优势卵泡直径>18mm，再使用hCG诱发排卵。如卵泡过多则必须停止治疗并取消hCG的使用，以防发生卵巢过度刺激综合征。

4. hCG 结构与LH极相似，主要用于促排卵周期卵泡成熟后一次注射hCG 5000U～10 000U，模拟自然周期排卵前LH峰，可促使卵泡的最后成熟及排卵。

5. GnRH GnRH脉冲疗法适用于下丘脑性闭经。常用药物戈那瑞林(gonadorelin)，采用微泵脉冲式静脉注射，脉冲间隔90分钟，连续用药17～20日，可获得较好的排卵率和妊娠率。

6. 溴隐亭 多巴胺受体激动剂，可抑制垂体分泌PRL，适用于高泌乳素血症导致的排卵障碍，起始剂量每日1.25mg，睡前口服，若无异常反应，每日2.5mg，服用2周后复查血清PRL水平，根据检测结果调节剂量，可用至2.5mg，每日3次，一般连续用药3～4周血泌乳素可降至正常水平，月经恢复后维持适当剂量。恢复排卵率为75%～80%，妊娠率为60%。

学习小结

不孕症指夫妇同居1年，性生活正常，未避孕而未妊娠者。分为原发不孕与继发不孕症。不孕症的病因复杂，需男女双方共同进行相关检查，查找病因，在此基础上制订治疗方案。治疗的方式包括：期待治疗、药物治疗、手术治疗、促排卵治疗、男性不育的治疗和辅助生殖技术治疗。

复习参考题

1. 不孕症的定义是什么？如何诊断？
2. 对于不孕症患者，需完善哪些辅助检查，以寻找不孕症的病因？

第二节 辅助生殖技术

辅助生殖技术(assisted reproductive technology，ART)指在体外对配子和胚胎采用显微操作技术，帮助不孕夫妇受孕的一组方法，包括人工授精、体外受精-胚胎移植及其衍生技术(卵胞浆内单精子显微注射技术；胚胎冷冻技术；囊胚培养技术；胚胎植入前遗传学筛查和诊断；卵母细胞体外成熟；赠卵和捐精等)。

一、人工授精

人工授精(artificial insemination，AI)指将精子通过非性交方式注入女性生殖道内，使其受孕的一种技术。依据精子的来源分夫精人工授精(artificial insemination with husband's sperm，AIH)和供精人工授精(artificial insemination by donor，AID)。根据授精部位的不同分为宫腔内人工授精、宫颈内人工授精、阴道内人工授精等。

(一) 人工授精的适应证

1. 精液正常但性交困难或精液不能射入阴道的男方，或女方下生殖道有器质性或功能性异常如女方性交时阴道痉挛；男方性交时不射精、严重早泄、阳痿、逆行射精精液不能射入阴道。

2. 精子在女性生殖道中运行障碍、子宫颈管狭窄、粘连等器质性原因可影响精子行走，亦可由功能性、免疫性原因引起精子运行障碍。

3. 男方轻度少精、弱精、精液液化异常。

4. 不明原因不孕。

5. 免疫性不孕。

（二）供精人工授精适应证

1. 不可逆的无精症。

2. 男方有不宜生育的遗传性疾病。

3. 严重的少精症、弱精症。

4. 阻塞性无精症。

需告知患者通过卵细胞浆内单精子注射技术也可能使其有自己血亲关系的后代。若患者仍坚持行供精人工授精，需签署知情同意书。供精人工授精精子来源一律由国家卫生健康委员会认定的人类精子库提供和管理。

（三）人工授精的禁忌证

1. 女方存在全身性疾病或传染病等不宜妊娠或妊娠后导致疾病加重的情况，严重者威胁生命安全，如严重的心脏病、肾炎、肝炎等。

2. 女方生殖器官严重发育不全或畸形，如子宫发育不全、严重的子宫畸形或子宫畸形曾反复导致流产者。

3. 存在生殖器官炎症如急性盆腔炎、各种阴道炎症者。

4. 任何一方具有吸毒等不良嗜好。

5. 任何一方接触致畸量的射线、毒物、药品并处于作用期。

6. 双侧输卵管不通畅者。

（四）治疗方案

采用自然周期或促排卵周期，B 型超声监测卵泡发育，当卵泡直径≥15mm 后，监测尿 LH 峰或血清 E_2、LH、P，当主导卵泡直径达 18mm 后或 LH 升高≥15IU/L，等待自然排卵或注射 hCG 5000～10 000IU。人工授精的时间应安排在排卵前 48 小时至排卵后 12 小时，如时间允许，可安排在排卵前 24 小时内行人工授精 1 次，次日行 B 型超声检查排卵情况，若仍未排卵可以考虑排卵后再次行 AIH 治疗。

二、体外受精 - 胚胎移植

体外受精 - 胚胎移植（in vitro fertilization and embryo transfer，IVF-ET）是指从妇女卵巢内取出卵子，在体外与精子发生受精并培养 3～5 天，再将发育到卵裂期或囊胚期阶段的胚胎移植到宫腔内，使其着床发育成胎儿的全过程，俗称“试管婴儿”。

（一）体外受精-胚胎移植的适应证

1. 女方各种因素导致的配子运送障碍，如输卵管粘连、梗阻及输卵管结扎、切除术后的患者。

2. 排卵障碍者经反复诱发排卵或结合宫腔内人工授精治疗仍未妊娠者。

3. 轻中度子宫内膜异位症患者经多次宫腔内人工授精失败或重度子宫内膜异位症患者。

4. 男方少、弱、畸精子症。

5. 不明原因的不孕。

6. 免疫性不孕。

（二）体外受精-胚胎移植的禁忌证

1. 女方有全身性疾病或传染病等不宜妊娠或妊娠后导致疾病加重的情况，或存在威胁生命安全的心脏病、肾炎、肝炎等。

2. 女方生殖器官严重发育不全或畸形，如子宫发育不全、严重的子宫畸形或子宫畸形曾反复导致流产者。

3. 存在生殖器官炎症，如急性盆腔炎、各种阴道炎症者。

4. 任何一方具有吸毒等不良嗜好。

5. 任何一方接触致畸量的射线、毒物、药品并处于作用期。

（三）体外受精-胚胎移植的主要治疗过程

1. **超促排卵及卵泡监测** 目前采用的超促排卵方案主要有：长方案、超长方案、拮抗剂方案、短方案、自然周期、微刺激方案等。

（1）长方案：适用于卵巢功能正常者。排卵后一周行B型超声、性激素检查了解子宫及附件的情况，予促性腺激素释放激素激动剂（GnRH-α，长效或短效）行垂体降调节；14天后查血激素（FSH、LH、E2、P、hCG）及B型超声情况，达到垂体降调节标准则开始予外源性促性腺激素（Gn）促排卵，促排期间定期进行B型超声，E_2、LH等性激素检查，根据卵泡生长情况及血清激素水平调整Gn用量；当2～3个卵泡直径达到18mm时给予艾泽250μg或hCG 5000～10 000IU肌注，35～37小时后取卵。

（2）短方案：适用于卵巢功能较差者。月经第2天B型超声了解窦卵泡情况，检查血激素水平。月经第2天起每天予短效GnRH-α注射，月经第3天起每日给予外源性Gn。

（3）拮抗剂方案：适用于卵巢功能欠佳、卵巢低反应和高龄患者以及多囊卵巢、OHSS高危患者。月经第2～3天B型超声了解子宫及双附件情况，检查血激素水平。每天给予外源性Gn。

（4）超长方案：适用于中重度子宫内膜异位症患者及子宫腺肌病患者。月经第2天（或内异症腹腔镜治疗后）予长效GnRH-α 3.75mg肌注，每28天继续给予长效GnRH-α（3.75mg或减量）肌注，2～6个月后末次长效GnRH-α肌注后28天B型超声检查及血激素水平测定，予外源性Gn。

（5）微刺激方案：适用于卵巢功能明显低下，基础窦卵泡数目明显减少者。月经第2～4天起监测卵泡，给予微量外源性Gn。

（6）自然周期方案：适用于卵巢功能明显低下，基础窦卵泡数目明显减少者。月经第3～5天起自然周期监测卵泡，出现主导卵泡时根据激素测定结果决定取卵时机。

2. **取卵手术** 多采用超声引导下经阴道取卵术，对于卵巢位置高的患者可采用经腹或腹腔镜取卵术。采用16或17号单腔取卵针在超声引导下经阴道后穹窿或侧穹窿进针，从最靠近阴道壁的卵泡开始，由近及远，逐一穿刺，尽可能避免多次穿刺阴道壁及卵巢。

3. 体外受精及胚胎培养 取卵后2～4小时将处理好的精子与卵子放在同一培养皿中培养，受精卵在体外培养48～72小时可发育到4～16细胞期胚胎。

4. 胚胎移植 多在取卵后2～3天选择优质胚胎（1～3枚）移植入子宫腔内；也可在受精后4～5天行囊胚移植。

5. 移植后行黄体支持治疗 黄体支持药物有肌注黄体酮、口服黄体酮及阴塞黄体酮，根据患者具体情况选用黄体支持药物。对于高龄、卵巢储备功能差的患者同时可使用人绒毛膜促性腺激素进一步改善黄体功能。

（四）体外受精-胚胎移植并发症

1. 卵巢过度刺激综合征（ovarian hyperstimulation syndrome，OHSS） 是一种以促排卵为目的而进行卵巢刺激时，特别在体外受精-胚胎移植辅助生殖技术中，所发生的医源性疾病，是辅助生殖技术中最常见且最具潜在危险的并发症，严重时危及生命，偶有死亡的报道。发生率约20%左右，重症者约1%～4%。主要的病理改变为全身血管通透性增加，血液中水分进入体腔，血液成分浓缩。轻者仅表现为腹部胀满，卵巢增大；重度出现腹部膨胀、大量腹水、胸腔积液，导致血液浓缩、水电解质代谢紊乱、重要器官血栓形成、肝肾功能损伤，甚至死亡。

按病情严重程度分为轻、中、重度、危重。轻度：促排卵过程中，下腹不适、腹部坠胀、下腹部疼痛，伴食欲缺乏。Ⅰ级，仅有腹胀及不适；Ⅱ级，Ⅰ级症状、恶心、呕吐或腹泻，卵巢增大≤8cm。中度：Ⅲ级，明显的下腹胀痛，恶心、呕吐、口渴，偶伴腹泻，B型超声证实腹腔积液，卵巢增大，直径8～12cm，红细胞比容（HCT）<45%。重度：大量腹水，腹胀腹痛明显，无法进食；胸腔积液导致呼吸困难，不能平卧；恶心、呕吐；口渴，尿少，24小时尿量<600ml；低血容量改变，血液浓缩，血液黏度增加，凝血异常，HCT>45%，WBC>15 000/ml；卵巢增大≥12cm；肝肾功能异常；低钠血症（Na^+<135mmol/L），高钾血症（K^+>5mmol/L），渗透压<282mOsm/kg，低蛋白血症（ALB<35g/L）。Ⅳ级，Ⅲ级症状，临床诊断胸腔积液、腹水、呼吸困难。Ⅴ级，低血容量改变，血液浓缩，血液黏度增加，凝血异常，HCT>45%，WBC>15 000/ml；尿少，24小时尿量<600ml，肝肾功能异常，血肌酐0～1.5mg/dl，肌酐清除率≥50ml/min；重度低蛋白血症，卵巢增大≥12cm。危重：HCT>55%，WBC>25 000/ml，肌酐>1.6mg/dl；肌酐清除率≤50ml/min，重度低蛋白血症，血栓栓塞，肾衰竭，急性呼吸窘迫综合征。

治疗原则：轻度患者观察，中度患者适当干预，重度患者积极治疗。宣教、精神鼓励，树立克服疾病的信心。高蛋白饮食、多饮水，避免长期卧床、适度活动、禁止剧烈运动、同房。停用一切促性腺素及hCG。每日称体重、测腹围、记24小时尿量。治疗上以增加胶体渗透压扩容为主，预防血栓形成、改善症状为辅，包括晶体胶体液、白蛋白、高分子肝素、阿司匹林、腹腔穿刺、抗生素预防感染等。

2. 多胎妊娠 在采用体外受精-胚胎移植技术后的妊娠中，临床多胎率可达20%～35%。多胎妊娠的孕产妇其并发症及流产率、围生儿发病率、死亡率均增加。常见的母儿并发症有子痫前期、产前贫血、羊水过多、流产、早产产后出血、胎儿宫内发育迟缓、新生儿呼吸窘迫综合征、胎儿畸形、剖宫产率增加等。多胎妊娠也增加了家庭和社会的经济负担。对多胎妊娠实施选择性胚胎减灭术。

3. 异位妊娠 妊娠时受精卵着床于子宫腔以外的位置，包括输卵管妊娠、腹腔妊娠、宫颈妊娠、宫角妊娠等。在辅助生殖技术中，异位妊娠的发生率为3%～5%，宫内合并异位妊娠的发生率约为1%，异位妊娠的发生与输卵管引起的不孕、既往异位妊娠病史、感染史有关。移植后28～35天内行早期B型超声检查了解孕囊及胎心位置，早发现早治疗，减少患者异位妊娠破裂的风险。根据患者hCG值及B型超声情况决定行药物或手术治疗。对于复合妊娠（宫内合并异位妊娠）处理原则为去除异位妊娠并继续使用黄体支持宫内妊娠。

4. 出血 少部分患者在取卵后例行检查中可以观察到从阴道后穹窿穿刺点看到出血，极少部分患者的出血大于100ml。紧密压迫几分钟后多没有手术后遗症。报道严重的腹腔内出血小于0.1%，引起腹腔内出血的可能有卵泡穿刺、卵巢血管或髂血管出血。取卵过程中或取卵后出现逐渐加重的或明显下腹疼痛，伴恶心、呕吐、冷汗等症状，同时伴腹膜刺激征：腹肌紧张、下腹部压痛、反跳痛等。

治疗原则：穿刺点少许出血可用纱块压迫止血，必要时宫颈钳钳夹或缝扎止血，卧床休息，严密观察。少量盆腔出血给予止血药物治疗，卧床休息，严密观察血压脉搏。大量的不可控制性内出血及时送妇科急诊行诊断性腹腔镜检查或剖腹探查。

5. 感染 经阴道穿刺取卵术后引发的内生殖器及周围结缔组织、盆腔腹膜发生感染时，导致局部或全身的炎性变化。感染主要源于穿刺针经阴道到达卵巢引起的卵巢炎、穿刺输卵管积水引起急性炎症发作。阴道穿刺可引起低于1%的盆腔感染的机会。胚胎移植手术也可发生盆腔感染，但临床发生率较低。

取卵后出现体温上升超过48小时、持续性下腹疼痛、血常规白细胞计数升高、血沉升高、持续性下腹痛等考虑术后感染。

确认盆腔感染取消胚胎移植，给予相应治疗。迅速采用广谱抗生素静脉给药，若盆腔脓肿形成应行脓肿引流术。取卵后盆腔感染被认为是阴道微生物直接接种感染，因此应注意避免术前未治疗的阴道炎。

6. 卵巢扭转 卵巢扭转是一种卵巢增大后产生的并发症。多发生在直径为5～6cm的卵巢囊肿，卵巢刺激排卵后，卵巢过度刺激综合征时。表现为急腹症的临床症状和体征。因为卵巢发生扭转是辅助生殖技术诱导排卵的结果，可能最后要损失一侧卵巢和妊娠，这对于患者是难以接受的，故需要非常慎重而果断地诊断和处理。取卵术后卵巢增大，体位突然改变后易发。主要表现为突发一侧下腹痛、进行性加重，伴恶心、呕吐、休克；查体下腹部扪及增大卵巢，伴压痛，腹膜刺激征严重；B型超声提示卵巢体积增大，动静脉血流阻力增大。

一经确诊，即抬高臀部45°复位，观察30～60分钟，若疼痛减轻或消失，继续观察1～2小时，直到症状完全消失。如无改善即行手术治疗。

7. 脏器损伤 女性盆腔内生殖器官周围邻近器官众多，如：膀胱、输尿管、肠道、血管等，行取卵术等侵入性操作可能造成脏器损伤。

肠管损伤多发生在盆腔粘连严重或从后穹窿进针的取卵术。临床表现为术后出现持续且逐渐加重的急腹症症状，腹痛，伴恶心、呕吐，严重者出现发热、休克。体格检查发现腹部较典型的腹膜刺激症状，如腹部压痛、反跳痛、肠蠕动亢进等。腹部超声可见盆腔积液、肠蠕动亢进、肠管扩张。对可疑肠管穿刺伤、生命体征平稳、症状不严重的患者，可禁饮、禁食，静脉予抗生素预防感染，密切观察。对症状严重者，立即进行剖腹探查术。

膀胱和输尿管损伤多发生在从阴道前穹窿两侧进针的情况下。一般在术后数小时至十余天出现腹痛，有时放射至腰部，伴发热、排尿困难、血尿、膀胱积血等，严重者出现失血性休克。导尿可见大量血尿和血块。住院密切观察，监测生命体征；保留导尿管，如果为膀胱积血和血块，可予生理盐水定期冲洗膀胱。静滴抗生素预防感染。如果出现持续性血尿，可以膀胱镜探查。

（五）体外受精-胚胎移植的衍生技术

1. 卵胞浆内单精子显微注射技术（intracytoplasma sperm injection，ICSI） 在显微镜下将单个精子注入卵母细胞质内，使精子和卵母细胞被动结合受精的技术。主要适用于男性严重少、弱精症和畸形精子症；阻塞性或部分非阻塞性无精症；不明原因不育；以及由于精子数量少或精子功能障碍不能穿透卵母细胞透明带导致IVF受精失败或受精低下等男性不育；需进行胚胎植入前诊断者。ICSI后受精失败的发生率很低，受精失败的可能原因是卵母细胞激活失败或精子染色体不能去凝集作用。ICSI避开了自然受精中精子与透明带结合及卵膜融合等过程，参与受精的精子数量大大减少，但人为的精子选择和技术操作过程也带来了安全性顾虑。结构、功能等异常的精子可能被选中参与受精和胚胎发育，同时ICSI显微操作会导入外源性物质，也可能引起机械损伤，所以ICSI的安全性仍是值得关注的问题。

2. 胚胎冷冻 适用于保存IVF周期中多余的优质胚胎；有重度OHSS倾向者，为避免加重取消移植；PGD后等待结果者；IVF周期中移植时出现感染发热等疾病；肿瘤患者在治疗前保存生育能力。

3. 囊胚培养 具有筛选胚胎的作用。将胚胎在体外序贯培养至第5～6天，进行囊胚培养可筛选出发育潜能最好的一部分胚胎，形成囊胚的胚胎非整倍体比例明显低于第3天胚胎。另外由于胚胎与子宫内膜的同步性更好，有利于胚胎着床，降低异位妊娠的发生率。因此囊胚移植可提高着床率，并减少移植和冷冻胚胎的数量，减少多胎的发生率。对于胚胎质量较好而多次IVF种植失败，怀疑可能胚胎发育潜能受限，建议行囊胚培养，进一步了解胚胎发育潜能。由于至今仍缺乏有效的指标判断卵裂期胚胎发育成囊胚的能力，所以即使卵裂期胚胎形态良好，也难以避免无囊胚形成的风险。

4. 胚胎植入前遗传学诊断/筛查（Preimplantation Genetic Diagnosis/Screening，PGD/PGS） 是在胚胎植入子宫前对胚胎进行遗传学检测，选择正常胚胎移植，从而获得正常胎儿的方法。此项技术可有效地防止有遗传病患儿的出生，阻断致病突变垂直传播；减少人口群体遗传负荷，减轻社会和家庭负担。

（1）胚胎植入前遗传学诊断：PGD主要针对已经明确病因的遗传性疾病患者，在种植前对胚胎进行相应遗传学诊断，主要应用于染色体病（如罗氏易位、相互易位等）、单基因病（如地中海贫血、遗传性耳聋等）、性连锁隐性遗传病和HLA配型等方面。

1）染色体结构异常：染色体的重排如平衡相互易位、罗伯逊易位等，可影响人类的生殖，可发生不孕或反复流产。极体活检和染色体涂抹探针可对染色体结构进行直接的评估，判断卵母细胞或胚胎是否正常。

2）单基因病：单基因病是指受一对等位基因影响而发生的疾病，目前人类单基因遗传的疾病近7000种，根据遗传方式不同又可分为常染色体显性、常染色体隐性、X连锁显性、X连锁隐性、Y连锁和线粒体遗传等。理论上，只要导致单基因病的致病基因被克隆测序，结构清楚，即可用PCR法扩增目的基因，再结合其他方法进一步分析扩增产物，以建立特异的

PGD方法。目前可为囊性纤维化病、α地中海贫血、β地中海贫血、脊髓性肌萎缩、家族性黑蒙性白痴、Rh血型不合、Caucher病、Sandhoff病、镰状细胞贫血症等数十种单基因遗传病提供PGD。

3）胚胎的性别诊断：已知有200种以上的性连锁隐性遗传病，只影响半合子男性，因此，胚胎的性别诊断是PGD的一项重要内容。

4）HLA配型：HLA是具有高度多态性的同种异体抗原，其化学本质为一类糖蛋白，HLA受控于称作人类主要组织相容性复合体（MHC）的基因簇，除同卵双生子以外几乎无HLA相同者的遗传基础。通过PGD选择与患儿HLA吻合的胚胎移植，提高移植成功率。世界上首例利用PGD进行HLA配型的是选择无范科尼贫血致病基因的胚胎移植。

（2）胚胎植入前遗传学筛查：主要针对高龄、反复助孕失败、反复自然流产等患者进行植入前胚胎的染色体整倍性检测。PGS的目的是提高辅助生殖技术临床妊娠率，降低流产率和出生缺陷率。高龄妇女胚胎的非整倍体发生率升高，研究表明40岁以上自然妊娠妇女中大于50%的胚胎为非整倍体胚胎。人类非整倍体的发生率约为10%～30%，多数由于卵子的减数分裂过程发生错误所导致。非整倍体可以导致流产、子代发育不良和智力障碍。13、18和21号染色体的三体、X多体或单体以及Y染色体的缺体和多体，是目前已知仅有的能够有活产出生的染色体数目异常，占自然妊娠染色体异常胎儿的95%。

PGD、PGS可以使产前诊断提前到胚胎期，避免了传统产前诊断取材过程引起的流产、出血、感染等并发症的发生。

5. 卵母细胞体外成熟（invitromaturation，IVM） 指从卵巢上小的卵泡中获取未成熟卵母细胞，在体外经过适宜的条件进行培养，使卵母细胞成熟并具备受精能力，再行体外受精-胚胎移植的技术。适用于对促性腺激素反应过激的患者（如多囊卵巢综合征患者）、对激素反应欠佳的患者及激素敏感性肿瘤患者。

6. 赠卵技术（oocyte donation） 是指采用健康的第三方（供者）自愿捐赠的卵子进行的辅助生殖技术。适用于自身缺乏或没有正常卵母细胞，如卵巢早衰、双侧卵巢切除绝经过渡期、绝经期、严重遗传性疾病携带者等情况而又要求生育的女性。

适应证：丧失产生卵子的能力；女方是严重的遗传病携带者或患者具有明显的影响卵子数量和质量的因素。赠卵的基本条件：供受双方都要充分知情，遵从自愿、互盲、保密的原则；捐赠是无偿的，任何组织和个人不得以任何形式募集供卵者进行商业化的供卵行为；但对赠卵过程中的费用进行合理的补偿是允许的；每位赠卵者最多可使5名妇女妊娠；必须进行赠卵的临床随访和子代的婚前排查。

三、辅助生殖技术治疗后的孕期保健

（一）黄体支持

由于控制性促排卵抑制内源性LH分泌，抽吸取卵术又将一定数量的卵泡颗粒细胞带出，以及多个卵泡发育引起的雌孕激素比值不合理等，在IVF-ET后一般都采用添加黄体酮的方法进行黄体支持。目前可供选择的黄体酮制剂有肌内注射黄体酮、阴道内使用的黄体酮凝胶或胶丸、口服黄体酮片等，使用剂量：肌内注射黄体酮60mg/d，或黄体酮凝胶90mg/d。黄体支持从取卵日开始，取卵术后当日即使用黄体酮，若该周期移植后未怀孕，在移植后2周经过血

hCG 测定为阴性时可以停药，如诊断怀孕后最好用至移植后 8～10 周，无出血、腹痛等，应逐渐减量至停用。

（二）妊娠随访

IVF-ET 术后随访包括几个方面，首先是妊娠随访，在移植后 12～14 天抽血查血中 hCG 水平，能诊断妊娠则要继续用药 1～2 周后复查 hCG，此时 hCG 又一次呈现数倍甚至数十倍上升，移植后 4 周以上 B 型超声上可看到宫内正常发育的胚胎和原始心管搏动，诊断为活胎宫内妊娠。随访至 NT 检查，即可转产科定期产检。于中孕期，最好还有一次随访，了解妊娠进展情况，分娩后随访要了解分娩孕周、新生儿出生体重、身长、有无畸形等，对于孩子出生后健康状态、智力、体能、身体发育等都应该是 IVF-ET 后出生婴儿的长期观察随访项目。

四、人类生育力的冷冻保存

随着生殖技术的不断发展，配子和胚胎的低温保存技术已经成为 IVF-ET 领域中常规技术之一。

（一）人类胚胎冷冻保存和复苏技术

IVF 治疗过程中，由于应用了促排卵药物，在一个周期内可以获得数个卵母细胞，受精后可以获得数个胚胎；一次移植可以使用 2 枚或 3 枚胚胎，那么将剩余的胚胎冻存，可以最大程度保护患者的利益。随着囊胚培养技术逐渐成熟，囊胚冷冻近年来发展迅速。

（二）人类配子及性腺组织体外保存（生殖储备）技术

1. 精子冷冻包括精液精子冷冻、睾丸或附睾精子冷冻、睾丸组织冷冻等。精液精子冷冻技术简单稳定，对于一些无精症患者来说，在手术活检睾丸或附睾诊断的同时，可以将患者的精子或存在精子的组织冷冻，待日后 ICSI 治疗时使用；这样既减轻了患者的痛苦，又提高了这些患者的精子利用率。另外，对于一些年轻的恶性肿瘤患者在放化疗前冻存精液，可以保存其生育力。

2. 卵子冻融技术是近年来生殖领域研究的热点，适用于即将失去卵巢功能者，如手术切除卵巢、化疗、放疗；建立卵母细胞库，用于赠卵源；IVF 患者男方取卵日取精困难。由于卵母细胞特有的细胞骨架结构对低温和渗透压变化极为敏感，而且其体表面积与体积的比率较小，细胞膜的通透性较差，更易在冻融过程中受伤。目前用于卵母细胞的冷冻方法有慢速程序化冷冻和玻璃化冷冻技术。目前数据认为冻存卵母细胞的出生缺陷率及发育异常的发病率与冻存胚胎相似，但仍需要更多的安全性数据支持。

3. 随着肿瘤治疗的进展，许多恶性肿瘤患者生存期得到了大幅度的提高。但是在恶性肿瘤治疗的过程中，放、化疗都不可避免地会损伤性腺组织。对于男性患者来说，可以冻存精液保存其生育力；对于年轻女性肿瘤患者来说，除了可以保存卵子、胚胎，还可以冻存卵巢组织。由于冻存卵巢组织比冻存配子或胚胎复杂得多，因而目前临床上尚未广泛开展。

（钱卫平）

学习小结

ART指在体外对配子和胚胎采用显微操作技术，帮助不孕夫妇受孕的一组方法，包括人工授精、体外受精-胚胎移植及其衍生技术，如卵胞浆内单精子显微注射技术、胚胎冷冻技术、囊胚培养技术、胚胎植入前遗传学筛查和诊断、卵母细胞体外成熟、赠卵和捐精等。不同的辅助生殖技术的适应证和禁忌证不同，需在具有资质的单位进行，需在具有专业资质的医务人员指导下选择适合的辅助生殖技术。

复习参考题

1. 人工授精的适应证是什么?
2. 常用的辅助生殖技术包括哪些? 主要适应证?
3. 体外受精-胚胎移植术的并发症有哪些? 处理原则是什么?

案例分析25-1

患者，女，28岁，已婚，因“未避孕未孕2年”入院。患者平素月经规则，无痛经。夫妇同居，性生活正常，未避孕至今未孕。查体：生命体征正常，外观发育无异常，腹软，未触及异常。妇科检查：子宫后位，正常大小，固定，无压痛；右侧附件区明显增厚，无压痛；左侧附件区条索状增粗，活动欠佳，无触痛。辅助检查：性激素、男方精液常规检查未见异常。盆腔B型超声示：左侧附件区3cm×3cm×2cm大小不规则囊样回声区，考虑左侧输卵管积液可能；子宫输卵管碘油造影报告：子宫形态正常，双侧输卵管走形迂曲，通而不畅，左侧输卵管壶腹部扩张。诊断：①继发不孕；②双侧输卵管不全阻塞；③左附件囊肿性质待查：左侧输卵管积液？治疗：宫腹腔镜检查术以进一步明确诊断并处理输卵管。

解析：①28岁患者，原发不孕2年；②妇检：子宫后位固定，右附件增厚，左侧附件可触及条索状增粗，无触痛；③碘油造影示双侧输卵管通而不畅，左侧输卵管壶腹部扩张；④B型超声提示左侧附件区3cm×3cm×2cm大小不规则囊样回声区，考虑左侧输卵管积液可能；⑤据病史、临床表现、体征考虑为盆腔炎性疾病后遗症，患者年轻、不孕年限不长，可行宫腹腔镜恢复输卵管解剖结构及功能，争取早日妊娠，如术后6个月到1年仍不孕，则考虑IVF-ET助孕。

第二十六章 计划生育

26

学习目标

掌握 计划生育和人工流产的概念，激素避孕、宫内节育器、输卵管绝育术、人工流产术和药物流产的适应证、禁忌证、不良反应及处理；（新婚期、已生育期、哺乳期和围绝经期）计划生育措施的选择。

熟悉 激素避孕、宫内节育器的避孕机制、人工流产术和药物流产的方法。

了解 激素避孕、紧急避孕的常用类型及用法、宫内节育器的种类、输卵管绝育术的方法。

计划生育(family planning)是科学地控制人口数量、提高人口素质的基本国策，是妇女生殖健康的重要内容，其目的是：提倡晚婚(按国家法定年龄推迟3年以上结婚)、晚育(按国家法定年龄推迟3年以上生育)、节育(育龄夫妇应及时确定采取何种节育方法并落实措施)和优生，从而实现人口与经济、社会、资源、环境协调发展的策略。

第一节 避孕

避孕(contraception)是计划生育的重要组成部分，是采取科学的手段使妇女暂时不受孕。

一、激素避孕

激素避孕(hormonal contraception)是指女性甾体激素避孕的一种高效的含有雌激素和孕激素避孕方法。分为口服避孕药(oral contraceptive，OC)、长效避孕针、缓释避孕药，常用种类见表26-1。

(一)常用激素避孕药物

1. 口服避孕药 包括短效口服避孕药、探亲避孕药及长效避孕药。

(1)短效口服避孕药：普遍应用的是含雌、孕激素的复方制剂，雌激素成分为炔雌醇，孕激素成分各不相同。

复方短效口服避孕药自从20世纪60年代上市以来，最显著的发展是雌激素的减量和孕激素的更新换代。结合孕激素已经发展到第三代，第一代孕激素主要有炔诺酮和甲地孕酮，第二代主要有左炔诺孕酮，第三代孕激素包括去氧孕烯、孕二烯酮和炔诺酮肟酯、环丙孕酮、屈螺酮等为强效孕激素制剂。正确使用避孕成功率达90%以上。除一般的复方片外，还有双相片和三相片。突破性出血和闭经发生率显著低于单相制剂。

服药方法：①国产复方短效口服避孕药：自月经周期第5日开始，每晚1片，连服22日，多于停药后3～5天内月经来潮，如月经来潮，则于月经第5日开始服用下一周期药物，如停药7日无月经来潮，排除早孕后在停药7天当晚开始服下一周期的避孕药。如连续2～3个月无月经来潮，应查找原因，再决定是否继续服药。每天服药的时间最好在晚上临睡前宜固定，以减少不良反应；防止漏服，若漏服应在12小时之内尽快补服1片，若超过12小时或漏服2片及以上时，除立即补服1片外，剩余药7片及以上时，在继续照常每日服药基础上，增加使用避孕套等屏障避孕方法，最少7天；若剩余药片不足7天，可在常规服完本周期药片后紧接着服用下一个周期的避孕药或采用紧急避孕方法，防止意外妊娠。②进口避孕药：屈螺酮炔雌醇片于月经周期第1日开始服，每晚1片，连续21日，以后无论是否月经来潮，均于停药第8日开始服用下一周期药物。复方孕二烯酮片则不需停药，而接着再服红色无活性药(7片)，每日1片，连服7片，服完28天白色和红色药片后无论月经是否来潮，均于第二天开始服用下个周期的药物。③左炔诺孕酮三相片(简称三相片)：三相片模拟正常月经周期中内源性雌、孕激素水

表 26-1 激素避孕常用种类

类别		名称	雌激素含量（mg）	孕激素含量（mg）	剂型	给药途径
口服避孕药	短效片	复方炔诺酮片（避孕片 1 号）	炔雌醇 0.035	炔诺酮 0.6	22 片 / 板	口服
		复方甲地孕酮片（避孕片 2 号）	炔雌醇 0.035	甲地孕酮 1.0	22 片 / 板	口服
		复方避孕片（0 号）	炔雌醇 0.035	炔诺酮 0.3 甲地孕酮 0.5	22 片 / 板	口服
		复方去氧孕烯片（妈富隆）	炔雌醇 0.03 或 0.02	去氧孕烯 0.05	21 片 / 板	口服
		达英 -35	炔雌醇 0.035	环丙孕酮 2.0	21 片 / 板	口服
		去氧孕烯双相片			21 片 / 板	
		第一相（1～7 片）	炔雌醇 0.04	去氧孕烯 0.025	7 片	口服
		第二相（8～21 片）	炔雌醇 0.03	去氧孕烯 0.125	14 片	口服
		左炔诺孕酮三相片			21 片 / 板	
		第一相（1～6 片）	炔雌醇 0.03	左炔诺孕酮 0.05	6 片	口服
		第二相（7～11 片）	炔雌醇 0.04	左炔诺孕酮 0.075	5 片	口服
		第三相（12～21 片）	炔雌醇 0.03	左炔诺孕酮 0.125	10 片	口服
	长效片	复方左旋 18 甲长效避孕片	炔雌醇 3.0	左炔诺孕酮 6.0	片	口服
		三合一炔雌醚片	炔雌醇 2.0	氯地孕酮 6.0 炔诺孕酮 6.0	片	口服
	探亲避孕片	炔诺酮探亲片		炔诺酮 5.0	片	口服
		甲地孕酮探亲避孕片 1 号		甲地孕酮 2.0	片	口服
		炔诺孕酮探亲避孕片		炔诺孕酮 3.0	片	口服
		53 号抗孕药		双炔失碳酯 7.5	片	口服
长效针	复方避孕针	复方己酸羟孕酮注射液（避孕针 1 号）	戊酸雌二醇 5.0	己酸羟孕酮 250.0	针	肌注
		美尔伊避孕注射液	雌二醇 3.5	甲地孕酮 25.0	针	肌注
	单孕激素避孕针	庚炔诺酮注射液		庚炔诺酮 200.0	针	肌注
		醋酸甲羟孕酮避孕针		醋酸甲羟孕酮 150	针	肌注
缓释避孕药	皮下埋置剂	D- 炔诺孕酮埋置剂Ⅰ型		D- 炔诺孕酮 36/ 根	6 根	皮下埋植
		D- 炔诺孕酮埋置剂Ⅱ型		D- 炔诺孕酮 70/ 根	2 根	皮下埋植
	阴道避孕环	甲硅环		甲地孕酮 200 或 250		阴道放置
		左炔诺孕酮阴道避孕环		左炔诺孕酮 5		阴道放置

平不同剂量变化，服用方法是首次服药从月经的第 1 日开始，连服 21 日，以后各服药周期均于停药第 8 日按上述顺序重复服用。

（2）探亲避孕药：除双炔失碳酯外，均为孕激素制剂或雌、孕激素复合剂两种。服药可以在月经周期的任何一天开始，服用时间不受月经周期限制。主要可改变子宫内膜形态与功能，并使宫颈黏液变黏稠，不利于精子穿透和受精卵着床。月经周期前半期服药还有抗排卵作用，适用于短期探亲夫妇。

甲地孕酮探亲避孕片 1 号：避孕率为 99.7%。性交前 8 小时服 1 片，当晚再服 1 片，以后每晚服 1 片，直到探亲结束次晨加服 1 片，服完 14 片。

复方左炔诺孕酮片：避孕率达 99.7%。若探亲时间在 14 日以内，于性交当晚及以后每晚口服 1 片；若已服 14 日而探亲期未满，可改用口服避孕药 1 号或 2 号至探亲结束。停药后一般 7 日内月经来潮。

53 号抗孕药（双炔失碳酯）：第一次性交后立即服 1 片，次晨加服 1 片，以后每次性交后服 1 片，每天最多服药 1 片，每月不少于 12 片，如果 2～3 天内无性生活，也应加服 1 片，服药间隔时间不能超过3～4天。

（3）长效避孕药：有效率达96%～98%，多由长效雌激素和人工合成的孕激素配伍制成，服药1次可避孕1个月。长效避孕药中激素含量高，现渐趋淘汰。

2. 长效避孕针 目前的长效避孕针有单孕激素制剂和雌、孕激素复合剂两种。经肌肉注射后局部沉积储存缓慢释放而发挥作用，有效率达98%。尤其适用于对口服避孕药有明显胃肠反应者。

用法及注意事项：①复方雌-孕激素避孕针：肌注1次可避孕1个月。首次于月经周期第5日和第12日各肌注1支，以后每月月经来潮第10～12日肌注1支。一般于注射后12～16日月经来潮。②孕激素长效避孕针：第一个周期，于月经来潮当天算起的第5天以内或产后第6周后的任意一天，深部肌肉注射1支，以后每3个月或12周注射1支，每注射1支可避孕3个月。

3. 缓释系统避孕药 是以具备缓慢释放性能的高分子化合物为载体，一次性给药在体内持续恒定进行微量释放，起长效避孕作用。

（1）皮下埋置剂：是常用的一种缓释系统的避孕剂。有效率为99%，可避孕3～5年。用法：于月经周期第7日，在上臂或前臂内侧用10号套针将硅胶囊呈扇形埋入皮下，目前还有单根制剂。由于其为单孕激素制剂，点滴出血或不规则流血为主要副作用，少数出现闭经，随放置时间延长逐步改善，一般不需处理。若流血时间长不能耐受，可加用雌激素治疗。皮下埋置剂不含雌激素，恢复生育功能快，不影响乳汁质量，使用方便，随时可取出。

（2）缓释阴道避孕环：其原理与皮下埋置相同，以硅胶为载体含有孕激素的阴道环，利用阴道黏膜上皮直接吸收药物进入血液循环产生避孕效果。国内阴道环内含甲地孕酮，又叫甲地孕酮硅胶环，管断面直径为4mm，含甲地孕酮200mg或250mg，每日释放100μg。可于月经来潮第5天，酒精消毒阴道环后放入阴道内，连续使用1年，月经期不需取出。其副作用与其他单孕激素制剂基本相同。

（3）避孕贴膏药：有效率为99%，药物存于胶布内可缓慢释放，含有炔雌醇0.75mg和17-去酰炔肟脂6mg国外已有上市，每周一贴，连用三周，停药一周。

（4）微囊和微球缓释针正在临床试验中。

（二）避孕机制

1. 通过抑制下丘脑GnRH释放，直接影响垂体对GnRH的反应，使垂体分泌FSH和LH减少，排卵前不出现LH峰抑制排卵。此类药物多为由雌激素和孕激素的复方制剂。

2. 对生殖器官的直接作用 ①改变子宫内膜的形态和功能，使腺体和间质提早发生类似分泌期变化，抑制子宫内膜增殖变化，使子宫内膜分泌不良，不适于受精卵着床。强效孕激素及其他事后避孕药均属此类避孕药。②改变宫颈黏液的性状，使宫颈黏液量减少，且黏稠度增加，拉丝度降低，不利于精子穿透；杀死精子或影响精子功能，阻碍受精。此类药物包括低剂量的孕激素、外用杀精子剂等。③改变输卵管的功能，在持续的雌、孕激素作用下，通过改变输卵管正常的分泌活动与蠕动，影响受精卵在输卵管内的正常运行速度，从而干扰受精卵的着床。

（三）适应证与禁忌证

1. 适应证 要求避孕的健康生育年龄的妇女。

2. **禁忌证** ①重要器官病变：急、慢性肝炎或肾炎、严重心血管疾病如冠状动脉粥样硬化、高血压；②严重心血管疾病、血栓性疾病；③精神病生活不能自理者；④恶性肿瘤、癌前病变；⑤内分泌疾病如糖尿病、甲状腺功能亢进；⑥哺乳期、产后未满半年或月经未来潮者；⑦年龄>35岁的吸烟妇女不宜长期服用；⑧月经稀少或年龄>45岁者；⑨原因不明的阴道异常流血者。

（四）副反应及处理

1. **类早孕反应** 服药初期，胃黏膜受雌激素刺激引起食欲减退、恶心、呕吐甚至乏力、头晕等似妊娠早期的反应。数日后可减轻或消失，不需特殊处理。个别妇女口服维生素 B_6 20mg、维生素C 100mg、山莨菪碱 10mg 或甲氧氯普胺 10mg，每日3次，连续7日，症状可缓解。症状严重应更换制剂或停药。

2. **不规则阴道流血** 漏服避孕药或个别妇女未漏服均可发生不规则少量阴道流血，称突破性出血。轻者点滴出血，不用处理，随着服药时间延长逐渐减少直至停止。流血偏多，如发生在服药前半周期，为雌激素量少不能维持内膜完整性而致，可每晚加服炔雌醇。在服药后半周期出血，多为孕激素不足引起，每晚增服孕激素或短效避孕药1片，加服药物均应与避孕药同时服至第22日停药。接近月经期出血或出血超过月经量时，均应立即停药，于出血第5日再开始服用下一周期的药物，或更换避孕药。

3. **闭经** 避孕药还可使部分女性下丘脑-垂体轴抑制过度，约1%～2%发生闭经，常发生于月经不规则者。一般停药后月经来潮，如连续停经3个月，需停药观察。

4. **体重及皮肤变化** 避孕药中的孕激素有弱雄激素活性，促进体内合成代谢；且雌激素可使水钠潴留，可致体重增加。这种体重增加不会导致肥胖症。少数妇女可出现淡褐色的色素沉着，酷似妊娠期蝴蝶斑。停药后多数妇女可自然减轻或消失。第三代口服避孕药能改善原有的皮肤痤疮。

5. **乳房胀痛** 少数女性有乳房胀痛，不需要特殊处理，随服药时间延长，症状可自行消失。

6. **其他** 个别妇女服药后出现精神抑郁、头昏、乏力、性欲减低、皮疹、皮肤瘙痒等，可停药观察或对症处理。

二、宫内节育器

宫内节育器（intrauterine device，IUD）是一种相对安全、有效、简便、经济、可逆的节育方法，为我国育龄妇女的主要避孕措施，使用率占世界IUD避孕总人数的80%，是世界上使用IUD最多的国家。

（一）种类

1. **惰性宫内节育器（第一代IUD）** 由惰性材料如金属、硅胶、塑料或尼龙等制成，由于金属单环脱落率和带器妊娠率高，1993年已停止生产使用。

2. **活性宫内节育器（第二代IUD）** 其内含有活性物质如铜离子、激素、药物及磁性物质等，分为含铜IUD和含药IUD两大类。可以提高避孕效果，减少副反应。

（1）带铜宫内节育器：是我国目前首选的宫内节育器。

1）带铜T形宫内节育器（TCu-IUD）：以聚乙烯为支架，在纵杆或横臂上绕有铜丝或铜管，铜丝易断裂，放置年限较短，一般放置5～7年，含铜套的IUD放置时间可达10～15年，TCu-IUD带有尾丝，便于检查及取出。节育器是根据铜圈暴露于宫腔的面积不同而分为不同类型，铜的总面积为200mm²时称TCu-200；其他型号还有TCu-220C、TCu-380A等。

2）带铜V形宫内节育器（VCu-IUD）：横臂及斜臂绕有铜丝或铜套，由不锈钢作V支架，两横臂中相套为中心扣，外套硅橡胶管。有尾丝，放置年限5～7年，其带器妊娠率低，脱落率低，但因症取出率较高。

3）其他：如含铜无支架IUD（又称吉妮IUD）、母体乐IUD、宫铜IUD。

（2）药物缓释宫内节育器

1）左炔诺孕酮T形IUD：以T形聚乙烯材料为支架，孕激素储存在纵杆的药管中，管外包有聚二甲基硅氧烷膜，控制药物释放。主要副反应为闭经和点滴出血，但取器后不影响月经的恢复和妊娠。放置时间为5年。孕激素使子宫内膜变化不利于受精卵着床、宫颈黏液变稠不利于精子穿透等综合作用，带器妊娠率较低。

2）含吲哚美辛IUD：常用的产品有宫铜IUD和活性γ-IUD等，通过每日释放吲哚美辛，减少放置IUD后引起的月经过多等副反应。

（二）避孕机制

宫内节育器的避孕机制复杂，至今尚未完全明了。大量研究表明，主要是局部组织对异物的组织反应影响受精卵着床。

1. 对精子和胚胎的毒性作用 ①载铜IUD释放的铜离子也具有使精子头尾分离的毒性作用，使精子不能获能；② IUD由于压迫局部产生炎症反应，产生大量巨噬细胞覆盖于子宫内膜，影响受精卵着床，并能吞噬精子及影响胚胎发育，同时分泌的炎性细胞有毒害胚胎的作用。

2. 干扰着床 ① IUD机械性的严重压迫使子宫内膜组织缺血及吞噬细胞的作用，激活纤溶酶原，局部纤溶酶原活性增加，致使囊胚溶解吸收；②铜离子进入细胞，影响锌酶系统如碱性磷酸酶和碳酸酐酶，阻碍受精卵着床及胚胎发育；③长期异物刺激导致子宫内膜损伤及慢性炎症反应，产生前列腺素，改变输卵管蠕动，使受精卵运行速度与子宫内膜发育不同步，从而阻碍了受精卵的着床。

3. 左炔诺孕酮IUD 避孕作用通过孕激素对子宫内膜的局部作用使少部分妇女抑制排卵，主要是：①改变宫颈黏液性状，使宫颈黏液稠厚，不利于精子穿透；②使腺体萎缩，间质蜕膜化，间质炎性细胞浸润，不利于受精卵着床。

（三）适应证与禁忌证

1. 适应证 凡育龄妇女无禁忌证，要求放置IUD者。

2. 禁忌证 妊娠或妊娠可疑者；3个月内频发月经、月经过多（适用左炔诺孕酮IUD）或不规则阴道流血者；生殖道急性炎症；不明原因的阴道流血，疑因妇科恶性病变时；子宫肌瘤伴有宫腔形态改变者；生殖器官肿瘤；乳腺癌的患者禁用左炔诺孕酮IUD；生殖器官畸形如子宫纵隔、双子宫等；人工流产术出血多，怀疑有妊娠组织物残留或感染可能者；中期妊娠引产、分娩或剖宫产胎盘娩出后子宫收缩不良，有出血或潜在感染可能；宫颈口过松、重度陈旧性宫颈裂伤或子宫脱垂；严重的全身性疾患；宫腔小于5.5cm或大于9cm（除外足月分娩后、大月份引产后）；有铜过敏史者，禁用含铜节育器。

（四）IUD常规放置时间

①月经干净3～7日无性交者；②人工流产术后立即放置，但术后宫腔深度应<10cm，为防止吸宫不全，亦可在术后一个月，月经干净3～7日放置；③产后42天恶露已净，会阴伤口已愈合，子宫恢复正常者；④自然流产于转经后放置，药物流产在2次正常月经后；⑤含孕激素IUD在月经第3日放置；⑥剖宫产后半年放置；⑦哺乳期闭经者放置应先排除早孕。

（五）放置后注意事项和随访

术后休息3天，1周忌重体力劳动，2周内忌性生活及盆浴，保持外阴清洁。放置后第1、3、6、12个月进行随访，及以后每年1次，直至停用，特殊情况随时就诊。随访内容包括主诉、B型超声检查IUD位置及妇科检查IUD尾丝。

（六）IUD取出适应证和禁忌证

1. 取器适应证　生理情况：①放置期限已满需更换者；②围绝经期停经半年后或月经紊乱者；③不需要再避孕，如离异、丧偶等；④改用其他避孕措施或绝育者。病理情况：①有并发症及副反应，经治疗无效者；②带器妊娠者。

2. 取器禁忌证　①有生殖器官及盆腔急性感染，经抗感染治愈后再取出；②全身情况不良，不能耐受手术或疾病的急性期。

3. 取器时间　①月经干净后3～7天为宜；②因子宫出血而需取器者，随时可取。③带器早期妊娠行人工流产术同时取器。

（七）副作用及并发症

1. 副作用　①不规则阴道出血是最常见反应：多持续至放置IUD后半年左右，尤其是最初3个月内。主要表现为经量过多、经期延长或月经中期点滴出血等；②腰腹坠胀感：IUD与宫腔大小及形态不符，导致子宫频繁收缩引起。症状重者，用解痉药治疗无效，可更换型号合适的IUD。

2. 放置宫内节育器的并发症

（1）子宫穿孔、节育器异位：常见原因：①子宫大小检查错误，易发生子宫角部穿孔；子宫位置检查错误，易发生子宫峡部穿孔；②哺乳期子宫薄而软，术中易发生穿孔。穿孔致节育器放入子宫外。确诊节育器异位后，应经腹（或腹腔镜）或经阴道将节育器取出。

（2）感染：生殖道本身存在感染灶、无菌操作不严、节育器尾丝过长，导致上行性感染，均可引起急性或亚急性盆腔炎症发作。当明确有感染存在，控制感染后应取出。

（3）节育器脱落：由于IUD放置操作不规范，没有放入子宫底部、IUD与宫腔大小、形态不符等原因所致。常与经血一起排出不易察觉，多发生在放器第1年，尤其最初3个月内。

（4）节育器嵌顿或断裂：由于节育器放置时损伤子宫壁或带器时间过长，致部分器体嵌入子宫肌壁或发生断裂，应及时取出。若取出困难，为减少子宫穿孔，应在B型超声下、X线直视下或在宫腔镜下取出。

（5）带器妊娠：多见于异位于子宫肌壁或IUD移位、盆腔或腹腔等情况。带器异位妊娠近年文献报道有上升的趋势，与放置节育器的时间、节育器的大小、盆腔炎有关。

（6）有时可见尾丝消失。

（7）心脑综合反应、铜过敏：极少见。

三、其他避孕方法

其他避孕方法包括紧急避孕、外用避孕和自然避孕法等。

（一）紧急避孕（postcoital contraception）

无保护性生活后或避孕失败后几小时或几日内，妇女为防止非意愿性妊娠的发生而采用的补救避孕方法，称为紧急避孕。

1. 适应证 ①避孕失败，包括未能做到体外排精，错误计算安全期，避孕套破裂、滑脱，漏服避孕药，宫内节育器脱落；②在性生活中未使用任何避孕方法；③遭到性暴力。

2. 禁忌证 ①已确定怀孕的妇女；②有脑血管意外史、缺血性心脏病、血栓性疾病、严重偏头痛、肝脏疾病者慎用雌孕激素复合制剂；③有生殖道炎症或严重全身慢性疾病者不能使用IUD作为紧急避孕；④一个月经周期内进行多次无保护性交者；⑤有异位妊娠史者慎用IUD。

3. 方法 口服紧急避孕药或放置宫内节育器。

（1）紧急避孕药：有激素类或非激素类两类，在无保护性生活后3日（72小时）之内服用。

激素类药物有：①单纯孕激素制剂：左炔诺孕酮片，含左炔诺孕酮0.75mg，无保护性生活72小时内服1片，12小时后再服1片；②雌、孕激素复方制剂：复方炔诺孕酮事后避孕片，首剂2片，12小时后再服2片。

非激素类药物：米非司酮，为抗孕激素制剂，有效率达85%以上，在无保护性生活后3日（72小时）之内服用米非司酮10mg或25mg，1片即可。

紧急避孕药的副反应：可能出现恶心、呕吐、不规则阴道流血，但非激素类药米非司酮的副反应少而轻，一般不需特殊处理。若月经延迟1周以上，需除外妊娠。

紧急避孕有效率明显低于常规避孕方法，仅对一次无保护性生活有效，且紧急避孕药激素剂量大，副作用亦大，不能替代常规避孕，每年服用不宜超过三次。

（2）宫内节育器：带铜宫内节育器，作为紧急避孕方法，有效率可达95%以上，在无保护性生活后5日之内放入。特别适合希望长期避孕而且符合放环者。

（二）外用避孕药具

常用的有女用避孕套、阴茎套及外用杀精剂。

1. 阴茎套（condom） 也称避孕套，性交时男方使用，作为屏障阻止精子进入阴道，直径规格为29、31、33、35mm四种，使用前吹气检验证实确无漏孔，每次性交时应更换新的阴茎套，选择合适阴茎套型号同时应排出小囊内空气。射精后在阴茎尚未软缩时，即捏住套口和阴茎一起取出，正确使用避孕有效率可达93%～95%。适用于各年龄段的人群，但对乳胶、杀精剂过敏者以及少数男性阴茎不能保持在勃起状态者不宜使用阴茎套。阴茎套还有防止性传播疾病的作用。

2. 女用避孕套（female condom） 又称阴道套（vaginal pouch），避孕的同时也具有防止性传播疾病的作用。除以下禁忌外均可选用：①反复尿路感染；②对女用避孕套过敏；③阴道过紧、阴道畸形或生殖道肿瘤；④生殖道急性炎症尚未控制；⑤子宫Ⅱ度脱垂，阴道前后壁膨出中度以上。

3. **外用杀精剂又称阴道杀精剂** 是性交前置入女性阴道，具有灭活精子作用的一类化学避孕制剂。正确使用外用杀精剂，有效率达 95% 以上，操作不规范，失败率高达 20% 以上，不作为避孕首选药。由活性成分壬苯醇醚与基质制成。临床常用的有避孕栓剂、片剂、凝胶剂、胶冻剂及避孕药膜等。

（三）自然避孕法

自然避孕法（natural family planning，NFP）包括哺乳闭经避孕法和安全期避孕法。对于月经周期正常的妇女，多在下次月经前 14 日排卵，一般将排卵日的前 5 天和后 4 天，连同排卵日在内共 10 天称为排卵期，其余时间不易受孕故称为安全期。通常根据基础体温测定、宫颈黏液检查或根据月经周期来推算确定排卵日期。应当注意的是安全期避孕法（自然避孕法）并不十分可靠，因妇女排卵过程可受情绪、性活动、健康状况及外界环境等因素影响而推迟或提前，还可能发生额外排卵。

第二节 绝育

输卵管绝育术（tubal sterilization operation）是一种安全、永久性节育措施，绝育方式可经腹、经腹腔镜或经阴道操作。通过手术将输卵管结扎或用药物使输卵管腔粘连堵塞，阻断精子与卵子相遇而达到绝育，目前常用方法为经腹输卵管结扎法或腹腔镜下输卵管绝育。

一、经腹输卵管结扎术

经腹输卵管结扎术是国内应用最广泛的绝育方法。

（一）适应证

1. 患者有严重全身疾病不宜生育者。
2. 自愿接受绝育手术且无禁忌证者。

（二）禁忌证

1. 在 24 小时内两次体温达 37.5℃或以上者。
2. 患深部静脉血栓或肺栓塞和其他疾病急性期。
3. 患严重的神经官能症者。
4. 全身状况不佳，如心力衰竭、血液病等，不能耐受手术者。
5. 腹部皮肤有感染灶或患盆腔炎性疾病及盆腔炎性疾病后遗症者。

（三）术前准备

1. 手术时间选择 非孕妇女在月经干净后 3～4 日；自然流产正常转经后，药物流产两次正常月经后；人工流产或分娩后宜在48小时内施术；剖宫产或其他开腹手术同时（有感染可能的手术除外）；哺乳期或闭经妇女则应排除早孕后再行绝育术。

2. 做好解释和咨询，解除受术者思想顾虑，签署知情同意书。

3. 按妇科腹部手术前常规准备。

（四）麻醉

采用局部浸润或硬膜外麻醉。

（五）手术步骤

1. **排空膀胱** 取仰卧位，留置尿管，手术野按常规消毒、铺巾。

2. **切口** 以选择纵切口或横切口。月经干净后结扎者，取下腹正中耻骨联合上两横指（3～4cm）作2cm长纵切口，产后则在宫底下2～3cm作纵切口。

3. **手术的主要环节是寻找提取输卵管** 使用卵圆钳取管法，即术者左手食指伸入腹腔，沿宫底后方滑向一侧宫角处，摸到输卵管后，右手持卵圆钳将输卵管夹住，轻轻提至切口外。亦可用指板法或吊钩法提取输卵管。见到输卵管伞端后证实为输卵管，术中须同时检查卵巢。

4. **结扎输卵管** 有多种，抽芯包埋法、输卵管折叠结扎切除法（潘氏改良法）和输卵管银夹法。建议首选抽芯包埋法结扎输卵管，用两把鼠齿钳夹持输卵管，于输卵管峡部浆膜下注入0.5%利多卡因1ml使浆膜膨胀，平行输卵管用尖刀切开膨胀的浆膜层，再用弯蚊式钳游离出输卵管后，用两把蚊式钳夹住两端，中间切除1.0～1.5cm，用4号丝线分别结扎输卵管两端，远端同时结扎浆膜层，最后用1号丝线连续缝合浆膜层，将近端包埋于输卵管系膜内，远端留于系膜外。同法处理对侧输卵管。

（六）术后并发症

1. 感染 体内原有感染灶未行处理；手术器械、敷料消毒不严或手术操作无菌观念不强。

2. 出血或血肿 过度牵拉、钳夹而损伤输卵管或系膜，或创面血管结扎不紧引起腹腔内积血或血肿。

3. 输卵管复通 因绝育措施本身缺陷，或施术时技术误差引起绝育失败，出现输卵管新生伞，多发生宫内妊娠，尚需警惕可能形成输卵管妊娠。

4. 解剖关系辨认不清或操作粗暴致膀胱、肠管损伤。

（七）术后处理

除硬膜外麻醉外，局部浸润麻醉可不禁食，及早下床活动，注意观察生命体征及有无腹腔内出血，术后2周内禁止性生活，流产或产后绝育，应按流产后或产后注意事项处理，术后休息3周，同时行负压吸宫术者休息1个月，休息期间不宜进行体力劳动或剧烈运动。

二、经腹腔镜输卵管绝育术

（一）禁忌证

主要为腹腔粘连、心肺功能不全、膈疝等，其他同经腹输卵管结扎术。

（二）术前准备

同经腹输卵管结扎术，受术者应取头低臀高仰卧位。

（三）手术步骤

局麻、硬膜外麻醉或全身麻醉。在脐孔下缘作 1.0～1.5cm 横弧形切口。采用双极电凝烧灼输卵管峡部 1～2cm。也可在腹腔镜直视下将弹簧夹或硅胶环置于输卵管峡部，以阻断输卵管通道。据统计比较各种方法的绝育失败率，以电凝术最低为 1.9‰，硅胶环为 3.3‰，弹簧夹高达 27.1‰，但机械性绝育与电凝术相比，因毁损组织少，可能提高的复孕概率。

（四）术后处理

1. 术后观察有无体温升高、腹痛、腹腔内出血或脏器损伤征象。
2. 术后静卧数小时后可下床活动。

第三节　避孕失败的补救措施

人工终止妊娠术包括人工流产术和药物流产，是避孕失败的补救措施，但不能作为常用的节育方法。

一、人工流产

人工流产术（induced abortion）是指因意外妊娠、优生或疾病等原因，采取人工方法终止妊娠，通常在妊娠 14 周内，包括负压吸引术（vacuum aspiration）和钳刮术。

（一）负压吸引术

利用负压吸引原理，将妊娠物从宫腔内吸出，称为负压吸引术。

1. 适应证　因患某种严重疾病不宜继续妊娠者或妊娠 6～10 周内自愿要求终止妊娠而无禁忌证者。

2. 禁忌证　不能耐受手术者，手术当日两次体温达 37.5℃或以上者，生殖道炎症，各种疾病的急性期，全身情况差。

3. 术前准备　①详细询问病史，特别注意询问有无高危情况：如反复人流史、哺乳期、有子宫穿孔史及子宫肌瘤剔除史、剖宫产后半年内、生殖器畸形或合并盆腔肿瘤、带器妊娠及有内外科并发症等；②体格检查：包括测量体温、脉搏、血压及妇科检查以了解盆腔情况和常规的内科检查，明确早孕诊断；③辅助检查：包括血常规、血型及凝血方面及心电图检查，尿妊娠试验，阴道分泌物检查，B 型超声检查；④排空膀胱；⑤签署知情同意书。

4. 手术步骤　取膀胱截石位，常规消毒外阴和阴道，铺消毒巾。再次检查子宫位置、大小及附件等情况。窥器扩开阴道，消毒阴道及宫颈，用宫颈钳夹持宫颈前唇中部，不宜夹入宫颈管内。探针顺着子宫方向探测宫腔深度及子宫位置。宫颈扩张器以执笔式逐号扩张宫颈管（扩张到比选用吸头大半号或 1 号），用力要均匀，不宜用力过猛，以防宫颈内口损伤和子宫穿孔。将吸管的末端与已消毒好的橡皮管相连，并连接到吸引器橡皮管前端中的接头上。依子宫方向将吸管缓慢送入宫底部，遇到阻力略后退，送入吸管的深度不宜超过子宫探针所测的宫腔深度，吸管的开口处应尽量对准胚胎着床的部位。电动吸引操作的过程：按孕周及宫腔大小给予负压，一般控制在 400～500mmHg，将吸管按顺时针或逆时针方向顺序转动，并在子宫底和子宫内之间上下反复移动，吸到胚囊所在部位时吸管常有振动感并感到有组织物流向吸管，子宫内容物吸尽时，吸管被包紧，宫壁粗糙，此时可将橡皮管折叠，取出吸管。用小号刮匙轻轻搔刮子宫底及两侧子宫角，检查宫腔是否吸净。必要时重新放入吸管，再次用低负压（200～300mmHg）吸宫腔 1～2 圈。术后测量宫腔深度，取下宫颈钳，用棉球拭净宫颈及阴道血迹，术毕。术后将吸出物过滤，测量血液及组织容量，检查有无绒毛及胚胎组织，其大小是否与孕周相符，如无绒毛组织，应送病理检查。

5. 手术流产后处理 ①术后留院观察，注意阴道流血等情况，若无异常可回家休息；②指导避孕及落实避孕措施；③术后 1 个月内禁止盆浴及性生活，术后应给予抗生素及促进子宫收缩的药物。

（二）钳刮术

钳刮术须住院手术，适用于终止 11～14 周妊娠，是用机械或药物方法使宫颈松软，然后用卵圆钳钳夹胎儿及胎盘，其手术禁忌证同负压吸引术。因胎儿较大、骨骼形成，容易造成并发症如子宫穿孔、流产不全、出血多、宫颈裂伤等，应尽量避免大月份钳刮术。

（三）人工流产术的并发症及处理

1. 人工流产综合反应 指手术时疼痛或局部刺激，使术者在术中或术毕出现面色苍白、头昏、胸闷、心动过缓、心律不齐、大汗淋漓，严重者甚至出现血压下降、昏厥、抽搐等迷走神经兴奋症状。与术者的身体状况及精神状态有关。一旦发生，应立即停止手术，吸氧，一般能自行恢复，严重者可加用阿托品 0.5～1.0mg 静脉注射。术前重视精神安慰，术时操作轻柔，扩张宫颈时不宜过快或用力过猛，负压适当，减少不必要的反复吸刮，均能降低人工流产综合反应的发生率。

2. 子宫穿孔 发生率与手术者操作技术及子宫本身情况有关，是人工流产的严重并发症，当术者器械进入宫腔突然出现“无底”感觉或其深度明显超过检查时子宫大小，提示子宫穿孔，应立即停止手术。若确诊宫内有妊娠残留物，患者情况稳定，应由有经验医生避开穿孔部位，也可在 B 型超声或腹腔镜直视下完成手术；若妊娠物已清除，穿孔小，无脏器损伤或内出血可注射子宫收缩剂保守治疗，并使用抗生素预防感染，同时密切观察生命体征，等待 1 周后再清除宫腔内容物。如果破口大、有内出血或难以排除脏器损伤，应剖腹探查或腹腔镜检查，根据情况做相应处理。

3. 出血 妊娠月份较大时，子宫收缩欠佳，出血量多。吸管过细、胶管过软或负压不足可引起出血，应及时更换吸管或胶管，调整负压。可在扩张宫颈后，宫颈注射缩宫素，并尽快取出胎盘及胎体。

4. 吸宫不全 指人工流产术后部分妊娠组织物残留，是人工流产后常见并发症。术后阴道流血超过 10 日，血量过多，或流血停止后又有多量流血，应考虑为吸宫不全，B 型超声检查有助于诊断。若同时伴有感染，应在控制感染后行刮宫术。若无明显感染征象，应尽早行刮宫术，刮出物送病理检查，术后抗生素预防感染。

5. 感染 可发生急性子宫内膜炎、盆腔炎性疾病等，术后应预防性应用抗生素。

6. 羊水栓塞 少见，往往由于胎盘剥离、宫颈损伤使血窦开放为羊水进入血液创造条件，妊娠早、中期羊水中含有形成分少，其症状及严重性不如晚期妊娠发病凶猛，但仍应按羊水栓塞处理流程及时处理。

7. 漏吸或空吸 行人工流产术未吸到胚胎及绒毛而导致继续妊娠或胚胎停止发育，称为漏吸，常由子宫畸形、位置异常或操作不熟练引起。确属漏吸，应再次行人工流产术。误诊宫内妊娠行人工流产称为空吸。为警惕异位妊娠可能，须将吸出物送病理检查。

8. 宫颈、宫腔粘连 表现为人工流产术后闭经和周期性腹痛。处理：用探针或小号扩张器慢慢扩张宫颈内口，做扇形钝性分离粘连，使经血排出，腹痛迅速缓解，对于粘连较重者可在B型超声引导下探查宫腔或行宫腔镜手术。术后宫腔可放置IUD，也可加用性激素人工周期疗法2～3个月，使子宫内膜逐渐恢复。预防发生宫颈粘连，应当在操作时进出宫颈口不宜吸管有负压，吸引时宫腔内负压不宜过高。

9. 远期并发症 月经失调、盆腔炎性疾病后遗症、继发性不孕等。

二、药物流产

药物流产（medical abortion or medical termination）是非手术终止早孕的一种方法。目前临床应用的药物为米非司酮和米索前列醇，两者配伍应用终止早孕完全流产率可达90%以上。米索前列醇是前列腺素的衍化物，有兴奋子宫肌和软化宫颈的作用。米非司酮（mifepristone）与黄体酮的化学结构相似，与黄体酮受体结合能力为黄体酮3～5倍，可与孕激素竞争受体，阻断黄体酮与黄体酮受体结合和孕激素的活性。

1. 药物流产的适应证 ①妊娠≤49日，18～40岁的健康妇女，本人自愿要求使用药物终止妊娠；②尿或血β-hCG阳性，B型超声确诊宫内妊娠者；③对手术流产有恐惧和顾虑心理者；④具有人工流产高危因素者，如多次人工流产史，瘢痕子宫，宫颈发育不良或严重骨盆畸形。

2. 禁忌证 ①使用前列腺素类药物禁忌证：如心血管疾病（二尖瓣狭窄、高血压、低血压）、胃肠功能紊乱、青光眼、哮喘、癫痫；②使用米非司酮的禁忌证：如妊娠期皮肤瘙痒史、血液病、血管栓塞等病史、肾上腺疾病、糖尿病等内分泌疾病、与甾体激素有关的肿瘤、肝肾功能异常；③其他：过敏体质、带器妊娠、异位妊娠、贫血、妊娠剧吐、长期服用前列腺素生物合成抑制剂（阿司匹林、吲哚美辛）、巴比妥类药物、抗结核、抗癫痫、抗抑郁、吸烟及嗜酒。

3. 用药方法 米非司酮150mg顿服或分2～3日口服，每次服药前后各禁食2小时。于首次服完米非司酮36～48小时（第3天上午）到医院，空腹口服米索前列醇600μg。药物流产主要副作用是出血时间长、出血多，必须在有正规抢救条件的医疗机构进行。

4. 米非司酮的副反应及并发症的处理 服药后留院观察期间，观察血压、脉搏变化、体温及头晕、恶心、呕吐、腹泻、腹痛、手心瘙痒、药物过敏等副作用，警惕过敏性休克及喉头水肿等严重不良反应。密切注意出血和胚囊排出情况。胚囊排出后观察1小时，出血不多方可离院，并嘱2周后随诊；孕囊排出后出血时间较长，或有突然阴道大量出血，需急诊刮宫，甚至需输血抢救；6小时内胚囊未排出且无活动性出血者可离院，并预约1周后随诊。

第四节　计划生育措施的选择

避孕节育知情选择是计划生育优质服务的重要内容，医务工作者应根据每对夫妇的具体情况，指导育龄妇女选择最适宜的避孕方法，以达到节育的目的。

1. **新婚夫妇**　首选短效口服避孕药，男用避孕套也是较理想的避孕方法，还可选用外用避孕药。新婚期不宜采用安全期、体外排精避孕，同时不宜使用宫内节育器、长效避孕针，对短期内不准备生者可选用宫内节育器。

2. **有一个子女的夫妇**　首选宫内节育器和皮下埋置剂，可选用短效口服避孕药、男用避孕套或长效避孕药（口服或注射）。不宜采用安全期避孕，一般暂不行绝育手术。

3. **有两个或多个子女的夫妇**　首选男女绝育术、宫内节育器和皮下埋置剂，可选用长效、短效口服避孕药和避孕针，不宜采用安全期避孕。

4. **产后6周至6个月哺乳的妇女**　哺乳期可选用宫内节育器、安全套、男女绝育术，仅含有孕激素的方法也可使用（如单纯孕激素口服避孕药、长效避孕针和皮下埋植）。也可用哺乳闭经避孕法，即在产后6个月内完全采用母乳喂养且月经尚未恢复，其间可以避免怀孕，但是一旦孩子6个月大，或月经恢复，或添加配方奶或辅食则应选用其他避孕方法。不宜采用口服复方避孕药、安全期避孕或复方避孕针。

5. **不哺乳的妇女哺乳期**　除哺乳者使用的避孕方法外，还可使用复方口服避孕药和避孕针，不宜采用安全期避孕。

6. **围绝经期妇女**　围绝经期妇女仍可能排卵，必须坚持避孕。选择外用避孕药为主的避孕方法，不影响内分泌功能，原来使用宫内节育器尚未到期，又没有明显的月经紊乱或其他不适症状的妇女可继续放置。不宜选用安全期避孕和复方避孕药。

（李　力）

学习小结

计划生育是我国的基本国策，需帮助育龄夫妇选择适宜的计划生育措施。目前常采用药物、器具或利用生殖生理自然规律达到避孕目的，采用开腹或经腹腔镜行输卵管绝育术，避孕或节育失败及早采用人工流产术或药物流产终止妊娠。

复习参考题

1. 避孕主要是通过控制生殖过程的哪些环节？
2. 宫内节育器放置术的禁忌证有哪些？
3. 简要叙述甾体激素避孕药的作用机制。
4. 人工流产术的并发症有哪些？

第二十七章 妇女保健

27

学习目标

熟悉 妇女保健各期的内容。

了解 妇女保健的意义及目的，妇女保健统计指标。

妇女保健是根据妇女各个时期的生理特点运用先进的医学科学技术，采用有效的防治措施、合理的管理方法、保障妇女生命安全和健康的一项保健工作。一个国家的妇女保健水平与该国妇女的政治、经济、社会地位及平等是密切相关的。

第一节　妇女保健的意义与组织机构

（一）妇女保健工作的目的

妇女保健工作的目的在于通过积极的预防、普查、监护和保健措施，做好妇女各期保健工作，以降低患病率、消灭和控制某些疾病及遗传病的发生，控制性传播疾病的传播，降低孕产妇和围产儿死亡率，从而促进妇女身心健康。

（二）妇女保健工作的意义

妇女保健以“保健为中心，临床为基础，保健与临床相结合，以生殖健康为核心，面向基层，面向群体”为工作方针，维护和促进妇女健康。做好妇女保健工作，保护妇女身心健康，直接关系到子孙后代的健康、家庭的幸福、出生人口素质的提高以及计划生育基本国策的贯彻落实。

（三）妇女保健的服务范围

从年龄考虑，妇女保健服务的范围涉及妇女一生各个时期，包括青春期、生育期、围产期、围绝经期和老年期，研究各期的特点和保健要求，关注影响妇女健康相关的卫生服务，针对自然环境、社会环境和遗传等方面的高危因素，制定相应的保健策略和管理办法，开展各期保健工作，从而提高妇女保健水平。从服务性质考虑，随着单纯生物医学模式向社会 - 心理 - 生物医学新模式的转变，在妇女保健研究范畴中，除了身体保健外，还包括心理社会方面的保健。

（四）妇女保健工作的组织机构

1. 行政机构　①国家卫生健康生育委员会设妇幼健康服务司，下设综合处、妇女卫生处、儿童卫生处、计划生育技术服务处和出生缺陷防治处，领导全国妇幼保健工作；②省（自治区、直辖市）卫生和计划生育委员会设妇幼健康服务处相关的处室；③地市（州、盟）卫生和计划生育委员会设妇幼健康服务科（组）；④县卫生和计划生育委员会配有兼职或专职干部。各级行政机构业务上都受上一级领导，在各级卫生和计划生育委员会的领导下，负责本地区妇幼保健工作的组织领导（图 27-1）。

2. 专业机构　妇幼保健专业机构主要由省（自治区、直辖市）、市、县妇幼保健院（所、站）组成。妇女保健专业机构体系包括：各级（国家级、省级、地市级、县级）妇幼保健院、所、站、队，各级妇产科医院，妇女保健院、所，以及综合医院妇产科、计划生育科、预防保健科，中医医疗机构中的妇科，这些机构均是防治结合的卫生事业单位，受同级卫生行政部分领导，受上一级妇幼保健专业机构的业务指导。

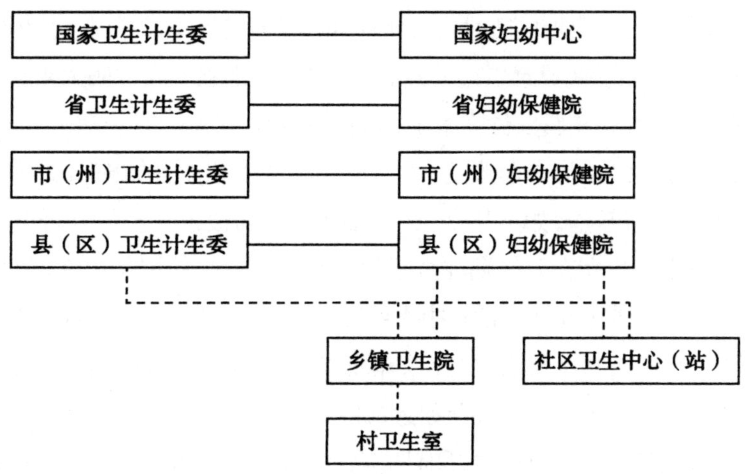

图 27-1　妇幼卫生机构组织管理图

3. **基层组织**　基层卫生机构内的妇幼保健组如农村的乡卫生院和城市的社区卫生中心等，是基层妇幼保健组织。在区、县妇幼保健机构的业务指导下，开设妇产科、计划生育、妇女保健门诊，防治妇女常见病及多发病。

4. **妇幼保健体系**　妇幼保健体系指由各级妇幼保健业务机构，通过协作建立业务上紧密联系的组织系统，上级机构对下级机构有业务指导的责任，上下级合作有利于服务面的扩大和服务质量的提升。建立健全的妇幼保健体系是做好妇幼保健工作的一个重要步骤，妇幼保健体系通常由三级或四级组成，可分为城市妇幼保健体系和农村妇幼保健体系。

（五）妇女保健工作的方法

妇女保健工作是一个由政府行政机构、妇幼专业机构以及基层组织组成的社会系统工程，要充分发挥各级妇幼保健专业机构及基层三级妇幼保健体系的作用；有计划地组织培训和继续教育，不断提高专业队伍的业务技能和水平；在调查研究基础上，制订工作计划和防治措施，做到群体保健与临床保健相结合，防与治相结合；同时开展广泛的社会宣传和健康教育，提高群众的自我保健和参与意识；建立健全有关规章制度，加强目标管理和督促监督。开展以生殖健康为核心的妇女保健，做到以人为中心，以服务对象的需求为评价标准，强调性健康，强调社会参与和政府责任。

第二节　妇女保健工作的任务

妇女保健工作的原则是以预防为主体，保健为核心，基层为重点，防治相结合。

1. **青春期保健**　青春期身心健康是决定个体体格、体质、智力、心理发展水平和社会适应能力的关键时期，青春期保健指 12～18 岁之间的女性保健。青春期保健分三级：一级预防包括：①自我保健；②营养指导；③体育锻炼；④卫生指导；⑤性教育。二级预防包括早期发现疾病和行为偏导以及减少危险因素两个方面，通过学校保健等普及对青少年的体格检查，及早筛查出健康和行为问题。三级预防包括对女青年疾病的治疗与康复。青春期保健应针对青少年的生理、心理和社会特点，重视健康与行为方面的问题，以加强一级预防为重点。

2. 月经期保健 月经是正常女性发育成熟的特有生理现象。月经期子宫内膜剥脱形成创面，阴道正常酸性环境因经血渗出而改变，盆腔充血等使生殖器官局部防御功能下降，加之经血本身是很好的病原体培养基，如不注意卫生，细菌很容易侵入生殖器官，同时月经期身体抵抗力较差。因此，应指导少女在月经期注意卫生保健。注意经期用品卫生、保持外阴清洁、洗澡宜淋浴而禁盆浴、禁止游泳和性生活；月经期应避免过度劳累；注意保暖，避免寒冷刺激；加强营养，饮食清淡，不宜饮酒以及进食生冷、辛辣刺激性食物；生活规律，保持乐观稳定的情绪，同时应做好月经周期的记录。月经前数天或经期因内分泌改变情绪易波动，但大多不会影响工作。有些女性症状较重，出现“月经前期综合征”，应予重视。发生的原因一般认为是由内分泌功能障碍所致，可能与孕酮缺乏有关，每月补充孕酮可以减轻症状。

3. 围婚期保健 是围绕结婚前后，为保障婚配双方及其下一代健康所进行的一系列保健服务措施，其内容包括婚前医学检查、婚前卫生指导和婚前卫生咨询。婚前医学检查是对准备结婚的男女双方可能患影响结婚和生育的疾病（包括严重遗传性疾病、指定传染病、有关精神病）进行医学检查。婚前卫生指导是对准备结婚的男女双方进行的以生殖健康为核心，与结婚、生育、预防出生缺陷、减少疾病遗传和传播等医学知识的健康指导和教育。婚前卫生咨询是婚检医师对医学检查发现的异常情况以及服务对象提出的具体问题进行解答、交换意见、提供信息，帮助服务对象在知情的基础上做出适宜的决定。对双方为直系血亲、三代以内旁系血亲，或患有医学上认为不宜结婚的疾病，应建议“不宜结婚”；对诊断患医学上认为不宜生育的严重遗传性疾病者，应建议“不宜生育”；指定传染病在传染期内、有关精神病在发病期内或患有其他医学上认为应暂缓结婚的疾病时，应建议“暂缓结婚”。对于婚检发现的可能会终生传染的不在发病期的传染病患者或病原体携带者，若受检者坚持结婚，应充分尊重受检双方的意愿，提出预防、治疗及采取医学措施的建议。总之，围婚保健的目的是保证健康的婚配，避免近亲间或遗传病患者之间的不适当婚配或生育，有利于男女双方能科学地选定终身伴侣。使婚配双方在婚前能从身心两方面做准备，有利于防止各种疾病，特别是遗传性疾病的延续，以减少人群中遗传病蔓延，使婚后生活能健康和谐，为后代优生打下良好基础。围婚期保健是实现人人享有卫生保健，提高全民健康素质的重要保障措施之一。

4. 围产期保健（perinatal health care） 是指围绕妊娠前、妊娠期、分娩期、产褥期、哺乳期、新生儿期为孕产妇和围产儿健康所进行的一系列保健措施。

（1）孕前期保健：主要是为了选择最佳的受孕时机计划妊娠，如夫妻双方选择适当的生育年龄（女性 <18 岁或 >35 岁的女性，妊娠的危险因素增加，易造成难产及其他产科并发症，以及胎儿染色体病）以期减少危险因素和高危妊娠。重视孕前期的社会环境和心理状态，生活中的不良事件与妊娠期高血压疾病、产后抑郁症等有关。积极治疗对妊娠有影响的疾病，戒烟酒，避免接触毒物和放射线。采用药物避孕者需改为工具避孕一段时间，口服避孕药时间较长者应停药，改用工具避孕半年后再怀孕。对患有严重疾病或者接触致畸物质，妊娠可能危及孕妇生命安全或者可能严重影响孕妇健康和胎儿正常发育的应当予以医学指导。孕前 3 个月补充叶酸或含叶酸的复合维生素可明显降低胎儿神经管畸形等风险。对发现或怀疑患有严重遗传性疾病的育龄夫妇，应提出医学意见。若有不良孕产史，应进行产前咨询，做好孕前准备，以减少高危妊娠和高危儿的发生。

（2）孕期保健：孕期保健的主要特点是要求在特定的时间，提供系统的产前保健项目，合理的产前检查次数和时机不仅能保证孕期保健质量，还能节约医疗卫生资源。孕期保健目的是保障孕妇和胎儿在妊娠期间的安全健康，至妊娠足月顺利分娩出身体健康、智力发育良好的新生儿。孕早期是胚胎、胎儿分化发育阶段，易受外界因素及孕妇疾病的影响导致胎儿畸形或发生流产，应注意防病、防致畸。应及早确定妊娠，建立孕期保健手册；发现高危孕妇，进行专案管理；注意子宫增大与停经月份是否相符；确定基础血压、基础体重，及时治疗内外科合并症，避免接触有害物质和放射线，避免病毒感染，避免精神刺激，遵医嘱用药，注意营养、保证充足的睡眠。孕中期是胎儿生长发育较快的阶段，应定期监护胎儿宫内生长发育，注意胎动情况，做好高危妊娠的各项筛查和诊断，继续预防胎儿发育异常，预防妊娠并发症，指导孕妇营养，适当补充铁剂和钙剂，对高龄孕妇，经产前检查发现或怀疑胎儿异常时应当进行产前诊断。孕晚期是胎儿生长发育最快、体重明显增加的时期。应注意补充营养，定期行产前检查监测胎儿生长发育的各项指标，及时发现并矫正异常胎位，注意防治妊娠并发症。还应注意胎盘功能和胎儿宫内安危的监护，及时纠正胎儿缺氧。妊娠≥41 周，需住院。做好分娩前心理准备，指导孕妇做好乳房准备以利于产后哺乳。妊娠期发现下列情形之一者，应提出终止妊娠的医学意见：①胎儿患有严重遗传性疾病；②胎儿有严重缺陷；③因患严重疾病，继续妊娠可能危及孕妇生命安全或者严重危害孕妇健康。

（3）分娩期保健：分娩期保健要点可概括为“五防、一加强”。“五防”是防产后出血（及时娩出胎盘、预防宫缩乏力，监测产后 2 小时的出血量）、防新生儿窒息（胎儿窘迫应及时处理，并在接产时作好新生儿抢救准备）、防感染（严格执行无菌操作规程，院外未消毒分娩者应用破伤风抗毒素注射预防新生儿破伤风，对可能发生产褥感染的产妇合理应用抗生素）、防产伤（正确掌握手术助产的指征，规范实施助产技术，减少不必要的干预及暴力操作，提高接产质量）、防滞产（注意产妇精神状态，给予安慰鼓励，密切观察宫缩，定时了解宫口扩张和胎先露部下降情况，及时识别难产，尤其是头位难产）；“一加强”是加强对高危妊娠的产时监护和产程处理。

（4）产褥期保健：是指分娩后产妇的生殖器和全身状况逐渐恢复阶段的保健，时间约需要 6 周。保健目的是防止产后出血、预防产褥感染等并发症的发生，注意乳房护理，预防乳腺炎，促进产后机体生理功能恢复。产妇出院后，由社区医疗保健人员在产妇出院后 3 日、产后 14 日和产后 28 日分别进行三次产后访视，对产妇进行体格检查，指导产褥期卫生、科学喂养、新生儿护理及康复。并落实卡介苗接种。宣传科学育儿及早期教育知识，并进行计划生育措施的指导。产妇应于产后 42 天携婴儿去分娩单位进行检查，包括全身检查和妇科检查。

5. 哺乳期保健 哺乳期是指产后产妇用自己乳汁喂养婴儿的时期，通常为 12 个月。哺乳期保健的内容包括：哺乳期营养、哺乳期用药、哺乳期避孕、哺乳期乳房保健等。哺乳期保健的中心任务是保护、促进和支持母乳喂养。母乳喂养的好处：①母乳是婴儿最理想的营养食品，营养物质搭配合理，适合婴儿消化、吸收；②用母乳喂养婴儿省时、省力、经济、方便；③母乳含有多种免疫物质，能增加婴儿免疫防御功能，预防疾病；④通过母乳喂养，母婴皮肤频繁接触，有助于建立母婴间的感情联系。母乳喂养时应坚持按需哺乳的原则，做好乳房护理，掌握正确的哺乳方法。

促进母乳喂养成功的十项措施：①有书面的母乳喂养政策，并常规传达到所有保健人员；②对所有保健人员进行必要的技术培训，使其能实施这一政策；③要把有关母乳喂养的好处及处理方法告诉所有孕妇；④帮助母亲在产后半小时内开始让新生儿吸吮乳头进行哺乳；

⑤指导母亲如何喂奶，以及在必须与其婴儿分开的情况下如何保持泌乳；⑥除母乳外，禁止给新生婴儿喂任何食物或饮料，除非有医学指征；⑦实行母婴同室，让母亲与婴儿 24 小时在一起；⑧鼓励按需喂乳；⑨不给母乳喂养的婴儿吸吮橡皮奶头，或使用奶头做安慰物；⑩促进母乳喂养支持组织的建立，并将出院的母亲转给妇幼保健组织。我国目前三级医疗保健体系比较健全，可以将出院的母亲转给妇幼保健组织，对母婴进行家庭访视，解决母乳喂养中遇到的问题。

哺乳期保健人员访视内容：①母乳喂养状况，询问母亲饮食、休息，婴儿睡眠、大小便情况，重点了解日夜哺乳次数，鼓励按需哺乳并亲自观察哺乳姿势，进行具体指导；②指导婴儿服饰，改革传统的包法，应放开婴儿手脚，采用连衣衫裤；③保持室内空气新鲜；④许多药物能通过乳汁进入婴儿体内，产妇用药需慎重；⑤指导避孕，最好采用工具避孕或产后 3～6 个月放置宫内节育器，不宜采用避孕药物和过分延长哺乳期。

6. 围绝经期及绝经后保健　围绝经期是指妇女从接近绝经时出现与绝经有关的内分泌、生物学和临床特征至绝经后 1 年内的时期。绝经是妇女的一个正常生理现象，但部分妇女在此期前后可出现由于性激素减少所引发的一系列躯体和精神心理症状。围绝经期保健的内容有：①合理安排生活，重视蛋白质、维生素及微量元素的摄入，保持心情舒畅，注意锻炼身体；②保持外阴部清洁，预防萎缩的生殖器发生感染；③防治绝经过渡期前期月经失调，重视绝经后阴道流血的诊断和治疗；④由于年老体弱，体内支持组织及韧带松弛，容易发生生殖道脱垂及压力性尿失禁，应进行肛提肌锻炼（用力做收缩肛门的动作），以加强盆底组织的支持力；⑤围绝经期是妇科肿瘤的好发年龄，应定期体检，接受妇女病及肿瘤普查；⑥采用激素替代、补充钙剂等综合措施防治围绝经期综合征、骨质疏松、心血管疾病等发生；⑦虽然此期生育力下降，仍应避孕至月经停止 12 个月以上。带宫内节育器者，应于绝经一年后取出。

绝经后妇女保健的主要内容包括：①生活规律，饮食合理，心情舒畅，适度锻炼；②保持外阴清洁，预防发生感染；③如有阴道流血应积极诊治；④为防治子宫脱垂及压力性尿失禁，应进行肛提肌锻炼；⑤定期妇科检查及全身检查；⑥补充钙剂和维生素 D，预防绝经后骨质疏松；⑦酌情行激素补充治疗，但应适当减量。

7. 防治妇癌的保健　对妇女威胁较大的疾病是肿瘤，因此，妇女保健的任务应注意妇癌的防治工作。乳腺癌及子宫颈癌是两个主要威胁妇女健康状况的恶性肿瘤，应作为筛查重点。

（1）乳腺癌：向广大妇女宣传乳房自查方法，对及早发现乳房的疾病极有帮助。方法是：观察两侧乳房是否对称，乳房和乳头大小及形状是否有改变，皮肤有无凹陷，隆起、溢液、糜烂，有无发红、橘皮样病变及溃疡。然后用中间三指平置在乳房上，轻轻向胸部按压，并做环行触摸，注意乳房组织的弹性、有无压痛及包块，乳头有无溢液，如有异常应尽早就诊治疗。妇女应定期进行乳腺癌筛查，40 岁以下妇女以临床触诊和乳腺超声为主，每 1～2 年进行 1 次乳腺超声检查；40 岁以上妇女以乳腺 X 线（钼靶）为主要检查方法，每年进行 1 次乳腺超声检查，每 2 年进行 1 次乳腺 X 线检查；40 岁以上高危人群及 50 岁以上妇女应每年进行 1 次乳腺 X 线检查。对可疑病变可考虑行磁共振（MRI）检查。

（2）宫颈癌：35 岁以上妇女应定期筛查，每 1～2 年普查一次。高危人群应提前筛查。普查内容包括妇科检查、阴道分泌物检查、子宫颈细胞学检查、超声检查。并向广大中老年妇女宣传自我监测的重要性，如发现有血性或淘米水样的白带应尽早就医，做到早期诊断、早期治疗，并积极治疗癌前病变。

第三节　妇女保健统计指标、孕产妇死亡与危重症评审制度

规范妇女保健统计、落实孕产妇死亡和危重症评审制度对提高妇女保健工作水平有重要意义。

一、妇女保健统计指标

做好妇女保健统计，可以客观地反映妇幼保健工作的水平，评价工作的质量和效果，不断找出差距，为制订妇幼保健工作计划和规划、指导妇幼保健工作的开展和科研提供科学依据。

（一）妇女病普查普治常用统计指标

1. 普查率 = 期内（次）实查人数 / 期内（次）应查人数 × 100%

2. 患病率 = 期内患妇女病人数 / 期内受检查妇女人数 × 10 万 /10 万

3. 治愈率 = 治愈病例数 / 患妇女病总例数 × 100%

（二）孕产期保健指标

1. 孕产期保健工作统计指标

（1）孕产妇系统保健率 = 期内接受孕产妇系统保健的产妇数 / 期内产妇数 × 100%

（2）产前检查率 = 期内产前检查总人数 / 期内活产数 × 100%

（3）产后访视率 = 期内产后访视的产妇数 / 期内活产数 × 100%

（4）住院分娩率 = 期内住院分娩的产妇数 / 期内活产数 × 100%

2. 孕产期保健质量指标

（1）高危孕妇发生率 = 期内高危孕产妇数 / 期内孕产妇总人数 × 100%

（2）妊娠期高血压疾病发生率 = 期内患病人数 / 期内产妇总人数 × 100%

（3）产后出血率 = 期内产后出血人数 / 期内产妇总人数 × 100%

（4）产褥感染率 = 期内产褥感染人数 / 期内产妇总人数 × 100%

（5）会阴破裂率 = 期内会阴破裂人数 / 期内产妇总人数 × 100%

3. 孕产期保健效果指标

（1）围产儿死亡率 =（孕 28 足周以上死胎、死产数 + 生后 7 日内新生儿死亡数）/（孕 28 足周以上死胎、死产数 + 活产数）× 1000‰

（2）孕产妇死亡率 = 年内孕产妇死亡数 / 年内活产数 × 10 万 /10 万

（3）新生儿死亡率 = 期内生后 28 日内新生儿死亡数 / 同期活产数 × 1000‰

（4）早期新生儿死亡率 = 期内生后 7 日内新生儿死亡数 / 同期活产数 × 1000‰

（5）晚期新生儿死亡率 = 期内生后 8 日到 28 日内新生儿死亡数 / 同期活产数 × 1000‰

（三）计划生育统计指标

1. 人口出生率 = 某年出生人数 / 该年平均人口数 × 1000‰

2. 人口死亡率 = 某年死亡人数 / 该年平均人口数 × 1000‰

3. 人口自然增长率 = 年内人口自然增长数 / 同年平均人口数 × 1000‰

4. 晚婚率＝初婚中符合晚婚年龄的人数（男 / 女）/ 全年初婚人数（男 / 女）× 100%

5. 节育率＝落实节育措施的已婚育龄夫妇任一方人数 / 已婚有生育能力的育龄妇女数 ×100%

6. 绝育率＝男和女绝育数 / 已婚育龄妇女数 × 100%

二、孕产妇死亡与危重症评审制度

孕产妇死亡指在妊娠期或妊娠终止后 42 天之内的妇女，不论妊娠期长短和何种受孕部位，由于任何与妊娠或妊娠处理有关的或由此而加重了的原因导致的死亡，但不包括意外原因（如车祸、中毒等）导致的死亡。我国孕产妇死亡评审（maternal death review）制度是各级妇幼保健机构在相应卫生行政部门领导下，成立各级孕产妇死亡评审专家组，通过对每一例死亡孕产妇进行深入调查，以了解导致死亡发生的医学和社会因素，及时发现在孕产妇死亡过程中各个环节存在的问题，有针对性地提出改进措施，以提高孕产妇系统管理和产科质量、降低孕产妇死亡率。我国卫生部在 20 世纪 90 年代初制定了“孕产妇死亡评审规范”，于 2005 年卫生部组织专家对“规范”进行修改。评审程序包括：①妇幼保健机构在各级医疗机构配合下，负责辖区内医院内（外）孕产妇死亡信息采集，完成《医院孕产妇死亡调查》或《社区（人口）孕产妇死亡调查》，对孕产妇死亡过程进行归纳；②各级妇幼保健机构组织评审专家进行孕产妇死亡评审，根据世界卫生组织推荐的“十二格表”及“三个延误”评审方法进行孕产妇死亡个案分析，明确孕产妇死亡原因和基础疾病，并完成《孕产妇死亡评审个案分析报告》《孕产妇死亡评审总结报告》；③各级妇幼保健机构负责反馈孕产妇死亡评审结果，并将每年度评审主题个案调查资料、评审个案分析报告和评审总结报告上报同级卫生行政主管部门；④各级卫生行政机构根据评审发现的问题，组织制定相应的管理规定并监督落实，向下级卫生行政部门反馈评审结果，并逐级上报至中国疾病预防控制中心妇幼保健中心；⑤中国疾病预防控制中心妇幼保健中心负责整理、分析各省上报的孕产妇死亡评审总结报告，撰写分析报告，将分析报告上报国家卫生健康委员会妇社司，根据分析存在的问题，组织相应的培训督导。

由于孕产妇危重症病例远多于死亡病例，有利于对可避免因素进行量化分析，且产科危重症评审的病例是发生在医院救治成功的病例，医疗处理过程记录相对完善，信息较完整，自 2005 年以来，WHO 推荐“孕产妇危重症评审”。WHO 专家组建议孕产妇危重症（maternal near-miss）的定义即“在妊娠至产后 42 日内，孕产妇因患疾病濒临死亡经抢救后存活下来的病例”。危重孕产妇评审是对威胁孕产妇生命的危重症的救治过程进行评审，对需要改进的环节提出具体针对性的意见，以更好地改善医疗服务。国际资料显示鉴别孕产妇危重症病例的标准主要有 3 种：①基于某种特殊的严重疾病的临床标准如子痫、重度子痫前期、肺水肿等；②基于干预措施应用的标准如进入 ICU 治疗、需要立即切除子宫、需要输血等；③基于器官功能障碍或衰竭的标准如心功能不全、肾功能衰竭等。

孕产妇死亡评审制度及孕产妇危重症评审制度本着“保密、少数服从多数、相关科室参与、回避”等原则，及时发现死亡孕产妇或幸存者诊治过程中保健、医疗、管理诸环节中存在的问题，提出改进意见或干预措施，以达到改进产科服务质量，更有效减少孕产妇死亡病例和孕产妇危急重症的发生。

（王晨虹）

学习小结

妇女保健工作的目的是促进妇女身心健康，降低妇女患病率，控制性传播疾病的传播，降低孕产妇和围产儿死亡率，消灭和控制某些疾病及遗传病的发生。妇女保健以“保健为中心，临床为基础，保健与临床相结合，以生殖健康为核心，面向基层，面向群体”为工作方针，维护和促进妇女健康。而妇女保健工作的任务涵盖妇女一生各个时期，包括青春期、月经期、围婚期、围产期、哺乳期、围绝经期及绝经后期，针对各期的特点采取不同的保健措施。围产期保健又包括孕前期保健、孕期保健、分娩期保健及产褥期保健，对分娩期保健要做到“五防、一加强”。还要注意防治妇癌的保健，对35岁以上妇女每1～2年进行普查一次，以做到早发现、早诊断、早治疗。

妇女保健统计指标包括：①妇女病普查普治的常用统计指标；②孕产期保健指标；③计划生育统计指标。孕产妇死亡与危重症评审制度主要包括对病例进行系统回顾和分析，及时发现问题，提出针对性的改进意见或干预措施，减少孕产妇死亡和孕产妇危急重症的发生。

复习参考题

1. 分娩期保健的“五防、一加强”是什么？

2. 母乳喂养的好处有哪些？

第二十八章　女性生殖器官发育异常

28

学习目标

掌握	阴道发育异常类型以及子宫发育异常类型。
了解	女性生殖器的发生过程，两性畸形的分类与治疗原则。

在女性生殖器官在胚胎期发育形成过程中，若受到遗传或环境的干扰，原始性腺、内外生殖器的分化、发育可发生改变，可导致发育异常，且常合并泌尿系统畸形。原本男女性别可根据性染色质和性染色体、生殖腺结构、外生殖器形态以及第二性征加以区分。但有些患者生殖器官同时具有某些男女两性特征称两性畸形，因部分男性生殖器官发育异常，常因外生殖器向女性方向发育而在妇科就诊，故在此一并叙述。

第一节　女性生殖器官的发生

配子在受精时染色体决定性别，胚胎期 8 周左右女性生殖系统开始分化。女性生殖系统发生过程包括生殖腺发生、生殖管道发生和外生殖器发生。当人体缺失 Y 染色体上的睾丸决定因子时，原始性腺向卵巢分化。所以对于女性来说，外生殖器向雌性分化是胚胎发育的自然规律，并不需要雌激素的作用。

（一）生殖腺的发生

胚胎第 3～4 周时，在卵黄囊内胚层内，出现许多个较体细胞为大的生殖细胞，称为原始生殖细胞（primordial germ cell）。在胚胎第 4～5 周时，体腔背面肠系膜基底部两侧各出现 2 个由体腔上皮增生所形成的隆起，称泌尿生殖嵴（urogenital ridge），外侧隆起为中肾，内侧隆起为生殖嵴。约在胚胎第 4～6 周末，原始生殖细胞沿肠系膜迁移到生殖嵴，并被性索包围，形成原始生殖腺。原始生殖腺具有向睾丸或卵巢分化的双向潜能，其进一步分化取决于有无睾丸决定因子的存在。目前研究认为 Y 染色体短臂性决定区即是睾丸决定因子所在。如无睾丸决定因子的存在，在胚胎第 8 周时，原始生殖腺即分化为卵巢，故卵巢及其生殖细胞的发育和形成不是由于两条 X 染色体的存在，而是由于缺乏 Y 染色体短臂上性决定区基因所致。从性染色体为 XY 的女性患者中发现有 Y 染色体短臂性决定区的突变或缺失，和从性染色体为 XX 的男性患者中，发现有 Y 染色体短臂性决定区基因的存在，均证实 Y 染色体短臂性决定区在生殖腺分化中所起的关键作用。

（二）生殖管道的发生

生殖嵴外侧的中肾有两对纵形管道，一为中肾管，为男性生殖管道始基；另一为副中肾管，为女性生殖管道始基。当生殖腺发育为睾丸后，在 hCG 刺激下，其中间质细胞产生的睾酮，促使同侧胚胎中肾管发育为附睾、输精管和精囊；而睾丸中的支持细胞则分泌副中肾管抑制因子抑制同侧副中肾管的发育，从而使生殖管道向男性分化。当生殖腺发育为卵巢后，中肾管退化。两侧副中肾管的头段形成两侧输卵管，两侧中段和尾段开始并合，构成子宫及阴道上段。初并合时保持有中隔，使之分为两个腔，约在胎儿 12 周末中隔消失，成为单一内腔。副中肾管最尾端与尿生殖窦（urogenital sinus）相连，并同时分裂增殖，形成一实质圆柱状体称阴道板。随后阴道板由上向下穿道，形成阴道腔。阴道腔与尿生殖窦之间有一层薄膜为处女膜。

（三）外生殖器的发生

胚胎初期的泄殖腔分化为后方的直肠与前方的泌尿生殖窦。泌尿生殖窦两侧隆起为泌尿生殖褶（urogenital fold）。褶的前方左右相会合呈结节形隆起，称生殖结节，以后长大称初阴；褶外侧隆起为左右阴唇阴囊隆起。生殖腺为卵巢时，约在第12周末生殖结节发育成阴蒂。两侧的泌尿生殖褶不合并，形成小阴唇，左右阴唇阴囊隆起发育成大阴唇。尿道沟扩展，并与泌尿生殖窦下段共同形成阴道前庭。生殖腺为睾丸时，在雄激素的作用下，初阴伸长形成阴茎，两侧的尿生殖褶沿阴茎的腹侧面，从后向前合并成管，形成尿道海绵体部，左右阴唇阴囊隆起，移向尾侧，并相互靠拢，在中线处连接呈阴囊。外生殖器的分化虽受性染色体支配，但若在其分化以前，切除胚胎生殖腺，则胚胎不受睾丸或卵巢所产生的激素影响，其外生殖器必然向雌性分化；反之，若给予雄激素，则向雄性分化，说明外生殖器向雌性分化是胚胎发育的自然规律，它不需雌激素的作用，而向雄性方向分化则必须有雄激素即睾酮的作用。虽然外生殖器向雄性分化依赖睾酮的存在，但睾酮还必须通过外阴局部靶器官组织中5α-还原酶录的作用，衍化为二氢睾酮，并再与外阴细胞中相应的二氢睾酮受体相结合后，才能使外阴向雄性分化。因此，即使睾丸分泌睾酮，但外阴局部组织中缺乏5α-还原酶或无二氢睾酮受体存在，外生殖器仍将向女性转化，表现为两性畸形。

第二节　常见女性生殖器官发育异常

女性生殖器官在胚胎期发育形成过程中，若受到某些内在或外来因素干扰，均可导致发育异常，且常合并泌尿系统畸形。常见的生殖器官发育异常有：①正常管道形成受阻所致异常。包括处女膜闭锁、阴道横隔、阴道纵隔、阴道闭锁和宫颈闭锁；②副中肾管衍化物发育不全所致异常，包括无子宫、无阴道、痕迹子宫、子宫发育不良、单角子宫、始基子宫、输卵管发育异常；③副中肾管衍化物融合障碍所致异常，包括双子宫、双角子宫、鞍状子宫和纵隔子宫等。处理原则包括建立正常解剖结构和生理功能、提供生育条件。

女性生殖器官发育异常很少在青春期前发现。患者常是在青春期因原发性闭经、腹痛或婚后因性生活困难、流产或早产就医时而被确诊。以下根据不同解剖部位的异常依次予以介绍。

（一）处女膜闭锁

处女膜闭锁（imperforate hymen）又称无孔处女膜，临床上较常见，系尿生殖窦上皮未能贯穿前庭部所致。由于处女膜闭锁，少女至青春期初潮时，经血无法排出，最初血积在阴道内，反复多次月经来潮后。逐渐发展至子宫积血、输卵管积血，甚至腹腔内积血。但输卵管伞端多因积血而粘连闭锁，故月经血进入腹腔者较少见。

处女膜闭锁的女婴在新生儿期多漏诊。偶有幼女因大量黏液潴留在阴道内，导致处女膜向外凸出而确诊。绝大多数患者至青春期因逐渐加剧的周期性下腹痛，但无月经来潮时始被发现，严重者伴便秘、肛门坠胀、尿频或尿潴留等症状。检查时可见处女膜向外膨隆，表面呈紫蓝色，无阴道开口。当用食指放入肛门内，可立即扪及阴道内有球状包块向直肠前壁突出；行直肠腹部诊可在下腹部扪及位于阴道包块上方的另一较小包块（为经血潴留的子宫），压痛明显。如用手往下按压此包块时，可见处女膜向外膨隆更明显。盆腔B型超声检查可发现子宫及阴道内有积液。

确诊后应即在骶麻下手术。先用粗针穿刺处女膜正中膨隆部，抽出褐色积血后，即将处女膜作"X"形切开，边引流积血，边切除多余的处女膜瓣，使切口呈圆形，再用3-0肠线缝合切口边缘黏膜，以保持引流通畅和防止创缘粘连。积血大都排出后，常规检查宫颈是否正常，但不宜进一步探查宫腔以免引起上行性感染。术后置导尿管1～2日，外阴部置消毒会阴垫，每日擦洗外阴1～2次直至积血排净为止。术后给予抗感染药物。

（二）阴道发育异常

1. 先天性无阴道（congenital absence of vagina） 为双侧副中肾管发育不全的结果，故先天性无阴道几乎均合并无子宫或仅有痕迹子宫，但卵巢一般均正常。患者多系青春期后一直无月经来潮，或因婚后性交困难而就诊。检查可见外阴和第二性征发育正常，但无阴道口或仅在阴道外口处见一浅凹陷，有时可见到由泌尿生殖窦内陷所形成的约2cm短浅阴道盲端。肛查和盆腔B型超声检查无子宫，约15%合并泌尿道畸形。临床上应将此病与完全型雄激素不敏感综合征相鉴别。后者染色体核型为46，XY，且与先天性无阴道不同之处是阴毛、腋毛极少，血睾酮升高。

对希望结婚的先天性无阴道患者，可行人工阴道成形术。手术可在结婚前进行。有短浅阴道者亦可采用机械扩张法，即用由小到大的阴道模型，局部加压扩张，以逐渐加深阴道长度，直至能满足性生活要求为止。极个别先天性无阴道患者仍有发育正常的子宫，故至青春期时因宫腔积血出现周期性腹痛。直肠腹部诊可扪及增大而有压痛的子宫。治疗为初潮时即行人工阴道成形术，同时引流宫腔积血以保存子宫生育功能。无法保留子宫者，应予切除。

2. 阴道闭锁（atresia of vagina） 为尿生殖窦未参与形成阴道下段所致。闭锁位于阴道下段，长约2～3cm，其上多为正常阴道。症状与处女膜闭锁相似，检查时亦无阴道开口，但闭锁处黏膜表面色泽正常，亦不向外膨隆，肛查扪及向直肠凸出的阴道积血包块，其位置较处女膜闭锁高。治疗应尽早手术。术时应先切开闭锁段阴道并游离阴道积血下段的阴道黏膜，再切开积血包块。排净积血后，利用已游离的阴道黏膜覆盖创面。术后定期扩张阴道以防挛缩。

3. 阴道横隔（transverse vaginal septum） 为两侧副中肾管会合后的尾端与尿生殖窦相接处未贯通或部分贯通所致。横隔可位于阴道内任何部位，但以上、中段交界处为多见，其厚度约为1cm。完全性横隔较少见，多数是隔的中央或侧方有一小孔，月经血可自小孔排出。横隔位于上段者不影响性生活，常系偶然或不孕检查时发现。位置较低者少见，多因性生活不满意而就医。一般应将横隔切开并切除其多余部分，最后缝合切断面以防粘连形成。术后短期放置模型防止挛缩。若系分娩时发现横隔阻碍胎先露部下降，横隔薄者，当胎先露部下降至隔鼓起撑得极薄时，切开后胎儿即能经阴道娩出；横隔厚者应行剖宫产。

4. 阴道纵隔（longitudinal vaginal septum） 为双侧副中肾管会合后，其中隔未消失或未完全消失所致。有完全纵隔和不完全纵隔两种。完全纵隔形成双阴道。常合并双宫颈、双子宫。有时纵隔偏向一侧形成斜隔，导致该侧阴道完全闭锁，可出现因经血潴留所形成的阴道侧方包块。绝大多数阴道纵隔无症状，有些是婚后性交困难才被发现，另一些可能晚至分娩时产程进展缓慢才确诊。若斜隔妨碍经血排出或纵隔影响性交时，应将其切除，创面缝合以防粘连。若临产后发现纵隔阻碍胎先露部下降，可沿隔的中部切断，分娩后缝合切缘止血。

（三）先天性宫颈闭锁

先天性宫颈闭锁（congenital atresia of the cervix）临床上罕见。若患者子宫内膜有功能时，青春期后可因宫腔积血而出现周期性腹痛，经血还可经输卵管逆流入腹腔，引起盆腔子宫内膜异位症。治疗可手术穿通宫颈，建立人工子宫阴道通道或行子宫切除术。

（四）子宫未发育或发育不全

临床上比较常见。常见类型见图 28-1。

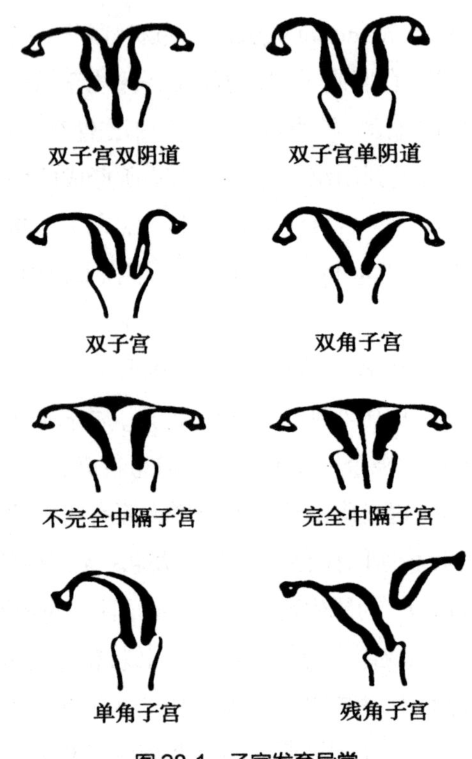

图 28-1　子宫发育异常

1. **先天性无子宫（congenital absence of the uterus）** 系两侧副中肾管中段及尾段未发育和会合所致，常合并无阴道，但卵巢发育正常，第二性征不受影响。直肠 - 腹部诊扪不到子宫。

2. **始基子宫（primordial uterus）** 又称痕迹子宫，系两侧副中肾管会合后不久即停止发育所致，常合并无阴道。子宫极小，仅长 1～3cm，无宫腔。

3. **子宫发育不良（hypoplasia of uterus）** 又称幼稚子宫（infantile uterus），系副中肾管会合后短时期内即停止发育所致。子宫较正常小，有时极度前屈或后屈。宫颈呈圆锥形，相对较长，宫体与宫颈之比为 1∶1 或 2∶3。患者的月经量极少，婚后无生育。直肠 - 腹部诊可扪及小而活动的子宫。治疗方法仍主张小剂量雌激素加孕激素序贯用药，一般可自月经第 5 日开始每晚口服己烯雌酚 0.25mg 或 0.625mg 妊马雌酮，连服 20 日，第 16 日始服甲羟孕酮 4mg，每日 2 次，连用 5 日，共服 4～6 个周期。

4. **双子宫（didelphic uterus）** 两侧副中肾管完全未融合，各自发育形成两个子宫和两个宫颈，阴道也完全分开，左右侧子宫各有单一的输卵管和卵巢。患者无任何自觉症状，一般是在人工流产、产前检查甚至分娩时偶然发现。早期人工流产时可能误刮未孕侧子宫，以致漏刮胚胎，子宫继续增大。妊娠晚期胎位异常率增加，分娩时未孕侧子宫可能阻碍胎先露部下降，子宫收缩乏力亦较多见，故剖宫产率增加。异期复孕偶可见于双子宫患者，即不同时期卵子受精后。每侧子宫各有一胎儿。亦有双子宫、单阴道，或阴道内有一纵隔，此情况类似上述双子宫，但可能因阴道内纵隔妨碍性交，出现性交困难或性交痛。

5. **双角子宫（bicornuate uterus）和鞍状子宫（saddle form uterus）** 因宫底部融合不全而呈双角称双角子宫；轻度者仅宫底部稍下陷而呈鞍状称鞍状子宫。双角子宫一般无症状，但妊娠时易发生胎位异常，以臀先露居多。若双角子宫出现反复流产时，应行子宫整形术。

6. **中隔子宫（septate uterus）** 两侧副中肾管融合不全，可在宫腔内形成中隔，从宫底至宫颈内口将宫腔完全隔为两部分者为完全中隔；仅部分隔开者为不全中隔。中隔子宫易发生流产、早产和胎位异常；若胎盘粘连在隔上，可出现产后胎盘滞留。中隔子宫外形正常，可经子宫输卵管碘油造影或子宫镜检查确诊。对有反复流产的中隔子宫患者，可在腹腔镜监视下通过子宫镜切除中隔，或经腹手术切除。

7. **单角子宫（unicornous uterus）** 仅一侧副中肾管发育而成为单角子宫。另侧副中肾管完全未发育或未形成管道。未发育侧的卵巢、输卵管、肾亦往往同时缺如。妊娠可发生在单角子宫，但流产、早产较多见。

8. **残角子宫（rudimentary horn of the uterus）** 一侧副中肾管发育正常，另一侧发育不全形成残角子宫。可伴有该侧泌尿道发育畸形。检查时易将残角子宫误诊为卵巢肿瘤。多数残角子宫与对侧正常宫腔不相通，仅有纤维带相连；偶亦有两者间有狭窄管道相通者。若残角子宫内膜无功能，一般无症状；若内膜有功能且与正常宫腔不相通时，往往因宫腔积血而出现痛经．甚至并发子宫内膜异位症。若妊娠发生在残角子宫内，人工流产时无法刮到，至妊娠16～20周时往往破裂而出现典型的输卵管妊娠破裂症状，出血量更多，若不及时手术切除破裂的残角子宫，患者可因大量内出血而死亡。

（五）输卵管发育异常

输卵管发育异常有：①单侧缺失：为该侧副中肾管未发育所致；②双侧缺失：常见于无子宫或痕迹子宫患者；③单侧（偶尔双侧）副输卵管：为输卵管分支，具有伞部，内腔与输卵管相通或不通；④输卵管发育不全、闭塞或中段缺失：类似结扎术后的输卵管。

输卵管发育异常可能是不孕的原因，亦可能导致输卵管妊娠，因临床罕见，几乎均为手术时偶然发现。除输卵管部分节段缺失可整形吻合外，其他均无法手术。

（六）卵巢发育异常

卵巢发育异常有：①单侧卵巢缺失：见于单角子宫；②双侧卵巢缺失：极少，一般为卵巢发育不全，卵巢外观细长而薄，色白质硬，甚至仅为条状痕迹，见于45，XO特纳（Turner）综合征患者；③多余卵巢：罕见，一般多余卵巢远离卵巢部位，可位于腹膜后；④偶尔卵巢可分裂为几个部分。

第三节　两性畸形

男女性别可根据性染色质和性染色体、生殖腺结构、外生殖器形态以及第二性征加以区分。但有些患者生殖器官同时具有某些男女两性特征称两性畸形。

（一）分类

根据发病原因可分为女性假两性畸形、男性假两性畸形和生殖腺发育异常3类。生殖腺发育异常又包括真两性畸形、混合型生殖腺发育不全和单纯型生殖腺发育不全3类。

1. 女性假两性畸形（female pseudohermaphroditism） 患儿的细胞染色体核型为46，XX，性腺为卵巢，而外生殖器有男性表现，如阴蒂增大、尿道下裂、大阴唇闭合等。其产生的原因是由于胎儿暴露于雄激素过多的环境，具体病因有两种：

（1）先天性肾上腺皮质增生：皮质激素合成中21羟化酶或11羟化酶缺乏时，出现女性男性化表现。

（2）孕妇于妊娠早期服用具有雄激素作用的药物：人工合成孕激素、达那唑或甲睾酮等都有不同程度的雄激素作用，若用于妊娠早期保胎或服药过程中同时受孕，均可导致女胎外生殖器男性化，类似先天性肾上腺皮质增生所致畸形，但程度轻，且在出生后男性化不再加剧，至青春期月经来潮，还可有正常生育。血雄激素和尿17酮值均在正常范围。

2. 男性假两性畸形（male pseudohermaphroditism） 患者染色体核型为46，XY，生殖腺为睾丸，无子宫，但因阴茎极小以及生精功能异常，一般无生育能力。此畸形是由于男性胚胎或胎儿在宫腔内接触的雄激素过少所致。发病机制有：①促进生物合成睾酮的酶缺失或异常；②外周组织5α-还原酶缺乏；③外周组织和靶器官雄激素受体缺少或功能异常。

由于男性假两性畸形多为外周组织雄激素受体缺乏所致，故临床上一般将此病称为雄激素不敏感综合征（androgen-insensitivity syndrome）。此病系X连锁隐性遗传，常在同一家族中发生。根据外阴组织对雄激素不敏感程度的不同，又可分为完全型和不完全型两种。

（1）完全型：雄激素不敏感综合征患者出生时外生殖器完全为女性，故以往曾将此病称为睾丸女性化综合征（testicular feminization syndrome）。由于患者体内睾酮能通过芳香化酶转化为雌激素，至青春期乳房发育丰满，但乳头小，乳晕较苍白，阴毛、腋毛多缺如，阴道为盲端，较短浅，无子宫。两侧睾丸大小正常，位于腹腔内、腹股沟或偶在大阴唇内扪及。血睾酮、FSH、尿17酮均为正常男性值，血LH较正常男性增高，雌激素略高于正常男性。

（2）不完全型：较少见，外阴多呈两性畸形，表现为阴蒂肥大或短小阴茎，阴唇部分融合，阴道极短或仅有浅凹陷。至青春期可出现阴毛、腋毛增多和阴蒂继续增大等男性改变。

3. 生殖腺发育异常

（1）真两性畸形：患者体内睾丸与卵巢两种生殖腺同时并存。是两性畸形中最罕见的一种。患者可能一侧生殖腺为卵巢，另侧为睾丸；或每侧生殖腺内同时含卵巢及睾丸两种组织，称为卵睾（ovotestis）；也可能是一侧为卵睾，另侧为卵巢或睾丸。染色体核型多数为46，XX，其次为46，XX/46，XY嵌合型，单纯46，XY较少见。临床表现与其他两性畸形相同，外生殖器多为混合型，或以男性为主或以女性为主，但往往具有能勃起的阴茎，而乳房则几乎均为女性型。体内同时有雌激素和雄激素。核型为46，XX者，其体内雌激素水平可达正常男性的两倍。

由于多数患婴出生时阴茎较大，往往按男婴抚育。但若能及早确诊，绝大多数患者仍以按女婴抚育为宜。个别有子宫的患者在切除睾丸组织后，不但月经来潮，还具有正常生育能力。

（2）混合型生殖腺发育不全（mixed gonadal dysgenesis）：染色体为含有45，X与另一含有至少一个Y的嵌合型，以45，X/46，XY多见。其他如45，X/47，XYY；45，X/46，XY/47，XXY亦有报道。混合型系指一侧为异常睾丸，另一侧为来分化生殖腺、生殖腺呈素状痕迹或生殖腺缺如。患者外阴部分男性化，表现为阴蒂增大，外阴不同程度融合、尿道下裂。睾丸侧有输精管，未分化生殖腺侧有输卵管、发育不良的子宫和阴道，不少患者有Turner综合征的躯体特征。出生时多以女婴抚养，但至青春期往往出现男性化，女性化者极少。若出现女性化时，应考虑为生殖腺肿瘤分泌的雌激素所致。

（3）单纯型生殖腺发育不全（pure gonadal dysgenesis）：染色体核型为46，XY，但生殖腺能分化为睾丸而呈索状，故无男性激素分泌，副中肾管亦不退化，患者表型为女性，但身体较高大，有发育不良的子宫、输卵管，青春期乳房及毛发发育差，无月经来潮。

（二）诊断

两性畸形可以是由于遗传为女性出现男性化或遗传为男性但男性化不足所致。临床上以先天性肾上腺皮质增生和雄激素不敏感综合征最常见。诊断步骤如下：

1. **病史和体检**　应首先询问患者母亲在孕早期有无服用高效孕酮或达那唑类药物史，家族中有无类似畸形史，并详细体检。注意阴茎大小、尿道口的位置，是否有阴道和子宫，直肠-腹部诊扪及子宫说明多系女性假两性畸形，但应除外真两性畸形的可能。若在腹股沟部、大阴唇或阴囊内扪及生殖腺则毫无例外为睾丸组织，但仍不能排除真两性畸形。

2. **实验室检查**　染色体核型为46，XY，血FSH值正常，LH值升高，血睾酮在正常男性值范围，雌激素高于正常男性但低于正常女性值者，为雄激素不敏感综合征。当染色体核型为45，XX，FSH与LH值偏高，血清雌激素水平低下，可根据其他临床特征诊断患者为Turner综合征或先天性性腺发育不良。

3. **生殖腺活检**　对真两性畸形往往需通过腹腔镜检或剖腹探查取生殖腺活检，方能最后确诊。

（三）治疗

诊断明确后应根据患者原社会性别、本人愿望及畸形程度予以矫治。原则上无论何种两性畸形，除阴茎发育良好者外，均以按女性抚养为宜。常见的两性畸形治疗方法如下。

1. **先天性肾上腺皮质增生**　确诊后应即开始并终身给予可的松类药物，以抑制垂体促肾上腺皮质激素的过量分泌和防止外阴进一步男性化及骨骺提前闭合，还可促进女性生殖器官发育和月经来潮，甚至有受孕和分娩的可能；肥大的阴蒂应部分切除，仅保留阴蒂头，使之接近正常女性阴蒂大小；外阴部有融合畸形者，应予以手术矫治，使尿道外口和阴道口分别显露在外。

2. **雄激素不敏感综合征**　无论完全型或不完全型均以按女性抚育为宜。完全型患者可待其青春期发育成熟后切除双侧睾丸以防恶变，术后长期给予雌激素以维持女性第二性征。不完全型患者有外生殖器男性化畸形，应提前作整形术并切除双侧睾丸。凡阴道过短有碍性生活者可行阴道成形术。

3. 其他男性假两性畸形 混合型生殖腺发育不全或单纯型生殖腺发育不全患者的染色体核型中含有XY者，其生殖腺发生恶变的频率较高，且发生的年龄可能很小，故在确诊后应尽早切除未分化的生殖腺。

4. 真两性畸形 性别的确定主要取决于外生殖器的功能状态，应将不需要的生殖腺切除，保留与其性别相适应的生殖腺。一般除阴茎粗大，能勃起，且同时具有能推纳入阴囊内的睾丸可按男性抚育外，仍以按女性养育为宜。

（*颜友良*）

学习小结

在女性生殖器官在胚胎期发育形成过程中，若受到遗传或环境的干扰，原始性腺、内外生殖器的分化、发育可发生改变，可导致发育异常，且常合并泌尿系统畸形。

配子在受精时染色体决定性别，胚胎期8周左右女性生殖系统开始分化。女性生殖系统发生过程包括生殖腺发生、生殖管道发生和外生殖器发生。

常见的生殖器官发育异常有：①正常管道形成受阻所致异常，包括处女膜闭锁、阴道横隔、阴道纵隔、阴道闭锁和宫颈闭锁；②副中肾管衍化物发育不全所致异常，包括无子宫、无阴道、痕迹子宫、子宫发育不良、单角子宫、始基子宫、输卵管发育异常；③副中肾管衍化物融合障碍所致异常，包括双子宫、双角子宫、鞍状子宫和纵隔子宫等。处理原则包括建立正常解剖结构和生理功能、提供生育条件。

男女性别可根据性染色质和性染色体、生殖腺结构、外生殖器形态以及第二性征加以区分。但有些患者生殖器官同时具有某些男女两性特征称两性畸形。根据发病原因可分为女性假两性畸形、男性假两性畸形和生殖腺发育异常3类。生殖腺发育异常又包括真两性畸形、混合型生殖腺发育不全和单纯型生殖腺发育不全3类。

复习参考题

1. 女性生殖器的发生过程包括哪些？
2. 试述阴道发育异常类型。
3. 简述子宫发育异常类型。
4. 试述男性假两性畸形发病机制与分类。
5. 简述两性畸形的诊断步骤包括什么。
6. 常见的两性畸形治疗方法包括哪些？

第二十九章 妇产科常用特殊药物

29

第一节　雌激素类药物

（一）药理作用

1. 促使生殖器官的生长与发育，使子宫内膜增生和阴道上皮角化，提高子宫对缩宫素的敏感性，增强子宫平滑肌的收缩。

2. 促进输卵管肌层生长，加强其节律性收缩的振幅。

3. 抗雄激素作用。

4. 对下丘脑和腺垂体有正、负反馈调节，间接影响卵泡发育和排卵。

5. 促使乳腺导管发育增生，但较大剂量能抑制垂体催乳激素的释放，从而减少乳汁分泌。

6. 调节机体糖、脂肪、蛋白质以及水电解质代谢，降低血中胆固醇，促进钙在骨质中沉着。目前尚未确定雌激素有无致癌作用。

（二）适应证

主要有功能失调性子宫出血、闭经、卵巢功能低下、子宫发育不良、回乳、围绝经期综合征、萎缩性阴道炎、原发性痛经、绝经后妇女激素替代治疗等。

（三）种类和制剂

1. **天然雌激素**　主要由卵巢和胎盘产生。

（1）雌二醇（estradiol）：为天然雌激素，针剂有 2 毫克（1 毫升）/ 支，供肌内注射。口服吸收差，目前尚有凝胶剂和透皮贴剂等剂型。

（2）17-β 雌二醇：微粒化 17-β 雌二醇，是天然人 17-β 雌二醇。口服片剂 1 毫克 / 片。

（3）苯甲酸雌二醇（estradiol benzoate）：是雌二醇的苯甲酸酯，供肌注的油溶针剂，有 1 毫克 / 支、2 毫克 / 支两种。作用时间较长，可维持 2～3 日。

（4）戊酸雌二醇（estradiol valerate）：为雌二醇的戊酸酯，自植物大豆中提取，是长效雌二醇的衍生物。肌内注射剂有 5 毫克 / 支和 10 毫克 / 支两种，肌注后缓慢释放，作用维持 2～4 周。戊酸雌二醇片为 1 毫克 / 片，剂量根据个体调整，一般每日一片，饭后服药，用于补充或替代雌激素的分泌不足。戊酸雌二醇片 / 雌二醇环丙孕酮片复合包装为复方制剂，其组成为：11 片白色糖衣片，每片含戊酸雌二醇 2mg；10 片浅橙红色糖衣片，每片含戊酸雌二醇 2mg 及醋酸环丙孕酮 1mg。

（5）环戊丙酸雌二醇（estradiol cypionate）：为雌二醇的环戊丙酸酯。供肌内注射的针剂有 1 毫克 / 支、2 毫克 / 支、5 毫克 / 支三种。该药是长效雌激素制剂，作用比戊酸雌二醇强而持久，可维持 3～4 周以上。

（6）雌三醇（estriol）：雌激素活性微弱，是体内雌二醇的代谢产物。片剂有 1 毫克 / 片和 5 毫克 / 片两种，针剂是 10 毫克（1 毫升）/ 支。特点是对阴道和宫颈管具有选择性，对子宫内膜无影响。

（7）妊马雌酮（conjugated estrogens，premarin）：为天然结合型雌激素，内含 10 种从孕马尿中提取的雌激素成分，如雌酮、马烯雌酮、17α- 雌二醇和 17α- 二氢马烯雌酮等。常用的剂型有片剂 0.625 毫克 / 片、1.25 毫克 / 片和 2.5 毫克 / 片。还有针剂 20 毫克（1 毫升）/ 支及外用阴道软膏剂型。

2. **合成雌激素**

（1）己烯雌酚（diethylstilbestrol）：又名乙菧酚，曾是常用的雌激素制剂。作用强、价廉。因恶心、呕吐等副反应近年已较少使用。口服片剂有 0.5 毫克 / 片、1 毫克 / 片、2 毫克 / 片；针剂为 0.5 毫克 / 支、1 毫克 / 支和 2 毫克 / 支。

（2）炔雌醇（ethinyl-estradiol，EE）：口服强效雌激素，口服片剂为 5 微克 / 片、12.5 微克 / 片、50 微克 / 片、500 微克 / 片。作用约是己烯雌酚的 20 倍。炔雌醇环丙孕酮片（ethinylestradiol and cyproterone acetate）为复方制剂，其组分为炔雌醇 0.035mg 和醋酸环丙孕酮 2mg。可用于口服避孕，也可用于治疗妇女雄激素依赖性疾病。

（3）炔雌醚（quinestrol）：口服长效雌激素，作用为炔雌醇的 4 倍。片剂有 0.025 毫克 / 片，4 毫克 / 片。

（4）氯烯雌醚（chloritrianisene）：活性为己烯雌酚的 1/10，但作用较持久。口服胶囊剂有 4 毫克 / 粒，12 毫克 / 粒。

（5）尼尔雌醇（nilestriol）：是雌三醇的衍生物，为口服长效雌激素，口服片剂有 1 毫克 / 片、2 毫克 / 片、5 毫克 / 片。

（6）替勃龙（tibolone）：为人工合成仿性腺甾体激素，兼有弱雌激素、弱孕激素、弱雄激素活性。片剂 2.5 毫克 / 片。

学习小结

雌激素类药物包括天然雌激素和合成雌激素。雌激素类药物适应证主要有功能失调性子宫出血、闭经、卵巢功能低下、子宫发育不良、回乳、围绝经期综合征、萎缩性阴道炎、原发性痛经、绝经后妇女激素替代治疗等。

复习参考题

1. 雌激素类药物的药理作用有哪些？
2. 雌激素类药物的种类和剂型？
3. 雌激素类药物的适应证？

第二节　孕激素类药物

（一）药理作用

1. 抑制子宫收缩和促使子宫内膜由增生期转变为分泌期，可用于安胎和调整月经，应注意的是孕激素的衍生物具有溶黄体作用，故用于安胎或黄体功能不足的月经紊乱时，最好使用天然的孕激素黄体酮。另外，具有雄激素活性的制剂还可能引起女胎生殖器官男性化。

2. 长期使用孕激素可使子宫内膜萎缩，特别是异位的内膜；大剂量应用可使分化良好的子宫内膜癌细胞退变，可能与其抗雌激素作用有关。

3. 孕激素可降低阴道上皮成熟度，使角化现象消失；抑制输卵管节律性收缩的振幅；刺激乳腺腺泡发育成熟。

4. 通过抑制下丘脑 GnRH 的释放，使 FSH 及 LH 分泌受抑制，从而抑制排卵。

5. 孕激素使宫颈黏液减少、黏度增加，子宫内膜增生受抑制，腺体发育不良而不适于受精卵着床。

（二）适应证

主要用于：①习惯性流产和先兆流产的保胎治疗；②闭经，与雌激素并用进行人工周期治疗；③功能失调性子宫出血；④子宫内膜异位症及子宫内膜腺癌。此外，许多孕激素是目前常用的女性避孕药的主要成分。

（三）种类和制剂

1. **黄体酮（progesterone）** 又称孕酮，为天然孕激素。肌注针剂有 10 毫克 / 支、20 毫克 / 支。目前还有口服胶囊剂 100 毫克 / 粒。复方黄体酮注射剂为 1 毫升 / 支，内含黄体酮 20mg 及苯甲酸雌二醇 2mg。

2. **17α- 羟孕酮衍生物** 常用制剂有：

（1）醋酸甲羟孕酮（medroxyprogesterone acetate，provera，MPA）：其孕激素活性是黄体酮的 20～30 倍，口服片剂有 2 毫克 / 片、4 毫克 / 片、10 毫克 / 片，也有大剂量片剂 100 毫克 / 片、200 毫克 / 片、500 毫克 / 片。肌注针剂有 50 毫克 / 支、75 毫克 / 支、100 毫克 / 支等。

（2）醋酸甲地孕酮（megestrol acetate，MA）：为高效口服孕激素。口服片剂为 80 毫克 / 片、160mg/ 片。

（3）己酸羟孕酮（hydroxyprogesterone）：化学名为 17α- 羟基孕酮己酸酯，其活性为黄体酮的 7 倍，为长效孕激素，其作用可维持 1～2 周以上。肌注针剂有 125 毫克 / 支、250 毫克 / 支。

（4）烯丙雌醇（allylestrenol）：具有强大的孕酮活性，有类胎盘活性。片剂 5 毫克 / 片。

（5）炔孕酮（ethisterone）：又名妊娠素，口服活性为黄体酮的 15 倍。片剂 5 毫克 / 片、10 毫克 / 片、25 毫克 / 片。

（6）醋酸环丙孕酮（cyproterone acetate）：具有很强的抗雄激素作用，也有孕激素活性。

（7）醋酸氯地孕酮（chlormadinone acetate）：口服强效孕激素，无雌激素和雄激素活性。口服片剂 2 毫克 / 片、6 毫克 / 片。

3. **19- 去甲基睾酮衍生物** 常用的制剂有：

（1）炔诺酮（norethisterone，norethindrone）：是常用的强效口服孕激素，但也有轻微雄激素和雌激素作用。口服片剂有 0.625 毫克 / 片、2.5 毫克 / 片两种。

（2）炔诺孕酮（norgestrel）：炔诺酮族中孕激素作用最强者，其孕激素活性是炔诺酮的 5～10 倍，同时也具有雄激素、雌激素和抗雌激素活性。口服片剂为 0.3 毫克 / 片、3 毫克 / 片等。左炔诺孕酮为炔诺孕酮左旋体，活性增强 1 倍，口服片剂 0.75 毫克 / 片、1.5 毫克 / 片。

（3）孕三烯酮（gestrinone，methylnorgestrienone，R2323）：为中等强度孕激素，有较强的抗孕激素和抗雌激素活性，亦有很弱的雌激素和雄激素作用。口服片剂有 1.5 毫克 / 片和 2.5 毫克 / 片两种。

（4）去氧孕烯：又名地索高诺酮（desogestrel），为口服强效孕激素，无雄激素和雌激素活性，孕激素活性比炔诺孕酮高1倍。复方去氧孕烯片，系避孕药，每片含本品0.15mg和炔雌醇0.03mg。

4. 地屈孕酮片（dydrogesterone） 是一种口服孕激素，无雌激素、雄激素及肾上腺皮质激素作用。其代谢产物的结构均保持4，6-二烯-3-酮的构型，而不会产生17α-羟基化。片剂10毫克/片。

学习小结

孕激素类药物包括黄体酮、17α-羟孕酮衍生物、19-去甲基睾酮衍生物和地屈孕酮。孕激素类药物主要用于：①习惯性流产和先兆流产的保胎治疗；②闭经，与雌激素并用进行人工周期治疗；③功能失调性子宫出血；④子宫内膜异位症及子宫内膜腺癌。此外，许多孕激素是目前常用的女性避孕药的主要成分。

复习参考题

1. 孕激素类药物的药理作用有哪些?
2. 孕激素类药物的种类和剂型?
3. 孕激素类药物的适应证?

第三节 雄激素类药物

（一）药理作用

1. 雄激素 对男性具有促进性器官及第二性征发育的作用，而对女性则具有拮抗雌激素、抑制子宫内膜增生及抑制卵巢与垂体功能的作用。雄激素尚具有明显的促进蛋白合成作用。少量雄激素为正常妇女阴毛、腋毛、肌肉和全身发育所必需。长期或过量应用，可引起女性男性化、水肿及肝损害等不良反应。

2. 蛋白同化激素 某些睾酮衍生物经结构改造雄激素活性减弱，而蛋白同化作用得以保留或加强，故称为蛋白同化激素。主要作用为促进蛋白质合成，加速组织修复，逆转分解代谢过程。应用不当仍有女性男性化、肝损害及水肿等不良反应。

（二）适应证

雄激素主要适应证有：功能失调性子宫出血、围绝经期功血的月经调节、子宫肌瘤及子宫内膜异位症等。蛋白同化激素主要适应证有：慢性消耗性疾病、贫血、低蛋白血症、术后体弱消瘦及晚期癌症等。达那唑的主要适应证为子宫内膜异位症。

（三）种类和制剂

1. 雄激素

（1）丙酸睾丸酮（testosterone propionate）：又名丙酸睾酮，为睾酮的丙酸酯，是目前最常用的雄激素制剂，作用较持久。针剂有10毫克/支、25毫克/支及50毫克/支。

（2）甲基睾酮（methyltestosterone）：为合成雄激素，作用与天然睾酮相同。可口服或片剂舌下含化，后者可直接吸收入血液循环，避免肝脏首过效应。效能约为丙酸睾酮的1/5。片剂有5毫克/片，10毫克/片。

（3）十一酸睾酮（testosterone undecanoate）：为长效雄激素。针剂250毫克/支，胶囊剂40毫克/粒。

2. 蛋白同化激素

（1）苯丙酸诺龙（nandrolone phenylpropionate，durabolin）：其蛋白同化作用为丙酸睾酮的12倍，而雄激素作用仅为丙酸睾酮的1/2。针剂有10毫克/支、25毫克/支，供肌内注射。

（2）司坦唑醇（stanozolol）：蛋白同化作用为甲基睾酮的30倍，雄激素作用为其1/4。口服片剂2毫克/片。

（3）去氢甲睾酮（metandienone）：为甲基睾酮的去氢衍生物。雄激素作用较小，蛋白合成作用强。口服片剂有1毫克/片，2.5毫克/片，5毫克/片。

（4）达那唑（danazol）：又名炔睾醇。具有弱雄激素作用，兼有蛋白同化作用和抗孕激素作用，而无雌、孕激素活性。口服胶囊剂有100毫克/粒、200毫克/粒。

学习小结

雄激素类药物包括雄激素和蛋白同化激素。雄激素的主要适应证有：功能失调性子宫出血、围绝经期功血的月经调节、子宫肌瘤及子宫内膜异位症等。蛋白同化激素主要适应证有：慢性消耗性疾病、贫血、低蛋白血症、术后体弱消瘦及晚期癌症等。

复习参考题

1. 雄激素类药物的药理作用有哪些？
2. 雄激素类药物的种类和剂型？
3. 雄激素类药物的适应证？

第四节　子宫收缩药及引产药物

一、缩宫素

（一）药理作用

缩宫素是从动物脑神经垂体中提取的较纯的催产素，主要作用为加强子宫收缩。早、中期妊娠使用缩宫素引产，晚期妊娠使用缩宫素催产。可促使乳腺腺泡周围的平滑肌细胞收缩，有利于乳汁排出，但不能增加乳腺乳汁的分泌量。由于缩宫素与抗利尿激素的结构极为相似，因此大剂量缩宫素有可能引起血压升高、脉搏加快及水钠潴留等现象。

（二）适应证

小剂量用于引产与催产，大剂量用于产后出血和引产出血的止血。

（三）制剂

缩宫素（oxytocin），原称催产素（pitocin），针剂有 2.5U（0.5 毫升）/ 支、5U（1 毫升）/ 支及 10U（1 毫升）/ 支三种，供肌内注射或静脉给药。

二、前列腺素

（一）药理作用

1. 对内生殖器的作用 PGE_1、PGE_2 及 PGF_2 对妊娠各期的子宫均有收缩作用，以妊娠晚期的子宫最敏感，还有使宫颈软化和溶黄体作用；妊娠早期妇女阴道内给药，可引起强烈宫缩而致流产。

2. 对心血管的作用 PGE_2 使血管舒张，降低外周血管阻力使血压下降，同时增加心、肾及子宫的血流量；PGF_2 的作用正好相反，心脏病患者慎用。

3. 对呼吸道的作用 PGE_2 对支气管平滑肌有松弛作用，而 PGF_2 则有收缩作用。

4. 对胃肠道的作用 PGE_1、PGE_2 对胃肠道平滑肌均起收缩作用，临床上可出现恶心、呕吐、腹痛及腹泻等症状，PGE_1 和 PGE_2 还有抑制胃酸分泌及保护胃黏膜细胞的作用。此外，可引起持续性瞳孔缩小使眼压升高，故青光眼患者禁用。

（二）适应证

主要用于早孕药物流产，中、晚期妊娠引产及产后出血的止血。

（三）种类和制剂

目前国内生产与生殖药理有关的 PG 制剂主要有三类：

1. PGE_1 类制剂 ①吉美前列素（gemeprost）：阴道栓剂 1 毫克 / 枚，其软化和扩张宫颈的作用比 PGF_2 强，而对消化道和血管平滑肌影响较小；②米索前列醇（misoprostol）：片剂为 0.2 毫克 / 片，可以口服也可阴道给药，其副作用比硫前列酮和卡前列甲酯小。

2. PGE_2 类制剂 硫前列酮（sulprostone，nalador）对子宫的收缩作用强且作用时间长，其软化及扩张宫颈的作用优于卡前列甲酯，注射剂有 0.25 毫克 / 支、0.5 毫克 / 支和 1 毫克 / 支三种。地诺前列酮（Propess TM），它通过控释系统以每小时 0.3mg 地诺前列酮的速度释放前列腺素 E_2，激活内源性前列腺素产生，促宫颈成熟，制剂为 10 毫克 / 支。

3. PGF_2 类制剂 ①卡前列素（carboprost），栓剂 8 毫克 / 枚，海绵块 6 毫克 / 块，针剂 1 毫克 / 支和 2 毫克 / 支；②卡前列甲酯（carboprost methylate），栓剂有 1 毫克 / 枚，作用时间较长；③卡前列素氨丁三醇（carboprost tromethamine），针剂 250 微克 / 支，须冷藏于 2～8℃（36～46℉）。

三、米非司酮

（一）药理作用

米非司酮（mifepristone，RU486）为炔诺酮衍生物，系孕激素受体水平拮抗剂，与子宫内膜孕酮受体的结合力为黄体酮的 5 倍，能够与孕酮受体竞争性结合。无孕激素、雌激素、雄激素及抗雌激素活性，但有剂量依赖性抗糖皮质激素和微弱的抗雄激素活性。

（二）适应证

与前列腺素制剂序贯给药可终止早孕，适用于停经 49 天内的健康早孕妇女。其他方面应用包括催经止孕、促宫颈成熟、紧急避孕、引产以及治疗子宫肌瘤和子宫内膜异位症等。

（三）制剂

片剂 25 毫克 / 片、10 毫克 / 片。

四、依沙吖啶

（一）药理作用

依沙吖啶（ethacridine）又名利凡诺或雷佛奴尔，为外用杀菌防腐剂。不仅可以直接兴奋子宫肌层，引起子宫收缩，而且羊膜腔内或子宫腔内注射后，可引起子宫蜕膜组织坏死，从而产生内源性前列腺素，引起子宫收缩。

（二）适应证

产科主要用于中期妊娠引产。

（三）制剂

针剂为 100 毫克 / 支，片剂为 100 毫克 / 片。

五、普拉睾酮

（一）药理作用

普拉睾酮（sodium prasterone sulfate）为蛋白同化激素类药物，主要成分为肾上腺分泌的脱氢表雄酮硫酸盐，雄激素活性弱。直接作用于宫颈管组织，促进晚期妊娠的宫颈成熟，无子宫收缩作用。

（二）适应证

产科引产时促宫颈成熟。

（三）制剂

针剂为 100 毫克 / 支。

学习小结

子宫收缩药及引产药物包括缩宫素、前列腺素、米非司酮、依沙吖啶和普拉睾酮。缩宫素小剂量用于引产与催产，大剂量用于产后出血和引产出血的止血。前列腺素主要用于早孕药物流产，中、晚期妊娠引产及产后出血的止血。米非司酮与前列腺素制剂序贯给药可终止早孕，适用于停经49天内的健康早孕妇女。其他方面应用包括催经止孕、促宫颈成熟、紧急避孕、引产以及治疗子宫肌瘤和子宫内膜异位症等。依沙吖啶主要用于中期妊娠引产。普拉睾酮用于产科引产时促宫颈成熟。

复习参考题

1. 子宫收缩药及引产药物的药理作用有哪些?
2. 子宫收缩药及引产药物的种类和剂型?
3. 子宫收缩药及引产药物的适应证?

第五节　抑制子宫收缩药物

一、β_2 肾上腺素受体激动剂

（一）药理作用

β_2 肾上腺素受体激动剂激动子宫平滑肌中的 β_2 受体，抑制子宫平滑肌的收缩，减少子宫的收缩而延长妊娠时限。

（二）适应证

产科主要用于防治早产。

（三）制剂

1. **利托君**（ritodrine）　又名羟苄羟麻黄碱，为 β_2 肾上腺素受体激动剂，口服片剂为10毫克/片，注射针剂为50毫克/支。

2. **特布他林**（terbutaline）　作用与利托君相似，片剂有2.5毫克/片、5毫克/片，针剂为1毫克/支。

二、硫酸镁

（一）药理作用

硫酸镁（magnesium sulfate）能够直接抑制子宫平滑肌的动作电位，对子宫平滑肌的收缩产生抑制作用，使宫缩频率减少、强度减弱；镁离子可抑制中枢神经的活动，抑制运动神经-肌肉接头乙酰胆碱的释放，阻断神经肌肉连接处的传导，降低或解除肌肉收缩作用；对血管平滑肌有

舒张作用，使痉挛的外周血管扩张。

（二）适应证

临床用于治疗早产、子痫前期-子痫。

（三）制剂

注射液有1g/10ml、2g/20ml、2.5g/10ml。

三、前列腺素合成酶抑制剂

（一）药理作用

前列腺素合成酶抑制剂如吲哚美辛（indometacin）等可减少前列腺素合成或抑制其释放以抑制宫缩。

（二）适应证

可用于治疗早产。由于副反应较大，此类药物在产科已较少使用，必要时仅能短期使用（不超过1周）。

（三）制剂

肠溶片剂为25毫克/片，栓剂有25毫克/粒、50毫克/粒、100毫克/粒。

四、催产素受体拮抗剂

（一）药理作用

催产素受体拮抗剂如阿托西班（atosiban）是一种合成的肽类物质，可在受体水平对人催产素产生竞争性抑制作用。大鼠和豚鼠的动物试验结果显示本品与催产素受体结合后可降低子宫的收缩频率和张力，抑制子宫收缩。本品也与加压素受体结合抑制加压素的作用。动物试验中未见本品对心血管有影响。

（二）适应证

阿托西班适用于有下列情况的妊娠妇女，以推迟即将来临的早产：每次至少30秒的规律子宫收缩，每30分钟内≥4次；宫颈扩张1～3cm和子宫软化度/变薄≥50%；年龄≥18岁；妊娠24至33足周；胎心率正常。

（三）禁忌证

有下列情况者不能使用阿托西班：孕龄小于24周或大于33足周；>30孕周的胎膜早破；胎儿宫内生长迟缓和胎心异常；产前子宫出血需要立即分娩；子痫或子痫前期需要立即分娩；胎死宫内；怀疑宫内感染；前置胎盘；胎盘早剥；任何继续妊娠对母亲或胎儿有害的情况；已知对活性物质或任何其他赋形剂过敏。

（四）制剂

醋酸阿托西班注射液有两种剂型，0.9毫升/支（7.5毫克/毫升）、5毫升/支（7.5毫克/毫升）。

学习小结

抑制子宫收缩药物包括 β_2 肾上腺素受体激动剂、硫酸镁、前列腺素合成酶抑制剂和催产素受体拮抗剂。β_2 肾上腺素受体激动剂主要用于防治早产。硫酸镁临床用于治疗早产、子痫前期-子痫。前列腺素合成酶抑制剂可用于治疗早产，但是由于副反应较大，此类药物在产科已较少使用，必要时仅能短期使用（不超过1周）。阿托西班适用于有下列情况的妊娠妇女，以推迟即将来临的早产：每次至少30秒的规律子宫收缩，每30分钟内≥4次；宫颈扩张1~3cm和子宫颈软化度/变薄≥50%；年龄≥18岁；妊娠24至33足周；胎心率正常。

复习参考题

1. 抑制子宫收缩药物的药理作用有哪些？
2. 抑制子宫收缩药物的种类和剂型？
3. 抑制子宫收缩药物的适应证？

第六节 促排卵药

一、氯米芬

（一）药理作用

氯米芬既具有较弱的雌激素活性，又有较强的抗雌激素作用。其抗雌激素的药理作用，可能是与内源性雌激素竞争下丘脑和垂体部位的雌激素受体，解除雌激素的抑制作用，刺激内源性GnRH释放，从而促进垂体分泌FSH及LH，诱发排卵。

（二）适应证

主要用于体内有一定雌激素水平的功能性闭经、无排卵型功能失调性子宫出血、多囊卵巢综合征及黄体功能不全等所致的不孕症。

（三）制剂

氯米芬（clomiphene，clomifene，clomide）：为人工合成的非甾体制剂，化学结构与己烯雌酚相似，口服片剂为50mg/片。

二、绒促性素与尿促性素

（一）药理作用

1. **绒促性素**（human chorionic gonadotropin，hCG） 有类似黄体生成激素的作用，于接近卵泡成熟时使用本药，可以诱发排卵。

2. **尿促性素**（menotrophin；human menopausal gonadotropin，HMG） 含有 FSH、LH 两种促性腺激素，主要具有 FSH 作用，而 LH 作用甚微。能促进卵巢卵泡发育成熟并分泌雌激素。

（二）适应证

主要用于无排卵性不孕症、功能失调性子宫出血、黄体功能不良等。

（三）制剂

1. hCG 从孕妇尿中提取制成。针剂有 500U、1000U、2000U、3000U 和 5000U，供肌内注射。

2. HMG 从绝经妇女尿中提取制成。针剂有 75U/ 支和 150U/ 支，供肌内注射。

三、促性腺激素释放激素类药物

（一）药理作用

小剂量脉冲给药，GnRH 能兴奋垂体合成和分泌 LH 及 FSH，称为正相调节；大剂量连续应用 GnRH 或 GnRH-α，因效应器官组织中其受体消耗而产生功能抑制状态，称反相调节或降调作用。

（二）适应证

天然结构 GnRH 主要用于垂体兴奋试验、下丘脑性闭经与下丘脑性不孕等。GnRH-α 可用于子宫内膜异位症、子宫肌瘤等的治疗。

（三）种类和制剂

GnRH 又称黄体生成激素释放激素（LHRH），既有 LHRH 作用，又有促卵泡激素释放激素（FSHRH）作用。

1. GnRH 为人工合成的 10 肽激素，药物结构与天然提取物完全相同。临床制剂为戈那瑞林（gonadorelin），注射用戈那瑞林有 50 微克 / 支，100 微克 / 支，500 微克 / 支等，临用时溶解于生理盐水内。

2. **促性腺激素释放激素类似物**（GnRH analogue，GnRH-α） GnRH-α 包括 GnRH 增效剂（GnRH agonist）和 GnRH 拮抗剂（GnRH antagonist），临床常用的是其增效剂。GnRH-α 为 9 肽化合物，其作用远比 GnRH 强，半衰期也比 GnRH 长。常用制剂有戈舍瑞林（goserelin），又名诺雷德，针剂 3.6 毫克 / 支，腹部皮下注射；阿拉瑞林（alarelin），针剂 25 微克 / 支、150 微克 / 支，皮下或肌内注射；亮丙瑞林（leuprorelin），又名抑那通，微囊注射剂，3.75 毫克 / 支，皮下注射；布舍瑞林（buserelin），针剂 1 毫克 / 支，皮下注射。此外还有达菲林（diphereline，decapetyl，triptorelin）3.75 毫克 / 支，皮下注射。

四、溴隐亭

（一）药理作用

溴隐亭（bromocriptine）作用于下丘脑，增加催乳激素抑制因子（PIF）的分泌，从而抑制垂体PRL的合成及释放，或直接作用于腺垂体抑制PRL细胞活性，使血中PRL水平下降而达到终止溢乳的目的，并可抑制垂体催乳激素腺瘤的生长；溴隐亭还能解除PRL对促性腺激素分泌的抑制，恢复卵巢排卵功能。另外，溴隐亭还有抗震颤麻痹的作用。

（二）适应证

主要用于闭经-溢乳综合征、高催乳激素血症、抑制生理性泌乳、女性不育症、垂体微腺瘤、抗震颤麻痹等。也可用于催乳激素过高引起的经前期综合征，对周期性乳房痛和乳房结节，可使症状改善。

（三）制剂

溴隐亭系多肽类麦角生物碱，为多巴胺受体激动剂。口服片剂为2.5毫克/片。

（邵　勇）

学习小结

促排卵药物包括氯米芬、绒促性素与尿促性素、促性腺激素释放激素类药物和溴隐亭。氯米芬主要用于体内有一定雌激素水平的功能性闭经、无排卵型功能失调性子宫出血、多囊卵巢综合征及黄体功能不全等所致的不孕症。绒促性素与尿促性素主要用于无排卵性不孕症、功能失调性子宫出血、黄体功能不良等。天然结构GnRH主要用于垂体兴奋试验、下丘脑性闭经与下丘脑性不孕等。GnRH-a可用于子宫内膜异位症、子宫肌瘤等的治疗。溴隐亭主要用于闭经-溢乳综合征、高催乳激素血症、抑制生理性泌乳、女性不育症、垂体微腺瘤、抗震颤麻痹等。也可用于催乳激素过高引起的经前期综合征，对周期性乳房痛和乳房结节，可使症状改善。

复习参考题

1. 促排卵药物的药理作用有哪些？
2. 促排卵药物的种类和剂型？
3. 促排卵药物的适应证？

参考文献

<<<<<< 1 谢幸，苟文丽. 妇产科学. 第 8 版. 北京：人民卫生出版社，2013.

<<<<<< 2 中华医学会妇产科学分会产科学组. 复发性流产诊治的专家共识 [J]. 中华妇产科杂志，2016，51(1)：3-9.

<<<<<< 3 中华医学会妇产科学分会产科学组. 早产的临床诊断与治疗指南(2014)[J]. 中国实用乡村医生杂志，2015，22(12)：9-11.

<<<<<< 4 中华医学会妇产科学分会产科学组. 胎膜早破的诊断与处理指南(2015)[J]. 中华妇产科杂志，2015，50(1)：3-8.

<<<<<< 5 American College of Obstetricians and Gynecologists. Practice bulletin no. 146：Management of late-term and postterm pregnancies[J]. Obstet Gynecol 2014，124(1)：390-396.

<<<<<< 6 中华医学会妇产科学分会产科学组. 妊娠剧吐的诊断及临床处理专家共识(2015)[J]. 中华妇产科杂志，2015，50(11)：801-804.

<<<<<< 7 中华医学会妇产科学分会妊娠期高血压疾病学组. 妊娠期高血压疾病诊治指南(2015)[J]. 中华妇产科杂志，2015，50(10)：721-728.

<<<<<< 8 王建六. 妇产科学成人教育与临床专业教材. 第 3 版. 北京：人民卫生出版社，2013.

<<<<<< 9 中华医学会妇产科学分会产科学组. 妊娠合并心脏病的诊治专家共识(2016)[J]. 中华妇产科杂志，2016，51(6)：401-409.

<<<<<< 10 中华医学会妇产科学分会产科学组，中华医学会围产医学分会妊娠合并糖尿病协作组. 妊娠合并糖尿病诊治指南(2014)[J]. 中华妇产科杂志，2014，49(8)：561-569.

<<<<<< 11 中华医学会围产医学分会. 妊娠期铁缺乏和缺铁性贫血诊治指南 [J]. 中华围产医学杂志，2014，(7)：451-454.

<<<<<< 12 葛均波，徐永健. 内科学. 第 8 版. 北京：人民卫生出版社，2013.

<<<<<< 13 American College of Obstetricians and Gynecologists'Committee on Practice Bulletins-Obstetrics. Practice Bulletin No. 166：Thrombocytopenia in Pregnancy [J]. Obstetrics & Gynecology，2016，128(3)：e43.

<<<<<< 14 中华医学会内分泌学分会. 妊娠和产后甲状腺疾病诊治指南 [J]. 中华内分泌代谢杂志，2012，28(5)：354-371.

<<<<<< 15 Obstetricians gynecologists A C O. Practice Bulletin No. 148：Thyroid disease in pregnancy[J]. Obstetrics & Gynecology，2015，125(4)：996.

<<<<<< 16 曹泽毅. 中华妇产科学(临床版). 北京：人民卫生出版社，2010.

<<<<<< 17 中华医学会妇产科学分会产科学组. 产后出血预防与处理指南(2014)[J]. 中华妇产科学杂志，2014，49(9)：641-646.

<<<<<< 18 Society for Maternal-Fetal Medicine(SMFM). Pacheco LD，Saade G，Hankins GD，et al. Amniotic fluid embolism：diagnosis and management[J]. Am J Obstet Gynecol. 2016，215(2)：B16-24.

<<<<<< 19 Royal College of Obstetricians and Gynaecologists. Umbilical cord prolapse. Green-Top Guideline No.50 [M]. London：RCOG，2014.

<<<<<< 20 丰有吉，沈铿，马丁. 妇产科学. 第 3 版. 北京：人民卫生出版社，2015.

<<<<<< 21 中华医学会妇产科学分会内分泌学组. 异常子宫出血诊断与治疗指南 [J]. 中华妇产科杂志，2011，49(11)：801-806.

<<<<<< 22 中华医学会妇产科学分会内分泌学组. 闭经诊断与治疗指南(试行)[J]. 中华妇产科杂志，2011，46(9)：712-716.

<<<<<< 23 中华医学会妇产科学分会内分泌学组. 多囊卵巢综合征的诊断和治疗专家共识 [J]. 中华妇产科杂志，2008，43(7)：553-555.

<<<<<< 24 中华人民共和国卫生部. 多囊卵巢综合征诊断. 中华人民共和国卫生行业标准(Ws330-2011)，2011-07-01.

<<<<<< 25 中华医学会妇产科学分会内分泌学组. 女性高催乳素血症诊治共识 [J]. 中华妇产科杂志，2016，51(3)：161-168.

<<<<<< 26　中华医学会妇产科学分会绝经学组. 绝经相关激素补充治疗的规范诊疗流程 [J]. 中华妇产科杂志，2013，48：155-158.

<<<<<< 27　中华医学会妇产科学分会绝经学组. 绝经期管理与激素补充治疗临床应用指南（2012 版）[J]. 中华妇产科杂志，2013，48（10）：795-799.

<<<<<< 28　中华医学会妇产科学分会绝经学组. 早发性卵巢功能不全的激素补充治疗专家共识 [J]. 中华妇产科杂志，2016，51（12）：881-886.

<<<<<< 29　李力，乔杰等. 实用生殖医学. 北京：人民卫生出版社，2012.

<<<<<< 30　乔杰. 生殖医学临床指南与专家解读. 北京：人民军医电子出版社，2014.

<<<<<< 31　马黔红. 辅助生殖技术的新进展 [J]. 中国计划生育和妇产科，2017，9（1）：4-7.

<<<<<< 32　中华医学会生殖医学分会. 辅助生殖促排卵药物治疗专家共识 [J]. 生殖与避孕，2015，35（4）：211-223.

<<<<<< 33　中华医学会. 临床诊疗指南 - 辅助生殖技术与精子库分册. 北京：人民卫生出版社，2009.

索 引

D

E

F

G

H

J

K

L

M

N

P

Q

R

S

T

W

X

Y

Z